ELETROCARDIOGRAMA

UMA ABORDAGEM DIDÁTICA

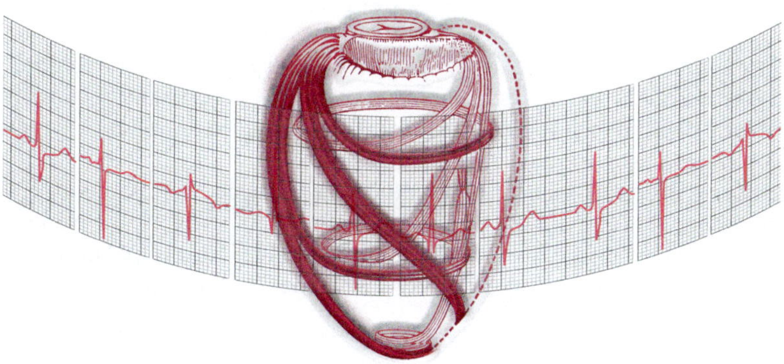

NOTA

O conhecimento e a prática nesta área estão em constante mudança. Devem ser sempre adotadas medidas de segurança padronizadas e, à medida que novas pesquisas e experiências clínicas expandem nossos conhecimentos, pode haver necessidade de mudanças ou de adequação no protocolo terapêutico e no uso de medicamentos. Aconselha-se aos leitores pesquisar as mais recentes informações fornecidas pelo fabricante da droga a ser utilizada, a fim de verificar a dose recomendada, o método e a duração do tratamento e as contraindicações. É responsabilidade do médico, com base em sua experiência e no conhecimento do paciente, determinar a posologia e o melhor tratamento para cada paciente, individualmente. O Editor e os Autores não assumem qualquer responsabilidade em relação a qualquer dano e/ou prejuízo às pessoas, decorrente desta publicação.

A Editora

ELETROCARDIOGRAMA

UMA ABORDAGEM DIDÁTICA

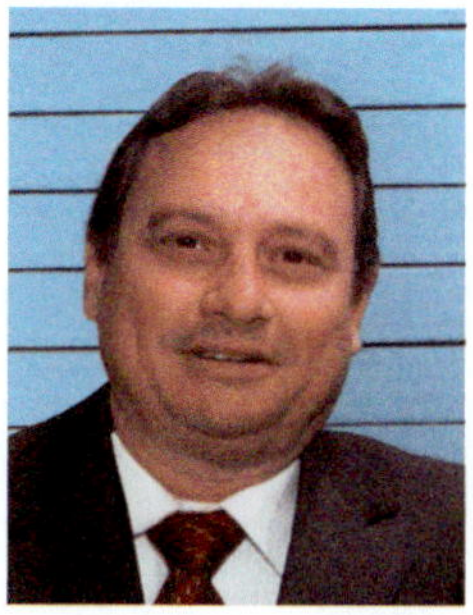

Paulo César R. Sanches

Médico Pesquisador do Serviço de Eletrocardiologia do Instituto do Coração do Hospital das Clínicas da Faculdade de Medicina da Universidade de São Paulo
Consultor Científico da Editora Roca

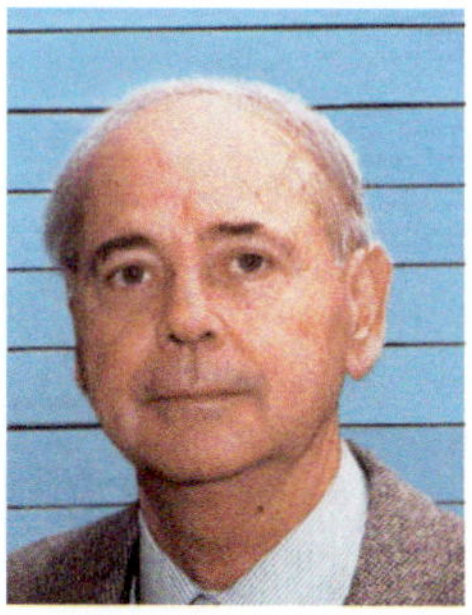

Paulo Jorge Moffa
Professor Associado da Faculdade de Medicina da Universidade de São Paulo
Diretor Técnico de Saúde
Serviço de Eletrocardiologia do Instituto do Coração do Hospital das Clínicas da Faculdade de Medicina da Universidade de São Paulo

ROCA

ISBN: 978-85-7241-870-6

Nota: Edição publicada de acordo com o novo Vocabulário Ortográfico da Língua Portuguesa.

CIP-BRASIL. CATALOGAÇÃO-NA-FONTE
SINDICATO NACIONAL DOS EDITORES DE LIVROS, RJ.

S19e
Sanches, Paulo César R.
Eletrocardiograma : uma abordagem didática
/ Paulo César R. Sanches, Paulo Jorge Moffa. – São Paulo : Roca, 2010.
il.

Inclui bibliografia
ISBN: 978-85-7241-870-6

1. Eletrocardiografia. I. Moffa, Paulo J. I. Título.

CDD: 616.1207547
10-1229 CDU: 616-12-073.7

2010

EDITORA ROCA LTDA.
Rua Dr. Cesário Mota Jr., 73
CEP 01221-020 – São Paulo – SP
Tel.: (11) 3331-4478 – Fax: (11) 3331-8653
E-mail: vendas@editoraroca.com.br – www.editoraroca.com.br

Impresso no Brasil
Printed in Brazil

Dedicatória

Primeiramente, dedico este livro ao meu pai, *Alonso Sanches Conessa*, que sempre foi o meu melhor orientador, o mais sincero e mais profundo amor e, infelizmente, a maior saudade da minha vida. Simplesmente, o meu grande herói e o principal fã dos meus trabalhos científicos. Também dedico esta obra a outra fonte de saudade, minha irmã *Nilza Maria Sanches C. Alarcon*, falecida recentemente. À minha mãe, *Maria Ribeiro Sanches*, lúcida e saudável, e a todos os demais membros da minha família.

Não menos importante é o incentivo, a paciência e a dedicação do Prof. Dr. Paulo J. Moffa, que, desde o livro "*Tranchesi – Eletrocardiograma Normal e Patológico*", tem suportado a minha insistência para a realização de novos livros didáticos.

Paulo César R. Sanches

Dedico este livro a todos os membros da minha família como gratidão ao afeto, ao carinho e ao apoio em todas as fases da minha carreira universitária. Também dedico esta obra ao Prof. Dr. Luis Gastão de Serro Azul pelos ensinamentos e pela convivência profícua na prática clínica da cardiologia.

Não posso esquecer de reconhecer a incansável insistência do Dr. Paulo César R. Sanches para a criação e a execução de diferentes projetos didáticos.

Paulo Jorge Moffa

Agradecimentos

Agradecemos a todos os colegas e funcionários que, direta ou indiretamente, colaboraram para a criação deste livro, especialmente ao Diretor Clínico do InCor-HC-FMUSP, o Ilmo. Sr. Prof. Dr. José Antonio Franchini Ramires. Também somos gratos aos nossos familiares que nos apoiaram e incentivaram a realização desta obra.

Paulo César R. Sanches

Paulo Jorge Moffa

Prefácio

Eletrocardiograma – Uma Abordagem Didática – foi criado com o intuito de oferecer um texto de fácil compreensão, particularmente direcionado ao indivíduo que pretende *entender*, em vez de *decorar*, os aspectos básicos da eletrocardiografia. Os diferentes capítulos sobre o ECG são abrangentes, mas pouco extensos, e encerram um número expressivo de figuras para a melhor compreensão dos fundamentos e das principais alterações do traçado eletrocardiográfico.

A gênese elétrica dos diversos aspectos do ECG foi expressa de maneira extremamente didática, favorecendo o entendimento dos fenômenos elétricos que compõem esse exame. Em seguida, discutem-se brevemente as condições clínicas associadas aos padrões relativamente específicos do ECG. *Portanto, o enfoque está dirigido à compreensão do traçado eletrocardiográfico e sua interpretação precisa.* Após a discussão dos principais tópicos do ECG, oferecemos exercícios de interpretação, envolvendo múltiplos traçados (80), prometidos na última edição do *Tranchesi – Eletrocardiograma Normal e Patológico* (Roca, 2001).

O Prof. Dr. J. Willis Hurst, em número relativamente recente do periódico *Cardiology Clinics* (*Advanced 12-Lead Electrocardiography*, v. 24, p. 305-307, 2006) relata que o ECG é o exame subsidiário mais solicitado para o diagnóstico de doenças cardiovasculares, e, lamentavelmente muitos médicos nos Estados Unidos não sabem interpretá-lo corretamente. Nesse artigo, intitulado *The interpretation of electrocardiograms: pretense or well-developed skill?*, o mundialmente respeitado autor do livro "*The Heart*" afirma explicitamente "muitos médicos não têm consciência de que não sabem interpretar o ECG, porém acreditam que sabem". É desnecessária a discussão das consequências da interpretação inexata desse exame tão crucial à avaliação, por exemplo, da dor torácica.

Este livro pretende ser extremamente útil à interpretação do ECG.

Paulo César R. Sanches
Paulo Jorge Moffa

Índice

Capítulo 1

Conceitos Básicos

O *eletrocardiograma* (*ECG*) é o método gráfico que registra a atividade elétrica cardíaca, porém, na realidade, *constitui a representação gráfica das diferenças de potenciais geradas no campo elétrico do coração*. No nível celular, uma combinação harmoniosa e complexa de fechamento e abertura de canais iônicos permite o fluxo de íons para dentro e para fora da célula, gerando *correntes iônicas transmembrânicas*, que são responsáveis pelos potenciais de ação registrados pelo ECG.

O ECG registra, basicamente, dois fenômenos: a *despolarização*, que é transmissão do estímulo através do músculo cardíaco, e a *repolarização*, que é o retorno do músculo cardíaco estimulado ao estado de repouso (Fig. 1.1).

Para a melhor compreensão da eletrocardiografia, é necessária a revisão de alguns conceitos básicos de *anatomia* e *fisiologia cardíacas*.

CONCEITOS BÁSICOS SOBRE ANATOMIA E FISIOLOGIA CARDÍACAS

O coração é uma bomba muscular composta de quatro câmaras: dois átrios – direito (*AD*) e esquerdo (*AE*), separados pelo septo interatrial – e dois ventrículos, direito (*VD*) e esquerdo (*VE*), separados pelo septo interventricular. Os átrios são câmaras *receptoras*, que recebem sangue das veias cavas (→ AD) ou das veias pulmonares (→ AE), e bombeiam sangue para os ventrículos, que são câmaras *ejetoras*. Assim, a contração sincronizada dessas duas "bombas atrioventriculares" em paralelo propulsiona sangue para as circulações pulmonar e sistêmica (Fig. 1.2). Entre átrios e ventrículos, encontram-se as valvas atrioventriculares, que impedem a regurgitação de sangue, a *valva tricúspide* entre as câmaras direitas e a *valva mitral* entre as esquerdas. As valvas atrioventriculares são ancoradas à musculatura cardíaca por anéis fibrosos e as suas regiões centrais ligam-se às *cordoalhas tendinosas*, que emergem dos músculos papilares. Para impedir a regurgitação de sangue da artéria pulmonar (*AP*) para o VD e da aorta (*Ao*) para o VE, existem as valvas semilunares *pulmonar* e *aórtica*.

A parede das câmaras cardíacas é composta de três camadas:

1. *Endocárdio*: é uma camada delgada, constituída por tecido conjuntivo subendotelial, que reveste a face interna das câmaras e valvas cardíacas.
2. *Miocárdio*: é uma camada espessa, composta de tecido muscular cardíaco, com disposição helicoidal.
3. *Epicárdio*: é uma camada delgada mesotelial, que reveste a face externa do coração, constituindo a camada visceral do pericárdio seroso (Fig. 1.3).

978-85-7241-870-6

O tecido muscular cardíaco funciona como um sincício, uma vez que as fibras musculares cardíacas são compostas de muitas células individuais, conectadas entre si em série e em paralelo (discos intercalares e hiatos juncionais, respectivamente) (Fig. 1.4).

Dessa forma, é possível afirmar que o coração é composto de dois sincícios: o *sincício atrial*, que compõe a parede dos átrios, e o *sincício ventricular*, que compõe a parede dos ventrículos. São separados pelo esqueleto fibroso que circunda a abertura das valvas atrioventriculares. A comunicação entre os dois sincícios funcionais é efetuada pelo *sistema de condução*. O sistema

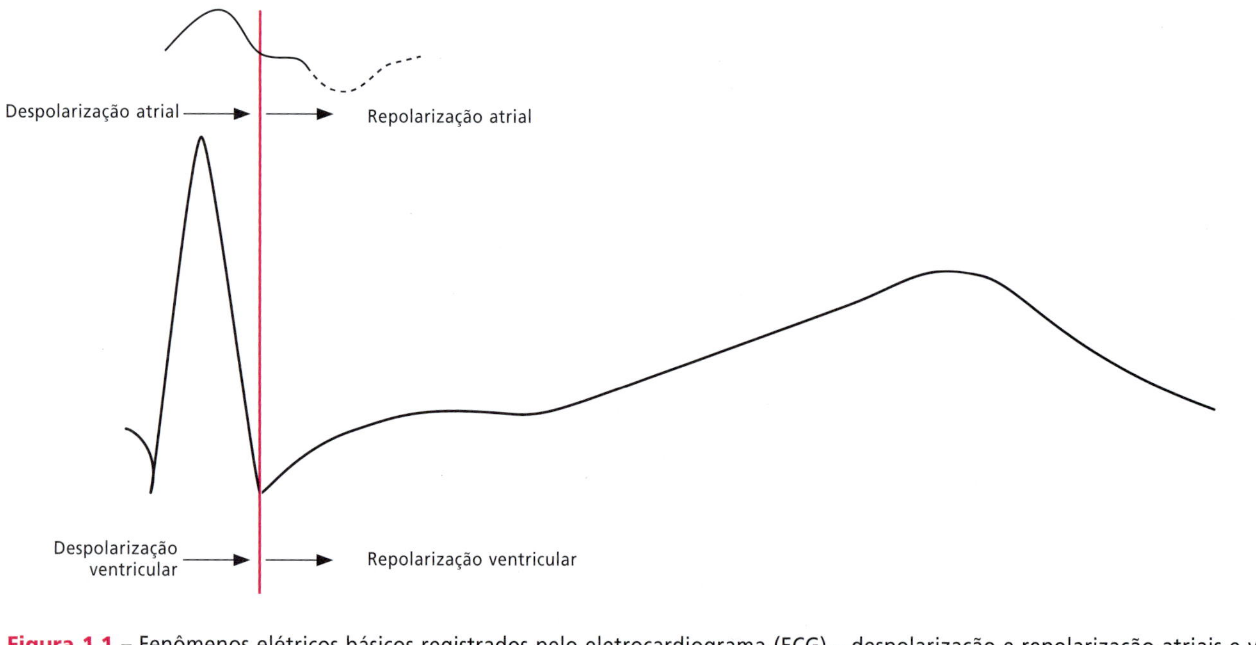

Figura 1.1 – Fenômenos elétricos básicos registrados pelo eletrocardiograma (ECG) – despolarização e repolarização atriais e ventriculares (a repolarização atrial é representada por linha tracejada porque não é identificada no ECG convencional).

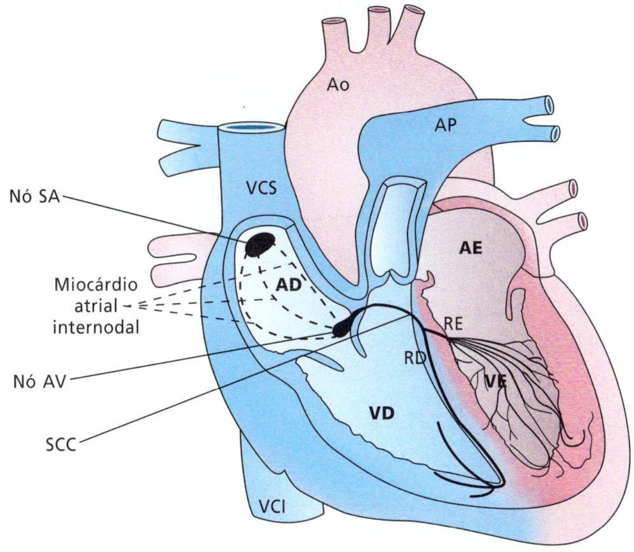

Figura 1.2 – Estruturas básicas da anatomia do coração para a compreensão do eletrocardiograma (ECG). AD = átrio direito; AE = átrio esquerdo; Ao = aorta; AP = artéria pulmonar; AV = atrioventricular; RD = ramo direito; RE = ramo esquerdo; SA = sinusal ou sinoatrial; SCC = sistema de condução cardíaco (feixe de His e seus ramos e fascículos); VCI = veia cava inferior; VCS = veia cava superior; VD = ventrículo direito; VE = ventrículo esquerdo.

de condução cardíaco sincroniza a contração das câmaras cardíacas. É composto de células miocárdicas especializadas, que geram o impulso elétrico e promovem a propagação rápida e organizada desse impulso para as fibras musculares (miócitos) de todo o coração, que, por sua vez, respondem com contração mecânica. O *nó sinusal* ou *sinoatrial* (*SA*) inicia os batimentos cardíacos e o *nó atrioventricular* (*AV*) coordena as contrações das câmaras cardíacas (Fig. 1.5).

Normalmente, o nó SA emite o impulso elétrico para o início da contração cardíaca. Constitui estrutura fusiforme, composta de um conjunto de células especializadas na função de marca-passo, com aproximadamente 15mm de comprimento, 3mm de largura e 1mm de espessura, localizado na parte superior do AD, a menos de 1mm da superfície epicárdica, entre a veia cava superior e o apêndice atrial direito. A seguir, o impulso é conduzido para todo o tecido muscular atrial (primeiro ao AD e depois ao AE), preferencialmente por *tratos internodais* (mais adequadamente denominados *miocárdio atrial internodal*) até o nó AV, desencadeando a contração dos átrios. O nó AV é a única

978-85-7241-870-6

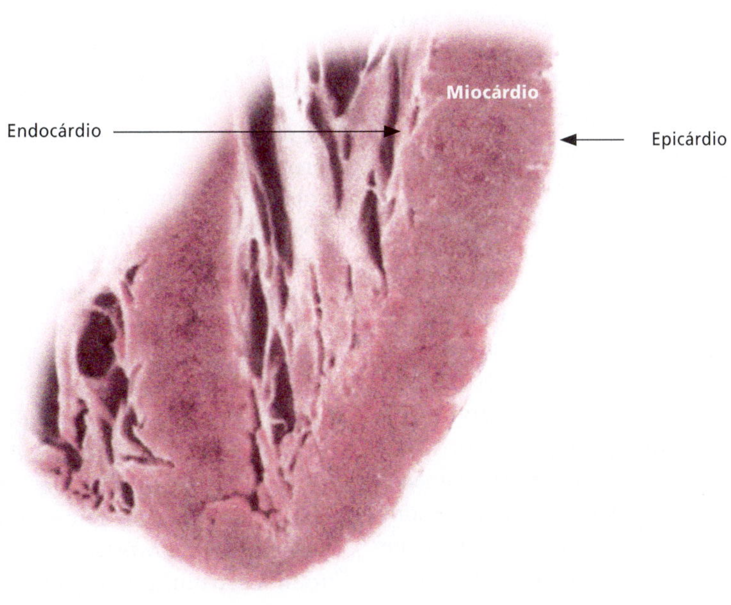

Figura 1.3 – Camadas constituintes da parede do coração: endocárdio, miocárdio e epicárdio.

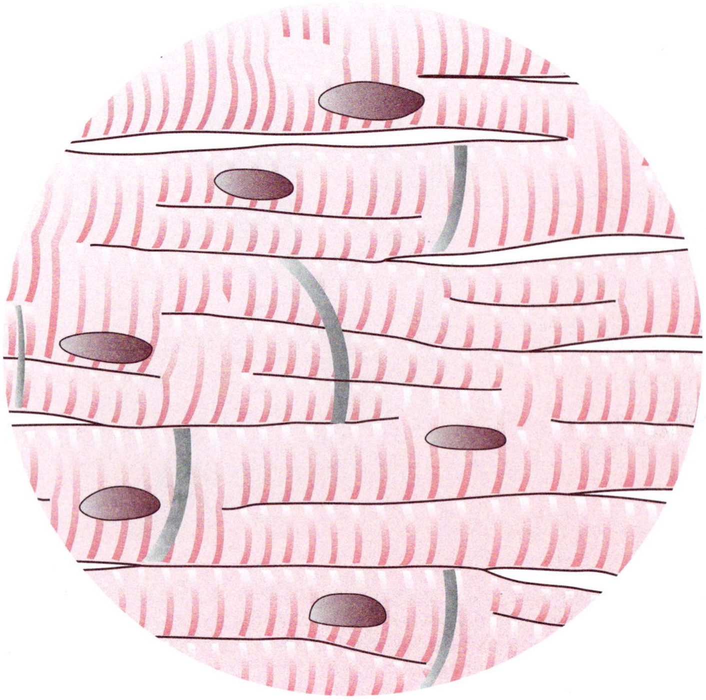

Figura 1.4 – Aspecto histológico do músculo cardíaco.

978-85-7241-870-6

conexão elétrica normal entre átrios e ventrículos, situado na face inferior do AD, entre o seio coronariano e a lacínia septal da valva tricúspide. Nesse local, a transmissão do impulso sofre um atraso para que ocorra a contração sincronizada das câmaras cardíacas, progredindo, em seguida, para o feixe de His (o *nó AV* e a *porção proximal do feixe de His* recebem a denominação de *junção AV*).

O feixe de His é a continuação da parte distal do nó AV, sem qualquer limite histológico definido. Admite-se como início do feixe de His a perda do arranjo nodal das células miocárdicas especializadas (*células neuromiocárdicas*), passando a apresentar disposição mais longitudinal, em paralelo e com maiores dimensões. O feixe de His "penetra"/"perfura" a parte membranosa do septo interventricular e, na junção com a parte muscular desse septo, divide-se em ramo esquerdo e direito, que, por sua vez, subdividem-se em fascículos ou divisões, com grande variação anatômica, constituídos por um leque de fibras, que se agrupam com diferentes sentidos. O ramo esquerdo divide-se em três fascículos: anterossuperior, anteromedial (septal) e posterossuperior. O ramo direito também se divide em três fascículos: anterior, médio e posterior (Fig. 1.6).

Em seguida, o impulso alcança quase simultaneamente todo o endocárdio ventricular através da rede subendocárdica das fibras de Purkinje, que estimulam diretamente os miócitos, desencadeando a contração dos ventrículos. É oportuno lembrar que o ECG registra apenas os potenciais da musculatura cardíaca ordinária.

A denominação adequada para a estimulação ou ativação elétrica cardíaca é *despolarização*. O retorno das células musculares cardíacas ao estado de repouso após a *ativação* (*despolarização*) é denominado *repolarização*. Para a compreensão desses fenômenos, é necessária a revisão do papel crucial desempenhado pela membrana do miócito, o *sarcolema*. Essa estrutura constitui uma barreira que limita a movimentação de íons e água, responsabilizando-se pelo transporte ativo e passivo destes.

CONCEITOS BÁSICOS SOBRE O TRANSPORTE DE SUBSTÂNCIAS ATRAVÉS DA MEMBRANA CELULAR

A membrana celular é composta quase totalmente de proteínas (55%) e fosfolipídios (25%), além de colesterol (13%), outros lípides (4%) e carboidratos (3%). Os fosfolipídios formam uma camada dupla, em que as extremidades com íons fosfatos (*hidrofílicas*) estão voltadas para a face externa e as extremidades caudais com ácidos graxos (*hidrofóbicas*), para a face interna. Moléculas de colesterol inserem-se entre as de fosfolipídios, contribuindo para a redução da fluidez da membrana e para a determinação do grau de permeabilidade da camada dupla de fosfolipídios.

As proteínas formam uma camada única, com a predominância de glicoproteínas, e podem constituir *proteínas integrais* (*transmembrânicas*), que atravessam toda a estrutura da membrana, e *proteínas periféricas*, que se posicionam próximas somente a uma superfície da membrana. Essas proteínas constituem estruturas

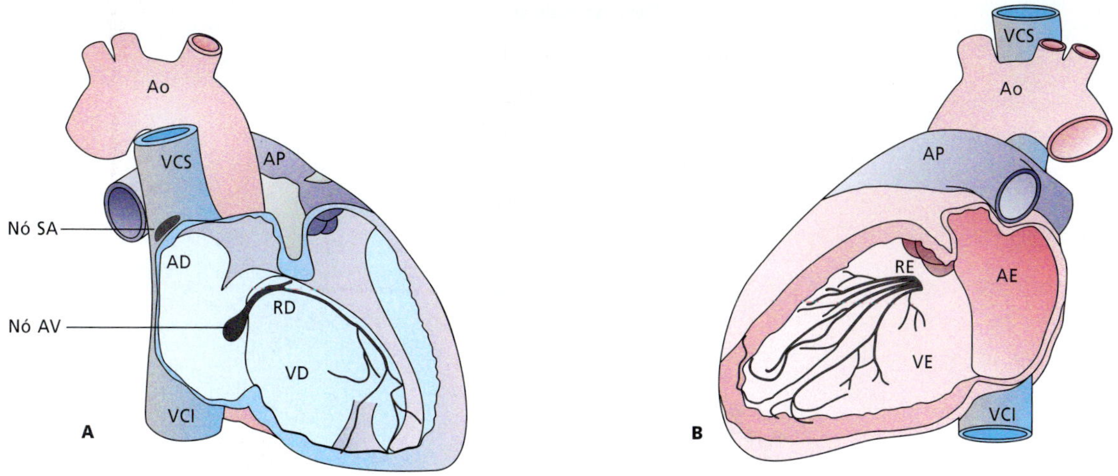

Figura 1.5 – Aspecto macroscópico do sistema de condução cardíaco (SCC). **A**) Câmaras cardíacas direitas: disposição anatômica do ramo direito (RD) do feixe de His. **B**) Câmaras cardíacas esquerdas: disposição anatômica do ramo esquerdo (RE) do feixe de His (observe a distribuição "em leque" das divisões ou fascículos desse ramo). AD = átrio direito; AE = átrio esquerdo; Ao = aorta; AP = artéria pulmonar; AV = atrioventricular; SA = sinusal ou sinoatrial; VCI = veia cava inferior; VCS = veia cava superior; VD = ventrículo direito; VE = ventrículo esquerdo.

complexas, que podem funcionar como canais, bombas e permutadores (Fig. 1.7).

Observe os valores aproximados das concentrações de diferentes íons e outras substâncias nos meios extra e intracelular. A manutenção dessas diferentes concentrações é decorrente dos diferentes *mecanismos de transporte* da membrana celular.

A Figura 1.8 revela os diferentes tipos de transporte através da membrana celular. Observe que pode ser basicamente dividido em *difusão* e *transporte ativo*. A difusão é o movimento molecular aleatório de substâncias, molécula a molécula, através de espaços entre as moléculas constituintes da membrana ou pela combinação com *proteínas carreadoras* (difusão simples ou facilitada, respectivamente), utilizando apenas a energia do movimento cinético normal da matéria. Em contrapartida, o transporte ativo envolve o movimento de íons ou outras substâncias através da membrana, com o

978-85-7241-870-6

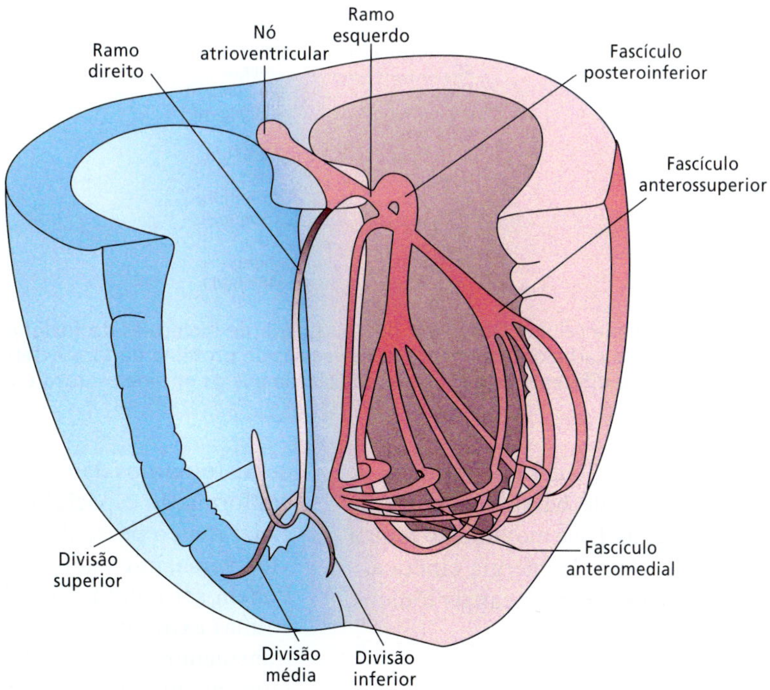

Figura 1.6 – Sistema de condução atrioventricular. A origem das divisões ou fascículos do ramo esquerdo ocorre principalmente na região do septo membranoso. Na porção distal do ramo esquerdo, é possível identificar a natureza habitualmente trifascicular desse ramo (fascículos anterior, médio e posterior).

Meio Extracelular

Na+ 142mEq/L
K+ 4mEq/L
Ca++ 2,4mEq/L
Mg++ 1,2mEq/L
Cl− 103mEq/L
HCO3− 28mEq/L
Fosfatos 4mEq/L
SO4− 1mEq/L
Glicose 90mg/dL
Aminoácidos 30mg/dL
Colesterol / Fosfolipídios / Gordura neutra] 0,5g/dL
PO2 .... 35mmHg
PCO2 .... 46mmHg
pH 7,4
Proteínas 2g/dL (5mEq/L)

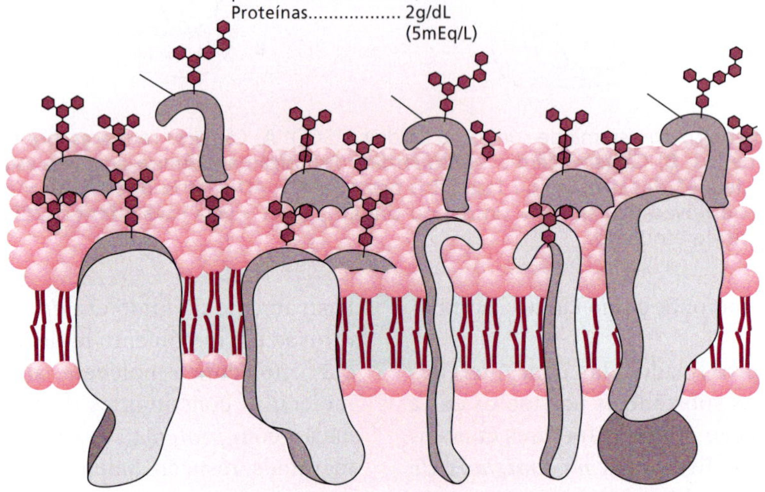

Meio Intracelular

Na+ 10mEq/L
K+ 140mEq/L
Ca++ 0,0001mEq/L
Mg++ 58mEq/L
Cl− 4mEq/L
HCO3− 10mEq/L
Fosfatos 75mEq/L
SO4− 2mEq/L
Glicose .... 0 a 20mg/dL
Aminoácidos .... ± 200mg/dL
Colesterol / Fosfolipídios / Gordura neutra] .... 2 a 95g/dL
PO2 .... ± 20mmHg
PCO2 .... ± 50mmHg
pH 7,0
Proteínas 16g/dL (40mEq/L)

Figura 1.7 – Estrutura da membrana celular. Observe a dupla camada de moléculas de fosfolipídios, com um número expressivo de moléculas de proteínas, além de carboidratos ligados às moléculas de proteína da face externa da membrana celular. O esquema ainda revela a concentração de diferentes eletrólitos e outros compostos nos meios intra e extracelular.

978-85-7241-870-6

auxílio de proteínas carreadoras, contra o gradiente de energia, ou seja, de um meio de baixa concentração para outro de alta concentração. Esse movimento requer fonte adicional de energia, além da energia cinética.

A *difusão facilitada* é realizada por: canais iônicos, bombas e permutadores.

Canais Iônicos

Como já foi enfatizado, *canais iônicos* são macromoléculas tubulares que atravessam toda a camada dupla de fosfolipídios da membrana celular. Modificações da conformação espacial fazem com que um determinado canal iônico passe da posição aberta para a fechada, e vice-versa, iniciando ou interrompendo o fluxo de íons. Podem ser ocluídos por ligantes (por exemplo, acetilcolina) extra ou intracelulares, alterações na voltagem transmembrana e estresse mecânico. Recebem a denominação do íon ou da molécula para os quais permitem a maior permeabilidade, por exemplo, canais de Na^+, K^+, Ca^{++} e Cl^-, ou seja, íons que constituem os principais transportadores de cargas (Fig. 1.9).

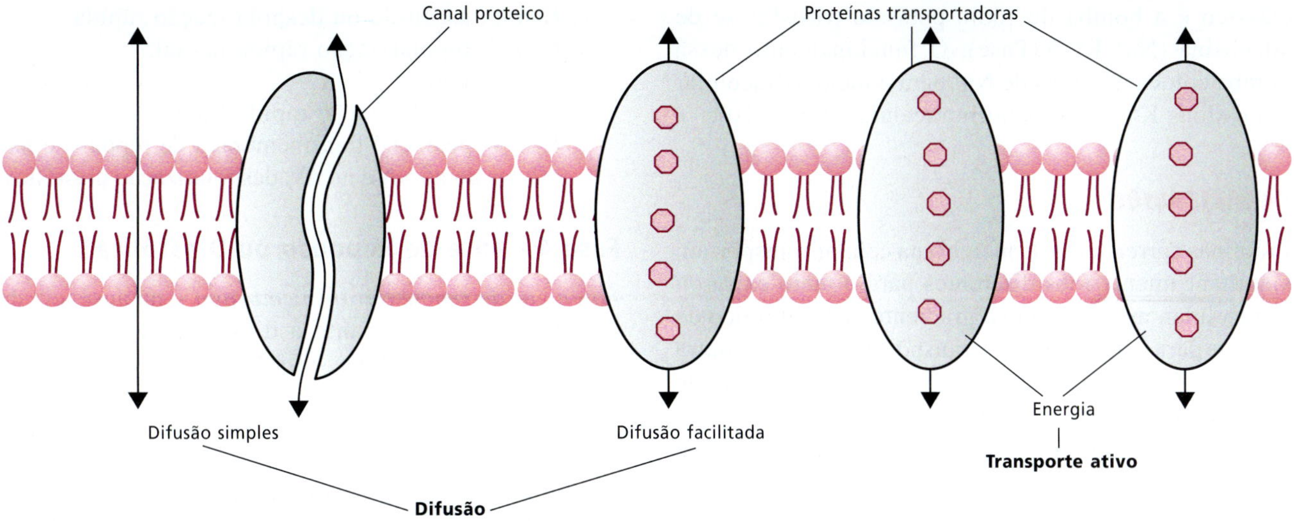

Figura 1.8 – Formas de difusão e transporte ativo.

978-85-7241-870-6

A maior permeabilidade para determinado íon ou molécula está relacionada às próprias características do canal, como diâmetro, configuração, natureza das cargas elétricas e ligações químicas nas superfícies internas do canal (Fig. 1.9).

Bombas

As bombas promovem o transporte ativo, transportando moléculas ou íons contra o gradiente de pressão ou elétrico, utilizando energia derivada diretamente da hidrólise do trifosfato de adenosina (ATP). O exemplo

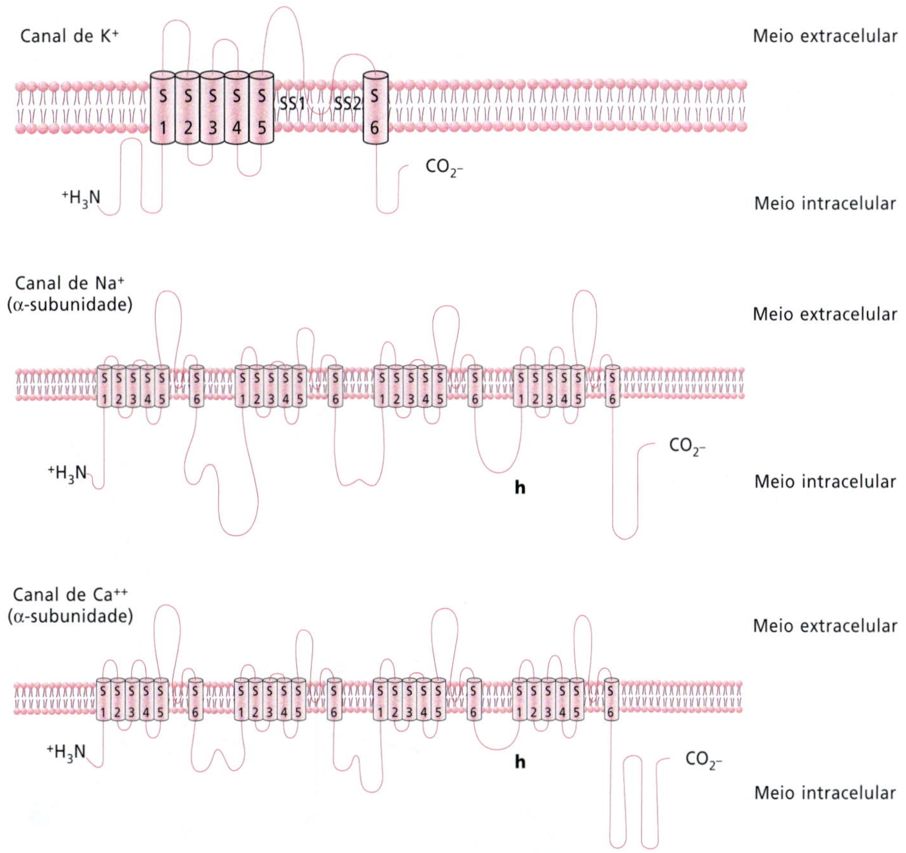

Figura 1.9 – Canais iônicos dos miócitos. As proteínas da α-subunidade dos canais de Na^+ e Ca^{++} são semelhantes, revelando quatro domínios, I a IV, e compostas por seis segmentos transmembrana, 1 a 6. A alça designada como "**h**" representa a estrutura que abre e fecha o canal iônico ("comporta" – do inglês *"gate"*).

clássico é a bomba de sódio-potássio trifosfatase de adenosina (Na^+-K^+-ATPase). O funcionamento dessa bomba coloca três íons de Na^+ para o meio extracelular e dois íons K^+ para o meio intracelular (Fig. 1.10).

Permutadores

Proteínas carreadoras da membrana celular transportam simultaneamente íons diferentes para o meio extra ou intracelular, aproveitando o gradiente eletroquímico de um íon para impulsionar o transporte de outro, contra o seu gradiente de concentração e sem a utilização de energia da hidrólise do ATP.

A Figura 1.11 mostra o exemplo mais característico, que é o permutador de Na^+/Ca^{++}, que troca três íons Na^+ do meio extracelular, transportando-os para o meio intracelular, por um íon Ca^{++}, transportando-o do meio intracelular para o extracelular, quando ativado no sentido habitual, que pode ser invertido em diferentes condições.

Quando o impulso elétrico estimula o miócito, o sarcolema despolariza-se e inicia uma sequência de modificações na permeabilidade dessa membrana celular para diferentes íons, alterando a voltagem celular de forma previsível e reprodutível. Como regra geral, o movimento interno de íons despolariza a célula (acúmulo relativo de *cargas positivas intracelulares*) e o movimento externo de íons positivos repolariza a célula (acúmulo relativo de *cargas negativas intracelulares*). O *potencial de ação transmembrana cardíaco* (Fig. 1.12) tem cinco fases:

- *Fase 0*: ascensão ou despolarização rápida.
- *Fase 1*: repolarização rápida inicial.
- *Fase 2*: platô.
- *Fase 3*: repolarização rápida final.
- *Fase 4*: potencial transmembrana de repouso e nas células do nó SA e nó AV, despolarização diastólica.

Fase 4 – Fase de Repouso ou Diastólica

Potencial de repouso transmembrana – na ausência de atividade elétrica durante a diástole, esse potencial alcança valores de –80 a –90mV em células miocárdicas ordinárias e –50mV em células com despolarização diastólica (automatismo), ou seja, o meio intracelular é 50 a 90mV negativo em relação ao meio extracelular. Nessa fase, os miócitos cardíacos têm vários canais de K^+ abertos, ou seja, a corrente iônica de K^+ (I_{K1}) determina o potencial de repouso transmembrana (Fig. 1.13).

978-85-7241-870-6

Fase 0 – Ascensão ou Despolarização Rápida

Com a *despolarização* do miócito, o potencial intracelular passa de um valor negativo (–80 a –90mV), entre os batimentos, para um valor positivo (+30 a +40mV), durante cada batimento. Após a chegada do impulso elétrico ao miócito, a permeabilidade da membrana celular modifica-se abruptamente com a abertura dos canais de Na^+, o que permite a entrada rápida desse íon para o meio intracelular a favor do seu gradiente de concentração, criando a corrente de Na^+ (I_{Na}).

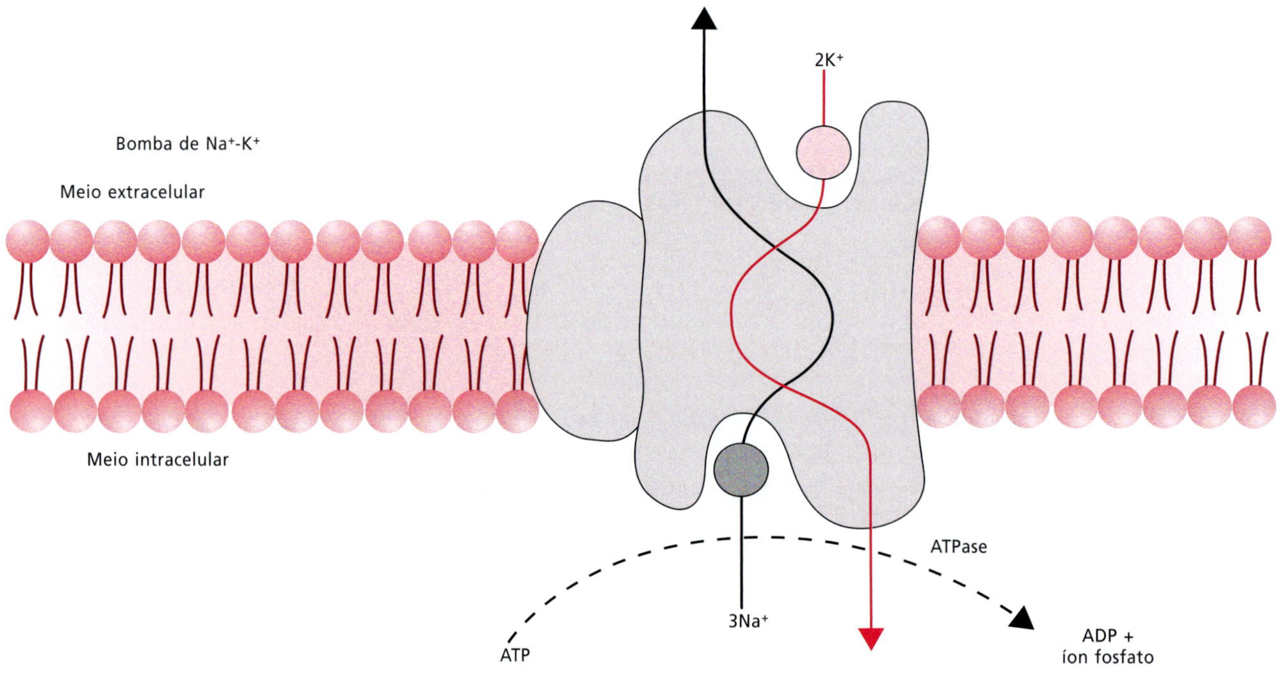

Figura 1.10 – Esquema da bomba de sódio-potássio da membrana celular. ADP = difosfato de adenosina; ATP = trifosfato de adenosina; ATPase = trifosfatase de adenosina.

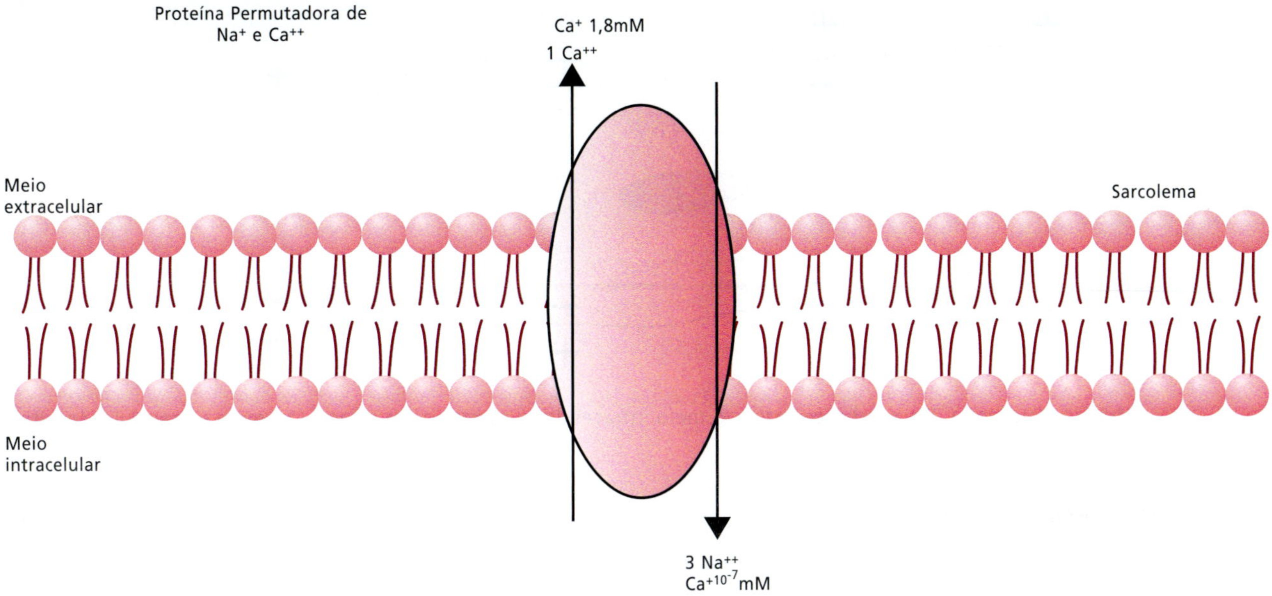

Figura 1.11 – Esquema da proteína permutadora de Na^+ e Ca^{++}.

978-85-7241-870-6

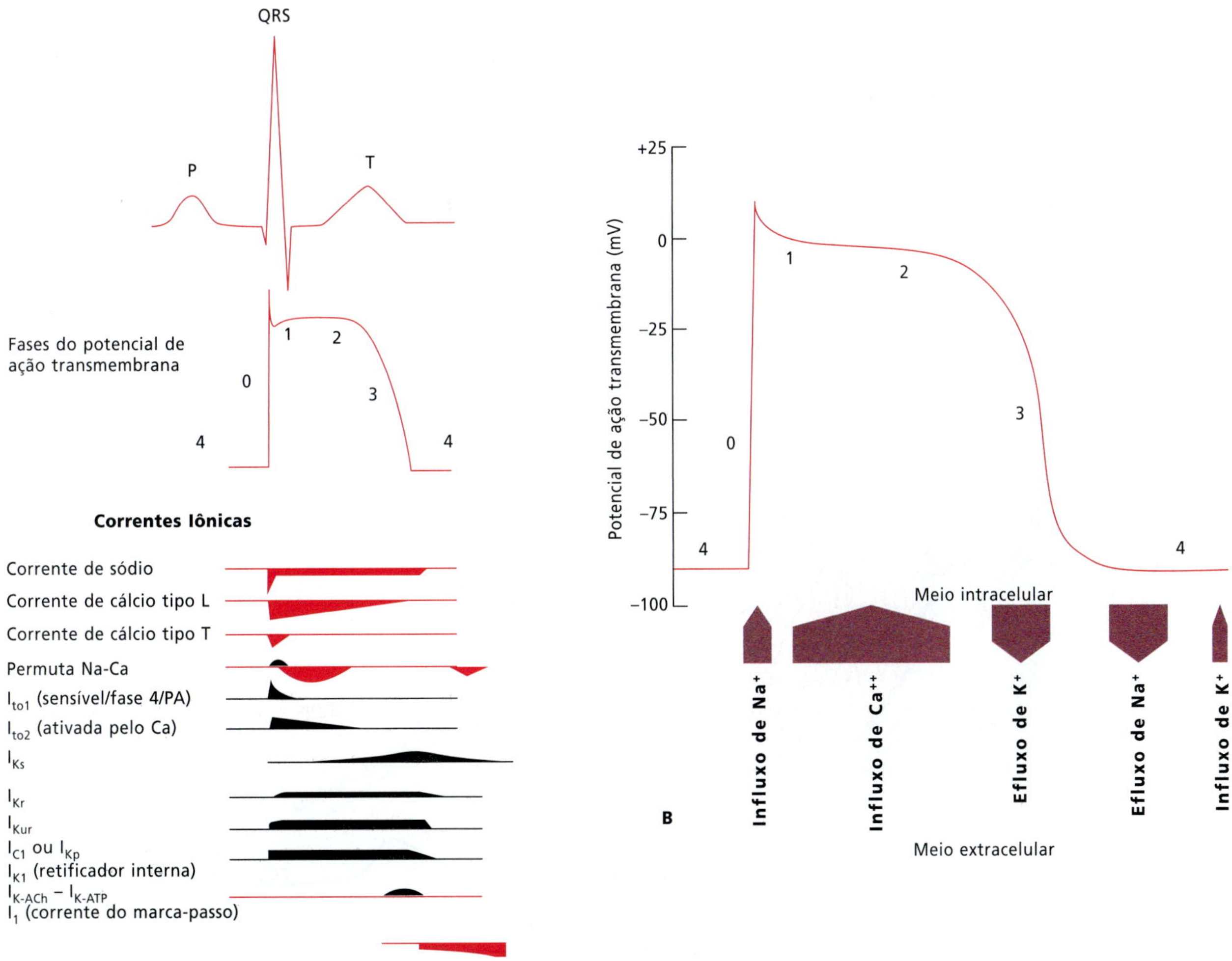

Figura 1.12 – Relação entre as diferentes correntes iônicas e o potencial de ação transmembrana. **A**) Esquematiza-se o traçado do eletrocardiograma, o potencial de ação transmembrana do miócito e as correntes iônicas correspondentes. **B**) Resumo da movimentação de íons durante o potencial de ação transmembrana do miócito. I = corrente iônica; PA = potencial de ação.

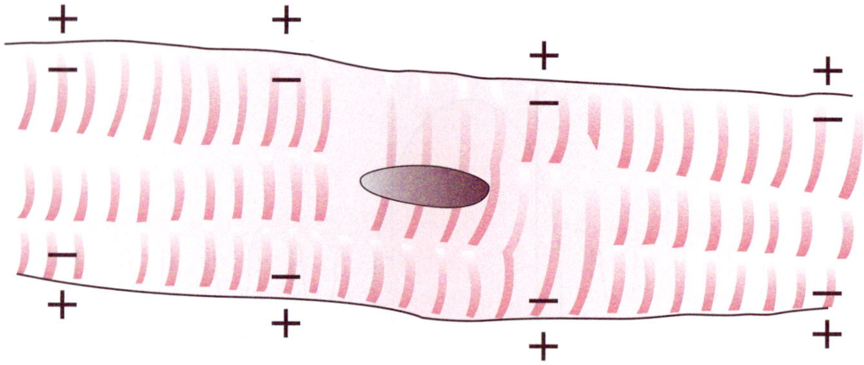

Figura 1.13 – Miócito polarizado. Em condições basais, o meio intracelular é negativo em relação ao meio extracelular (positivo).

Fase 1 – Repolarização Rápida Inicial

Nessa fase acontece a inativação da I_{Na} e a ativação concomitante das seguintes correntes externas: corrente externa transitória (I_{to}), com a abertura de vários canais de potássio sensíveis à voltagem; corrente de cloreto ativada pelo Ca^{++} ($I_{Cl.Ca}$ ou I_{to2}) e permutador Na^+/Ca^{++}, operando em sentido inverso, acarretando a diminuição rápida da voltagem para cerca de 0mV.

Fase 2 – O Platô do Potencial de Ação

Envolve o equilíbrio entre correntes externas de K^+ e Cl^- favorecedoras da repolarização e correntes internas de Ca^{++} (canais de Ca^{++} do tipo L) e permutadores Na^+/Ca^{++} (com sentido habitual) favorecedoras da despolarização. Nessa fase, ocorre queda da condutância da membrana a todos os íons aos seus valores mais baixos.

Fase 3 – Fase de Repolarização Rápida

A repolarização acontece rapidamente em decorrência da inativação da I_{Ca-L}, com diminuição de cargas positivas no meio intracelular, e ativação de correntes de K^+ favorecedoras da repolarização, compreendendo os componentes lento e rápido da corrente de K^+ retificadora final (I_{Ks} e I_{Kr}) e correntes de K^+ retificadoras internas (I_{K1} e I_{KAch}), que incrementam a passagem de cargas positivas para o meio extracelular e conduzem o potencial de ação ao seu valor de repouso (–90mV).

978-85-7241-870-6

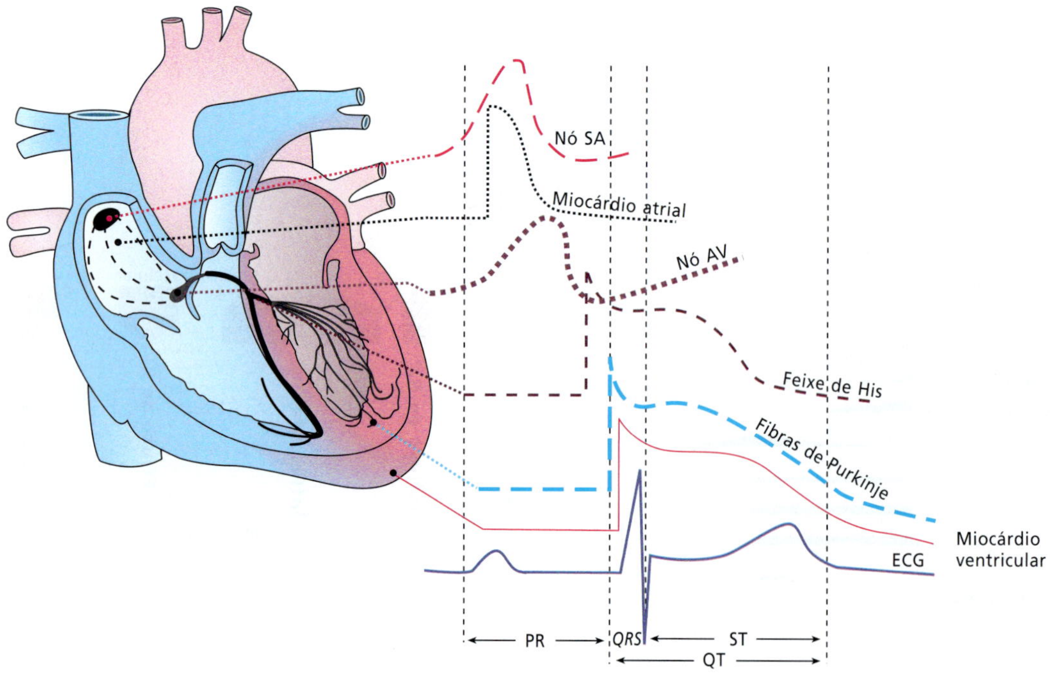

Figura 1.14 – Curvas de potencial de ação transmembrana de diferentes estruturas cardíacas e a correspondente gênese do eletrocardiograma (ECG). AV = atrioventricular; SA = sinusal ou sinoatrial.

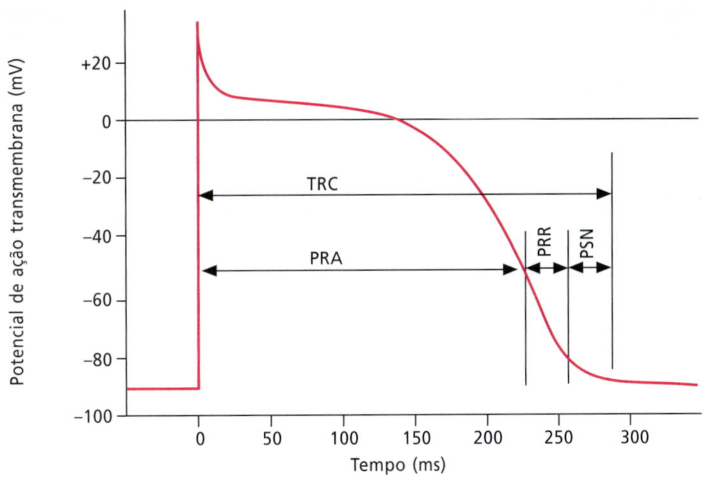

Figura 1.15 – Relação entre o potencial de ação transmembrana de uma fibra e sua excitabilidade. PRA = período refratário absoluto (ausência de resposta); PRR = período refratário relativo (resposta dependente da intensidade do estímulo); PSN = período supranormal; TRC = tempo de recuperação completa.

Fase 4 – Fase de Repouso ou Diastólica

Nas células musculares ordinárias dos átrios e ventrículos, a fase 4 permanece estável durante toda a diástole. No entanto, em outras células musculares de parte dos átrios, as que circundam os anéis das valvas mitral e tricúspide, as fibras do sistema de condução His-Purkinje e as que compõem os nós SA e AV, o potencial de repouso transmembrana não permanece constante na diástole, uma vez que passam a despolarizar-se gradualmente (despolarização diastólica da fase 4), podendo desencadear potencial de ação espontaneamente (automatismo) (Fig. 1.14).

Existe um grande número de correntes que não foram mencionadas com o intuito de simplificar as fases do potencial de ação transmembrana, mas resta ainda definir outros aspectos do potencial de ação transmembrana, denominados *períodos refratários*. Durante o *período refratário absoluto,* nenhum estímulo de qualquer intensidade obtém resposta, estendendo-se do início da despolarização até um pouco antes da porção final da fase 3 da repolarização. A seguir, compreendendo o final da fase 3, existe o *período refratário relativo*, em que a célula responde de forma inadequada apenas a estímulos mais intensos. Ainda, durante um curto intervalo de tempo após o período refratário relativo, a célula é capaz de responder a estímulos de pequena intensidade, denominado *período supranormal* (Fig. 1.15).

978-85-7241-870-6

A velocidade de propagação do impulso elétrico (*velocidade de condução*) pelos tecidos cardíacos está diretamente relacionada ao grau de ascensão e amplitude da fase 0 do potencial de ação, mas também é influenciada por tamanho, forma e orientação das células musculares e existência de tecido conjuntivo. Propriedades passivas da membrana celular, como resistência intracelular e acoplamento intercelular, também podem influenciar a propagação do impulso elétrico, que é mais rápida em paralelo à orientação da fibra que no sentido transversal desta, propriedade denominada *condução anisotrópica*.

TEORIA DO DIPOLO

Um dos pioneiros em eletrocardiografia, o holandês Willem Einthoven, nos primórdios de 1900, descreveu os conceitos básicos de física aplicada à eletrocardiografia. Um desses conceitos de física compreende a teoria do dipolo, admitindo que a onda de despolarização pudesse ser encarada como um dipolo, ou seja, um "objeto" que tem cargas opostas em dois polos.

Quando o processo de despolarização está em andamento, a porção despolarizada do miócito tem cargas positivas no meio intracelular e negativas no meio extracelular e a porção que não se despolarizou tem o aspecto básico em repouso, ou seja, cargas negativas no meio intracelular e positivas no meio extracelular. Na superfície do miócito, cria-se uma diferença na voltagem elétrica entre a área estimulada e despolarizada e a área que não foi estimulada e, portanto, polarizada. Isso constitui a *onda de despolarização,* que tem um polo negativo atrás e um polo positivo na frente, podendo ser representado por uma seta, constituindo o *dipolo de despolarização* ou *dipolo de ativação* (Fig. 1.16, *A*). O mesmo raciocínio pode ser empregado para a *onda de repolarização*, definindo o *dipolo de repolarização* (Fig. 1.16, *B*). Para fibras miocárdicas individualizadas, a despolarização e a repolarização possuem a mesma direção.

No miocárdio como um todo, a despolarização inicia-se na camada mais interna (endocárdio) e progride até a camada mais externa (epicárdio), ao passo que a repolarização tem direção oposta e mesmo sentido (Fig. 1.17).

A Figura 1.18 resume os conceitos básicos de física relacionados à eletrocardiografia pela esquematização

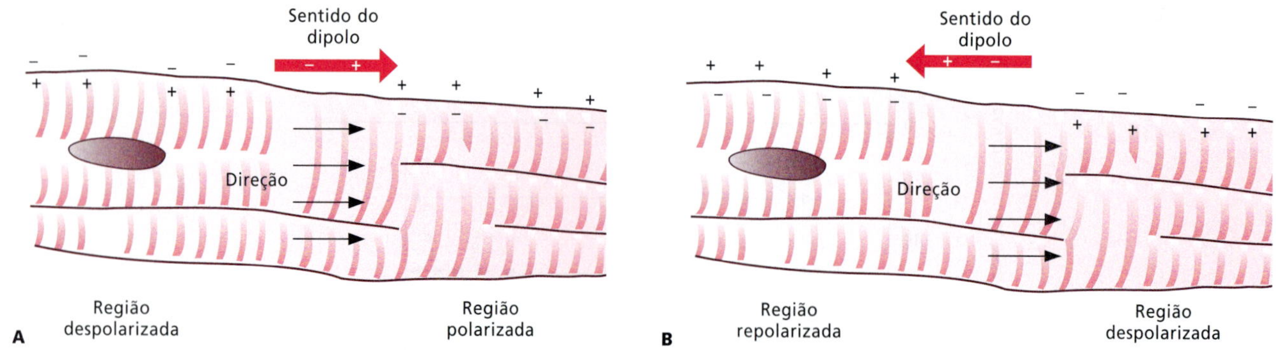

Figura 1.16 – **A**) Dipolo de despolarização – polo negativo atrás e polo positivo na frente. **B**) Dipolo de repolarização – polo negativo atrás e polo positivo na frente, porém, com sentido contrário e mesma direção.

978-85-7241-870-6

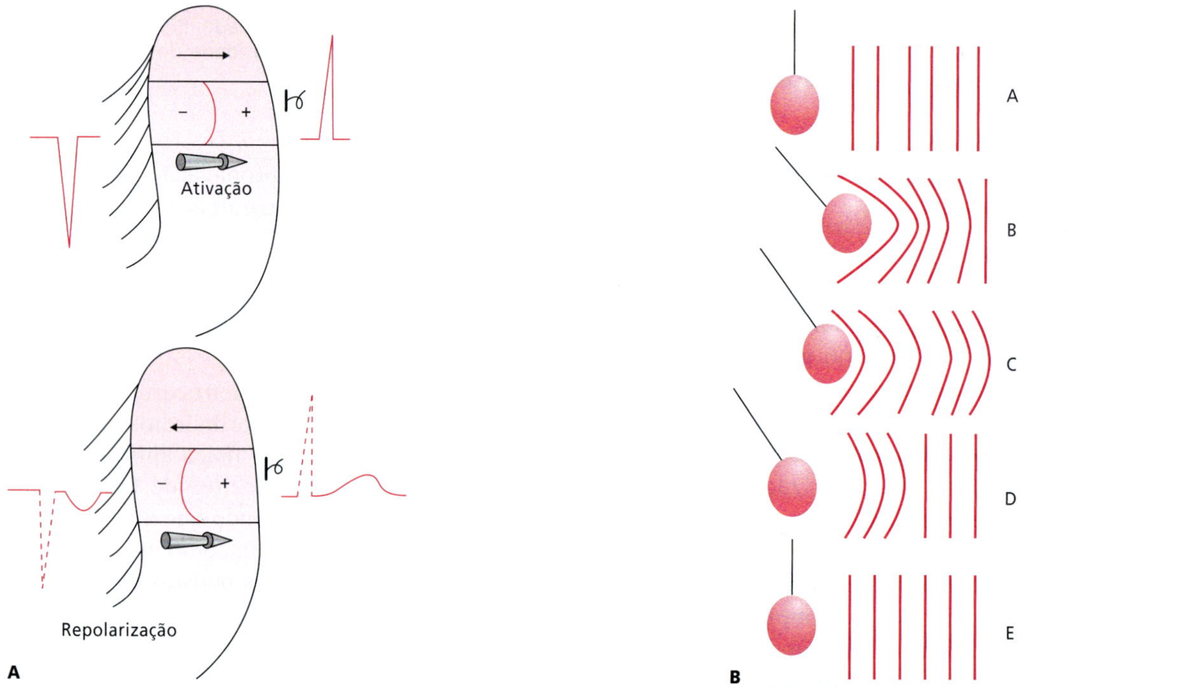

Figura 1.17 – **A**) A despolarização e a repolarização ventriculares processam-se perpendicularmente à parede ventricular. Os fenômenos elétricos têm a mesma polaridade e sentido oposto do endocárdio ao epicárdio (ver dipolo). **B**) Diagrama exemplificando o fenômeno da ativação e recuperação, comparado a um pêndulo que bate em faixas suspensas. *A* = repouso; *B* = início da "ativação" (deformação das primeiras faixas); *C* = término da ativação (deformação de todas as faixas); *D* = início da "repolarização" ou seja, retorno das faixas à situação de repouso, com o mesmo iniciando-se pela última faixa; *E* = repouso (repolarização completa). As faixas mais afastadas do pêndulo (epicárdio) sofrerão as menores deformações e, portanto, retornam a sua posição primitiva antes das faixas mais próximas ao pêndulo (endocárdio).

de um miócito isolado, com três pares de eletrodos exploradores (E_1, E_2 e E_3). Em condições basais (I e VI), o meio intracelular é negativo em relação ao extracelular e registra-se voltagem zero ou linha isoelétrica porque não há diferença de potencial. Se um estímulo elétrico despolariza a extremidade esquerda da célula (II), o meio intracelular torna-se positivo em relação ao extracelular, registrando uma diferença de potencial. Por convenção (III), registra-se potencial positivo no eletrodo explorador positivo quando este encara a face positiva (E_1) e negativo quando o eletrodo explorador positivo encara a face negativa (E_2). Resumindo, registra-se potencial positivo no eletrodo explorador positivo que encara a onda de despolarização que se "aproxima" e potencial negativo no eletrodo explorador positivo que encara a onda de despolarização que se "distancia". O eletrodo explorador (E_3), perpendicular à direção da onda de despolarização, registra potencial difásico, ou seja, parte positiva e parte negativa.

Quando a célula estiver completamente despolarizada (IV), o registro de voltagem retorna ao valor zero em todos os eletrodos exploradores. Como a célula permanece despolarizada por um determinado período de tempo na fase de platô, registra-se um segmento

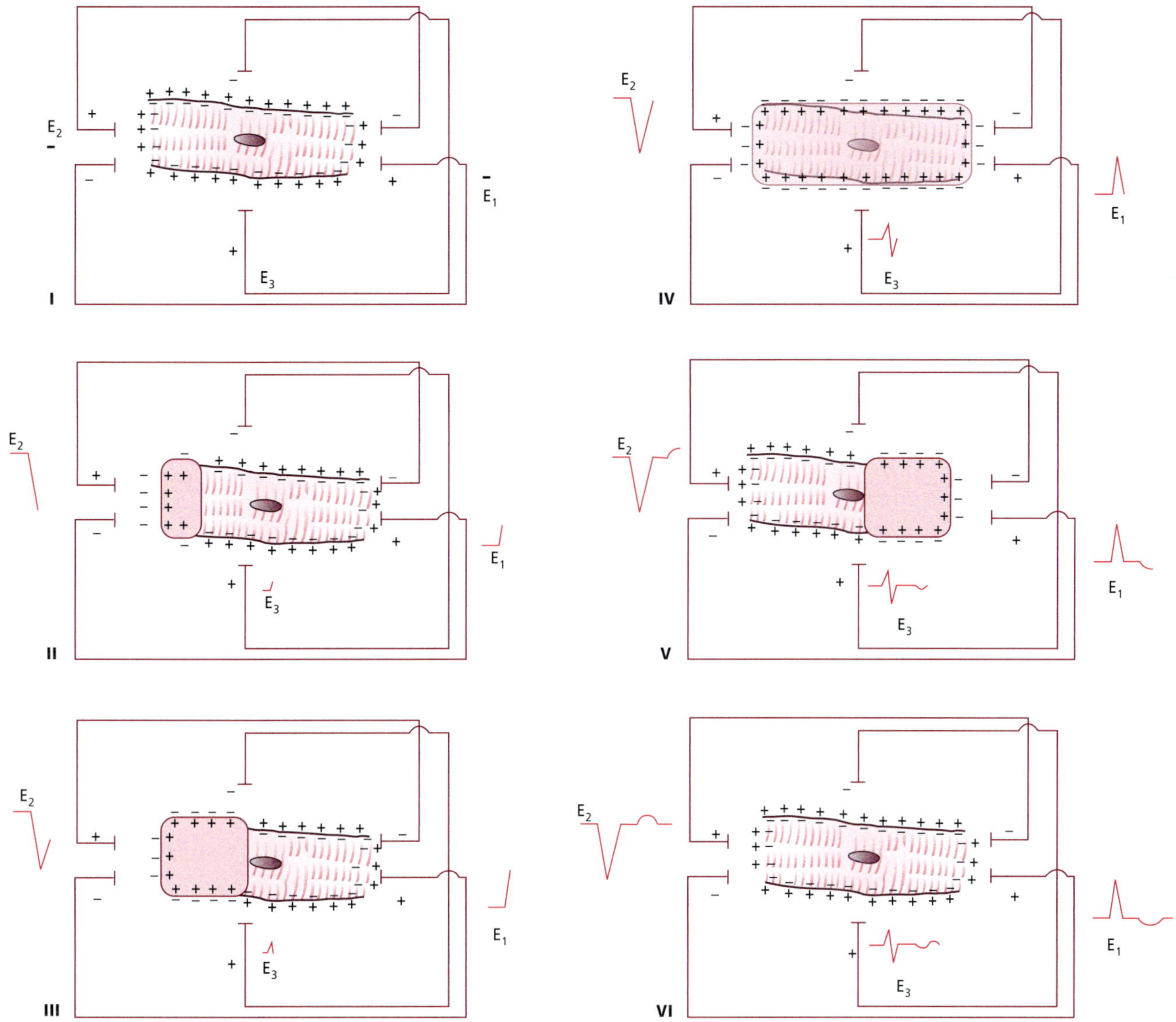

978-85-7241-870-6

Figura 1.18 – Despolarização e repolarização do miócito. **I** = Miócito polarizado – o meio intracelular é negativo em relação ao extracelular e, como não há diferença de potencial, a voltagem registrada é igual a zero – registra-se linha isoelétrica nas 3 derivações: E_1, E_2 e E_3. **II** = Aplicação de estímulo despolarizante no lado esquerdo do miócito, tornando o meio intracelular positivo em relação ao extracelular, com consequente desenvolvimento de diferença de potencial. E_1 registra deflexão positiva no eletrodo positivo que encara a superfície positiva da onda de despolarização e E_2 registra deflexão negativa porque o eletrodo positivo dessa derivação encara a superfície negativa da onda de despolarização. E_3, perpendicular à direção da onda de despolarização, registra pequena deflexão positiva inicial e, posteriormente, com a passagem da onda de despolarização, deflexão negativa com igual amplitude da positiva (registro difásico). *Resumindo, registra-se onda positiva quando a onda de despolarização "aproxima-se" do eletrodo explorador positivo e onda negativa quando a onda de despolarização "foge" do eletrodo explorador positivo.* **III** = Progresso da despolarização. **IV** = Miócito totalmente despolarizado – não há fluxo de corrente e o registro é isoelétrico em E_1, E_2 e E_3. **V** = Fenômeno da repolarização – registro de deflexões com polaridade inversa. **VI** = Miócito totalmente polarizado.

isoelétrico (V), seguido do registro de deflexão com direção oposta decorrente da repolarização.

É oportuno lembrar que o ECG registra a atividade elétrica de uma grande massa de miócitos atriais e ventriculares, e não de um único miócito, como foi até agora esquematizado para fins didáticos. Ainda, como despolarização e repolarização acontecem *normalmente* de maneira sincronizada, o ECG registra esses fenômenos elétricos de forma sequencial e com denominações específicas (onda P, complexo QRS, segmento ST, onda T e onda U), discutidos no próximo capítulo.

Capítulo 2

Atividade Elétrica Normal do Coração

A atividade mecânica cardíaca é precedida pelo estímulo elétrico responsável pela ativação miocárdica. Keith e Flack, em 1907, identificaram que o estímulo elétrico tem origem no nó sinusal ou sinoatrial (SA), que é uma estrutura oval e alongada, semelhante a uma vírgula, com 5mm de espessura, 10 a 20mm de comprimento e a 1mm da superfície epicárdica atrial. Está localizado posteriormente ao ângulo de união da veia cava superior com o átrio direito (AD) (Fig. 2.1).

O suprimento sanguíneo do nó sinusal é efetuado por ramos da artéria coronária direita em 55 a 60% dos casos e por ramos da artéria coronária circunflexa em 40 a 45% dos restantes. Possui rica inervação de fibras simpáticas e parassimpáticas, permitindo que o sistema nervoso central controle adequadamente a frequência sinusal de acordo com a necessidade. A estimulação simpática aumenta a frequência cardíaca e a parassimpática a diminui. O nó sinusal inicia a atividade elétrica normal do coração porque é o marca-passo mais rápido e dominante, despolarizando-se espontaneamente, no adulto, à frequência de 60 a 100 batimentos por minuto, estabelecendo os limites normais do ritmo sinusal (Fig. 2.2).

DESPOLARIZAÇÃO ATRIAL

Após a despolarização do nó sinusal, o estímulo elétrico propaga-se aos átrios. A propagação progride por vias preferenciais de condução, que não constituem tratos internodais definidos, denominadas, de forma mais adequada, *miocárdio atrial internodal*. Têm localização anterior, média e posterior, além do fascículo de Bachmann e do trato de James (Fig. 2.3).

Pela própria localização do nó sinusal no AD, este é o primeiro a ser ativado e, em seguida, o septo interatrial e o átrio esquerdo (AE). O AD ativa-se da região superior à inferior, com duração de 0,06 a 0,07s. O AE ativa-se de 0,03 a 0,06s após o início da ativação do AD, primeiramente pelo feixe de Bachmann e posteriormente pela face medial da veia cava inferior. As duas ondas de ativação convergem para a face posterior do AE, próximo à veia pulmonar inferior esquerda. A duração total da ativação dos átrios é de 0,10 a 0,13s e é representada pela *onda P* do ECG (Fig. 2.4, *A* e *B*).

Representação Vetorial da Despolarização Atrial

Para a melhor compreensão da representação vetorial da despolarização atrial, deve-se lembrar a posição anatômica dos átrios no interior da caixa torácica. O AD situa-se adiante e um pouco à direita, com seu maior eixo disposto no sentido transversal. Isso faz com que o septo interatrial posicione-se praticamente no plano transverso. Essas características anatômicas das câmaras atriais determinam a orientação dos vetores gerados durante a despolarização atrial.

978-85-7241-870-6

O vetor de despolarização do AD dirige-se para a frente e para a direita e o do AE para a esquerda e para trás. O vetor resultante dirige-se para baixo, discretamente para a frente e um pouco para a esquerda, porém com tendência à verticalidade (Fig. 2.4, *B*).

REPOLARIZAÇÃO ATRIAL

A repolarização atrial, representada pelo segmento ST atrial (STa) e pela onda T atrial (Ta), habitualmente não é registrada pelo eletrocardiograma (ECG) convencional em virtude da baixa amplitude e da concomitância com

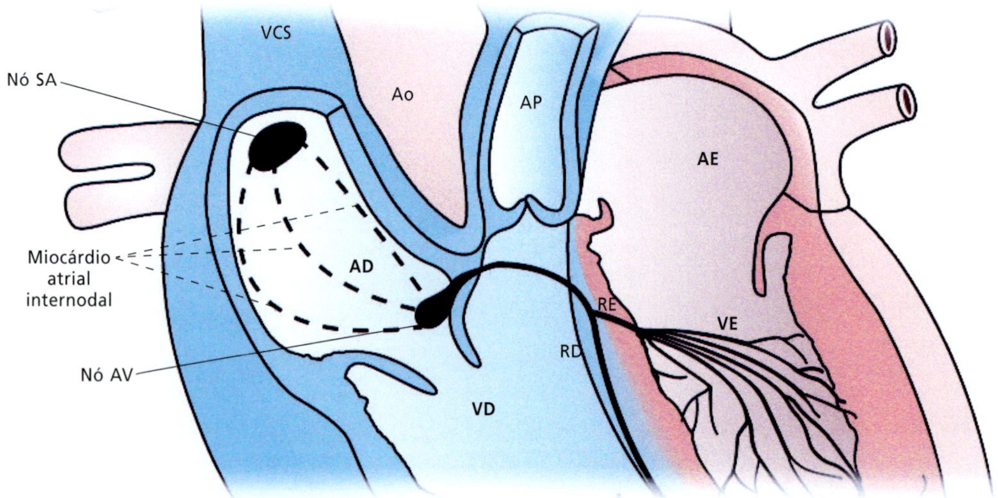

Figura 2.1 – Esquema das estruturas anatômicas envolvidas na geração e condução do impulso elétrico pelo miocárdio atrial: nó sinusal ou sinoatrial (SA), miocárdio atrial internodal e nó atrioventricular (AV). AD = átrio direito; AE = átrio esquerdo; Ao = aorta; AP = artéria pulmonar; RD = ramo direito; RE = ramo esquerdo; VCS = veia cava superior; VD = ventrículo direito; VE = ventrículo esquerdo.

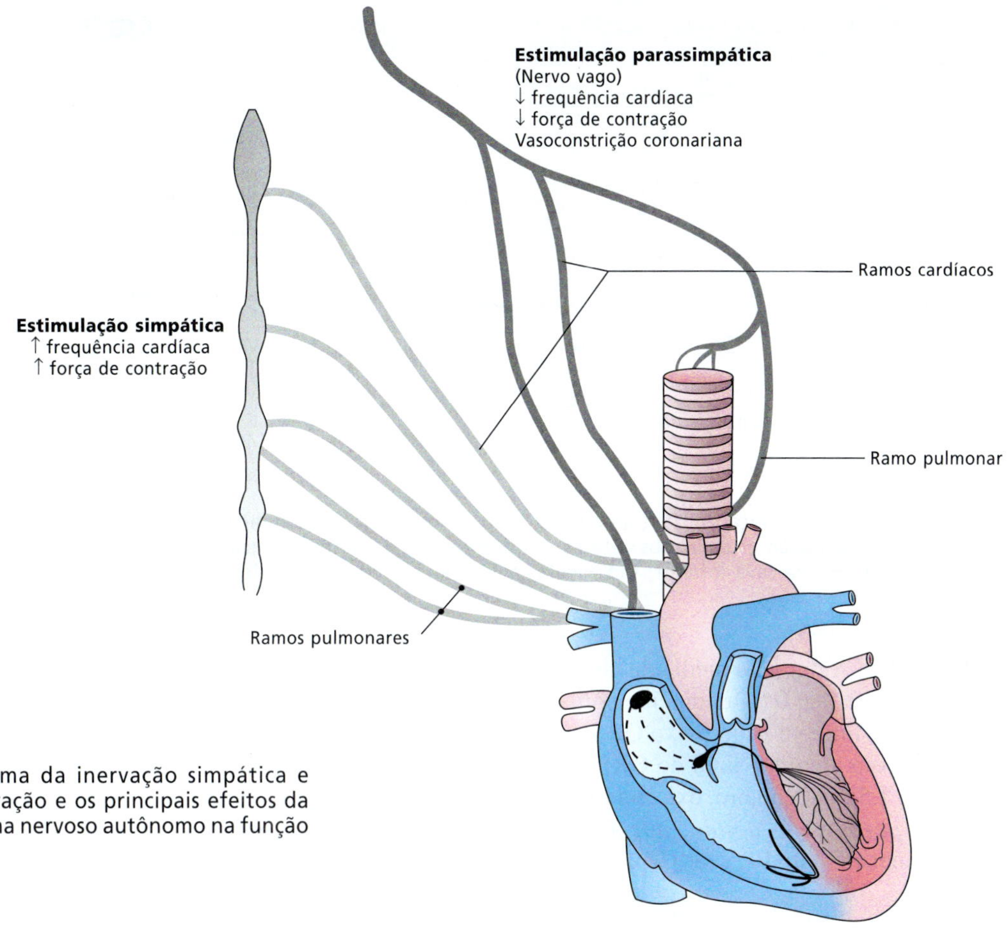

Figura 2.2 – Esquema da inervação simpática e parasimpática do coração e os principais efeitos da estimulação do sistema nervoso autônomo na função cardíaca.

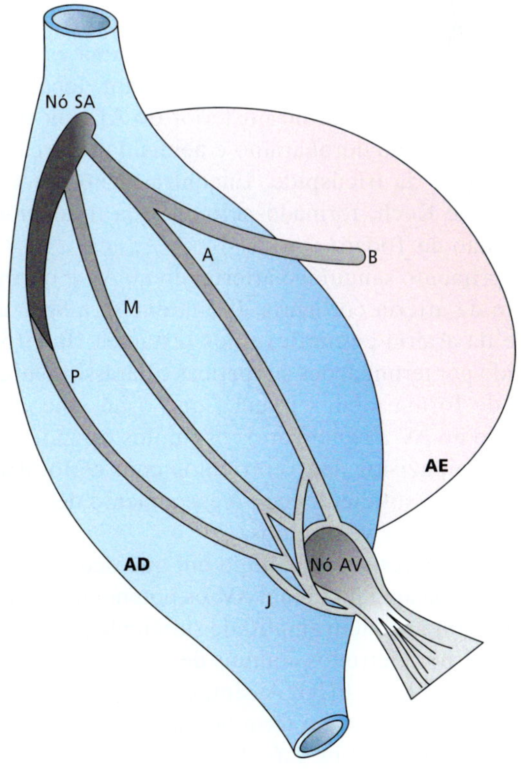

Figura 2.3 – Miocárdio atrial internodal, representados em "feixes" de condução do estímulo. *A* = feixe internodal anterior; AD = átrio direito; AE = átrio esquerdo; AV = atrioventricular; *B* = fascículo de Bachman; J = trato de James; M = feixe internodal médio; P = feixe internodal posterior; SA = sinusal ou sinoatrial.

978-85-7241-870-6

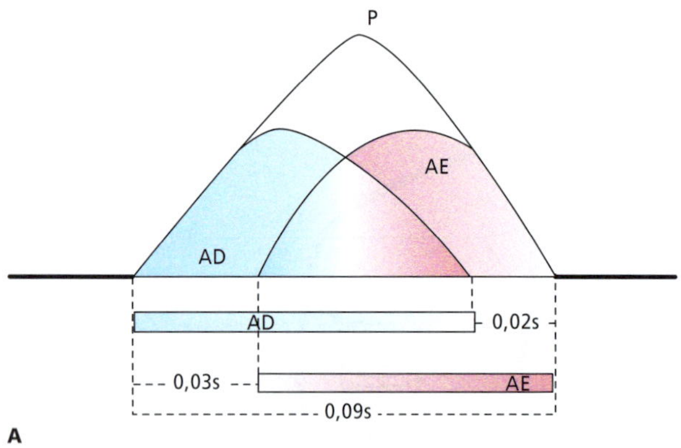

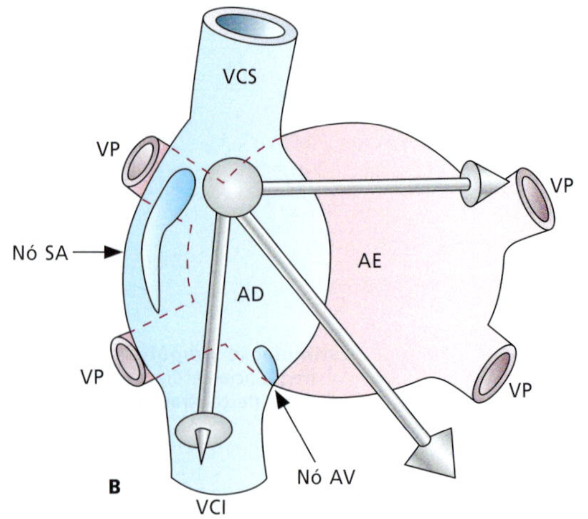

Figura 2.4 – **A**) Onda de ativação atrial (onda P). O átrio direito (AD) é o primeiro a se ativar, vindo a seguir a ativação do átrio esquerdo (AE). **B**) Orientação espacial dos vetores representativos da despolarização de AD e AE. AV = atrioventricular; SA = sinusal ou sinoatrial; VCI = veia cava inferior; VCS = veia cava superior; VP = veia pulmonar.

978-85-7241-870-6

o complexo QRS. A duração média da atividade atrial é 0,360s, de maneira que o STa coincide com o segmento PR (PR) e com o início do complexo QRS, ao passo que a Ta coincide com a porção final do QRS, segmento ST e onda T (Fig. 2.5). No entanto, existem exceções, como acontece na *pericardite aguda*, que frequentemente provoca infradesnível do PR (ver Cap. 12), e no *infarto atrial* (ver Cap. 10).

DESPOLARIZAÇÃO VENTRICULAR

Após a ativação atrial, o estímulo elétrico alcança a *área juncional atrioventricular* entre 0,04 e 0,05s, aproximadamente na metade da inscrição da onda P, onde sofre retardo de 0,04s. O nó AV é uma estrutura ovoide, compacta, medindo 1 × 3 × 5mm, localizado logo abaixo do endocárdio posterior do AD, na frente do orifício do seio coronariano e acima da inserção da lacínia septal da tricúspide. Encontra-se no ápice do triângulo de Koch, formado pelo anel da tricúspide e pelo tendão de Todaro.

O suprimento sanguíneo arterial do nó AV é oriundo de ramo da artéria coronária direita em 85 a 90% dos casos e da artéria circunflexa nos restantes 10 a 15%. É suprido por terminações simpáticas e parassimpáticas, porém de forma menos intensa que o nó sinusal. A função do nó AV é canalizar os estímulos oriundos dos átrios e conduzi-los aos ventrículos com certo atraso (0,04s), atraso suficiente para o escoamento de sangue dos átrios para os ventrículos.

Durante o intervalo de tempo em que ocorre a despolarização da área juncional AV, os potenciais gerados nessa estrutura não têm amplitude suficiente para serem registrados por eletrodos comuns de superfície, correspondendo ao PR do ECG. Assim, esse segmento compreende o espaço entre o término da onda P e o início do complexo QRS (Fig. 2.6, *A* e *B*).

Após a transmissão do estímulo elétrico à porção penetrante do feixe de His, a ativação progride para a porção ramificante, os ramos direito e esquerdo desse feixe. O ramo direito é constituído por três porções: a primeira, subendocárdica, é continuação direta da porção ramificada do feixe de His, que se situa à esquerda, pois o ramo direito inicia-se no local onde se originam as fibras que conduzem o estímulo para as regiões anterossuperior e anteromedial do ramo esquerdo. Isso explica a associação frequente de atrasos da condução desses fascículos. Em sua segunda porção, o ramo direito torna-se intramiocárdico numa extensão de aproximadamente 10mm. Finalmente, a terceira porção torna-se novamente subendocárdica, alcançando a parede livre do ventrículo direito (VD), próximo ao músculo papilar anterior, quando se ramifica em três fascículos principais: *anterior*, *médio* e *posterior*, dando origem à rede de Purkinje subendocárdica direita (Fig. 2.7).

O ramo esquerdo inicia-se à custa de uma série de fibras que se desprendem sucessivamente do feixe de His à semelhança de um leque. Três áreas da superfície endocárdica do ventrículo esquerdo (VE) são excitadas simultaneamente durante os primeiros 15ms de ativação (Fig. 2.8). Dessa maneira, admite-se a existência de três fascículos: *anterossuperior*, *anteromedial* e *posteroinferior*. As fibras do fascículo postero inferior orientam-se para baixo e para trás, atingindo rapidamente a base do músculo papilar posterior (região inferosseptal esquerda), afastando-se do septo membranoso, aparelho valvar aórtico e ramo direito. As fibras do fascículo anterossuperior cruzam obliquamente a via de saída do VE e cursam em direção ao músculo papilar anterior (região anterolateral esquerda) e, finalmente, as fibras do fascículo anteromedial emergem, na maioria dos casos, do ângulo das ramificações dos outros dois fas-

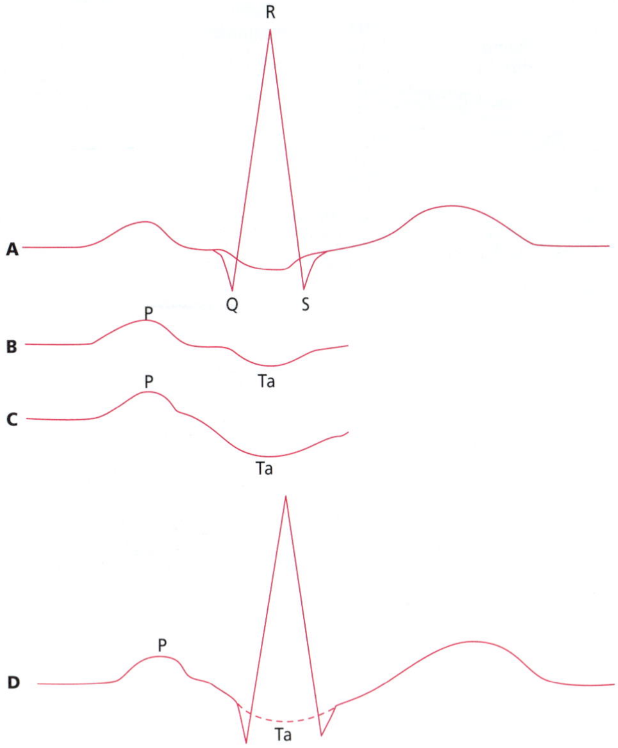

Figura 2.5 – **A**) A repolarização atrial coincide com o registro da despolarização ventricular – complexo QRS. **B**) Eletrocardiograma atrial normal. **C**) Onda T atrial (Ta) proeminente. **D**) O esquema mostra a concomitância da onda Ta proeminente com o complexo QRS, simulando o infradesnível do segmento ST.

978-85-7241-870-6

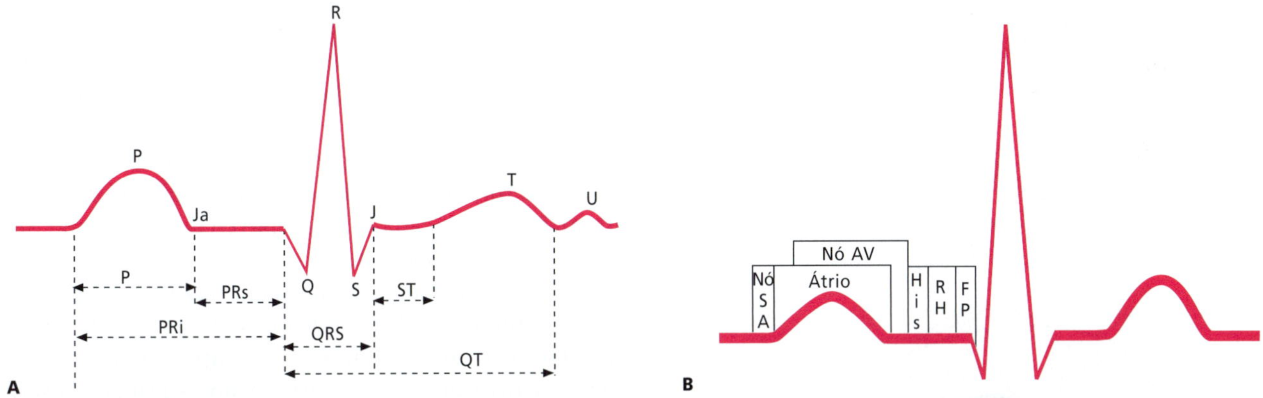

Figura 2.6 – **A**) As deflexões, segmentos e intervalos do eletrocardiograma normal. **B**) Diagrama do complexo P-QRT-T ilustrando a sequência de ativação dos átrios e tecido de condução. AV = atrioventricular; FP = fibras de Purkinje; His = feixe de His; RH = ramos do feixe de His; SA = sinusal ou sinoatrial.

cículos do ramo esquerdo ou, preferencialmente, de um desses ou, ainda, constituído pelo profuso entrelaçamento das fibras originadas dos fascículos anterior e posterior, levando à ativação para as regiões parasseptais.

Os fascículos do ramo esquerdo arborizam-se em fina rede de Purkinje, que penetra nos $^2/_3$ internos do endocárdio ventricular, comunicando-se intimamente. Por essa razão, o efeito elétrico desse arranjo anatômico torna essa região endocárdica eletricamente inerte, dominando as forças elétricas do $^1/_3$ externo da parede ventricular.

Representação Vetorial da Despolarização Ventricular

A despolarização ventricular manifesta-se no ECG pelo registro do *complexo QRS*. A excitação dos ventrículos ocorre de maneira sequencial por meio do septo e do miocárdio ventricular. As forças iniciais da despolarização são determinadas pela distribuição do sistema de condução na intimidade da musculatura ventricular.

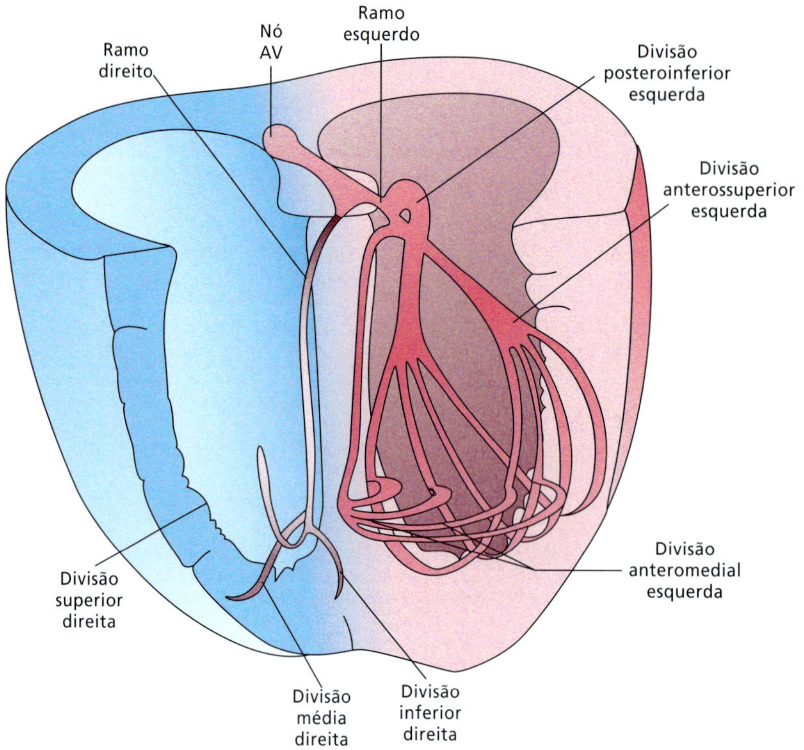

Figura 2.7 – Esquema do sistema de condução cardíaco. Observe a característica trifascicular das divisões dos ramos direito e esquerdo do feixe de His. AV = atrioventricular.

978-85-7241-870-6

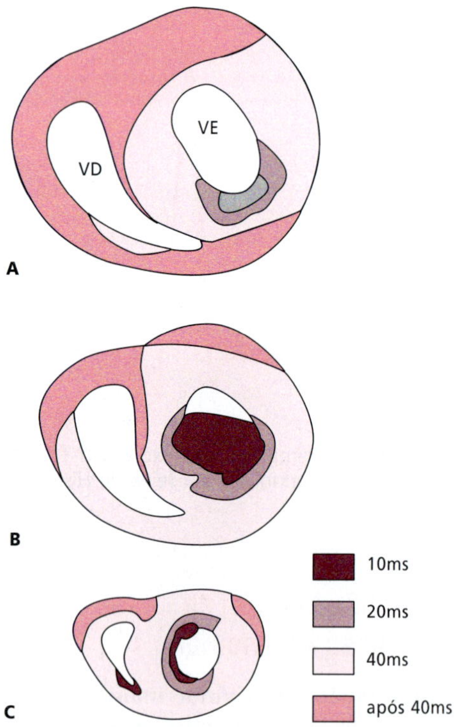

Figura 2.8 – Sequência da ativação ventricular em coração humano isolado visto em secções perpendiculares ao longo do eixo do coração. **A**) Parte superior do septo em direção à base. **B**) Nível do septo médio. **C**) Parte baixa do septo em direção ao ápice. VD = ventrículo direito; VE = ventrículo esquerdo.

A ativação ventricular será sintetizada por vetores, relacionados aos diferentes períodos da despolarização dos ventrículos. Por convenção, cada um denota a direção, a magnitude e a polaridade das forças eletromotrizes. A despolarização ventricular será dividida em "fases" sucessivas apenas para permitir a descrição desse fenômeno de forma mais didática. Primeiramente, de maneira mais simplificada, a despolarização ventricular será apresentada por meio de três vetores [*1, 2, (*$2_D - 2_E$*) e 3*] detalhados adiante. A seguir, para facilitar a compreensão das alterações da condução (ver Caps. 7 e 8), além de aprimorar o reconhecimento de hipertrofias seletivas de câmaras ventriculares, esses vetores principais serão decompostos em seus múltiplos componentes, relacionados aos fascículos dos ramos do feixe de His. É oportuno lembrar, entretanto, que essas "fases" são arbitrárias e simplificadas e que esse fenômeno, na realidade, é complexo e ininterrupto.

A ativação ventricular normal chega primeiro ao $\frac{1}{3}$ médio do septo ventricular esquerdo e, logo depois, à base dos músculos papilares anterior e posterior esquerdos, para em seguida atingir o septo interventricular direito, com uma diferença de tempo de 0,05ms, dando origem aos primeiros vetores da ativação septal. Admite-se que o septo apresente divisão anatômica desigual, uma vez que o lado esquerdo é mais espesso que o contralateral. Portanto, em decorrência desse predomínio de massa muscular e da antecipação da despolarização septal esquerda em relação à direita, que ocorre próximo à base do músculo papilar anterior do VD, a despolarização dessas massas musculares septais dá origem a duas forças vetoriais com direções semelhantes e sentidos opostos. A força vetorial da massa septal esquerda orienta-se para a direita, para a frente e ligeiramente para baixo, enquanto a da direita orienta-se para a esquerda, para trás e para cima (Fig. 2.9).

A resultante desses dois vetores é um vetor único, chamado vetor septal médio, que se origina na superfície septal esquerda e aponta para a base do músculo papilar anterior do VD. Esse vetor, que se manifesta entre os primeiros 15 a 20ms, é denominado *vetor 1* ou primeiro vetor (Fig. 2.10).

Durante a ativação septal, o estímulo propaga-se pela superfície endocárdica dos dois ventrículos, onde as fibras do sistema de Purkinje propiciam a despolarização rapidíssima e quase simultânea da $\frac{1}{2}$ ou dos $\frac{2}{3}$ internos da espessura das paredes livres ventriculares. A ativação de toda essa musculatura, praticamente, ao mesmo tempo, origina inúmeros vetores de pequena magnitude, dirigidos em todos os sentidos, que se anulam mutuamente e não determinam diferença de potencial capaz de influir no ECG tradicional. Ao contrário dos átrios, a progressão do estímulo elétrico nos ventrículos efetua-se perpendicularmente às paredes, dirigindo-se do endocárdio para o epicárdio (Fig. 2.11).

Após os primeiros 20ms, manifestam-se os potenciais que representam a ativação da parede anterior do VD (*vetor* 2_D) e anterolateral do VE (*vetor* 2_E) (Fig. 2.10). Em corações estruturalmente normais de adultos, os potenciais gerados pelo VD são de baixa amplitude, devido à pequena espessura da sua parede, ao passo que os do VE são bem maiores. Após a ativação inicial da porção média do septo, despolarizam-se a região septal baixa e a parede livre do VD, aumentando discretamente o potencial das forças elétricas dirigidas para a frente e para a direita. A resultante da soma dos vetores 2_D e 2_E é o *vetor 2,* que, em virtude do predomínio dos potenciais do VE, orienta-se para trás, para a esquerda e para baixo, apontando para o ventrículo dominante, uma vez que sua magnitude é 8 a 12 vezes superior a do *vetor 1* ou vetor septal, inscrevendo-se aos 40ms do início da ativação ventricular (Fig. 2.12).

Sequencialmente, as últimas partes do coração a serem despolarizadas são as porções basais dos ventrículos e do septo interventricular, por serem áreas de maior espessura e com poucas ramificações do sistema de Purkinje. A resultante das forças geradas simultaneamente nessas regiões, representada pelo *vetor 3* ou vetor basal, aponta para cima, para trás e, frequentemente, para a direita (Figs. 2.10 e 2.12), manifestando-se entre os 60 e 80ms da ativação ventricular. Portanto, de maneira didática, é possível simplificar o complexo processo de ativação ventricular, que corresponderia a inúmeros vetores, nos três vetores principais já assinalados.

978-85-7241-870-6

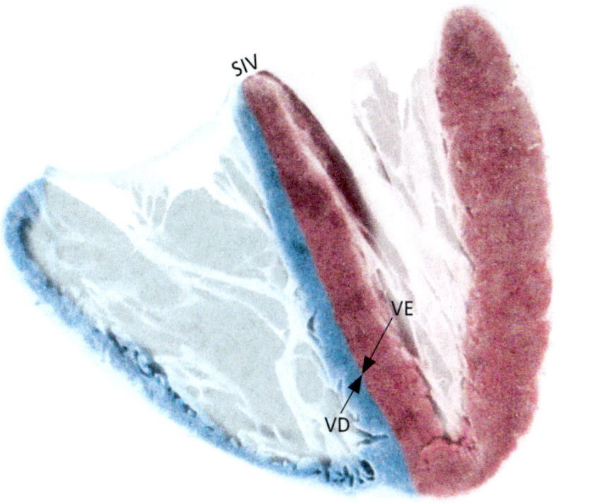

Figura 2.9 – Esquema da despolarização septal esquerda e direita. Notar o domínio do septo esquerdo (vetor maior). SIV = septo interventricular; VD = ventrículo direito; VE = ventrículo esquerdo.

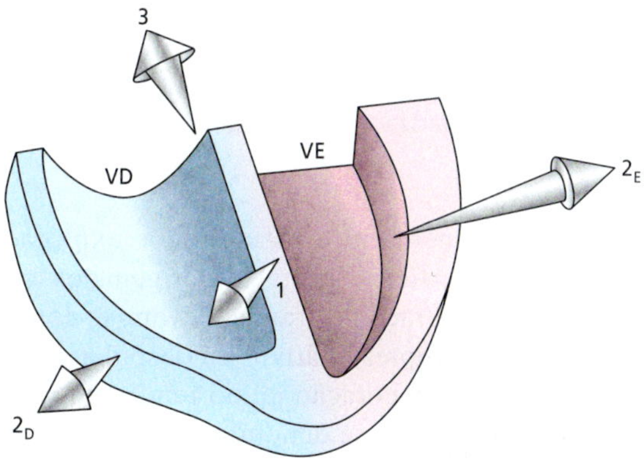

Figura 2.10 – Principais vetores resultantes da despolarização dos ventrículos. 1 = vetor septal; 2_D = vetor de parede livre do VD; 2_E = vetor de parede livre do VE; 3 = vetor das porções basais do septo e ambas as câmaras ventriculares; VD = ventrículo direito; VE = ventrículo esquerdo.

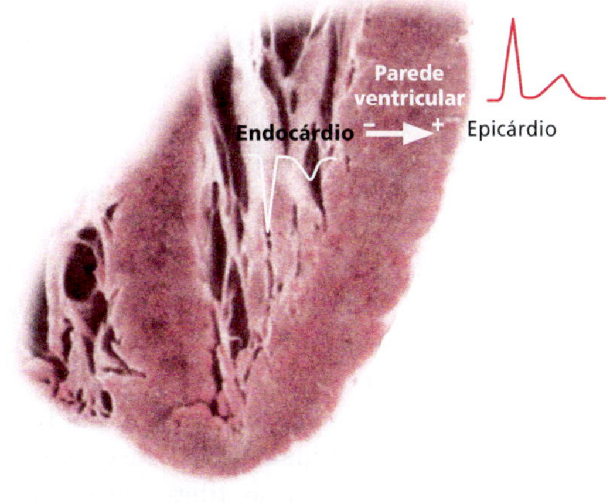

Figura 2.11 – A despolarização e a repolarização ventriculares processam-se perpendicularmente à parede ventricular. Os fenômenos elétricos têm polaridade oposta no endocárdio e no epicárdio.

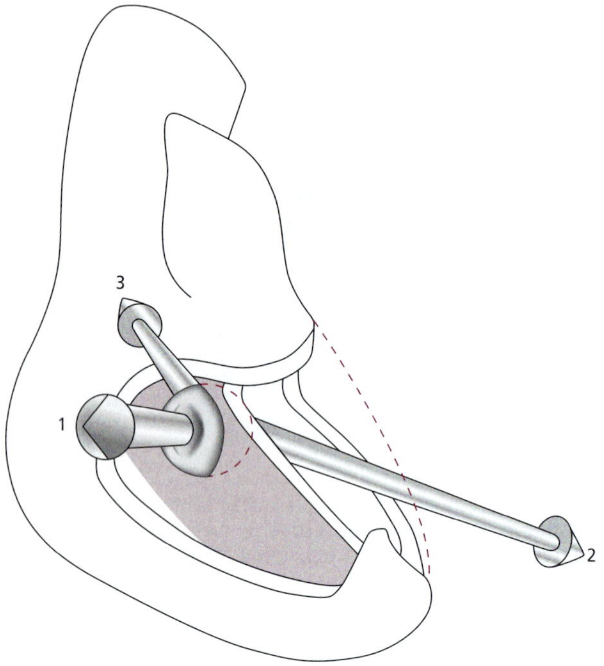

Figura 2.12 – Orientação espacial dos três vetores (*1*, *2* e *3*) principais da despolarização ventricular.

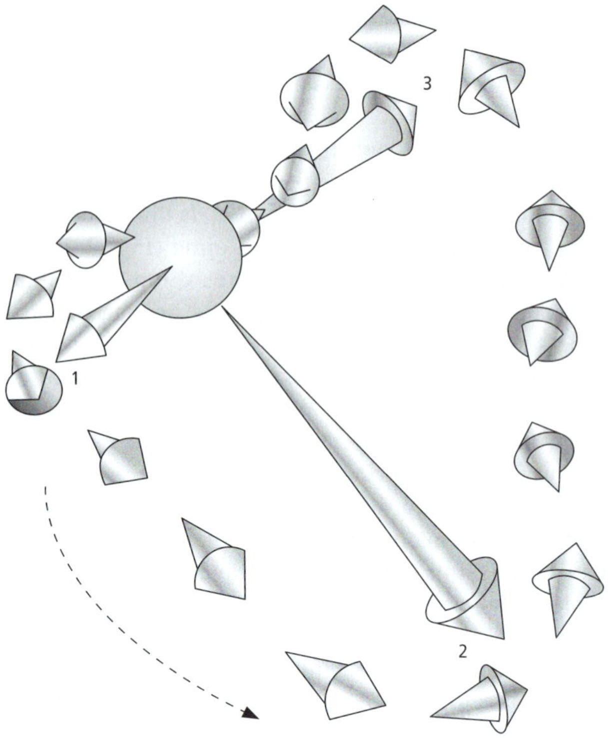

Figura 2.13 – Três vetores (*1*, *2* e *3*) principais e vetorcardiograma espacial da despolarização ventricular normal. O sentido de rotação é anti-horário.

978-85-7241-870-6

Como a distância entre os eletrodos exploradores, colocados na superfície corporal, e a origem dos fenômenos elétricos do coração é grande, devem-se considerar os vários vetores representativos da despolarização das distintas regiões do coração como tendo um ponto de aplicação comum, que se denomina "centro elétrico da origem dos vetores" (Fig. 2.13).

O vetor médio resultante da despolarização ventricular (QRS), que sintetiza todos os fenômenos elétricos manifestos durante a ativação ventricular, é um vetor orientado para a esquerda, para baixo e para trás.

O *vetor* 2_E, por ter maior amplitude, influi na direção média do vetor resultante da ativação ventricular, apontando, geralmente, para a região onde se situa o ventrículo esquerdo.

A ativação ventricular inicial pode acontecer sincronicamente dentro dos primeiros 15 a 20ms em três zonas endocárdicas esquerdas. A primeira, a área *A*, situa-se na parte alta da região lateral, por baixo da inserção da valva mitral, estendendo-se uns 2cm em direção ao ápice do coração na região do músculo papilar anterior. A segunda, a área *B*, localiza-se no centro da superfície septal esquerda. A terceira, a área *C*, encontra-se na região parasseptal posterior, na união do terço inferior do septo (Fig. 2.14).

As referidas áreas são concordantes em localização com aquelas onde terminam os três fascículos do ramo esquerdo. Dessa maneira, as fibras do fascículo posterior dão origem a um vetor orientado para baixo, para a direita e para trás (posteroinferior – 1_{PI}), as do fascículo anterossuperior, a um vetor orientado para cima, para a esquerda e para frente (anterossuperior – 1_{AS}) e as da divisão anteromedial, um vetor paralelo ao plano horizontal, orientado para a direita e discretamente para a frente (anteromedial – 1_{AM}) (Fig. 2.15).

Admite-se que as fibras dos fascículos anteromedial e anterossuperior do ramo esquerdo sejam responsáveis pela ativação da região do septo médio e da região lateral do VE, respectivamente, ao passo que a ativação da região parasseptal posterior seja efetuada pelas fibras do fascículo posteroinferior do mesmo ramo.

O *vetor 1* pode ser decomposto em seus três vetores componentes à esquerda:

- 1_{PI}: orientado para baixo, para a direita e para trás.
- 1_{AS}: orientado para cima, para a esquerda e para a frente.
- 1_{AM}: paralelo ao plano horizontal, orientado para a direita e discretamente para a frente.

Como se observa na Figura 2.15, as forças geradas pelas áreas representadas pelos vetores 1_{AS} e 1_{PI} são opostas e se neutralizam entre si. Portanto, a resultante da excitação do VE, no seu início, é representada, na maioria dos casos, pela ativação da região média do septo do septo interventricular (1_{AM}), que em 90 a 95% dos casos orienta-se para a direita e para a frente. Não é possível reconhecer as subdivisões do *vetor* 1_D.

O *vetor* 2_E também pode ser decomposto em seus vetores componentes:

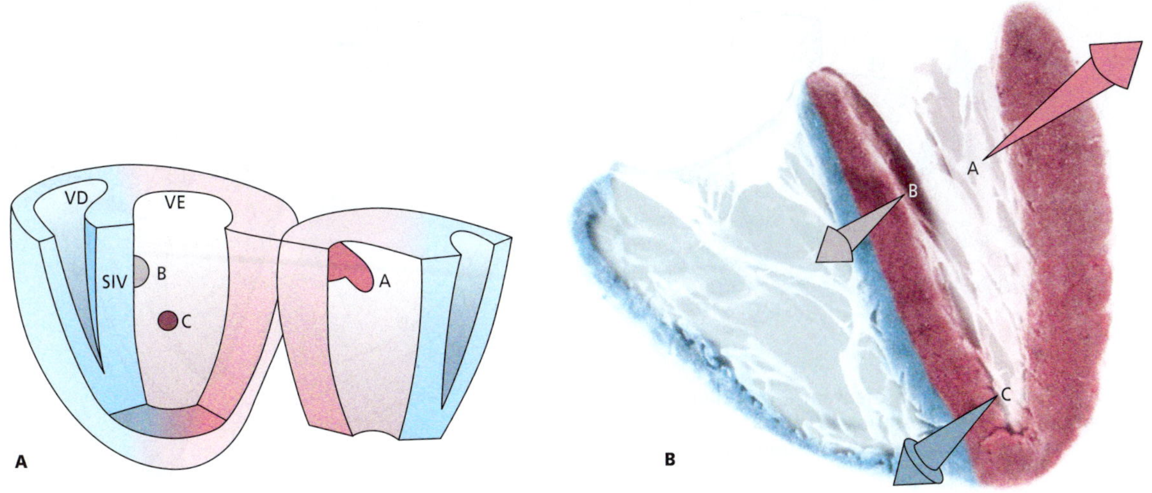

Figura 2.14 – **A**) Ativação ventricular iniciando-se em três áreas (*A*, *B* e *C*). **B**) Em consequência, surgem três vetores, com orientação anterossuperior (*A*), posteroinferior (*C*) e para a direita com discreta anteriorização (*B*), correspondendo aos 5 a 10ms iniciais da excitação ventricular. SIV = septo interventricular; VD = ventrículo direito; VE = ventrículo esquerdo.

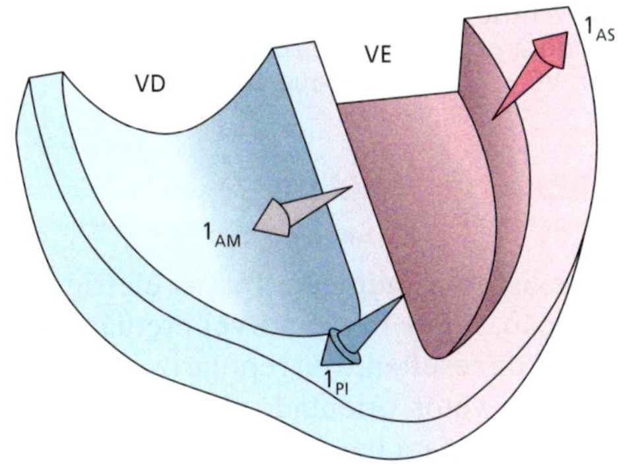

Figura 2.15 – Representação espacial do início (20ms) da despolarização ventricular normal, começando sincronicamente em três áreas endocárdicas e gerando os vetores 1_{AS} (anterossuperior), 1_{PI} (posteroinferior) e 1 anteromedial (1_{AM}), dados pela ativação das respectivas divisões do ramo esquerdo (não está representado o vetor da ativação septal direita). VD = ventrículo direito; VE = ventrículo esquerdo.

978-85-7241-870-6

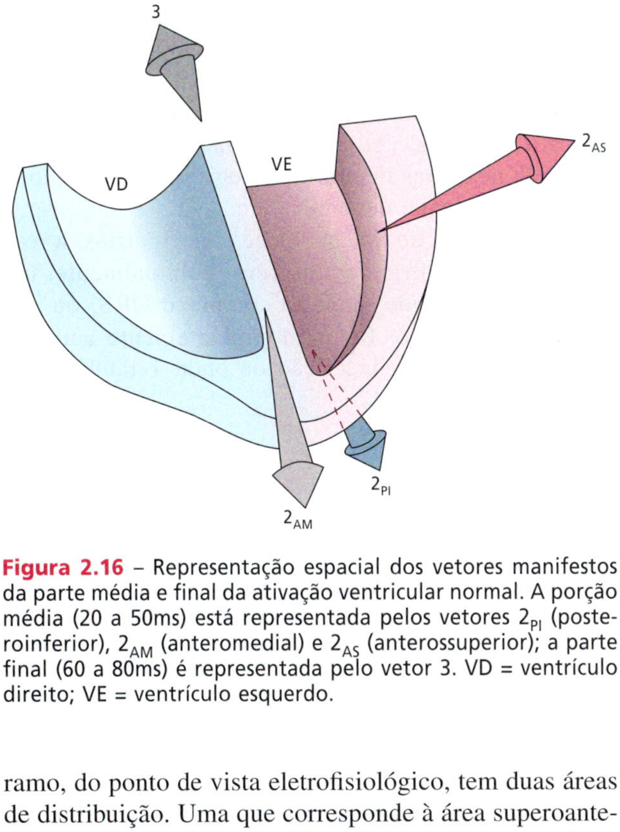

Figura 2.16 – Representação espacial dos vetores manifestos da parte média e final da ativação ventricular normal. A porção média (20 a 50ms) está representada pelos vetores 2_{PI} (posteroinferior), 2_{AM} (anteromedial) e 2_{AS} (anterossuperior); a parte final (60 a 80ms) é representada pelo vetor 3. VD = ventrículo direito; VE = ventrículo esquerdo.

- 2_{PI}: para baixo, para trás e discretamente para a esquerda.
- 2_{AS}: discretamente para cima, para trás e para a esquerda.
- 2_{AM}: para a frente, para a esquerda e paralelo ao plano horizontal.

A resultante desses três vetores é o vetor 2_E, que se orienta para a esquerda, para trás e para baixo, correspondente à orientação anatômica do VE. Essa abordagem, como já enfatizado, é realizada apenas para facilitar o entendimento da sequência de ativação do VE e a compreensão tanto dos bloqueios de fascículos como de hipertrofias seletivas de paredes do VE (Fig. 2.16).

O *vetor* 2_D – apesar da divisão anatômica do ramo direito também em três fascículos (anterior, médio e posterior), trabalhos experimentais consideram que esse ramo, do ponto de vista eletrofisiológico, tem duas áreas de distribuição. Uma que corresponde à área superoanterior do VD, abaixo da artéria pulmonar (correspondente ao término do fascículo posterior), e a outra à área inferoposterior (correspondente ao término do fascículo inferior). Em condições normais, essas duas áreas são ativadas ao mesmo tempo e representadas pelo vetor 2_D, dirigido para cima e um pouco para a direita (Fig. 2.17).

O *vetor 3* ou vetor basal orienta-se para trás, para cima e para a direita, afastando-se das derivações precordiais. A Figura 2.18 resume a representação vetorial de toda a despolarização ventricular esquerda.

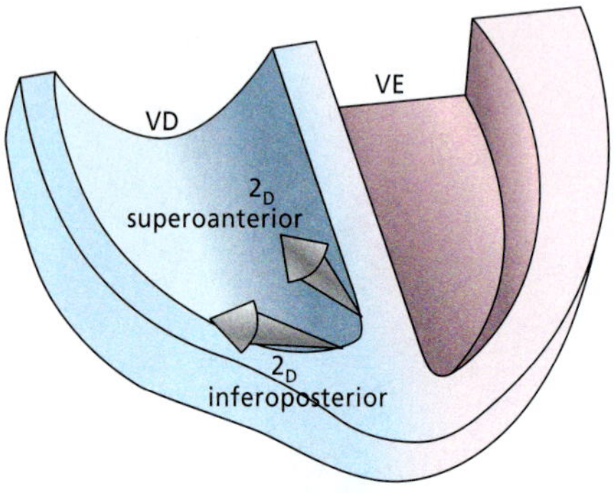

Figura 2.17 – Vetores que representam a despolarização da área superoanterior e inferoposterior do ventrículo direito (VD), resultando no vetor 2_D. VE = ventrículo esquerdo.

REPOLARIZAÇÃO VENTRICULAR

Após a inscrição do complexo QRS, toda a massa miocárdica está ativada, adquirindo cargas negativas. Não havendo, durante certo tempo, diferenças apreciáveis de potencial, obtêm-se linha quase isoelétrica, denominada segmento ST. A seguir, inicia-se o fenômeno da repolarização ventricular, onde as células passam a ter cargas positivas novamente. A diferença de potencial que começa a se estabelecer entre as zonas já repolarizadas e as ainda negativas determina o registro de deflexão arredondada e lenta, denominada onda T.

Ao contrário do que acontece com os átrios, a recuperação dos ventrículos inscreve, habitualmente, uma onda de polaridade igual ao complexo QRS, ou seja, se o registro deste for predominantemente acima da linha isoelétrica, a inscrição da onda T também será acima dessa linha.

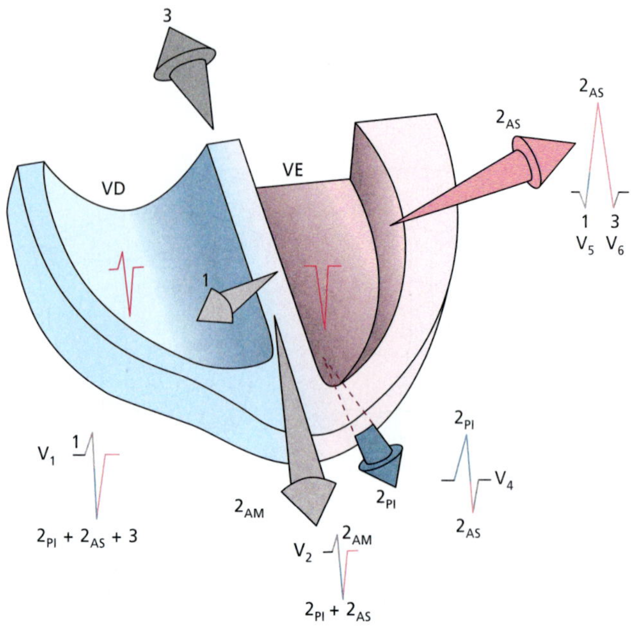

Figura 2.18 – Representação espacial dos vetores manifestos da ativação ventricular normal e as distintas morfologias captadas segundo a posição do eletrodo explorador. VD = ventrículo direito; VE = ventrículo esquerdo.

978-85-7241-870-6

Representação Vetorial da Repolarização Ventricular

Apesar de existirem inúmeras forças elétricas durante a repolarização, também é possível efetuar a representação vetorial da resultante da repolarização ventricular, constituída por vetor orientado do endocárdio para o epicárdio de cima para baixo e da direita para a esquerda, devido ao predomínio da massa muscular esquerda, ou seja, o vetor da onda T aponta para o VE.

Capítulo 3

O Eletrocardiógrafo e as Derivações Eletrocardiográficas

O equipamento necessário para o registro do eletrocardiograma (ECG) é o *eletrocardiógrafo*. Esse aparelho, basicamente um galvanômetro, detecta as diferenças de potenciais geradas no campo elétrico do coração e, como essas diferenças instantâneas do potencial elétrico têm baixa amplitude, o eletrocardiógrafo promove a amplificação do sinal, a filtragem de interferências da rede elétrica e das contrações musculares esqueléticas e o registro dos fenômenos elétricos.

Para o registro do ECG, é necessário que se feche o circuito elétrico entre o coração e o eletrocardiógrafo. Para esse fim, colocam-se eletrodos metálicos na superfície corporal, especificamente nos braços (punhos) e nas pernas (tornozelos), constituindo as *derivações dos membros*, na parede torácica (anterior [V_1-V_6] e, eventualmente, posterior [V_7-V_9]), *derivações precordiais*. Esses *eletrodos exploradores* são conectados ao aparelho de registro por fios condutores (Fig. 3.1).

DERIVAÇÕES DO ELETROCARDIOGRAMA

Habitualmente, para o registro do ECG, utilizam-se 12 derivações, que podem ser definidas como pares de terminais de polaridade definida e conectadas a eletrodos exploradores. Constituem a análise do fenômeno elétrico de diferentes ângulos e podem ser divididas em dois tipos principais – *bipolares* e unipolares (Fig. 3.1).

Derivações Bipolares

Derivações *bipolares* registram as diferenças de potenciais elétricos entre dois eletrodos posicionados em locais diferentes, uma vez que não se conhece o potencial real de cada eletrodo. As derivações bipolares, D_1, D_2 e D_3, registram as diferenças de potenciais elétricos no plano frontal (*PF*). Assim, D_1 registra as diferenças de potenciais elétricos entre o braço esquerdo (polo positivo) e o braço direito (polo negativo); D_2, entre a

978-85-7241-870-6

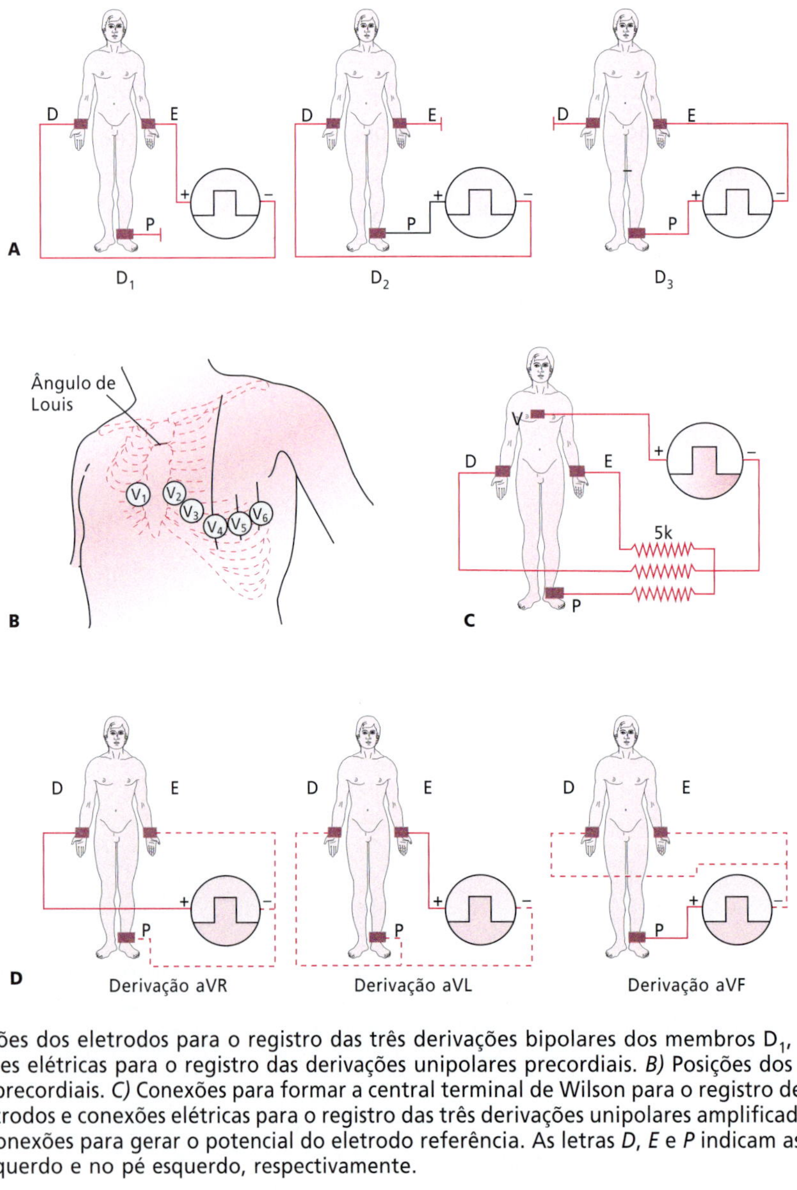

Figura 3.1 – **A**) Conexões dos eletrodos para o registro das três derivações bipolares dos membros D_1, D_2, D_3. **B**) e **C**) Localização dos eletrodos e conexões elétricas para o registro das derivações unipolares precordiais. *B)* Posições dos eletrodos exploradores (V) para as seis derivações precordiais. *C)* Conexões para formar a central terminal de Wilson para o registro de uma derivação precordial. **D**) Localizações dos eletrodos e conexões elétricas para o registro das três derivações unipolares amplificadas aVR, aVL e aVF. As *linhas tracejadas* indicam as conexões para gerar o potencial do eletrodo referência. As letras *D*, *E* e *P* indicam as localizações dos eletrodos nos braços direito e esquerdo e no pé esquerdo, respectivamente.

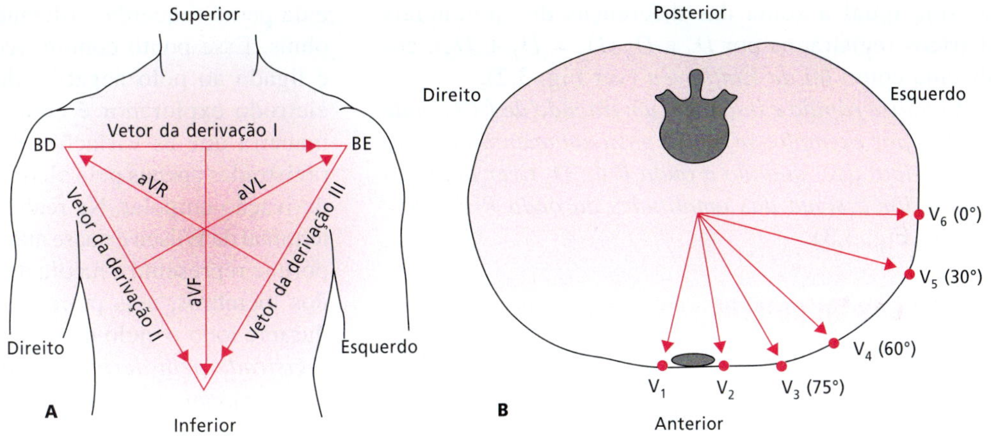

Figura 3.2 – Vetores das três derivações bipolares e unipolares amplificadas dos membros **A**) e das seis derivações precordiais unipolares **B**). BD = braço direito; BE = braço equerdo.

perna esquerda (polo positivo) e o braço direito (polo negativo), e D_3, entre a perna esquerda (polo positivo) e o braço esquerdo (polo negativo). O eletrodo da perna direita é considerado conexão terra (ver Fig. 3.1).

Para o registro do traçado de D_1, o eletrocardiógrafo subtrai os potenciais elétricos cardíacos transmitidos ao *braço direito*, detectados pelo eletrodo desse membro, dos potenciais elétricos cardíacos transmitidos ao *braço esquerdo*, também detectados pelo eletrodo correspondente, resultando na inscrição da diferença dos potenciais elétricos entre os dois membros, ou seja, D_1 = *potenciais elétricos do braço esquerdo menos os potenciais elétricos do braço direito*. De maneira semelhante, D_2 = *potenciais elétricos da perna esquerda* menos os *potenciais elétricos do braço direito* e, finalmente, D_3 = *potenciais elétricos da perna esquerda menos os potenciais elétricos do braço esquerdo*.

Essas derivações foram idealizadas por Willem Einthoven, em 1913, fisiologista holandês já citado no Capítulo 1, com base em conveniências de ordens teórica e prática, que as posicionou de maneira a formar os lados de um triângulo equilátero – o *triângulo de Einthoven*. As conexões elétricas entre essas derivações fazem com que a diferença de potencial registrada por

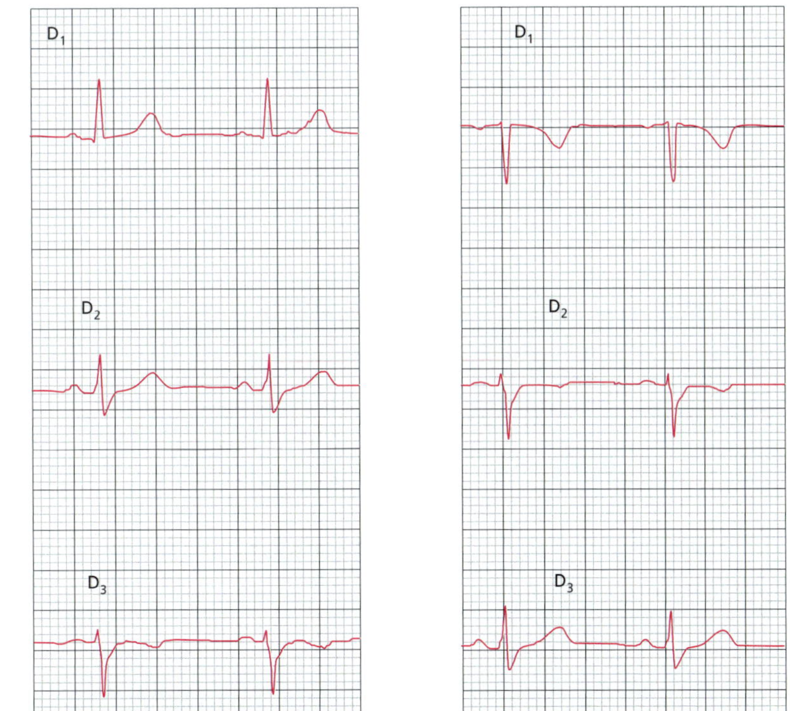

Figura 3.3 – Registros das derivações D_1, D_2 e D_3 de eletrocardiograma **A**) sem e **B**) com troca de eletrodos. Observe que a troca dos eletrodos dos membros superiores provoca a inversão da polaridade de P, QRS e T dessas derivações.

978-85-7241-870-6

D_2 seja igual à soma das diferenças dos potenciais elétricos registrados por D_1 e D_3 ($D_2 = D_1 + D_3$), conhecida como *lei de Einthoven* (ver Fig. 3.2).

A análise rápida e inicial de um traçado de ECG pode revelar, por exemplo, se houve posicionamento incorreto dos eletrodos, quando a onda R de D_2 tiver amplitude inferior à soma das amplitudes da onda R de D_1 e D_3 (ver Fig. 3.3).

Derivações Unipolares

Após a descrição das três derivações bipolares clássicas do fisiologista Willem Einthoven, criaram-se mais nove derivações, em 1930, pelo Dr. Frank N. Wilson e colaboradores, envolvendo três derivações *unipolares* dos membros e seis derivações *unipolares* do tórax – V_1 a V_6. Pouco tempo depois, o Dr. Emanuel Goldberger, em 1942, criou as três derivações *unipolares* aumentadas dos membros – *a*VR, *a*VL e *a*VF. As abreviaturas envolvem as letras: *a* de aumentada, *V* de voltagem e *R*, *L*, *F* de braço direito (*right arm*), braço esquerdo (*left arm*) e pé (*foot*), ou melhor, perna esquerda.

As derivações *unipolares* registram as diferenças de potenciais elétricos de pequena área sob o eletrodo explorador, sendo todos os fenômenos elétricos do ciclo cardíaco analisados desse ponto. Para a compreensão do funcionamento das derivações unipolares, é necessária a definição do *central terminal de Wilson*. Esse *central terminal* é formado pelo somatório das voltagens dos eletrodos dos braços esquerdo e direito e da perna esquerda, utilizando-se resistências de 5.000 ohms. Esse ponto comum (central terminal de Wilson) é ligado ao polo negativo do aparelho de registro e o eletrodo explorador é conectado ao polo positivo, de maneira que as variações dos potenciais elétricos são registradas apenas pelo eletrodo explorador, ou seja, uma derivação unipolar. Na realidade, o potencial do central terminal de Wilson é quase nulo (aproximadamente 0,3mV), porque representa a média dos potenciais das derivações dos membros, mas permanece relativamente constante durante todo o ciclo cardíaco. *Dessa forma, a voltagem registrada pela derivação unipolar é determinada predominantemente pelas alterações de potencial elétrico no local explorado.* É oportuno ressaltar que, embora as derivações sejam denominadas "unipolares", também são representadas por eixos com polos negativos e positivos, da mesma maneira que as "bipolares".

978-85-7241-870-6

Nas *derivações unipolares amplificadas dos membros*, a diferença reside na modificação do eletrodo de referência, que é desconectado do eletrodo explorador (exclusão da resistência de 5.000 ohms) (Fig. 3.1, *B*). O potencial de referência é a média dos potenciais elétricos captados por apenas dois dos eletrodos das extremidades. Isso resulta num aumento de voltagem de cerca de 50%. Ainda, é possível equacionar a relação entre as derivações aVR, aVL e aVF, semelhantemente a D_1, D_2 e D_3, ou seja, $aVR + aVL + aVF = 0$.

Novamente, a análise rápida e inicial de um traçado de ECG pode revelar, por exemplo, se houve posicio-

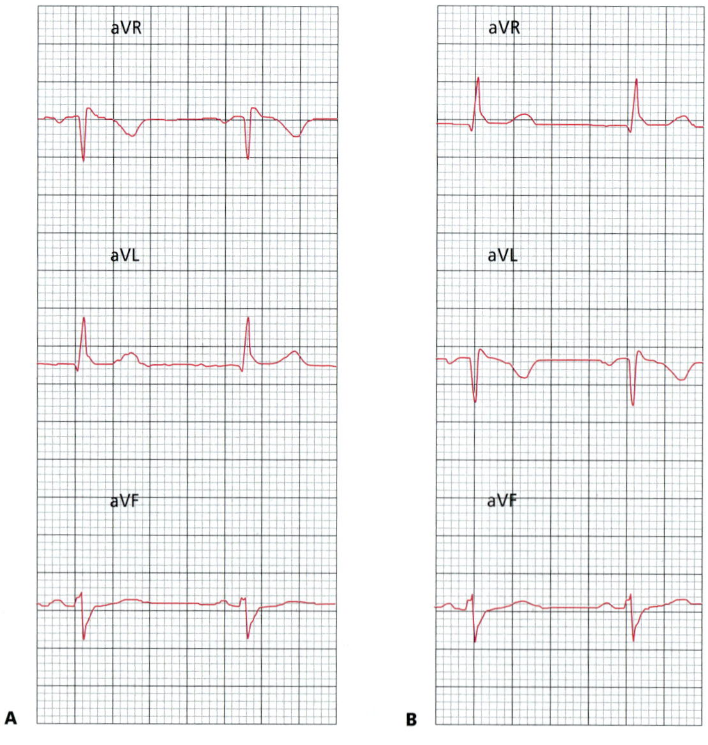

Figura 3.4 – Registros das derivações aVR, aVL e aVF do eletrocardiograma **A**) sem e **B**) com troca de eletrodos. Observe que a troca dos eletrodos dos membros superiores provoca a inversão da polaridade de P, QRS e T de aVR e aVL.

namento incorreto dos eletrodos, quando a soma das voltagens dos complexos QRS de aVR, aVL e aVF não for igual a zero. Isso também se aplica aos outros fenômenos elétricos, como onda P e onda T, dessas três derivações (Fig. 3.4).

Nas *derivações unipolares precordiais* (V_1-V_6), o eletrodo explorador, conectado ao polo positivo do aparelho de registro, é colocado nos seis pontos clássicos da face anterior do tórax (ver Fig. 3.1, *A*), utilizando o central terminal de Wilson como referencial ou *eletrodo indiferente*. O ECG convencional de doze derivações pode ser complementado por derivações adicionais, por exemplo, as derivações precordiais direitas, V_3R, V_4R..., além das derivações esquerdas V_7, V_8, V_9... (Fig. 3.5).

Para a identificação do 4º espaço intercostal esquerdo – para o posicionamento correto da derivação V_1 –, palpar a extremidade superior do esterno com o dedo indicador e movê-lo lentamente para baixo até encontrar uma crista horizontal (a junção do manúbrio com o corpo do esterno). Essa crista, denominada *ângulo de Louis*, corresponde à junção da 2ª costela com o esterno e, portanto, o 2º espaço intercostal encontra-se logo abaixo e lateralmente. A seguir, basta contar os espaços intercostais até o 4º (Fig. 3.6).

No sexo feminino, as mamas podem atrapalhar a colocação das derivações torácicas. No entanto, mesmo que as mamas sejam volumosas, o posicionamento das derivações sobre o tecido glandular mamário é incorreto, uma vez que estas podem permanecer em espaços intercostais mais elevados. Assim, o posicionamento correto é *debaixo* das mamas. Também é incorreta a utilização dos mamilos como ponto de referência, mesmo no sexo masculino, tendo em vista a grande variabilidade da localização dessas estruturas.

978-85-7241-870-6

DEFLEXÕES POSITIVAS E NEGATIVAS

Por convenção, as derivações do ECG registram *deflexões positivas* (para cima da linha de base) se a onda de despolarização for dirigida para o polo positivo destas e *deflexões negativas* (para baixo da linha de base) se a onda de despolarização for dirigida para o polo negativo. Se a onda de despolarização tiver orientação média perpendicular a uma determinada derivação, registra-se *deflexão bifásica* (igualmente positiva e negativa) e, finalmente, se a onda de despolarização não provocar modificação da linha de base, "registra-se" *deflexão isoelétrica* (Fig. 3.7 e ver Fig. 1.18).

NOMENCLATURA DAS DEFLEXÕES

O fisiologista holandês Willem Einthoven utilizou as letras do alfabeto, a partir da letra P, para denominar as deflexões do ECG. Assim, a despolarização atrial é denominada *onda P*, a despolarização ventricular, *complexo QRS* e a repolarização ventricular, *ondas T* e *U*.

A nomenclatura do complexo QRS é um pouco mais complexa, uma vez que essa deflexão pode variar quanto à composição das ondas Q, R e S. As regras básicas para a nomenclatura compreendem:

1. A primeira deflexão negativa (abaixo da linha de base) denomina-se *onda Q*.
2. A primeira deflexão positiva (acima da linha de base) denomina-se *onda R*.
3. A segunda deflexão negativa, ou seja, após a onda R, denomina-se *onda S*.
4. A segunda deflexão positiva, ou seja, após a onda S, denomina-se *onda R'*.

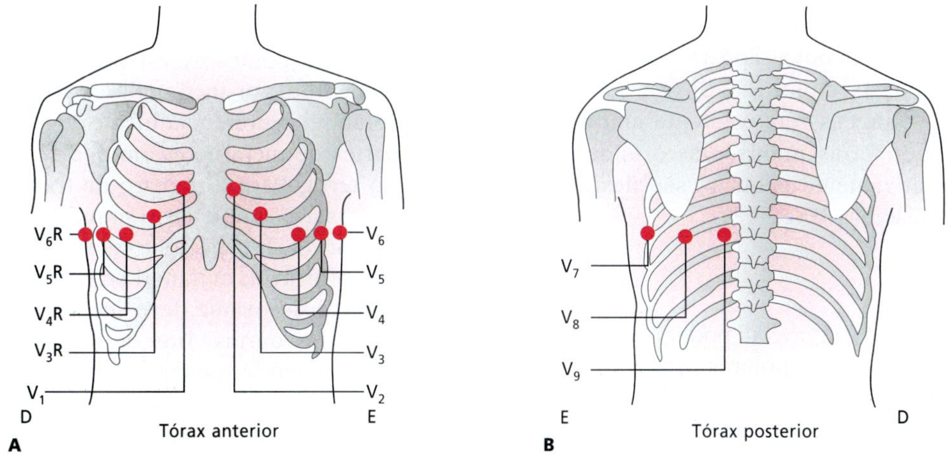

Figura 3.5 – **A**) e **B**) Derivações precordiais unipolares: V_1 = quarto espaço intercostal na borda esternal direita; V_2 = quarto espaço intercostal na borda esternal esquerda; V_3 = a meia distância entre V_2 e V_4; V_4 = quinto espaço intercostal na linha medioclavicular; V_5 = linha axilar anterior no mesmo plano horizontal que V_4; V_6 = na linha medioaxilar no mesmo plano horizontal que V_4 e V_5. Derivações suplementares esquerdas: V_7 = linha axilar posterior; V_8 = linha escapular posterior; V_9 = borda esquerda da espinha). Derivações suplementares direitas: V_3R = a meia distância entre V_1 e V_4R; V_4R = quinto espaço intercostal direito na linha medioclavicular; V_5R = linha axilar anterior direita no mesmo plano horizontal que V_4R; V_6R = na linha medioaxilar no mesmo plano horizontal que V_4R e V_5R[4]. D = direita; E = esquerda.

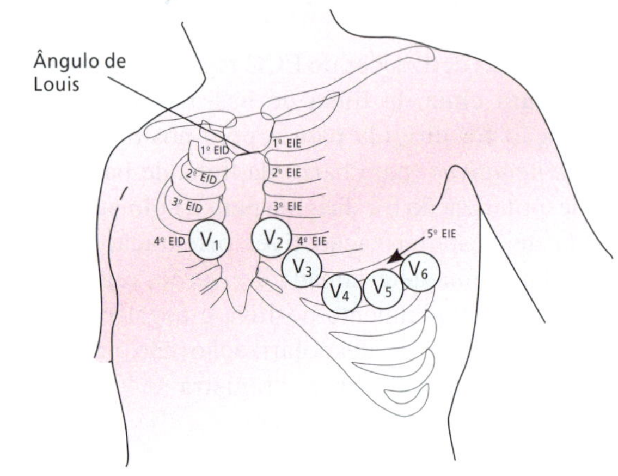

Figura 3.6 – Esquema do posicionamento correto dos eletrodos precordiais após o reconhecimento do ângulo de Louis. EID = espaço intercosal direito; EIE = espaço intercostal esquerdo.

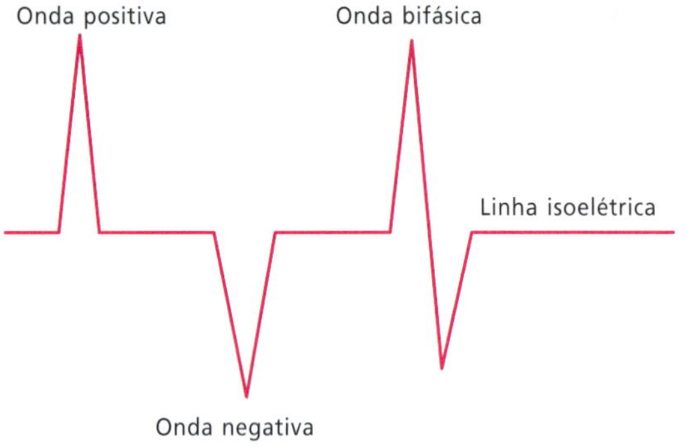

Figura 3.7 – Traçado do eletrocardiograma com onda positiva, negativa e bifásica e linha isoelétrica.

5. A terceira deflexão negativa, ou seja, após a onda R', denomina-se *onda S'*.
6. Complexos com múltiplas ondas, denominados *polifásicos*, recebem novas apóstrofes de maneira progressiva (por exemplo, R'', S''...).
7. Ondas com voltagens relativamente amplas são designadas por letras maiúsculas e ondas com voltagem relativamente pequena são designadas por letra minúsculas (Fig. 3.8).

SISTEMAS DE EIXOS

A partir do triângulo de Einthoven, podem-se transportar as linhas das derivações bipolares para o centro do triângulo (deslocando-as paralelamente à sua direção primitiva), compondo-se, assim, um *sistema triaxial*, com ângulos de 60° entre seus componentes (triângulo equilátero). Superpondo-se esse sistema a outro, constituído pelas três linhas das derivações unipolares dos membros, obtém-se um *sistema hexaxial*, com ângulos de 30° entre seus componentes. Todas essas derivações pertencem ao PF, funcionando como um sistema de eixos em que se projetam os vetores cardíacos. Todos esses eixos têm polaridades e orientações específicas e invariáveis, estabelecidas por convenção (Fig. 3.9).

A projeção de um vetor no PF dá origem a outras seis projeções diferentes, uma sobre cada eixo de derivação. Portanto, quando são registradas as seis derivações do PF (D_1, D_2, D_3, aVR, aVL e aVF), apenas se estuda a projeção de um mesmo e único fenômeno elétrico. Isso possibilita a determinação da orientação de um vetor nesse plano. Para a localização de um vetor, utiliza-se a circunferência graduada, em que o diâmetro transversal separa dois campos: um de valores positivos, situado inferiormente (ângulos de 0 a +180°); e outro de valores negativos, situado superiormente (ângulos de 0 a –180°) (Fig. 3.9).

No *plano horizontal* (*PH*), as derivações precordiais registram deflexões positivas, quando o vetor cardíaco tem direção anterior, e negativas, quando este tem direção posterior. Da mesma forma que no PF, a projeção de um vetor no PH dá origem a outras seis projeções diferentes, permitindo a determinação da orientação desse vetor para a frente ou para trás.

978-85-7241-870-6

Resumindo, o ECG é registrado pelo eletrocardiógrafo, que envolve a colocação de eletrodos metálicos nos membros e no tórax. O registro é obtido com a utilização de doze derivações clássicas: seis derivações dos membros e seis derivações torácicas. As derivações dos membros são subdivididas em três bipolares (D_1, D_2 e *D_3) e três unipolares (aVR, aVL* e *aVF). As seis derivações torácicas são unipolares e, habitualmente, compreendem V_1, V_2, V_3, V_4, V_5* e *V_6.*

TÉCNICA DE REGISTRO DOS TRAÇADOS ELETROCARDIOGRÁFICOS

Para a obtenção de traçado eletrocardiográfico em condições técnicas satisfatórias (Fig. 3.10), devem-se ter os seguintes cuidados:

1. O paciente deve permanecer em decúbito dorsal horizontal ou sentado, com os cotovelos apoiados sobre os joelhos, se estiver muito dispneico ou se o decúbito for incômodo. A cama ou a maca deverão ser preferencialmente de madeira. Se houver partes de metal, convém que sejam conectadas a fio terra. Para o registro de traçados perfeitos, é necessário ambiente tranquilo, com temperatura agradável, e o paciente deve permanecer imóvel e confortável, evitando-se tremores musculares.
2. O local do exame deve ser afastado de aparelhos de ondas curtas, fios de alta tensão, motores e outros aparelhos elétricos, uma vez que a proximidade destes pode causar interferência no traçado.
3. Convém preparar adequadamente a pele do paciente, limpando-a com álcool, benzina ou éter (para a retirada da gordura da pele, com propriedades isolantes), exclusivamente nos locais de aplicação dos eletrodos. Em seguida, aplica-se aproximadamente 1cm de pasta ou gel condutor apropriado.
4. Colocam-se os eletrodos nos membros e na parede torácica adequadamente e com muita atenção,

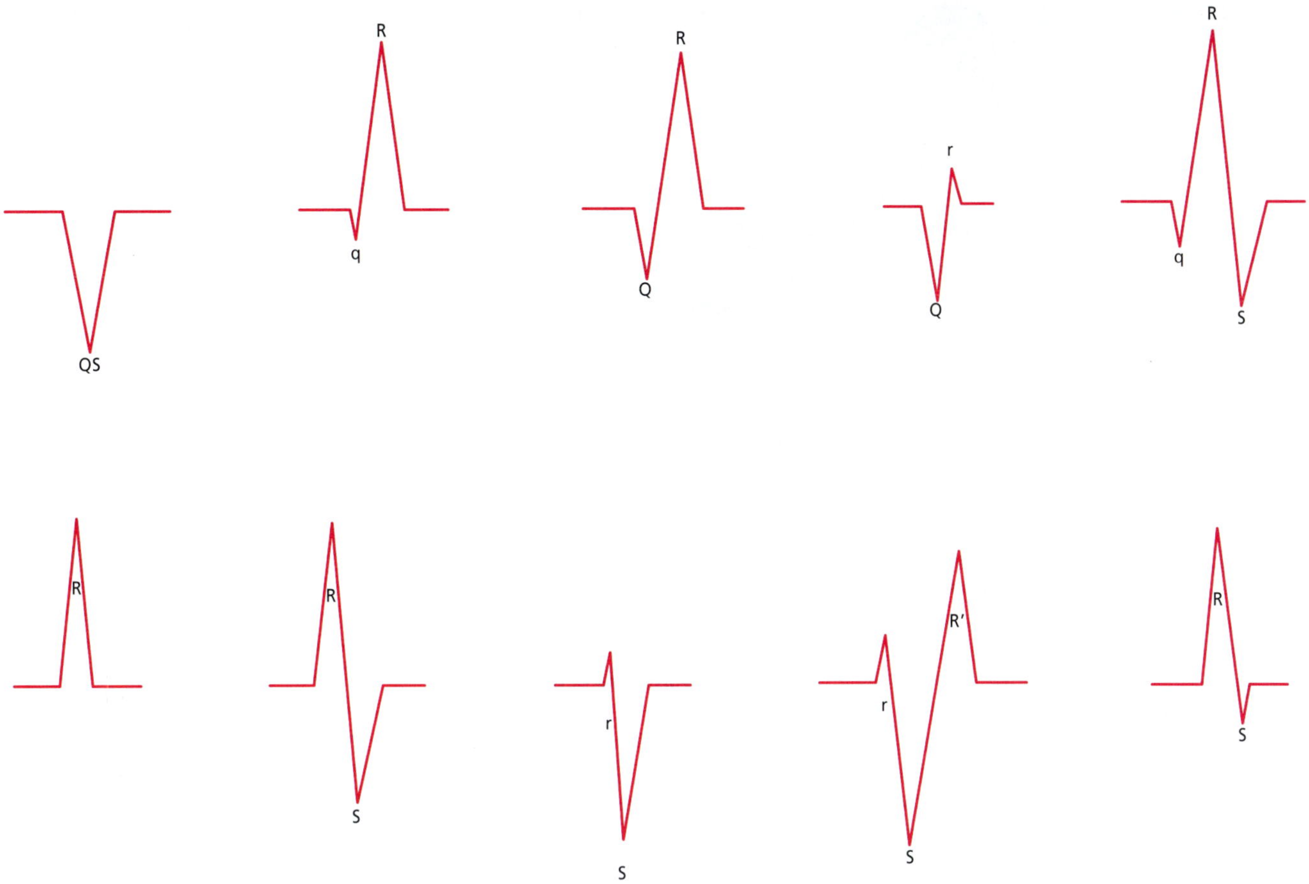

Figura 3.8 – Nomenclatura dos diferentes padrões de complexo QRS.

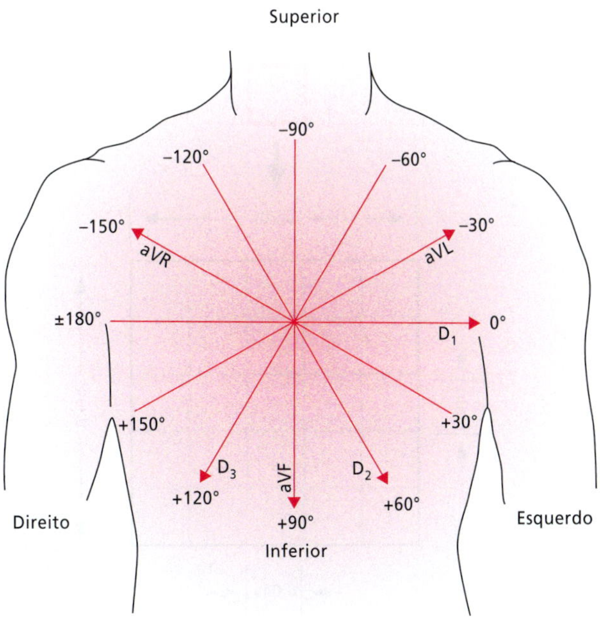

Figura 3.9 – Sistema de referência hexaxial composto pelas seis derivações do plano frontal. Os eixos das seis derivações do plano frontal foram reajustados de maneira que os seus centros permaneçam sobrepostos. Esses eixos dividem o plano em 12 segmentos, cada um subentendendo 30°. As extremidades positivas de cada eixo mostram a denominação da derivação.

978-85-7241-870-6

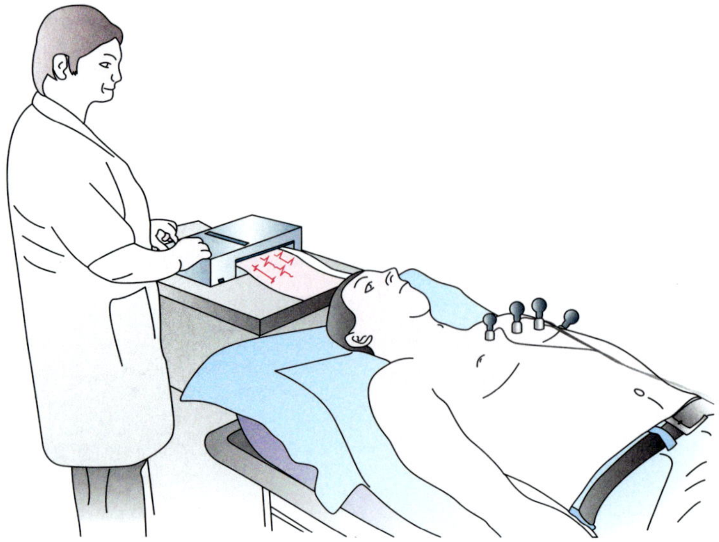

Figura 3.10 – Esquema da montagem do eletrocardiograma.

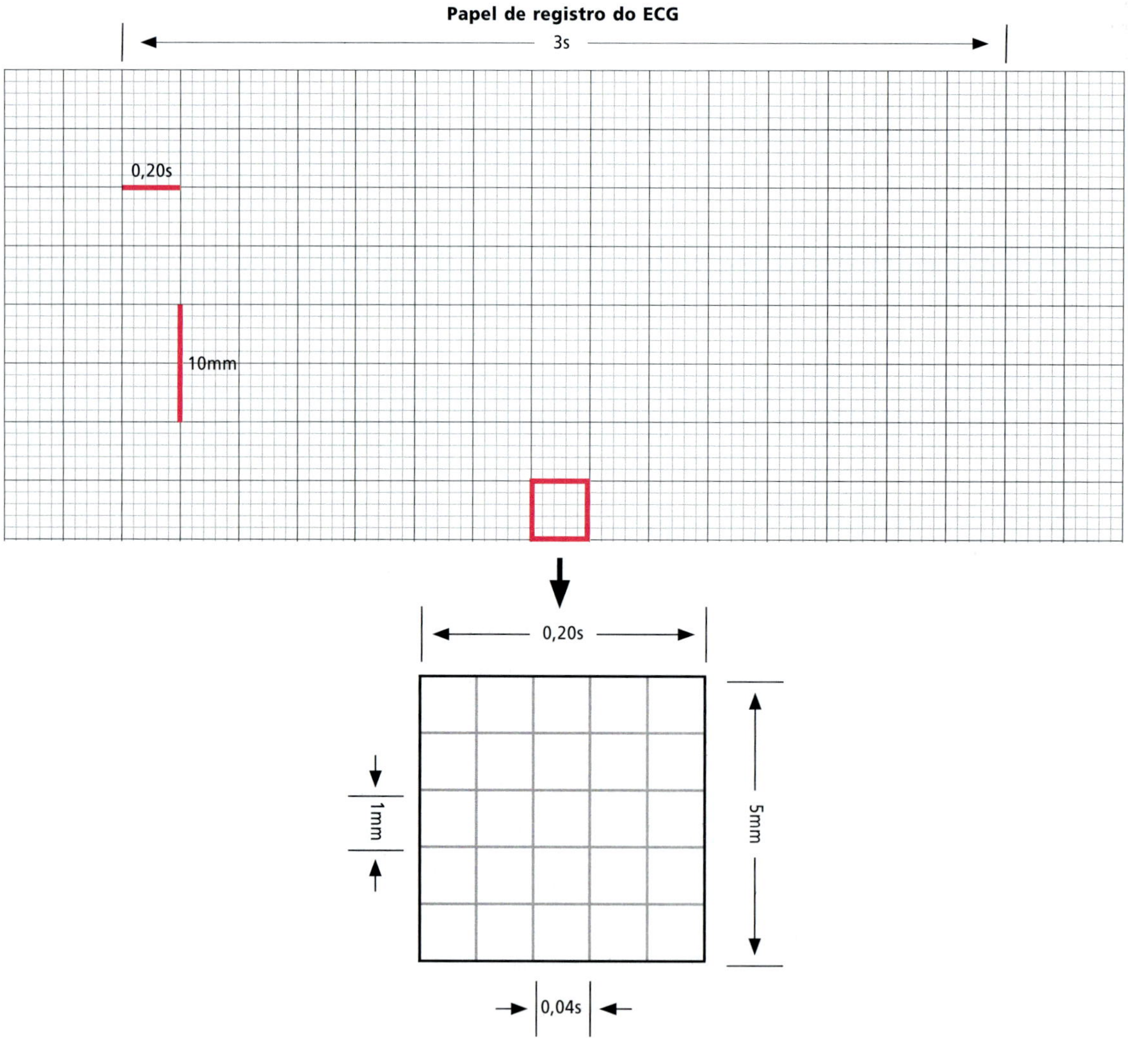

Figura 3.11 – Registra-se o eletrocardiograma (ECG) num papel milimetrado com linhas mais escuras que definem um quadrado grande com 5mm de lado. O tempo é medido na linha horizontal e a amplitude na vertical. Na velocidade de registro do eletrocardiógrafo a 25mm/s cada quadrado pequeno tem 1mm de lado que corresponde a 0,04s e cada quadrado grande tem 5mm de lado que corresponde a 0,20s.

978-85-7241-870-6

uma vez que *o erro mais comum na técnica de obtenção do ECG é a troca ou o posicionamento incorreto dos eletrodos*.

5. Geralmente cada aparelho tem instruções e recomendações específicas para a sua utilização correta, que devem ser rigorosamente estabelecidas. Não é incomum que a conexão errônea de cabos ou a utilização incorreta do equipamento sejam as causas de traçado "bizarro" do ECG.

PAPEL DE REGISTRO DO ELETROCARDIOGRAMA

O ECG é registrado num papel quadriculado com linhas horizontais e verticais separadas por intervalos de 1mm e linhas mais espessas com intervalos de 5mm. As linhas mais finas formam quadrados com 1mm de cada lado e as linhas espessas formam quadrados com 5mm de cada lado ou cinco quadrados menores. O tempo é medido pelas linhas horizontais, de forma que, na velocidade de registro habitual de 25mm/s, 1 quadrado pequeno = 0,04s e 5 quadrados pequenos = 0,20s. A voltagem é medida pelas linhas verticais que, na calibração padrão (*N*), 10mm = 1mV.

978-85-7241-870-6

Quando as deflexões de uma determinada derivação forem muito amplas, chegando a ultrapassar os limites do papel ou a provocar a sobreposição de registros, reduz-se a padronização para 5mm = 1mV, ou seja, a metade da padronização (*N/2*). Em contrapartida, quando as deflexões forem muito pequenas, seleciona-se o dobro da padronização (*2N*), ou seja, 20mm = 1mV. O registro pode ser realizado nas clássicas tiras de papel ou em página (Fig. 3.11).

LOCALIZAÇÃO DE UM VETOR NOS PLANOS FRONTAL E HORIZONTAL

Como já mencionado, a resultante dos fenômenos elétricos, num determinado momento, pode ser definida como uma grandeza vetorial e representada, também por convenção, por um *vetor*. O último tem a farpa orientada para as regiões da superfície corporal que têm potenciais elétricos positivos e a cauda, para as que têm potenciais elétricos negativos (Fig. 1.16).

MÉTODO PRÁTICO PARA LOCALIZAR UM VETOR NO PLANO FRONTAL

Na prática, utiliza-se o método descrito a seguir para a *determinação da projeção de um vetor no PF*.

Observam-se as áreas do fenômeno elétrico a ser avaliado (onda P, complexo QRS e ondas T e U) nas derivações D_1 e aVF (Fig. 3.12). Como D_1 tem sentido horizontal, essa derivação permite avaliar a orientação para a esquerda (projeção positiva) ou para a direita (projeção negativa). Como aVF tem sentido vertical, essa derivação permite avaliar a orientação para baixo (projeção positiva) ou para cima (projeção negativa). Se as áreas analisadas têm predomínio positivo nessas duas derivações, o vetor encontra-se entre 0° e +90°. Quando a projeção é positiva em D_1 e negativa em aVF, o vetor encontra-se entre 0° e –90°. Se a projeção do vetor é positiva em D_1, o vetor está orientado para a direita e, se negativa, para a esquerda. Se a projeção do vetor é positiva em aVF, o vetor situa-se entre +90° e +180° e, se negativa, entre –90° e –180° (Fig. 3.13).

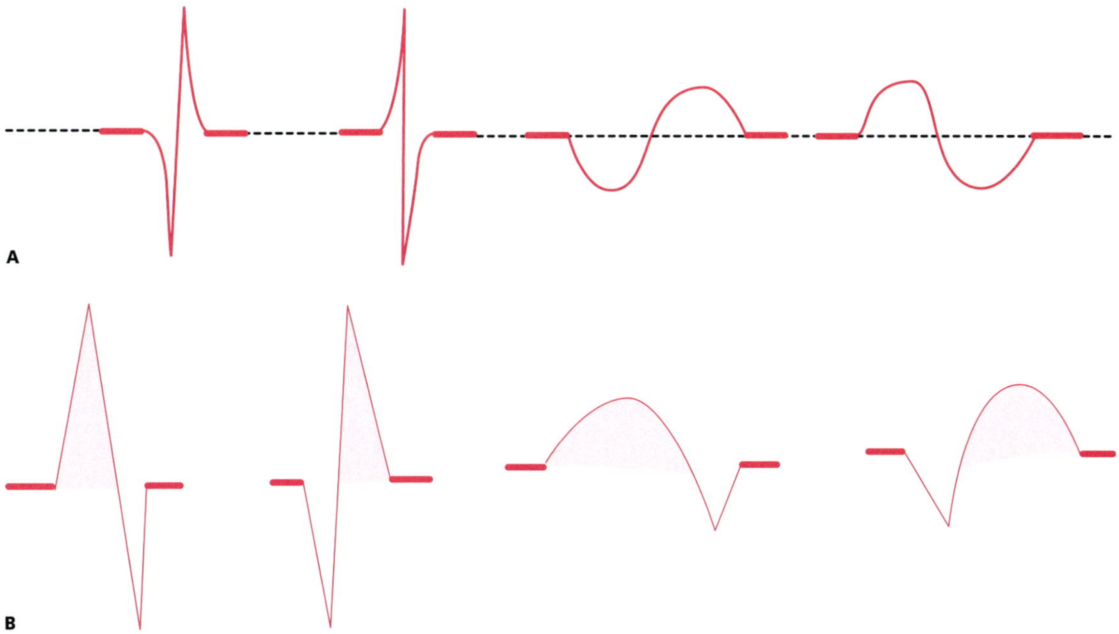

Figura 3.12 – **A**) Exemplos de projeções isodifásicas, de soma igual a zero, em determinada derivação. Dizemos que o vetor representativo do fenômeno elétrico situa-se perpendicularmente à linha de derivação estudada. **B**) Projeções difásicas com áreas positivas. Consideramos que os vetores representativos desses fenômenos elétricos têm projeção predominantemente positiva sobre a linha de derivação estudada.

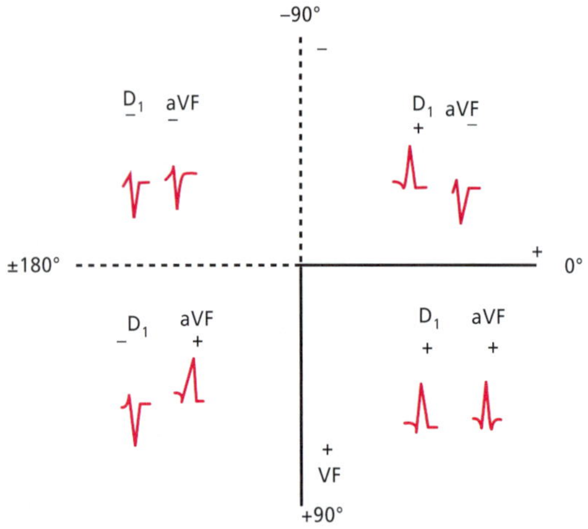

Figura 3.13 – Representação das projeções em D_1 e aVF de um vetor orientado em quatro diferentes direções: para a esquerda (projeção positiva em D_1), para a direita (negativa em D_1), para baixo (positiva em aVF) e para cima (negativa em aVF).

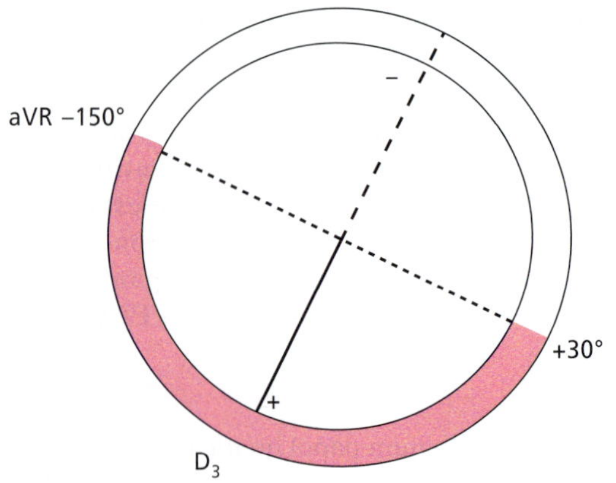

Figura 3.14 – Os vetores orientados entre +30° e –150° (linha de aVR) têm projeções com áreas positivas em D_3 (hemicírculo escuro).

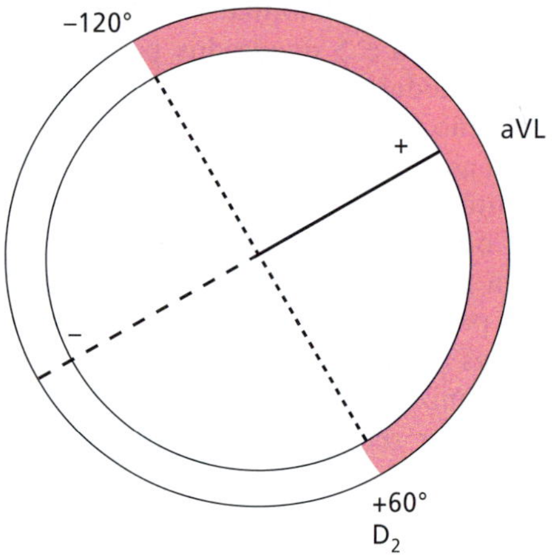

Figura 3.15 – A derivação aVL registra deflexões positivas quando o vetor se orienta entre -120° e +60° (linha de D_2), no sentido horário. As deflexões são negativas quando o vetor se projeta sobre o hemicírculo claro.

Pode-se obter a localização mais precisa do mesmo vetor, de 30° em 30°, pela análise da projeção nas outras derivações. É oportuno lembrar que, no círculo das projeções do PF, toda derivação é positiva num semicírculo (180°) e negativa no outro. Por exemplo, no sentido horário, D_3 é positiva entre +30° e –150° (Fig. 3.14) e, ainda, no mesmo sentido, aVL é positiva entre –120° e +60° (Fig. 3.15). A linha que marca a mudança de sinal é a perpendicular à derivação considerada (Fig. 3.9). Dessa maneira, um vetor localizado entre 0° e +90° situa-se entre 0° e +30° quando tem projeções positivas em D_1 e aVF e negativas em D_3. Finalmente, quando as projeções de um vetor são positivas em D_3 e negativas em aVL, correspondem à situação entre +60 e +90°.

LOCALIZAÇÃO DE UM VETOR NO PLANO HORIZONTAL

Semelhantemente ao PF, analisam-se as áreas registradas nas derivações precordiais, principalmente em V_2 (em V_1 para a onda P). Nas derivações precordiais, a orientação do vetor para trás provoca o predomínio de deflexões negativas e, inversamente, a orientação para a frente acarreta o predomínio de deflexões positivas.

De acordo com os critérios do American College of Cardiology, as derivações V_1 e V_2 são denominadas anteriores ou septais; V_3 e V_4, anteriores e V_5 e V_6, laterais. As derivações V_1 e V_2 podem registrar fenômenos elétricos que acontecem na parede posterior do coração, refletindo imagens "*em espelho*". Eventualmente, também podem registrar fenômenos elétricos oriundos do ventrículo direito.

No próximo capítulo, discute-se o ECG normal.

978-85-7241-870-6

Capítulo 4

Eletrocardiograma Normal

O eletrocardiograma (ECG) tradicional envolve o registro das principais deflexões – *P*, *QRS*, *T* e *U* – nas 12 derivações discutidas no capítulo anterior. Nessas derivações, as deflexões têm morfologia variável, o que não justifica a simples memorização de padrões de diferentes traçados. A compreensão dos fenômenos de despolarização e repolarização da musculatura dos átrios e dos ventrículos, incluindo as respectivas representações vetoriais, facilita o entendimento da morfologia das deflexões nas 12 derivações tradicionais.

É oportuno lembrar que o *cardiopata* pode ter registro eletrocardiográfico muito próximo do *normal* e, em contrapartida, o indivíduo *normal* pode ter ECG aparentemente *anormal*. Assim, como qualquer outro exame subsidiário, os achados do ECG devem ser interpretados em conjunto com os dados da *história clínica* e do *exame físico* (Fig. 4.1).

ONDA P

Como o impulso elétrico originário do nó sinusal não tem registro eletrocardiográfico, no ECG normal, o primeiro registro identificável é o da *onda P*, que representa a despolarização dos átrios. A duração da onda P normal, geralmente obtida em D_2, varia de *0,08* a *0,11s* em adultos. É arredondada e monofásica na maioria das derivações. Ocasionalmente, tem pequenos entalhes e, nesses casos, a distância entre um pico e outro não deve ser superior a *0,03s*. Em indivíduos normais, a amplitude máxima da onda P aproxima-se de *0,25* a *0,30mV* (*2,5* a *3mm*), observada em D_2. No entanto, os valores usualmente encontrados variam de

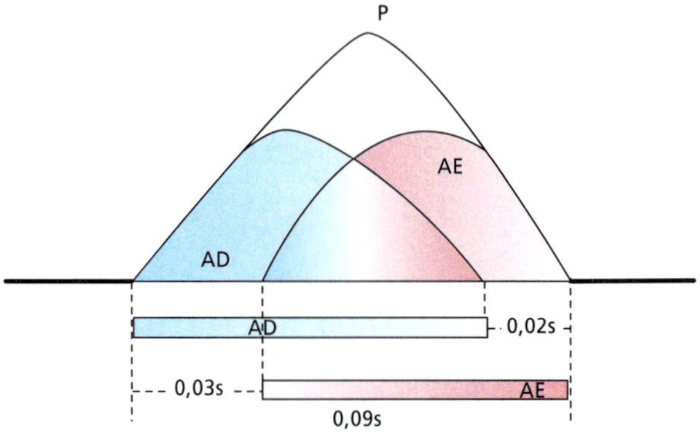

Figura 4.2 – Onda de ativação atrial (onda P). O átrio direito (AD) é o primeiro a se ativar, seguido pela ativação do átrio esquerdo (AE).

0,5 a 2mm. Dependendo da orientação do vetor atrial, é possível encontrar onda P isoelétrica em alguma derivação (Fig. 4.2).

Como o nó sinusal encontra-se na junção da veia cava superior com o átrio direito, a ativação atrial inicia-se nessa câmara e progride simultaneamente para a esquerda em direção ao átrio esquerdo e para baixo em direção ao nó atrioventricular (AV) (ver Cap. 2). Esse padrão de ativação é responsável pelo *eixo elétrico médio da onda P no plano frontal* (*PF*) de aproximadamente +*60*°. Assim, a onda P é *positiva* em D_1, D_2, aVL, aVF e de V_3 a V_6 e *negativa em aVR* e, dependendo do eixo elétrico (acima de +30°), em D_3 (variação normal de *0*° e +*80*°).

A Figura 4.3 mostra o vetor de despolarização da onda P, ou seja, o eixo elétrico médio da onda P, projetado

978-85-7241-870-6

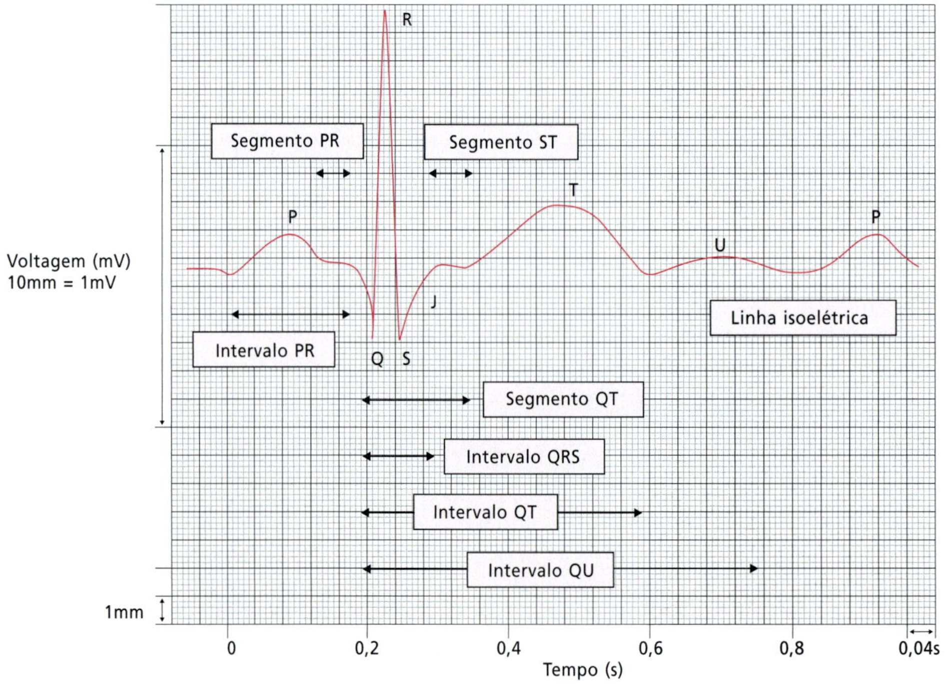

Figura 4.1 – Registro do eletrocardiograma normal.

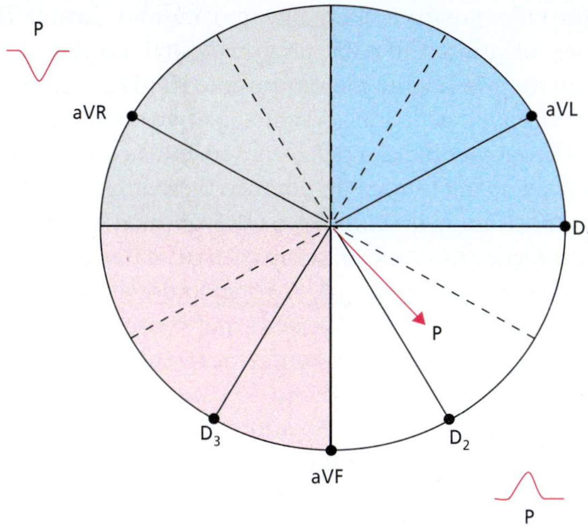

Figura 4.3 – Habitualmente, na vigência de ritmo sinusal, a onda P tem polaridade negativa em aVR e positiva em D_2.

nas diferentes derivações do sistema hexaxial. Observe que em D_2 a projeção é *positiva* e em aVR é *negativa*, portanto, *em ritmo sinusal, a onda P é sempre negativa em aVR e positiva em* D_2.

INTERVALO PR E SEGMENTO PR

Mede-se o *intervalo PR* do início da onda P até o início do complexo QRS, quer esse comece por onda Q ou R. Envolve a onda P, que corresponde à despolarização atrial, e porção isoelétrica, o *segmento PR*, que corresponde à condução através do nó AV (com o atraso usual de 0,07s) e do feixe de His e seus ramos, após o término da ativação do átrio esquerdo. Em adultos, a duração *mínima* para o intervalo PR é *0,12s* e a *máxima, 0,20s*. Varia com a frequência cardíaca, com a idade e com o tônus autonômico. O segmento PR também envolve a repolarização da onda T atrial (Ta), mas normalmente tem amplitude muito baixa para acarretar qualquer registro no ECG convencional, com exceção dos casos de pericardite aguda ou infarto atrial em que se torna aparente, além de sobrepor-se ao complexo QRS (Fig. 4.4).

978-85-7241-870-6

DESPOLARIZAÇÃO VENTRICULAR

A transmissão da estimulação elétrica para todas as células musculares cardíacas é representada, no ECG, pela inscrição do complexo QRS.

COMPLEXO QRS

O segundo registro identificável no ECG é o *complexo QRS*, que representa a *despolarização ventricular*. Os padrões de complexo QRS são designados pela composição das diferentes ondas, ou seja, a primeira deflexão negativa é denominada *onda Q*, a primeira deflexão positiva, *onda R* e a primeira deflexão negativa, após uma positiva, *onda S*. Quando todo o complexo QRS é positivo, denomina-se *onda R* e quando é totalmente negativo, *complexo QS*, e não apenas onda Q. Uma segunda deflexão positiva após uma onda S, *onda R'*. As deflexões com amplitude superior a *5mm* são designadas por letras *maiúsculas* e as com amplitude inferior a *5mm* por letras *minúsculas*, por exemplo, a onda *q* do início do complexo QRS normal em V_6 (ver Cap. 3).

A despolarização ventricular inicia-se pela ativação do lado esquerdo do septo interventricular, provavelmente em virtude da curta extensão do ramo esquerdo e pela distribuição *em leque* das ramificações desse lado, ativando maior número de células miocárdicas ordinárias por unidade de tempo. Dessa forma, a fase inicial da despolarização ventricular está dirigida da esquerda para a direita no PF e para a frente no plano horizontal (PH), responsabilizando-se pelo registro da onda *r* de V_1 e pela onda *q* de D_1, aVL, V_5 e V_6 (Fig. 4.5). A seguir, acontece a despolarização simultânea dos ventrículos direito (VD) e esquerdo (VE), que é dominada pelo último, pelo fato da massa ventricular dessa câmara ser consideravelmente

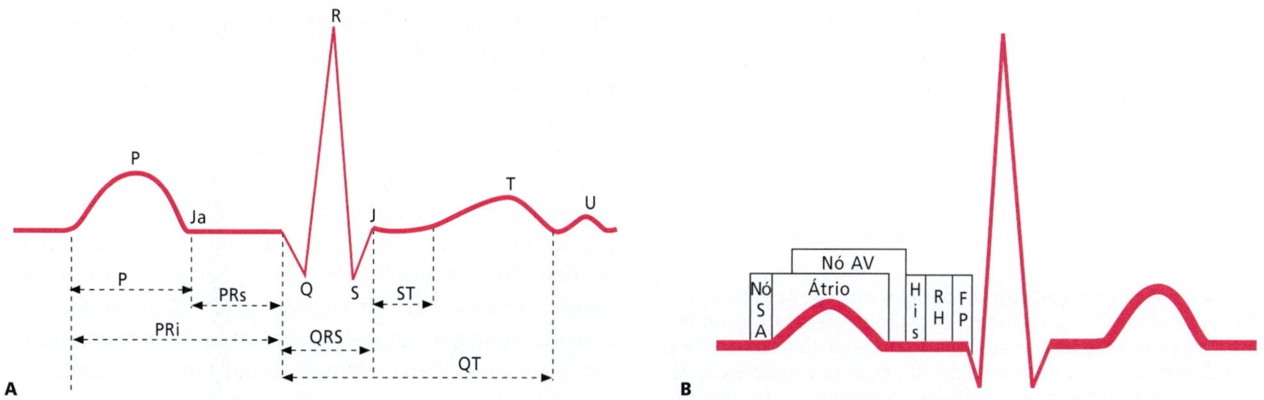

Figura 4.4 – **A**) As deflexões, segmentos e intervalos do eletrocardiograma normal. **B**) Diagrama do complexo P-QRT-T ilustrando a sequência de ativação dos átrios e tecido de condução. AV = atrioventricular; FP = fibras de Purkinje; His = feixe de His; SA = sinusal ou sinoatrial; RH = ramos do feixe de His.

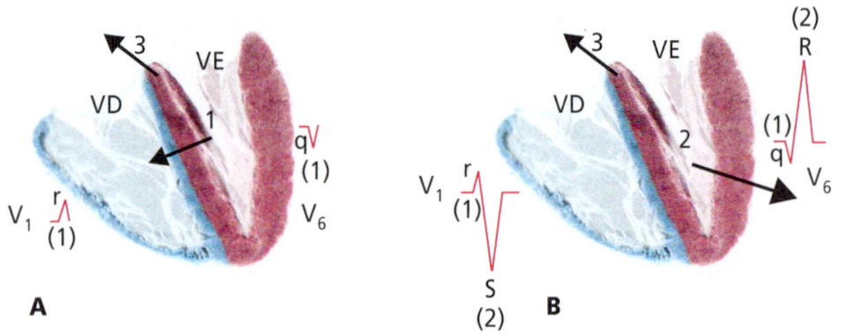

Figura 4.5 – Esquema da despolarização ventricular por dois vetores sequenciais representando a ativação septal **A**) e da parede livre do ventrículo esquerdo (VE) **B**). Ilustra-se a morfologia do complexo QRS gerada a cada estágio da ativação nas derivações V_1 e V_6. 3 = porções basais; VD = ventrículo direito.

maior que a do VD. Assim, o restante da despolarização dirige-se da direita para a esquerda no PF e para trás no PH. Esse padrão de despolarização acarreta o registro de onda negativa (onda *S*) profunda em V_1 e onda amplamente positiva (onda *R*) em V_6 (Fig. 4.5). As derivações intermediárias, V_2–V_5, mostram aumento relativo de ondas R e diminuição de ondas S em torno da face anterior do tórax da direita para a esquerda. A derivação precordial que registra ondas R e S com amplitudes semelhantes é denominada *zona de transição* (V_3 ou V_4). É oportuno lembrar que habitualmente a amplitude da onda R de V_5 é maior que a amplitude dessa onda em V_6.

No PF, a morfologia do complexo QRS é extremamente variável e depende da orientação do vetor resultante, que normalmente varia de *–30°* a *+100°*. Invariavelmente, no ECG normal, a onda R em D_2 é proeminente, desde que a projeção do vetor resultante do complexo QRS encontre-

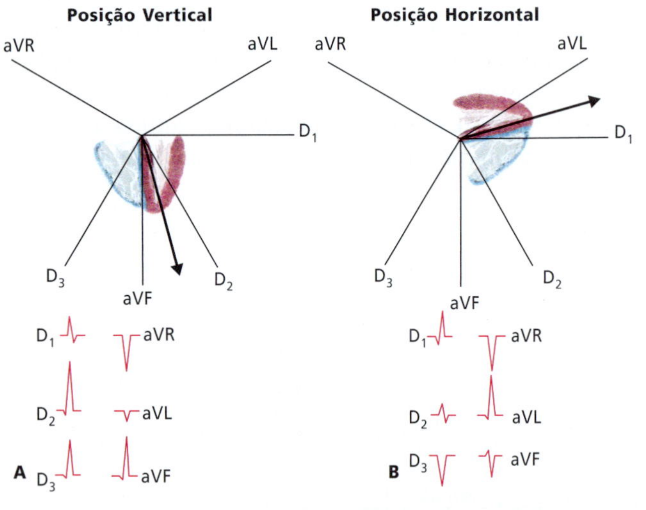

Figura 4.6 – **A**) Com o coração em *posição vertical*, as derivações *aVR* e *aVL* "olham" a cavidade do coração e inscrevem complexos QS. Nos casos de desvio acentuado do eixo elétrico do QRS para a direita, geralmente acima de 90°, ocorrem complexos de baixa amplitude ou tornam-se positivos na derivação *aVL*. **B**) Com o coração em *posição horizontal*, a derivação D_3 "olha" a cavidade do coração e inscreve complexo QS. A derivação aVR também está voltada para a cavidade e, logicamente, inscreve complexo QS.

-se do lado positivo. Pelo mesmo motivo, em aVR é sempre negativo. Em aVF, na grande maioria das vezes, é positivo, principalmente em jovens. Em D_3, é extremamente variável, podendo ser tanto positivo como negativo, além de ser modificado pelos movimentos respiratórios.

A posição anatômica do coração também tem influência na morfologia do complexo QRS normal, evidenciando-se rotações do coração, sobre os eixos *anteroposterior*, *transversal* e *longitudinal*. A rotação do coração sobre o eixo *anteroposterior* faz com que o órgão adote posição mais vertical ou horizontal, acarretando alterações no ECG, especificamente no PF, ou seja, em aVL e aVF (Fig. 4.6). A rotação sobre o eixo *longitudinal* produz dextrorrotação (*rotação horária*) ou levorrotação (*rotação anti-horária*), acarretando alterações no ECG, principalmente no PH (Fig. 4.7). Na rotação horária, o VD aproxima-se da derivação V_6 (RS em V_6) e, na rotação anti-horária, o VE aproxima-se das derivações (V_1 e V_2) (Fig. 4.8). Nessa situação, também pode haver modificação no PF pela frequente associação à rotação do eixo anteroposterior. A rotação sobre o eixo transversal produz, teoricamente, o desvio do ápice cardíaco para a frente ou para trás. Classicamente, admite-se que essa rotação possa provocar o padrão eletrocardiográfico Q_1, Q_2 e Q_3 (ponta para a frente) (Fig. 4.9) e, inversamente, o padrão S_1, S_2, S_3 (ponta para trás). Na realidade, acredita-se que esses padrões sejam secundários a atrasos da condução em divisões do ramo direito do feixe de His, porém ainda dentro da normalidade (Fig. 4.10). *Na prática clínica, comumente evidenciamos associações de rotações, como a posição mais vertical associada à dextrorrotação e a posição mais horizontal associada à levorrotação.*

978-85-7241-870-6

A duração do complexo QRS varia de *0,08* a *0,10s* em adultos. Da mesma maneira que para a onda P, a duração do complexo QRS tende a aumentar com a diminuição da frequência cardíaca. Também aumenta com o envelhecimento, mesmo sem modificação da frequência cardíaca, com os incrementos da superfície corporal ou, mais diretamente, com os aumentos de tamanho do coração e atrasos da condução intraventricular. A duração do complexo QRS é maior nos atletas e nos portadores de certo grau de atraso na porção final do complexo, padrão S_1, S_2, S_3 (Fig. 4.10). Deve ser avaliada nas derivações que registram as deflexões mais bem definidas, uma vez que, em algumas, os vetores iniciais ou terminais desse complexo podem ser perpendiculares a essas derivações, com consequente registro de linha isoelétrica, acarretando a interpretação errônea. Ainda, o início do complexo QRS não é registrado simultaneamente em todas as derivações do ECG, levando-se em consideração que é mais precoce nas precordiais direitas, tanto em indivíduos normais como em cardiopatas.

A duração ou intervalo do complexo QRS representa o tempo necessário para o estímulo ser transmitido aos ventrículos, justificando a denominação de *tempo de ativação ventricular*.

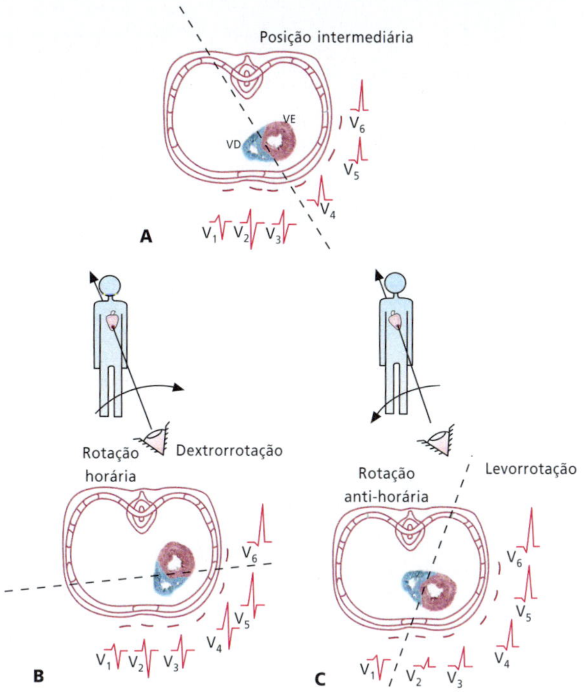

Figura 4.7 – O diagrama mostra as posições cardíacas: **A**) Intermediária. **B**) Rotação horária. **C**) Rotação anti-horária do plano horizontal. A linha *tracejada* indica a zona de transição ao longo do septo interventricular. As rotações devem ser entendidas como que ocorrendo ao longo do eixo longitudinal visto a partir da ponta em direção à base do coração, conforme o movimento do ponteiro do relógio. Na rotação horária (ventrículo direito [VD] anteriorizado), a zona de transição desloca-se para frente e para a esquerda (para V_5 e V_6), ocorre e o oposto (ventrículo esquerdo [VE] anteriorizado) para a rotação anti-horária (para V_1 e V_2).

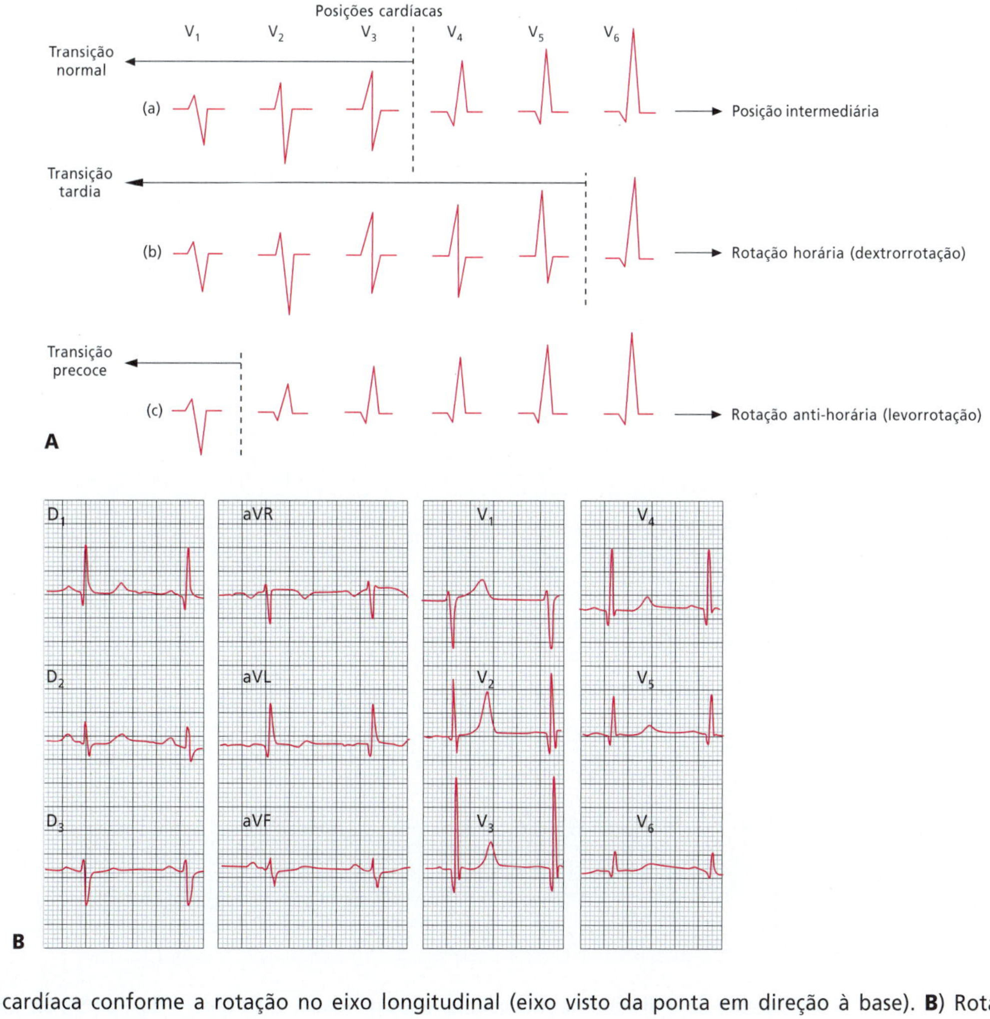

Figura 4.8 – **A**) Posição cardíaca conforme a rotação no eixo longitudinal (eixo visto da ponta em direção à base). **B**) Rotação anti-horária com morfologia qR D_1 e aVL e onda S em D_3 e qR a partir de V_2 (transição precoce).

978-85-7241-870-6

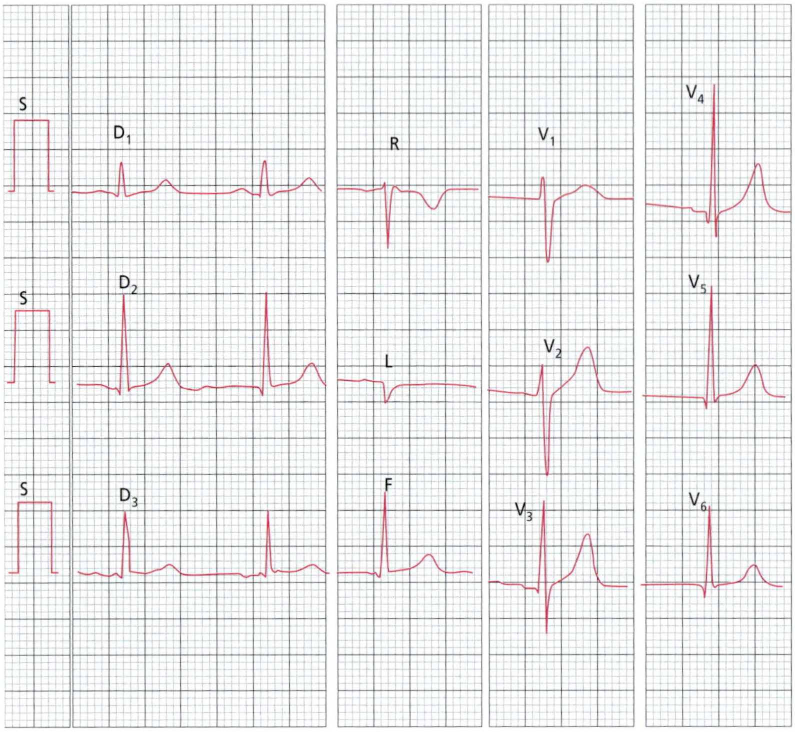

Figura 4.9 – Eletrocardiograma de indivíduo de 29 anos de idade sem qualquer evidência de cardiopatia. Observe as ondas "q" em D_1, D_2 e D_3.

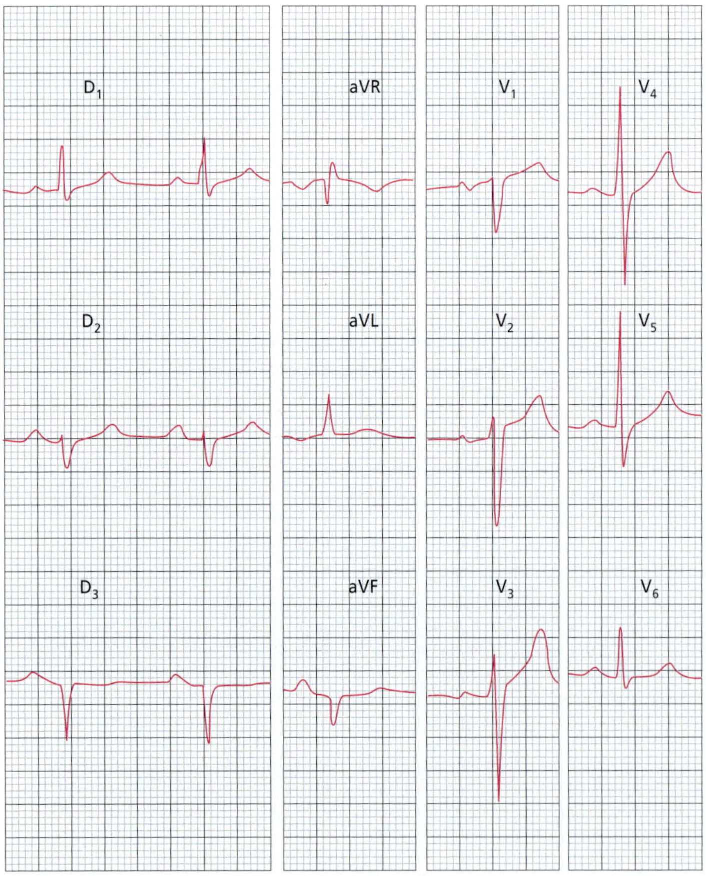

Figura 4.10 – Eletrocardiograma de indivíduo normal com 25 anos de idade. O traçado é do tipo S1, S2, S3, estando o ângulo QRS a aproximadamente –90°.

978-85-7241-870-6

Semelhantemente à morfologia, a amplitude ou voltagem do complexo QRS também é variável, sendo influenciada por diferentes fatores cardíacos (doenças infiltrativas do miocárdio e derrame pericárdico) e extracardíacos (derrame pleural, pneumotórax, enfisema, hipotireoidismo e obesidade) (Fig. 4.11). Os homens têm maior voltagem dos complexos QRS que as mulheres, assim como os indivíduos da raça negra têm maior voltagem dessas deflexões que os da raça branca. A voltagem do complexo QRS também diminui com o aumento progressivo do peso. Admite-se existir baixa voltagem dos complexos QRS quando nenhuma deflexão, positiva ou negativa, ultrapasse *5mm* ou quando a soma de todas as deflexões (R1 + S1 + R2 + S2 + R3 + S3) não exceda *15mm*. Nas derivações precordiais, considera-se baixa voltagem quando a soma das amplitudes da onda R mais a da onda S não ultrapasse *9mm* em V_2 e *7mm* em V_6.

REPOLARIZAÇÃO VENTRICULAR

O retorno das células musculares cardíacas à condição de repouso é representada, no ECG, pela inscrição do segmento ST, da onda T e da onda U.

Segmento ST

Após o complexo QRS, registra-se nova linha isoelétrica, denominada *segmento ST*, uma vez que não ocorre

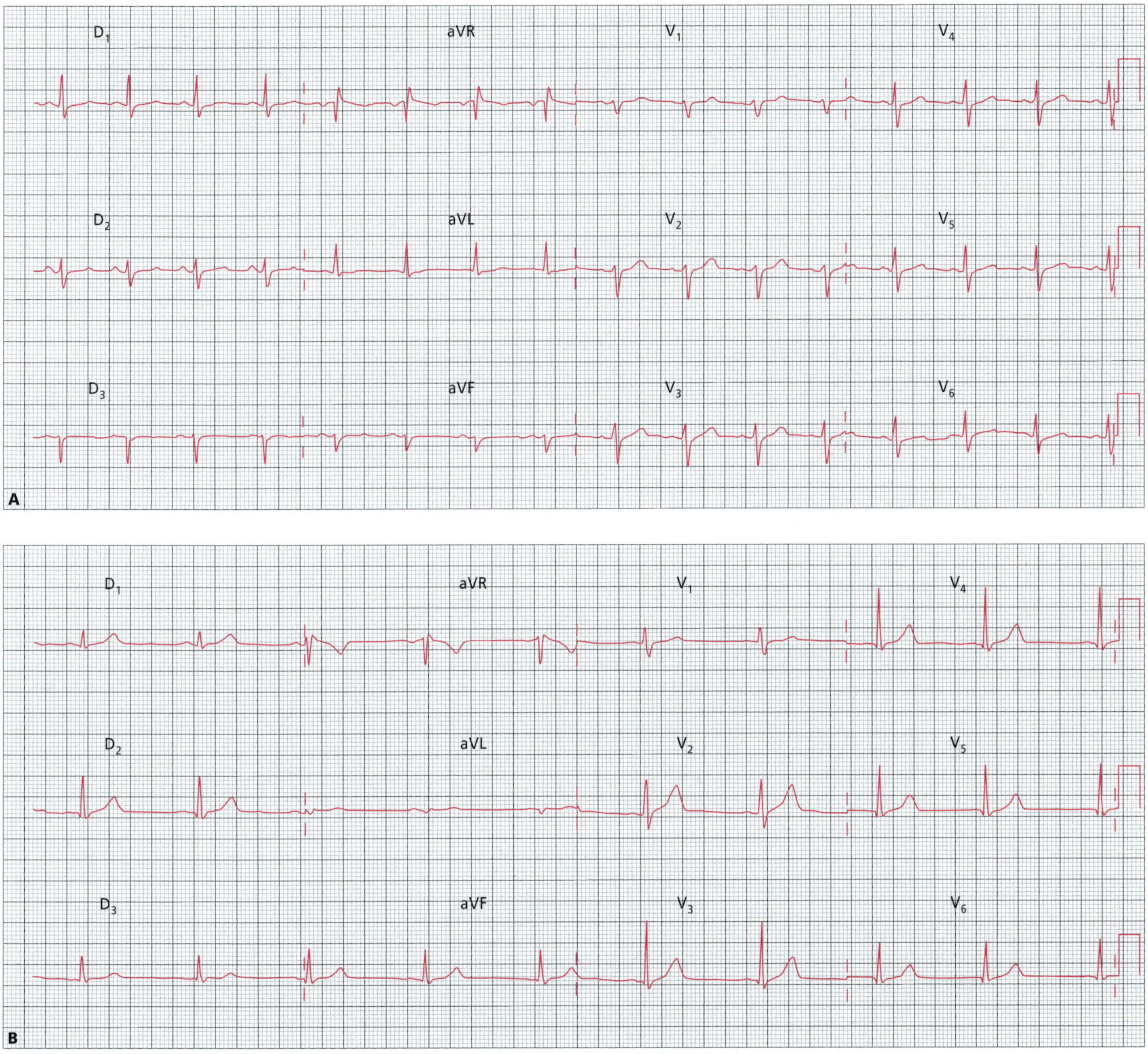

Figura 4.11 – Traçados de eletrocardiograma (ECG) para comparação. **A**) Traçado de ECG de indivíduo obeso com 40 anos de idade e 130kg de peso. Observe o desvio do eixo elétrico médio do complexo QRS para a esquerda (–30°) e a diminuição da voltagem dos complexos QRS. **B**) Traçado de ECG de indivíduo longelínio com 38 anos de idade e 70kg de peso.

978-85-7241-870-6

qualquer diferença de voltagem expressiva no coração. O ponto de junção entre o final do complexo QRS e o início do segmento ST é denominado ponto J. Na maioria dos casos, não há limite nítido entre o segmento ST e a onda T, pois ambos representam partes do processo de repolarização ventricular, que se inicia no ponto J e termina na porção final da onda T. Normalmente, é possível notar pequenos desníveis do segmento ST (< 1mm), porém, como será discutido adiante sob o item *Variações do Padrão Normal*, alguns indivíduos sadios podem revelar elevação do segmento ST, caracterizando o *padrão de repolarização precoce* (Fig. 4.12).

Onda T

A *onda T* representa a repolarização ventricular. Como a repolarização de diferentes porções do VD e do VE acontece de maneira mais heterogênea que a despolarização, registram-se ondas T mais largas e de menor amplitude, ou seja, usualmente abaixo de *6mm*. Tem morfologia arredondada e assimétrica, sendo a primeira porção mais longa que a segunda. Habitualmente, a deflexão da onda T tem a mesma direção que o complexo QRS, ou seja, em várias derivações os dois fenômenos registram deflexões positivas. Em indivíduos normais, porém vagotônicos e com bradicardia sinusal, é possível observar o registro de ondas T amplas e pontiagudas nas derivações precordiais (Fig. 4.13). Em contrapartida, nos simpaticotônicos e na vigência de taquicardia sinusal, tende a ser de pequena amplitude.

Os limites da normalidade para a orientação do vetor resultante da onda T encontram-se entre *–10°* e *+80°*, admitindo-se como valor médio *+45°*. Em adultos normais, está orientado para a esquerda, para a frente e para baixo. Em *corações horizontalizados*, o vetor resultante da onda T tende a desviar-se para a esquerda, acompanhando o do complexo QRS. Em obesos ou indivíduos com diafragma elevado, é comum o registro de complexos QRS isodifásicos ou com predomínio negativo, acompa nhados de onda T negativa ou difásica (negativo-positiva) em D_3. Em

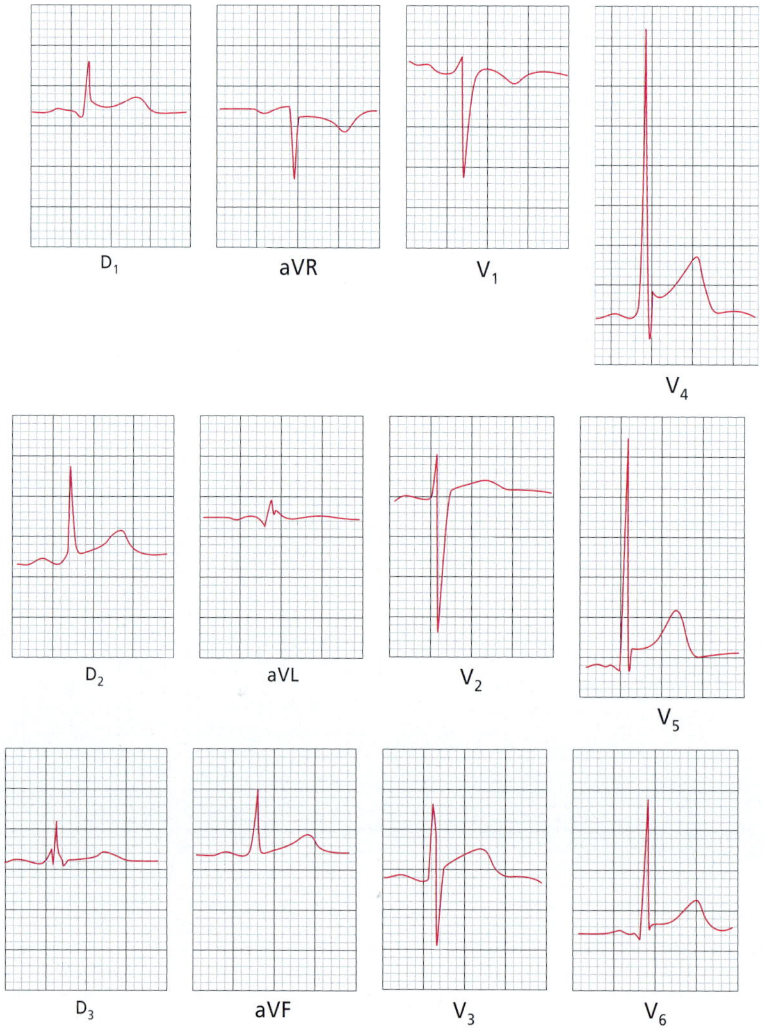

Figura 4.12 – Eletrocardiograma com o clássico aspecto de "repolarização precoce". O supradesnível do segmento ST é bem mais nítido em V_4.

978-85-7241-870-6

978-85-7241-870-6

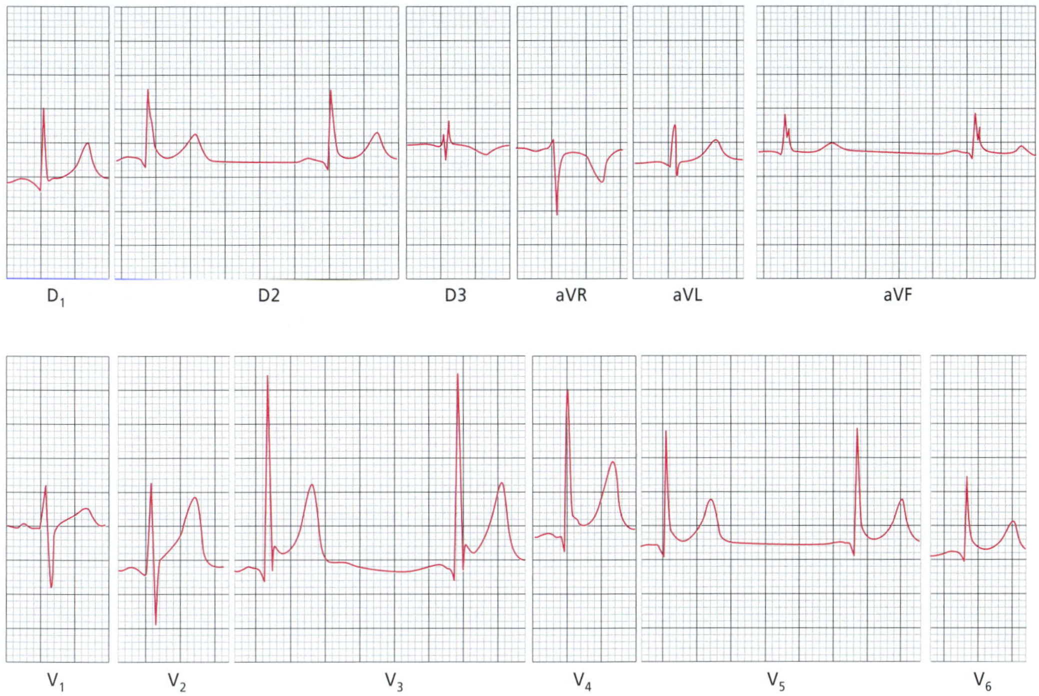

Figura 4.13 – Registro de onda T. Supradesnível "benigno" do ponto J e do segmento ST ou "padrão de repolarização precoce" em indivíduo de 22 anos de idade, masculino (frequência cardíaca = 55 bpm). A primeira porção de onda T inscreve-se mais lentamente que a posição terminal (onda T assimétrica). Observe os sinais de vagotomia.

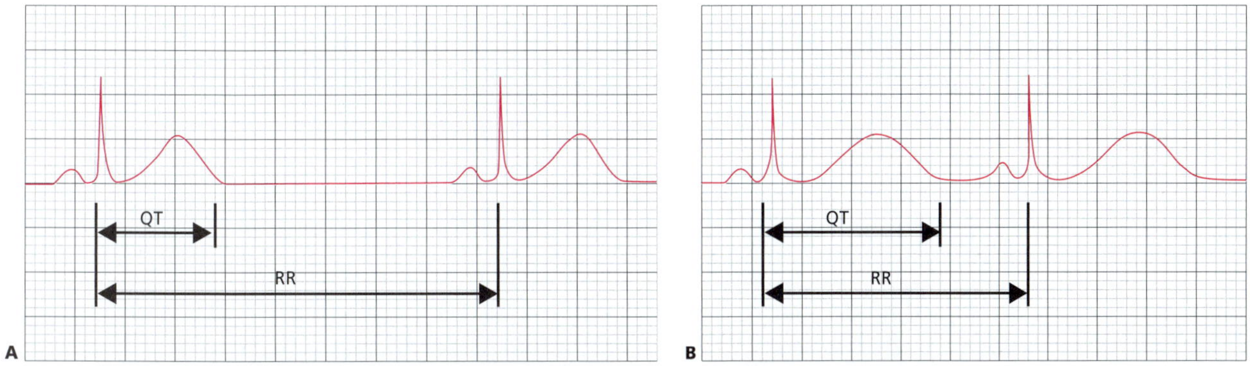

Figura 4.14 – Forma de avaliar rapidamente o intervalo QT, que em indivíduos normais é inferior à metade do intervalo RR.

corações verticalizados (longilíneos e indivíduos com rebaixamento do diafragma), o vetor resultante da onda T torna-se mais vertical, registrando onda T negativa em aVL (à direita de +60°) e com baixa voltagem em D_1. Ainda, em alguns adultos normais, é possível observar ondas T negativas até V_3 ou V_4, associadas, principalmente, a complexos rS ou RS, caracterizando o *padrão juvenil de onda T*.

Intervalo QT

Mede-se o *intervalo QT* do início do complexo QRS à porção terminal da onda T. Esse intervalo corresponde à duração total da sístole elétrica ventricular. Varia inversamente com a frequência cardíaca, ou seja, o intervalo QT aumenta com a diminuição da frequência cardíaca. Para os limites de 45 a 115 batimentos por minuto, os limites normais desse intervalo são de *0,46* a *0,30s*. Habitualmente, utiliza-se a derivação com a onda T de maior amplitude e limites nítidos (geralmente V_2 e V_3). A Figura 4.14 mostra o intervalo QT e o intervalo RR, ou seja, o intervalo entre dois complexos QRS consecutivos. *Observe que o intervalo QT normal é inferior à metade do intervalo RR*.

Utiliza-se a fórmula de Bazett para o cálculo do intervalo QT corrigido, ou seja, QTc = $QT/(R\text{-}R)^{1/2}$. Pode ser abreviado ou prolongado por diferentes condições patológicas.

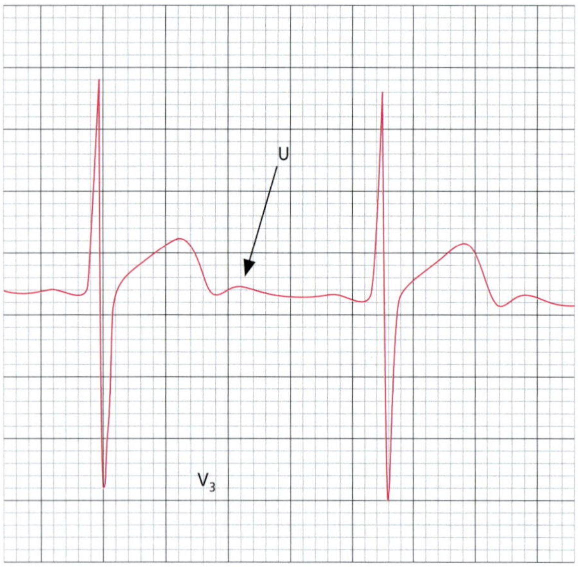

Figura 4.15 – Traçado de eletrocardiograma com onda U.

Onda U

Após a onda T, pode-se observar, principalmente nas derivações precordiais V_3 e V_4, pequena deflexão arredondada e de baixa amplitude, denominada *onda U*. Tem direção semelhante à da onda T e é positiva nas derivações dos membros e precordiais e negativa em aVR. A amplitude é proporcional à da onda T (5 a 25% desta). Sua gênese é controversa, mas pode estar relacionada a pós-potenciais do miocárdio ventricular ou à repolarização das fibras de Purkinje (Fig. 4.15).

978-85-7241-870-6

VARIAÇÕES DO PADRÃO NORMAL

Persistência do Padrão Juvenil

Em até 4% de indivíduos normais, é possível observar inversão da onda T nas derivações precordiais direitas (V_1–V_4), caracterizando a *persistência do padrão juvenil*. Em alguns casos, a negatividade da onda T pode alcançar até 5mm, sem qualquer sinal de cardiopatia.

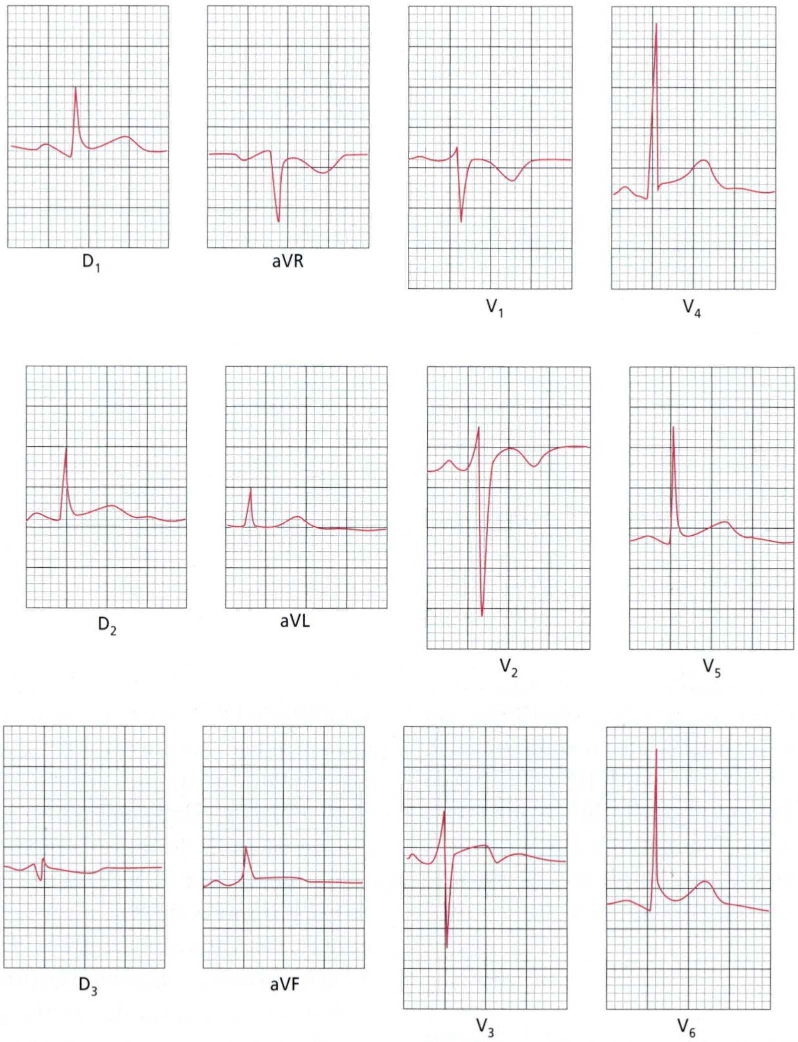

Figura 4.16 – Eletrocardiograma com persistência do padrão juvenil. Observe a polaridade negativa da onda T de V_1 a V_3, além do padrão de "repolarização precoce".

978-85-7241-870-6

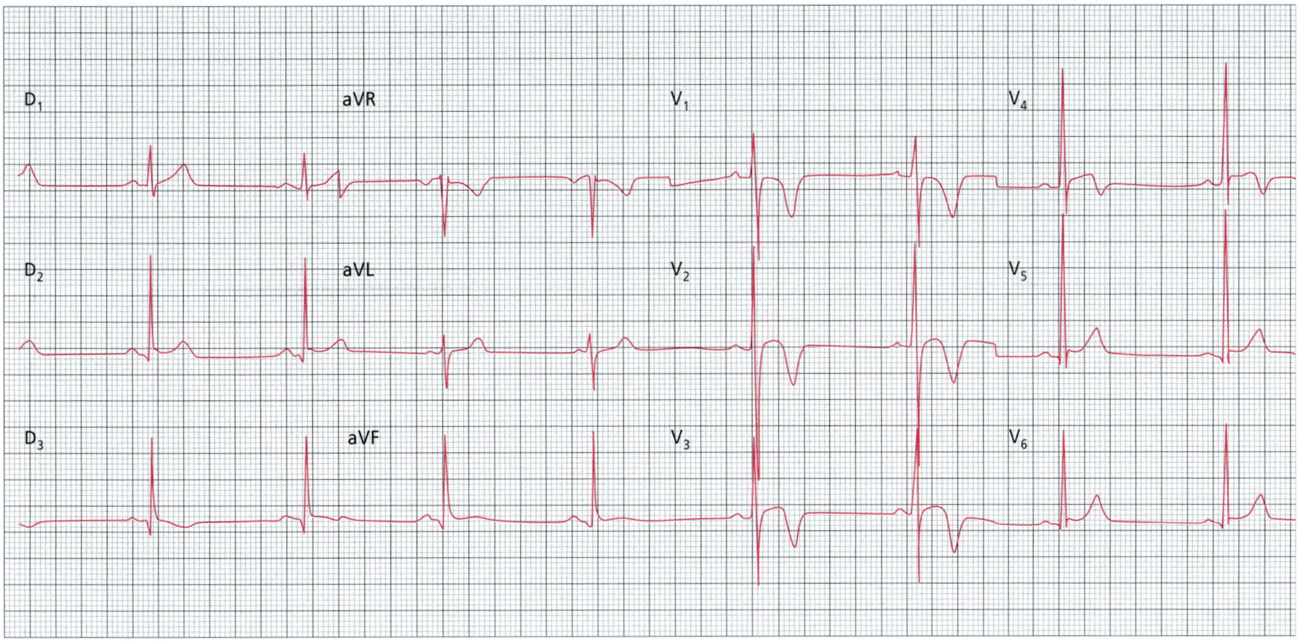

Figura 4.17 – Traçado de eletrocardiograma de um atleta. Observe grande voltagem do complexo QRS e as alterações da repolarização ventricular.

Geralmente essa negatividade diminui com a inspiração. É mais comum em mulheres que em homens e em negros mais que em outros grupos étnicos e sociais (Fig. 4.16).

Fenômeno da Repolarização Precoce

Podem-se observar graus discretos de elevação do segmento ST em muitos indivíduos normais, principalmente nas derivações precordiais (V_2–V_5). Eventualmente, pode ser de grande magnitude e acarretar dificuldade no diagnóstico diferencial eletrocardiográfico de *corrente de lesão* ou *pericardite*.

O termo "*repolarização precoce*" é impreciso e não existem critérios estabelecidos para os limites superiores da normalidade da elevação do segmento ST em jovens normais do sexo masculino. Para alguns autores, essa variante está relacionada à intensificação do condicionamento aeróbico. O fenômeno de repolarização precoce pode persistir durante décadas e não é incomum evidenciar-se modificações entre um traçado e outro em curto espaço de tempo.

No ECG, as principais características são: elevação do segmento ST a partir do ponto J do complexo QRS, cerca de 1 a 4mm da linha isoelétrica; entalhes na porção descendente da onda R, geralmente ampla; ondas Q profundas e estreitas nas derivações precordiais esquerdas; concavidade superior do segmento ST; ondas T simétricas e amplas e, eventualmente, negativas; além de baixa frequência cardíaca (ver Figs. 4.12 e 4.13).

O CORAÇÃO DO ATLETA

Atletas e indivíduos com condicionamento físico significativo desenvolvem alterações do ECG que podem ser erroneamente interpretadas como anormais. Na realidade, representam apenas alterações estruturais e funcionais decorrentes do treinamento físico intensivo e prolongado.

A modificação mais frequente é a diminuição da frequência cardíaca, ou seja, a *bradicardia sinusal*, atribuída ao aumento do tônus vagal. Em aproximadamente 30% dos atletas, é possível identificar pausas sinusais superiores a 2s, além de bloqueio atrioventricular (BAV) de 1º e 2º graus – Mobitz tipo I (ver Cap. 15). Existem relatos do registro de batimentos juncionais, ritmo de escape juncional e taquiarritmias ventriculares e complexas sem evidências de cardiopatia estrutural ou complicações durante o acompanhamento clínico.

O desenvolvimento de aumento da amplitude da onda P ou do complexo QRS pode ser erroneamente interpretado como anormal, principalmente quando associado a ondas T negativas. Não é incomum a concomitância de fenômeno de repolarização precoce (Fig. 4.17).

PADRÃO RSR' EM V_1

Encontra-se o padrão rSr' ou, menos comumente, RSR' em V_1, com duração do complexo QRS inferior a 0,12s, num número pequeno de indivíduos sadios. O registro de R' parece ser decorrente do atraso "*fisiológico*" da despolarização da *crista supraventricularis* da via de saída do VD ou da base do septo interventricular. No entanto, deve-se verificar o posicionamento dos eletrodos precordiais, uma vez que a colocação *errônea* ou *inadvertida* do eletrodo explorador em espaços intercostais mais elevados (3º ou 2º espaços intercostais direitos) pode desencadear o mesmo padrão de registro eletrocardiográfico (Fig. 4.18).

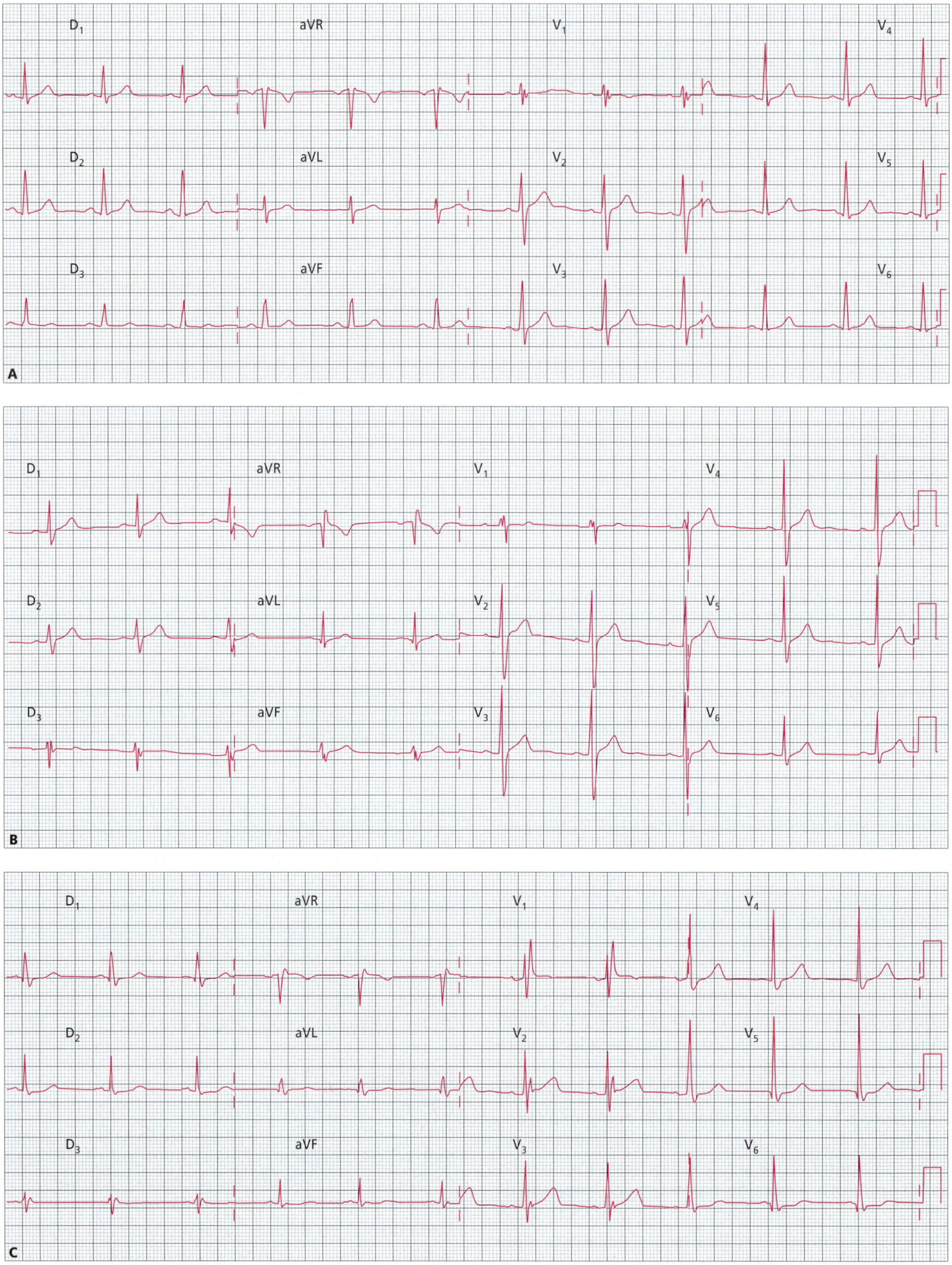

Figura 4.18 – **A**) Eletrocardiograma (ECG) de indivíduo normal de 36 anos de idade sem qualquer sinal de cardiopatia. Observe o padrão rsr's' em V_1, sem significar atraso de condução pelo ramo direito (bloqueio do ramo direito [BRD]). Note que a duração do complexo QRS é normal e não há registro de onda S alargada em D_1 e V_6. **B**) ECG de indivíduo de 34 anos de idade também sem qualquer sinal de cardiopatia. Observe o padrão rr'S em V_1. **C**) ECG de indivíduo de 54 anos de idade assintomático e padrão RSR' com duração normal do complexo QRS, sem outros critérios para diagnóstico de BRD.

978-85-7241-870-6

Capítulo 5

Determinação da Frequência Cardíaca e do Eixo Elétrico das Deflexões do Eletrocardiograma – Desvios do Eixo Elétrico

DETERMINAÇÃO DA FREQUÊNCIA CARDÍACA

Na Vigência de Ritmo Regular

A partir do traçado eletrocardiográfico, é possível calcular a frequência cardíaca pela contagem dos *quadrados grandes* ou *pequenos* do papel de registro do eletrocardiograma (ECG) entre dois complexos QRS consecutivos. Coloca-se o número de *quadrados grandes* no denominador e o número *300* no numerador. Utiliza-se o número 300 como numerador porque se calcula a frequência cardíaca (FC) em batimentos por minuto (bpm). Como o quadrado grande equivale a *0,2s*, 300 × 0,2s = 60s, ou seja, 1min. A Figura 5.1 mostra o cálculo da frequência cardíaca utilizando-se a contagem dos quadrados grandes.

Também é possível memorizar os valores da FC correspondentes a 2, 3, 4, 5... quadrados grandes (Fig. 5.2).

Após a contagem dos *quadrados pequenos* para o cálculo mais preciso da FC, deve-se colocar o resultado dessa apuração no denominador e o número *1.500* no numerador. Como o quadrado pequeno equivale a *0,04s*, 1.500 × 0,04s = 60s, ou seja, 1min. A Figura 5.3 mostra o cálculo da frequência cardíaca utilizando-se a contagem dos quadrados pequenos.

Na Vigência de Ritmo Irregular

Nessa condição, os intervalos entre os complexos QRS são muito variáveis e, por essa razão, deve-se contar o número de complexos QRS num período de tempo que facilite o cálculo da FC, por exemplo, 6s, e multiplicar o resultado por *10*. A Figura 5.4 mostra traçado de ECG da derivação V_1, com ritmo irregular (fibrilação atrial), que será discutido amplamente a partir do Capítulo 14 – *Arritmias Cardíacas*. Nesse exemplo, em 6s, o número de complexos QRS é 10 e, consequentemente, a FC é 10 × 10 = 100bpm.

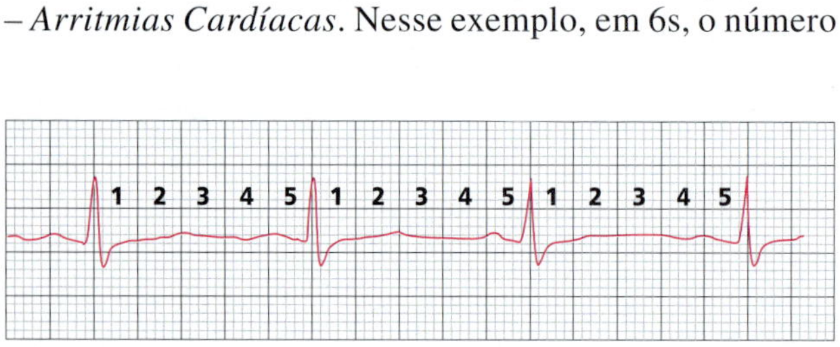

Figura 5.1 – Calcula-se a frequência cardíaca dividindo-se o número 300 pelo número de quadrados grandes (tempo = 0,2s) entre dois complexos QRS sucessivos, ou seja 300 ÷ 5 = 60bpm.

Os limites normais da FC variam de *60* a *100*bpm. A FC inferior a 60bpm caracteriza a *bradicardia sinusal* (do grego *bradys* = lento) e a superior a 100bpm a *taquicardia sinusal* (do grego *tachys* = rápido) (Fig. 5.5, *A* e *B*).

DETERMINAÇÃO DO EIXO ELÉTRICO DAS DEFLEXÕES DO ELETROCARDIOGRAMA

Como já discutido no Capítulo 3, é possível calcular o *vetor resultante* ou *eixo elétrico médio* de todas as deflexões do ECG. A despolarização de átrios e ventrículos progride em diferentes direções de momento a momento, podendo inicialmente ter a mesma direção de D_1 e, no momento seguinte, passar ter a mesma direção de D_3. *O vetor resultante ou eixo elétrico médio de qualquer deflexão do ECG define a direção predominante de uma determinada deflexão no plano frontal (PF).*

978-85-7241-870-6

Efetua-se a determinação do eixo elétrico médio das deflexões principalmente no PF e, para isso, utiliza-se o sistema hexaxial de Bayley de eixos descrito no Capítulo 3 (Fig. 5.6).

É oportuno lembrar que as derivações têm *polos positivos e negativos* e que a onda de despolarização transmitida na direção do *polo positivo* provoca *deflexão positiva* e, inversamente, a onda de despolarização transmitida na direção do *polo negativo* provoca *deflexão negativa*.

DETERMINAÇÃO DO EIXO ELÉTRICO MÉDIO DA ONDA P

Lembre-se que o vetor de despolarização do átrio direito (AD) dirige-se para a frente e para a direita e a do átrio esquerdo (AE) para a esquerda e para trás. O vetor resultante dirige-se para baixo, discretamente para a frente e um pouco para a esquerda, porém com tendência à verticalidade. Esse padrão de ativação é responsável pelo *eixo elétrico médio da onda P* situado, com maior frequência, de *+45°* a *+60°*, ou seja, *na direção do polo positivo de D_2*, com variação normal de *0°* a *+80°* (Fig. 5.7, *A* e *B*).

DESVIO DE EIXO ELÉTRICO DA ONDA P

Pode haver desvios do eixo elétrico médio da onda P para a direita ou para a esquerda, principalmente em

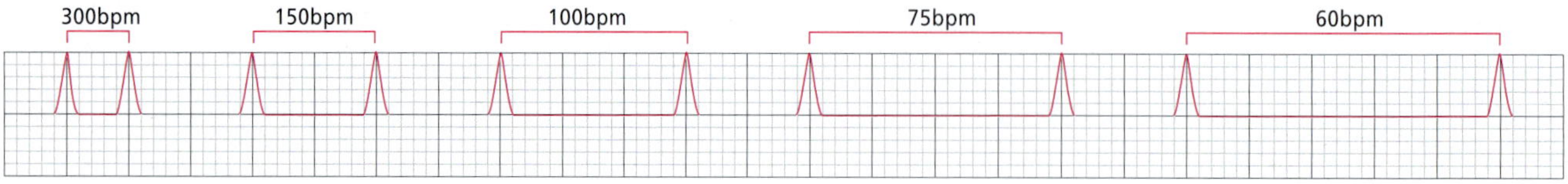

Figura 5.2 – Papel de registro do eletrocardiograma com os valores de frequência cardíaca correspondentes a 1, 2, 3, 4 e 5 quadrados grandes entre dois complexos QRS consecutivos.

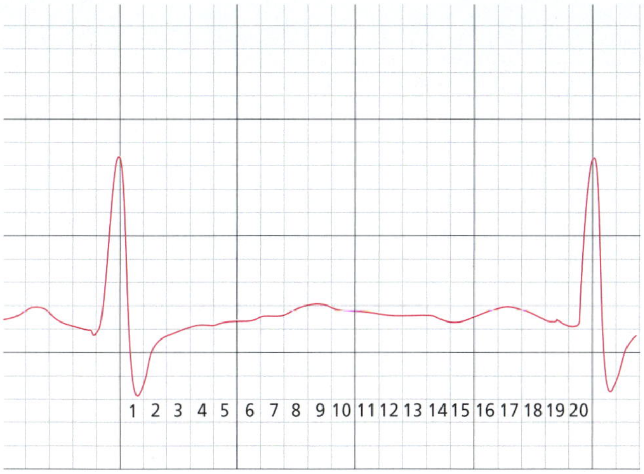

Figura 5.3 – Calcula-se frequência cardíaca dividindo-se o número 1500 pelo número de quadrados pequenos (tempo = 0,04s) entre dois complexos QRS sucessivos, ou seja 1500 ÷ 20 = 75bpm.

978-85-7241-870-6

decorrência das *sobrecargas atriais* (ver Cap. 7). Com a dilatação ou a hipertrofia do *AD*, o eixo elétrico médio da onda P desvia-se para a *direita*, podendo ultrapassar o limite superior de +80° no PF e, raramente, alcançar +90°, tornando-se isodifásica ou de baixa amplitude D_1, negativa em aVL e positiva em aVF. Os desvios mais pronunciados do eixo elétrico da onda P para a direita acontecem na doença pulmonar obstrutiva crônica (DPOC) (Fig. 5.8).

Com a dilatação ou a hipertrofia do *AE*, o eixo elétrico médio da onda P desvia-se para a *esquerda*, podendo ultrapassar o limite superior de 0° no PF. Alguns autores consideram desvio do eixo elétrico médio para a esquerda quando ultrapassa +20°. Isso acarreta o registro de deflexão positiva e tardia da onda P em aVL e porção terminal negativa em D_3 e aVF. Evidenciam-se essas alterações em apenas 10% de portadores de valvopatias (Fig. 5.9) e em 5% de indivíduos normais, ou seja, tem baixa sensibilidade e especificidade. Os atrasos da condução intra-atrial e os marca-passos atriais ectópicos também acarretam desvio do eixo elétrico da onda P para a esquerda.

DETERMINAÇÃO DO EIXO ELÉTRICO MÉDIO DO COMPLEXO QRS

Resumidamente, é oportuno lembrar que despolarização ventricular inicia-se pela ativação do lado esquerdo do *septo interventricular* (vetor *1*), dirigindo-se da esquerda para a direita no PF. Em seguida, acontece a despolarização simultânea do *VD* (vetor 2_D) e *VE* (vetor 2_E), que é dominada pelo último, pelo fato de a massa ventricular dessa câmara ser consideravelmente maior que a do VD. Assim, o restante da despolarização dirige-se da direita para a esquerda no PF. Consequentemente, *o eixo elétrico médio* do complexo QRS varia de *–30°* a *+100°* (Fig. 5.10).

Diferentemente da onda P, com morfologia pouco variável, o complexo QRS tem morfologia bastante variável e amplos limites de normalidade do eixo elétrico médio ou vetor resultante. Assim, a determinação desse parâmetro é um pouco mais complexa, e aconselha-se seguir os seguintes passos:

1. Verificar se existe alguma derivação com complexo QRS isodifásico (RS ou QR) e, se não houver, se o eixo elétrico médio do complexo QRS é quase perpendicular a uma determinada derivação.
2. Se não houver nenhuma derivação com complexo isodifásico, identificar as derivações com ondas R mais amplas. O eixo elétrico médio do complexo QRS situa-se entre as duas derivações que registram ondas R de maior amplitude ou ondas S de maior profundidade.

DIFERENTES LOCALIZAÇÕES DO EIXO ELÉTRICO MÉDIO DO COMPLEXO QRS

O eixo elétrico médio do complexo QRS situado além de *–30°* é designado como *desvio do eixo para a esquerda*

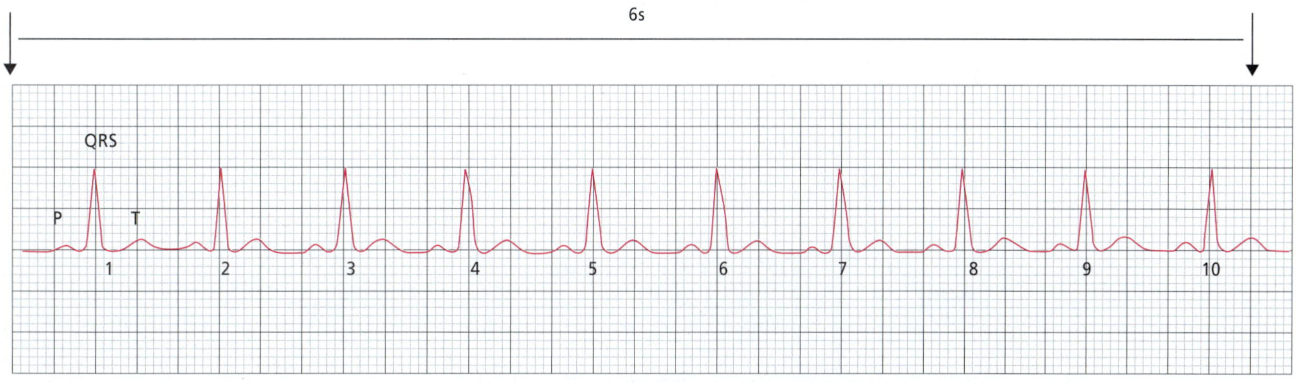

Figura 5.4 – Cálculo da frequência cardíaca pela contagem do número de complexos QRS no intervalo de 6s e multiplicando o valor encontrado por 10. Nesta figura, o número de complexos QRS é igual a 10, desta forma, 10 x 10 = 100bpm.

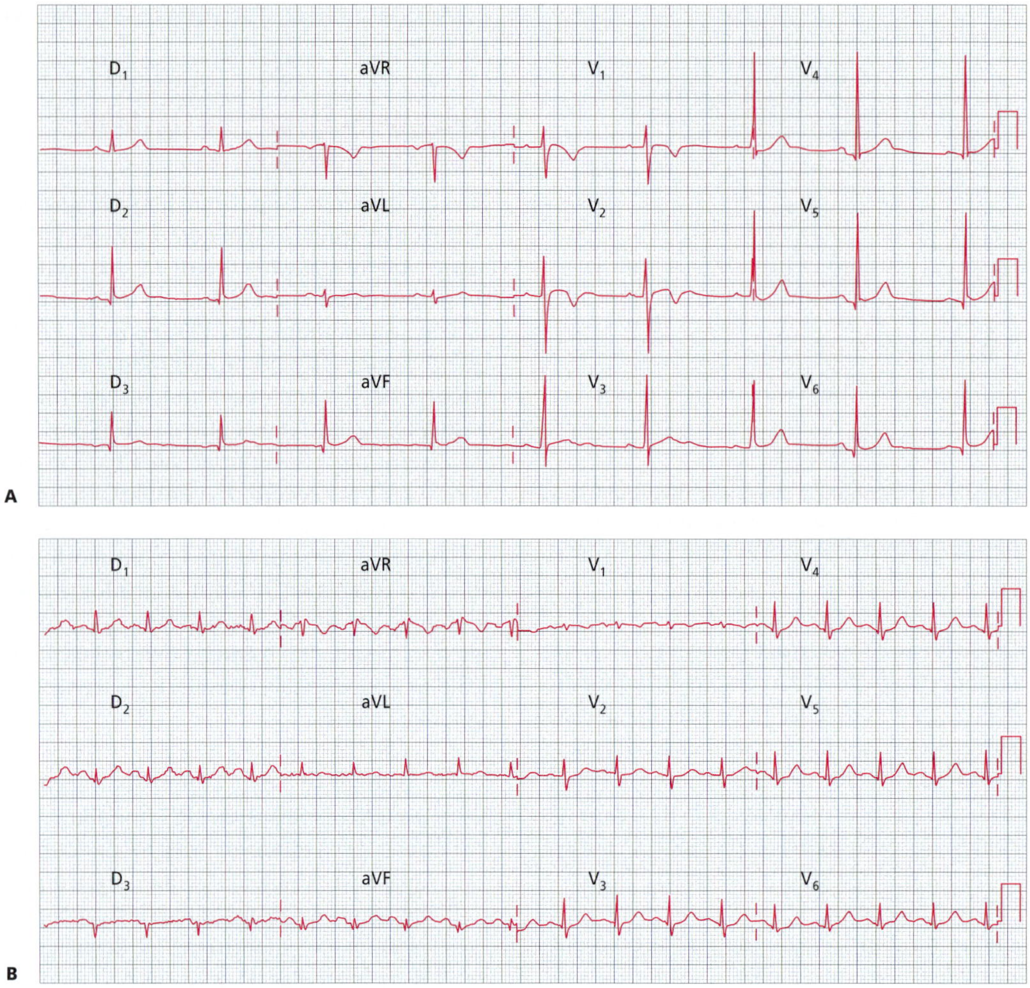

Figura 5.5 – Traçados de eletrocardiograma com **A**) bradicardia e **B**) taquicardia.

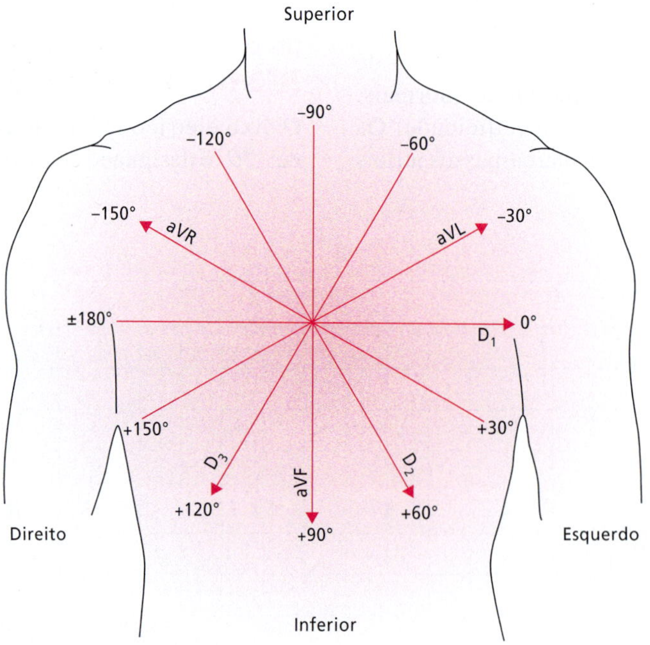

Figura 5.6 – Sistema de referência hexaxial composto pelas seis derivações do plano frontal.

978-85-7241-870-6

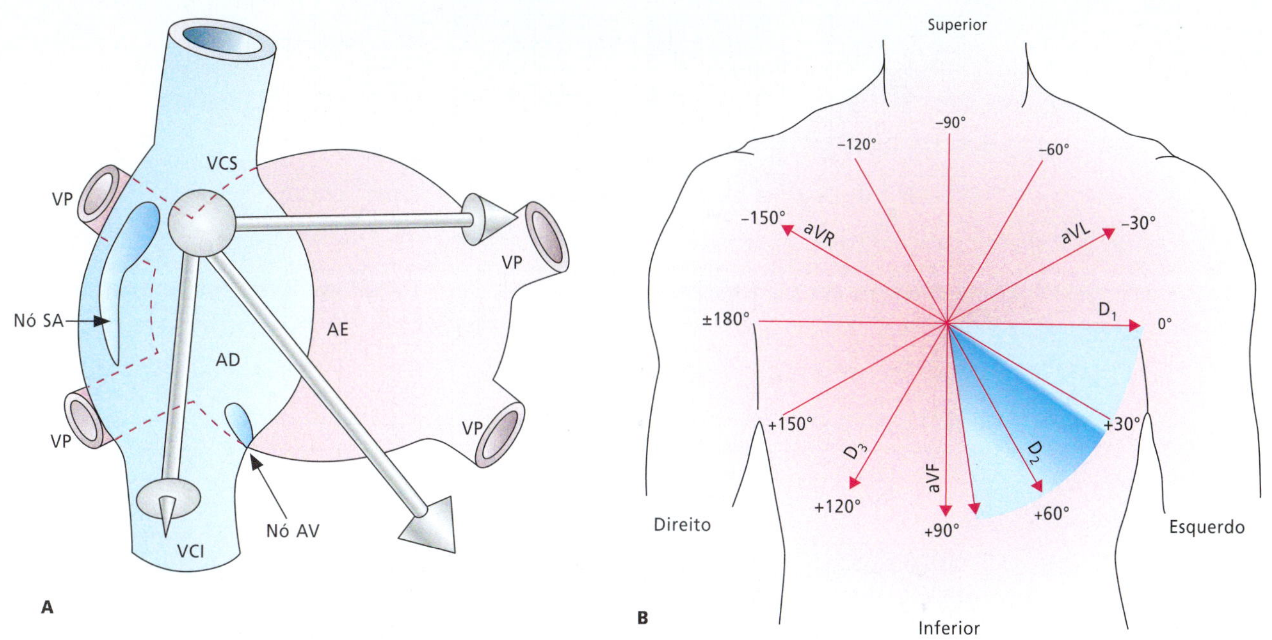

Figura 5.7 – **A**) Orientação espacial dos vetores representativos da despolarização dos átrios direito (AD) e esquerdo (AE). **B**) Esquema do sistema hexaxial com a variação normal do eixo elétrico médio da onda P (+30° a +80° no PF). Os vetores situados entre 0° e 30° ainda podem ser considerados normalmente orientados, embora com tendência a desvio para a esquerda. AV = atrioventricular; PF = plano frontal; SA = sinusal ou sinoatrial; VCI = veia cava inferior; VCS = veia cava superior; VP = veia pulmonar.

978-85-7241-870-6

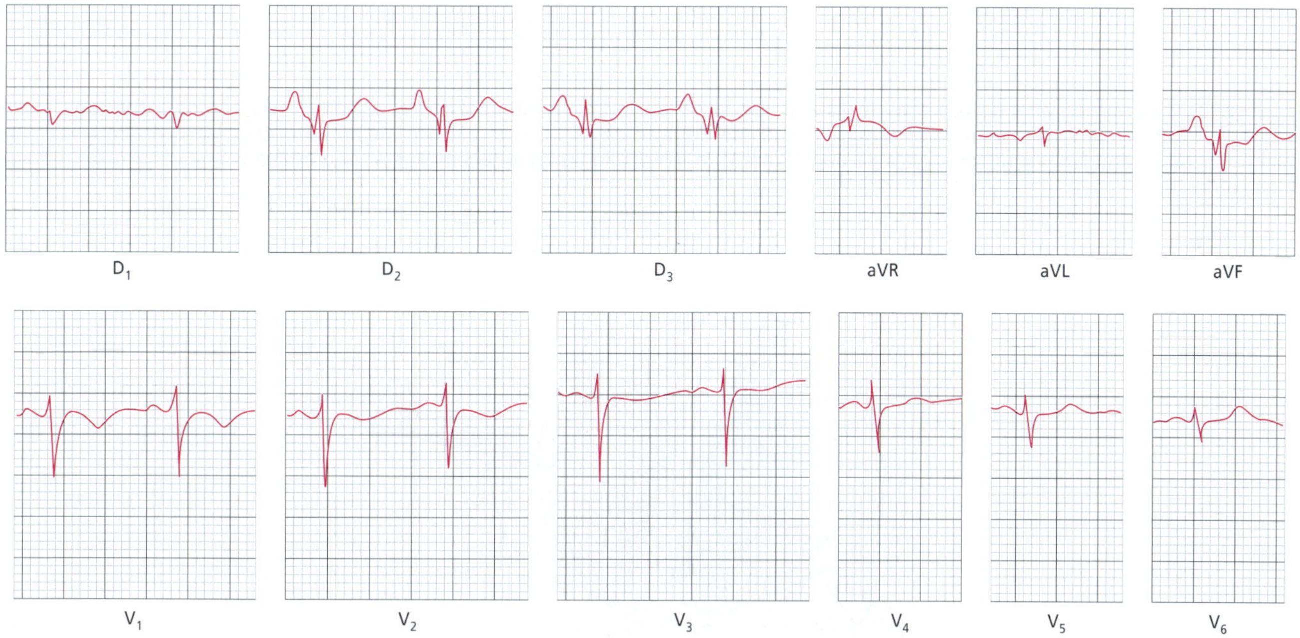

Figura 5.8 – *Cor pulmonale*: fase intermediária (carcinoma pulmonar). Onda P verticalizada e infradesnível do segmento PR. Complexos QRS de pequena amplitude e onda T negativa em V_1 e V_2.

e aquele localizado além de *+100°* como *desvio do eixo para a direita*. A localização do eixo elétrico médio do complexo QRS é influenciada pela *posição anatômica do coração*, ou seja, em posição mais vertical ou horizontal, e pela *direção da despolarização dos ventrículos*. Raramente é possível identificar várias derivações do PF com registro isodifásico do complexo QRS, dificultando a estimativa do eixo elétrico médio do complexo QRS, recebendo a denominação de *eixo elétrico médio indeterminado*.

Os desvios do eixo elétrico médio do complexo QRS estão relacionados a diferentes cardiopatias, porém, com frequência, são identificados quando há sobrecarga de câmaras (por exemplo, desvio do eixo para a esquerda

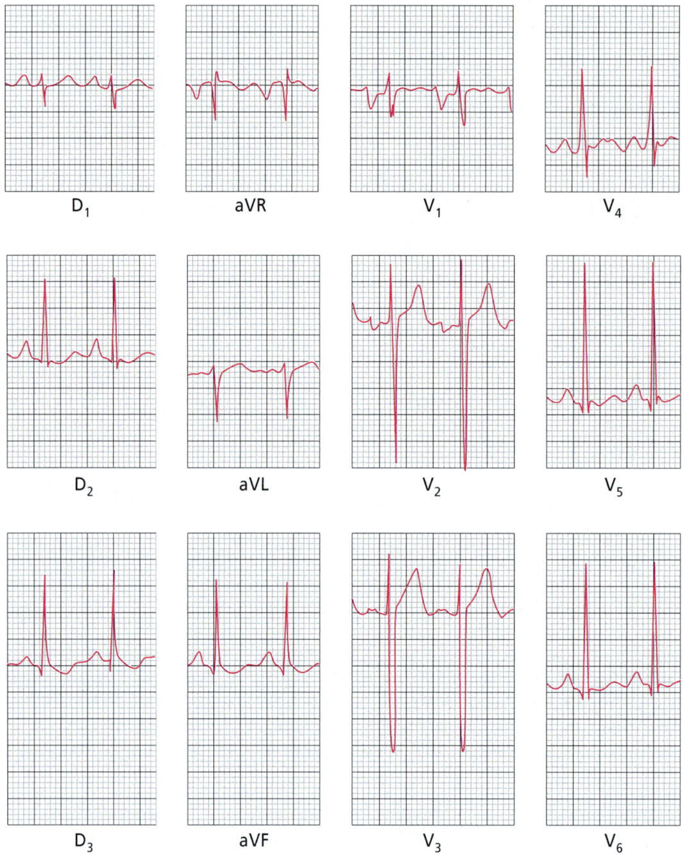

Figura 5.9 – Elecardiograma de paciente de 20 anos de idade portador de estenose mitral. Observe os sinais de sobrecarga atrial esquerda (SAE): onda P com 4mm de amplitude e 0,10s de duração em D_2. O eixo elétrico médio da onda P encontra-se a +60° no plano frontal. A deflexão negativa e lenta da onda P em V_1 e a morfologia bimodal em V_2 e V_3 são aspectos que confirmam o diagnóstico de SAE.

978-85-7241-870-6

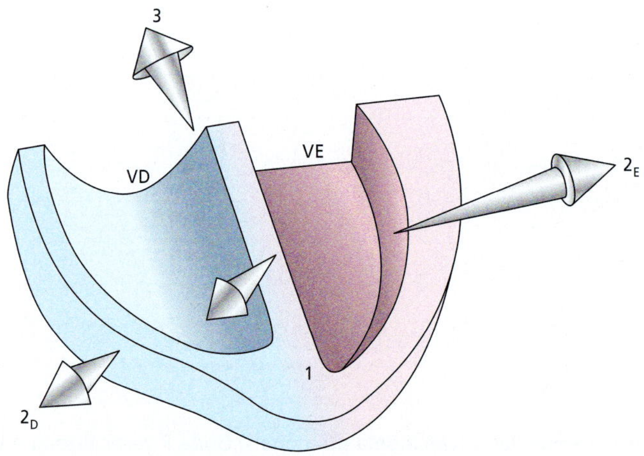

Figura 5.10 – Principais vetores resultantes da despolarização dos ventrículos. VD = ventrículo direito; VE = ventrículo esquerdo; 1 = vetor septal; 2_D = vetor de parede livre do VD; 2_E = vetor de parede livre do VE; 3 = vetor das porções basais do septo e ambas as câmaras ventriculares.

na vigência de sobrecarga ventricular esquerda), atrasos da condução intraventricular (por exemplo, desvio do eixo para a direita na vigência de bloqueio do ramo direito) ou até pneumopatia (desvio do eixo para a direita na vigência de DPOC, que coloca o coração em posição mais vertical).

As Figs. 5.11 a 5.17 ilustram diferentes posições do eixo elétrico médio do complexo QRS.

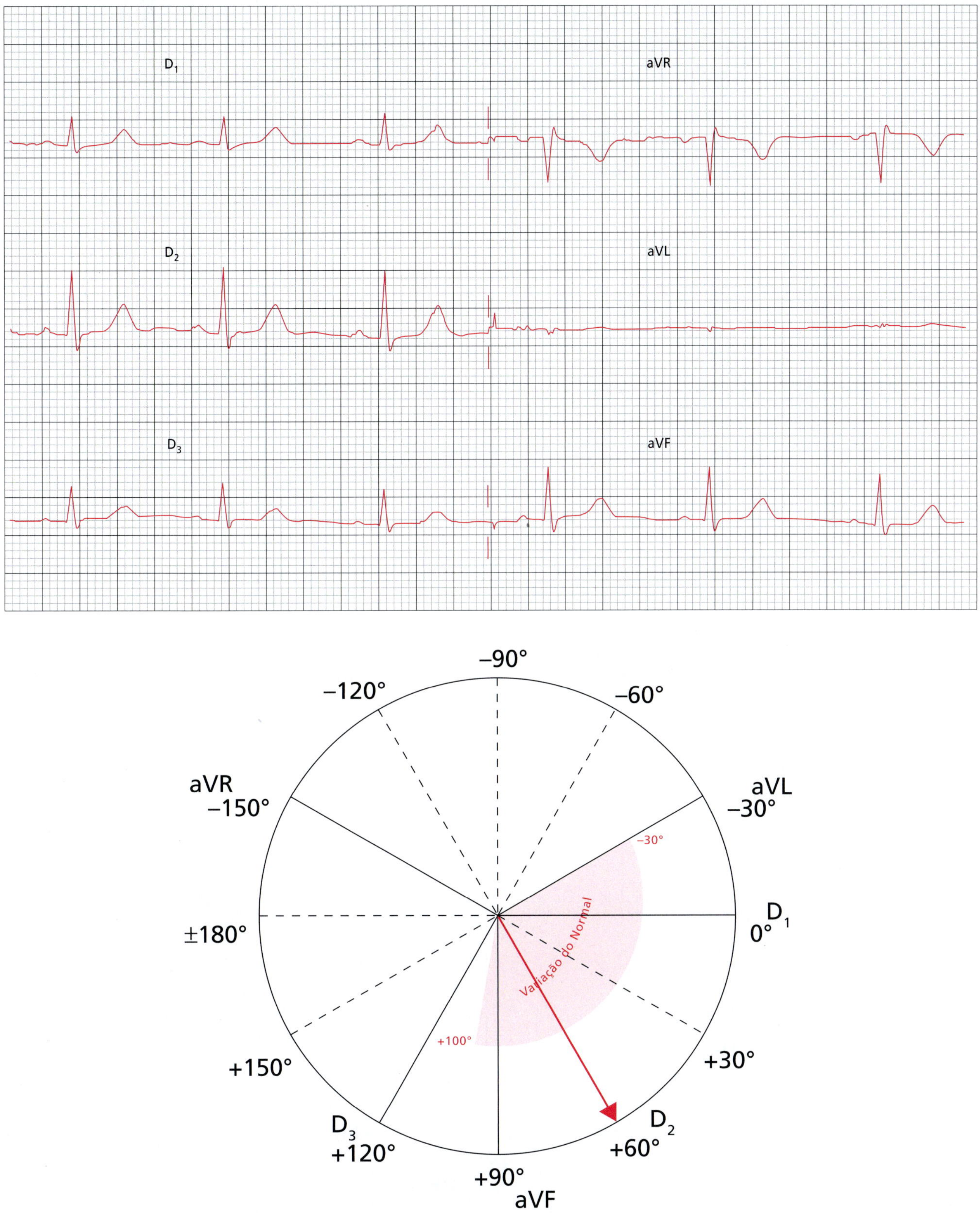

Figura 5.11 – Eixo elétrico médio do complexo QRS a +60°.

978-85-7241-870-6

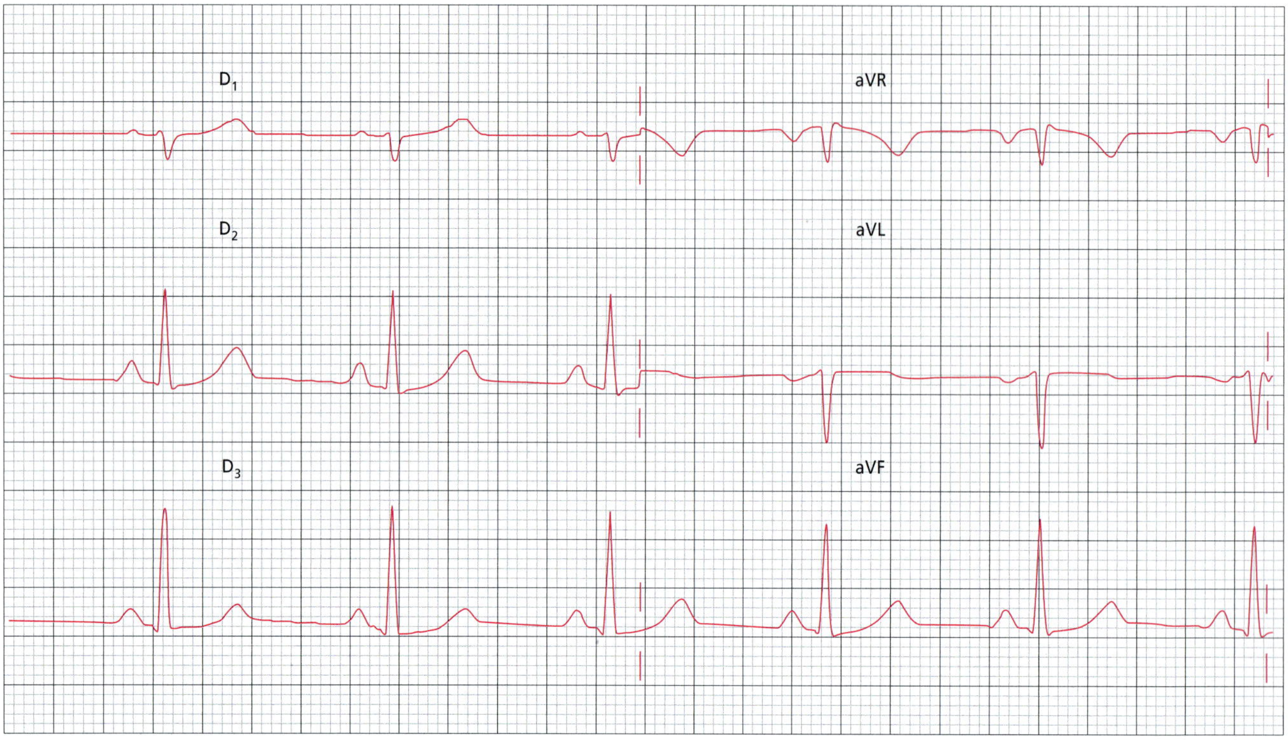

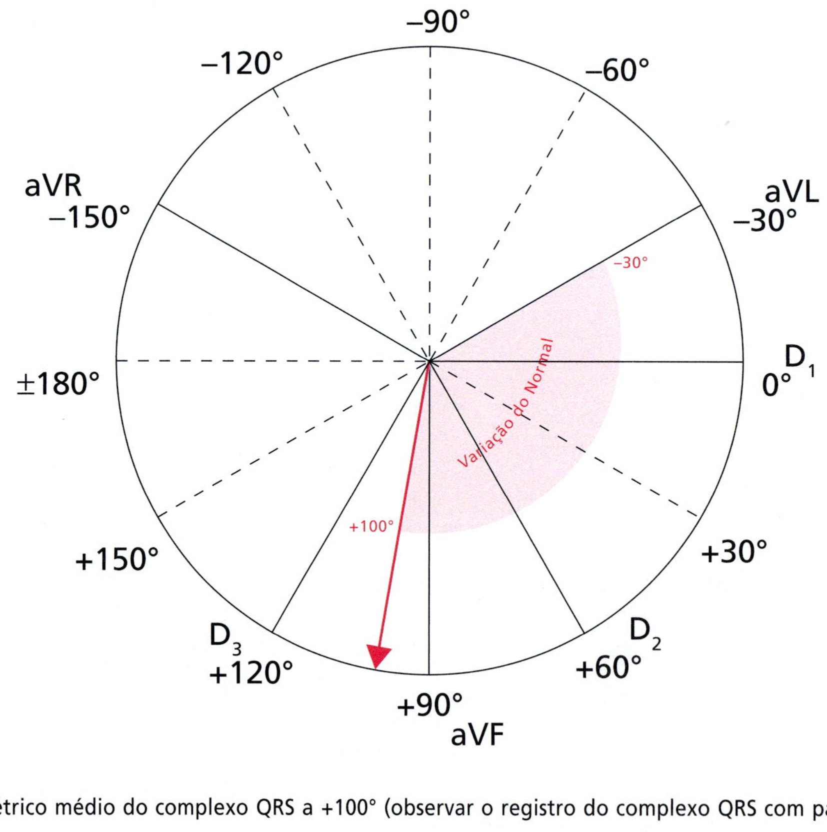

Figura 5.12 – Eixo elétrico médio do complexo QRS a +100° (observar o registro do complexo QRS com padrão rS em D_1).

978-85-7241-870-6

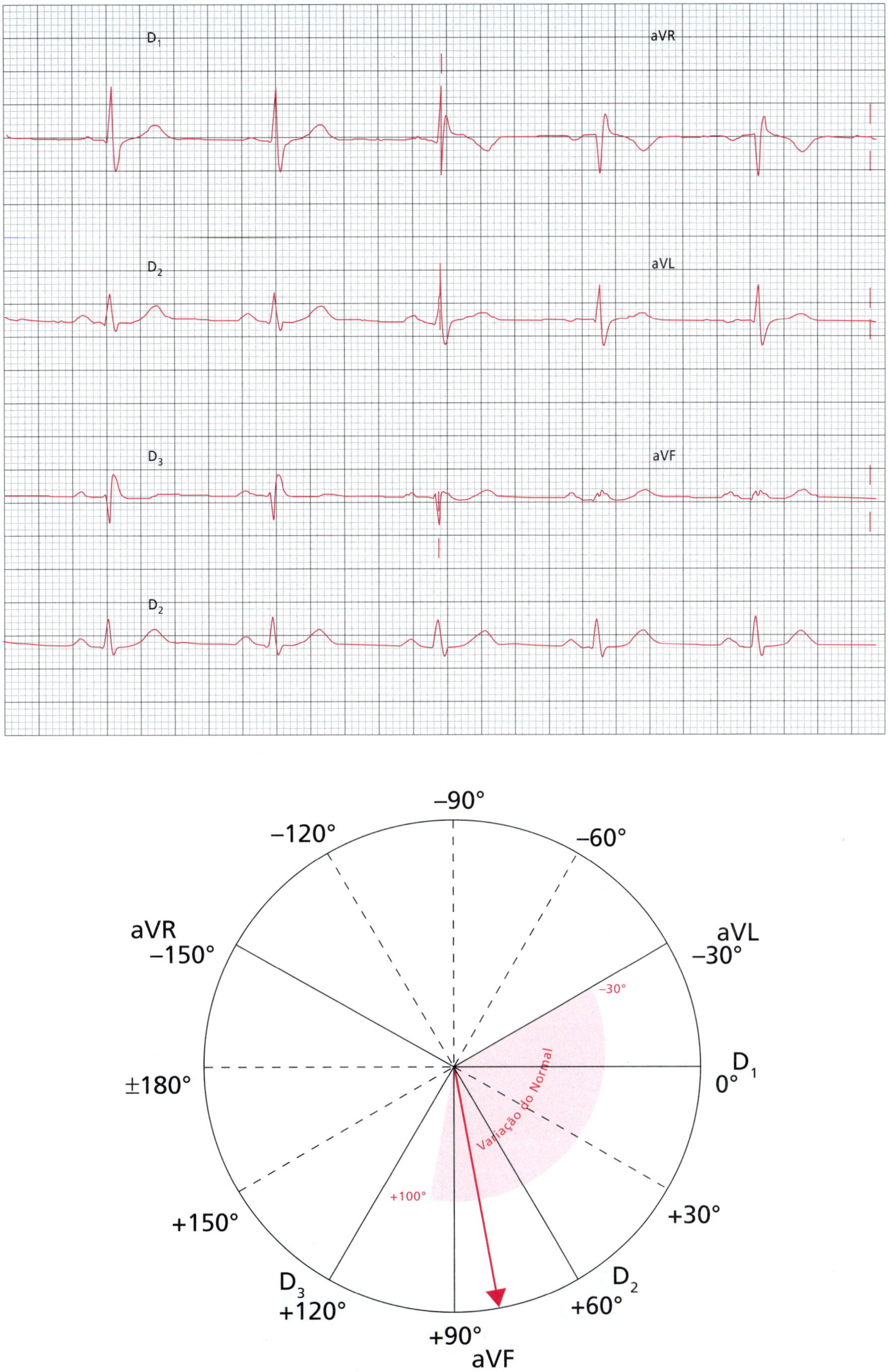

Figura 5.13 – Eixo elétrico médio do complexo QRS a +80° (observar o registro praticamente isodifásico do complexo QRS em D_1).

978-85-7241-870-6

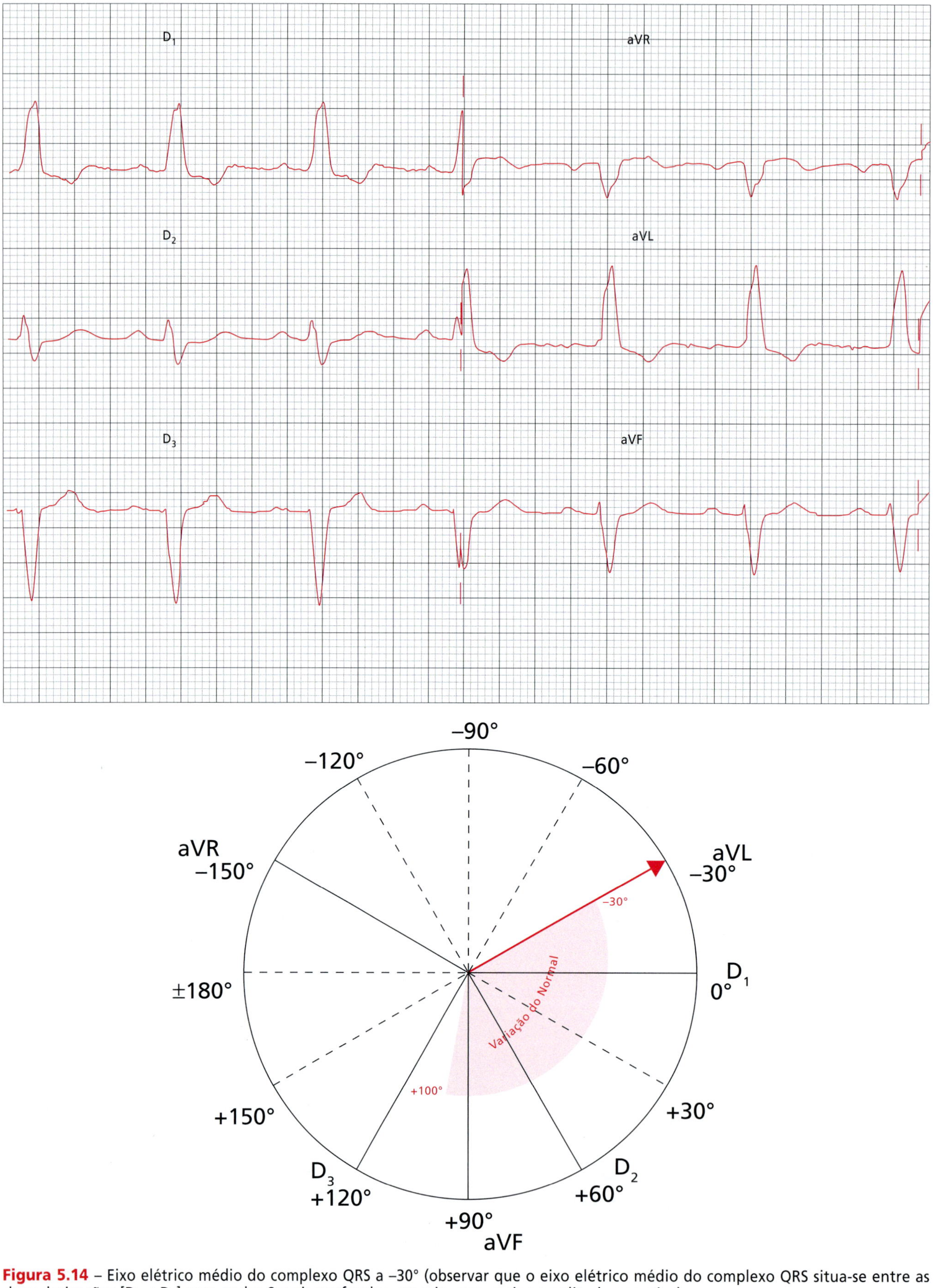

Figura 5.14 – Eixo elétrico médio do complexo QRS a –30° (observar que o eixo elétrico médio do complexo QRS situa-se entre as duas derivações [D_2 e D_3] com ondas S mais profundas, ou seja, com maior amplitude negativa).

978-85-7241-870-6

978-85-7241-870-6

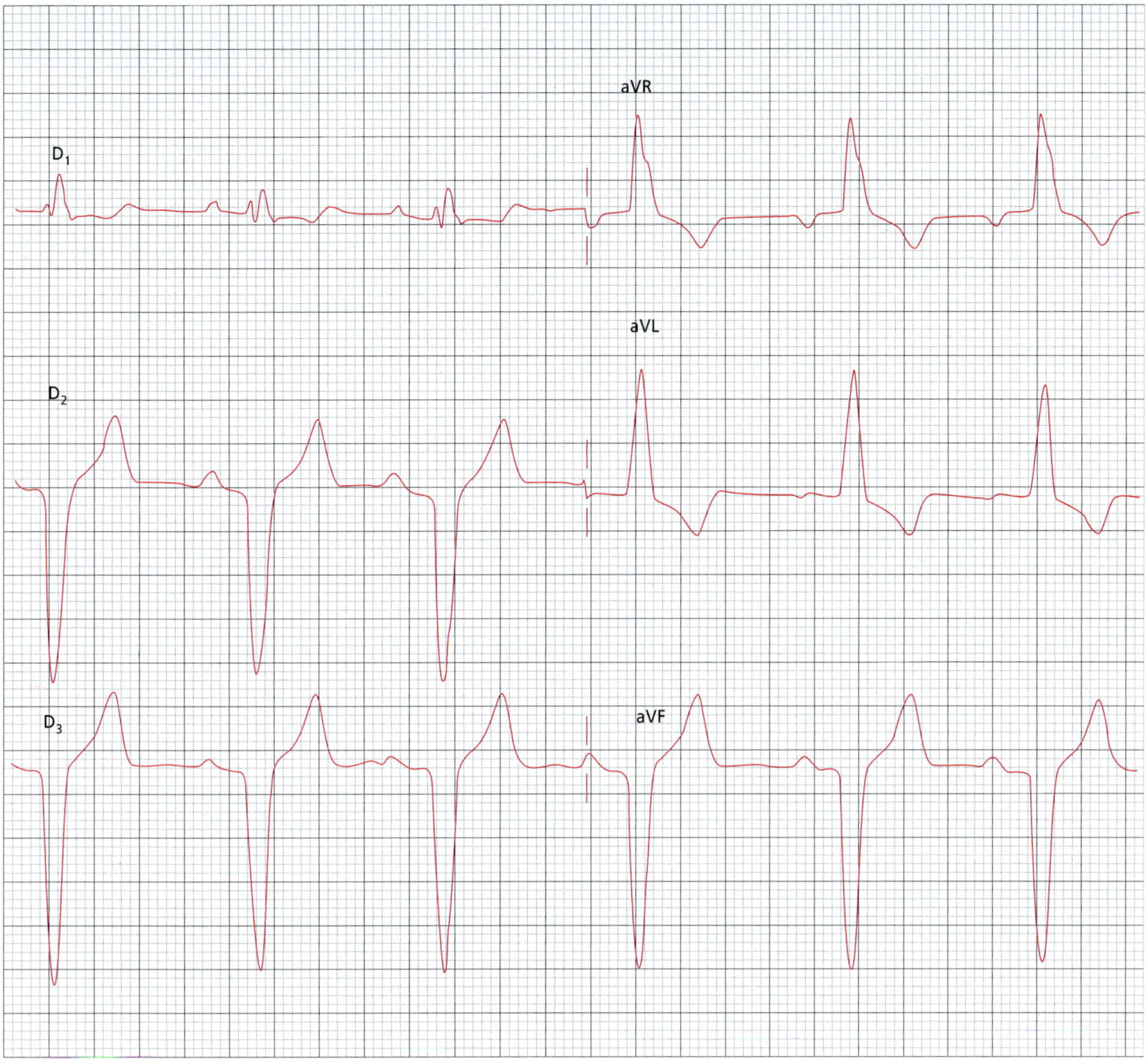

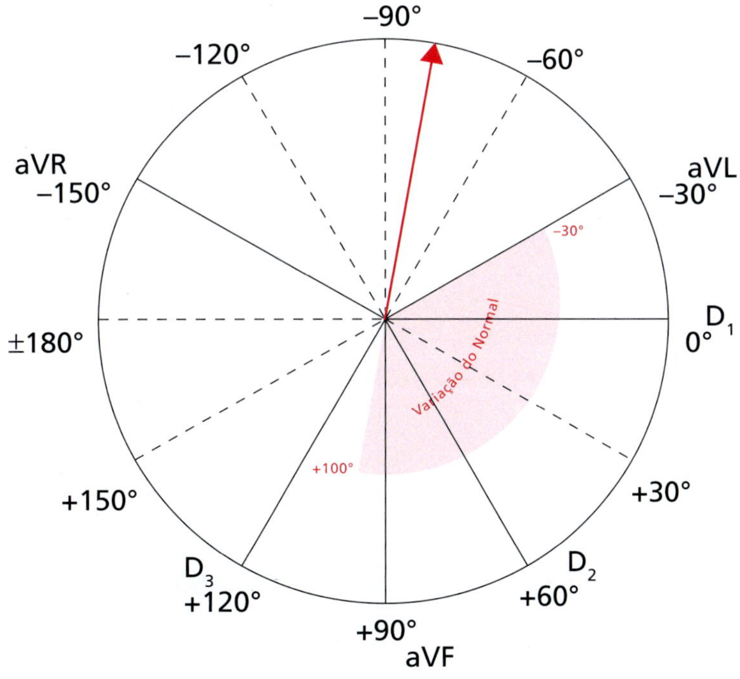

Figura 5.15 – Eixo elétrico médio do complexo QRS a –80°.

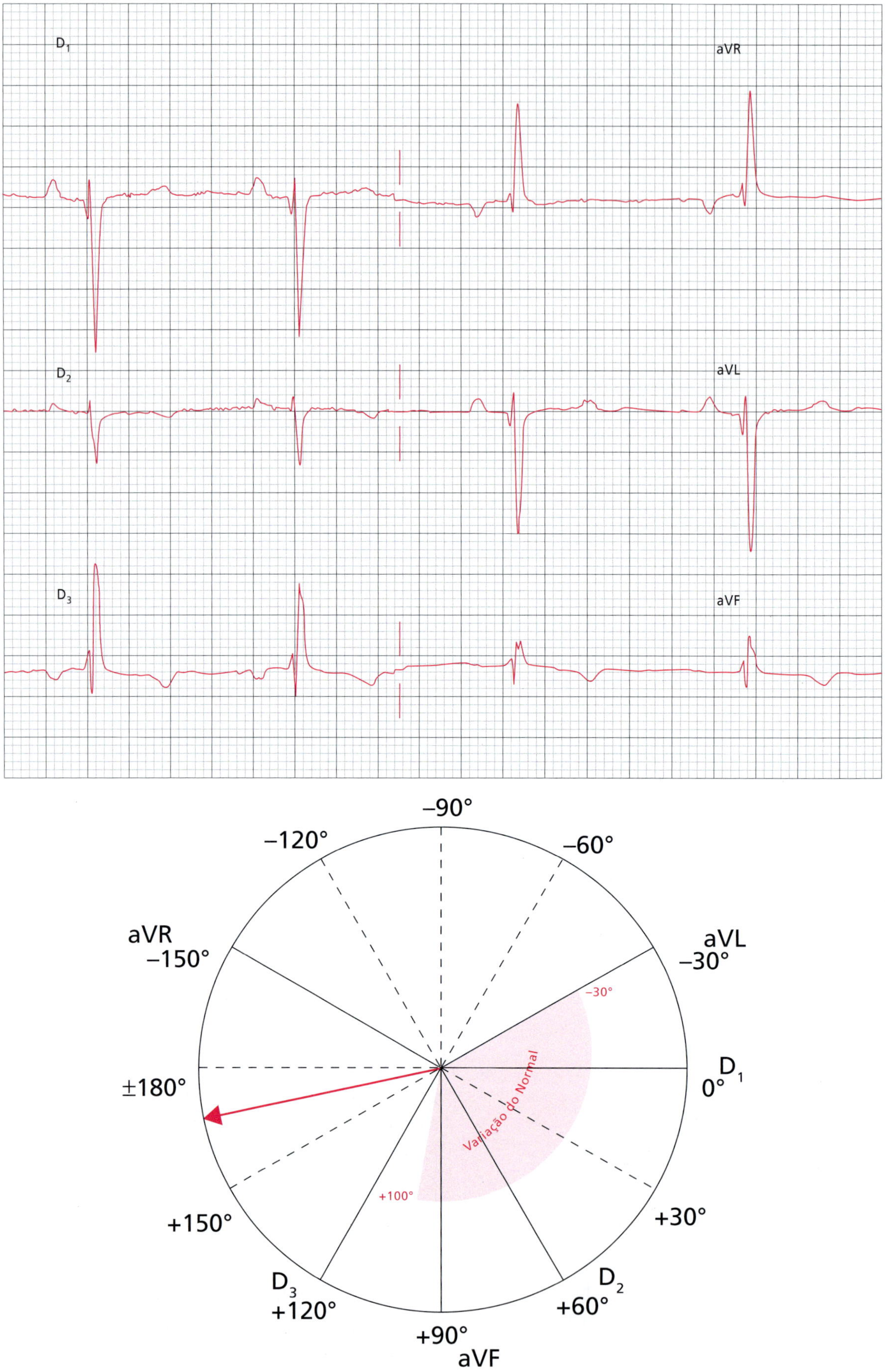

Figura 5.16 – Eixo elétrico médio do complexo QRS a +170° (observar o registro de ampla positividade em aVR).

978-85-7241-870-6

978-85-7241-870-6

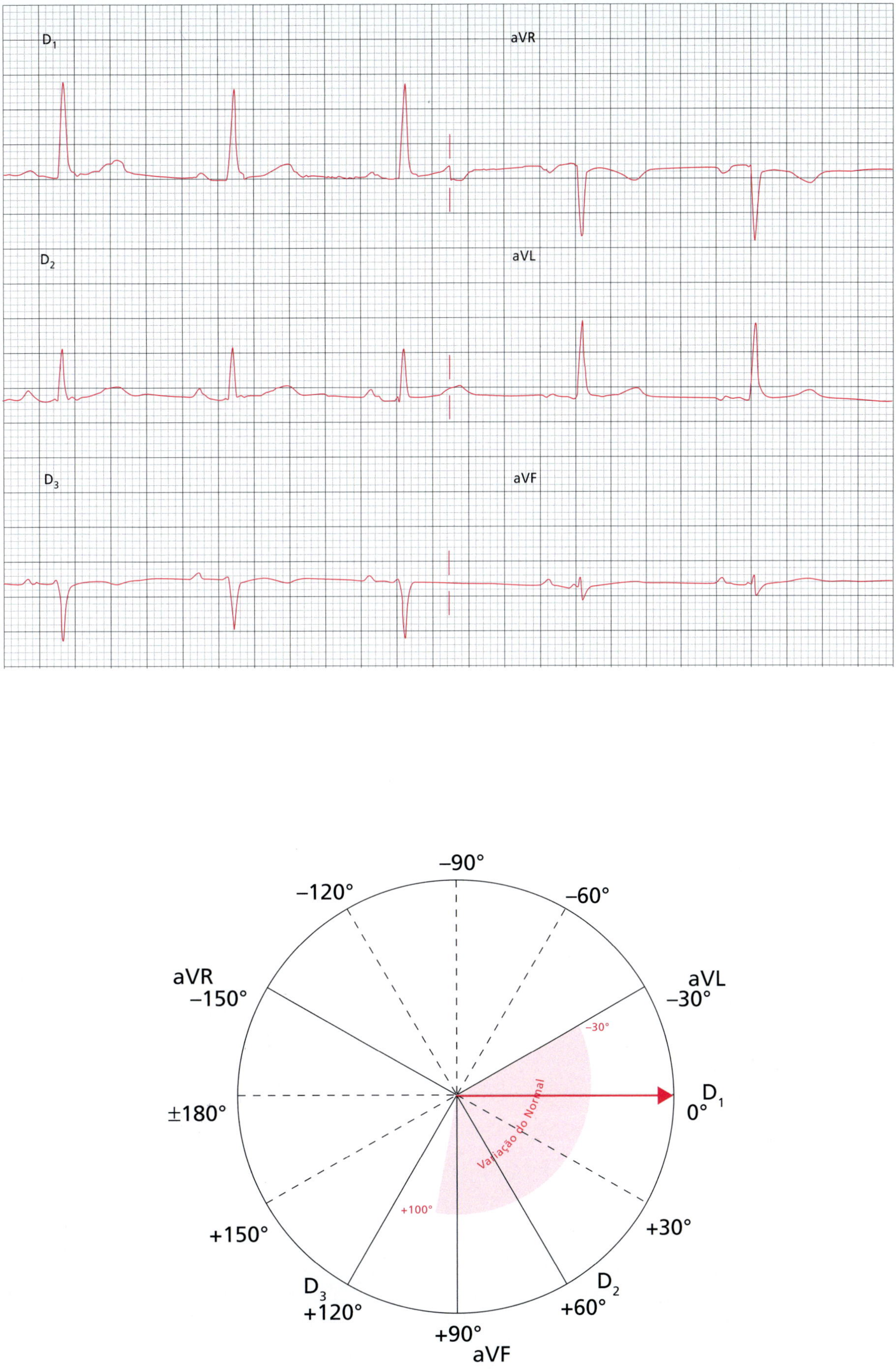

Figura 5.17 – Eixo elétrico médio do complexo QRS a 0° (observar o registro praticamente isodifásico do complexo QRS em aVF).

Capítulo 6

Eletrocardiograma Normal em Crianças

PRINCIPAIS DIFERENÇAS ENTRE O ELETROCARDIOGRAMA DE ADULTOS E CRIANÇAS

O eletrocardiograma (ECG) no primeiro ano de vida da criança é mais variável que o do adulto e, por isso, a variação da normalidade é muito maior. Consequentemente, é comum o diagnóstico errôneo de anormalidade diante de uma variante normal da criança.

Na criança, a determinação do *eixo elétrico médio* do complexo QRS no plano frontal (PF) é mais difícil. A despolarização ventricular tem maior expressão no plano sagital (PS) e é mais ou menos perpendicular à maioria das derivações do PF, acarretando o registro de complexos QRS isodifásicos em muitas derivações desse plano (Fig. 6.1). Isso é decorrente da posição mais horizontal do coração no tórax da criança.

A frequência cardíaca é bem maior nas crianças, contrastando com o intervalo PR e o complexo QRS que têm duração mais curta.

Nas crianças, há predomínio do ventrículo direito (*VD*), o que acarreta, com frequência, o diagnóstico errôneo de sobrecarga ventricular direita. Ainda, como grande parte das cardiopatias congênitas acaba evoluindo para a sobrecarga dessa câmara, o diagnóstico eletrocardiográfico baseia-se apenas em pequenas diferenças do ECG normal.

A Tabela 6.1 exibe os parâmetros eletrocardiográficos normais de crianças de 0 a 16 anos de idade.

FREQUÊNCIA CARDÍACA

Geralmente a frequência cardíaca (FC) da criança é muito maior que a do adulto. A FC do recém-nascido normal gira em torno de *150bpm*, mas pode alcançar *230bpm* se estiver agitado ou chorando. Esse parâmetro eleva-se até o 1º e o 2º mês de vida, retornando aos valores observados no nascimento em torno do 6º mês. Permanece estável durante os 6 meses seguintes e, após o 1º ano de vida, diminui lenta e progressivamente, atingindo os valores normais dos adultos apenas aos 12 anos de idade.

As alterações na atividade do nó sinusal relacionadas à idade parecem ser secundárias a modificações intrínsecas dessa estrutura, uma vez que as alterações do controle autonômico parecem ser menos importantes. Mesmo assim, admite-se que a diminuição da FC após o 1º ano de vida seja decorrente da maturação da inervação vagal do nó sinusal.

ONDA P

Apesar das amplas variações dos parâmetros do ECG pediátrico, os da onda P são semelhantes aos do adulto. No PF, o *eixo elétrico médio* da onda P varia de *0°* a +80°, mas geralmente fica em torno de +60°, orientado para a esquerda e para baixo. Por isso, a onda P é mais bem avaliada em D_2, com amplitude habitual em torno de *1,5mm* e limite máximo de *2,5mm*, caracteristicamente pontiaguda. Em V_1, de início, pode ser totalmente positiva, porém adquire a configuração difásica clássica do adulto, ou seja, positivo-negativa, gradualmente na infância. A duração é curta (0,05s), aumentando progressivamente até o valor do adulto (0,09s) na puberdade.

978-85-7241-870-6

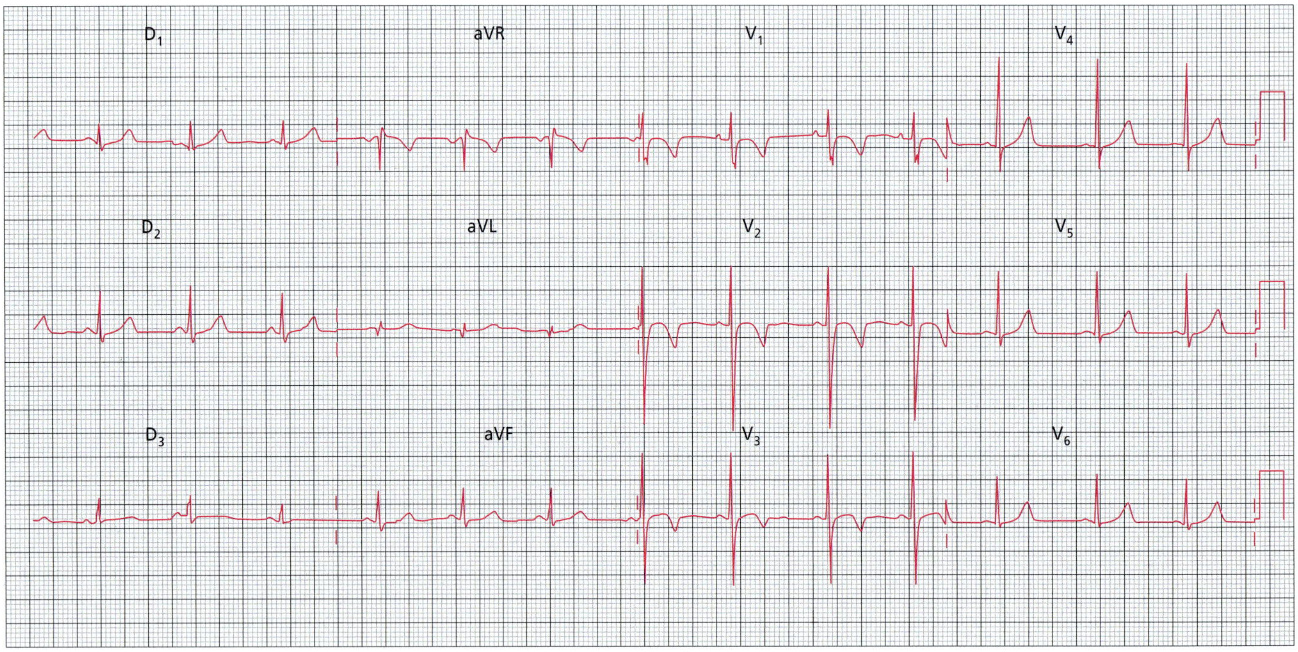

Figura 6.1 – Eletrocardiograma de criança saudável de 5 anos de idade. Observe as grandes amplitudes da onda R de V_1 a V_3 com onda T de polaridade negativa.

978-85-7241-870-6

TABELA 6.1 – **Valores normais de dados eletrocardiográficos, do nascimento aos 16 anos de idade**

	0-1 DIA		1-3 DIAS		3-7 DIAS		7-30 DIAS		1-3 MESES		3-6 MESES		6-12 MESES		1-3 ANOS		3-5 ANOS		5-8 ANOS		8-12 ANOS		12-16 ANOS	
FC (bpm)	94	155	91	158	90	166	106	182	120	179	105	185	108	169	89	152	73	137	65	133	62	130	60	120
ÂQRS	59	189	64	197	76	191	70	160	30	115	7	105	6	98	7	102	6	104	10	139	6	116	9	128
PR D_2 (ms)	0,08	0,2	0,08	0,14	0,07	0,15	0,07	0,14	0,07	0,13	0,07	0,15	0,07	0,16	0,08	0,15	0,08	0,16	0,09	0,16	0,09	0,17	0,09	0,18
QRS V_5 (ms)	0,02	0,1	0,02	0,07	0,02	0,07	0,02	0,08	0,02	0,08	0,02	0,08	0,03	0,08	0,03	0,08	0,03	0,07	0,03	0,08	0,04	0,09	0,04	0,09
P D_2 (mV)	0,005	0,28	0,03	0,28	0,07	0,29	0,07	0,30	0,07	0,26	0,04	0,27	0,06	0,25	0,07	0,25	0,03	0,25	0,04	0,25	0,03	0,25	0,03	0,25
Q aVF (mV)	0,01	0,34	0,01	0,33	0,01	0,35	0,01	0,35	0,01	0,34	0,00	0,32	0,00	0,33	0,00	0,32	0,00	0,29	0,00	0,25	0,00	0,27	0,00	0,24
Q V_1 (mV)	0,00	0,00	0,00	0,00	0,00	0,00	0,00	0,00	0,00	0,00	0,00	0,00	0,00	0,00	0,00	0,00	0,00	0,00	0,00	0,00	0,00	0,00	0,00	0,00
Q V_6 (mV)	0,00	0,17	0,00	0,22	0,00	0,28	0,00	0,28	0,00	0,26	0,00	0,26	0,00	0,30	0,00	0,28	0,01	0,33	0,01	0,46	0,01	0,28	0,00	0,29
R V_1 (mV)	0,50	2,60	0,50	2,70	0,30	2,50	0,30	1,20	0,30	1,90	0,30	2,00	0,20	2,00	0,20	1,80	0,10	1,80	0,10	1,40	0,10	1,20	0,10	1,00
R V_6 (mV)	0,00	1,20	0,00	1,20	0,10	1,20	0,30	1,60	0,50	2,10	0,60	2,20	0,60	2,30	0,60	2,30	0,80	2,50	0,80	2,60	0,90	2,50	0,70	2,30
S V_1 (mV)	0,10	2,30	0,10	2,00	0,10	1,70	0,00	1,10	0,00	1,30	0,00	1,70	0,10	1,80	0,10	2,10	0,20	2,20	0,30	2,30	0,30	2,50	0,30	2,20
S V_6 (mV)	0,00	1,00	0,00	0,90	0,00	1,00	0,00	1,00	0,00	0,70	0,00	1,00	0,00	0,80	0,00	0,70	0,00	0,60	0,00	0,40	0,00	0,40	0,00	0,40
T V_1 (mV)	-0,30	0,40	-0,40	0,40	-0,50	0,30	-0,50	-0,10	-0,60	-0,10	-0,60	-0,10	-0,60	-0,20	-0,60	-0,10	-0,60	0,00	-0,50	0,20	-0,40	0,30	-0,40	0,30
T V_6 (mV)	-0,05	0,35	0,00	0,35	0,00	0,40	0,10	0,50	0,10	0,50	0,10	0,60	0,10	0,55	0,10	0,60	0,15	0,70	0,20	0,75	0,20	0,70	0,10	0,70
R/S V_1	0,10	9,90	0,10	6,00	0,10	9,80	1,00	7,00	0,30	7,40	0,10	6,00	0,10	4,00	0,10	4,30	0,03	2,70	0,02	2,00	0,02	1,90	0,02	1,80
R/S V_6	0,10	9,00	0,10	12,00	0,10	10,00	0,10	12,00	0,20	14,00	0,20	18,00	0,20	22,00	0,30	27,00	0,60	30,00	0,90	30,00	1,50	33,00	1,40	39,00

ÂQRS = ângulo QRS; FC = frequência cardíaca.

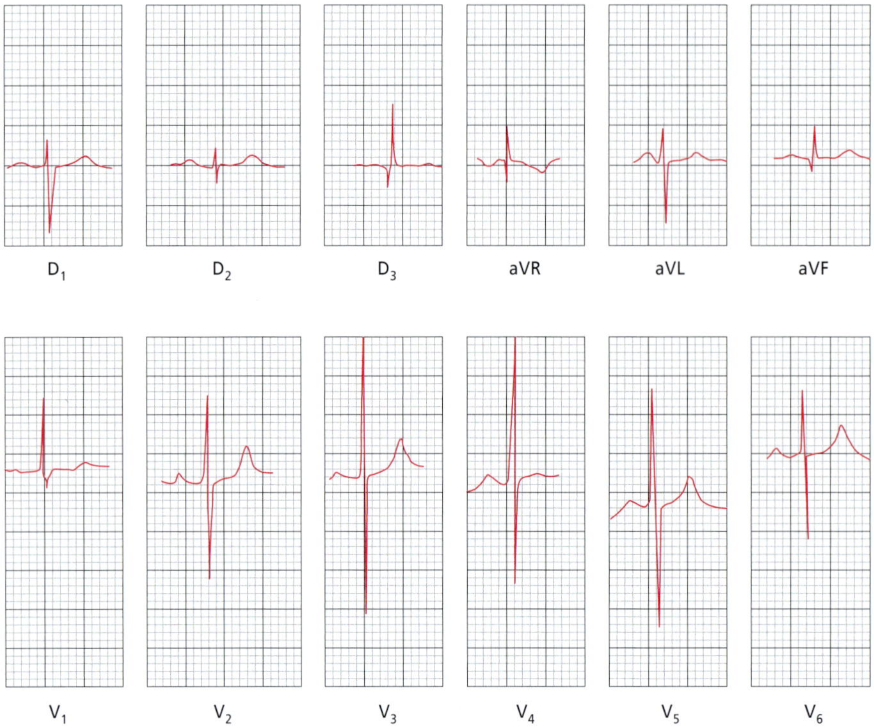

978-85-7241-870-6

Figura 6.2 – Eletrocardiograma de recém-nascido normal, com 2 dias de vida. Eixo elétrico médio da onda P em +60° e do complexo QRS em +150°. Na derivação V_1 observa-se morfologia Rs, com onda T tendendo a se tornar negativa (– +), e complexo com morfologia rS na derivação V_6.

INTERVALO PR

No recém-nascido, o intervalo PR varia de *0,07 a 0,14s*, com valor médio de *0,10s*. Fatores autonômicos podem provocar a diminuição desse intervalo até o 1º mês de vida, porém não inferior a 0,09s. Após esse período, aumenta de forma progressiva até *0,14s* na puberdade, provavelmente em virtude do aumento das dimensões dos átrios e da diminuição da velocidade de condução no nó AV. O reconhecimento da *síndrome de pré-excitação* pode ser muito difícil, porém alguns pesquisadores acrescentam outros critérios diagnósticos eletrocardiográficos, como a ausência de ondas Q em derivações precordiais laterais esquerdas e a existência de desvio do eixo elétrico médio do complexo QRS para a esquerda no PF, em crianças com intervalo PR inferior a 0,10s.

COMPLEXO QRS

Eixo Elétrico Médio do Complexo QRS

Ao nascer, o eixo elétrico médio do complexo QRS no PF está orientado para a direita, habitualmente próximo a *+140°*. No entanto, os limites para o recém-nascido de termo variam de *+50°* a *+200°*. Assim, o complexo QRS é predominantemente negativo no PF, provocando o registro de ondas rS em D_1 e refletindo o predomínio do *VD* sobre o ventrículo esquerdo (*VE*).

É oportuno lembrar que a sequência da despolarização ventricular é a mesma do adulto. Semelhantemente, fatores extracardíacos podem influenciar a orientação espacial do eixo elétrico médio do complexo QRS, como a massa relativa de ambos os ventrículos, a posição do coração no tórax, o biótipo e a impedância dos tecidos que se interpõem entre o coração e os eletrodos. Como durante a vida fetal (antes de 31 semanas de gestação) as dimensões do VE são maiores que as do VD, o predomínio dessa câmara é menos evidente no recém-nascido pré-termo que no recém-nascido a termo, resultando em maior voltagem em derivações precordiais médias e laterais esquerdas.

O eixo elétrico médio do complexo QRS começa a desviar-se para a esquerda e para baixo alguns dias após o nascimento. Com 1 mês, encontra-se próximo a +115°; com 3 meses, de +90° a +80°; e, entre 6 meses e 1 ano de vida, entre +90° e +60°, mantendo progressivamente esse desvio para a esquerda com o envelhecimento. Obviamente, no PF, a amplitude das ondas R e S acompanham o desvio do eixo elétrico médio para a esquerda, ou seja, onda R progressivamente mais ampla em D_2 e onda S também progressivamente mais profunda em aVR.

Complexo QRS nas Derivações Precordiais

No recém-nascido, as características morfológicas do complexo QRS nas derivações precordiais são as seguintes:

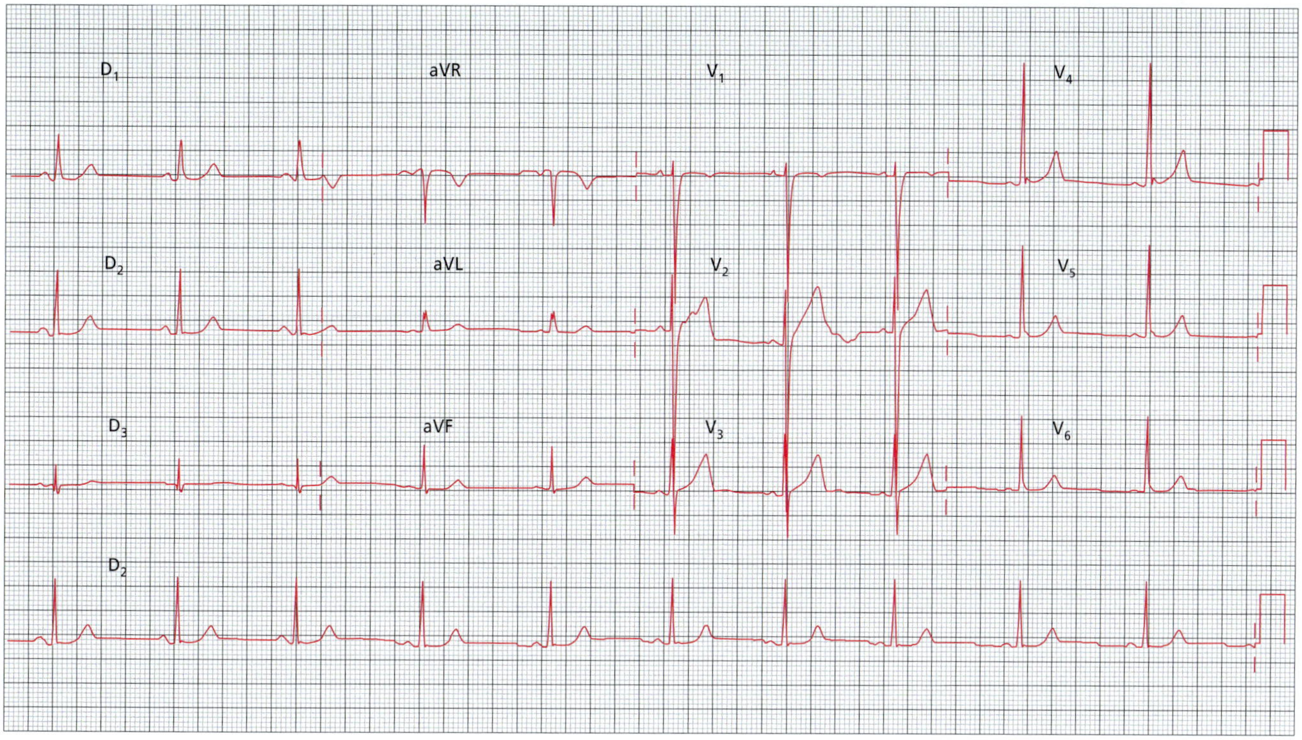

Figura 6.3 – Eletrocardiograma de adolescente de 16 anos de idade. Observe a maior amplitude das ondas R de V_1 a V_3.

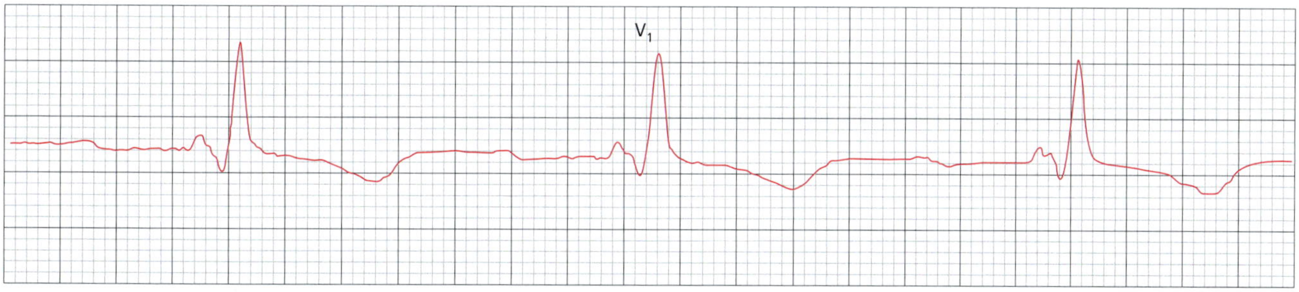

Figura 6.4 – Eletrocardiograma infantil com entalhe da onda R em V_1.

978-85-7241-870-6

- Onda R ampla em V_1 (16mV), com diminuição progressiva dessa amplitude de V_2 a V_6, registrando complexos RS (Fig. 6.2). As ondas RS chegam a ter a mesma amplitude em V_1 entre os 6 e os 12 meses de idade. Ainda aos 16 anos de idade, a onda R nessa derivação e também em V_2 tem maior amplitude que no adulto (Fig. 6.3).
- Podem existir entalhes na onda R em V_1, registrando morfologia rR'. Da mesma forma, o registro de ondas R secundárias (r' ou R') é frequentemente normal em recém-nascidos. Em V_6, a onda R tem pequena amplitude, geralmente com complexos rS e, em seguida, a magnitude da onda R aumenta progressivamente com a maturidade (Fig. 6.4).
- Do nascimento aos 6 meses de idade, a onda R em V_1 é mais ampla que a de V_6. As duas amplitudes tornam-se praticamente iguais dos 6 aos 12 meses de idade e, a seguir, ocorre aumento progressivo da amplitude dessa onda em V_6, que supera a de V_1.
- Normalmente, observam-se ondas Q nas derivações inferiores e precordiais laterais esquerdas. Os valores normais de amplitude da onda Q variam com a idade e com a derivação analisada, podendo chegar a 0,55mV em D_3 ou 0,33mV em aVF, mas a duração não supera 0,03s.

Duração do Complexo QRS

No recém-nascido, a duração do complexo QRS habitualmente é 0,065s. Pode chegar a 0,04s na primeira semana, persistindo até 3 meses de idade. Depois desse período, passa a aumentar progressivamente até o valor do adulto, isto é, em torno de 0,09s.

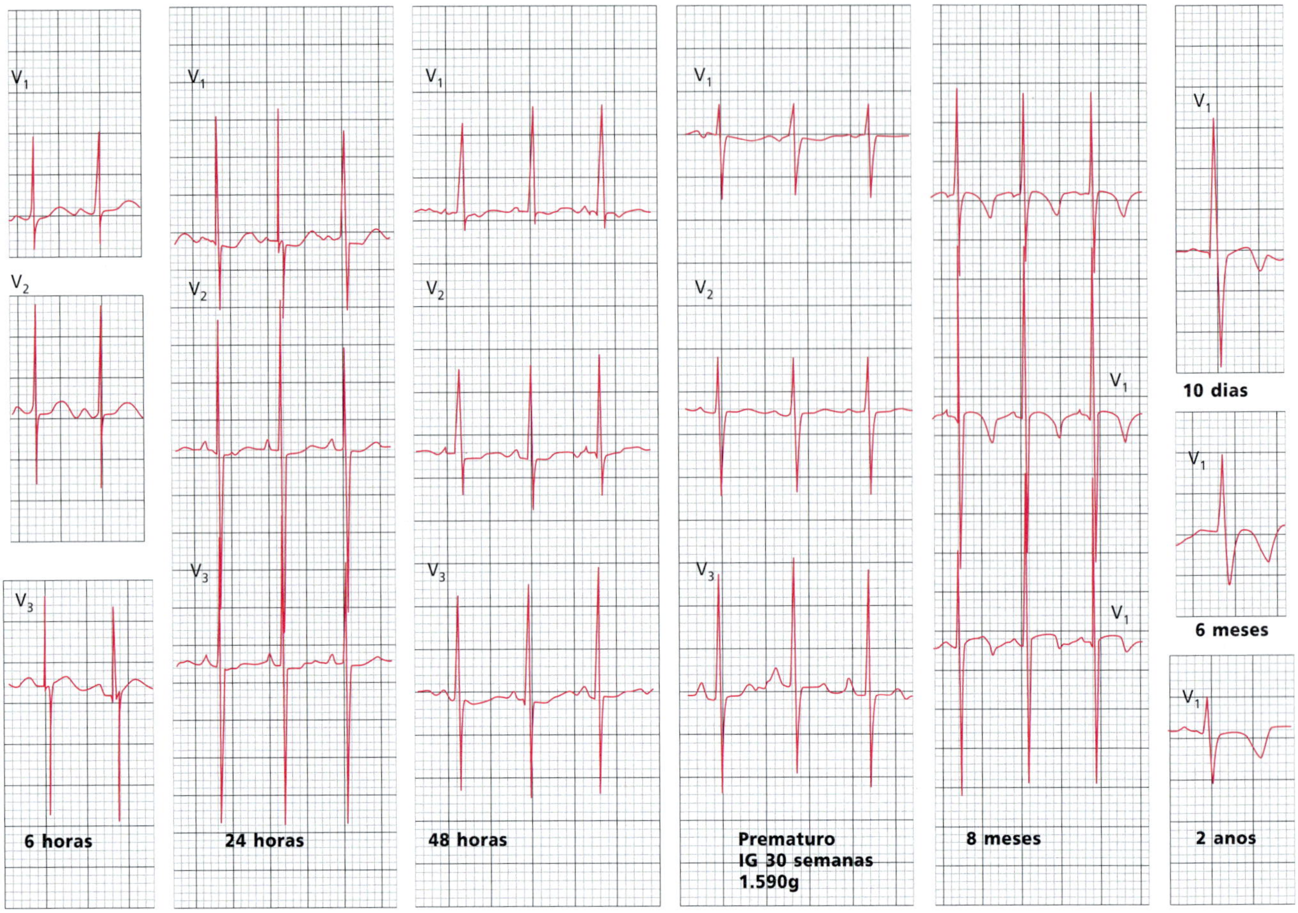

Figura 6.5 – Modificações da onda T nos eletrocardiogramas de crianças de 6 horas de vida e 2 anos de idade. Observar a importância dos padrões registrados em precordiais. IG = idade gestacional.

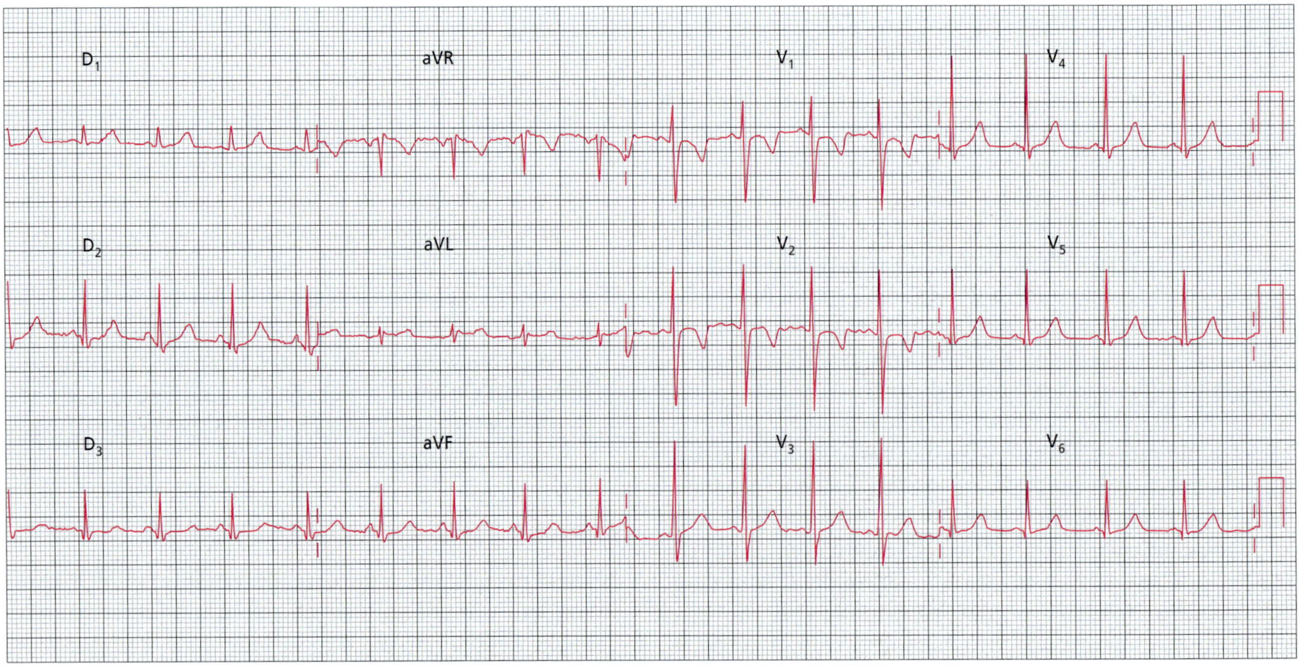

Figura 6.6 – Traçado eletrocardiográfico de jovem de 16 anos de idade com persistência do padrão juvenil.

978-85-7241-870-6

Segmento ST

Devido à FC elevada, as ondas P costumam coincidir com o início da onda T, dificultando o registro de verdadeira linha isoelétrica. De maneira geral, não se observa supradesnível acima de 1mm em recém-nascidos. É possível identificar pequenos graus desse fenômeno nas derivações em que a onda T está em transição.

Onda T

Ao nascer, a onda T é positiva em todas as derivações (Fig. 6.5), porém em horas ou dias tornam-se negativas. Permanecem negativas até os 7 anos de idade, quando passam a ser positivas, com exceção de V_1, a única derivação precordial a manter a onda T negativa. Entretanto, as ondas T podem permanecer negativas de V_1 a V_4 até a idade adulta, caracterizando a denominada "*persistência do padrão juvenil*" (Fig. 6.6).

978-85-7241-870-6

Intervalo QT

A medida do intervalo QT é difícil pelas mesmas razões da avaliação do segmento ST, envolvendo a FC elevada e a superposição da onda T sobre a onda P. Além disso, a dificuldade aumenta quando há variação do intervalo RR, fato comum em pacientes pediátricos em decorrência de arritmia sinusal, atrapalhando a escolha do intervalo para a correção do QT (fórmula de Bazett – divisão do intervalo QT em segundos pela raiz quadrada do intervalo RR em segundos).

A importância dessa avaliação é justificada pelo diagnóstico da síndrome do QT longo congênita e pelas modificações da duração desse intervalo provocadas por drogas. Semelhantemente aos adultos, o intervalo QT corrigido (QTc) deve ser inferior a 460ms. Os limites superiores variam de 440 a 460ms, e intervalos com valores que ultrapassam esses limites são seguramente anormais.

ARTEFATOS

Os artefatos são comuns no ECG pediátrico, obviamente pela movimentação dos membros, pelos movimentos respiratórios, pelo choro e pela agitação, característicos dessa faixa etária. Além disso, também ocorre interferência elétrica de outros aparelhos, como monitores, incubadoras e outros equipamentos de manutenção da vida. Como a maioria desses fenômenos é intermitente, a análise do ECG pode não ser prejudicada, principalmente quando não compromete o ritmo intrínseco. Por exemplo, uma deflexão registrada 0,08s após o verdadeiro complexo QRS não pode ser explicada do ponto de vista eletrofisiológico e, com certeza, constitui artefato.

Capítulo 7

Eletrocardiograma na Sobrecarga de Câmaras

CONCEITOS FUNDAMENTAIS

Emprega-se o termo *sobrecarga* quando uma câmara cardíaca é submetida a maior volume de sangue – *sobrecarga volumétrica* – ou tenha que vencer maior resistência para a ejeção de determinado volume – *sobrecarga pressórica*. Dessa maneira, deixa-se de utilizar os termos "*hipertrofia*", "*dilatação*" e "*aumento de câmaras*", mais adequados aos métodos de imagem, como a ecocardiografia, e estudos necroscópicos.

Alguns tratados clássicos de cardiologia passaram a usar o termo *anormalidade* atrial direita ou esquerda, com o objetivo de evitar os termos já referidos, obviamente sem vantagens sobre a designação *sobrecarga*.

SOBRECARGAS ATRIAIS

As sobrecargas atriais provocam modificações na onda P, refletindo alterações da *pressão* ou também do *volume sanguíneo* intra-atrial, além de atraso da condução interatrial ou mudança do ponto de origem da onda P.

Sobrecarga Atrial Direita

A sobrecarga atrial direita (*SAD*) manifesta-se eletrocardiograficamente pelo exagero da onda de ativação do átrio direito (*AD*), ou seja, pela intensificação das forças elétricas iniciais anteriores e inferiores ou, simplesmente, *aumento da voltagem da onda P*.

Para o reconhecimento do aumento da voltagem da onda P, é necessária a memorização das características morfológicas e medidas *normais* dessa deflexão do ECG (Fig. 7.1).

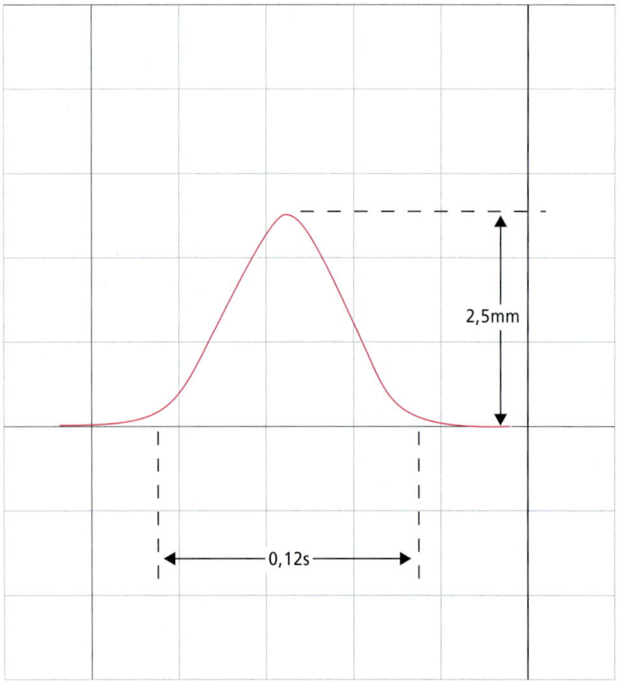

Figura 7.1 – A onda P normal não ultrapassa 2,5mm de amplitude e tem duração inferior a 0,12s.

Os critérios eletrocardiográficos clássicos de SAD são (Fig. 7.2):

- Onda P pontiaguda e com aumento da amplitude, geralmente acima de 2,5mm, nas derivações inferiores (D_2, D_3 e aVF) e com duração normal (*P pulmonale*).
- Aumento da amplitude da porção inicial da onda P nas derivações V_1, V_2 e V_4R, geralmente acima de 1,5mm.
- Desvio do eixo elétrico médio da onda P para a direita no plano frontal (PF) ≥ +80°.
- Alterações do complexo QRS que sugerem SAD (complexo qR na derivação V_1 e diminuição da amplitude do complexo QRS na derivação V_1, com nítido aumento desse complexo em V_2 – sinal de Peñaloza e Tranchesi).

978-85-7241-870-6

Aumento da Amplitude da Onda P – *P pulmonale*

Infelizmente, o *aumento da amplitude da onda P*, sem aumento concomitante da duração, *tem baixa sensibilidade e especificidade para o diagnóstico eletrocardiográfico de SAD*. No entanto, nas pneumopatias crônicas, existe maior correlação entre aumento de amplitude da onda P e SAD, principalmente em derivações inferiores. Isso provavelmente seja decorrente da hiperinsuflação pulmonar, com consequente rebaixamento do diafragma e deslocamento vertical do coração, e maior estimulação adrenérgica (Fig. 7.2).

O aumento da amplitude da onda P na vigência de cardiopatia congênita, denominada *P congenitale* (Fig. 7.3), parece ser mais frequente nos casos que se acompanham de aumento da pressão do AD e de baixa saturação arterial. Entretanto, a onda P tem amplitude normal nos casos de sobrecarga volumétrica do AD, como na comunicação interatrial (CIA), sem hipertensão pulmonar.

Aumento da Porção Inicial da Onda P nas Derivações Inferiores V_1, V_2 e V_4R acima de 1,5mm

A porção inicial positiva da onda P em derivações precordiais direitas, em geral, tem amplitude inferior a 1,5mm. Na vigência de SAD, essa porção costuma ultrapassar 1,5mm, tornando-se pontiaguda e simétrica. O componente negativo da onda P torna-se progressivamente menor ou desaparece por completo (Fig. 7.4).

Desvio do Eixo Elétrico Médio da Onda P para a Direita no Plano Frontal Maior ou Igual a +80°

Como já mencionado no Capítulo 5, na SAD, o eixo elétrico médio da onda P desvia-se para a direita, podendo ultrapassar o limite superior de *+80°* no PF e,

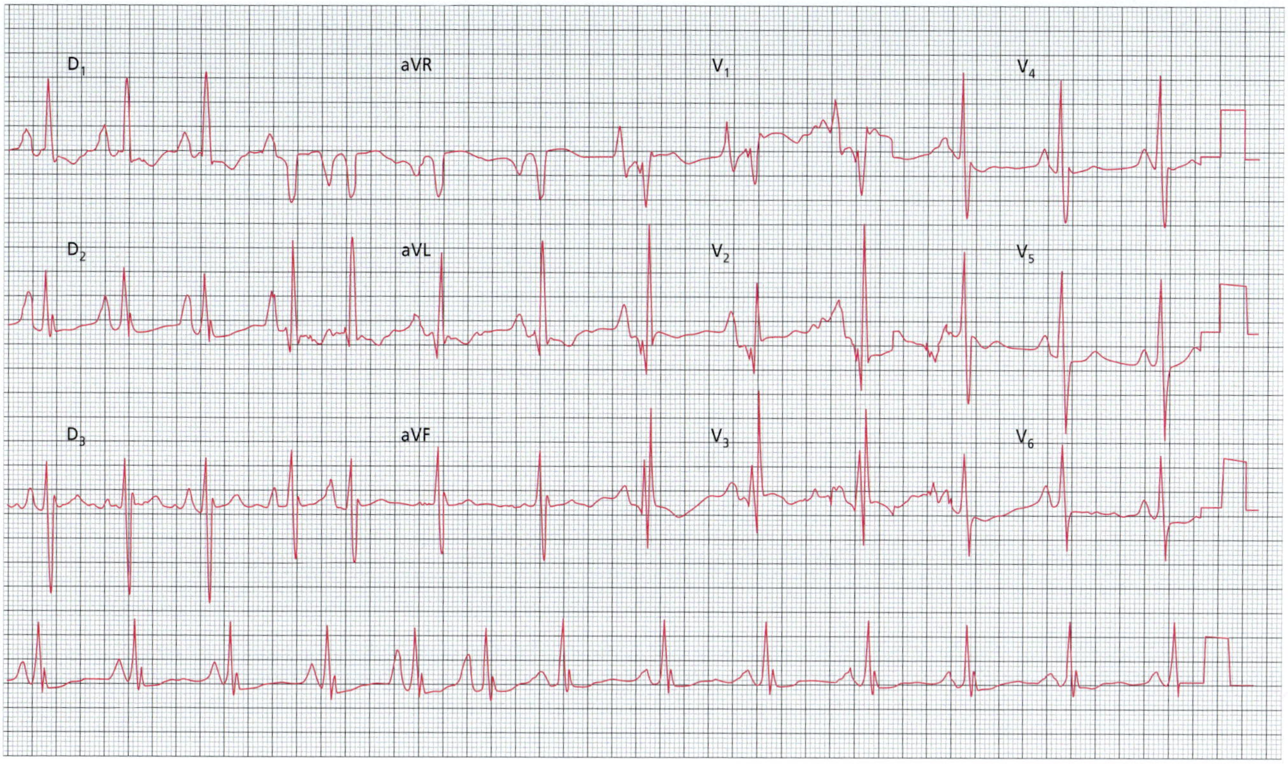

Figura 7.2 – Traçado de sobrecarga atrial direita. Atentar para a variação de morfologia na derivação D_2: ondas P de 7mm, nos quinto e sexto batimentos e de 3mm, nos sétimo, oitavo e nono batimentos. Existe infradesnível do segmento PR nas derivações inferiores determinado pela repolarização atrial (onda T atrial [Ta]).

raramente, alcançar *+90°*, tornando-se isodifásica ou de baixa amplitude em D_1, negativa em aVL e positiva em aVF. Os desvios mais pronunciados do eixo elétrico da onda P para a direita acontecem na doença pulmonar obstrutiva crônica (DPOC).

978-85-7241-870-6

Alterações do Complexo QRS que Sugerem Sobrecarga Atrial Direita

Complexo qR em V_1

Constitui sinal indireto de SAD, caracterizado pelo registro de onda Q, com complexos QR, Qr, qR ou qRS, em derivações precordiais direitas (com maior frequência em V_1, mas pode estender-se até V_3 e V_4), na ausência de infarto do miocárdio ou bloqueio de ramo. Não depende de modificações da morfologia da onda P, manifestando-se até na ausência desta, como na fibrilação atrial (Fig. 7.5).

Diminuição da Amplitude do Complexo QRS na Derivação V_1, com Nítido Aumento desse Complexo em V_2

Sinal de Peñaloza e Tranchesi

Constitui outro sinal indireto de SAD, caracterizado pelo registro de complexos QRS de baixa amplitude

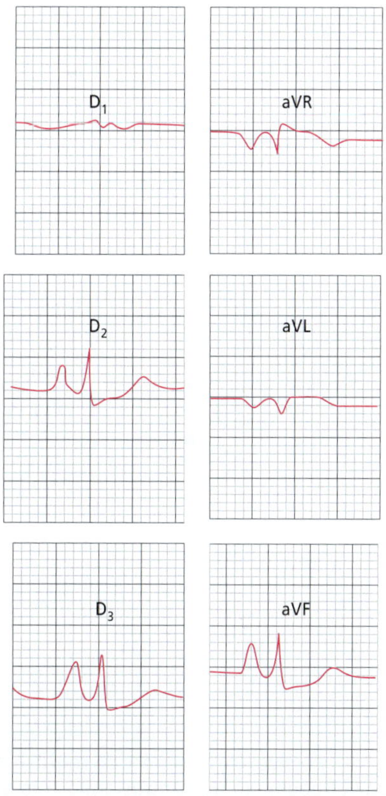

Figura 7.3 – Sobrecarga atrial direita – *P congenitale* – observe que a amplitude da onda P em D_1 é menor que a de D_3.

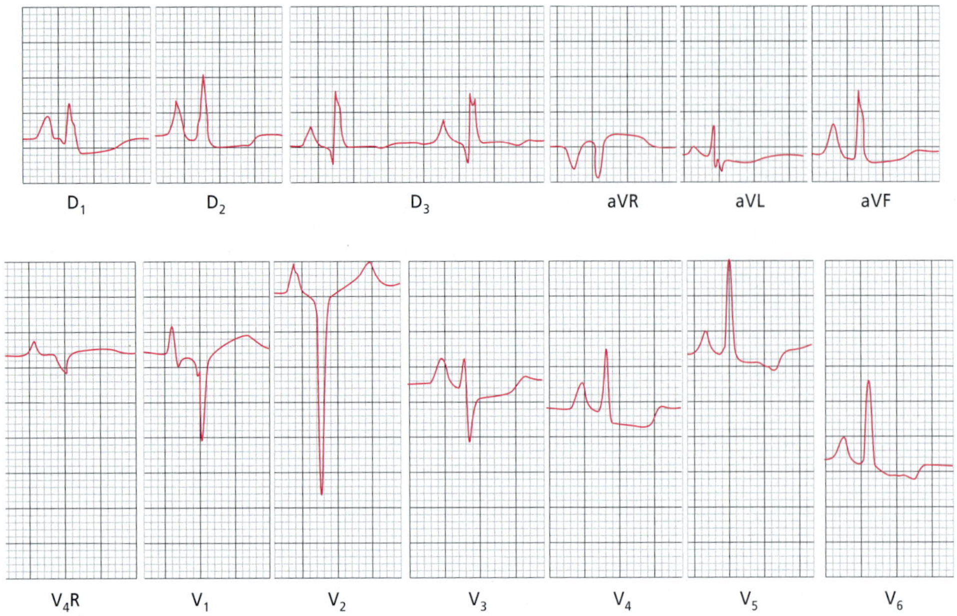

Figura 7.4 – Cardiopatia restritiva do coração direito em criança de 12 anos. Átrio direito gigante devido à insuficiência da tricúspide. Acentuada sobrecarga atrial direita. Onda P de 5mm em V_1 e D_2. Atentar para a onda q em V_1 e V_2 (rotação horária do septo interventricular).

978-85-7241-870-6

em V_1 (podendo envolver V_1, V_2 e até V_3), em franco contraste com a maior amplitude dos complexos das derivações seguintes. Admite-se que a gênese elétrica desse registro seja a interposição do AD dilatado entre o eletrodo explorador e o VD (Fig. 7.6).

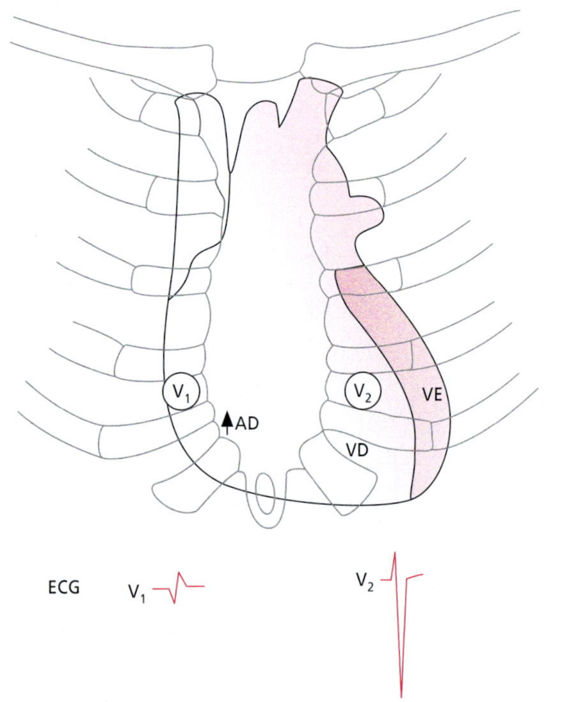

Figura 7.5 – Possível eletrogênese do registro de complexos QRS de baixa voltagem em V_1, contrastando com a voltagem em V_2. A dilatação atrial como que "afastaria" o eletrodo explorador (localizado em V_1) do ventrículo direito (VD). AD = átrio direito; ECG = eletrocardiograma; VE = ventrículo esquerdo.

Evidencia-se SAD nas seguintes condições clínicas:

- *Pneumopatias agudas*: asma brônquica e embolismo pulmonar crônicos – enfisema pulmonar e bronquite.
- *Cardiopatia valvar*: valvopatia tricúspide (estenose e insuficiência).
- *Cardiopatia congênita*: estenose da valva pulmonar, CIA, anomalia de Ebstein e tetralogia de Fallot.

Sobrecarga Atrial Esquerda

A sobrecarga atrial esquerda (*SAE*) manifesta-se eletrocardiograficamente pelo exagero da onda de ativação do átrio esquerdo (*AE*) para a esquerda e, posteriormente, *aumentando, principalmente, a duração da onda P*. Os critérios eletrocardiográficos clássicos de SAE são:

- Aumento da duração da onda P em D_2 superior a 110ms, em adultos (> 90ms em crianças).
- Onda P entalhada e bífida em D_2, com intervalo entre os ápices superior a 40ms (0,04s ou 1mm).
- Componente final negativo da onda P em V_1 com duração superior a 40ms (0,04s ou 1mm) e amplitude negativa na mesma derivação ≥ 1mm.
- Desvio do eixo elétrico médio da onda P para a esquerda.

Aumento da Duração da Onda P

Constitui sinal eletrocardiográfico frequente de SAE, com baixa sensibilidade e alta especificidade. O aumento da duração da onda P tem maior correlação com o volume e a pressão do AE (Fig. 7.7).

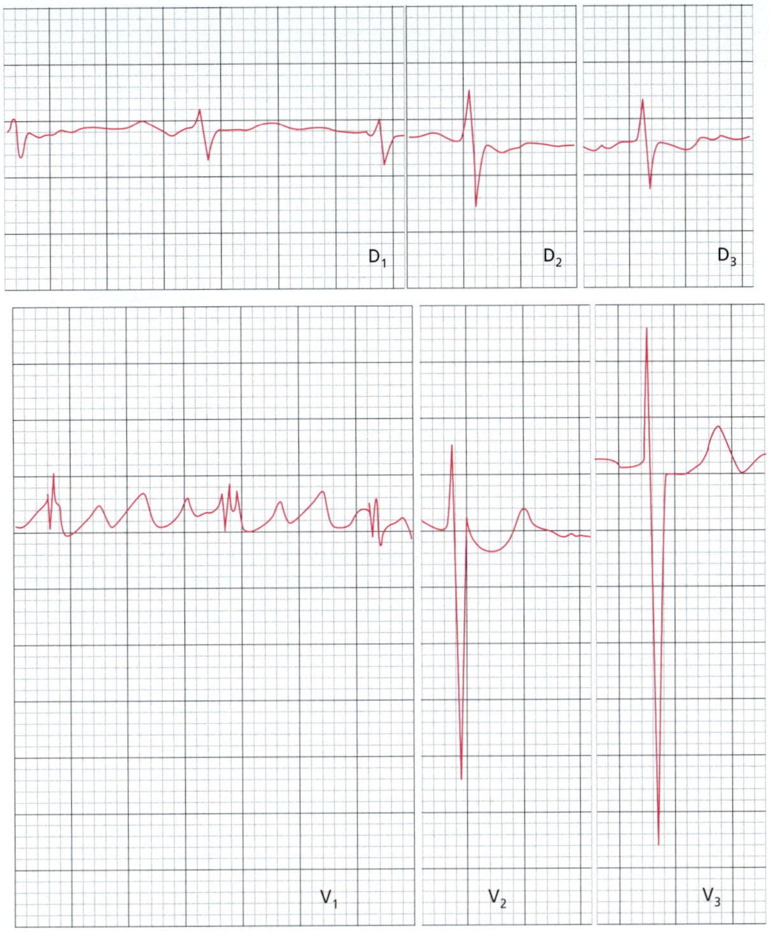

Figura 7.6 – Dilatação atrial direita em presença de fibrilação atrial. O ritmo ventricular é irregular e os complexos QRS são polifásicos (do tipo rsr's') de baixa voltagem em V_1, contrastando com a voltagem de V_2 e V_3. Paciente de 36 anos, portadora de lesão mitral reumática com insuficiência tricuspídea.

Alterações da Morfologia da Onda P – Entalhada e Bífida

A alteração morfológica da onda P mais comum relacionada à SAE é o registro dessa onda *entalhada* e *bífida* em D_1, D_2, aVL, V_2, V_3 e V_4, com os dois ápices bem distanciados, geralmente acima de 40ms, correspondendo primeiro à ativação do AD e, posteriormente, à do AE (Figs. 7.7 e 7.8). Também tem baixa sensibilidade e alta especificidade, mas pode ser identificada na vigência de pericardite constritiva, miocardite, fibrose, isquemia ou infarto atrial, provavelmente associada a atrasos da condução interatrial, comprometendo, principalmente, o feixe de Bachmann.

978-85-7241-870-6

Componente Final Negativo da Onda P em V_1 com Duração Superior a 40ms e Amplitude Negativa na Mesma Derivação Maior ou Igual a 1mm

Como o componente do AE da ativação atrial está exacerbado, a derivação V_1 registra componente final negativo da onda P com maior duração e profundidade, isto é, superior a 1 *quadrado pequeno* (Fig. 7.7).

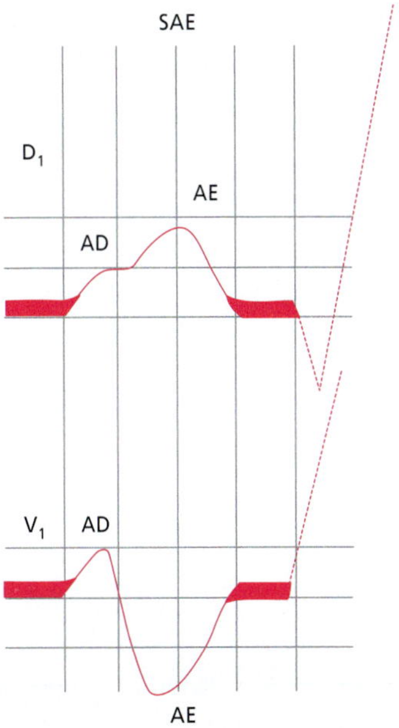

Figura 7.7 – Sobrecarga atrial esquerda (SAE). Onda P e seus componentes: despolarização dos átrios direito (AD) e esquerdo (AE). Segmento PR = 40ms.

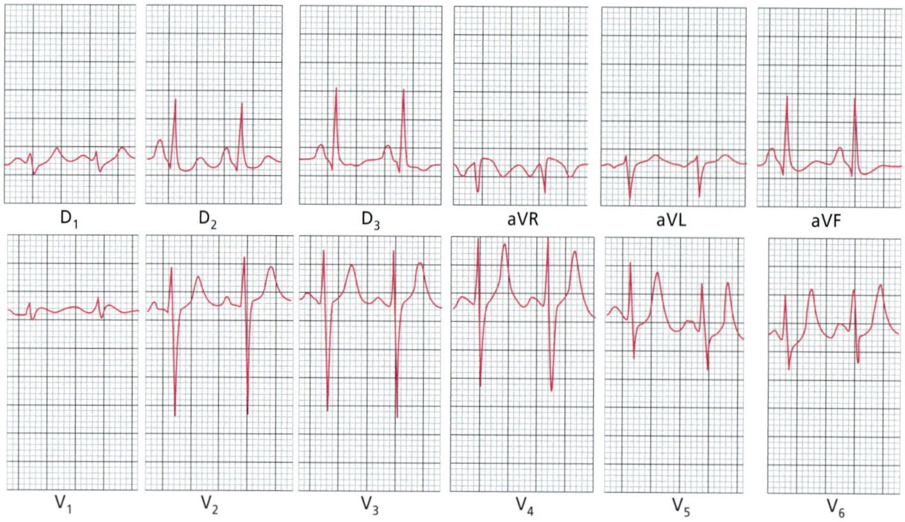

Figura 7.8 – Sobrecarga atrial esquerda em portador (18 anos de idade) de estenose mitral pura. A onda P é ampla e entalhada, medindo 0,11s de duração em D_1. A distância entre os dois ápices é de 0,55s. O desvio de ângulo de QRS para a direita evidencia sobrecarga da câmara ventricular direita. Onda P em D_2 com 3mm de amplitude sugere átrio esquerdo do tipo hipertrófico.

É oportuno chamar a atenção para o erro técnico comum na preparação para o registro do eletrocardiograma (ECG), que é o posicionamento incorreto e mais elevado (2º ou 3º espaços intercostais direitos) do eletrodo da derivação V_1, acarretando registro semelhante ao da SAE.

Desvio do Eixo Elétrico Médio da Onda P para a Esquerda

Como já mencionado no Capítulo 5, o eixo elétrico médio da onda P desvia-se para a esquerda, podendo ultrapassar o limite superior de 0° no PF. Alguns autores consideram desvio do eixo elétrico médio para a esquerda quando ultrapassa +20°. Isso acarreta o registro de deflexão positiva e tardia da onda P em aVL e porção terminal negativa em D_3 e aVF.

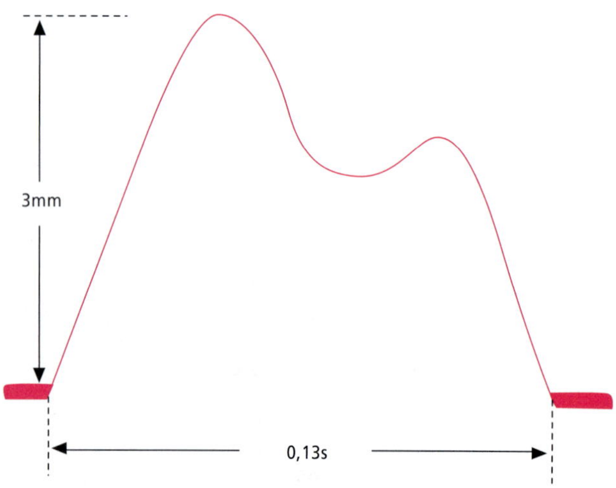

Figura 7.9 – Onda P na sobrecarga biatrial. Onda P bimodal, com aumento de voltagem da primeira porção (correspondente à ativação atrial direita) e da duração total.

Evidencia-se SAE nas seguintes condições clínicas:

- Cardiopatia valvar: estenose e insuficiência aórtica, insuficiência e estenose mitral.
- Cardiopatia hipertensiva: hipertensão arterial sistêmica.
- Cardiomiopatias.
- Doença arterial coronariana.

978-85-7241-870-6

Sobrecarga Biatrial

Manifesta-se pela concomitância de ambos os critérios para SAD e SAE, ou seja, onda P com aumento da duração e da amplitude (> 0,25mV), principalmente à custa da primeira porção (Fig. 7.9). Às vezes, aliado a sinais evidentes de SAE, evidencia-se desvio do eixo elétrico para a direita superior a +80° (SAD).

Nas derivações precordiais, é possível observar onda P ampla e pontiaguda em V_1 e V_2 (SAD), algumas vezes com pequena porção negativa, e onda P entalhada e prolongada em V_3, V_4 e V_5 (SAE). Em outras situações, evidenciam-se nítidos sinais de SAE, associados a complexos QRS de baixa voltagem em V_1, em franco contraste com a grande voltagem de V_2 (sinal de Tranchesi-Peñaloza) ou, ainda, ondas Q nas derivações precordiais direitas, correspondentes à SAD.

Evidencia-se sobrecarga biatrial (SBiA) nas seguintes condições clínicas:

- *Cardiopatia valvar*: estenose mitral associada à hipertensão pulmonar, estenose mitral associada à insuficiência tricúspide e estenose mitral e tricúspide.
- *Cardiopatia congênita*: CIA e síndrome de Lutembacher (CIA associada à estenose mitral).

SOBRECARGAS VENTRICULARES

Os padrões eletrocardiográficos de *sobrecarga ventricular* podem ser decorrentes de *dilatação* ou de *hipertrofia* da musculatura cardíaca. A *dilatação* de uma câmara decorre do estiramento da parede muscular, principalmente em virtude de *sobrecarga volumétrica*. Em contrapartida, a *hipertrofia* de uma câmara decorre do aumento das dimensões das fibras musculares cardíacas, com consequente aumento da espessura da parede muscular, principalmente em virtude de sobrecarga pressórica. Não é incomum a coexistência de dilatação e hipertrofia, e alguns autores acreditam que *somente a hipertrofia da musculatura cardíaca é capaz de alterar o ECG*.

É aconselhável ter em mente a baixa sensibilidade e especificidade dos diferentes critérios de sobrecarga de câmaras, tornando-se pouco exatos ou nulos na ausência de ritmo sinusal e na vigência de atrasos da condução intraventricular.

Sobrecarga Ventricular Direita

O predomínio fisiológico do VD, observado no recém-nascido, tende a desaparecer rapidamente com o desenvolvimento do indivíduo. Assim, no adulto, as manifestações eletrocardiográficas de sobrecarga ventricular direita (*SVD*), ou seja, as forças elétricas exacerbadas do VD, devem superar, no domínio do campo elétrico, as forças elétricas normais e de maior magnitude do VE. Consequentemente, a SVD tem expressão eletrocardiográfica extremamente polimorfa, com inúmeras variações de difícil sistematização.

Critérios Eletrocardiográficos para o Diagnóstico de Sobrecarga Ventricular Direita

Os critérios eletrocardiográficos para o diagnóstico de SVD envolvem:

- Desvio do eixo elétrico do complexo QRS para a direita (> 90° em adultos e > 110° em crianças).
  - Rotação do eixo elétrico do complexo QRS para a direita em sentido horário.
- Alterações do complexo QRS em V_1:
  - Onda R ampla (padrões qR, rR e rsR').
  - Complexos RS (padrões Rs ou Rsr').
  - Complexos rS (rS ou rsr').
- Aumento da voltagem do complexo QRS:
  - Onda R em $V_1 \geq 0{,}7$mV.
  - Onda S em $V_1 < 0{,}2$mV.
  - rsr' em $V_1 > 1$mV.
  - Onda R em V_1 + onda S em V_5 ou $V_6 > 1{,}05$mV.
  - Onda R em aVR > 0,5mV e onda R em V_5 e V_6 < 0,5mV.
- Complexos RS ou rS em derivações precordiais esquerdas.
- Aumento do tempo de ativação ventricular em derivações orientadas para a direita.
- Síndrome S_1, S_2, S_3.
- Alterações da repolarização ventricular em derivações precordiais direitas.

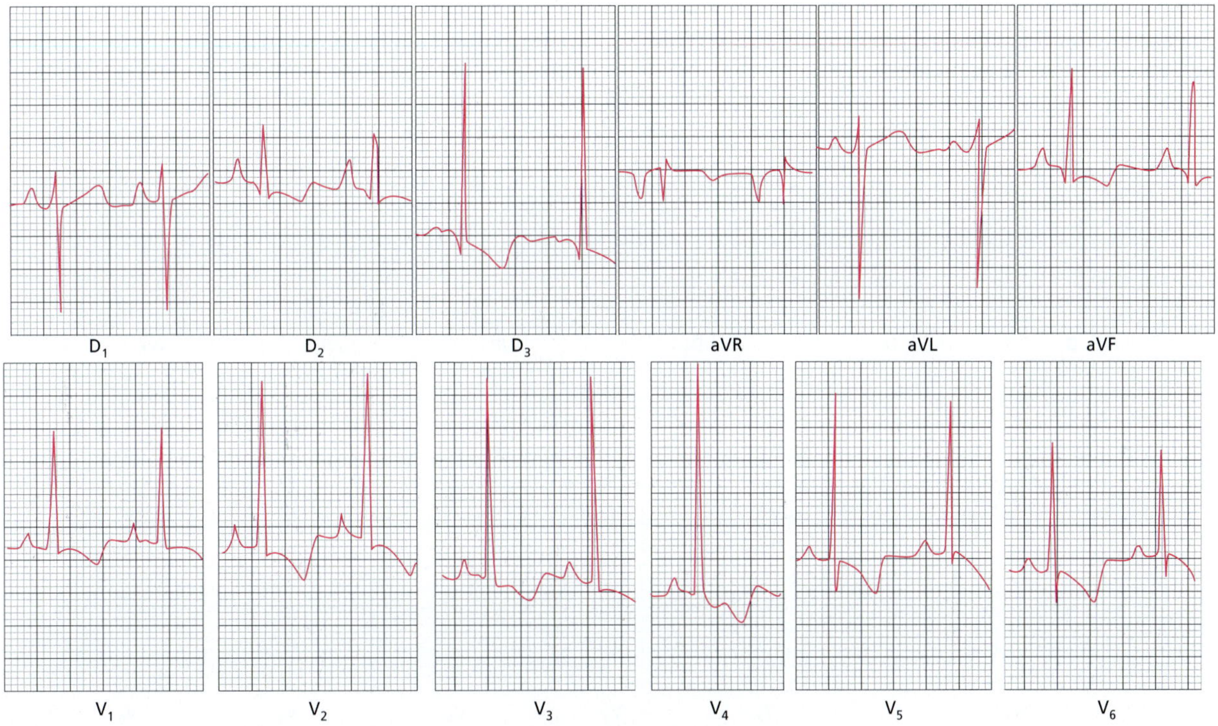

Figura 7.10 – Sobrecarga ventricular direita (SVD) de padrão sistólico, relacionada à obstrução da via de saída desta câmara. A morfologia R pura com onda T negativa é observada de V_1 a V_6 (rotação horária acentuada pela importante SVD).

978-85-7241-870-6

Desvio do Eixo Elétrico do Complexo QRS para a Direita

Constitui o critério mais comum de SVD e, eventualmente, o único. Em adultos, o desvio do eixo elétrico médio do complexo QRS além de *+90°* (quadrante inferior direito) é anormal e decorrente de hipertrofia da parede livre do VD. Quando a hipertrofia for maior nas regiões basais dessa câmara, o desvio no PF pode ser ainda maior, chegando a alcançar o quadrante superior direito.

- *Rotação do eixo elétrico do complexo QRS para a direita em sentido horário.*

Alterações do Complexo QRS em V_1

Onda R Ampla em V_1 – Padrões qR, rR e rsR'

Quanto maior for a SVD, maior será a predominância da onda R sobre a onda S em precordiais direitas, especialmente em V_1, em decorrência do aumento da magnitude das forças elétricas da parede livre do VD, com maior ou menor participação das forças elétricas da região parasseptal direita. Esse fato justifica a utilização da *relação R/S > 1* como critério para a SVD. Obviamente, esse índice perde sua utilidade na vigência de onda R pura nessa derivação (Fig. 7.10).

Na SVD, pode haver o desenvolvimento de graus progressivos de *atraso da condução pelo ramo direito do feixe de His*, acarretando o registro de complexos qR, rR (entalhe da onda R) e rsR'. A maioria dos autores de textos de eletrocardiografia admite que, na vigência de dilatação ou também hipertrofia do VD, ocorra estiramento do ramo direito do feixe de His, provocando atraso ("bloqueio") da condução nessa estrutura (Fig. 7.11).

Complexos RS – Complexos Rs ou Rsr'

Essas morfologias dependem, naturalmente, do grau relativo de hipertrofia da parede livre ou também da crista supraventricular do VD. Nessas condições, as forças elétricas do VD dirigidas para a frente e para a direita podem produzir modificações apenas em alguns vetores da ativação ou em todos aqueles constituintes da ativação dessa câmara.

Complexos rS – Complexos rS ou rsr'

Como já mencionado, a SVD tem expressão eletrocardiográfica extremamente polimorfa, na dependência de hipertrofias seletivas de diferentes áreas dessa câmara. Assim, observam-se esses padrões de registro nas condições que hipertrofiam as porções posterobasais da câmara, com correspondente orientação do fenômeno elétrico predominantemente para trás, para a direita e para cima (Fig. 7.12).

978-85-7241-870-6

Aumento da Voltagem do Complexo QRS

- Onda R em $V_1 \geq 0{,}7$mV.
- Onda S em $V_1 < 0{,}2$mV.
- rsr' em $V_1 > 1$mV.
- Onda R em V_1 + onda S em V_5 ou $V_6 > 1{,}05$mV.
- Onda R em aVR > 0,5mV e onda R em V_5 e V_6 < 0,5mV.

Complexos RS ou rS em Derivações Precordiais Esquerdas

Critério que envolve a modificação da morfologia e da voltagem do complexo QRS, caracterizando-se pela

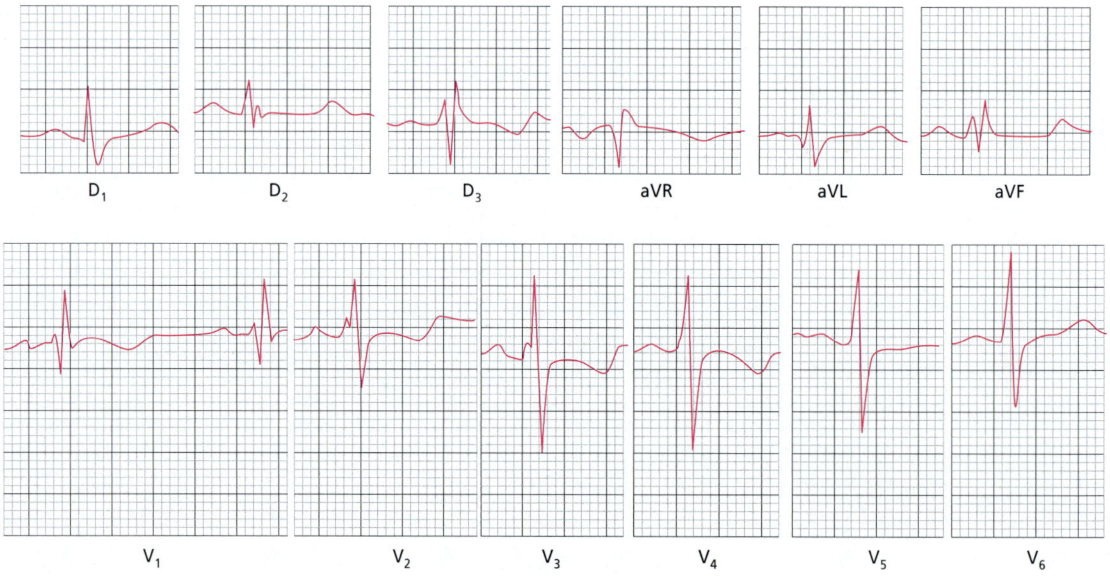

Figura 7.11 – Sobrecarga ventricular direita de padrão diastólico (sobrecarga volumétrica), em caso de comunicação interatrial. Observe o padrão polifásico do complexo QRS em várias derivações.

diminuição da voltagem da onda R e aumento da voltagem da onda S em derivações precordiais esquerdas (D_1, aVL, V_5 e V_6), graças ao predomínio das forças elétricas orientadas para a direita. Registram-se complexos RS ou rS, e não dependem do desvio do eixo elétrico para a direita.

Aumento do Tempo de Ativação Ventricular em Derivações Orientadas para a Direita

Avalia-se o *tempo de ativação ventricular* do início do complexo QRS (q ou R) até o pico da onda R. Quando esse tempo for superior a 0,03s, avaliado em V_1, constitui critério adicional de SVD, principalmente na vigência de hipertrofia da parede livre de VD. O aumento do tempo de ativação ventricular é consequente ao prolongamento do tempo necessário para que a onda de ativação atrevesse a parede hipertrofiada do VD (Fig. 7.13).

Síndrome S_1, S_2, S_3

Admite-se que esse padrão de registro eletrocardiográfico seja decorrente do *atraso da condução do fascículo ou divisão superior do ramo direito do feixe de His* (ver Cap. 8), originando forças anômalas finais dirigidas para cima e para a direita. Essas forças terminais são responsáveis por ondas S em D_1, D_2 e D_3 e por onda terminal em aVR, ou seja, com direção aproximadamente paralela a D_2, justificando a *obrigatoriedade de a onda S_2 ser maior que a S_3*. É oportuno lembrar que indivíduos normais podem ter registro semelhante.

Alterações da Repolarização Ventricular em Derivações Precordiais Direitas

Na SVD, a onda T pode ser negativa de V_1a V_4, podendo chegar até V_5. A orientação do eixo elétrico da onda T para trás acompanha-se de desvio para a esquerda e para cima, registrando onda T negativa em D_3, aVF e, às vezes, em D_2, ou seja, acima de –30°. Quando a onda T é bifásica nas precordiais direitas, a sequência positivo-negativa é a que apresenta maior correlação com a SVD.

É possível observar infradesnível do segmento ST, com a convexidade voltada para cima, em D_3, aVF, V_1 e V_2 e, eventualmente, em V_3 e V_4 (ver Fig. 7.10).

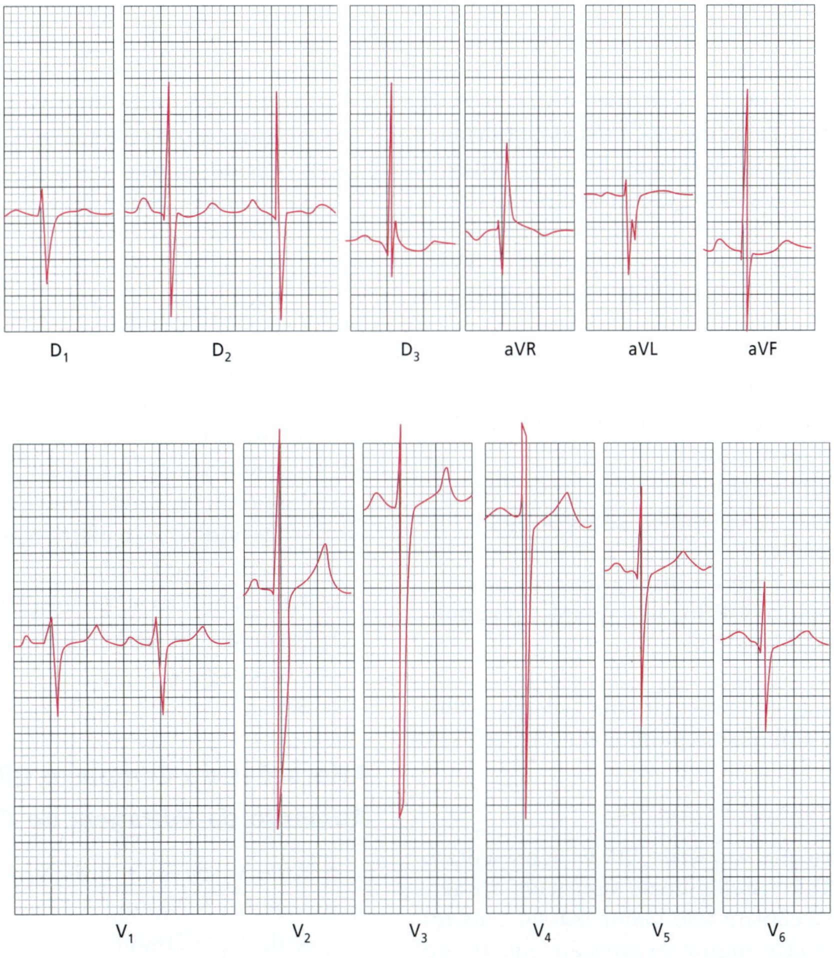

Figura 7.12 – Tipo especial de sobrecarga ventricular direita, relacionada à hipertrofia seletiva da via de saída do ventrículo direito. Observe o registro de complexos rS de V_3 a V_6.

978-85-7241-870-6

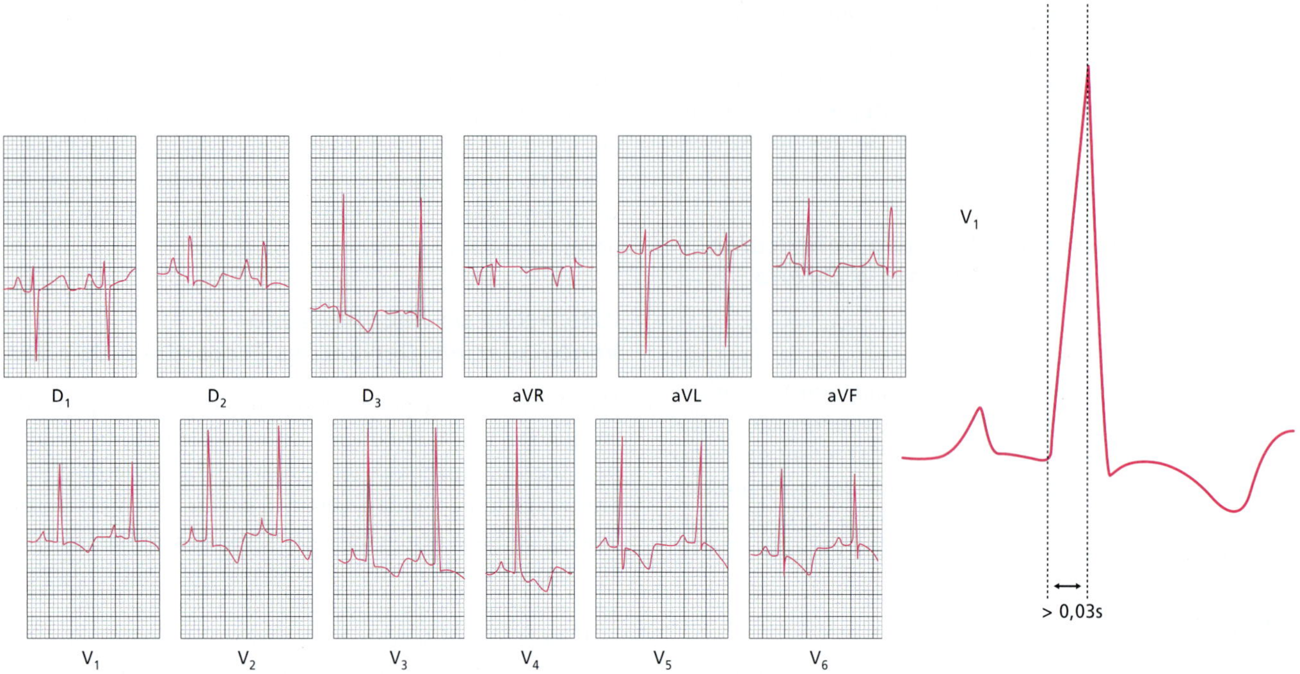

Figura 7.13 – Eletrocardiograma com sobrecarga ventricular direita (SVD) de padrão sistólico. A análise do tempo de ativação ventricular (TAV) é efetuada na derivação V_1. É sugestivo de SVD quando tem duração superior a 0,03s. Especialmente na vigência de hipertrofia da parede livre do ventrículo direito desde que não haja atraso de condução pelo ramo direito do feixe de His (bloqueio do ramo direito [BRD]).

978-85-7241-870-6

De maneira geral, os critérios eletrocardiográficos de SVD têm sensibilidade baixa e especificidade moderada. No entanto, a identificação no mesmo ECG de aumento da voltagem da onda R em precordiais direitas, desvio do eixo elétrico médio do QRS para a direita e onda T negativa em precordiais direitas é bastante sugestiva de SVD.

Em termos clínicos, a SVD pode ser dividida em três tipos:

- Padrão típico de SVD: desvio para a frente e para a direita do eixo elétrico médio do complexo QRS (por exemplo, valvopatias).
- Atraso da condução pelo ramo direito do feixe de His, de grau leve a moderado (por exemplo, cardiopatias congênitas).
- Desvio para trás e para a direita do eixo elétrico médio do complexo QRS (por exemplo, pneumopatias crônicas e DPOC).

Outra condição que pode revelar sinais eletrocardiográficos de SVD é o embolismo pulmonar (ver Cap. 12).

Sobrecarga Ventricular Esquerda

A sobrecarga ventricular esquerda (SVE) representa o exagero do predomínio fisiológico do ventrículo esquerdo (VE). Como essa câmara tem maior massa, seus fenômenos elétricos têm maior expressão que os do ventrículo direito (VD).

Os critérios eletrocardiográficos de SVE são:

- Alterações do Complexo QRS:
  - Aumento da Voltagem do Complexo QRS:
    - R de V_5 ou V_6 + S de V_1 = 35mm.
    - S de V_1 > 20mm.
    - R de V_6 > 20mm.
    - R de V_6 > R de V_5.
    - R de D_1 > 15mm.
    - R de aVL > 15mm.
    - R de D_1 + S de D_3 > 25mm.
  - Atenuação da onda "q" das derivações precordiais esquerdas.
  - Aumento do tempo de ativação ventricular em derivações precordiais esquerdas.
  - Desvio do eixo elétrico médio do complexo QRS para a esquerda.
- Alterações do segmento ST e da onda T.
- Inversão da onda U em derivações precordiais esquerdas.
- SAE.

Alterações do Complexo QRS

Aumento da Voltagem do Complexo QRS

- R de V_5 ou V_6 + S de V_1 = 35mm.
- S de V_1 > 20mm.
- R de V_6 > 20mm.
- R de V_6 > R de V_5.
- R de D_1 > 15mm.

- R de aVL > 15mm.
- R de D_1 + S de D_3 > 25mm.

Na vigência de *dilatação* ou também *hipertrofia* do VE, o incremento da massa ventricular esquerda aumenta a voltagem das ondas que compõem o complexo QRS em decorrência do aumento das dimensões das fibras miocárdicas. Ainda, a maior superfície ventricular esquerda aproxima a parede lateral do VE da caixa torácica e, consequentemente, dos eletrodos exploradores, aumentando a amplitude das ondas do complexo QRS (Fig. 7.14).

No ECG, o aumento da voltagem manifesta-se por onda S profunda em derivações orientadas para a direita e onda R ampla naquelas orientadas para a esquerda (Fig. 7.15).

Existem fatores extracardíacos que limitam a avaliação da voltagem do complexo QRS. Esses fatores podem *exacerbar* ou *atenuar* o aumento da amplitude das ondas do complexo QRS. Os fatores anatômicos que *aproximam o VE da superfície torácica* e, consequentemente, dos *eletrodos exploradores*, pela menor quantidade de tecido adiposo com baixa capacidade de condução, exacerbam a amplitude dos fenômenos elétricos. São exemplos os indivíduos longilíneos, as crianças, os atletas vagotônicos e as mulheres submetidas à mastectomia. Em contrapartida, os fatores anatômicos que *afastam o VE da superfície torácica* atenuam a amplitude dos fenômenos elétricos. São exemplos os indivíduos obesos, as mulheres portadoras de mamas volumosas e as que se submeteram ao implante de silicone.

978-85-7241-870-6

Atenuação da Onda "q" Inicial das Derivações Precordiais Esquerdas

A onda "q" inicial do complexo QRS das derivações precordiais esquerdas pode diminuir de amplitude ou desaparecer em decorrência de SVE. No entanto, isso também pode ser secundário ao *atraso da condução* de grau leve a moderado pelo ramo esquerdo do feixe de His (Fig. 7.16 e Cap. 8).

Aumento do Tempo de Ativação Ventricular Esquerda em Derivações Precordiais Esquerdas

Mede-se o tempo da ativação ventricular do início do complexo QRS (onda q ou R) até o pico da onda R, que, geralmente, não ultrapassa *0,04* a *0,05s*. Pode ser interpretado como avaliação indireta do tempo necessário para que a ativação ventricular percorra toda a espessura da parede do VE. Assim, o prolongamento do tempo de ativação ventricular em derivações precordiais esquerdas é sugestivo de SVE (Fig. 7.17).

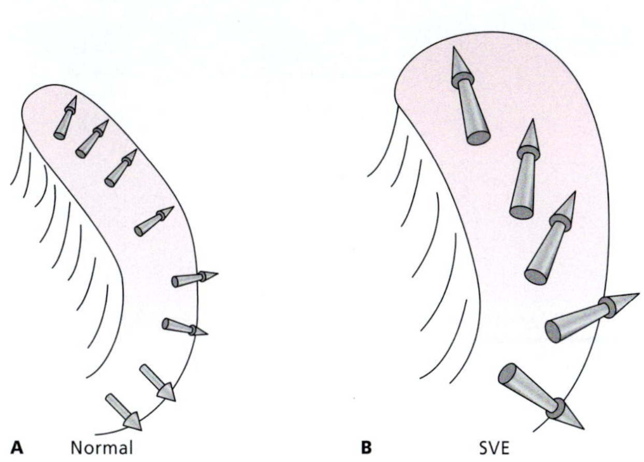

Figura 7.14 – **A**) Despolarização da parede livre do ventrículo esquerdo (VE) normal. **B**) Despolarização da parede livre de VE hipertrófico. Atentar para a orientação mais tangencial dos vetores que em **A**. SVE = sobrecarga ventricular esquerda.

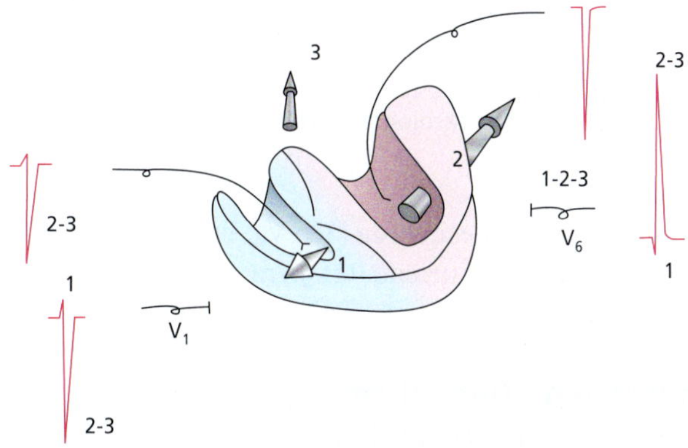

Figura 7.15 – Esquema dos principais vetores de ativação ventricular na sobrecarga ventricular esquerda.

Desvio do Eixo Elétrico Médio do Complexo QRS para a Esquerda

Constitui critério de alta sensibilidade, porém de baixa especificidade, como critério eletrocardiográfico de SVE. É possível observar desvio do eixo elétrico médio do complexo QRS acima de –30°, porém, com frequência, é secundário ao *atraso da condução pelo ramo esquerdo do feixe de His*, principalmente pelo fascículo anterossuperior (ver Cap. 5 e 8).

Alterações do Segmento ST e da Onda T

Caracteriza-se pelo desvio em direções opostas do complexo QRS e da onda T, aumentando o ângulo QRS/T, de acordo com o princípio da eletrocardiografia de que o vetor da onda T tem direção oposta à da área comprometida. Assim, o vetor da onda T tem direção oposta à do VE, ou seja, para a direita. Consequentemente, observa-se onda T negativa em derivações

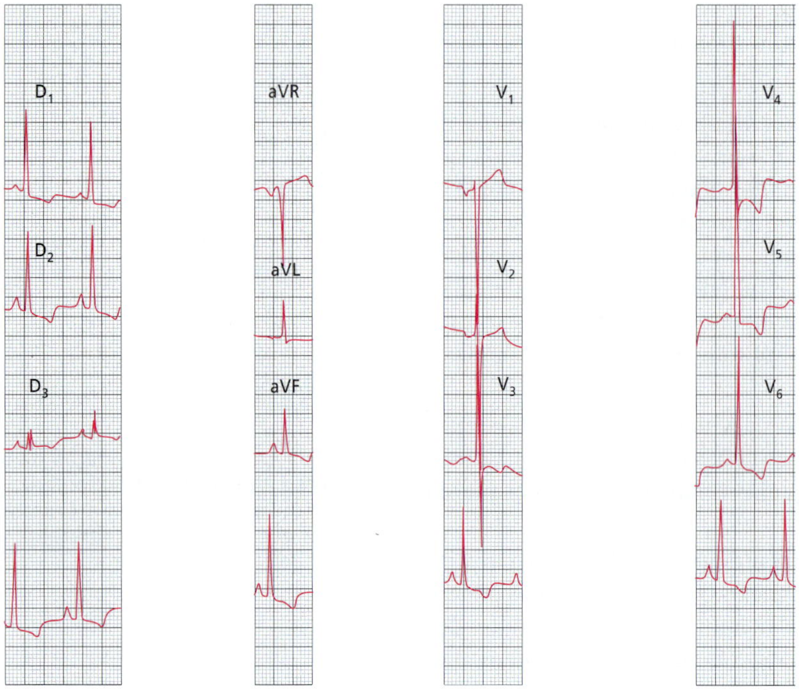

Figura 7.16 – Eletrocardiograma com sobrecarga ventricular esquerda – padrão sistólico. Observar a ausência de ondas Q em D_1 e aVL e de V_3 a V_6.

978-85-7241-870-6

orientadas para a esquerda (V_5, V_6, D_I e aVL) e onda T positiva naquelas orientadas para a direita (V_1, V_2 e aVR) (Fig. 7.16).

Inversão da Onda U em Derivações Precordiais Esquerdas

Não é incomum o achado de onda U negativa em derivações precordiais esquerdas de traçados eletrocardiográficos com sinais de SVE, especialmente em portadores de hipertensão arterial sistêmica.

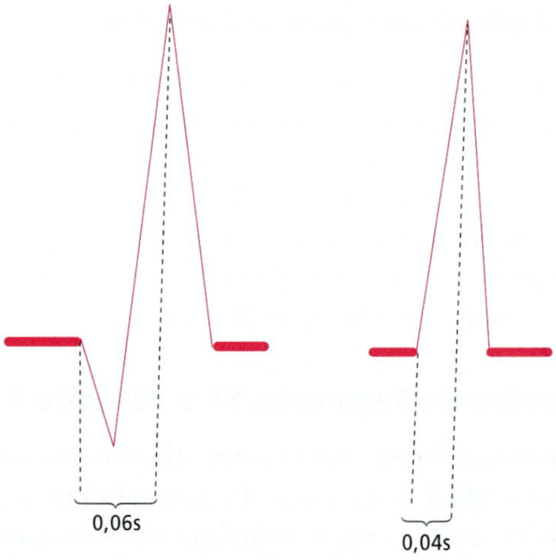

Figura 7.17 – "Deflexão intrinsecóide" (tempo de ativação ventricular) em dois tipos de sobrecarga ventricular esquerda. Quando não existe onda Q, pode não haver retardo na inscrição do ápice da onda R.

Sobrecarga Atrial Esquerda

A SAE pode ser o único achado sugestivo SVE, principalmente na vigência de atrasos da condução do ramo esquerdo do feixe de His.

Evidencia-se SVE nas seguintes condições clínicas:

- *Com sobrecarga pressórica*: estenose aórtica e hipertensão arterial sistêmica.
- *Com sobrecarga de volume*: insuficiências aórtica e mitral e cardiomiopatias.

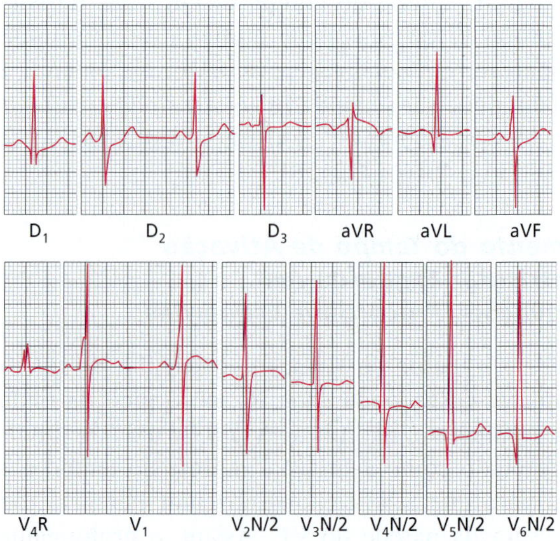

Figura 7.18 – Sobrecarga biventrícula. Morfologia RS em V_1 e qR em V_5 e V_6 (meia voltagem – N/2).

Sobrecarga Biventricular

O diagnóstico eletrocardiográfico de sobrecarga biventricular (SBiV) é bem mais difícil que o diagnóstico de sobrecarga de um dos ventrículos isoladamente. As forças elétricas opostas de ambos os ventrículos podem ser equivalentes, tornando o traçado eletrocardiográfico aparentemente "normal", ou revelar o predomínio de um deles, em geral o VE (Fig. 7.18).

Os critérios para o diagnóstico eletrocardiográfico de SBiV são:

- Onda R ampla em V_5 e V_6, com eixo elétrico médio do complexo QRS ≥ +90°.
- Onda R ampla em V_5 e V_6, com onda R ampla ou morfologia rsr' em V_1 e V_2, especialmente se houver sinais de SBiA ou ritmo de fibrilação atrial.
- Complexo QRS dentro de limites normais, associado a alterações da repolarização ventricular (infradesnível do segmento ST e onda T negativa), principalmente se o ritmo for fibrilação atrial.
- Onda S de pequena amplitude em V_1, com onda S profunda em V_2 (semelhante ao sinal de Tranchesi-Peñaloza – a voltagem do complexo QRS como um todo em V_2 é superior à de V_1), onda R ampla em V_5 e V_6, desvio do eixo elétrico médio do complexo QRS para a direita no PF ou morfologia de $S_1S_2S_3$.
- Complexo QRS de grande amplitude em derivações precordiais intermediárias, associado a ondas R amplas em derivações precordiais esquerdas (Fig. 7.19).

Evidencia-se SBiV nas seguintes condições clínicas:

- *Cardiopatias congênitas*: CIA e persistência do canal arterial na vigência de hipertensão pulmonar.
- *Cardiopatia valvar*: coexistência de insuficiência e estenose mitral, hipertensão pulmonar e valvopatia aórtica.

Novamente, deve-se enfatizar que o ECG é um exame subsidiário que reflete a atividade elétrica do coração e, dessa forma, não é capaz de fornecer valores absolutos das dimensões das câmaras cardíacas. Quando houver a necessidade da determinação precisa desses valores, deve-se obter a avaliação ecocardiográfica. Ainda, deve-se ter em mente que cardiopatas podem ter dilatação ou também hipertrofia de câmaras cardíacas sem alterações no ECG e, inversamente, indivíduos normais podem ter traçados eletrocardiográficos com complexos QRS amplos.

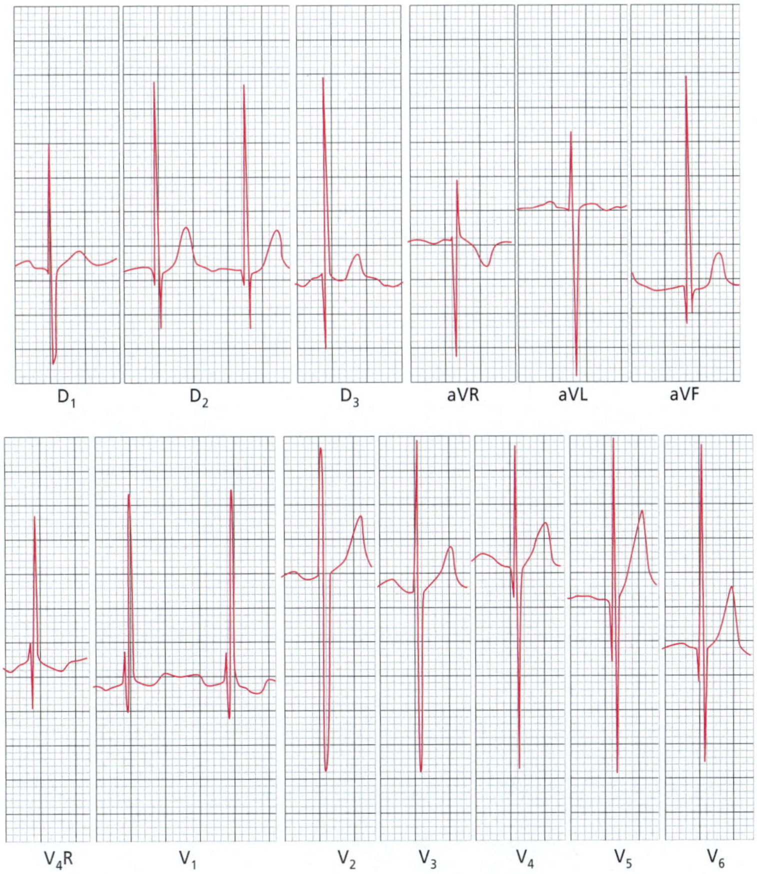

Figura 7.19 – Ilustração no plano horizontal de complexos RS: sinal Katz-Wachtel.

978-85-7241-870-6

ASPECTOS PECULIARES DO DIAGNÓSTICO ELETROCARDIOGRÁFICO DE SOBRECARGA DE CÂMARAS EM CRIANÇAS

Os critérios eletrocardiográficos para a sobrecarga de câmaras atriais e ventriculares são um pouco diferentes daqueles usados em adultos, porém alguns são bastante semelhantes. Assim, discutem-se novamente todos esses critérios dirigidos à população pediátrica.

Sobrecargas Atriais

Sobrecarga Atrial Direita

Como os limites superiores da amplitude da onda P não têm diferenças significativas relacionadas à idade, os critérios para o reconhecimento de SAD no ECG de crianças são semelhantes. Dessa maneira, identifica-se a SAD quando a amplitude da onda P em D_2 for superior a 2,5mm ou quando a deflexão positiva em V_1 ou V_2 for superior a 1,5mm (Fig. 7.20).

Sobrecarga Atrial Esquerda

Os critérios para o reconhecimento de SAE no ECG de crianças também são semelhantes àqueles usados no ECG de adultos. No entanto, é oportuno lembrar que a duração da onda P aumenta rapidamente com a idade (Fig. 7.21).

Sobrecarga Biatrial

Os critérios eletrocardiográficos para o diagnóstico de SBiA em crianças são idênticos aos usados em adultos (Fig. 7.22).

Sobrecargas Ventriculares

Diferentemente dos critérios usados para os diagnósticos eletrocardiográficos das sobrecargas atriais, os utilizados para as sobrecargas ventriculares são bastante influenciados pela idade do paciente. Esses critérios revelam nítidas variações relacionadas à massa ventricular absoluta ou relativa (relacionadas ao biótipo do paciente), além do predomínio das forças elétricas de uma das câmaras (VD ou VE).

978-85-7241-870-6

Sobrecarga Ventricular Direita

Como já revelado no Capítulo 6, nos recém-nascidos a termo e nos lactentes há evidente predomínio do VD sobre o VE. Assim, o diagnóstico eletrocardiográfico

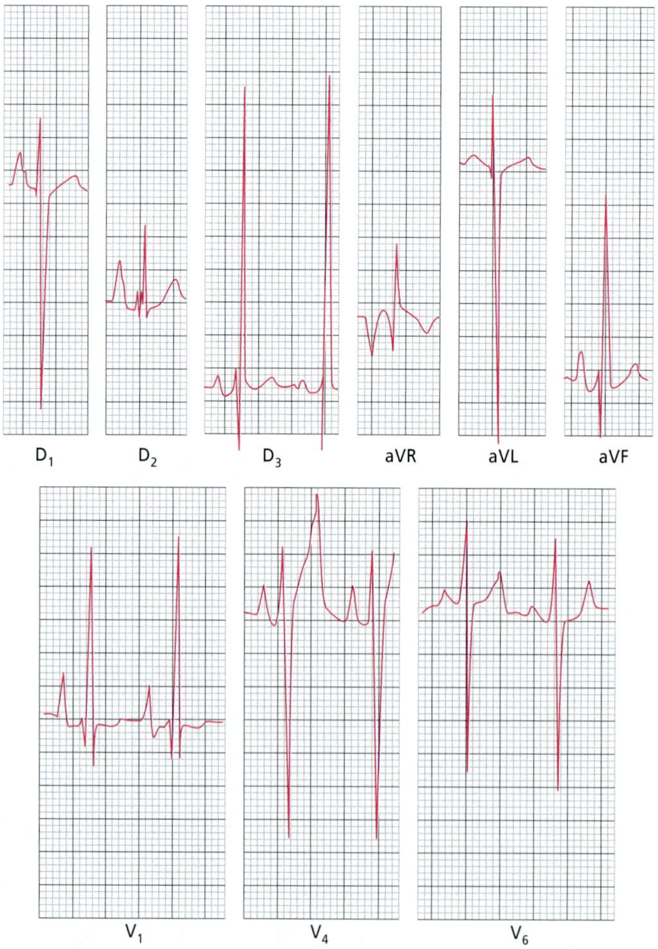

Figura 7.20 – Traçado de eletrocardiograma infantil com sobrecarga atrial direita (11 anos). Verificar também presença de sobrecarga ventricular direita.

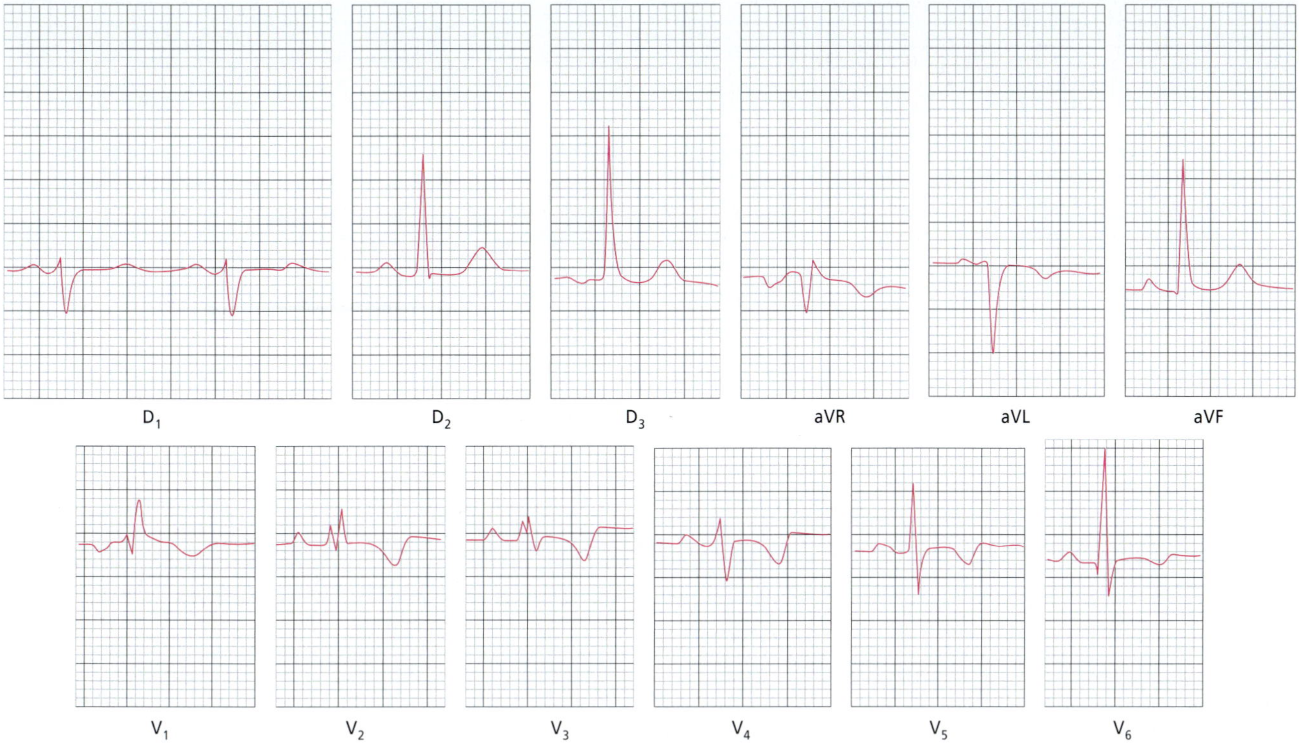

Figura 7.21 – Traçado de eletrocardiograma infantil com sobrecarga atrial esquerda (10 anos).

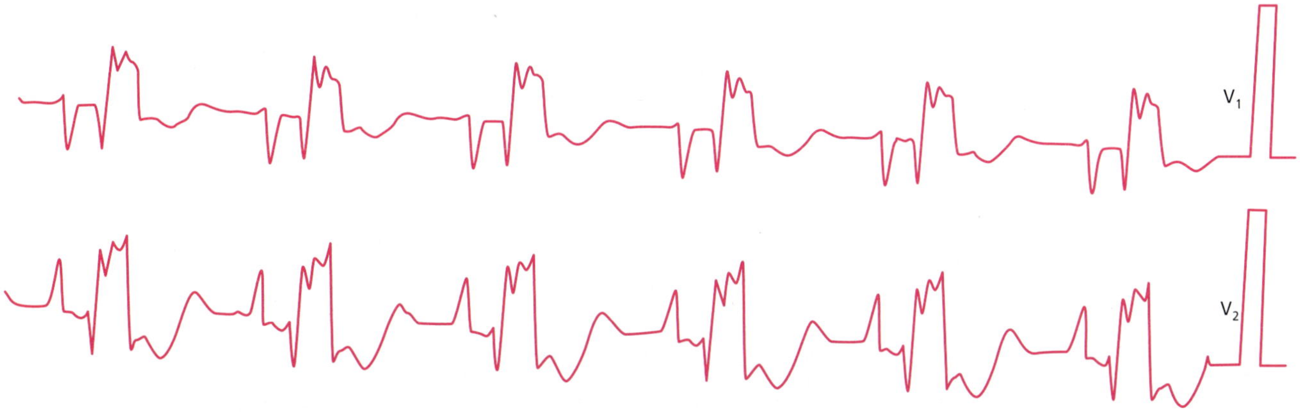

Figura 7.22 – Traçado de eletrocardiograma infantil com sobrecarga biatrial.

de SVD deve levar em consideração esse predomínio, principalmente quanto ao critério *voltagem*.

Classicamente, em crianças, os critérios para o reconhecimento de SVD no ECG envolvem *aumento de voltagem ou amplitude das ondas do complexo QRS*, *atrasos da condução intraventricular* e *alterações das ondas Q e T*.

O somatório da amplitude da onda R de V_1 com a profundidade da onda S de V_6 deve levar em consideração os limites normais dessas deflexões para as crianças, arrolados na Tabela 6.1 (Cap. 6).

Os atrasos da condução intraventricular secundários à SVD acarretam o registro do padrão rSR' em V_1, com duração normal do complexo QRS, especialmente se a amplitude da deflexão R' for superior a 15mm.

O padrão qR em V_1 é sugestivo de SVD, independentemente da idade. Habitualmente, a onda Q tem baixa amplitude e a onda R tem amplitude superior a 20mm. O inverso, ou seja, onda Q profunda e onda R de baixa amplitude, sugere a inversão da despolarização normal do septo interventricular, ou seja, inversão ventricular.

978-85-7241-870-6

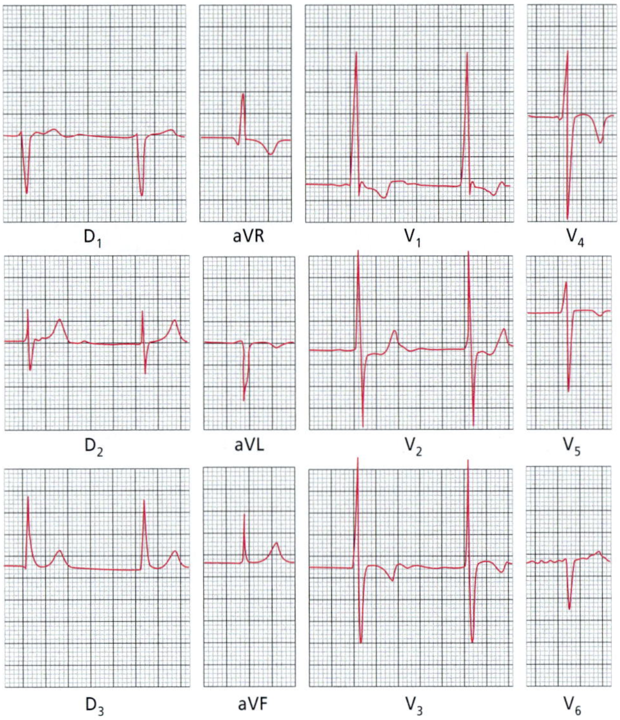

Figura 7.23 – Eletrocardiograma infantil com sobrecarga ventricular direita.

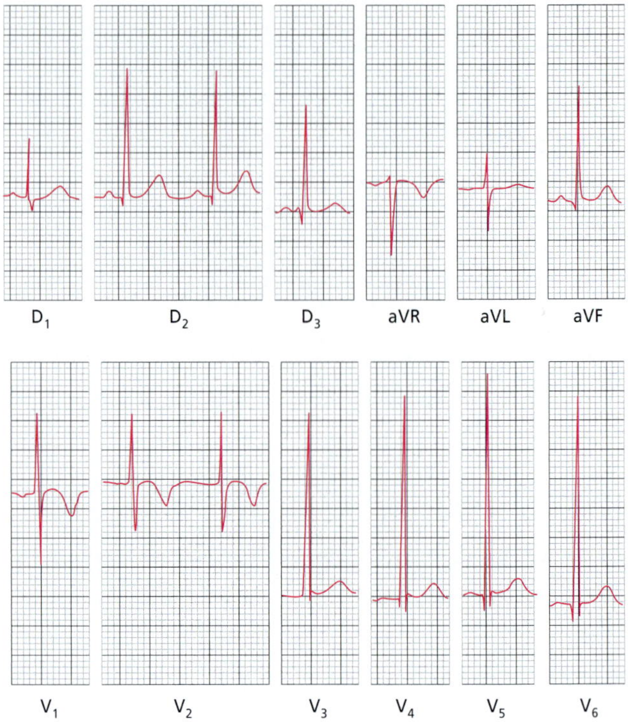

Figura 7.24 – Eletrocardiograma infantil com sobrecarga ventricular esquerda.

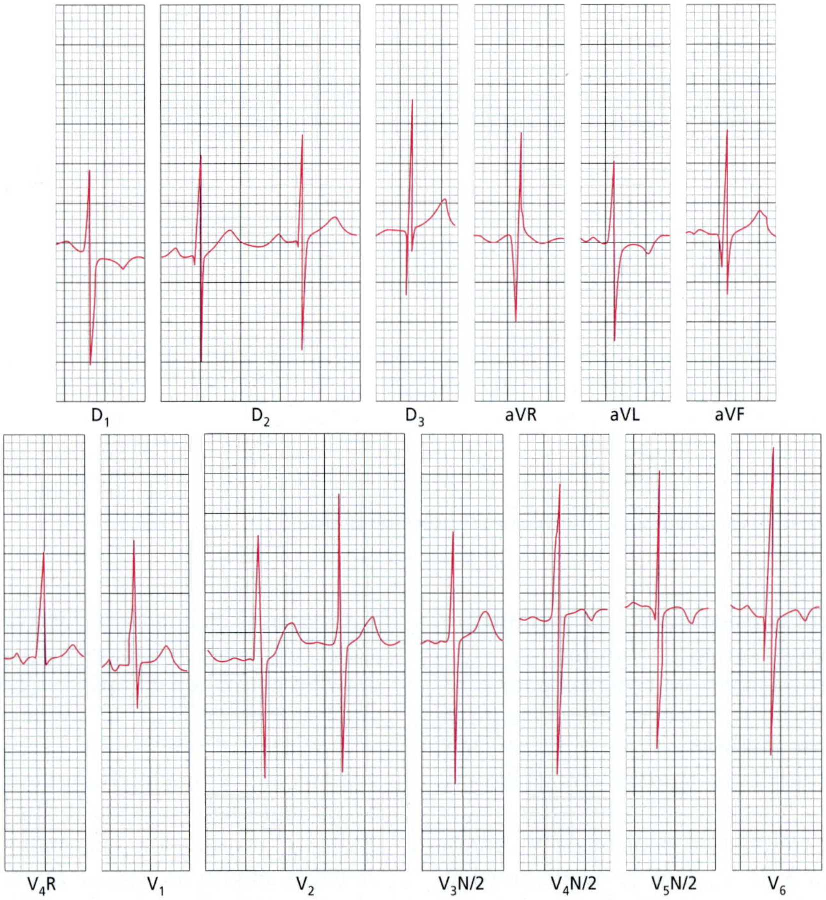

Figura 7.25 – Eletrocardiograma infantil com sobrecarga biventricular. N/2 = meia voltagem.

978-85-7241-870-6

O eixo elétrico médio da onda T auxilia o reconhecimento de SVD em crianças. Na faixa etária de 7 dias a 7 anos de idade, a onda T positiva em V_1 é sugestiva de SVD e, às vezes, constitui o único sinal de SVD. Em crianças mais velhas, o registro de onda T negativa em derivações precordiais direitas pode sugerir SVD na vigência de *cor pulmonale* agudo.

Além desses critérios, acrescenta-se o desvio do eixo elétrico médio do complexo QRS para a direita. Deve-se lembrar que, na população pediátrica, esse eixo é mais vertical pela maior preponderância do VD (Fig. 7.23).

Sobrecarga Ventricular Esquerda

A maior voltagem das deflexões do complexo QRS em crianças e jovens é responsável por grande parte da interpretação errônea do ECG como sugestivo de SVE, principalmente quando esse critério é utilizado isoladamente. Semelhantemente aos adultos, deve-se avaliar a profundidade da onda S em V_1 e a amplitude da onda R em V_6, uma vez que a soma dessas voltagens deve ser superior a 50mm para o diagnóstico de SVE.

A existência de onda Q em derivações precordiais esquerdas e em derivações inferiores, com profundidade superior a 5mm, é sugestiva de SVE. Em contrapartida, a ausência de onda Q em V_6 é considerada sugestiva de SVE, secundária ao atraso da condução de grau leve pelo ramo esquerdo do feixe de His. Ainda, o infradesnível do segmento ST, com convexidade superior e onda T negativa em derivações precordiais esquerdas, também sugere SVE. Nessa situação, é possível identificar alterações recíprocas em derivações precordiais direitas, ou seja, supradesnível do segmento ST e onda T positiva e ampla (Fig. 7.24).

Sobrecarga Biventricular

O diagnóstico eletrocardiográfico de SBiV em crianças é mais difícil que em adultos. Entretanto, a identificação do aumento de amplitude das ondas R e S em derivações precordiais médias constitui um dos critérios, da mesma maneira que em adultos (Fig. 7.25).

978-85-7241-870-6

Capítulo 8

Atrasos (Bloqueios) da Condução Intraventricular

Primeiramente, a denominação "*bloqueio de ramo*", apesar de amplamente utilizada na prática clínica, implica erro comum de interpretação, uma vez que encerra conotação definitiva da interrupção da condução do estímulo, quando, na grande maioria das situações, o que ocorre é um *atraso* da condução. Esse atraso na condução de graus diferentes acarreta também modificações diferentes na *morfologia* e na *duração* do complexo QRS. De acordo com esse raciocínio, torna-se dispensável a caracterização de "*bloqueio completo ou incompleto*", convenientemente substituída por atraso de *grau leve, moderado* ou *avançado*. É difícil a identificação de lesão anatômica que interrompa, de forma definitiva, a condução do estímulo nos diferentes níveis do sistema de condução cardíaco.

SISTEMA DE CONDUÇÃO CARDÍACO

Lembre-se que nos Capítulos 1 e 2 discutiram-se os aspectos principais da anatomia e da eletrofisiologia do sistema de condução cardíaco e da atividade elétrica normal do coração. A compreensão desses fenômenos é imprescindível para o entendimento dos *atrasos da condução intraventricular*.

Neste capítulo, dá-se maior ênfase à anatomia do sistema His-Purkinje pelo fato de estar diretamente relacionado aos *atrasos da condução intraventricular*.

O feixe de His é uma continuação da parte distal do nó atrioventricular, sem qualquer limite histológico definido. Admite-se como início do feixe comum quando as células miocárdicas especializadas, ou seja, as *células neuromiocárdicas*, perdem o seu arranjo nodal, adquirindo disposição mais longitudinal, em paralelo e com maiores diâmetros. O feixe comum pode ser dividido em três partes:

- A parte não penetrante (ou proximal).
- A parte penetrante (ou média), localizada em meio ao tecido fibroso do corpo central ou septo membranoso (SMB).
- A parte ramificante, corresponde à bifurcação em ramos esquerdo e direito, na crista do septo muscular (SM).

O feixe de His penetra o corpo fibroso central abaixo da cúspide não coronariana da valva aórtica (Fig. 8.1) e alcança a crista do septo trabecular, na porção distal do septo membranoso, iniciando sua divisão abaixo da comissura entre as cúspides direita e não coronariana da valva aórtica.

O *ramo esquerdo* inicia-se próximo ao ponto onde o feixe comum emerge do corpo central fibroso e, após curta extensão, abre-se num *leque de fibras* na superfície septal ventricular esquerda, didaticamente subdividido em três divisões ou fascículos: *anterior*, *médio* (*septal*) e *posterior*. Essas divisões ou fascículos apresentam grande variabilidade anatômica (Fig. 8.2), provocando controvérsias quanto às expressões eletrocardiográficas do atraso (bloqueio) da condução nessas estruturas.

978-85-7241-870-6

O *ramo direito* desenvolve-se mais anteriormente no septo membranoso distal, como continuação direta do ramo penetrante, posicionando-se ao longo do lado direito do septo ventricular (Fig. 8.3). Após alcançar o músculo papilar anterior (ponta do ventrículo direito [VD]), ramifica-se também em três divisões ou fascículos: *anterior*, *médio* e *inferior*.

Em seres humanos, a identificação das fibras de Purkinje é difícil, por serem semelhantes às fibras miocárdicas ordinárias, caracterizando-se pela rápida condução do estímulo.

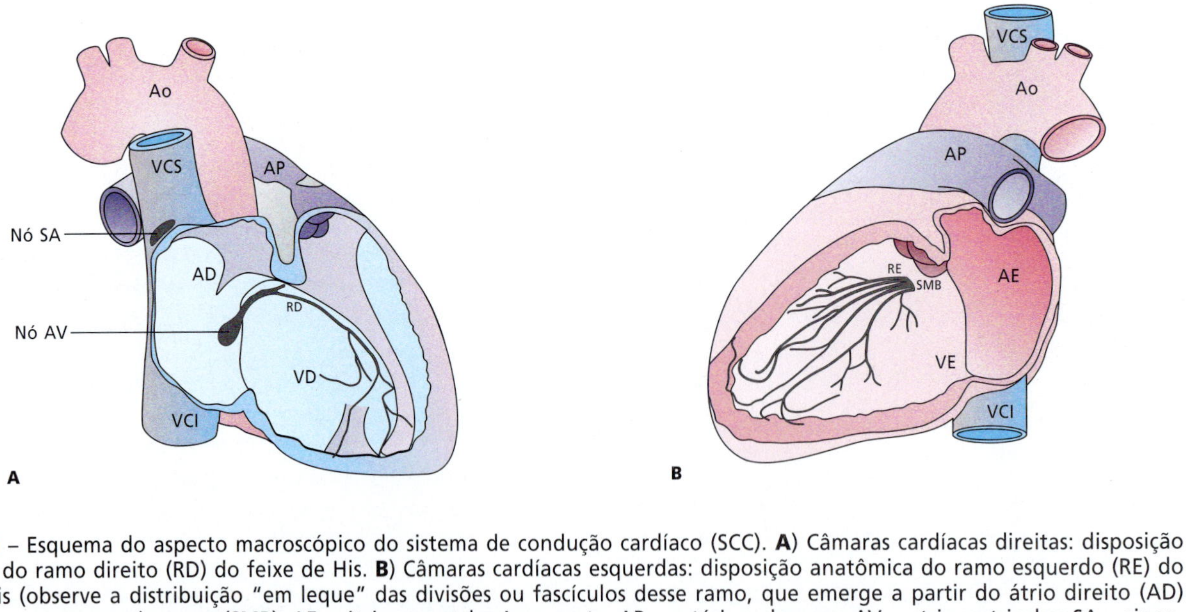

Figura 8.1 – Esquema do aspecto macroscópico do sistema de condução cardíaco (SCC). **A**) Câmaras cardíacas direitas: disposição anatômica do ramo direito (RD) do feixe de His. **B**) Câmaras cardíacas esquerdas: disposição anatômica do ramo esquerdo (RE) do feixe de His (observe a distribuição "em leque" das divisões ou fascículos desse ramo, que emerge a partir do átrio direito (AD) perfurando o septo membranoso (SMB). AE = átrio esquerdo; Ao = aorta; AP = artéria pulmonar; AV = atrioventricular; SA = sinoatrial; VCI = veia cava inferior; VCS = veia cava superior; VD = ventrículo direito; VE = ventrículo esquerdo.

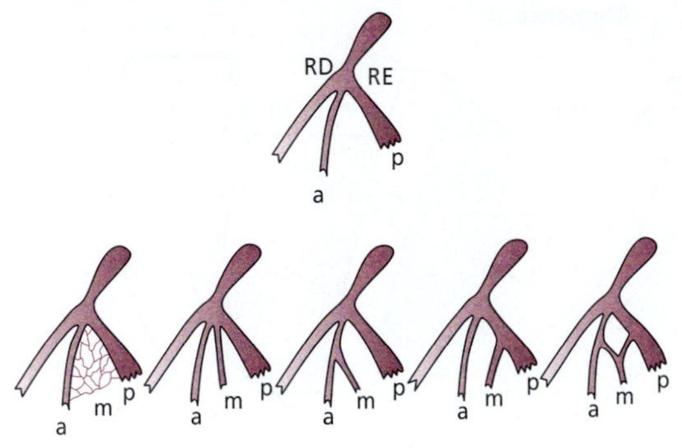

Figura 8.2 – A divisão anteromedial do ramo esquerdo (m), mais que um verdadeiro fascículo, é uma rede de delgados filetes, que se origina de ambos os fascículos anterior (a) e posterior (p) do mesmo ramo e se distribui no subendocárdio do terço médio do septo. Outras vezes, constitui um fino fascículo que nasce do tronco do ramo esquerdo, da divisão anterior ou posterior, ou de ambas, ramificando-se com a porção média do septo e região parasseptal anterior da câmara ventricular esquerda. RD = ramo direito; RE = ramo esquerdo.

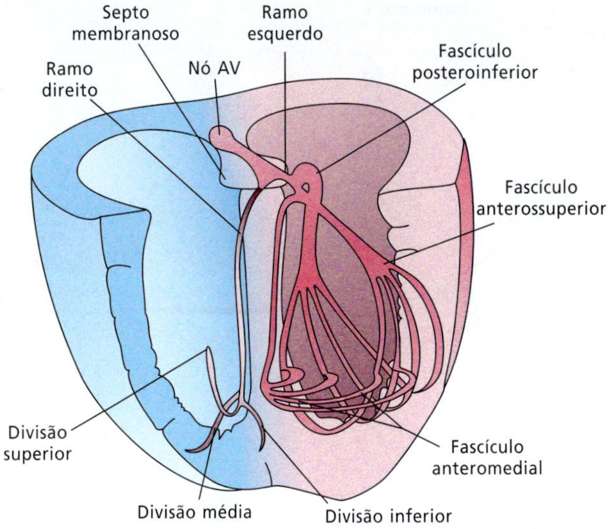

Figura 8.3 – Representação esquemática do sistema de condução atrioventricular, septo membranoso (SMB) e cúspides direita e posterior da valva aórtica. A origem dos fascículos do ramo esquerdo ocorre principalmente na região do SMB. Na região distal do ramo esquerdo, pode-se definir os fascículos anterior, médio e posterior. São representados ainda a parte não ramificante do ramo comum de His (região entre as *setas* identificadas por 1,5 e 2,0mm) e o ramo direito. AV = atrioventricular.

O estímulo elétrico alcança o feixe comum de His e é transmitido para as ramificações. Por exemplo, na vigência de *atraso (bloqueio) da condução pelo ramo esquerdo do feixe de His* superior a 0,06s, o estímulo passa do lado direito para o esquerdo através do septo interventricular (transmissão transeptal), utilizando células miocárdicas ordinárias (transmissão transmiocárdica), ou seja, sem a participação de células neuromiocárdicas (Fig. 8.4).

Essa ativação anômala é que *modifica a morfologia* e *aumenta a duração* do complexo QRS. Obviamente, para a correta interpretação de um traçado eletrocardiográfico com atraso (bloqueio) da condução, exige-se especial atenção a esses dois parâmetros.

O critério *duração do complexo QRS*, além de estar relacionado ao tempo de condução do estímulo elétrico, também sofre influência da massa muscular ventricular a ser ativada e, consequentemente, tende a apresentar valores mais altos com o aumento da massa corporal. A duração do complexo QRS é maior nos *homens* (*valores normais entre 76 e 112ms – média 93ms*) que nas *mulheres* (*valores normais entre 68 e 104ms – média de 84ms*). Em *atletas*, o limite superior da normalidade pode chegar a *110ms*. Finalmente, considera-se *anormal* a duração do complexo QRS igual ou superior a *120ms*.

978-85-7241-870-6

ATRASO DA CONDUÇÃO PELO RAMO ESQUERDO DO FEIXE DE HIS

Bloqueio do Ramo Esquerdo

Grau Avançado

O atraso da condução do estímulo elétrico desse ramo do feixe de His *superior a 0,06s* resulta na ativação precoce do lado direito do septo interventricular, ápice e parede livre do VD, iniciada a partir do músculo papilar anterior, na região subendocárdica inferior da massa septal direita. As forças elétricas do *septo* (direito), representadas na Figura 8.4 pelo vetor 1_{SD}, e da *parede livre do VD*, representadas pelo vetor 2_D na mesma figura, revelam direções opostas e se neutralizam quando simultâneas. Caso contrário, essas forças elétricas septais direitas podem manifestar-se eletrocardiograficamente da seguinte maneira:

- O vetor 1_{SD} pode ser responsável por pequena deflexão positiva inicial em V_5 e V_6, na maioria das vezes de difícil identificação, e por pequena deflexão negativa inicial em V_1.
- O vetor 2_D, com direção para a frente e para a direita, pode ser responsável por pequena deflexão positiva em V_1, V_2 e V_3. A amplitude dessa deflexão positiva está relacionada à magnitude das forças elétricas da parede livre do VD.

Entretanto, o que se registra é a resultante da despolarização do endocárdio para o epicárdio do ápice do VD. Assim, o vetor resultante inicial do complexo QRS (Momento I da Fig. 8.4) dirige-se para a esquerda, para a frente e para baixo (vetor *R*). Isso explica a ausência de onda Q septal em D_1 e nas derivações precordiais esquerdas (Figs. 8.5 e 8.6).

Em seguida, a *ativação septal* progride da direita para a esquerda (*ativação transeptal e transmiocárdica – TsTm*), agora envolvendo todo o septo, cujas forças elétricas mantêm a orientação para a esquerda, posterior e inferiormente (o Momento II e parte inicial do Momento III – *ativação transeptal retardada – Tsr* – da

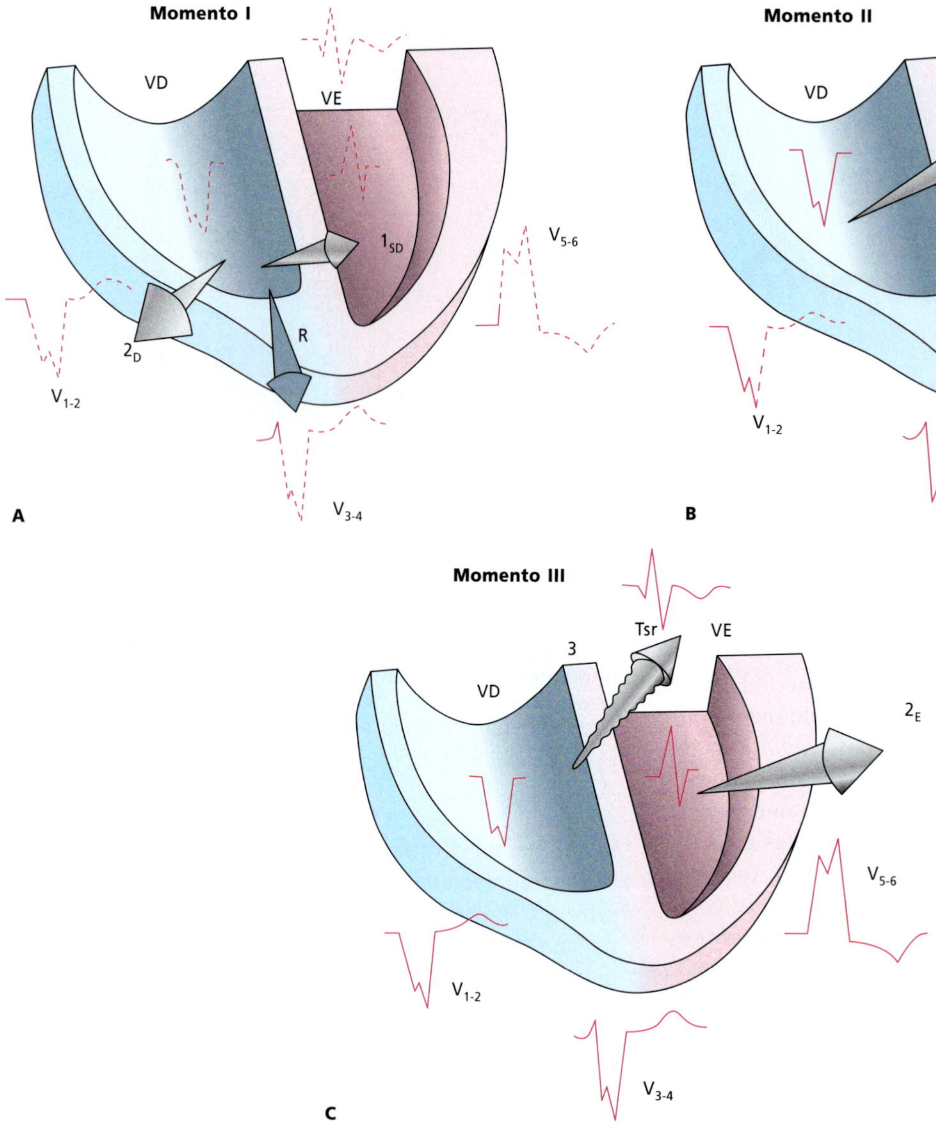

Figura 8.4 – Bloqueio do ramo esquerdo. Representação esquemática vetorial da ativação ventricular nos momentos I, II e III. **A**) Momento I – Inicialmente ativam-se o septo direito (vetor $\mathbf{1_{SD}}$) e a parede livre do ventrículo direito (vetor $\mathbf{2_D}$); R representa a resultante do Momento I. **B**) Momento II – Corresponde à ativação transeptal e transmiocárdica (TsTm). **C**) Momento III – Temos a despolarização lenta da parte septal retardada (Tsr) e da parede livre do ventrículo esquerdo (vetor $\mathbf{2_E}$). Registram-se complexos QRS largos, espessados e essencialmente negativos em V_1 e V_2 e positivos (complexo do tipo R) em V_5 e V_6. VD = ventrículo direito; VE = ventrículo esquerdo.

Fig. 8.4). Essa mesma orientação é mantida com a progressão da ativação para o restante do ventrículo esquerdo (VE). Assim, as derivações D_1, V_5 e V_6 continuam a registrar deflexão positiva, uma vez que a ativação progride de maneira anômala. É comum o registro de *espessamentos e entalhes da onda R* (Figs. 8.5 e 8.6). Como já mencionado anteriormente, *o maior responsável pelo aumento da duração do complexo QRS é a ativação transeptal*, especialmente a sua porção final Tsr. Assim, após esse fenômeno, não é improvável que a ativação aproveite a rede His-Purkinje ainda funcionalmente íntegra, acelerando a finalização da ativação do VE (vetor Z_E). A última área a ser ativada é a região basal do VE, representada pelo vetor *3*, com orientação posterior, superior e, com menor frequência, inferior (Momento III da Fig. 8.4). O eixo elétrico médio do complexo QRS desvia-se para a esquerda, usualmente até –30° no plano frontal (PF), determinando a morfologia polifásica e compressa do complexo QRS em D_2, D_3 e aVF. Desvios superiores, em torno de –60°, sugerem a associação de BDASE (ver adiante – bloqueios divisionais ou fasciculares) (Figs. 8.5 e 8.6).

Como as forças elétricas da repolarização ventricular têm direção oposta àquelas geradas pela despolarização, os vetores do segmento ST e da onda T apresentam direção oposta à principal deflexão do complexo QRS. Dessa forma, se a principal deflexão do complexo QRS for positiva, o segmento ST será infradesnivelado e a onda T negativa (D_1, aVL, V_5 e V_6) e, se for negativa, o segmento será supradesnivelado e a onda T positiva (V_1, V_2 e

978-85-7241-870-6

978-85-7241-870-6

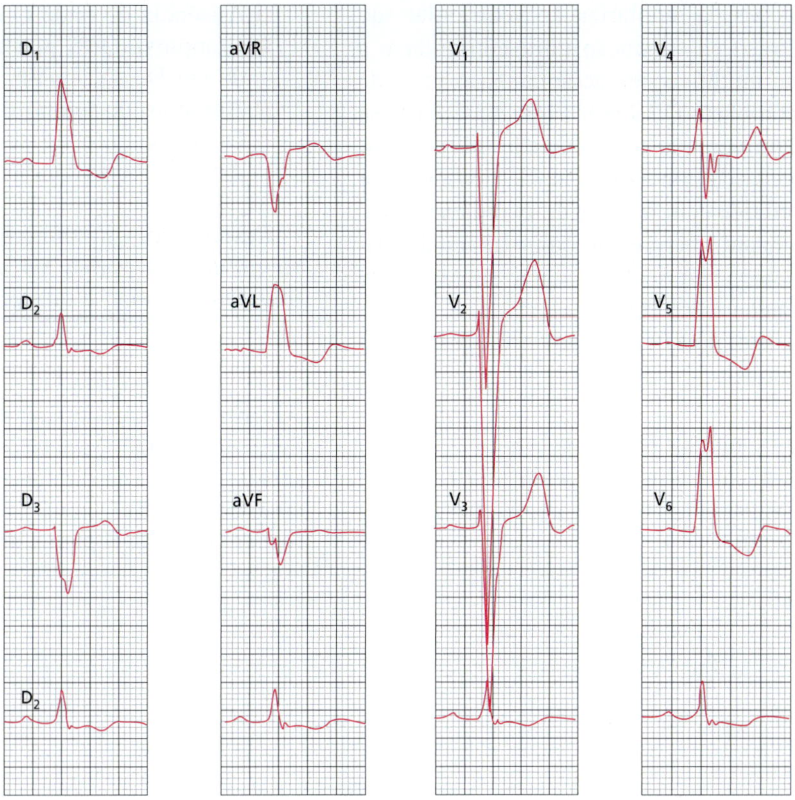

Figura 8.5 – Bloqueio de ramo esquerdo clássico. O ritmo é sinusal, com onda P precedendo regularmente a ativação ventricular. Complexos QRS espessados e alargados com 0,156s de duração. Onda R *pura* (sem onda Q e sem onda S) espessada e entalhada em D_1, aVL, V_5 e V_6, configurando o aspecto clássico em "torre". Complexos do tipo rS em V_1 e V_2. Segmento ST e ondas T opostos aos complexos QRS. A positividade inicial em V_1 depende do predomínio da ativação da parede livre do ventrículo direito ou das porções baixas e direitas do septo.

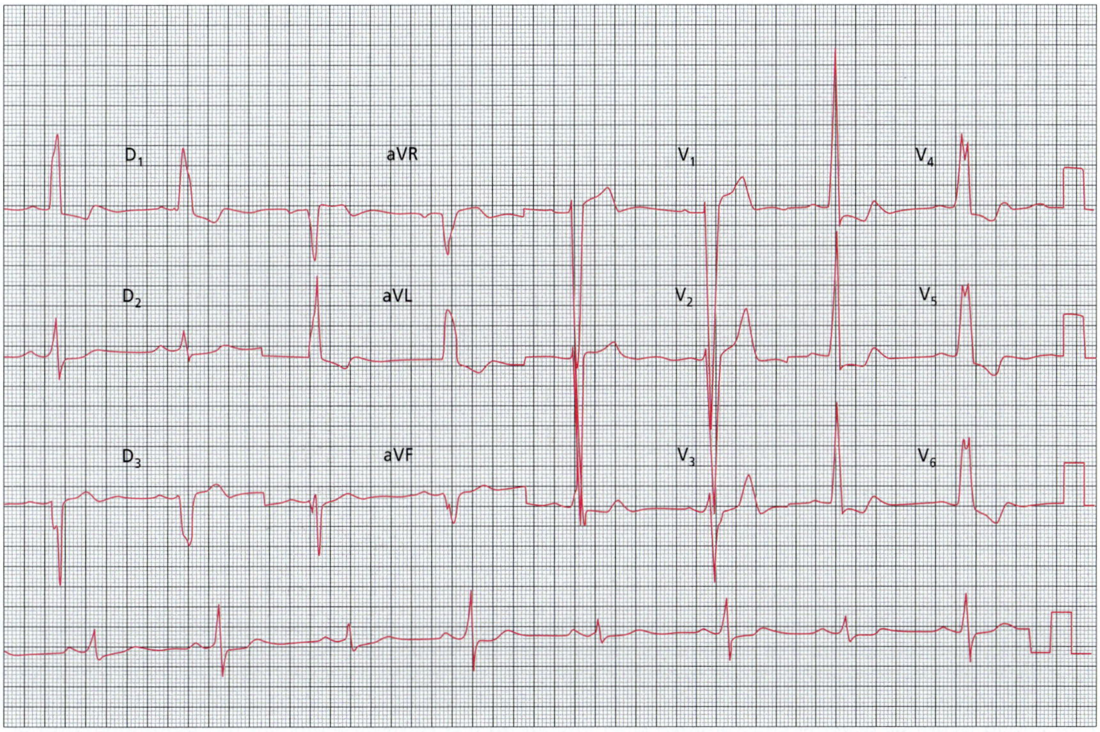

Figura 8.6 – Eletrocardiograma de bloqueio do ramo esquerdo intermitente, observar a mudança da morfologia das derivações D_3 e aVF. Note ainda o aspecto clássico em torno dos complexos QRS alcançados em V_4, V_5 e V_6.

V_3). Essas alterações da repolarização ventricular são secundárias ao atraso da condução intraventricular e a magnitude dessas modificações acompanha o grau de modificação do complexo QRS (ver Figs. 8.5 e 8.6). Se o traçado eletrocardiográfico com bloqueio do ramo esquerdo (BRE) revelar o segmento ST isoelétrico e o vetor da onda T concordante com o vetor do complexo QRS, pode ser erroneamente interpretado como alteração primária da repolarização ventricular e sugere alterações do miocárdio independentes do BRE.

Critérios para o diagnóstico eletrocardiográfico de BRE de grau avançado:

- Duração do complexo QRS ≥ 0,14s.
- Ondas R alargadas e monofásicas, geralmente com entalhes e empastamentos em D_1, V_5 e V_6 (clássico aspecto em torre).
- Ausência de onda Q em D_1, V_5 e V_6.
- Complexo QRS polifásico e de pequena amplitude em D_2, D_3 e aVF.
- Aumento do tempo de ativação ventricular.
- Deslocamento do segmento ST e da onda T na direção oposta à maior deflexão do complexo QRS.

Resumindo, os principais critérios para reconhecimento do BRE podem ser monitorados pela sigla MED (morfologia, eixo e duração).

Graus Leve e Moderado

Anteriormente denominado *bloqueio incompleto do ramo esquerdo (BIRE)*, caracteriza-se pela inversão da ativação septal, ou seja, da direita para a esquerda, resultando na ausência de onda Q em D_1, aVL, V_5 e V_6, com consequente registro de onda R pura e ampla. Em V_1, registra-se com-

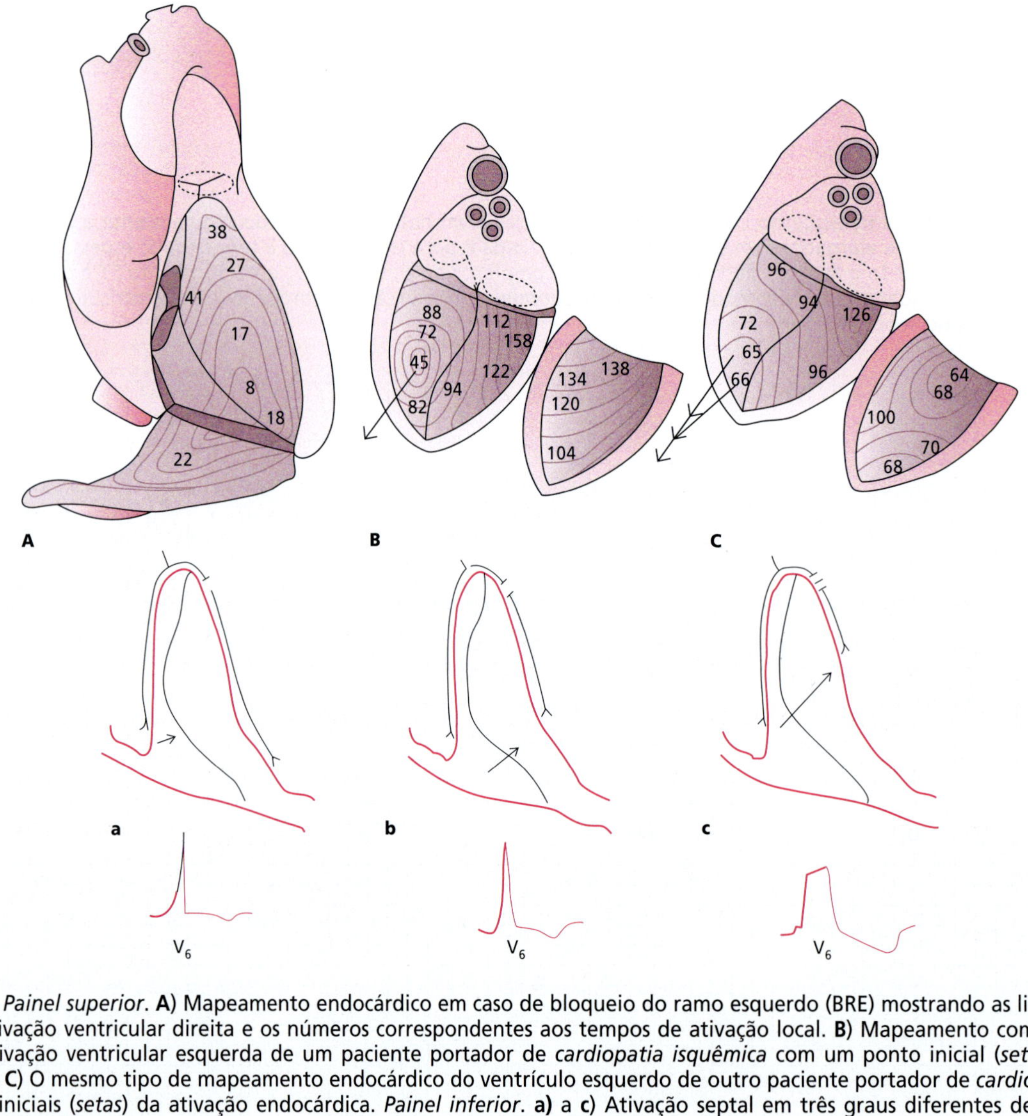

Figura 8.7 – *Painel superior.* **A**) Mapeamento endocárdico em caso de bloqueio do ramo esquerdo (BRE) mostrando as linhas isócronas (10ms) da ativação ventricular direita e os números correspondentes aos tempos de ativação local. **B**) Mapeamento com as linhas isócronas da ativação ventricular esquerda de um paciente portador de *cardiopatia isquêmica* com um ponto inicial (*seta*) da ativação endocárdica. **C**) O mesmo tipo de mapeamento endocárdico do ventrículo esquerdo de outro paciente portador de *cardiomiopatia* com dois pontos iniciais (*setas*) da ativação endocárdica. *Painel inferior.* **a**) a **c**) Ativação septal em três graus diferentes de bloqueio (da esquerda para a direita: leve, moderado e avançado). É possível reconhecer diferentes graus de bloqueios de ramo. O grau leve ocorre quando a despolarização da parede livre do ventrículo esquerdo é mais importante que a do septo; o grau moderado, quando ambas as despolarizações são equivalentes; e o grau avançado, quando domina a despolarização do septo.

978-85-7241-870-6

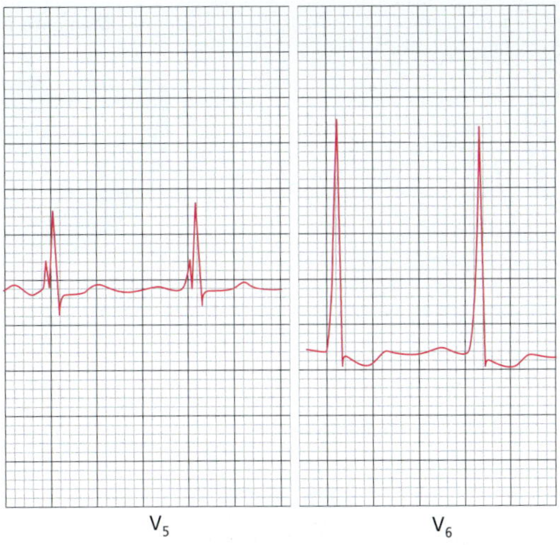

Figura 8.8 – Bloqueio de ramo esquerdo de grau leve a moderado. Sobrecarga ventricular esquerda. Complexos QRS de 0,12s de duração, com entalhe (V_5) e espessamento (V_6) do ramo ascendente de R. O QTc encurtado e o infradesnível de segmento ST (côncavo para cima) estão relacionados à ação digitálica. Enfermo de 30 anos, com miocardite subaguda.

plexo QS. Com a progressão do atraso da condução, é possível evidenciar o registro de empastamentos e entalhes do complexo QRS, que, por sua vez, também se alarga, assemelhando-se cada vez mais ao padrão clássico do BRE, com duração entre 0,12 e 0,14s (Figs. 8.7 e 8.8).

Critérios para o diagnóstico eletrocardiográfico de BRE de graus leve e moderado:

- Duração do complexo QRS entre 0,12 e 0,14s.
- Aumento do tempo de ativação ventricular.
- Ausência de onda Q em D_1 e derivações precordiais esquerdas, principalmente, V_5 e V_6.
- Empastamento ou entalhe da fase ascendente da onda R em derivações precordiais esquerdas.

Sumariamente, na vigência de BRE, todo o processo de ativação ventricular está orientado na direção das derivações precordiais esquerdas, ou seja, o septo interventricular despolariza-se da direita para a esquerda, e a despolarização do VE, com predomínio das manifestações elétricas e duração prolongada, tem a mesma direção.

978-85-7241-870-6

ATRASO DA CONDUÇÃO PELO RAMO DIREITO DO FEIXE DE HIS

Bloqueio do Ramo Direito

Grau Avançado

Com o atraso da condução pelo ramo direito do feixe de His, a ativação do VE é efetuada normalmente. O septo interventricular também é ativado de maneira normal, ou seja, da esquerda para a direita. Dessa forma, a parte inicial do complexo QRS (geralmente 0,03 a 0,04s) não sofre modificações. Quando a ativação do VE estiver próxima da finalização, o impulso passa da esquerda para a direita através do septo interventricular (*ativação transeptal e transmiocárdica – TsTm*), desencadeando a ativação lenta e anormal do lado direito do septo interventricular e da parede livre do VD, modificando a parte final do complexo QRS.

A ativação inicia-se pelo terço inferior esquerdo do septo interventricular, progredindo transversalmente da esquerda para a direita através do septo, representada na Figura 8.9, pelo vetor 1_{SE} (Momento I). Esse vetor não sofre oposição de outros vetores como acontece na ativação normal em virtude do atraso da condução pelo ramo direito do feixe de His, aumentando discretamente sua magnitude. A repercussão no eletrocardiograma (ECG) é o discreto aumento da amplitude da onda R, principalmente a partir de V_2. Com a progressão da ativação para a parede livre do VE, desenvolve-se o vetor 2_E (Fig. 8.9), dirigido para a esquerda, para baixo e para trás (*Momento I*). Durante a ativação do VE, surgem forças elétricas septais anormalmente importantes (*ativação transeptal e transmiocárdica – TsTm* – Fig. 8.9), momento com direção oposta, ou seja, da esquerda para a direita. Representam as forças elétricas fronteiriças entre as porções septais esquerdas já ativadas e, portanto, negativas e as direitas (positivas), que se encontram em fase de instalação. Consequentemente, o vetor resultante, nesse momento, é menor que o vetor 2_E *normal* e, às vezes, este não chega a orientar-se para trás (Fig. 8.9). Resumidamente, a redução da magnitude do vetor 2_E é decorrente da oposição de forças da região parasseptal do VD (*Momento II*). Isso acarreta a diminuição da amplitude da onda S em V_1, que pode chegar a desaparecer, além da atenuação da onda R em derivações precordiais esquerdas. A seguir, prossegue a ativação anormal e lenta pelo miocárdio para a parede livre do VD (*Momento III* – Fig. 8.9). Como agora o processo de despolarização não mais se realiza no sentido normal, mas sim no sentido contrário ou retrógrado,

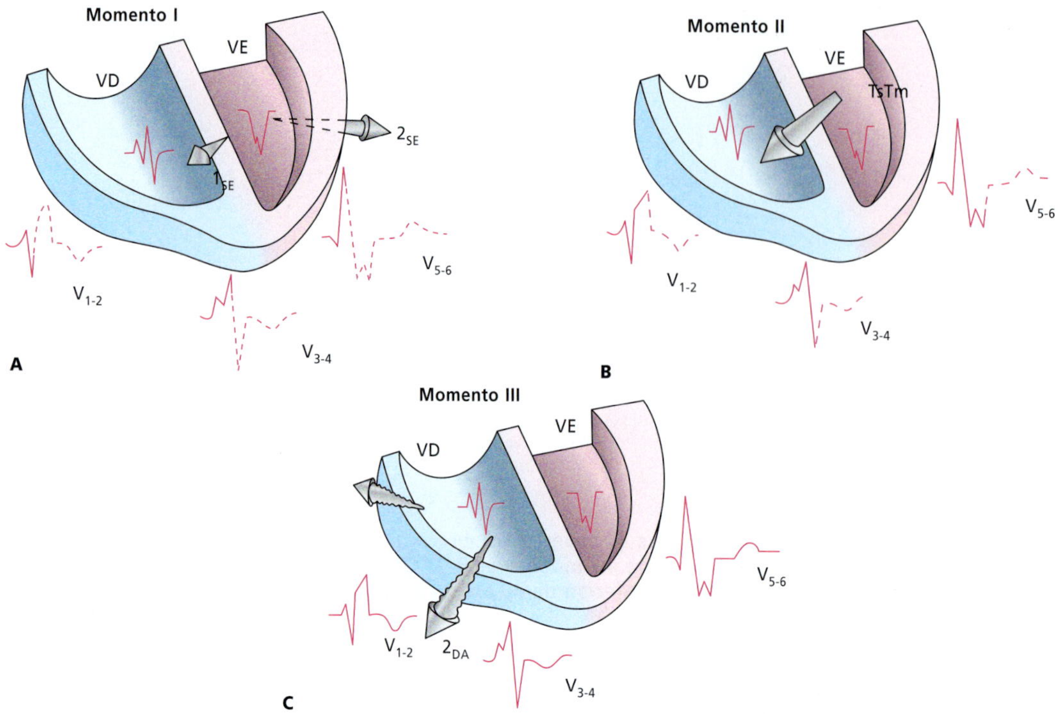

Figura 8.9 – Bloqueio de ramo direito. **A**) Momento I – A ativação do lado esquerdo do septo interventricular (vetor 1_{SE}) se processa normalmente. Há inscrição de pequena onda r em V_1 e de pequena onda q em V_6, logo a seguir ocorre a ativação da parede livre do ventrículo esquerdo (vetor 2_E), responsável pela inscrição de onda R de V_6 e S de V_1. **B**) Momento II – Ativação transeptal e transmiocárdica (TsTm) envolvendo todo o septo. Registra-se onda R' em V_1 e V_2 e a onda S em V_6. **C**) Momento III – As últimas áreas a serem ativadas são as porções lateral e basal do ventrículo direito, com o vetor orientado para a direita e predominantemente para a frente. Inscreve-se a porção espessada e alargada da onda R em V_1 e da onda S em V_6 (vetor $2_{DA}2_D$ atrasado). VD = ventrículo direito; VE = ventrículo esquerdo.

diminuem as velocidades de condução do estímulo e da inscrição do fenômeno representativo da ativação. Assim, nesse momento, desenvolvem-se as forças de ativação atrasadas da parede livre do VD (vetor *2_D atrasado – Momento III*) e que se associam, em parte, às forças elétricas da região septal já mencionadas. Esse último vetor, com direção para a frente e para a direita, apontando para o ventrículo bloqueado, acarreta o registro de espessamentos nas porções pré-terminal ou terminal do complexo QRS. Essas forças elétricas finais provocam o registro de onda R espessada e lenta em V_1 e onda S com igual característica em D_1, aVL e V_6 (Fig. 8.9).

Critérios para o diagnóstico eletrocardiográfico de bloqueio do ramo direito (BRD) de grau avançado:

- Duração do complexo QRS ≥ 0,14s.
- Eixo elétrico médio do complexo QRS variável, mas frequentemente para a direita, para a frente e para baixo.
- As derivações precordiais direitas, principalmente V_1, revelam onda R' alargada e, frequentemente, entalhada, geralmente maior que a onda r inicial (rSR' ou rsR'), comparadas à letra M.
- Complexo QRS polifásico (bi ou trifásico) e de pequena amplitude (compressos) em D_2, D_3 e aVF e V_2.
- Aumento do tempo de ativação ventricular.
- Onda S alargada e espessada nas derivações D_1, V_5 e V_6.
- Onda T na direção oposta à deflexão terminal do complexo QRS.

A morfologia de V_1 pode variar da seguinte forma:

- Onda S de pequena amplitude ou ausente, com registro de onda R pura e espessada ou rR', na vigência de sobrecarga ventricular direita (SVD).
- Ausência de onda r inicial, com registro de complexo qR na vigência de SVD, necrose septal ou rotação horária.
- Onda R' menor que a onda r inicial, porém ainda mais alargada.

Lembre-se da sigla MED, expressa na classificação do BRE.

As Figuras 8.10 a 8.12 mostram traçados com atraso da condução pelo ramo direito do feixe de His.

Grau Leve a Moderado

Antigamente denominado *bloqueio incompleto do ramo direito* (*BIRD*), caracteriza-se pelo registro de complexo QRS com dupla positividade em V_1, duração entre 0,12 e 0,14s e onda S em D_1 e V_6.

Critérios para o diagnóstico eletrocardiográfico de BRD de graus leve e moderado:

978-85-7241-870-6

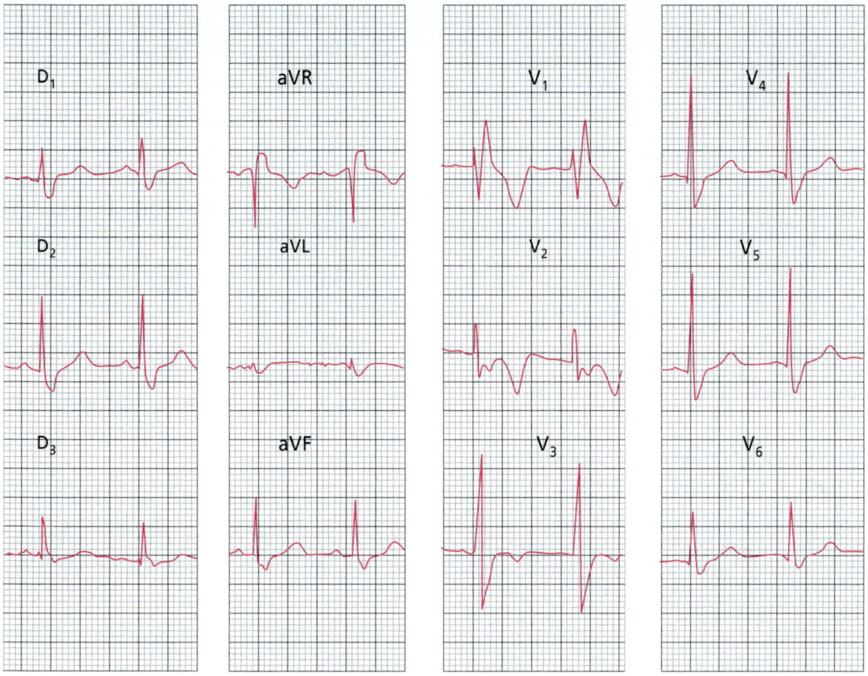

Figura 8.10 – Bloqueio do ramo direito. Complexos QRS espessados e com 0,14s de duração. Morfologia rsR′ em V_1 e qRS, com onda S espessada e alargada em D_1, aVL e V_6. Observar complexos QRS compressos em D_2, D_3 e aVF e o aspecto polifásico em V_2. O atraso final de condução orienta-se para a frente, para cima e para a direita.

978-85-7241-870-6

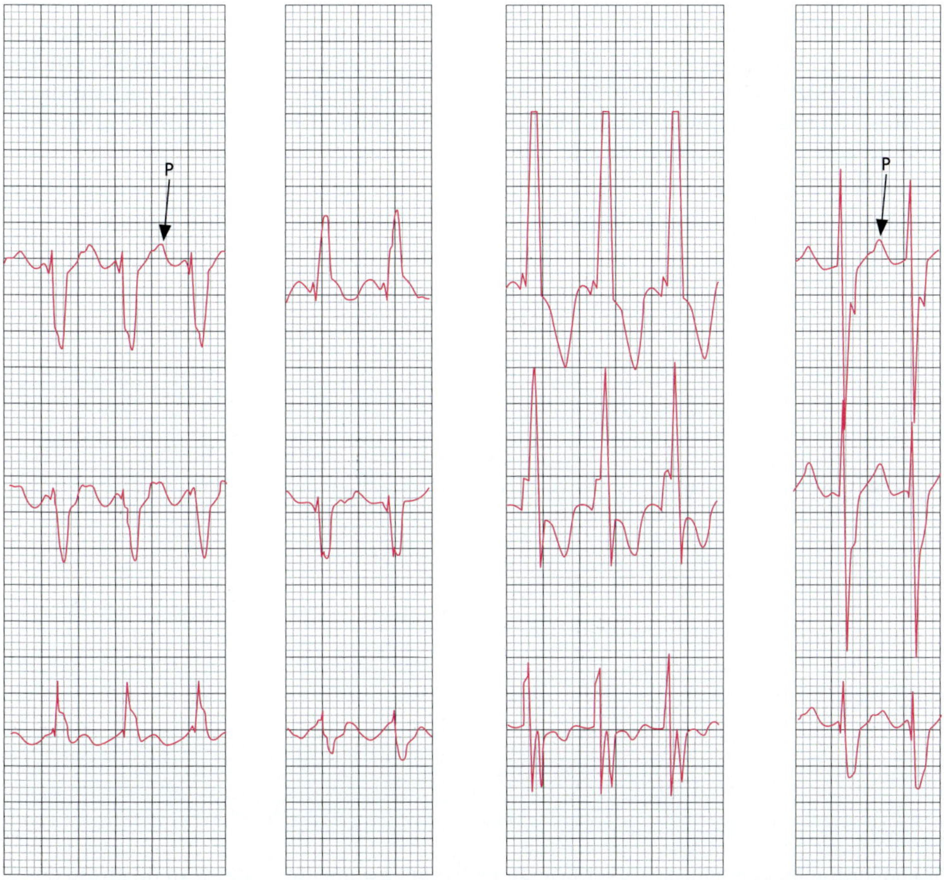

Figura 8.11 – Bloqueio de ramo direito e sobrecarga ventricular direita. Observar a grande amplitude da onda R′ em V_1 e V_2, eixo desviado à direita. Portador de estenose pulmonar valvar. P = onda P.

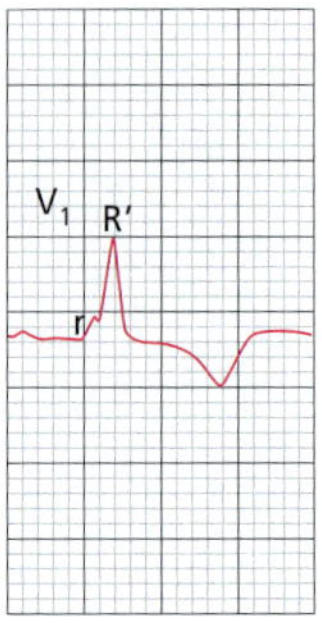

Figura 8.12 – Bloqueio do ramo direito com padrão rR'.

- Duração do complexo QRS entre 0,12 e 0,14s.
- Diminuição progressiva da onda S em V_2.
- Empastamento da onda S em V_2.
- Desenvolvimento de morfologias rsr' ou rsR' em V_2 e, posteriormente, em V_1.
- Onda T com direção oposta à deflexão terminal do complexo QRS.

O primeiro sinal de atraso de condução pelo ramo direito é a diminuição da onda S de V_2, porém muito difícil de ser valorizado se for a única alteração do traçado, principalmente se houver risco de posicionamento errôneo de eletrodo. Com a progressão do atraso, há espessamento do ramo ascendente da onda S de V_2, com ulterior diminuição da sua profundidade (Fig. 8.13).

Em seguida, na mesma derivação, desenvolve-se pequena deflexão positiva, a onda r', resultando na morfologia rsr', que pode evoluir para a morfologia rsR', em virtude da progressão do atraso da condução. Obviamente, o complexo QRS não deve ter duração superior a 0,14s e a onda R' deve ter duração inferior a 0,04s. Finalmente, as morfologias rsr' ou rsR' também são registradas na derivação V_1.

A explicação para esses registros é o atraso da ativação da área parasseptal direita, cuja despolarização passa a ser concomitante com a parede livre do VD, provocando o aumento da magnitude dessas forças elétricas. Como as referidas forças elétricas são opostas àquelas da despolarização da parede livre do VE, responsável pela onda S de V_2, cai a magnitude do vetor resultante, ou seja, diminui a amplitude da onda S de V_2, derivação com orientação diretamente relacionada ao vetor da área parasseptal direita ou também esquerda. Às vezes, é possível evidenciar a concomitante diminuição da amplitude da onda R em V_6.

Com a progressão do atraso da condução, logicamente a ativação da parede livre do ventrículo direito (VD) também será progressivamente atrasada e, no momento em que esta acontecer após a ativação do VE, inscreve-se a deflexão r' ou R' nas derivações precordiais direitas (ver Fig. 8.10).

Outras condições podem provocar o mesmo registro de rsr' nas derivações precordiais direitas sem significar atraso da condução pelo ramo direito do feixe de His, como:

- *Variação do normal*: é possível evidenciar o registro de rsr', com duração normal do complexo QRS, ou seja, inferior a 0,12s, em muitos indivíduos normais, atribuído ao atraso da ativação da via de saída do VD, especificamente a *crista supraventricularis*, septo proximal e regiões basais do coração. Geralmente a onda R' tem menor amplitude que a onda R inicial.

978-85-7241-870-6

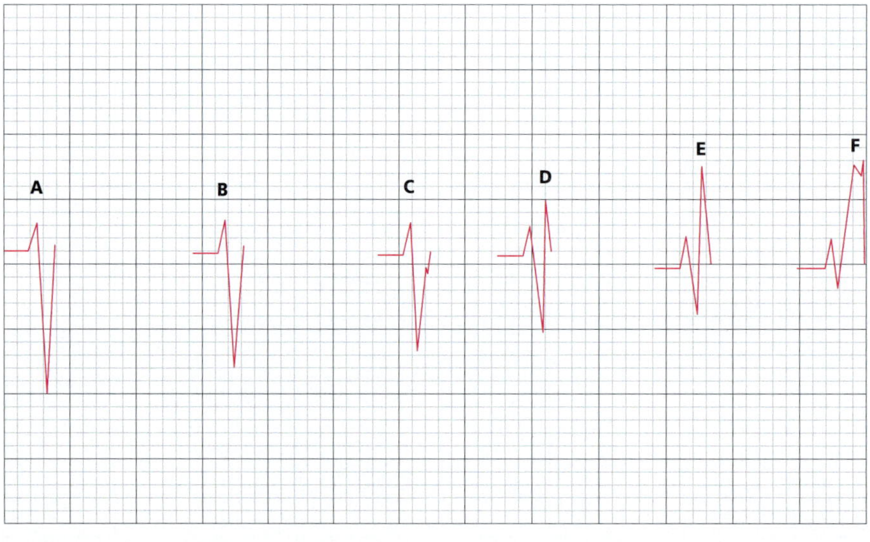

Figura 8.13 – Diagrama ilustrando as modificações verificadas em V_2 com o aumento progressivo do atraso de condução pelo ramo direito. **A)** Complexo QRS normal. **B)** Diminuição da amplitude da onda S. **C)** A diminuição da onda S é acompanhada por empastamento do ramo ascendente dessa onda. **D)** Pequena deflexão r' e de mínima duração. **E)** Aumento da amplitude e do tempo da deflexão R'. **F)** A onda R' apresenta duração acima de 40ms e com empastamento. Bloqueio de ramo direito de grau avançado.

- *Sobrecarga ventricular direita*: pode-se encontrar esse padrão em portadores de cardiopatia congênita (comunicação interatrial, comunicação interventricular, coarctação de aorta), estenose mitral e *cor pulmonale*. No embolismo pulmonar agudo, a dilatação do VD pode provocar o registro de rSr' em V_1, geralmente acompanhado S_1Q_3, *P pulmonale* e onda T negativa em derivações precordiais direitas.
- *Infarto do miocárdio posterior*: a área eletricamente inativa posterior ou também lateral pode manifestar-se pelo registro de rsR' em V_1, em vez da inscrição habitual de onda R ampla na mesma derivação, além de onda S em D_1 e V_6 e r' em aVR. A onda T é geralmente negativa, sendo positiva apenas na fase aguda do infarto do miocárdio posterior (Fig. 8.14).
- *Deformidades esqueléticas*: principalmente aquelas com diminuição do diâmetro ântero-posterior do tórax e modificação da posição do coração podem provocar o registro de rSr' em V_1, com r' de pequena amplitude.
- *Posicionamento incorreto do eletrodo precordial*: consequente à colocação errônea do eletrodo explorador da derivação V_1 no segundo ou no terceiro espaço intercostal direito, acarretando a representação do vetor *3*, oriundo das forças elétricas da despolarização das porções basais do coração. Além da inscrição de rsr' em V_1, todas as ondas (P, QRS e T) assemelham-se a aVR, ou seja, como se o eletrodo estivesse próximo ao ombro direito. Isso também é observado em indivíduos longilíneos (coração verticalizado), com os eletrodos precordiais em posição normal.
- Registro do ECG com paciente em posição ereta, como por exemplo, na realização do teste de esforço.

Em suma, diferentemente do BRE que modifica a ativação ventricular desde a fase inicial, o BRD modifica principalmente a fase terminal desta. Assim, na vigência de BRD, as fases iniciais da ativação ventricular, ou seja, a despolarização do septo interventricular e do VE, são praticamente normais. A última fase, que corresponde à despolarização do VD, é que está atrasada.

ATRASOS (BLOQUEIOS) DA CONDUÇÃO PELAS DIVISÕES (FASCÍCULOS) DO RAMO ESQUERDO DO FEIXE DE HIS

Para a melhor compreensão dos atrasos (bloqueios) da condução pelos *fascículos* (*divisões*) do ramo esquerdo do feixe de His, ilustram-se novamente, nas Figuras 8.15 e 8.16, os diferentes vetores decorrentes da ativação ventricular, aconselhando-se também a revisão da ativação normal dos ventrículos, já exposta no Capítulo 2.

No ECG, o aspecto mais importante para o reconhecimento dos atrasos da condução pelos fascículos do ramo esquerdo do feixe de His é a *determinação do eixo elétrico médio do complexo QRS no PF*, com exceção do atraso da condução pelo fascículo septal.

O aumento da duração do complexo QRS é habitualmente menor nos atrasos (bloqueios) da condução pelos fascículos dos ramos do feixe de His, uma vez que não há necessidade de o estímulo ser transmitido do ventrículo oposto, *com atraso da condução através do septo interventricular*. Quando existe atraso da condução por uma divisão do ramo esquerdo, o estímulo caminha por ramificações que não se encontram comprometidas, despolarizando a *rede de Purkinje* dependente do fascículo com atraso da condução, por meio

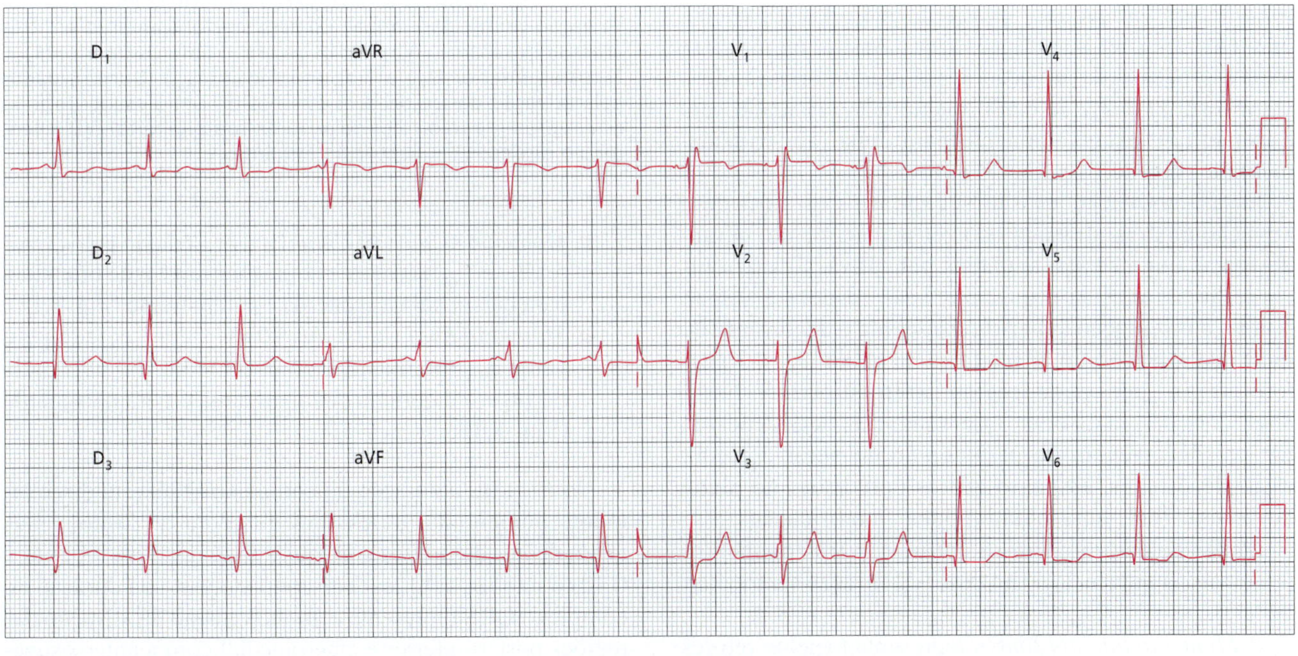

Figura 8.14 – Eletrocardiograma de paciente de 64 anos de idade com infarto do miocárdio (IM) inferior e posterior. Observe as ondas Q patológicas em derivações inferiores e laterais, além do evidente padrão rSr em V_1 (IM posterior).

978-85-7241-870-6

de conexões dessa *rede*, por um período um pouco maior que o habitual (< 0,12s). Nessa condição, quando o atraso da condução supera 0,02s, toda a despolarização do VE depende das outras ramificações.

Sumariamente, para o diagnóstico eletrocardiográfico de atraso (bloqueio) da condução pelas divisões dos ramos do feixe de His, avalia-se a morfologia dos complexos QRS e a orientação dos vetores representativos da despolarização ventricular. Habitualmente, a duração do complexo QRS encontra-se dentro dos limites normais.

Bloqueio da Divisão Anterossuperior Esquerda

Na vigência de atraso (bloqueio) da condução pela divisão anterossuperior esquerda (BDASE), a ativação elétrica do VE é efetuada pelas divisões póstero-inferior e anteromedial (septal). Consequentemente, a despolarização do VE inicia-se no endocárdio da parede posterior, gerando o vetor 1_{PI}, e no centro do septo interventricular esquerdo, gerando o vetor 1_{AM} (Fig. 8.17). Assim, o vetor resultante dos primeiros *20ms* orienta-se para baixo, para a direita e usualmente para a frente, determinando a inscrição de "q" em D_1 e "r" em D_3. Eventualmente, essas forças iniciais podem estar dirigidas para trás, na dependência do predomínio do vetor 1_{PI}.

A seguir (*30 a 40ms*), a despolarização estende-se pela parede posteroinferior e face parasseptal anterior do VE, gerando os respectivos vetores 2_{PI} e 2_{AM}, com orientação e magnitude conservadas (Fig. 8.18). Dessa maneira, o vetor 2_{PI} orienta-se para baixo, para a esquerda e para trás e o vetor 2_{AM}, para a frente, para a esquerda e levemente para baixo. Esses vetores contribuem também para o registro da onda R de D_2, D_3, aVF e V_2.

Uma vez ativadas essas duas áreas, ou seja, ao término de 40ms, o estímulo elétrico alcança a região *anterossuperior "bloqueada"* pela rede de Purkinje parietal, que tem conexões com as três áreas. Assim, modifica-se todo o processo de ativação dessa região, originando o vetor resultante 2_{AS} de maior magnitude, orientado para a esquerda e exageradamente para cima (aproximadamente a –60° no PF) (Fig. 8.18).

Essas modificações são secundárias ao fato de a ativação da área atrasada ocorrer isoladamente, gerando forças que não são anuladas pela ativação sincrônica de áreas opostas e que, por isso, tendem a somar. Ainda, a orientação superior exagerada é decorrente do modo de ativação do VE, isto é, de baixo (região posteroinferior) para cima (região anterossuperior). Essas alterações são mais bem observadas nas derivações do PF, em decorrência do paralelismo do vetor 2_{AS} com essas derivações, ao passo que as derivações do plano horizontal (PH) apresentam poucas modificações.

Didaticamente, podem-se considerar três momentos principais na sequência do processo de ativação ventricular:

- *Momento inicial (20ms)*: representado pelos vetores 1_{PI} e 1_{AM}, com vetor resultante orientado para baixo, para a direita e para a frente ou para trás (Fig. 8.17).

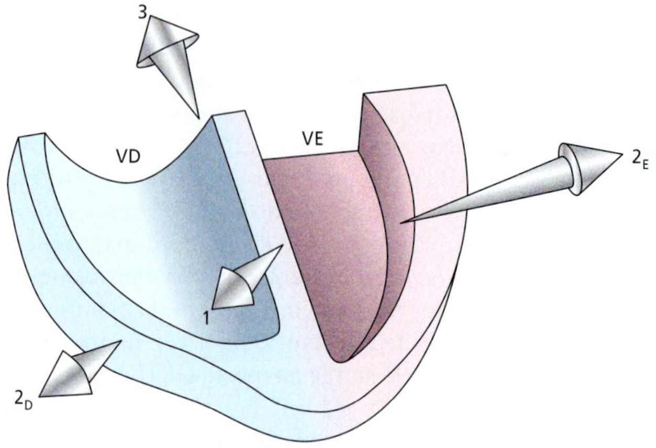

Figura 8.15 – Principais vetores resultantes da despolarização dos ventrículos. VD = ventrículo direito; VE = ventrículo esquerdo; 1 = vetor septal; 2_D = vetor de parede livre do ventrículo direito; 2_E = vetor de parede livre do ventrículo esquerdo; 3 = vetor das porções basais do septo e ambas as câmaras ventriculares.

978-85-7241-870-6

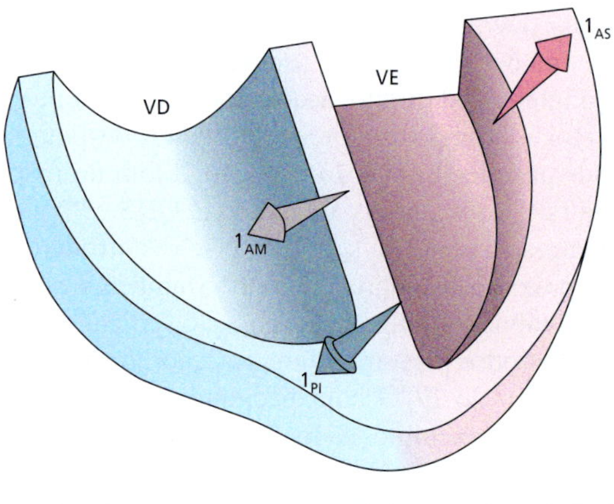

Figura 8.16 – Representação espacial do início (20ms) da despolarização ventricular normal. Começa sincronicamente em três áreas endocárdicas, gerando os vetores 1 anterossuperior (**1_{AS}**), 1 posteroinferior (**1_{PI}**) e 1 anteromedial (**1_{AM}**) (Durrer), dados pela ativação das respectivas divisões do ramo esquerdo (não está representado o vetor da ativação septal direita). VD = ventrículo direito; VE = ventrículo esquerdo.

- *Momento médio (30 a 40ms)*: representado pelos vetores 2_{PI} e 2_{AM} normais e com vetor resultante orientado para baixo, para a esquerda e para a frente (Fig. 8.18).
- *Momento final (além dos 40ms)*: representado pelo vetor 2_{AS} modificado, com aumento da amplitude e exagero da orientação para cima e para a esquerda (Fig. 8.18).

No *BDASE*, a duração do complexo QRS está discretamente aumentada (acréscimo de cerca de 20ms), mas ainda dentro de limites normais, isto é, igual ou superior a 0,10s e inferior a 0,12s. O discreto aumento da duração do complexo QRS representa o assincronismo da ativação das regiões posteroinferior e anteromedial com a anterossuperior do VE. Quando o atraso da condução do estímulo entre ambas as regiões for muito intenso, exacerba o as-

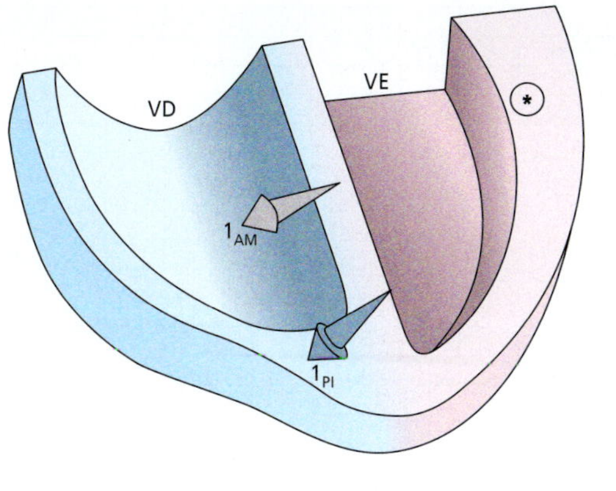

Figura 8.17 – Representação espacial dos vetores manifestos do início da ativação ventricular em caso de bloqueio da divisão anterossuperior esquerda dada pelas divisões posteroinferior (**1_{PI}**) e anteromedial (**1_{AM}**) (o *asterisco* retrata a ausência do vetor **1** anterossuperior). VD = ventrículo direito; VE = ventrículo esquerdo.

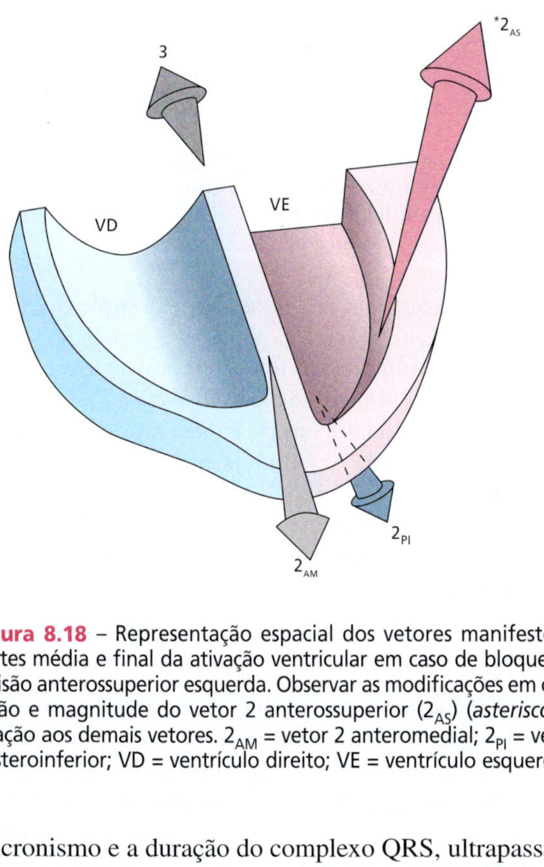

Figura 8.18 – Representação espacial dos vetores manifestos da partes média e final da ativação ventricular em caso de bloqueio da divisão anterossuperior esquerda. Observar as modificações em orientação e magnitude do vetor 2 anterossuperior (2_{AS}) (*asterisco*) em relação aos demais vetores. 2_{AM} = vetor 2 anteromedial; 2_{PI} = vetor 2 posteroinferior; VD = ventrículo direito; VE = ventrículo esquerdo.

sincronismo e a duração do complexo QRS, ultrapassando 0,12s, porém sem revelar características morfológicas de BRE. Geralmente isso é secundário a bloqueio intrainfarto.

A principal característica do BDASE é a orientação do eixo elétrico médio do complexo QRS para cima e para a esquerda. Admite-se como *limite inferior* o eixo elétrico a *–45°* (Fig. 8.19). Eixos elétricos situados entre 0° e –30°, na ausência de posição horizontal do coração ou na vigência de ECG pregresso confirmando a posição mais baixa do eixo elétrico, correspondem possivelmente a formas mais leves de BDASE, com menor desvio do eixo elétrico médio do complexo QRS para a esquerda.

As forças iniciais para baixo e para a direita geram, obrigatoriamente, onda "r" inicial em D_2, D_3 e aVF e onda "q" em D_1 e aVL. A voltagem dessas deflexões pode ser maior que a normal, porém com duração inferior a 20ms. A *rotação anti-horária* inicial determina que a onda "r" em D_3 seja mais precoce que a de D_2, exclusivamente em traçados de ECG com registro simultâneo dessas derivações (Fig. 8.20).

As forças elétricas intermediárias continuam a contribuir para a amplitude da onda "r" em D_2, D_3, aVF e V_2. A rotação anti-horária determina que a onda "r" de D_2 tenha morfologia semelhante à de D_3.

As importantes forças elétricas intermediárias finais (aliadas às do VD), dirigidas fundamentalmente para cima e, na maioria das vezes, para a esquerda, são provocadas pelo vetor 2_{AS} modificado e explicam a onda S profunda em derivações inferiores e a onda R em D_1 e aVL. Salienta-se que, obrigatoriamente, a onda aprofunda-se ainda mais de D_2 para D_3 pelo paralelismo do vetor com a última derivação (aproximadamente –60°). Esses dados são fundamentais para o reconhecimento do *BDASE*, uma vez que não se encontram nos casos de posição horizontal do coração ou de atraso final de condução, que determinam forças elétricas orientadas para cima. Quando as forças elétricas terminais têm orientação superior a –60°, registra-se onda R tardia em aVR, porém de pequena magnitude. Raramente é possível identificar onda S em D_1, principalmente em casos de coração na posição horizontal. Concluindo, as derivações do PF revelam qR em D_1 e aVL, rS em D_2, D_3 e aVF e QS, qR ou QR em aVR.

As derivações do PH não se modificam de forma tão característica, porém a orientação das forças elétricas iniciais mais para baixo que o normal modifica a onda "q" das derivações precordiais, causando a diminuição da amplitude ou o desaparecimento total. Pelo mesmo motivo, é possível evidenciar pequena onda "q" em V_2 e V_3, derivações que ocupam posição mais elevada que as precordiais esquerdas e, por essa razão, exploram a cauda do vetor inicial. Em alguns casos, observa-se diminuição da onda "r" de V_2 e V_3 em relação a V_1 pelo mesmo motivo. Na grande maioria dos casos, registra-se onda S em V_5 e V_6, decorrente da orientação exagerada para cima das forças elétricas terminais, principalmente aquelas representadas pelo vetor 2_{AS}. Pelo mesmo motivo, a onda R de V_5 e V_6 não revela grande magnitude, principalmente na ausência de sobrecarga ventricular esquerda.

Resumindo, no PH, registra-se rS em V_1, qrS em V_2 e V_3 e qRS nas derivações precordiais esquerdas. O assincronismo da ativação entre as regiões baixas e altas do VE é reconhecido pelo aumento do tempo de ativação ventricular, mais bem identificado em D_1 e aVL, que é mais tardio (> 20ms) em comparação a V_6 e mais precoce que em aVR.

A onda T sofre modificações secundárias e seu eixo elétrico médio geralmente dirige-se para baixo e discretamente para a frente.

978-85-7241-870-6

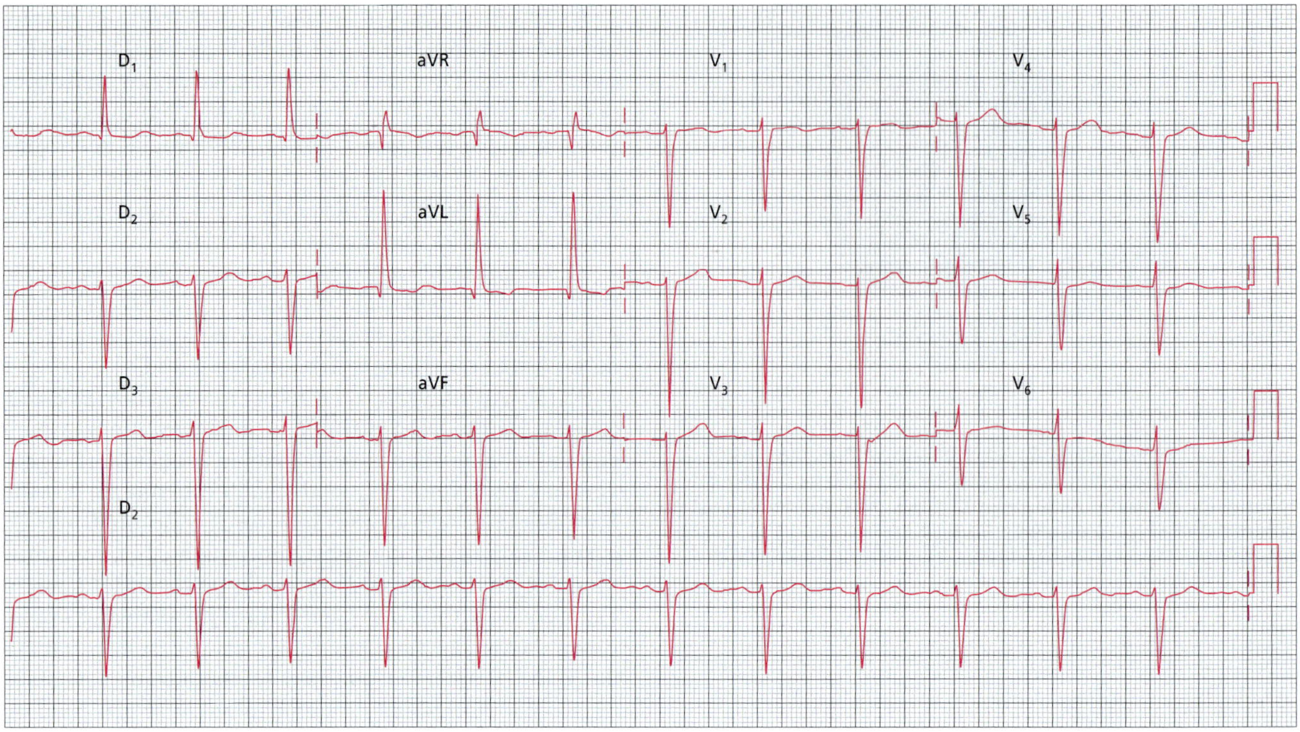

Figura 8.19 – Eletrocardiograma de paciente de 62 anos de idade com padrão clássico de bloqueios da divisão anterossuperior esquerda. Observe o desvio do eixo elétrico médio do complexo QRS para a esquerda (próximo a –60°) com consequente onda S profunda em D_3 (> 15mm). Coexistem sinais eletrocardiográficos de sobrecarga ventricular esquerda.

978-85-7241-870-6

Sumariamente, os critérios para o diagnóstico eletrocardiográfico de *BDASE* são:

- Duração do complexo QRS ≤ 120ms.
- Desvio do eixo elétrico médio do complexo QRS para a esquerda no PF (–45° a –60°).
- Complexo rS em D_2, D_3 e aVF e complexo qR em D_1 e aVL.
- Pequeno aumento do tempo de ativação ventricular, mais bem avaliado em D_1 e aVL.
- O pico da onda "r" em D_3 é mais tardio que em D_2.
- O pico da onda "r" é mais precoce em aVL que em aVR.
- Aconselha-se excluir outras causas de desvio de eixo elétrico médio do complexo QRS para a esquerda.

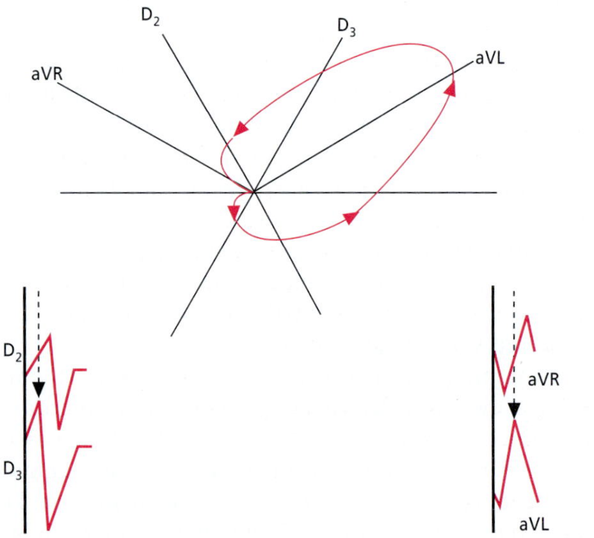

Figura 8.20 – Alça de QRS no plano frontal superposta às derivações do mesmo. A deflexão intrinsecoide de onda R de D_3 é mais precoce que D_2, e a deflexão intrinsecoide de aVL é mais precoce que aVR.

Bloqueio da Divisão Posteroinferior Esquerda

O atraso (bloqueio) da condução encontra-se na *divisão posteroinferior* do ramo esquerdo do feixe de His e, por isso, o estímulo elétrico atinge o VE pelas divisões anterossuperior e anteromedial. A despolarização inicia-se pelo endocárdio da parede ântero-superior do VE, gerando o vetor $1_{AS,}$ e pelo centro da superfície do septo interventricular, gerando o vetor 1_{AM} (Fig. 8.21). O vetor resultante dos *20ms* iniciais orienta-se para cima, para a frente e levemente para a esquerda no PF, determinando as deflexões "r" em D_1 e "q" em D_3 e a ausência ou pequena onda "q" nas derivações precordiais esquerdas. Assim, a ativação inicial desenvolve-se de modo oposto àquela do BDASE.

Nos *30* a *40ms* seguintes, a despolarização estende-se pelas regiões anterossuperior e parasseptal anterior do VE, gerando os vetores 2_{AS} e 2_{AM}, com orientação praticamente semelhante àquela gerada em condições normais (Fig. 8.22).

Assim, a resultante desses vetores orienta-se para baixo, para a frente e discretamente para a esquerda, responsabilizando-se pelo registro do início da onda R das derivações inferiores, D_1, aVL.

Uma vez ativadas essas duas regiões, isto é, ao término dos *40ms*, o estímulo elétrico alcança a *região posteroinferior* com atraso da condução, pela rede de Purkinje parietal e septal, que faz conexões com essas três regiões. Essas conexões explicam o discreto assincronismo da ativação dessas áreas, que não é superior a 20ms.

Dessa forma, altera-se todo o processo de ativação da região póstero-inferior, que origina o vetor 2_{PI} modificado, ou seja, de maior magnitude e orientado exageradamente para baixo e para a direita (aproximadamente de 90° a 100° no PF) (Fig. 8.22). A grande magnitude retrata a ativação isolada da *região bloqueada*, gerando forças que se somam, além de serem ampliadas pelas forças terminais do vetor 2_{AS}, que agora são parcialmente síncronas e coincidentes em sentido. A orientação inferior é consequência do modo de ativação do VE, isto é, de cima (região anterossuperior) para baixo (região posteroinferior).

Essas modificações são mais bem observadas nas derivações do PF em virtude do paralelismo com o vetor 2_{PI}. No entanto, as derivações do PH modificam-se muito pouco.

Didaticamente, podem-se considerar três momentos principais na sequência do processo de ativação ventricular:

- *Momento inicial (20ms)*: representado pelos vetores 1_{AS} e 1_{AM}, com vetor resultante orientado para cima, para a esquerda e para a frente (Fig. 8.21).
- *Momento médio (30 a 40ms)*: representado pelos vetores 2_{AS} e 2_{AM} normais e com vetor resultante orientado para baixo, para a esquerda e para a frente (Fig. 8.22).
- *Momento final (além dos 40ms)*: representado pelo vetor 2_{PI} modificado, com aumento da amplitude e exagero da orientação para baixo, para trás e para a direita (Fig. 8.22).

No bloqueio da divisão póstero-inferior esquerda (*BDPIE*), o discreto aumento da duração do complexo QRS (inferior a 0,12s e, em média, 0,10s) representa o assincronismo da ativação da região posteroinferior com as regiões anterossuperior e anteromedial do VE. Quando ocorrer maior atraso na transmissão do estímulo entre ambas as regiões, a duração pode ultrapassar 0,12s, que é encontrado nos casos com comprometimento do VE.

A orientação do *eixo elétrico médio do complexo QRS*, principal característica do *BDPIE*, mas não imprescindível, dirigi-se para baixo e para a direita. Geralmente admite-se como limite superior mais seguro o valor de +120°. Eixos elétricos médios situados entre +70° e +120°, excluindo-se a posição vertical do coração, correspondem possivelmente a formas incompletas de *BDPIE*, com menor desvio do eixo elétrico médio para a direita.

978-85-7241-870-6

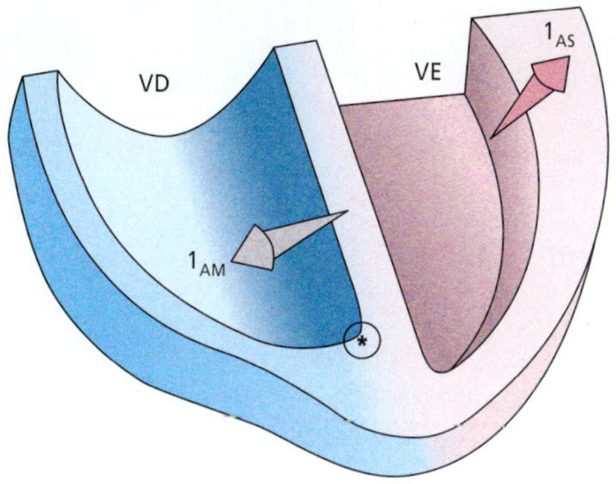

Figura 8.21 – Representação espacial dos vetores manifestos do início da ativação ventricular (20ms) em caso de BDPIE, dada pelas divisões anteromedial (1_{AM}) e anterossuperior (1_{AS}). O *asterisco* representa a ausência do vetor 1 posteroinferior. VD = ventrículo direito; VE = ventrículo esquerdo.

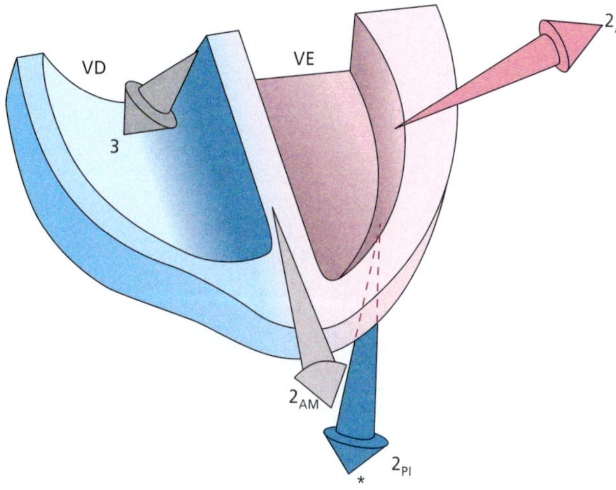

Figura 8.22 – Representação espacial dos vetores manifestos da partes média e final da ativação ventricular em caso de bloqueio da divisão posteroinferior esquerda. O vetor 2 posteroinferior (*asterisco*) modifica-se em orientação e magnitude. O vetor 2 anterossuperior e o vetor 3 orientam-se discretamente para baixo. 2_{AM} = vetor 2 anteromedial; VD = ventrículo direito; VE = ventrículo equerdo.

As forças elétricas iniciais para cima e para a esquerda geram obrigatoriamente onda "q" inicial em D_2, D_3 e aVF. A voltagem da onda "q" pode ser superior à normal, mas com duração inferior a 20ms e onda "q" inicial em D_1 e aVL. A rotação horária inicial determina que a onda "q" em D_3 seja maior que a onda "q" de D_2. As forças elétricas intermediárias contribuem para o registro do início da onda R de D_2, D_3 e aVF (vetor 2_{AS}) e de V_2 (vetor 2_{AM}).

As forças elétricas finais mais expressivas, dirigidas fundamentalmente para baixo e para a direita e geradas pelo vetor 2_{PI} modificado, explicam a onda R de grande magnitude das derivações inferiores e a onda S de D_1 e aVL. É oportuno ressaltar que obrigatoriamente a onda R cresce de D_2 para D_3, pelo maior paralelismo

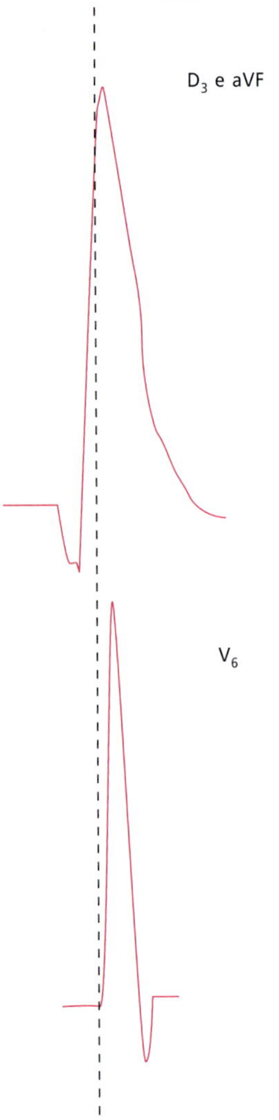

Figura 8.23 – Notar que o tempo de ativação da região inferior (D_3 e aVF) é superior àquele da região lateral (V_6)

978-85-7241-870-6

do vetor com a última derivação (aproximadamente a +120°). Essas características são fundamentais e não são identificadas nos casos de sobrecarga ventricular direita – *SVD* e de *posição vertical do coração*. Sumariamente, no *BDPIE*, as derivações do PF revelam complexos qR em D_2, D_3 e aVF, rS em D_1 e aVL e QS ou rS em aVR.

Semelhantemente ao BDASE, as derivações do PH não desenvolvem modificações muito características. A orientação para a esquerda das forças iniciais acarreta a diminuição ou o desaparecimento da onda "r" de V_1 e a onda "q" de V_5 e V_6. A onda R de V_5 e V_6 não revela grande magnitude porque a orientação dos vetores 2_{AS} e 2_{PI} é aproximadamente perpendicular a essas derivações. No entanto, é possível identificar o prolongamento do tempo de ativação ventricular (superior a 0,045s) em derivações que exploram a *região bloqueada*, em comparação a V_6, traduzindo o atraso da ativação das regiões mais baixas do VE. Esse assincronismo de ativação é realçado quando se compara o *tempo de ativação ventricular* de D_3 e aVF com o de V_6, evidenciando que as primeiras superam a última em 20ms. Assim, o pico da onda R de V6 é mais precoce que aquela de D_3 e aVF (Fig. 8.23).

A repolarização ventricular, ou seja, a onda T, revela modificações secundárias e seu eixo elétrico, em geral, dirige-se para cima, para a esquerda e discretamente para a frente.

Sumariamente, os critérios para o diagnóstico eletrocardiográfico de BDPIE são:

- Duração do complexo QRS ≤ 120ms.
- Desvio do eixo elétrico médio do complexo QRS para a direita no PF (+80° a +110°).
- Complexo qR em D_2, D_3 e aVF, rS em D_1 e aVL e QS ou rS em aVR.
- Pequeno aumento do tempo de ativação ventricular, mais bem avaliado em D_3 e aVF.
- A onda "q" em D_3 é mais precoce que em D_2.
- A onda S em aVL é mais precoce que em V_6.
- Aconselha-se excluir outras causas de desvio de eixo elétrico médio do complexo QRS para a direita.

978-85-7241-870-6

Bloqueio da Divisão Anteromedial Esquerda

O aumento das forças elétricas anteriores da despolarização ventricular tem sua gênese elétrica explicada pelo conceito de atraso (bloqueio) da condução pela divisão (fascículo) anteromedial (septal) esquerda, bloqueio da divisão anteromedial esquerda (*BDAME*), ou bloqueio do fascículo septal esquerdo (*BFSE*). Considera-se o *BDAME* como a exteriorização dos fenômenos elétricos que se desenvolvem entre as fases média e terminal da ativação elétrica do VE, com os seus correspondentes efeitos elétricos representados por vetores dirigidos para a frente e discretamente para a esquerda.

O atraso da condução pela divisão anteromedial determina real assincronismo de despolarização das duas regiões posteroinferior e anterossuperior com a região parasseptal esquerda do VE. Admitindo-se que as divisões posteroinferior e anterossuperior estejam íntegras, o estímulo passa para a região parasseptal anterior pela rede de Purkinje. Obviamente, essa área do VE seria a última a se ativar, porém isso não é totalmente verdadeiro. Esse fenômeno que ocorre entre as fases média e terminal da ativação ventricular desencadeia potenciais elétricos dirigidos para o quadrante anterior esquerdo. Na realidade, essa área é a última a se ativar somente quando o atraso de condução pela divisão anteromedial for superior ao tempo necessário para se completar a ativação da região anterossuperior, que é a última entre as três áreas a se ativar no processo normal de ativação ventricular. Na maioria das vezes, o atraso da ativação da região bloqueada não excede o tempo necessário para a excitação elétrica da região anterossuperior, permitindo que essa seja a última região do VE a se ativar.

De acordo com essas considerações, suspeita-se de BDAME quando se evidencia desvio para a frente dos vetores de despolarização ventricular, na ausência de SVD e de infarto do miocárdio posterior.

O estímulo elétrico atinge o VE pelas divisões posteroinferior e anterossuperior, provocando a despolarização das primeiras regiões dessa câmara, ou seja, do endocárdio da parede posterior (vetor 1_{PI}) e ânterosuperior (vetor 1_{AS}) (Fig. 8.24).

O vetor resultante dos *20ms* iniciais tem pequena magnitude, uma vez que as regiões que o geram são praticamente antagônicas. Ressalta-se a ausência das forças elétricas iniciais para a frente pela ausência da manifestação do vetor 1_{AM} e, pelo mesmo motivo, a ausência de onda "q" em V_5, V_6 e D_1 e, às vezes, a inscrição de onda "q" em V_1 e V_2, dependente do vetor 1_{PI}, que predomina sobre o 1_{AS} no PH.

A seguir, a despolarização estende-se (*30 a 40ms*) da região posteroinferior para a anterossuperior do VE, alcançando a região parasseptal esquerda pela rede de Purkinje septal e parasseptal, que faz conexões entre essas três regiões. As conexões explicam o discreto assincronismo da região comprometida, geralmente inferior a 20ms, com exceção dos casos com comprometimento grave dessa parede, principalmente na vigência de lesões miocárdicas extensas, como na cardiomiopatia da doença de Chagas e na doença arterial coronariana. O vetor resultante desse momento da ativação elétrica (entre 2_{PI} e 2_{AS}) tem orientação usual e, por isso, *não se observam modificações na morfologia do complexo QRS nas derivações do PF* (Fig. 8.25).

Quando o atraso da condução pela divisão anteromedial do ramo esquerdo do feixe de His for de pequena magnitude, as porções mais altas da região anterossuperior e as porções basais de ambos os ventrículos continuam a ser as últimas regiões a serem ativadas e, assim, não há modificação do sentido habitual da sequência de despolarização no PH. Em contrapartida, quando o atraso de condução for mais intenso, a sequência de ativação elétrica desenvolve rotação horária e a região anterior do VE passa a ser a última região a se despolarizar.

978-85-7241-870-6

Independentemente do grau de atraso de condução, o processo de ativação elétrica da região parasseptal sofre modificações, gerando o vetor resultante 2_{AM} de grande magnitude e orientado para a frente. Ainda, é possível que, no momento da sua gênese, o vetor 2_{AM} sofra competição de forças que estão sendo geradas na região anterossuperior (vetor 2_{AS}), o que pode interferir no resultado final do fenômeno. Essas modificações são mais bem identificadas nas derivações do PH pelo maior paralelismo do vetor 2_{AM} com essas derivações, uma vez que as derivações do PF modificam-se muito pouco pela projeção aproximadamente perpendicular daquele vetor em relação ao PF.

Didaticamente, podem-se considerar três momentos principais na sequência do processo de ativação ventricular.

- *Momento inicial (20ms)*: representado pelos vetores 1_{PI} e 1_{AS}, com vetor resultante orientado para a esquerda, tanto para baixo como para cima, na dependência da posição do coração (Fig. 8.24).
- *Momento médio (30 a 40ms)*: representado pelos vetores 2_{PI} e parte inicial do vetor 2_{AS}, com vetor resultante orientado para baixo e para a esquerda (Fig. 8.25).
- *Momento final (além dos 40ms)*: representado pelo vetor 2_{AM} modificado, com aumento da amplitude e orientação preservada, sucedido pela parte final do vetor 2_{AS} e vetor das regiões basais das câmaras ventriculares (Fig. 8.25).

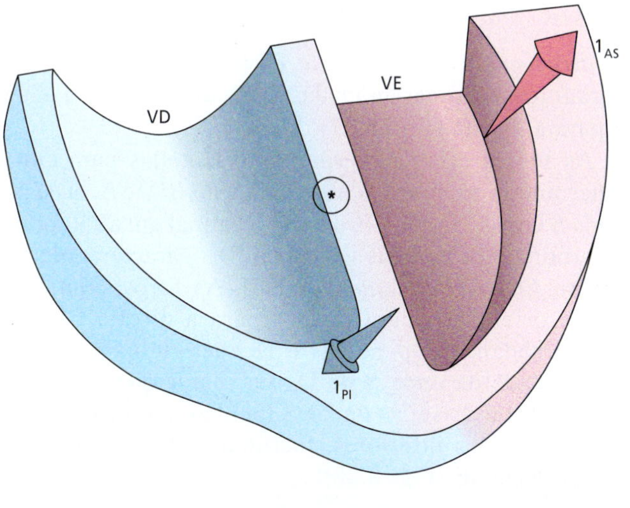

Figura 8.24 – Representação espacial dos vetores manifestos do início da ativação ventricular (20ms) em caso de bloqueio da divisão anteromedial esquerda, dada pelas divisões posteroinferior (1_{PI}) e anterossuperior (1_{AS}). O asterisco representa a ausência do vetor 1 anteromedial. VD = ventrículo direito; VE = ventrículo esquerdo.

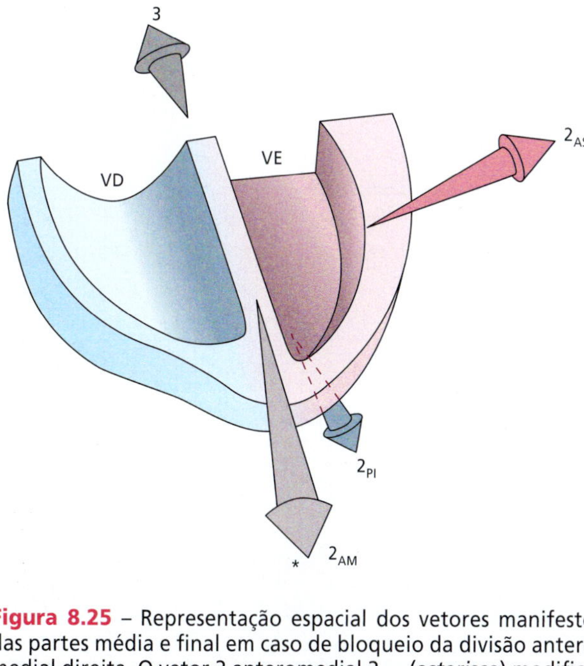

Figura 8.25 – Representação espacial dos vetores manifestos das partes média e final em caso de bloqueio da divisão anteromedial direita. O vetor 2 anteromedial 2_{AM} (*asterisco*) modifica-se em magnitude, mantendo sua orientação esquerda). 2_{AS} = vetor 2 anterossuperior; 2_{PI} = vetor 2 posteroinferior; VD = ventrículo direito; VE = ventrículo esquerdo.

A duração do complexo QRS na vigência de BAME encontra-se discretamente aumentada, porém ainda dentro de limites normais, usualmente em torno de 0,10s e sempre inferior a 0,12s. No PF, o eixo elétrico médio do complexo QRS não se modifica substancialmente pelo fato de os vetores 2_{PI} e 2_{AS} manifestarem-se com suas características normais, além do fato de o vetor 2_{AM}, o único com magnitude modificada, ser perpendicular ao PF.

As forças elétricas *iniciais* para baixo ou para cima geram ondas "q" ou "r" em D_2, D_3 e aVF, dependendo da posição do coração. O elemento fundamental relaciona-se à ausência da manifestação do vetor 1_{AM}, responsável pela onda "r" inicial de V_1 e pela onda "q" de V_5 e V_6, que obviamente não são registradas na vigência de *BDAME*. Frequentemente, inscreve-se onda "q" em V_2, precedendo a deflexão positiva e relacionada à orientação posterior do vetor 1_{PI}. As forças elétricas *intermediárias*, os vetores 2_{AS} e 2_{PI}, contribuem para o registro de onda R em D_1, D_2, D_3 e aVF. As forças elétricas *finais* mais expressivas, dirigidas fundamentalmente para a frente e geradas pelo vetor 2_{AM} modificado, determinam a inscrição de onda R ampla em V_2 e V_3. A onda R obrigatoriamente cresce de V_1 para V_2 e V_3 e diminui a voltagem de forma progressiva até V_4 ou V_6 (Fig. 8.26).

Sumariamente, os critérios para o diagnóstico eletrocardiográfico de BDAME são:

- Duração do complexo QRS ≤ 120ms.
- Desvio do eixo elétrico médio do complexo QRS para a frente no PH, pois não existem modificações no PF exclusivamente decorrentes do BDAME.
- Complexo qR em V_2 e V_3.
- Ausência de onda "q" em V_5 e V_6.
- Pequeno aumento do tempo de ativação ventricular, mais bem avaliado em V_2.
- O pico da onda "R" é mais precoce em V_2 que em V_3.
- Aconselha-se excluir outras causas de aumento das forças anteriores do complexo QRS, como SVD, infarto do miocárdio posterior, posição horizontal do coração e hipertrofia seletiva da parede anterior do VE.

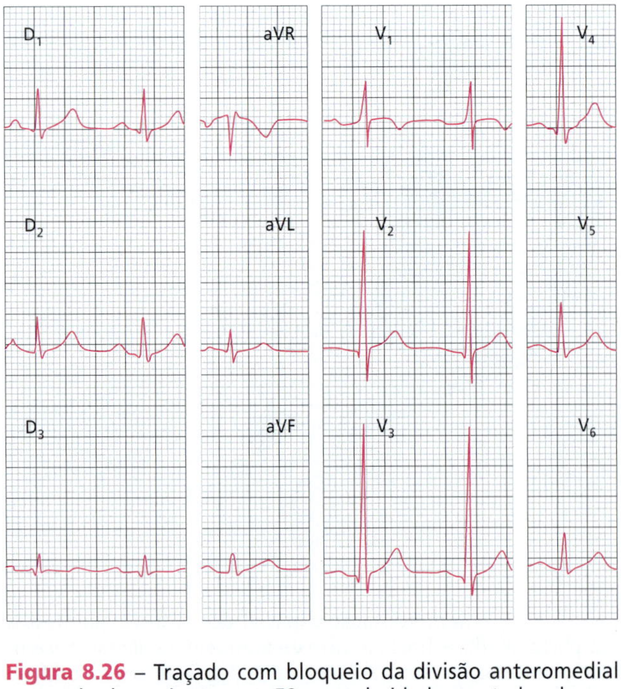

Figura 8.26 – Traçado com bloqueio da divisão anteromedial esquerda de paciente com 58 anos de idade, portador de cardiopatia isquêmica (lesão aterosclerótica da artéria coronária descendente anterior esquerda).

ATRASOS (BLOQUEIOS) DA CONDUÇÃO PELAS DIVISÕES (FASCÍCULOS) DO RAMO DIREITO DO FEIXE DE HIS

978-85-7241-870-6

Do ponto de vista anatômico, o *ramo direito*, em sua terceira porção subendocárdica, atinge a base do músculo papilar anterior ramificando-se em três direções principais – *anterior*, *média* e *posterior* – dando origem à rede de Purkinje subendocárdica direita. Por outro lado, trabalhos experimentais consideram que o ramo direito, do ponto de vista eletrofisiológico, apresenta duas regiões de distribuição: uma que corresponde à região súpero-anterior do *VD*, abaixo da artéria pulmonar (*divisão superior*), e a outra, à região inferoposterior (*divisão inferior*). Em condições normais, essas duas regiões ativam-se ao mesmo tempo, originando o vetor resultante 3, dirigido para cima e algo para a direita no PF.

Quando uma determinada região do VD despolariza-se mais tardiamente que o habitual, sem existir atraso de condução no ramo direito do feixe de His, a parte final da despolarização ventricular orienta-se mais para a direita que o normal, uma vez que não há oposição das forças elétricas do VE.

Bloqueio da Divisão Superior Direita

O *atraso da condução pela divisão superior direita* gera forças elétricas anômalas finais dirigidas para cima e para a direita (Fig. 8.27).

As forças elétricas terminais orientadas para cima determinam morfologia semelhante ao *BDASE*, ou seja, onda S em D_2, D_3 e aVF, onda R terminal em aVR, onda S terminal em V_6 e, às vezes, em D_1, caracterizando o *atraso final de condução* (AFC). As forças elétricas finais orientadas para cima e para a direita, isto é, aproximadamente paralelas à D_2, determinam a obrigatoriedade da onda S de D_2 ser maior que a onda S de D_3. Além disso, as ondas S têm baixa profundidade nas derivações inferiores, facilitando a diferenciação com o BDASE (Fig. 8.28).

Bloqueio da Divisão Inferior Direita

O *atraso da condução pela divisão inferior direita* gera forças elétricas anômalas finais dirigidas para baixo e para a direita (Fig. 8.29).

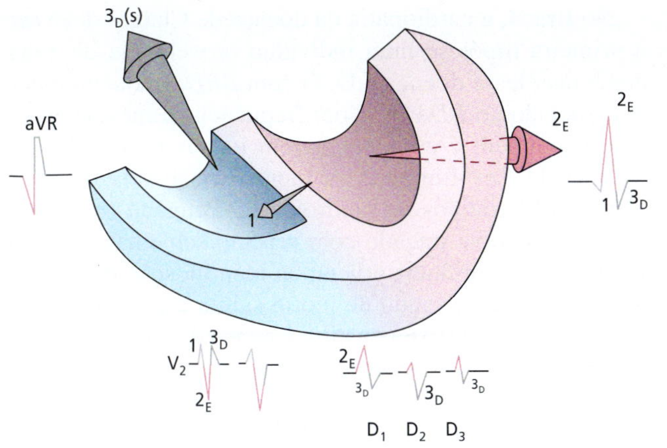

Figura 8.27 – Principais vetores resultantes da ativação ventricular e morfologias eletrocardiográficas na presença da divisão superior do ramo direito. O vetor $3_D(s)$ (superior) paralelo à derivação D_2 determina S_2 maior que S_3.

As forças elétricas terminais orientadas para baixo determinam morfologia eletrocardiográfica semelhante ao *BDPIE*. Assim, registra-se onda R em D_2, D_3 e aVF, onda R terminal em aVR, onda S terminal em D_1 e V_6, caracterizando o AFC. As forças elétricas finais paralelas à D_2 determinam que a amplitude da onda R de D_2 seja maior ou igual à onda R de D_3. Além disso, a baixa amplitude das ondas R nas derivações inferiores facilita a diferenciação com o *BDPIE* (Fig. 8.30).

ASSOCIAÇÃO DE ATRASOS DA CONDUÇÃO INTRAVENTRICULAR (ASSOCIAÇÃO DE BLOQUEIOS INTRAVENTRICULARES)

Normalmente, existe assincronismo no término da despolarização e da repolarização das ramificações do feixe de His. Apesar de serem ativadas simultaneamente, a região ativada pelo fascículo posteroinferior é a primeira a finalizar a sua despolarização, seguida das regiões ativadas pelos fascículos anteromedial e anterossuperior do ramo esquerdo e, finalmente, despolarizam-se as regiões ativadas pelo ramo direito e seus fascículos. A despolarização dos ventrículos acontece, em condições normais, como se existisse certo atraso na condução pelo ramo direito e pelo fascículo anterossuperior do ramo esquerdo do feixe de His.

Doenças que exacerbam ou também modificam essas diferenças fisiológicas da velocidade de condução intraventricular podem determinar o registro de padrões simultâneos de bloqueios intraventriculares.

As Figuras 8.31 a 8.42 ilustram as associações dos atrasos da condução intraventricular mais comuns.

Significado Clínico

É possível identificar atrasos da condução intraventricular em diferentes tipos de cardiopatia e também em indivíduos sem outros sinais de cardiopatia estrutural.

Ocasionalmente, identifica-se *BRD* em indivíduos sem evidências de cardiopatia, porém, em contrapartida, o diagnóstico eletrocardiográfico de *BRE* exige investigação

978-85-7241-870-6

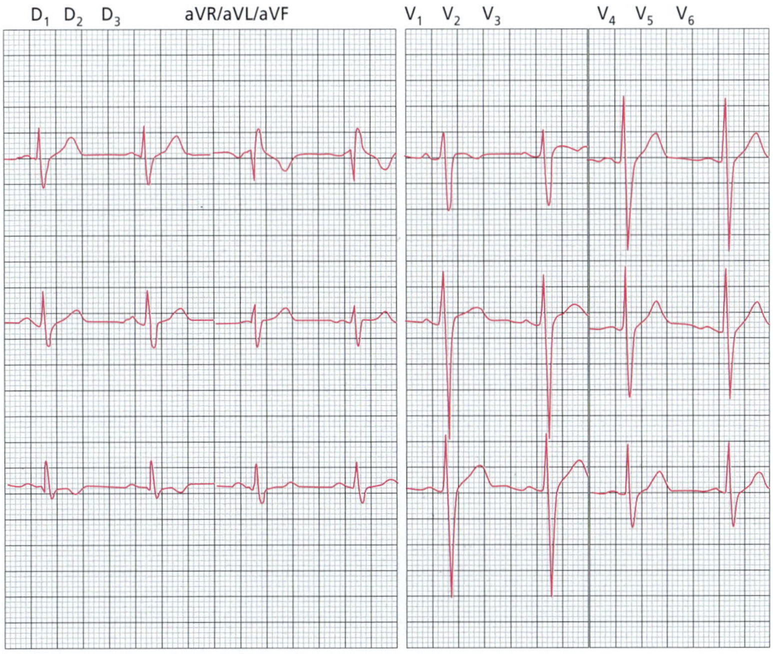

Figura 8.28 – Bloqueio da divisão superior do ramo direito: a onda S em D_2 é maior que em D_3. Registra-se S empastado em D_1, aVL e V_5 e V_6. O eletrocardiograma mostra retardo final orientado para trás e para cima.

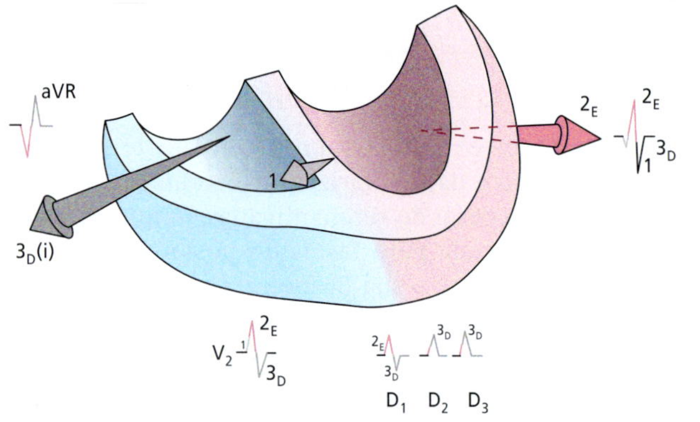

Figura 8.29 – Principais vetores resultantes da ativação ventricular e morfologias eletrocardiográficas na presença do bloqueio da divisão inferior do ramo direito. O vetor 3_D(i) (inferior) aproximadamente equidistante das derivações D_2 e D_3 configura a onda R de amplitude semelhante naquelas derivações.

clínica abrangente para esclarecimento diagnóstico, uma vez que é extremamente raro em indivíduos normais e implica comprometimento difuso do VE (cardiopatia isquêmica, cardiopatia por hipertensão arterial, valvopatia, cardiomiopatia dilatada idiopática). O traçado eletrocardiográfico de *BRE* pode ser o primeiro sinal de cardiopatia estrutural subjacente num indivíduo absolutamente assintomático. Por outro lado, o desenvolvimento de *BRD* na vigência de infarto agudo do miocárdio implica péssimo prognóstico.

No Brasil, a cardiopatia da doença de Chagas deve ser a primeira hipótese num indivíduo proveniente de zona endêmica dessa doença e ECG com *BRD*, frequentemente associado ao *BDASE*. Com frequência, a mesma associação também é evidenciada em idosos portadores da doença de Lev-Lenègre. A identificação dos padrões eletrocardiográficos da síndrome de Brugada (ver Cap. 18), que envolve traçado com aspecto semelhante ao do *BRD*, tem importância crucial na identificação de indivíduos com risco elevado de morte súbita cardíaca.

O bloqueio *BDSAE* constitui o atraso da condução mais comum pelas divisões dos ramos do feixe de His e também pode ser identificado em indivíduos sem cardiopatia estrutural subjacente. O *BDPIE* e o *BDAME* são bem mais raros e, geralmente, implicam existência de cardiopatia estrutural subjacente, principalmente a cardiopatia isquêmica e a cardiopatia chagásica. O bloqueio da divisão do superior ramo direito (*BDSRD)* pode ser identificado em portadores de enfisema pulmonar ou de infarto do miocárdio da região lateral alta. Em indivíduos normais, pode ser decorrente de variações na ramificação direita, da escassez de fibras de Purkinje na área de ramificação direita ou até pela existência de maior massa muscular a ser ativada, o que aumenta o tempo de despolarização dessa área.

978-85-7241-870-6

Os critérios para o diagnóstico eletrocardiográfico de atraso da condução pelos ramos e fascículos do feixe de His em crianças são semelhantes aos dos adultos, com exceção à duração do complexo QRS que é menor (limite superior 0,08s). O *BRD* é frequente nas diversas cardiopatias congênitas, e o *BRE* é bem raro em crianças.

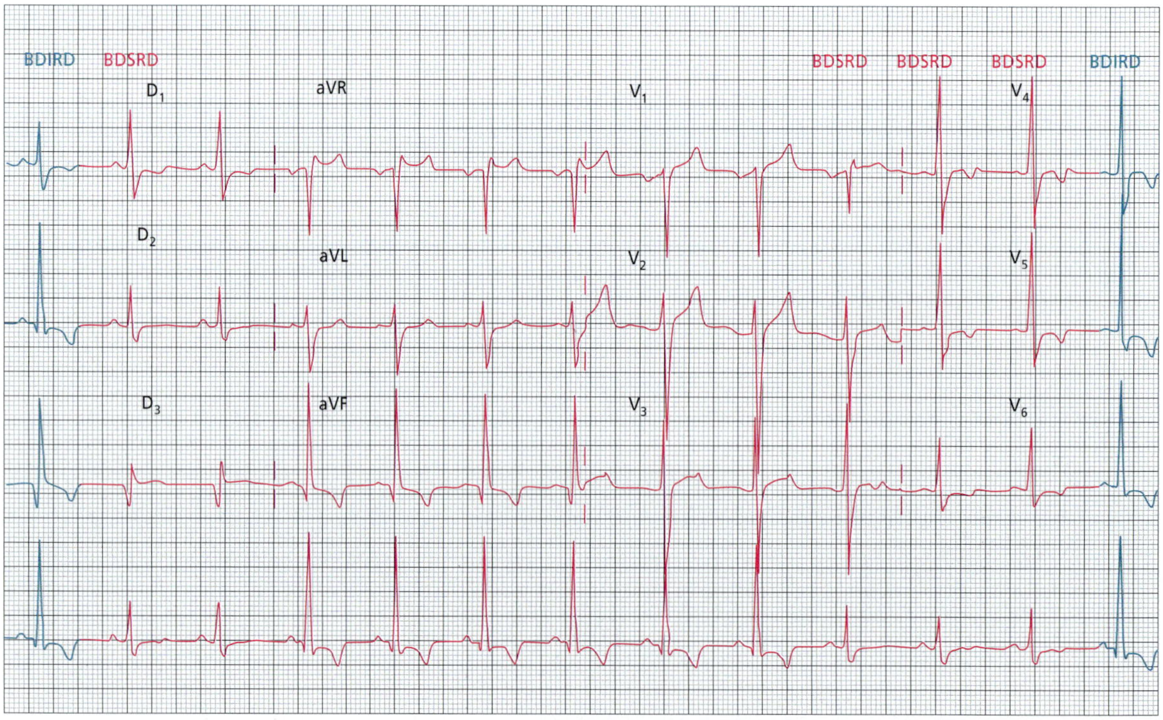

Figura 8.30 – Bloqueio da divisão inferior do ramo direito (BDIRD), primeiro e último complexos. A onda R em D_2 é maior que em D_3. Registra-se S empastado em D_1, aVL, V_5 e V_6. Observar a intermitência entre os bloqueios inferior (BDIRD) e superior (BDSRD – *em magenta*) direitos.

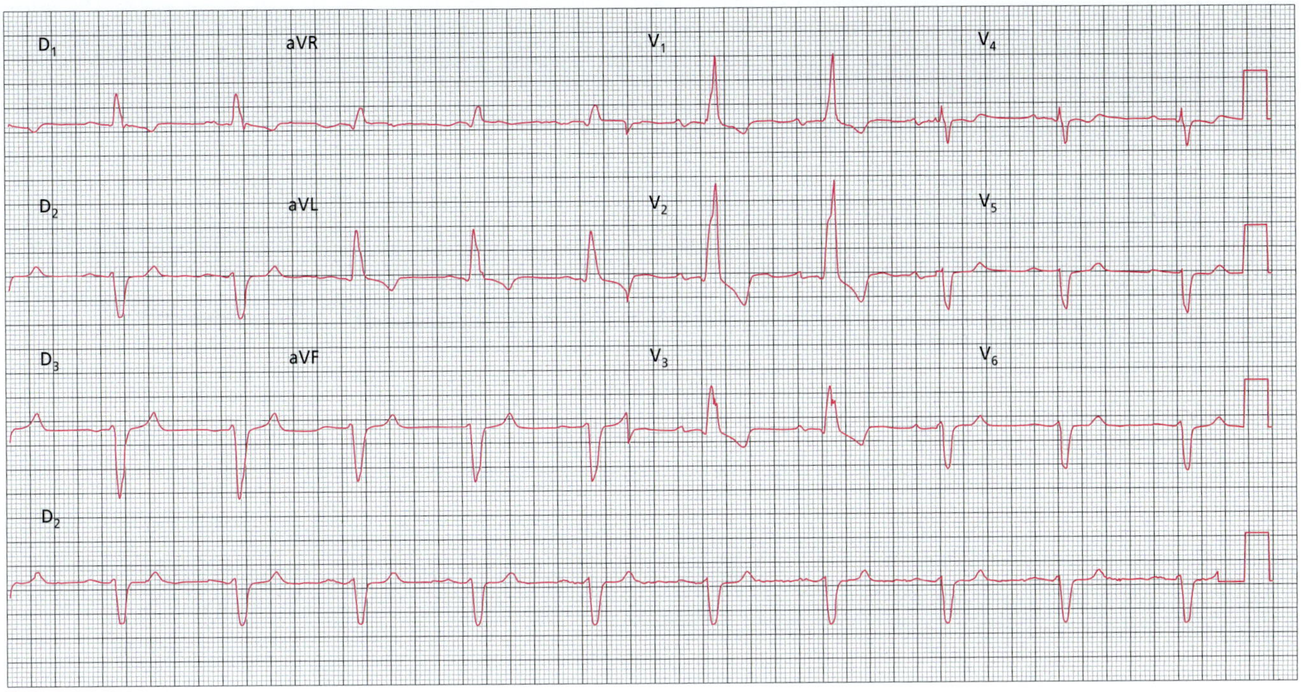

Figura 8.31 – Bloqueio do ramo direito com bloqueio da divisão anterossuperior esquerda.

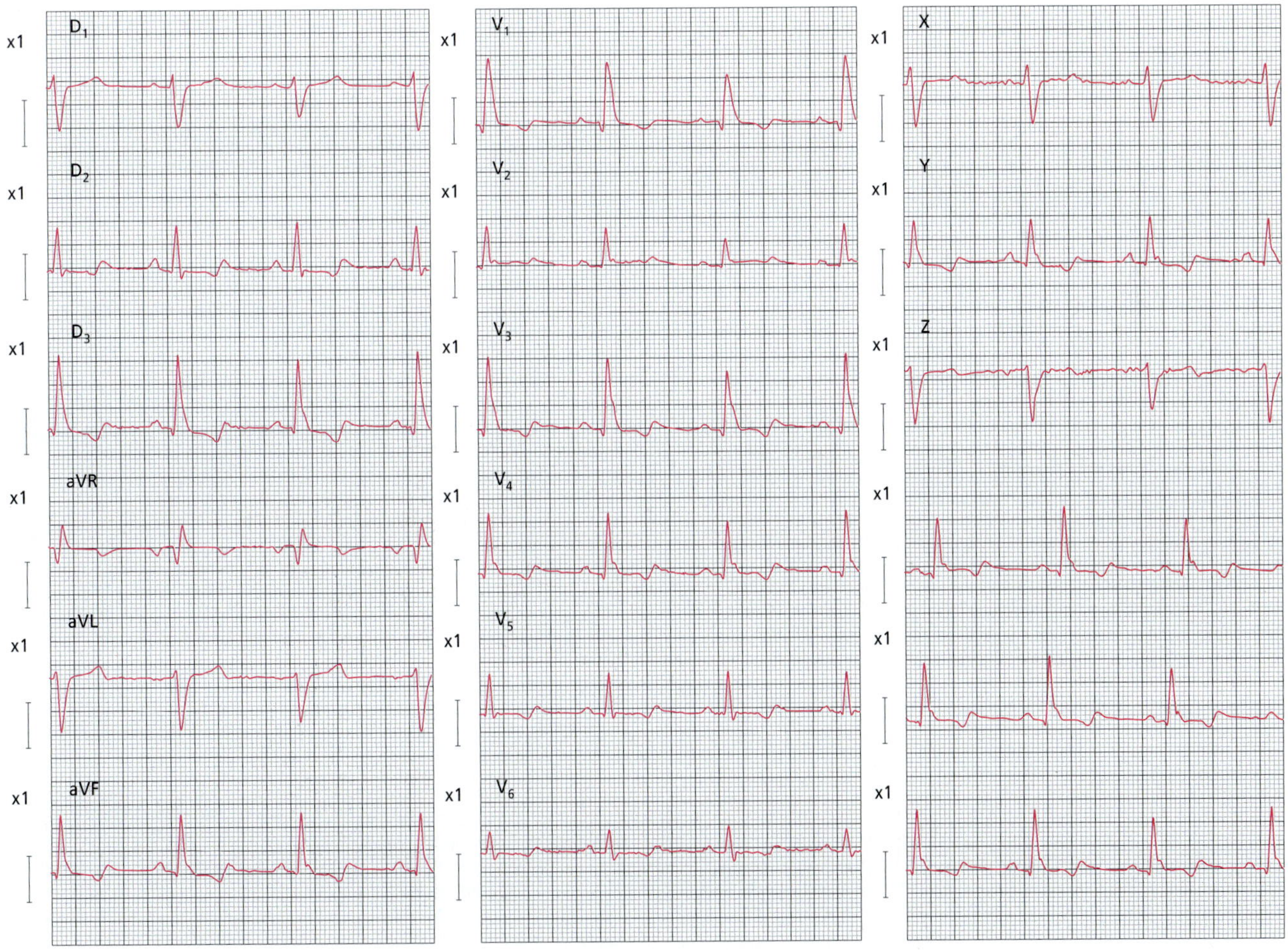

Figura 8.32 – Bloqueio do ramo direito com bloqueio da divisão posteroinferior esquerda.

978-85-7241-870-6

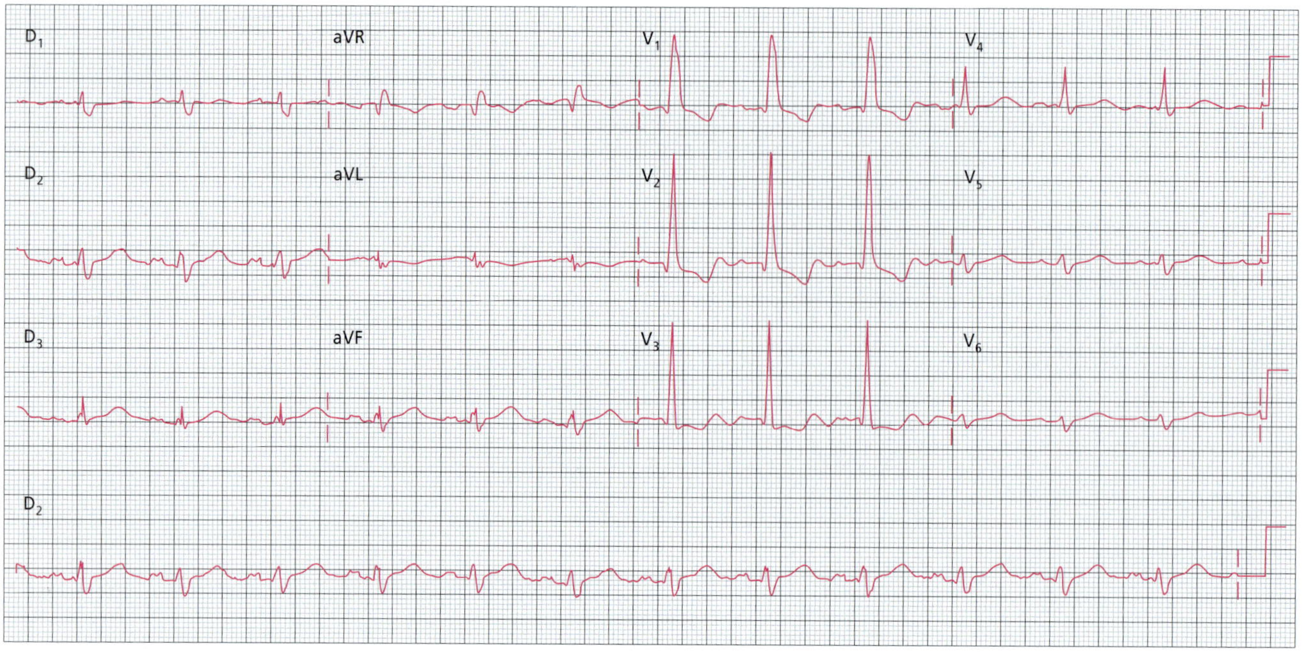

Figura 8.33 – Bloqueio do ramo direito com bloqueio da divisão anteromedial esquerda.

978-85-7241-870-6

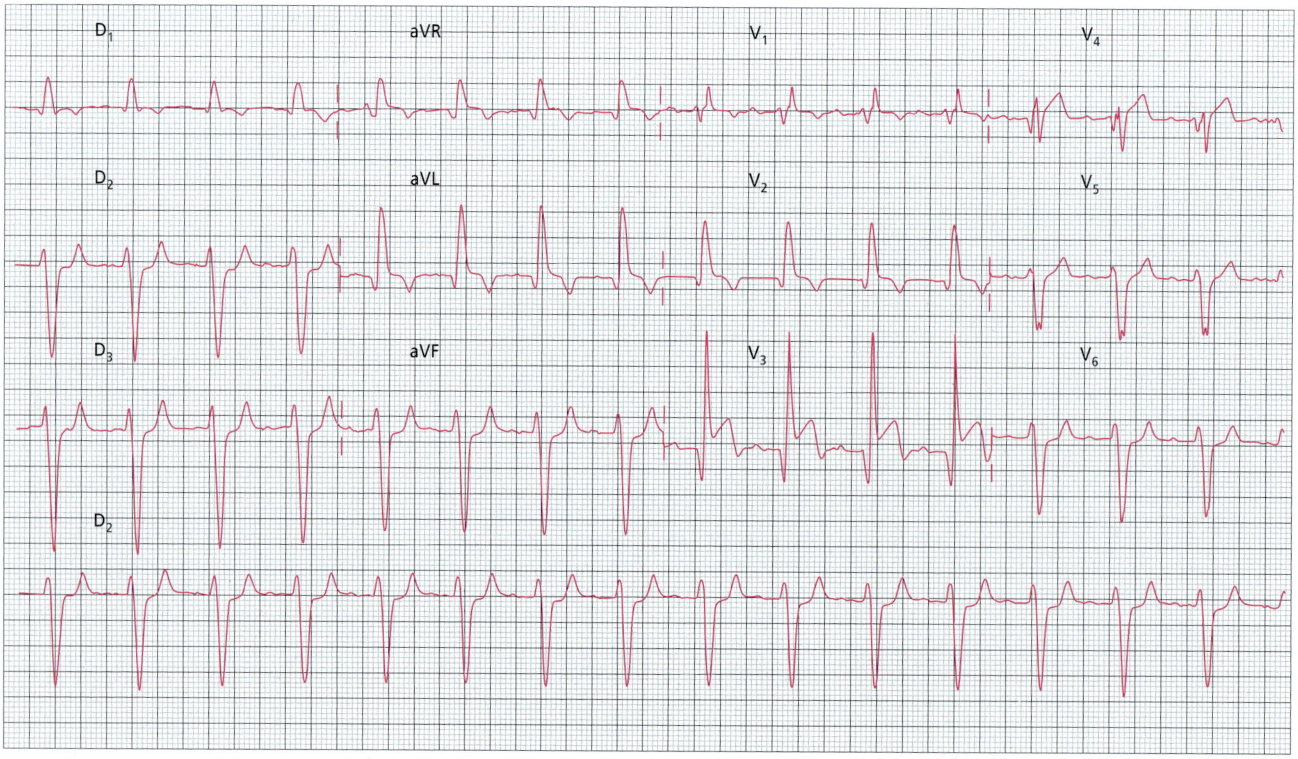

Figura 8.34 – Bloqueio da divisão anterossuperior esquerda com bloqueio da divisão anteromedial esquerda.

978-85-7241-870-6

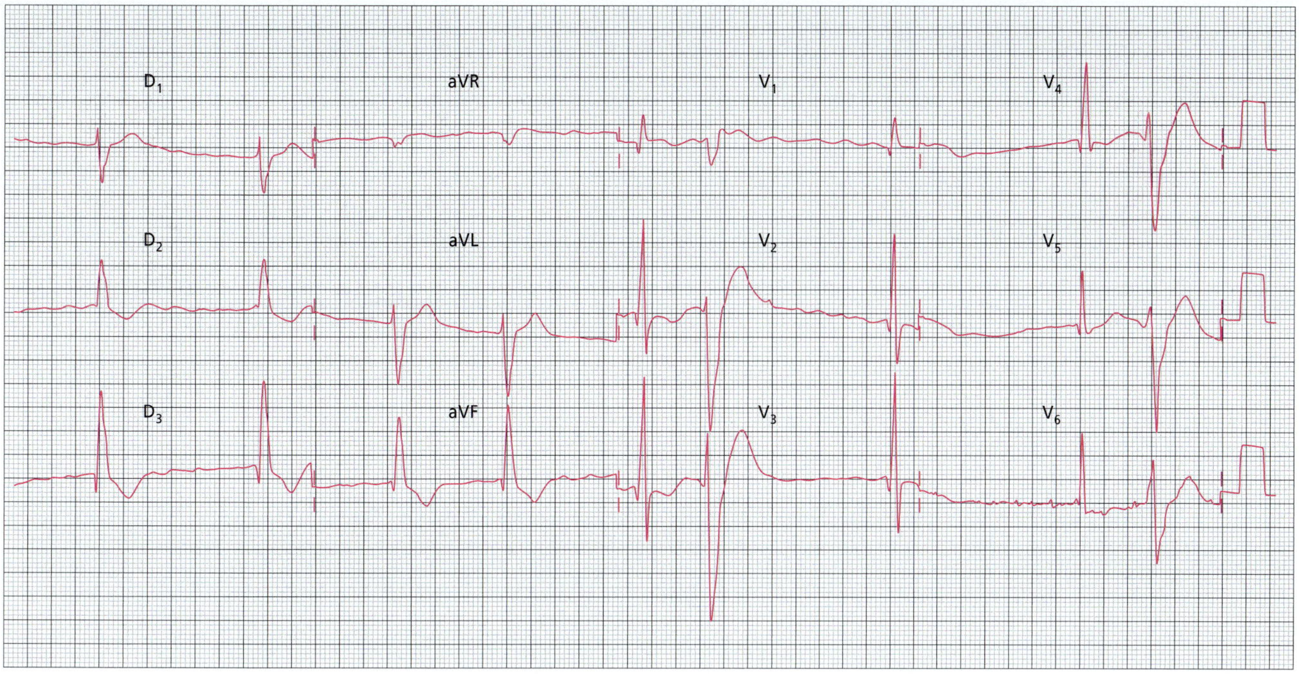

Figura 8.35 – Bloqueio da divisão posteroinferior esquerda com bloqueio da divisão anteromedial esquerda. Obs.: abstrair a presença de estrassístoles ventriculares nas derivações precordiais.

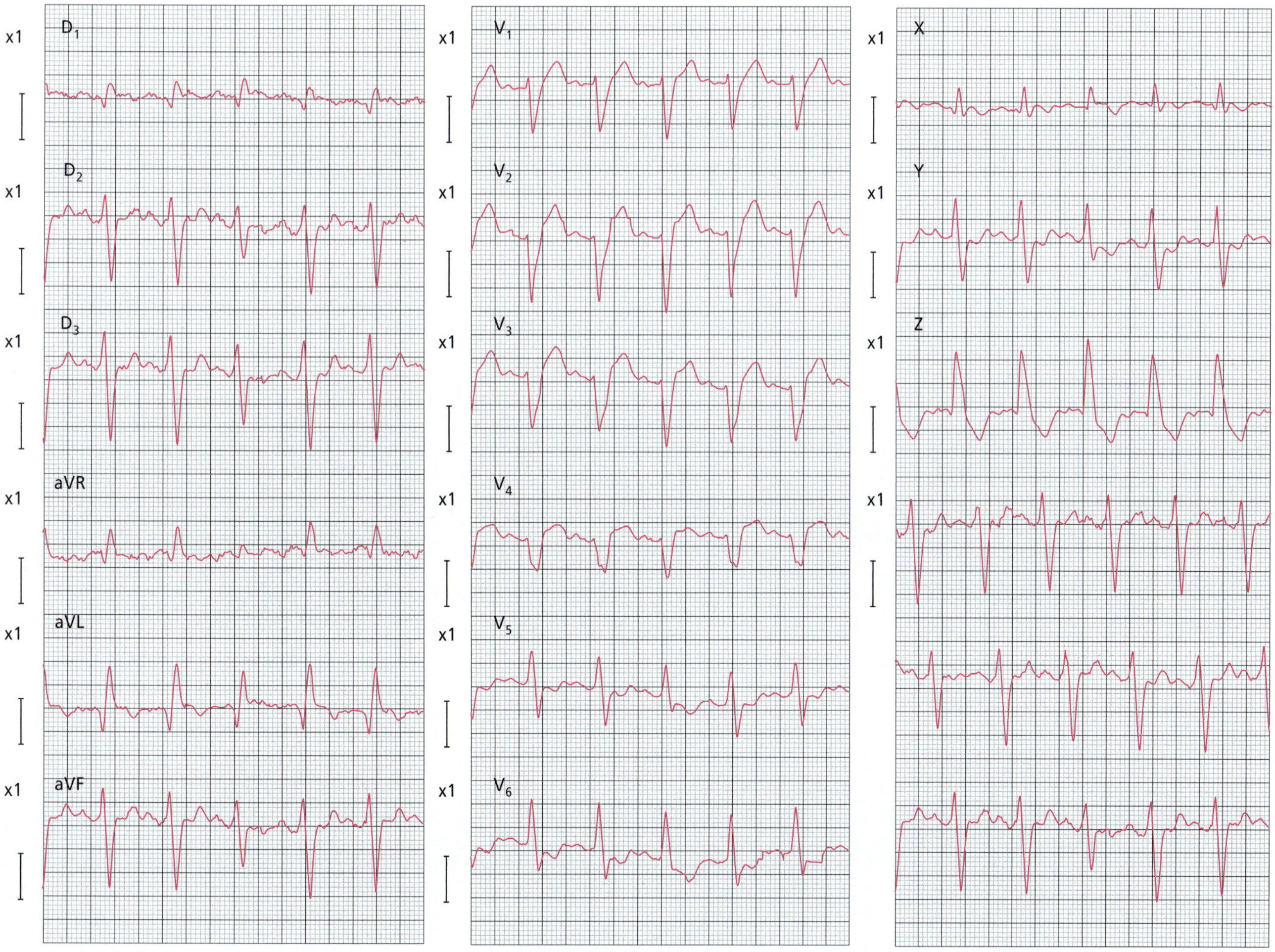

Figura 8.36 – Bloqueio da divisão anterossuperior esquerda com bloqueio da divisão posteroinferior esquerda.

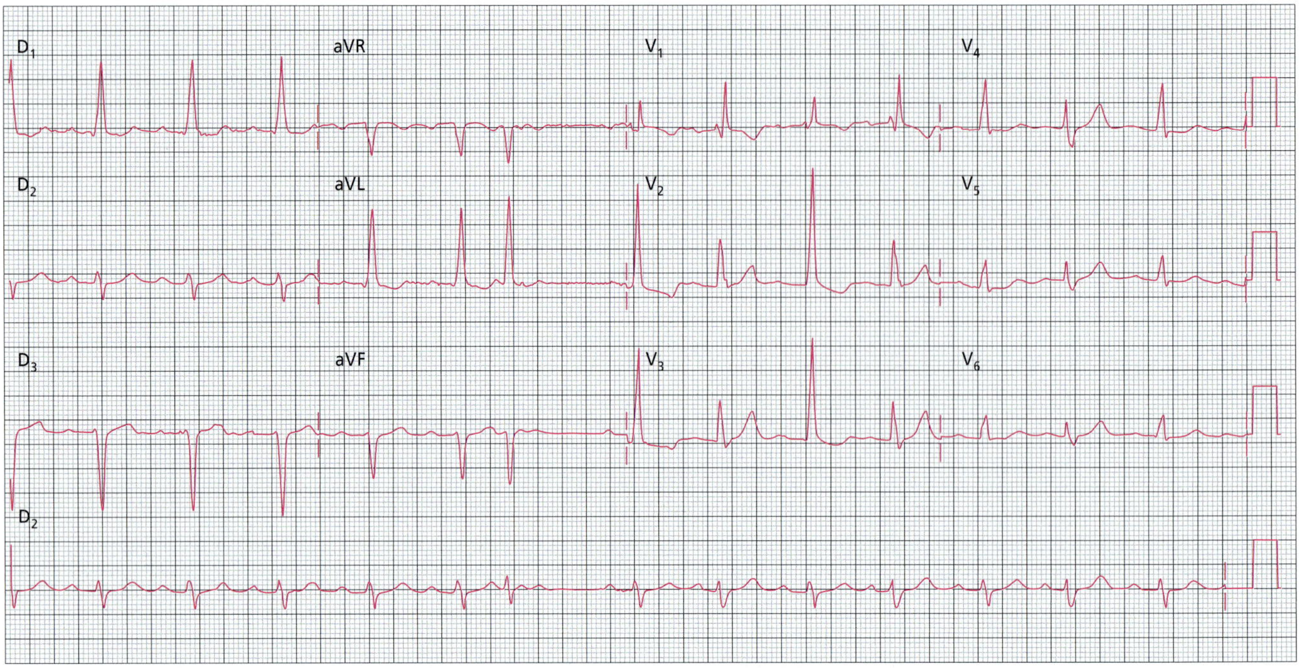

978-85-7241-870-6

Figura 8.37 – Bloqueio do ramo direito com bloqueio da divisão anterossuperior esquerda e bloqueio da divisão anteromedial esquerda (intermitente).

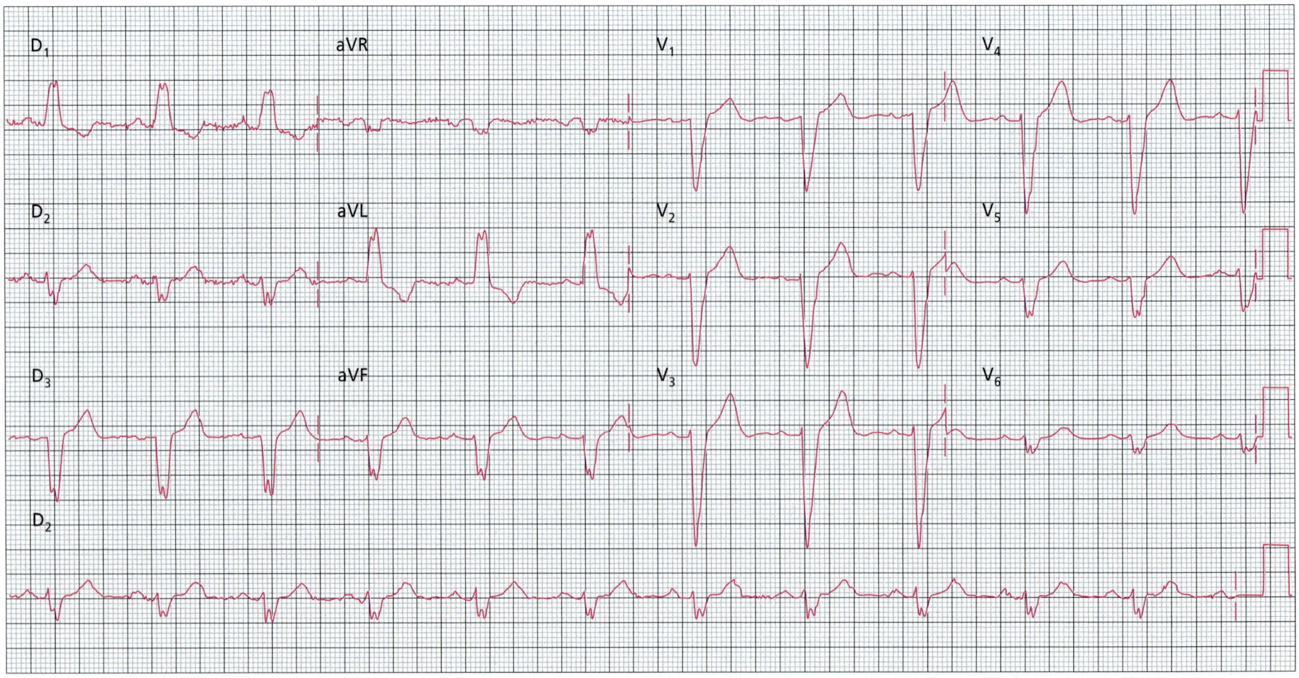

Figura 8.38 – Bloqueio do ramo esquerdo com bloqueio da divisão anterossuperior esquerda.

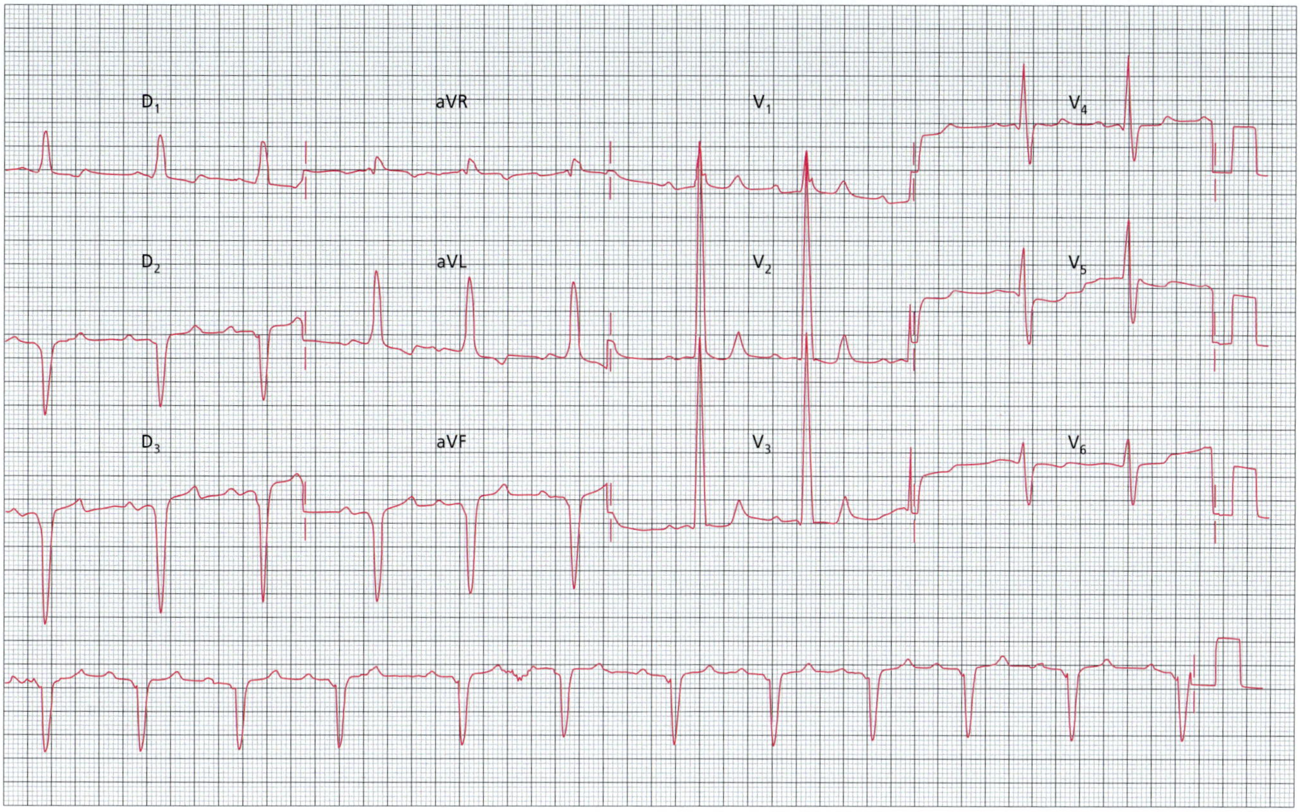

Figura 8.39 – Bloqueio da divisão anterossuperior esquerda. Com bloqueio de divisão anteromedial esquerda. Área eletricamente inativa em região inferior.

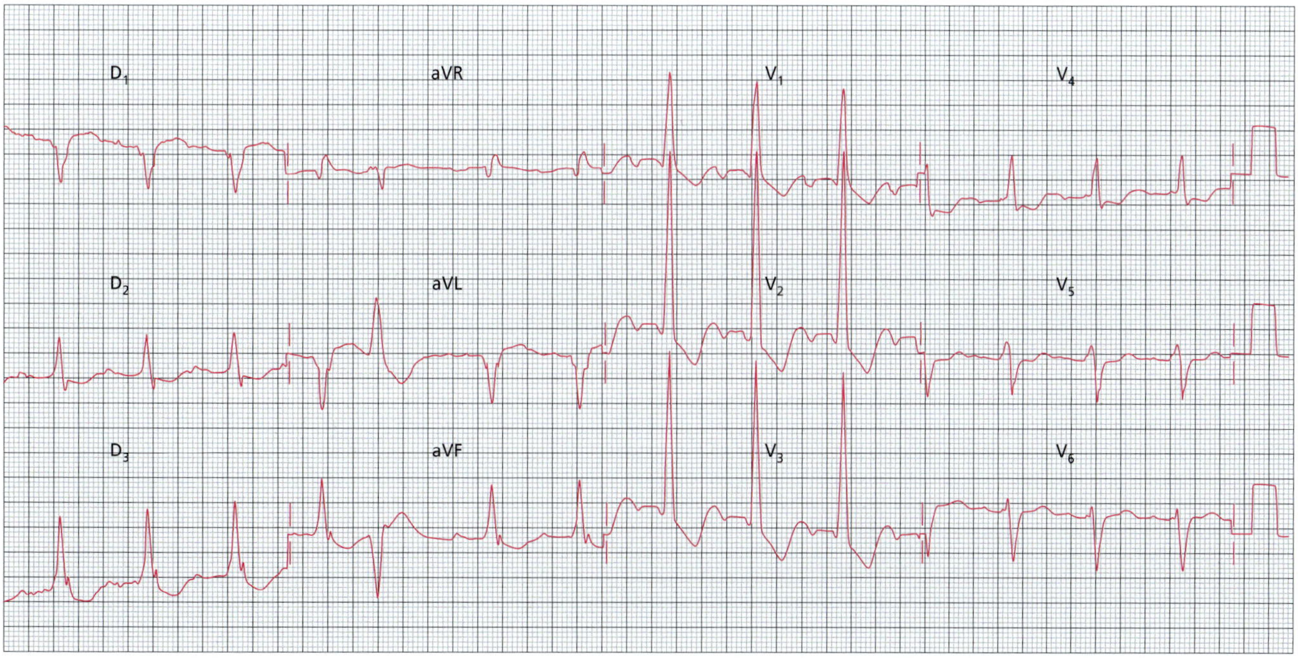

Figura 8.40 – Bloqueio da divisão posteroinferior esquerda associado ao bloqueio da divisão anteromedial esquerda.

978-85-7241-870-6

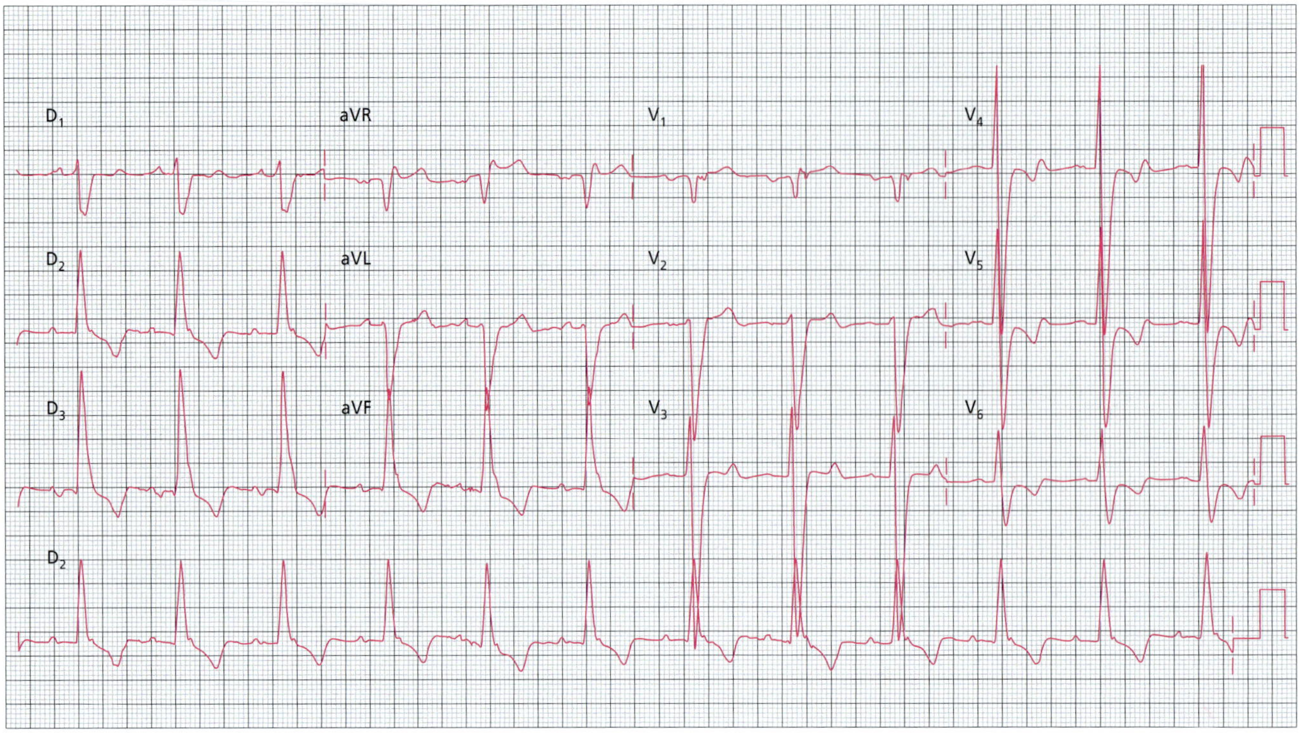

Figura 8.41 – Bloqueio da divisão posteroinferior esquerda associado a atraso final da condução.

978-85-7241-870-6

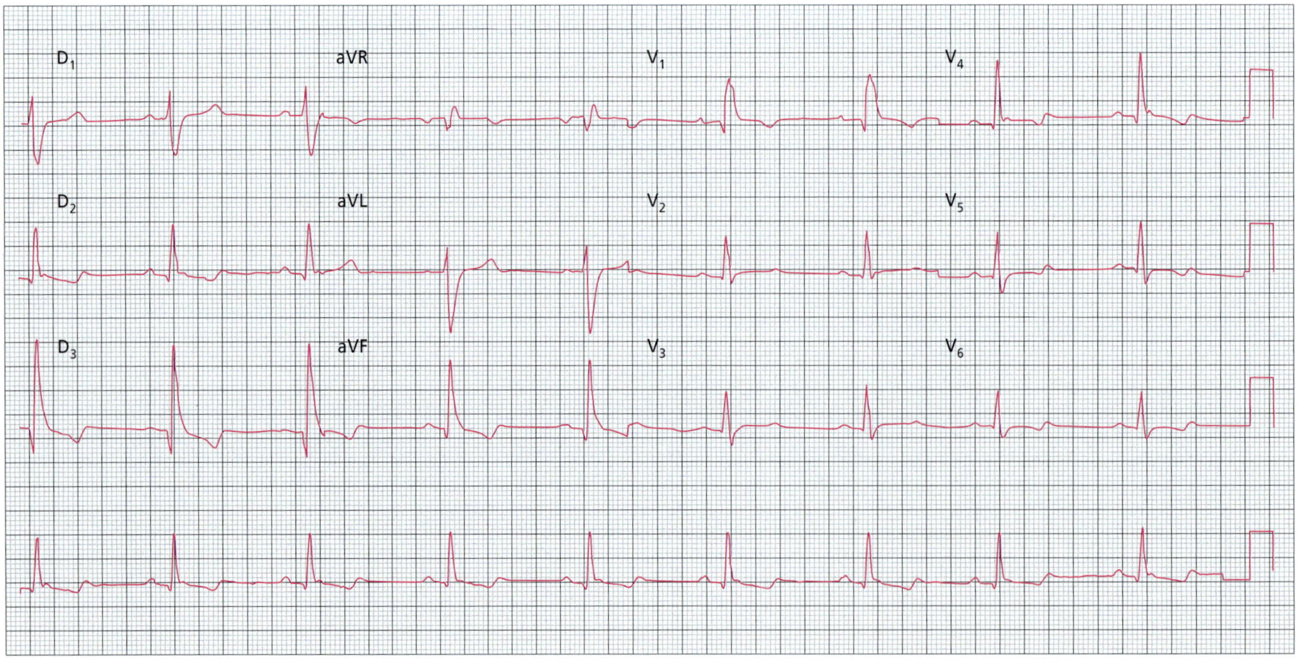

Figura 8.42 – Bloqueio da divisão posteroinferior esquerda associado a bloqueio do ramo direito.

Capítulo 9

Eletrocardiograma nas Alterações da Irrigação Sanguínea do Miocárdio – I (Cardiopatia Isquêmica)

Na cardiopatia isquêmica, tanto na fase aguda como na crônica, o eletrocardiograma (ECG) convencional é capaz de fornecer informações essenciais sobre o comprometimento das artérias coronarianas e sobre a região do miocárdio que está desenvolvendo *isquemia*, *lesão* ou *necrose*. Ainda, o ECG permite boa correlação com dados angiográficos, forma adequada de caracterização e classificação diagnóstica (com ou sem supradesnível do segmento ST), acrescenta valor prognóstico e maior consciência nos diagnósticos evolutivo e diferencial. Em contrapartida, estudos demonstram que o ECG inicial é normal em 18% dos pacientes com *infarto agudo do miocárdio* (*IAM*) e, em 25% dos casos, o ECG revela somente alterações inespecíficas, que não permitem o diagnóstico eletrocardiográfico correto. Para aperfeiçoar a precisão diagnóstica nesses casos, basta realizar traçados seriados, avaliar cuidadosamente todas as derivações, incluindo aVR, e utilizar as derivações acessórias, como V_8, V_9, V_3R e V_4R.

A oclusão por aterotrombose ou espasmo de artéria coronariana desencadeia alterações do ECG, que, até certo ponto, correlacionam-se com a gravidade e a reversibilidade das alterações anatomopatológicas do miocárdio. Essas alterações surgem em *três estágios de comprometimento crescente e progressivo*, ou seja, *isquemia*, *lesão* e *necrose*. As modificações do ECG provocadas por isquemia e lesão correlacionam-se com alterações reversíveis dos miócitos e a necrose com o comprometimento irreversível dessas células.

O IAM, grau extremo das alterações circulatórias, com maior frequência, revela, quando completamente constituído, regiões grosseiramente concêntricas, com comprometimento cada vez menor a partir da região central necrosada, traduzidas no ECG por regiões de isquemia (*I*), lesão (*L*) e necrose (*N*) (Fig. 9.1).

Resumidamente, a *isquemia* e a *lesão* miocárdica manifestam-se no ECG por alterações do *segmento ST* e da *onda T* e a *necrose* por alterações do *complexo QRS*. No entanto, antes da descrição desses fenômenos elétricos discutem-se *conceitos básicos* para facilitar o entendimento das alterações eletrocardiográficas.

SUPRIMENTO ARTERIAL CARDÍACO

Circulação Coronariana

A Figura 9.2 demonstra que o suprimento arterial cardíaco é efetuado por duas artérias coronarianas, direita e esquerda, que constituem os primeiros ramos da aorta ascendente, logo acima da valva aórtica. Originam-se dos seios aórticos correspondentes e margeiam o tronco da artéria pulmonar. O padrão de circulação coronariana é variável e, habitualmente, existe dominância da direita ou da esquerda. Essa dominância do sistema arterial coronariano é atribuída à artéria que emite o ramo interventricular posterior, ou seja, a *artéria coronariana descendente posterior*. Com maior frequência, a artéria coronariana direita (*ACD*) é a dominante, uma vez que em 67% dos casos é responsável pela emissão do ramo interventricular posterior. Habitualmente, essa artéria emite os seguintes ramos principais:

- Ramo ascendente nodal sinusal.
- Ramo marginal direito.
- Ramo interventricular posterior.

978-85-7241-870-6

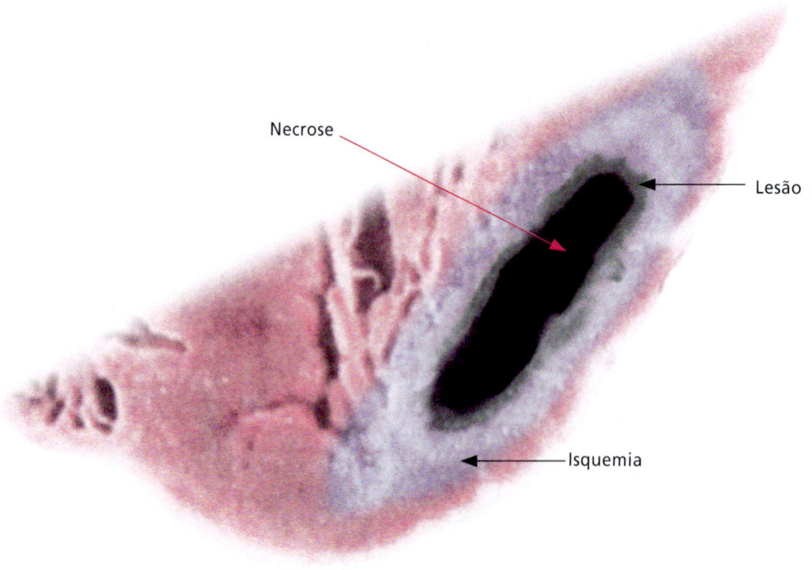

Figura 9.1 – As zonas de necrose, lesão e isquemia, que caracterizam, eletrocardiograficamente, o infarto do miocárdio.

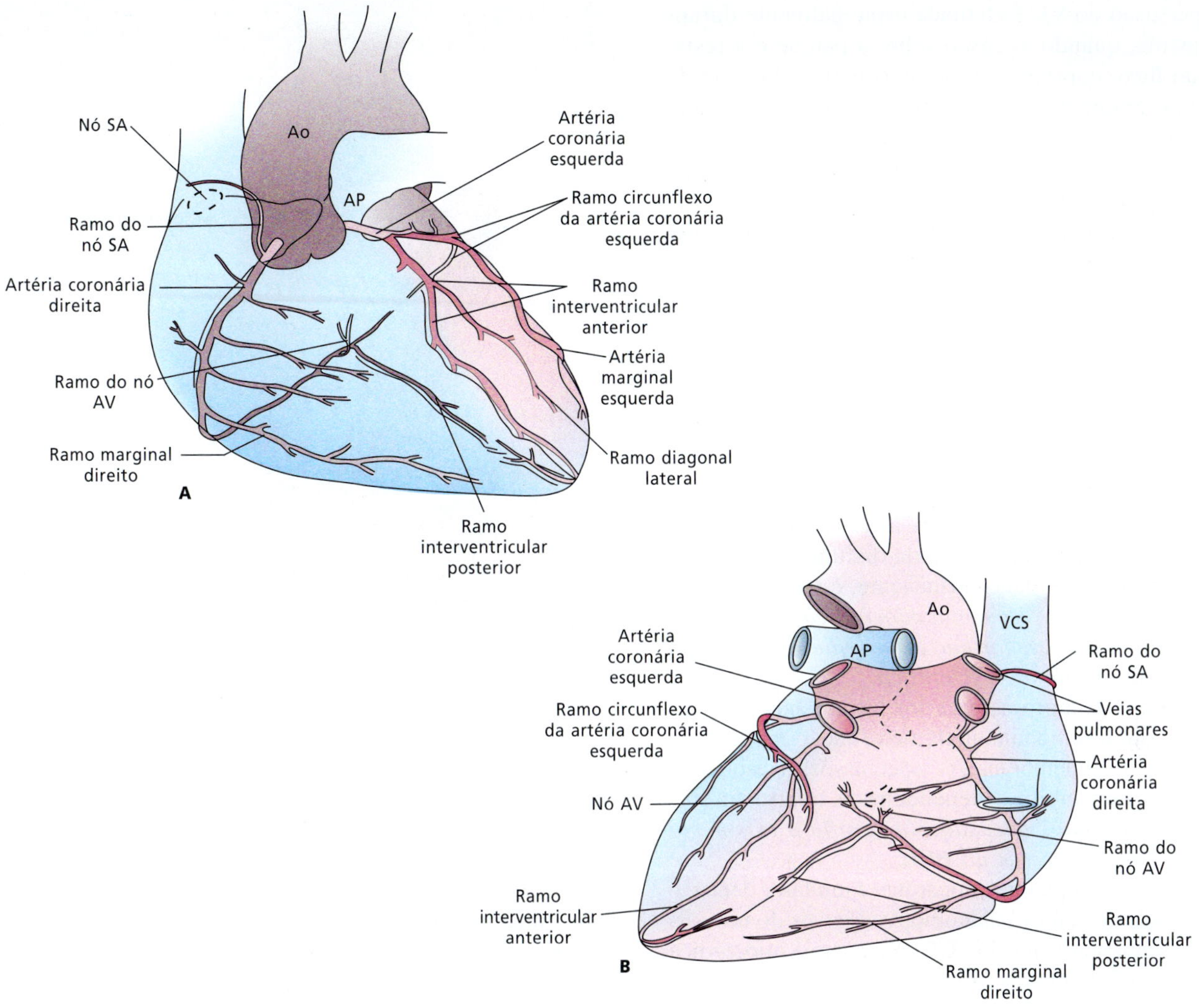

978-85-7241-870-6

Figura 9.2 – Diagrama do padrão mais comum da circulação coronariana. **A**) Face anterior. **B**) Face posterior. Ao = aorta; AP = artéria pulmonar; AV = atrioventricular; SA = sinusal ou sinoatrial; VCS = veia cava superior.

Caracteristicamente, a *ACD* irriga as seguintes estruturas cardíacas:

- O átrio direito.
- A maior parte do ventrículo direito (VD).
- Parte do ventrículo esquerdo (VE) (superfície diafragmática).
- Parte do septo interventricular (terço posterior).
- Nó sinusal (cerca de 60% dos casos).
- Nó atrioventricular (cerca de 80% dos casos).

A artéria coronariana esquerda (*ACE*) habitualmente emite os seguintes ramos principais:

- Ramo interventricular anterior (artéria coronariana descendente anterior esquerda).
- Ramo circunflexo (artéria coronariana circunflexa esquerda).

A *ACE* irriga as seguintes estruturas cardíacas:

- O átrio esquerdo.
- A maior parte do VE.
- Parte do VD.
- Cerca de dois terços anteriores do septo interventricular (incluindo parte do sistema de condução cardíaco).
- O nó sinusal (em aproximadamente 40% das pessoas).

As artérias coronarianas principais situam-se na superfície do coração (epicárdicas) e seus ramos penetrantes de menor calibre irrigam a massa muscular cardíaca. Apenas uma faixa minúscula do endocárdio pode ser nutrida a partir do sangue contido nas câmaras cardíacas, de maneira que as regiões mais internas são irrigadas por plexo de artérias subendocárdicas. Esse plexo e as artérias penetrantes intramusculares são comprimidos pela musculatura ventricular durante a sístole, de maneira que a perfusão do VE é efetuada principalmente durante a diástole, quando a tensão sobre a parede e a resistência ao fluxo coronariano são mais baixas. Pela lei de Laplace, o gradiente de tensão intramural mais elevado na região subendocárdica que na subepicárdica deixa o subendocárdio mais suscetível à isquemia. *A diferença entre as características de fluxo sanguíneo nas artérias epicárdicas e subendocárdicas desempenha um papel importante na maior suscetibilidade da região subendocárdica à isquemia miocárdica* (Fig. 9.3).

ISQUEMIA E LESÃO MIOCÁRDICA

Isquemia Miocárdica

A isquemia miocárdica (do grego *iskhaimos*, "que pode deter o sangue") é decorrente do desequilíbrio entre o suprimento sanguíneo (perfusão) e a demanda do coração por sangue oxigenado, acarretando disfunção miocárdica sem sofrimento ou dano permanente. *Em mais de 90% dos casos, a causa da isquemia miocárdica é a redução do fluxo sanguíneo coronariano decorrente de obstrução arterial coronariana aterosclerótica.*

A isquemia compromete vários fatores que são responsáveis ou desempenham alguma função na geração do potencial transmembrana. As repercussões da isquemia no ECG variam muito e dependem de quatro fatores essenciais: *duração*, *extensão*, *topografia* e *existência de alterações pregressas do ECG*.

A *duração* da isquemia miocárdica é um fator decisivo da magnitude dos efeitos anatomopatológicos do miocárdio e, consequentemente, do ECG. A isquemia miocárdica aguda provoca alterações mais significativas do ECG que a isquemia miocárdica crônica.

Quanto à *extensão*, a isquemia miocárdica pode envolver virtualmente toda a parede miocárdica, *comprometimento transmural*, ou apenas a parte mais interna, *comprometimento subendocárdico*, isto é, essa camada mais interna (subendocárdio) do ventrículo pode desenvolver isquemia e a camada mais externa (epicárdio) pode permanecer com fluxo sanguíneo normal (Fig. 9.4).

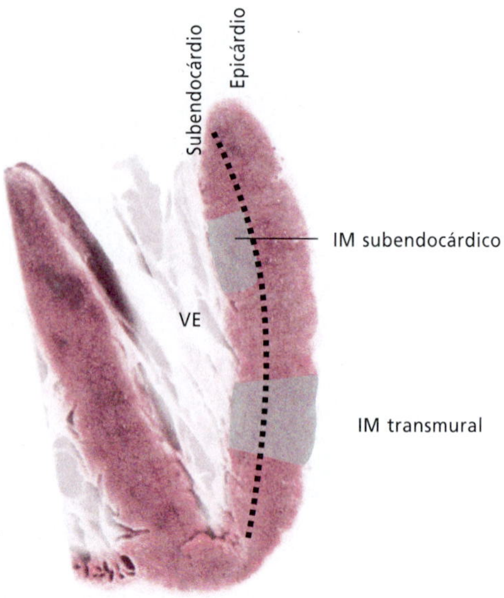

Figura 9.4 – Esquema da parede ventricular esquerda mostrando a diferença entre infarto do miocárdio (IM) subendocárdico e transmural. VE = ventrículo esquerdo.

Em relação à *topografia*, a isquemia pode comprometer diferentes regiões do miocárdio, por exemplo, anterior, inferior, posterior, entre outras.

Alterações pregressas do ECG podem mascarar as modificações desencadeadas pela isquemia, impedindo o reconhecimento destas, como bloqueio do ramo esquerdo, ritmo de marca-passo, síndrome de pré-excitação e alterações inespecíficas da repolarização ventricular.

A isquemia aguda e grave provoca modificações das propriedades elétricas das células miocárdicas, como a redução do potencial transmembrana de repouso (de –90mV para –70mV), o encurtamento da duração do potencial de ação da região isquêmica e a redução do índice de ascensão e da amplitude da fase 0 (Fig. 9.5).

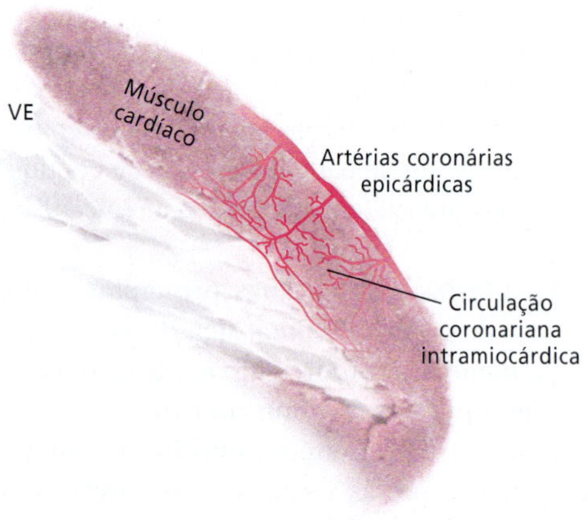

Figura 9.3 – Esquema da vascularização coronariana do epicárdio, do músculo cardíaco e do subendocárdio. VE = ventrículo esquerdo.

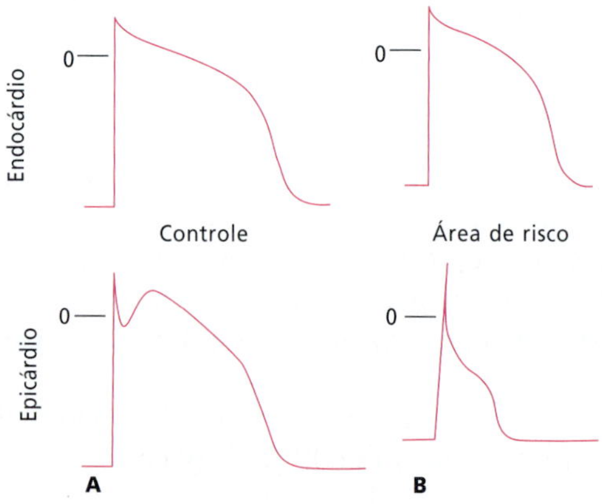

Figura 9.5 – Morfologia das curvas de potencial de ação transmembrana do endocárdio e epicárdio da **A**) área normal e da **B**) área de risco. Observe a redução da magnitude do potencial de ação transmembrana em repouso e o encurtamento da duração da curva do potencial de ação transmembrana.

978-85-7241-870-6

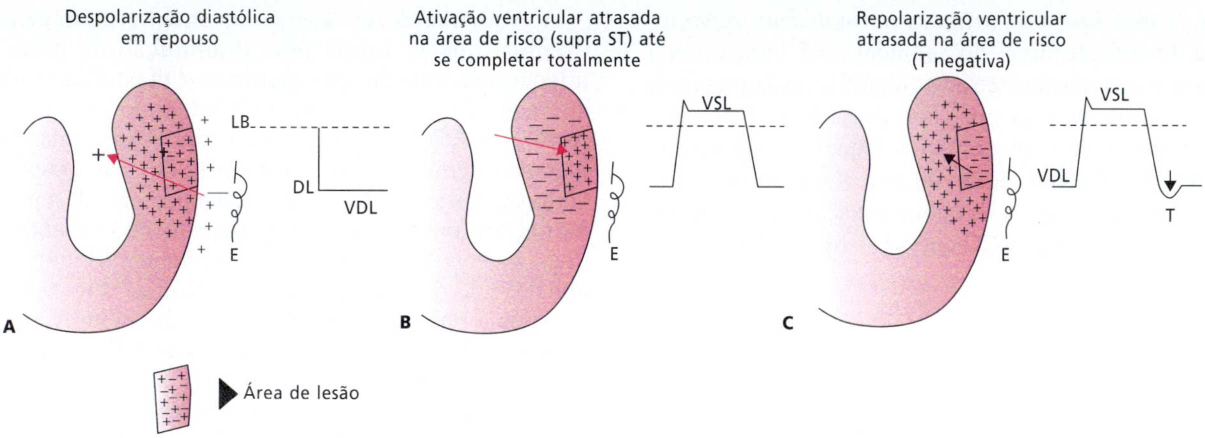

Figura 9.6 – **A**) a **C**) Teorias correntemente aceitas para explicar o desvio do segmento ST em caso de lesão miocárdica. DL = deflexão de lesão; LB = linha de base; VDL = vetor diastólico lesão; VSL = vetor sistólico lesão.

A isquemia miocárdica altera a permeabilidade do sarcolema, provocando o extravasamento de vários íons, como Na^+, Ca^{++}, Mg^+ e, especialmente, K^+. Principalmente em virtude do extravasamento de K^+ intracelular pelo sarcolema, os miócitos podem permanecer relativamente despolarizados durante a fase 4 do potencial de ação transmembrana ("repolarização incompleta"). Assim, a região com miócitos isquêmicos e parcialmente despolarizados passa a ter carga extracelular mais negativa em relação à região com miócitos sadios, estabelecendo-se uma diferença de potencial entre essas duas regiões. Consequentemente, criam-se condições para o fluxo de corrente elétrica entre o miocárdio isquêmico parcial ou totalmente despolarizado e o miocárdio circundante normalmente repolarizado. O vetor representativo orienta-se do miocárdio isquêmico mais negativo para o miocárdio normal mais positivo (Fig. 9.6).

978-85-7241-870-6

Como já mencionado, dependendo da extensão da isquemia miocárdica (subendocárdica ou transmural), esse vetor, infelizmente por razões não totalmente esclarecidas, manifesta-se por desnível ou desnivelamento do segmento ST, que usualmente dirige-se para a superfície da lesão. Dessa maneira, a isquemia subepicárdica manifesta-se por supradesnível desse segmento nas derivações orientadas para a superfície epicárdica lesada e por infradesnível nas derivações orientadas para a superfície endocárdica sem isquemia. Em contrapartida, a isquemia subendocárdica manifesta-se por infradesnível do segmento ST nas derivações orientadas para a superfície epicárdica sem isquemia e por supradesnível desse segmento nas derivações orientadas para a superfície endocárdica com isquemia.

Didaticamente, a isquemia que envolve o subendocárdio provoca infradesnível do segmento ST enquanto a isquemia que envolve o epicárdio ou toda a parede do ventrículo (transmural) acarreta supradesnível do segmento ST (Fig. 9.7), conhecido tradicionalmente como *corrente de lesão*.

É oportuno lembrar que, em condições normais, o segmento ST é praticamente isoelétrico, uma vez que

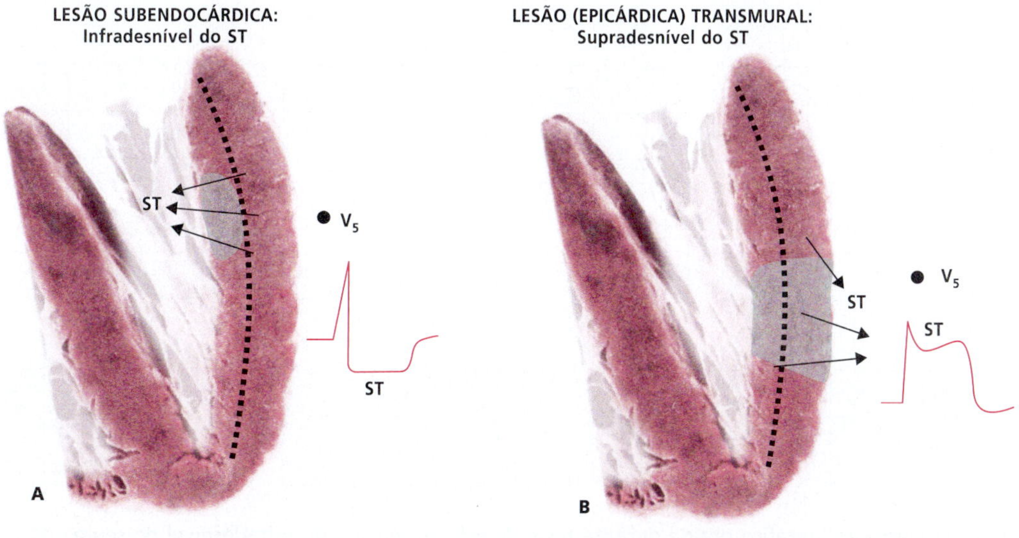

Figura 9.7 – Esquema das alterações do segmento ST na vigência de lesão **A**) subendocárdica e **B**) epicárdica.

todos os miócitos encontram-se normalmente repolarizados. O infradesnível do segmento ST com onda T negativa é a alteração eletrocardiográfica mais precoce e mais fidedigna de isquemia subendocárdica. Observa-se esse padrão eletrocardiográfico de isquemia subendocárdica durante episódios de *angina pectoris* ou em registros de ECG de esforço ou de monitorização ambulatorial, métodos derivados do ECG que serão discutidos adiante.

Angina Pectoris

A *angina pectoris* é a manifestação clínica mais frequente da isquemia miocárdica, caracterizada por *dor* ou, com maior frequência, por *desconforto torácico retroesternal*, e referida como sensação de "*opressão*", "*queimação*" ou "*aflição ou angústia*". Classicamente, a *angina pectoris* é desencadeada por esforço físico, estresse mental, exposição ao frio, após refeição copiosa ou tabagismo (*Todas as alterações hemodinâmicas desencadeadas pelo uso de nicotina aumentam a demanda de oxigênio do miocárdio*). Persiste por aproximadamente 3 a 5min e melhora com o repouso, com a resolução do estresse mental ou com o uso de vasodilatadores.

A isquemia desencadeia sequência cronológica de eventos, que se inicia pela diminuição da perfusão miocárdica e da função sistólica e diastólica do VE, alteração do metabolismo miocárdico do lactato, *alterações do ECG* e, finalmente, a manifestação de sintomas de *angina pectoris*. A maioria dos pacientes com sintomas característicos de *angina pectoris* desenvolve alterações do ECG sugestivas de isquemia subendocárdica, ou seja, infradesnível do segmento ST durante o episódio de dor ou desconforto torácico (Fig. 9.8).

Após o repouso ou o uso de vasodilatadores, ocorre regressão do infradesnível do segmento ST, tornando-se novamente isoelétrico. No entanto, alguns indivíduos não desenvolvem infradesnível do segmento ST durante episódio de dor ou desconforto torácico. Assim, semelhantemente a qualquer outro exame subsidiário, além da interpretação correta do ECG, deve-se obter *história clínica meticulosa*.

Angina pectoris constitui um sintoma, e não uma doença específica. No entanto, estudos de angiografia coronariana demonstraram que mais de 90% dos pacientes que referem dor torácica desencadeada pelo esforço e aliviada pelo repouso têm *doença arterial coronariana* (*DAC*) significativa.

978-85-7241-870-6

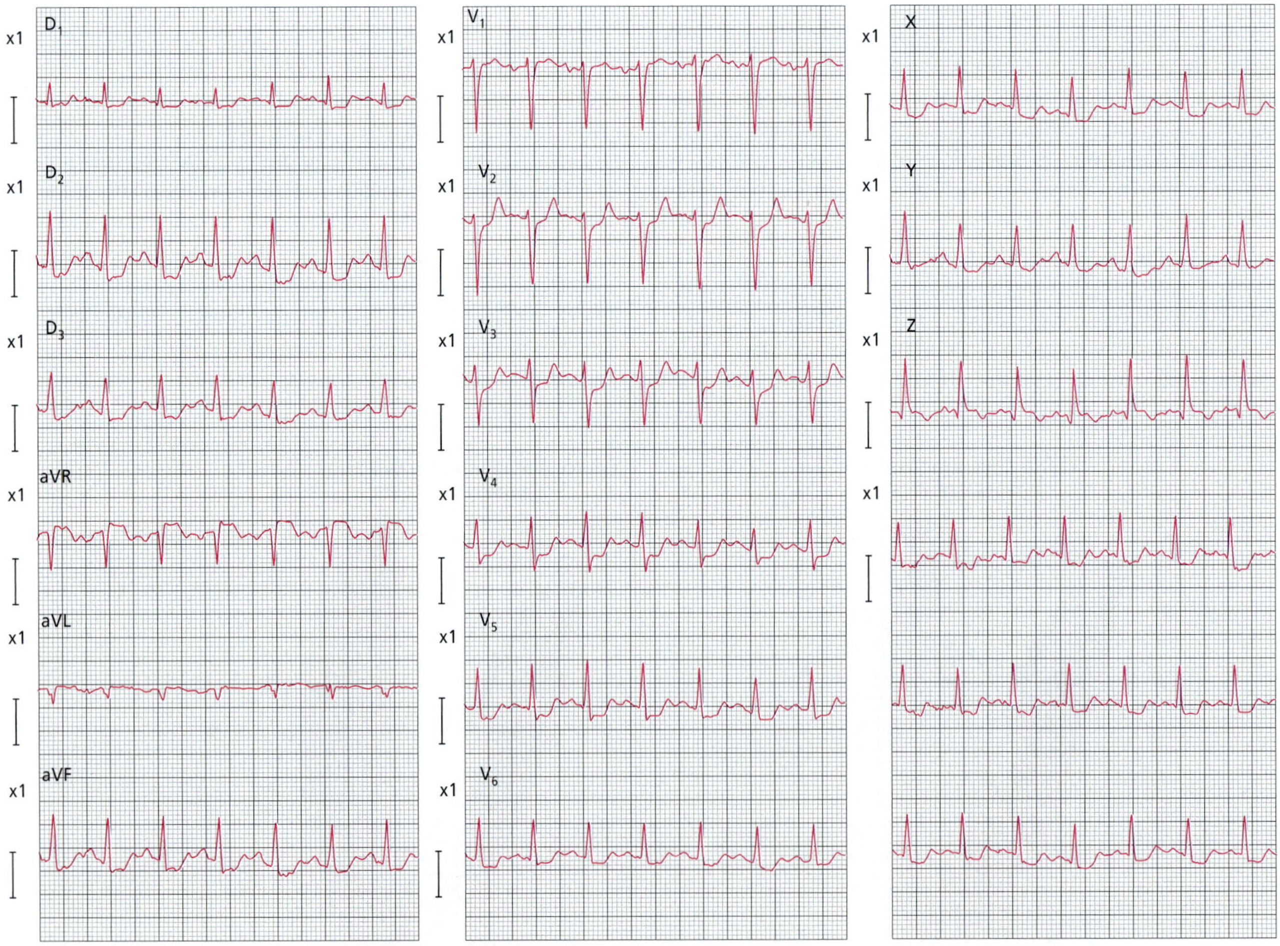

Figura 9.8 – Traçado eletrocardiográfico obtido durante teste de esforço mostrando infradesnível do segmento ST em derivações interna e laterais preenchendo critérios para o diagnóstico de isquemia miocárdica.

Teste de Esforço (Teste Ergométrico)

Com frequência, o ECG de repouso é normal em pacientes com dor ou desconforto torácico, de maneira que o registro do ECG antes, durante e após o esforço físico é um dos exames mais utilizados para o diagnóstico e para a estimativa do prognóstico de DAC. Com o esforço, podem surgir alterações isquêmicas do ECG, que não existiam no repouso, em virtude do aumento da demanda de oxigênio do miocárdio. Habitualmente, o paciente realiza esforço físico em esteira ou bicicleta ergométrica, com aumentos progressivos e padronizados da carga de trabalho, além de ser submetido à monitorização constante do desenvolvimento de sintomas, de *alterações do ECG* (*infradesnível do segmento ST*) e da pressão arterial.

Interrompe-se o teste de esforço quando o paciente alcança a frequência cardíaca submáxima ou máxima (calculada com base na idade do paciente) ou quando desenvolve sintomas, como *angina pectoris*, dispneia intensa, fadiga, tontura ou sinais clínicos relevantes, como hipotensão (queda da pressão arterial sistólica > 10mmHg), taquiarritmias ventriculares ou *infradesnível do segmento ST > 2mm*. Dessa forma, esse exame subsidiário derivado do ECG revela qualquer limitação na realização de esforço físico, detecta *alterações do ECG características de isquemia miocárdica*, além de estabelecer a correlação dessas alterações com o desconforto torácico.

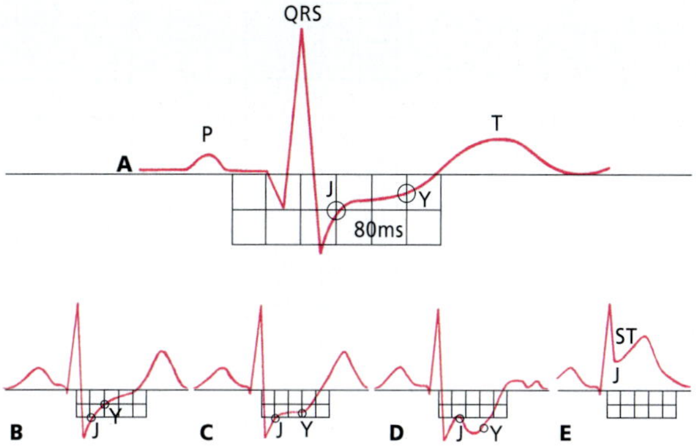

Figura 9.9 – Referenciais utilizados para análise eletrocardiográfica. **A**) PQ = linha de base ou de referência (término do segmento PR e início do complexo QRS); J = final de inscrição do QRS e início do segmento ST; Y = dista 80ms do ponto J. **B**) Resposta normal do segmento ST, infradesnível ascendente de ST. **C**) Infradesnível horizontal com 2mm de ST. **D**) Infradesnível descendente com 2mm de ST. **E**) Supradesnível de ST.

Considera-se o teste de esforço *anormal* ou *positivo* quando se evidencia *infradesnível do segmento ST > 1mm*, horizontal ou descendente, utilizando como linha de base o segmento PR, com duração > 0,08s (dois quadrados pequenos). Considera-se o teste de esforço normal ou negativo quando se evidencia infradesnível do segmento ST < 1mm ou apenas do ponto J, com segmento ST ascendente (Figs. 9.9 e 9.10).

978-85-7241-870-6

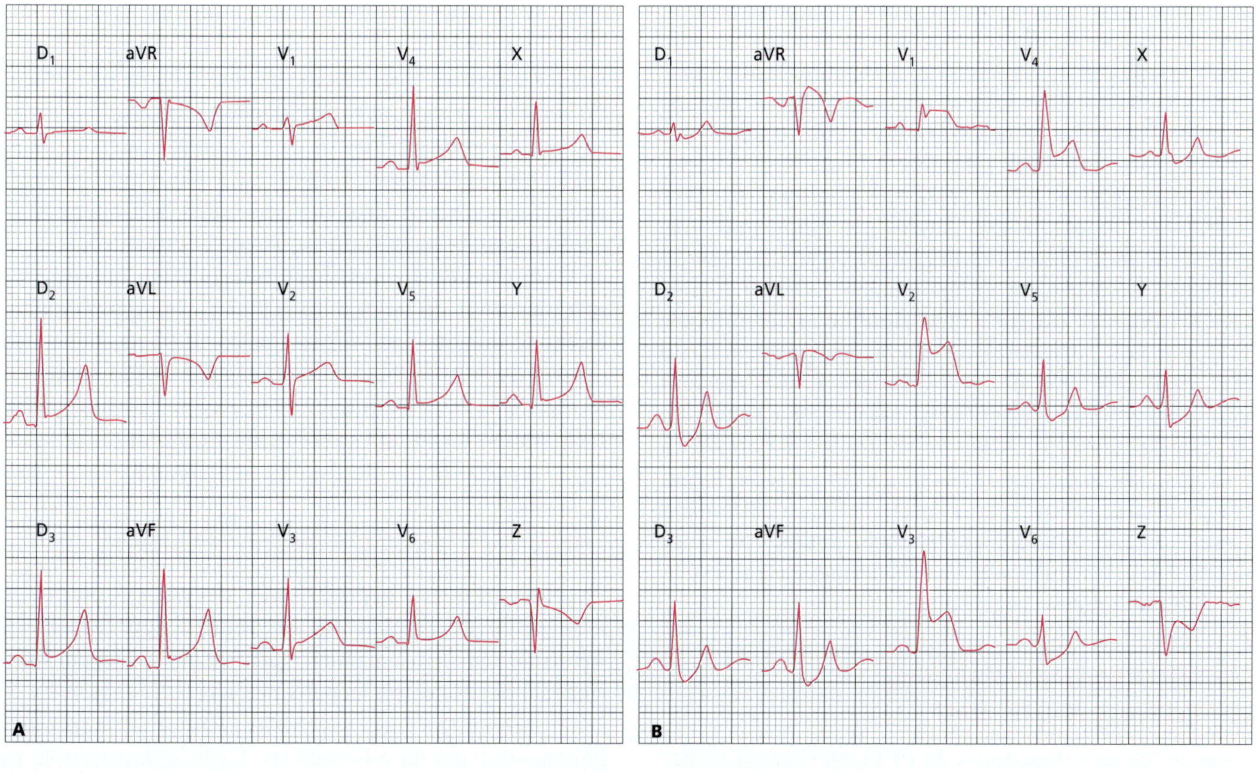

Figura 9.10 – Exemplo de teste de esforço positivo. **A**) Em repouso. **B**) Durante o esforço.

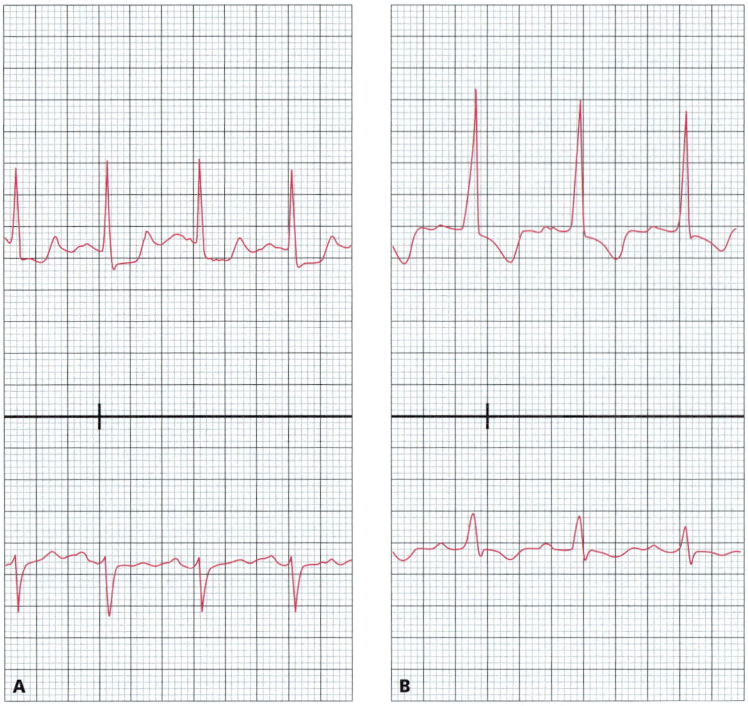

Figura 9.11 – Padrões de infradesnível do segmento ST, caracterizando o diagnóstico de isquemia miocárdica. **A**) Infradesnível do segmento ST com padrão horizontal. **B**) Infradesnível do segmento ST com padrão descendente.

978-85-7241-870-6

Para a interpretação correta do teste de esforço, deve-se levar em consideração a probabilidade pré-teste da existência de DAC num determinado paciente e na população em questão, uma vez que existem testes *falso-positivos* e *falso-negativos*. Por exemplo, o teste de esforço com resultado positivo tem grande probabilidade (98%) de indicar a existência de DAC em indivíduos do sexo masculino, com mais de 50 anos de idade e história de precordialgia, que referem dor ou desconforto precordial durante o teste. Se o paciente for assintomático, a probabilidade é bem mais baixa. Assim, os resultados falso-positivos são muito mais frequentes em indivíduos assintomáticos, sem fatores de risco para a aterosclerose coronariana precoce, e naqueles que estão tomando drogas, como digital e antiarrítmicos, bem como nos portadores de alterações pregressas do ECG, como síndrome de pré-excitação, atrasos da condução intraventricular e sobrecarga ventricular esquerda.

O teste de esforço não deve ser realizado em portadores de estenose aórtica grave, dissecção aórtica aguda, hipertensão arterial grave (pressão arterial sistólica > 200mmHg e diastólica > 110mmHg), insuficiência cardíaca descompensada, IAM, arritmias cardíacas sintomáticas, embolismo pulmonar agudo e pericardite.

Monitorização Ambulatorial do Eletrocardiograma (Holter)

A monitorização ambulatorial do ECG, ou sistema Holter (Holter e Gengerelli – 1949), constitui método de registro eletrocardiográfico durante período prolongado (24 a 48h). Para isso utilizam-se gravadores que registram continuamente os sinais eletrocardiográficos em fita-cassete ou aparelhos digitais que registram em memória sólida, com ulterior análise e relatório final computadorizado. Esse método permite o registro contínuo de duas ou três derivações bipolares precordiais durante atividades rotineiras do paciente, permitindo a avaliação eletrocardiográfica na vigência de estresses físicos e emocionais, além da influência do tônus autonômico. Portanto, pode ser utilizado para avaliar as características dos episódios de isquemia miocárdica com base nas alterações do segmento ST.

Com frequência, esse método detecta episódios de infradesnível do segmento ST sem qualquer manifestação de dor ou desconforto precordial, caracterizando episódios de *isquemia silenciosa* (Fig. 9.11). O sistema Holter fornece a frequência desses episódios e, quando frequentes, implicam maior comprometimento da perfusão miocárdica e da função ventricular.

Lesão Miocárdica (Corrente de Lesão)

A lesão significa a progressão do comprometimento isquêmico do miocárdio, ou seja, o agravamento da insuficiência coronariana, manifestando-se pela modificação do contorno e pelo *desnível do segmento ST*. Didaticamente, é possível simplificar a "complexa" gênese elétrica da *corrente de lesão* admitindo-se que o vetor que representa esse fenômeno durante a sístole

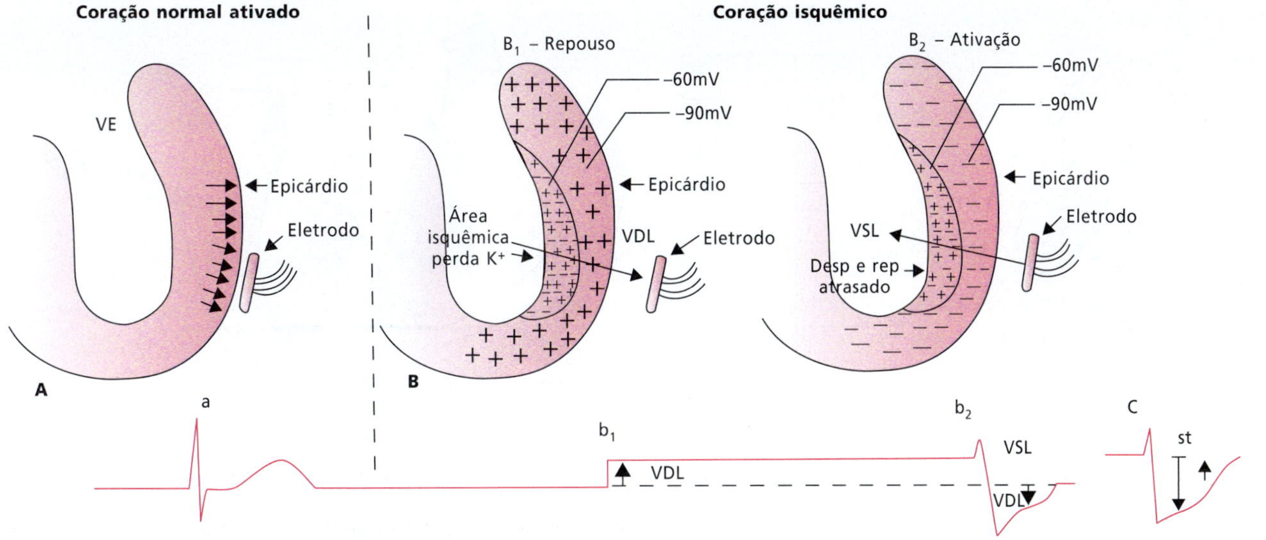

Figura 9.12 – Representação esquemática da parede livre do ventrículo esquerdo (VE) em coração normal **A**) e na condição de isquemia-lesão **B**). À esquerda (a) coração ativado (dipolos), registrado pelo eletrodo epicárdio, gerando o respectivo complexo QRS e T. À direita (coração isquêmico), na situação de repouso (b_1): origina diferença de potencial entre a zona comprometida (menos positiva – perda de K^+) e o músculo sadio (positivo), gerando um vetor (VDL – vetor diastólico de lesão) cuja farpa volta-se para as postividades, como que fugindo da região comprometida. O eletrodo epicárdio registra, então, supradesnível da linha de base (b_1). Com a activação (b_1): as regiões circunvizinhas despolarizam-se normalmente (carga negativa), porém a zona isquêmica o faz mais tardiamente (com atraso). Cria-se, assim, entre elas, um vetor (VSL – vetor sistólico de lesão), que agora aponta para a área comprometida (menos positiva ±) fugindo do eletrodo epicárdico, determinado infradesnível do segmento ST (abaixo da linha-base original). A resultante (c) dos desnível observados na diástole e sístole elétricas determina como consequência o infradesnível do segmento ST no eletrocardiograma de superfície.

978-85-7241-870-6

elétrica (*ativação*) dirige-se para a região comprometida. O *vetor representativo da corrente de lesão parte do tecido sadio, ativado e com mais cargas elétricas externas negativas, para o tecido lesado, parcialmente despolarizado e relativamente com mais cargas elétricas externas positivas, que completa a sua ativação de forma gradativa* (Fig. 9.12).

O *supradesnível do segmento ST* e as correspondentes *alterações recíprocas* constituem os sinais eletrocardiográficos mais precoces de *IAM*, iniciando-se, habitualmente, alguns minutos após o agravamento do comprometimento isquêmico. As alterações do contorno do segmento ST envolvem o supradesnível com convexidade ou concavidade superior e, ainda, tem alguma relação com a forma e a direção da onda T correspondente. Assim, se o supradesnível do segmento ST for sucedido por onda T simétrica, pontiaguda e negativa, o segmento ST pode ser convexo ou côncavo para cima. Se for convexo, esse contorno tende a ser suave e pouco proeminente e, se côncavo, tende a fundir-se suave e imperceptivelmente com o ramo proximal da onda T negativa, observado, com frequência, nas fases mais adiantadas do infarto do miocárdio (IM). No entanto, se a onda T for positiva e o complexo QRS predominantemente positivo, o segmento ST é usualmente convexo, o que pode ser observado na *pericardite aguda* (Cap. 12). O supradesnível do segmento ST também pode ser assimétrico, com ascensão relativamente retilínea em direção à onda T positiva, pontiaguda e ampla, característico da fase hiperaguda do *IM* (ver adiante em alterações da onda T) (Fig. 9.13).

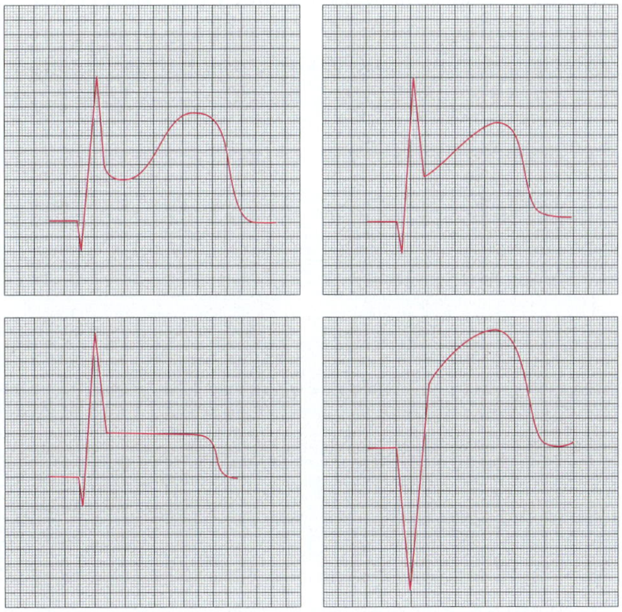

Figura 9.13 – Diferentes configurações do supradesnível do segmento ST observadas no infarto agudo do miocárdio.

Se não forem utilizadas as técnicas modernas de reperfusão, após um período que varia de horas a dias, o supradesnível do segmento ST começa a regredir,

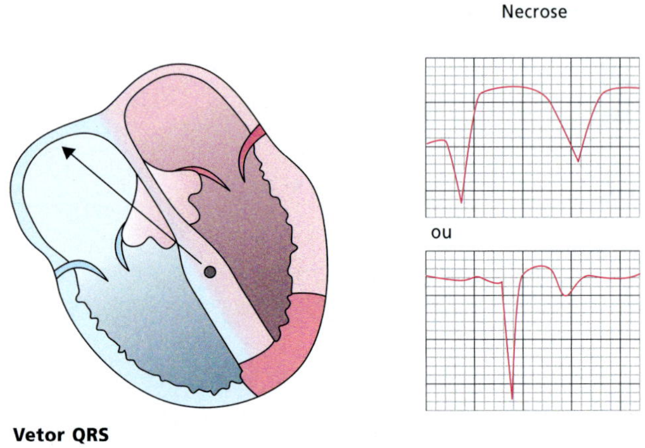

Figura 9.14 – Vetor de necrose. Observe que o vetor "foge" da área comprometida.

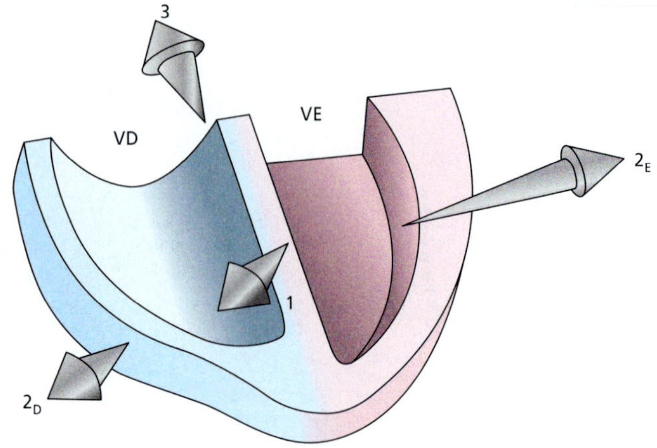

Figura 9.15 – Principais vetores resultantes da despolarização dos ventrículos. Corte horizontal do coração. 1 = vetor septal; 2_D = vetor de parede livre do VD; 2_E = vetor de parede livre do VE; 3 = vetor das porções basais do septo e ambas as câmaras ventriculares; VD = ventrículo direito; VE = ventrículo esquerdo.

978-85-7241-870-6

acompanhando-se de onda T negativa, o que caracteriza o *IM em evolução*. Se houver reperfusão precoce, com intervenção coronariana percutânea ou terapêutica trombolítica, a regressão do supradesnível do segmento ST é quase imediata.

Necrose Miocárdica (Alteração do Complexo QRS)

Na vigência de *necrose*, o miócito não pode ser mais ativado e, consequentemente, no ECG, observa-se a perda das forças elétricas, ou melhor, o registro de deflexão negativa (*onda Q*) ou a diminuição da amplitude de eventual deflexão positiva normal. O vetor representativo das forças elétricas de despolarização "foge" da área de necrose (Fig. 9.14).

Como já discutido no *Capítulo 2*, a despolarização dos ventrículos pode ser representada por *quatro vetores*: *vetor 1* (septal), *vetor 2_D* (parede livre do VD), *vetor 2_E* (parede livre do VE) e *vetor 3* (porções basais do septo e dos ventrículos D e E). Observe que, inicialmente, as forças elétricas estão orientadas da esquerda para a direita através do septo (*vetores 1 e 2_D*) e são sucedidas

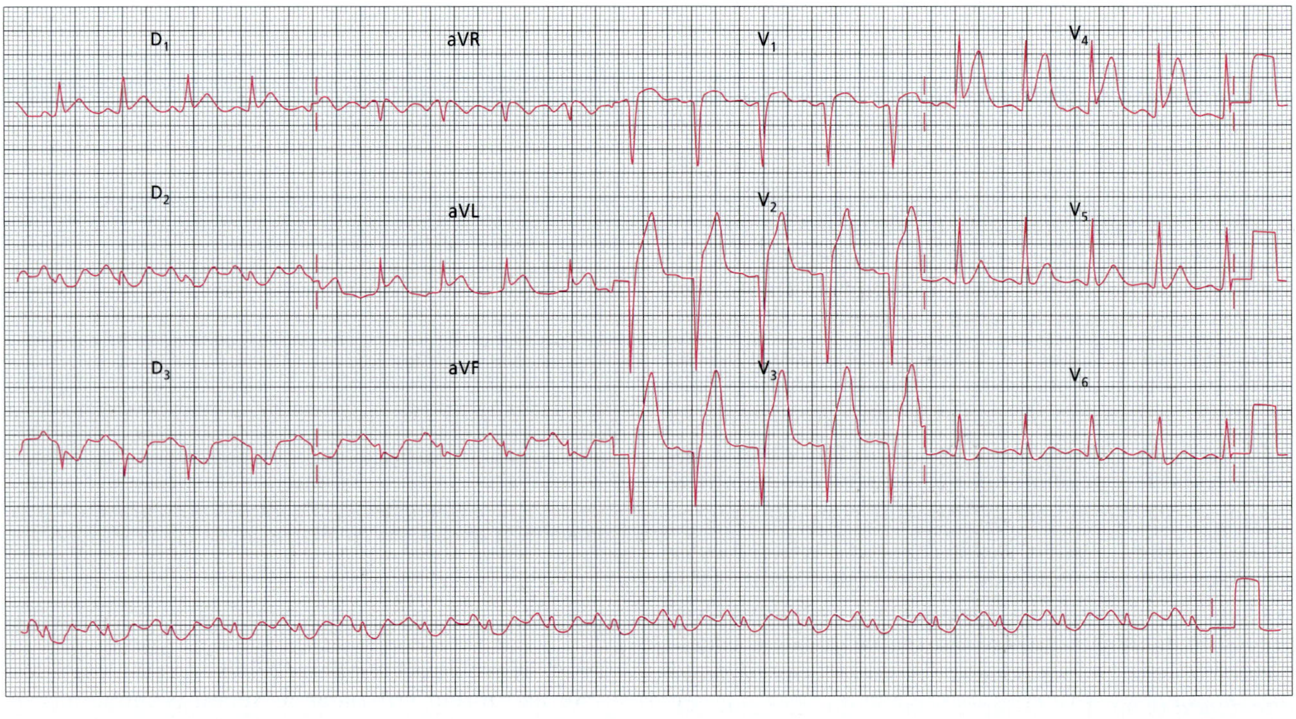

Figura 9.16 – Ascensão assimétrica do segmento ST em direção à onda T positiva pontiaguda e ampla nas derivações precordiais, característica da fase hiperaguda da síndrome coronariana aguda.

por forças elétricas orientadas da direita para a esquerda através da parede livre do VE (*vetor* 2_E) de maior magnitude. Normalmente, as derivações orientadas para essa câmara registram pequena deflexão negativa (onda "*q*" de baixa amplitude), seguida de ampla deflexão positiva (onda R ampla), enfim, um complexo *qR*, em decorrência da participação predominante do VE (Fig. 9.15).

A necrose miocárdica transmural de uma região da parede livre do VE provoca nítidas modificações do complexo QRS do traçado eletrocardiográfico. A ausência de forças elétricas dessa região, tendo em vista que o tecido necrótico não é ativado, deixa de criar oposição às forças elétricas da parede livre do VD. As *derivações voltadas para a região necrótica da parede livre do VE* registram os fenômenos elétricos através do tecido necrótico inativo, como se este constituísse uma "janela". Assim, *essas derivações* passam a registrar inicialmente as forças elétricas septais da *esquerda para a direita*, com evidente direção oposta, ou seja, "fugindo" da região necrosada, o que provoca o registro de *deflexão negativa*. Ulteriormente, as forças elétricas da parede livre do VD, também direcionadas da *esquerda para a direita*, têm semelhantemente direção oposta e não são contrabalançadas pela região necrótica, acarretando, da mesma forma, o registro de *deflexão negativa*. Resumindo, o registro das derivações voltadas para a região necrótica da parede livre do VE inicia-se por onda Q profunda ou até por complexo QS (Fig. 9.16).

A necrose miocárdica manifesta-se por diferentes alterações do ECG decorrentes da perda da deflexão positiva do complexo QRS nas derivações voltadas para a área necrótica. Dessa forma, é possível obter diferentes padrões eletrocardiográficos sugestivos de necrose, que serão discutidos a seguir:

1. *Complexo QS*: registrado em derivações voltadas para a região necrótica, principalmente na vigência de IM transmural, refletindo a ausência de tecido viável sobre a superfície da região necrótica. Constitui achado mais fidedigno se acompanhado de alterações do segmento ST e da onda T. No entanto, pode ser registrado em V_1 sem qualquer significado patológico. Ainda, com frequência, observa-se o padrão QS em D_3 em brevilíneos, com coração em posição horizontal, e em longilíneos, com o coração em posição vertical (Fig. 9.17).
2. *Complexos QR ou Qr*: registrados nas derivações voltadas para a região necrótica e constituídos por onda Q patológica, seguida de ondas r ou R. É oportuno lembrar que a onda Q anormal tem duração ≥ 0,04s (1 quadrado pequeno) e amplitude > 25% da onda R do mesmo complexo QRS. Isso pode ser secundário a:

- Extensão subendocárdica ou subepicárdica do IM, diminuindo a quantidade de tecido viável, mas sem extingui-lo totalmente, reduzindo a amplitude da onda R (Fig. 9.18).
- Bloqueio focal peri-infarto, com consequente atraso da ativação do tecido viável remanescente sobre a superfície da região necrótica (Fig. 9.19).
- Atraso da condução intraventricular, como, por exemplo, BRD, e bloqueio fascicular peri-infarto.

978-85-7241-870-6

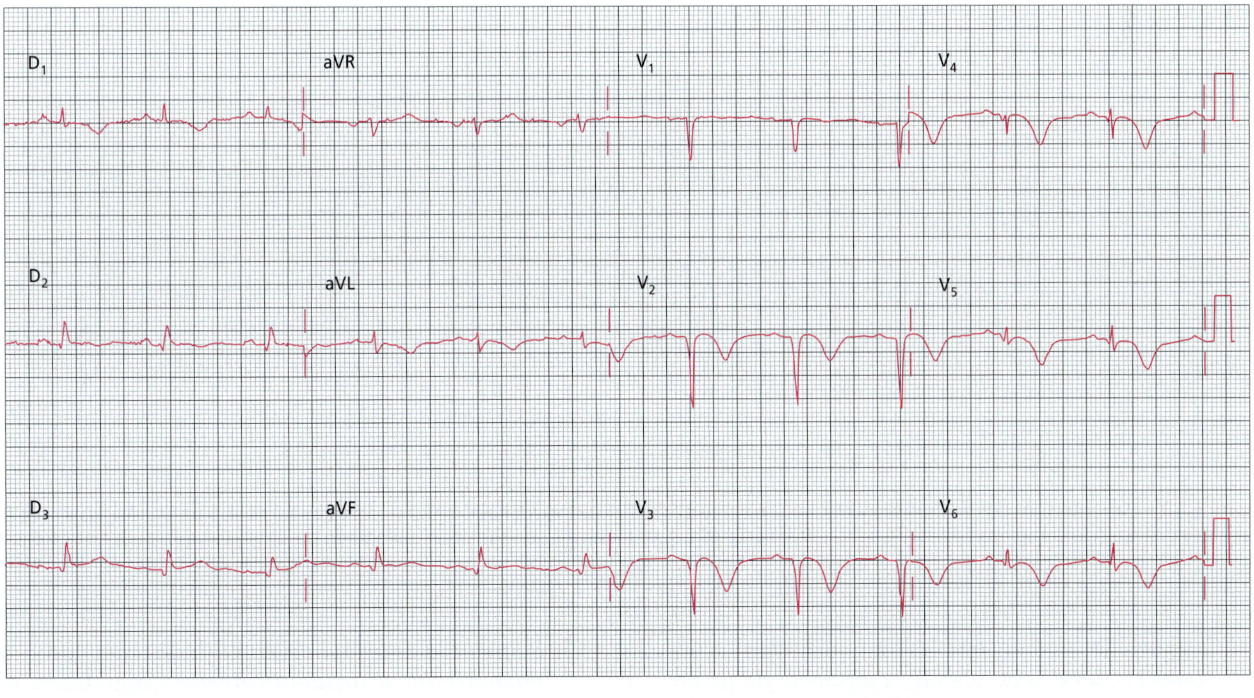

Figura 9.17 – Padrão de necrose miocárdica com registro de complexo QS de V_1 a V_6, acompanhado de alteração do segmento ST e da onda T.

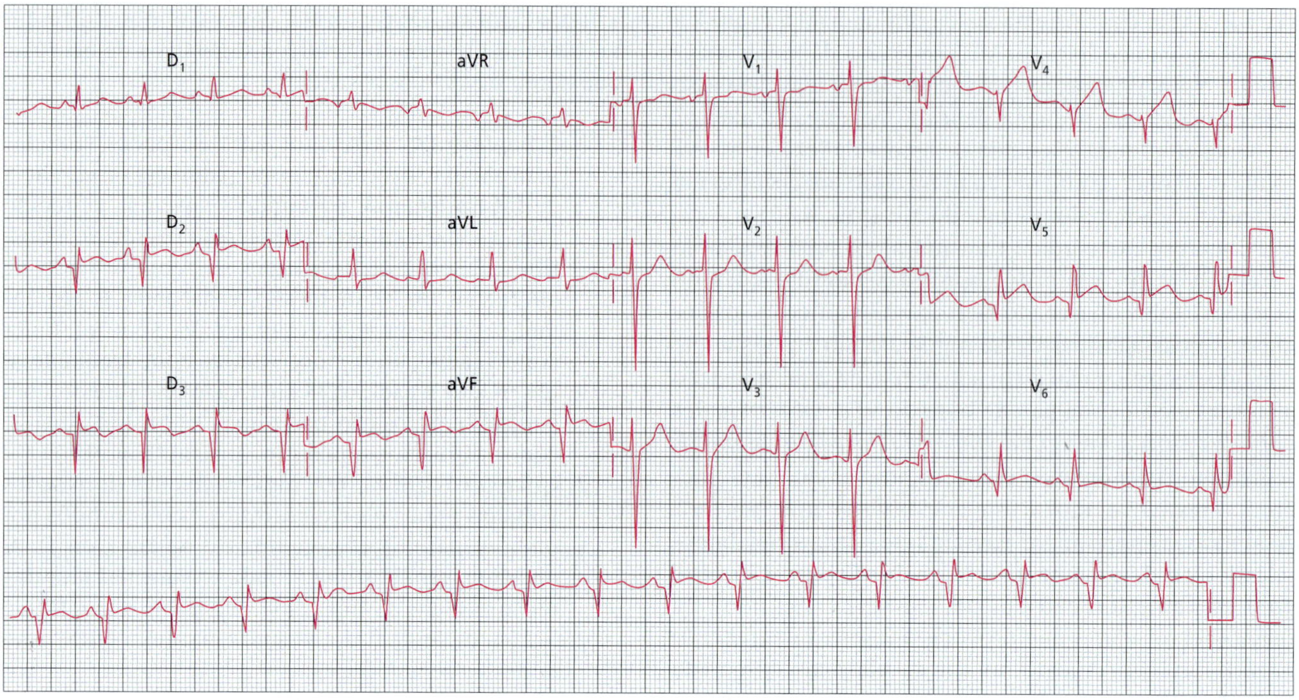

Figura 9.18 – Padrão de necrose miocárdica do tipo Qr em derivações inferiores e padrão QR em V_5 e V_6.

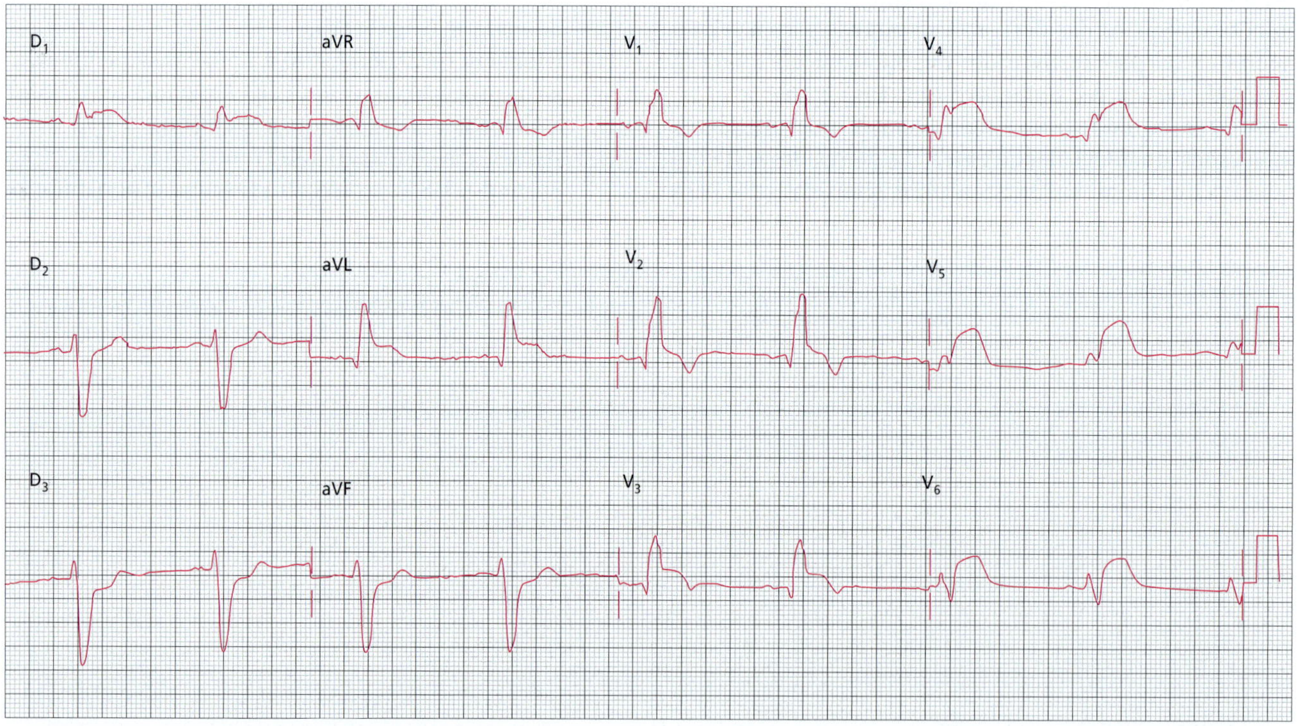

Figura 9.19 – Paciente com dor do tipo isquêmica e área eletricamente inativa septal e anterior associada a atraso da constrição intrainfarto e anteriorização do complexo QRS de V_1 a V_3 juntamente com supradesnível do segmento e bloqueio da divisão anterossuperior esquerda.

- É oportuno lembrar que, em algumas derivações, como D_3, aVF, aVL e aVR, a ausência de pequena onda "r" inicial pode resultar em complexo QR ou QS sem significado patológico.

3. *Sequência anormal da magnitude das ondas "q" normais ou a ausência destas*: registrada nas derivações precordiais voltadas para o VE (V_4-V_6) que, normalmente, registram ondas "q" progres-

978-85-7241-870-6

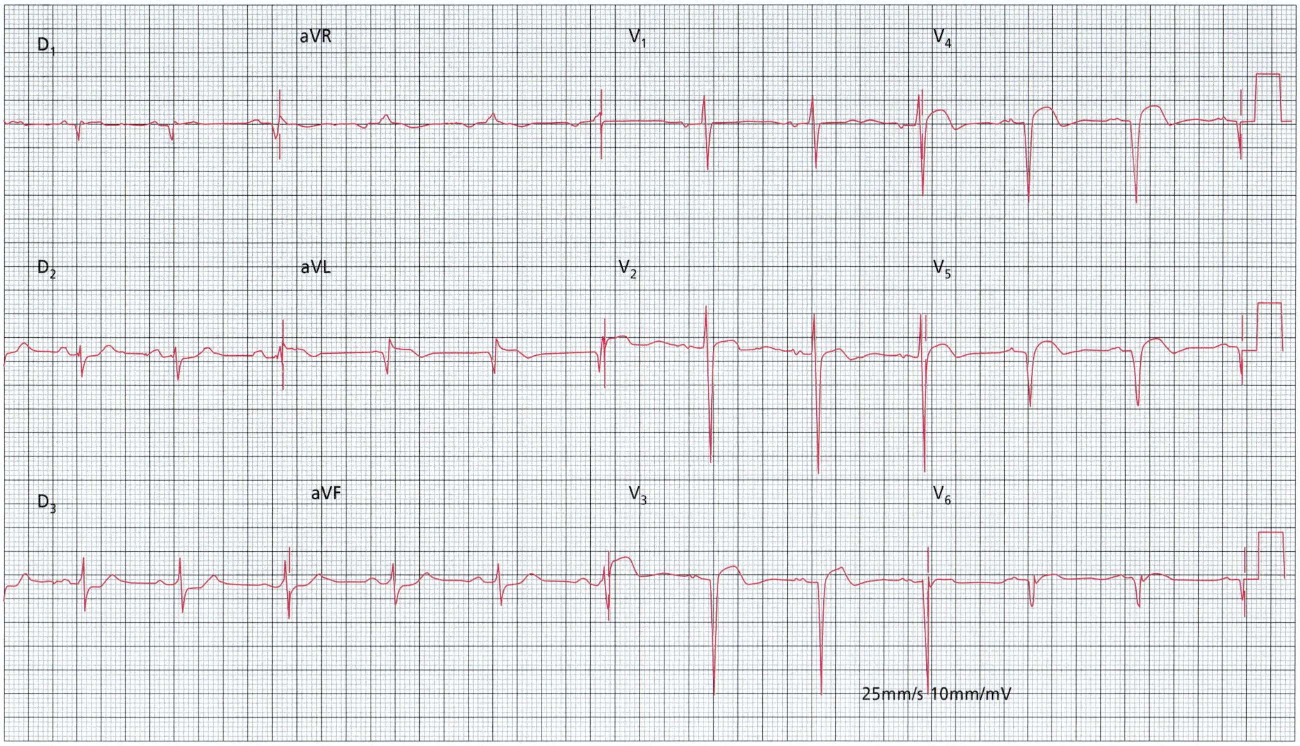

Figura 9.20 – Diminuição da amplitude da onda R de D_1 e aVL de V_3 a V_6.

sivamente mais profundas. A ausência desse aprofundamento progressivo, ou seja, onda "q" em V_4 mais profunda que em V_6 ou a ausência dessas ondas "q", pode sugerir a existência de IM transmural no terço inferior do septo interventricular.

4. *Perda da deflexão positiva em derivações que se iniciam dessa forma*: registrada principalmente nas derivações precordiais V_1 e V_2, na vigência de necrose miocárdica da porção média do septo interventricular. O complexo rS normalmente registrado nessas derivações é substituído por complexo QS ou por rS, com redução progressiva da amplitude, habitualmente referido como *baixa progressão da onda "r"* (V_1 a V_3). Isso também pode ocorrer na derivação V_4, ou seja, se a progressão da amplitude da onda "*r*" for a habitual de V_1 a V_3, revelar queda abrupta dessa amplitude em V_4 e voltar a registrar amplitude mais ampla em V_5 ou V_6, suspeita-se de necrose subepicárdica do terço inferior do septo interventricular.
5. *Ondas R amplas em derivações precordiais direitas*: podem refletir necrose miocárdica da parede posterior em virtude da perda das forças elétricas dessa região. Representam a imagem em espelho dos complexos QS registrados pelas derivações voltadas para a parede posterior do VE e a maior magnitude das forças elétricas da parede anterior, sem a oposição das forças elétricas da parede posterior necrosada.
6. *Diminuição de amplitude da onda R*: registrada em derivações com onda R dominante, como, por exemplo, o complexo qR das derivações laterais esquerdas (D_1, aVL, V_5 e V_6) (Fig. 9.20).

978-85-7241-870-6

Alterações da Onda T

É oportuno lembrar que a onda T tem morfologia arredondada e assimétrica, sendo a primeira porção mais longa que a segunda. Habitualmente, a deflexão da onda T tem a mesma direção que o complexo QRS, ou seja, em várias derivações os dois fenômenos registram deflexões positivas. A amplitude da onda T não ultrapassa 5mm nas derivações inferiores ou 10mm nas derivações precordiais. Ainda, é normalmente negativa em aVR e variável em D_3, aVL, aVF e V_1 e positiva nas derivações esquerdas, D_1, D_2 e V_3-V_6. Nas mulheres, pode ser negativa de V_1-V_3.

A onda T é sensível às diferenças de repolarização no miocárdio e a magnitude das alterações dessa onda não se correlaciona com a extensão de miocárdio com anormalidades da repolarização. As alterações da onda T (inversão da polaridade onda T ou onda T negativa) são tradicionalmente classificadas em *primárias*, quando são decorrentes de alterações da duração, configuração ou amplitude dos potenciais de ação ventriculares (*isquemia*, miocardite, pericardite e efeitos de fármacos). São classificadas em *secundárias*, quando as modificações não comprometem os potenciais de ação ventricu-

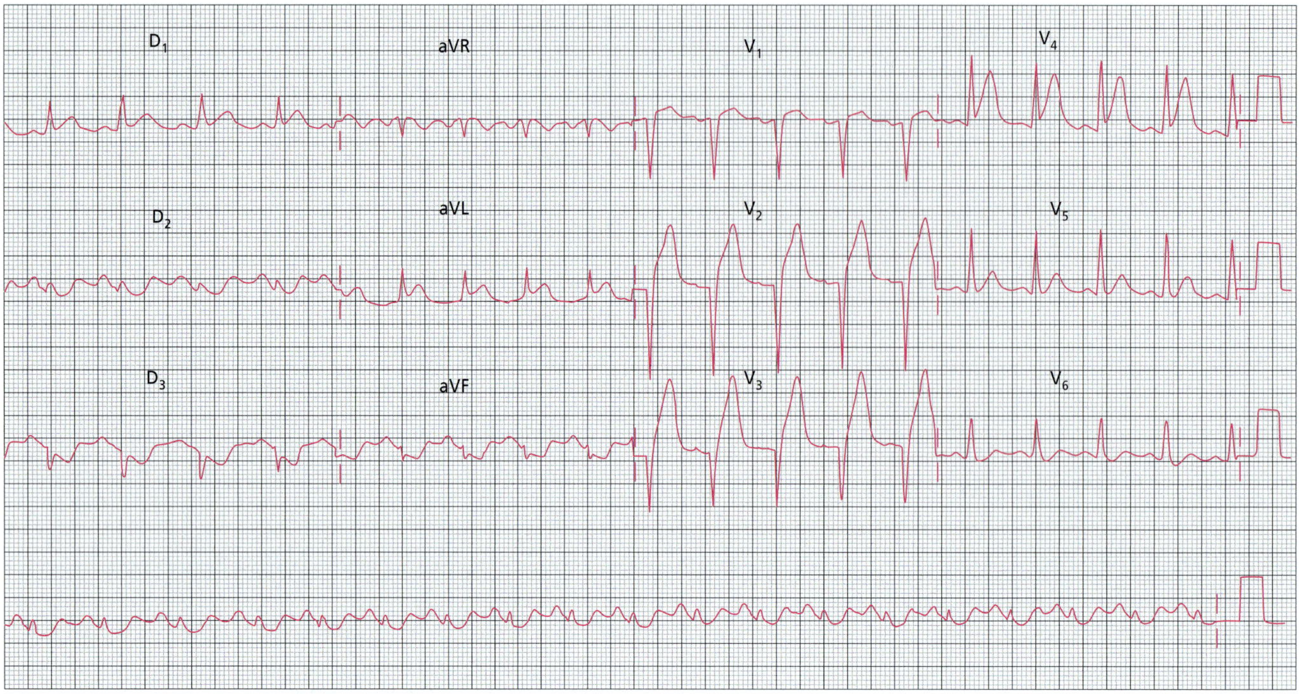

Figura 9.21 – Ascensão assimétrica do segmento ST em direção à onda T positiva pontiaguda e ampla nas derivações precordiais características da fase hiperaguda da síndrome coronariana.

978-85-7241-870-6

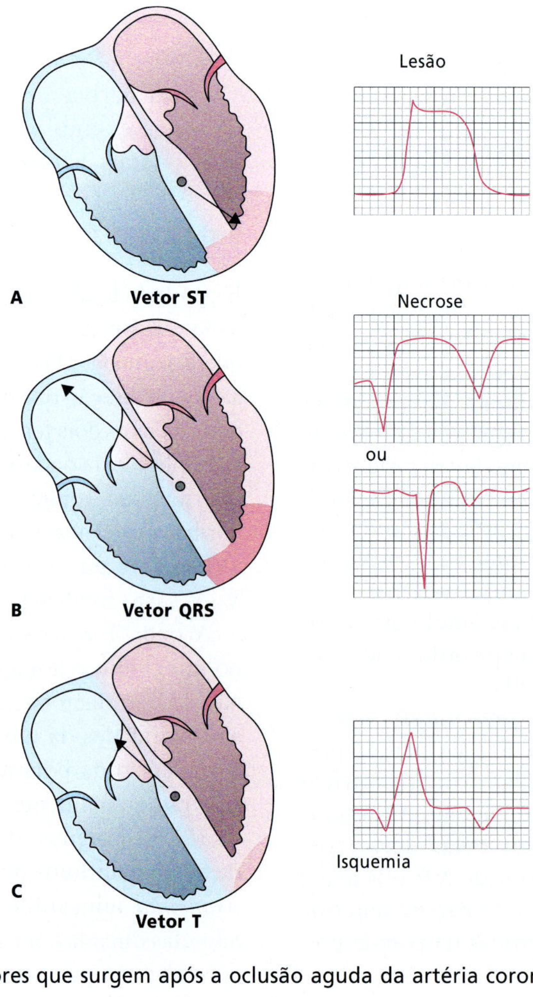

Figura 9.22 – **A**) a **C**) Diferentes vetores que surgem após a oclusão aguda da artéria coronária.

lares, mas sim a sequência de ativação (bloqueios de ramo, marca-passo ventricular, sobrecarga ventricular, cardiomiopatias e síndrome de pré-excitação).

Na vigência de *isquemia*, as alterações da onda T podem ser as mais precoces, envolvendo forma, amplitude e direção dessa deflexão. Caracteristicamente, a onda T passa a ter forma mais simétrica, mais estreita e pico pontiagudo, assemelhando-se à extremidade de uma seta (/\). Para essa forma também contribui a retificação do segmento ST, isto é, o registro mais isoelétrico desse segmento ou mesmo o seu desaparecimento pela fusão com a onda T. Ocorre aumento da amplitude dessa onda, independentemente se positiva ou negativa. O vetor médio da onda T passa a ter direção oposta àquela da região isquêmica, tradicionalmente referido como o vetor que "foge" dessa região. Assim, as derivações orientadas para a superfície da região isquêmica registram ondas T negativas (alterações indicativas) e aquelas com orientação oposta à região isquêmica, portanto voltadas para as regiões sem isquemia, registram ondas T positivas (alterações recíprocas). Na fase denominada *hiperaguda*, podem ter amplitude superior a 50% daquela do complexo QRS ou mesmo ultrapassá-lo, em virtude da grande modificação do potencial de ação epicárdico (Fig. 9.21).

Resumindo, os padrões eletrocardiográficos de *isquemia*, *lesão*, *necrose* e *alterações da onda T* foram apresentados de forma isolada somente para fins didáticos, uma vez que, no IM, essas três alterações coexistem. Tipicamente, no IAM, ocorre uma série de alterações eletrocardiográficas iniciadas pelo registro de onda T hiperaguda, seguido de supradesnível do segmento ST, onda Q, provavelmente acompanhada de modificação da onda R, diminuição do supradesnível do segmento ST, com início da inversão da onda T, retorno desse segmento à linha de base com onda T negativa e simétrica e aumento do intervalo QT. Essa sequência de alterações pode ser modificada por vários fatores, principalmente se o paciente for submetido à terapêutica trombolítica ou angioplastia coronariana primária. A Figura 9.22 resume essas alterações principais.

978-85-7241-870-6

Capítulo 10

Eletrocardiograma nas Alterações da Irrigação Sanguínea do Miocárdio – II (Cardiopatia Isquêmica)

O ELETROCARDIOGRAMA NO INFARTO DO MIOCÁRDIO

A *doença arterial coronariana* (*DAC*) constitui problema de saúde pública na maioria dos países industrializados. Representa processo patológico contínuo, com comprometimento progressivo do coração. Atualmente, é subdividida em *DAC crônica*, *síndromes coronarianas agudas* (*SCA*) e *morte súbita cardíaca*, manifestando-se de diferentes maneiras, partindo do indivíduo portador de aterosclerose coronariana e assintomático até a morte súbita cardíaca como primeiro sintoma do infarto agudo do miocárdio (*IAM*).

As *SCA* envolvem condições clínicas que representam o final comum da *isquemia miocárdica aguda*. Grande parte das SCA é decorrente de aterotrombose coronariana e subdivide-se em *infarto do miocárdio (IM) com supradesnível do segmento ST ou novo bloqueio de ramo*, *IM sem supradesnível do segmento ST* e *angina instável*. O reconhecimento clínico e eletrocardiográfico dessas síndromes é decisivo para a triagem correta do paciente e ulterior encaminhamento para a unidade de tratamento intensivo.

Na vigência de SCA, a identificação de supradesnível do segmento ST no eletrocardiograma (ECG) de repouso classifica o paciente como portador de *IM com supradesnível do segmento ST* (ou novo bloqueio de ramo), o que indica o encaminhamento do paciente para ser submetido à terapêutica com trombolíticos ou à intervenção coronariana percutânea (*ICP*). Os pacientes que não desenvolvem supradesnível do segmento ST no ECG, mas que têm evidências de necrose do miocárdio (elevação dos níveis sanguíneos de marcadores biológicos), são considerados portadores de *IM sem supradesnível do segmento ST* e aqueles sem evidências de necrose do miocárdio são classificados como portadores de *angina instável* (Fig. 10.1).

INFARTO DO MIOCÁRDIO COM SUPRADESNÍVEL DO SEGMENTO ST

O IM *com* supradesnível do segmento ST é a forma mais grave e mais letal entre as SCA, habitualmente decorrente de aterotrombose que obstrui completamente a artéria coronariana. Consequentemente, ocorre interrupção total do fluxo sanguíneo coronariano e supradesnível do segmento ST no ECG (Fig. 10.2).

978-85-7241-870-6

Classicamente, em cerca de 70% dos casos, surgem novas ondas Q no ECG em decorrência da necrose de toda, ou quase toda, espessura da parede ventricular (antigo IM transmural ou IM com onda Q). No entanto, um número menor de pacientes que não desenvolve supradesnível do segmento ST também pode desenvolver ondas Q no traçado do ECG.

O diagnóstico adequado de IM com supradesnível do segmento ST é essencial para a indicação de reperfusão coronariana de emergência, farmacológica (trombólise) ou mecânica (ICP). Quanto mais precoce for a reperfusão, maior a probabilidade de redução das dimensões do IM e das suas complicações.

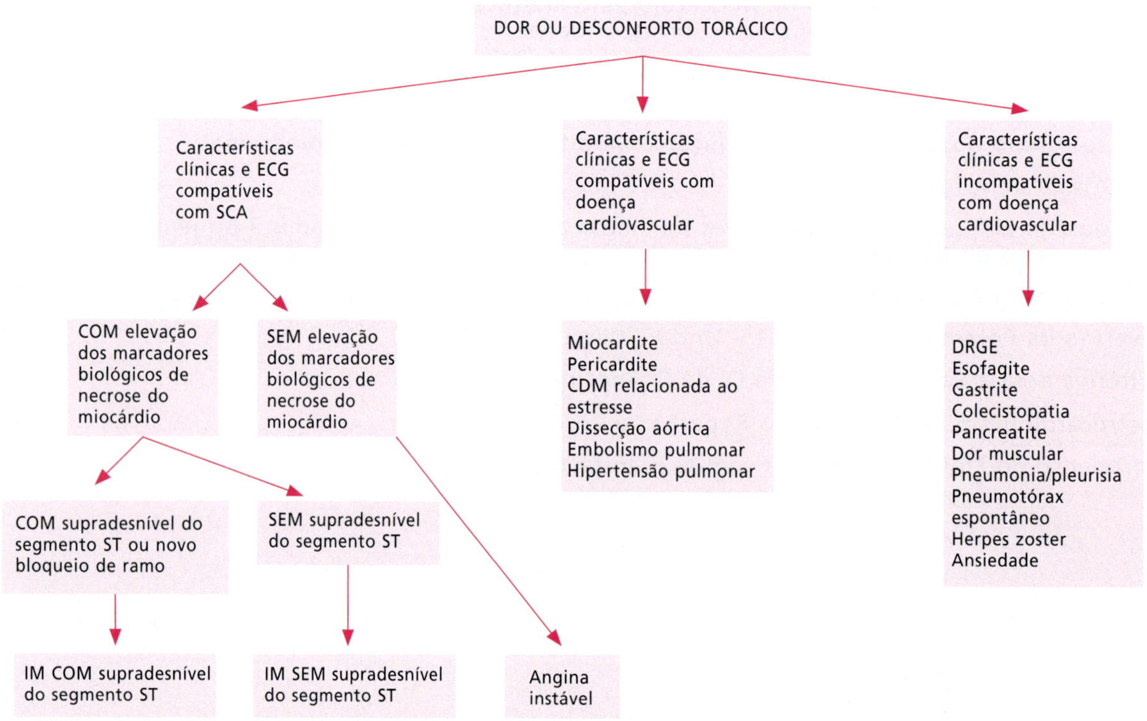

Figura 10.1 – Possibilidades diagnósticas da dor ou do desconforto torácico, levando-se em consideração o eletrocardiograma (ECG) e os marcadores biológicos de necrose do miocárdio. CDM = cardiomiopatia; DRGE = doença do refluxo gastresofágico; IM = infarto do miocárdio; SCA = síndrome coronariana aguda.

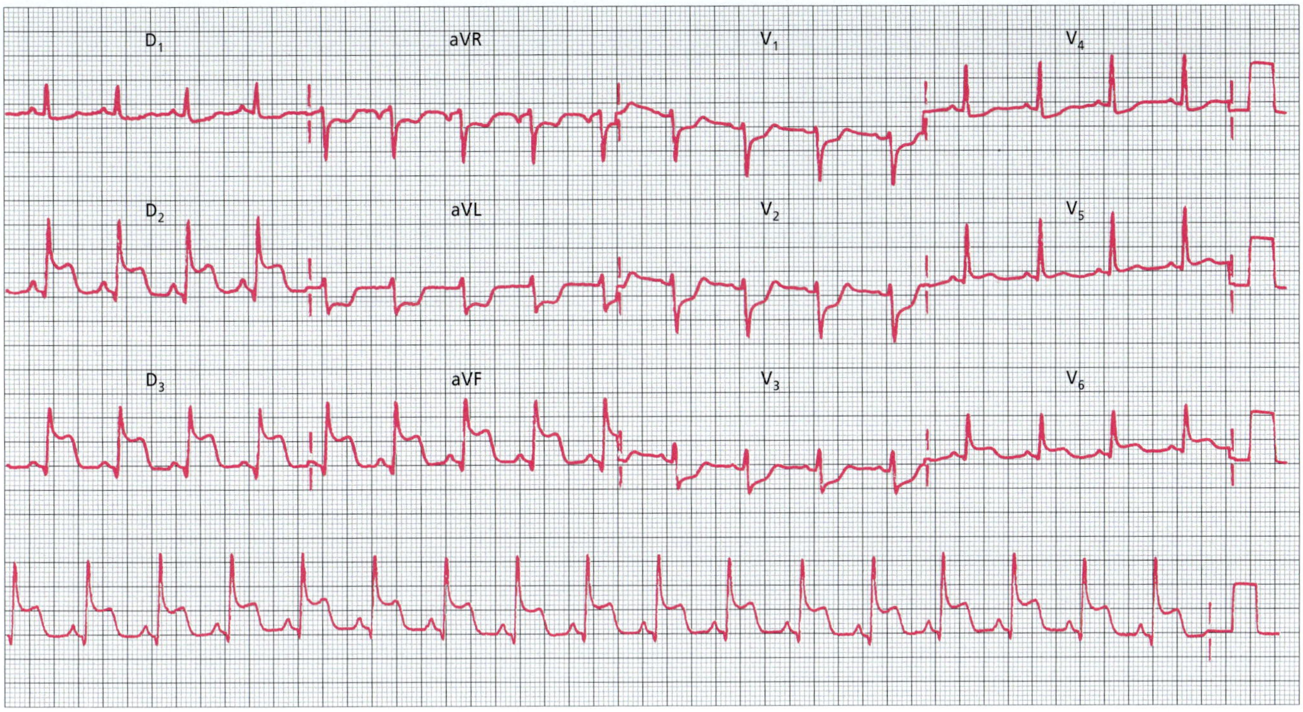

Figura 10.2 – Eletrocardiograma com infarto do miocárdio da parede interior e lateral com supradesnível do segmento ST.

ANGINA INSTÁVEL E INFARTO DO MIOCÁRDIO SEM SUPRADESNÍVEL DO SEGMENTO ST

978-85-7241-870-6

Como já enfatizado, a angina instável e o IM *sem* supradesnível do segmento ST constituem etapas do mesmo processo evolutivo, ou seja, se a isquemia de uma parte da parede do miocárdio for grave e persistente, a angina instável habitualmente evolui para o IM sem supradesnível do segmento ST. Na maioria dos casos, o mecanismo fisiopatológico é a ruptura ou a fissura da placa aterosclerótica, com consequente sobreposição de trombose, mas sem a oclusão total da artéria coronariana. Como mostra a Figura 10.1, realiza-se o diagnóstico diferencial entre angina instável e IM sem supradesnível do segmento ST pela demonstração da elevação dos níveis séricos dos marcadores biológicos de necrose do miocárdio. Habitualmente, o ECG revela infradesnível do segmento ST mais persistente em contraposição a alterações mais reversíveis da isquemia miocárdica ou também a inversão da polaridade da onda T (ondas T negativas) (Fig. 10.3).

Estatísticas relativamente recentes revelam que 2 a 15% dos pacientes classificados como portadores de angina instável subsequentemente desenvolvem IM com onda Q.

LOCALIZAÇÃO DO INFARTO AGUDO DO MIOCÁRDIO PELO ELETROCARDIOGRAMA E IDENTIFICAÇÃO DA PROVÁVEL OBSTRUÇÃO CORONARIANA CORRESPONDENTE

A análise criteriosa do ECG é capaz de identificar, com pequena margem de erro, a região específica dos ventrículos que desenvolveu o IAM e a provável artéria coronariana obstruída ou "*culpada*".

Infarto Agudo do Miocárdio Anterior

Geralmente, é secundário à oclusão da *artéria coronária descendente anterior esquerda* e é identificado pelo supradesnível do segmento ST nas derivações de V_2 a V_4.

As alterações mais sugestivas da *obstrução proximal* dessa artéria são:

- Supradesnível do segmento ST de V_2 a V_5, associado ao mesmo fenômeno elétrico em aVL ou aVR.
- Concomitante infradesnível do segmento ST nas derivações inferiores.
- Desaparecimento de ondas Q septais preexistentes das derivações laterais (Fig. 10.4, *A*).

É oportuno lembrar que a derivação V_1 explora os fenômenos elétricos da região parasseptal direita, que recebe *suprimento sanguíneo duplo*, ou seja, de *ramos septais da artéria coronária descendente anterior esquerda* e de *ramos da artéria coronária direita*. Assim, grande parte dos indivíduos que desenvolvem IAM anterior não revela supradesnível do segmento ST em V_1 e a pequena porcentagem que registra essa alteração não possui essa dupla irrigação.

A Tabela 10.1 revela as subdivisões do IAM anterior, mas deve-se levar em consideração que essa subdivisão não é absoluta, uma vez que há ampla sobreposição dos padrões eletrocardiográficos. A Figura 10.4, *B* ilustra os aspectos principais do ECG no IAM anterior externo.

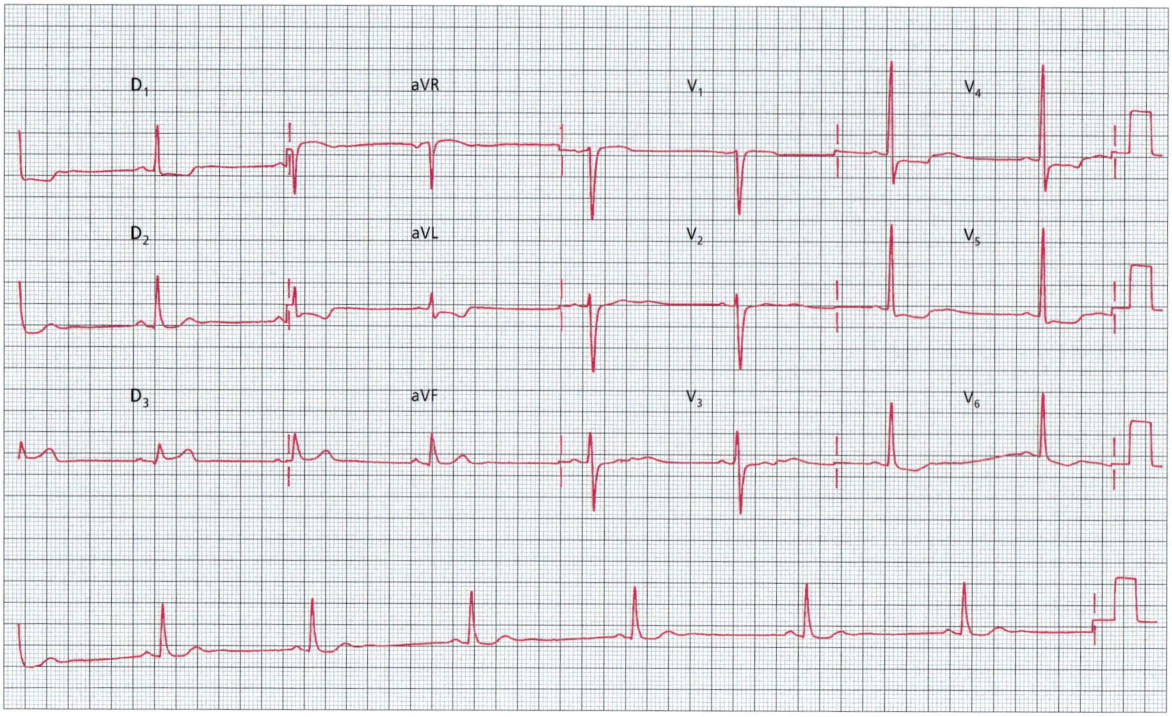

Figura 10.3 – Eletrocardiograma e com sinais de infarto do miocárdio sem supradesnível do segmento ST.

978-85-7241-870-6

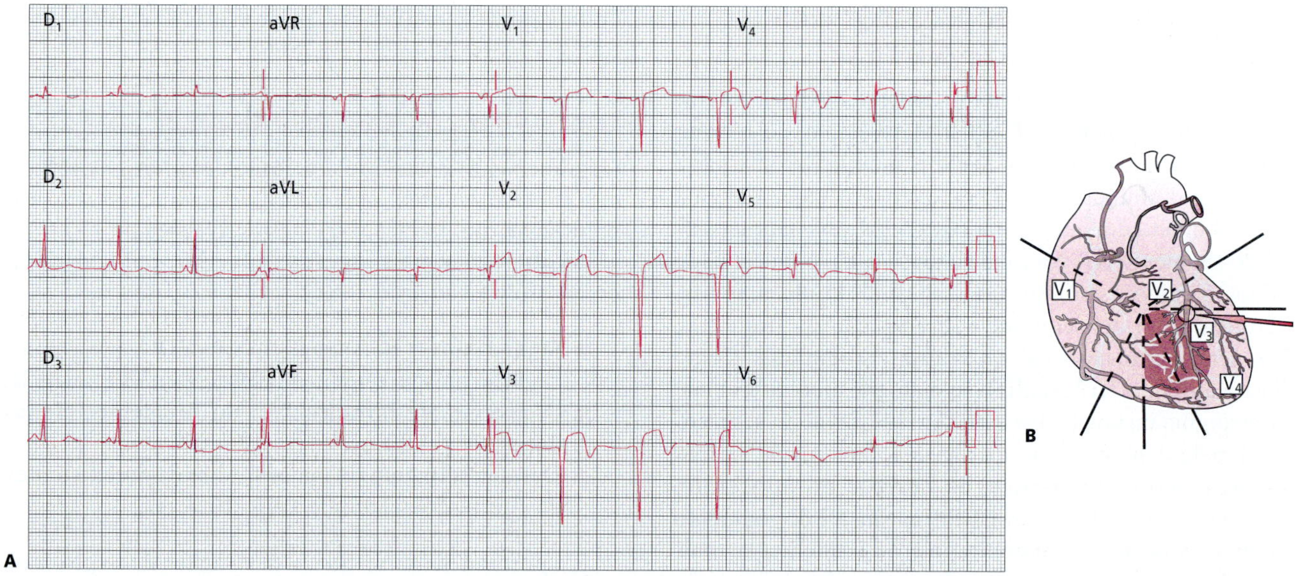

Figura 10.4 – **A**) Eletrocardiograma com sinais de infarto anterosseptal. Observe a morfologia característica nas derivações V_2 e V_3, correspondendo à representação dos fenômenos elétricos do septo interventricular e V_4, V_5 e V_6 à representação dos fenômenos elétricos do ápice e parede lateral. **B**) Obstrução coronariana (*seta*) e respectivas derivações precordiais.

TABELA 10.1 – **Subdivisões do infarto agudo do miocárdio (IAM) anterior**

SUBDIVISÕES DO IAM ANTERIOR	DERIVAÇÕES COM SUPRADESNÍVEL DO SEGMENTO ST
Septal	V_1 e V_2
Estritamente anterior	V_3 a V_4
Anterosseptal	V_1 a V_4
Anterolateral	V_2 a V_4, D_1 e aVL
Anterior extenso	D_1, aVL, V_1-V_6

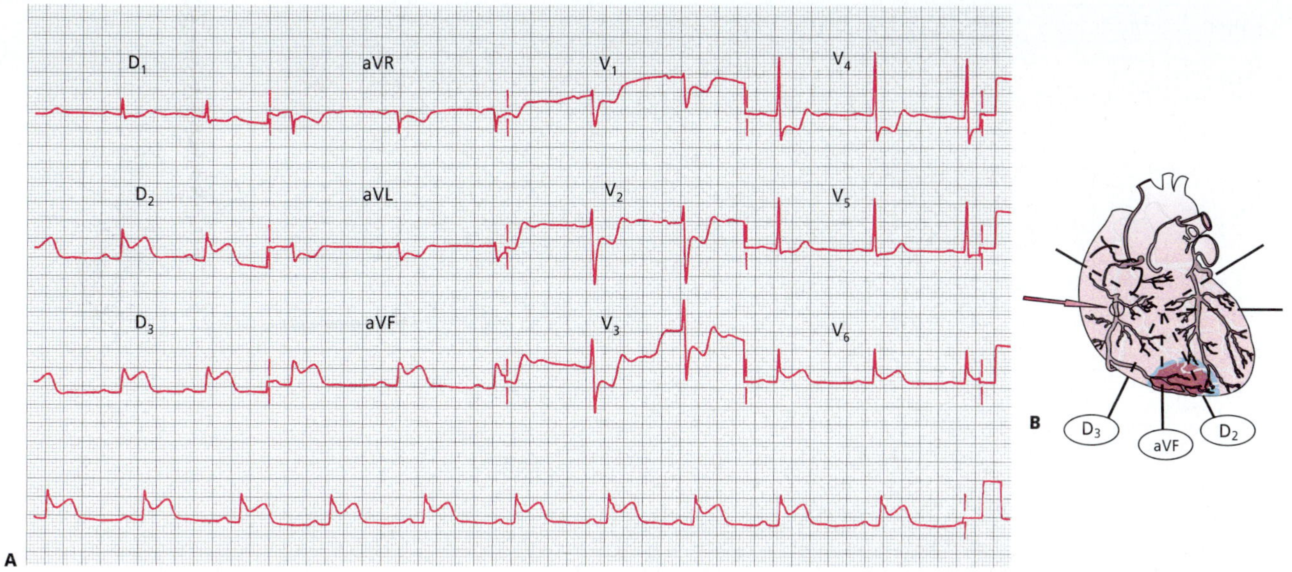

Figura 10.5 – **A**) Eletrocardiograma com sinais de infarto do miocárdio inferior. **B**) Infarto do miocárdio inferior que revela supradesnível do segmento de forma maior característica em D_3 e aVF. A *seta* representa a oclusão da artéria coronária direita.

Infarto Agudo do Miocárdio Inferior

Usualmente, o *IAM inferior* ou *diafragmático* é secundário à oclusão da *artéria coronária direita ou da circunflexa* e é identificado pelo supradesnível do segmento ST em D_2, D_3 e *aVF* (Fig. 10.5).

Quando o supradesnível do segmento ST em D_3 for maior que o de D_2 ou houver infradesnível desse segmento em aVL, a oclusão da artéria coronária direita é a mais provável. Em contrapartida, quando houver supradesnível do segmento ST em D_2, D_3 e aVF e infradesnível desse segmento nas derivações precordiais anteriores, a oclusão da artéria coronária circunflexa é a mais provável. Além disso, o infradesnível *horizontal* do segmento ST de V_1 a V_3 sugere alterações da mobilidade da parede posterior. Com menor frequência, pode haver supradesnível do segmento ST nas derivações inferiores e nas precordiais anteriores, sugerindo oclusão proximal da artéria coronária direita ou oclusão do terço médio ou distal da artéria descendente anterior esquerda.

978-85-7241-870-6

Infarto Agudo do Miocárdio Lateral e Posterior

Habitualmente, o IAM dessas regiões é provocado pela oclusão da artéria coronária circunflexa. Como essa artéria irriga pequena porção do ventrículo esquerdo (VE), menos da metade dos pacientes desenvolve supradesnível do segmento ST, cerca de um terço desses pacientes desenvolve infradesnível desse segmento e o restante não desenvolve qualquer alteração do ECG convencional.

O IAM *lateral* revela supradesnível do segmento ST em D_1, aVL, V_5 e V_6 e quando o supradesnível restringe-se a D_1 e aVL caracteriza-se o IAM *lateral alto* (Fig. 10.6). O IAM *posterior* manifesta-se por infradesnível do segmento ST em V_1 e V_2 e registro de onda R ampla nas mesmas derivações. Se as derivações de V_7 a V_9 forem registradas, é possível evidenciar o supradesnível do segmento ST correspondente (Fig. 10.7).

Com frequência, o IAM *posterior* estende-se para a região lateral do VE, desencadeando supradesnível do segmento ST em V_5 e V_6 (*IAM posterolateral*), ou para região inferior do VE, desencadeando supradesnível do segmento ST em D_2, D_3 e aVF (*IAM inferoposterior*), decorrente, com maior frequência, da obstrução da artéria coronária direita dominante (Fig. 10.8).

Infarto Agudo do Miocárdio do Ventrículo Direito

O *IAM do ventrículo direito (VD)* é secundário à oclusão da artéria coronária direita antes dos ramos marginais para o VD. Se essa artéria for a dominante, é comum a associação ao IAM inferior do VE (IAM inferoposterior) e, por isso, deve-se obter o registro das *derivações precordiais direitas* (V_4R *a* V_6R) em todos os indivíduos que desenvolvem IAM da região inferior. O IAM do VD raramente é isolado e, nessa condição, com frequência, é decorrente de oclusão de artéria coronária direita de pequeno calibre ou não dominante.

Na vigência de IAM do VD, o ECG revela supradesnível do segmento ST nas *derivações precordiais direitas*. No entanto, alguns pacientes desenvolvem infradesnível do segmento ST em D1 e aVL e outros desenvolvem supradesnível desse segmento em derivações precordiais, porém raramente ultrapassa V_4, e o supradesnível de ST em V_1 é sugestivo de oclusão proximal de artéria coronária direita (Fig. 10.9). O diagnóstico diferencial com IAM anterior não é difícil, levando-se em consideração as alterações recíprocas e o fato de que o supradesnível tem menor intensidade a partir de V_2 ou V_3.

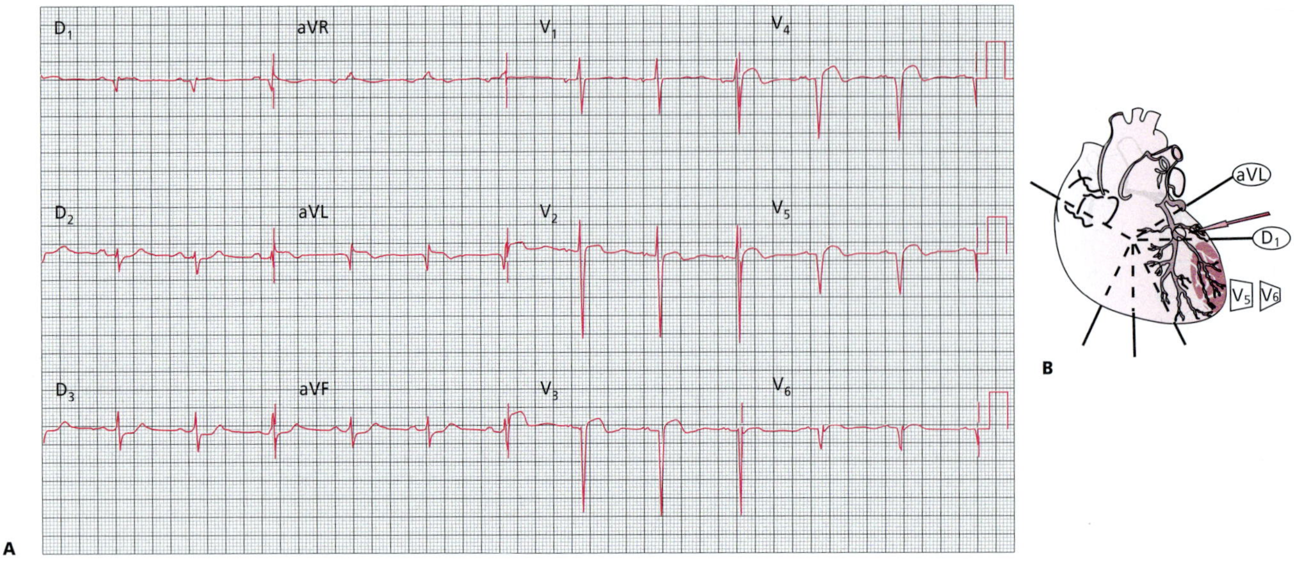

Figura 10.6 – **A**) Eletrocardiograma (ECG) com sinais de infarto do miocárdio da região lateral. Observe a diminuição da amplitude da onda R e m D_1, aVL e de V_3 a V_6. **B**) Representação da obstrução da artéria coronariana diagonal (*seta*) com alterações mais nítidas em V_5 e V_6, além de D_1 e aVL na dependência da extensão do infarto. No entanto, pode haver manifestação do ECG apenas em D_1 e aVL (R ausentes).

978-85-7241-870-6

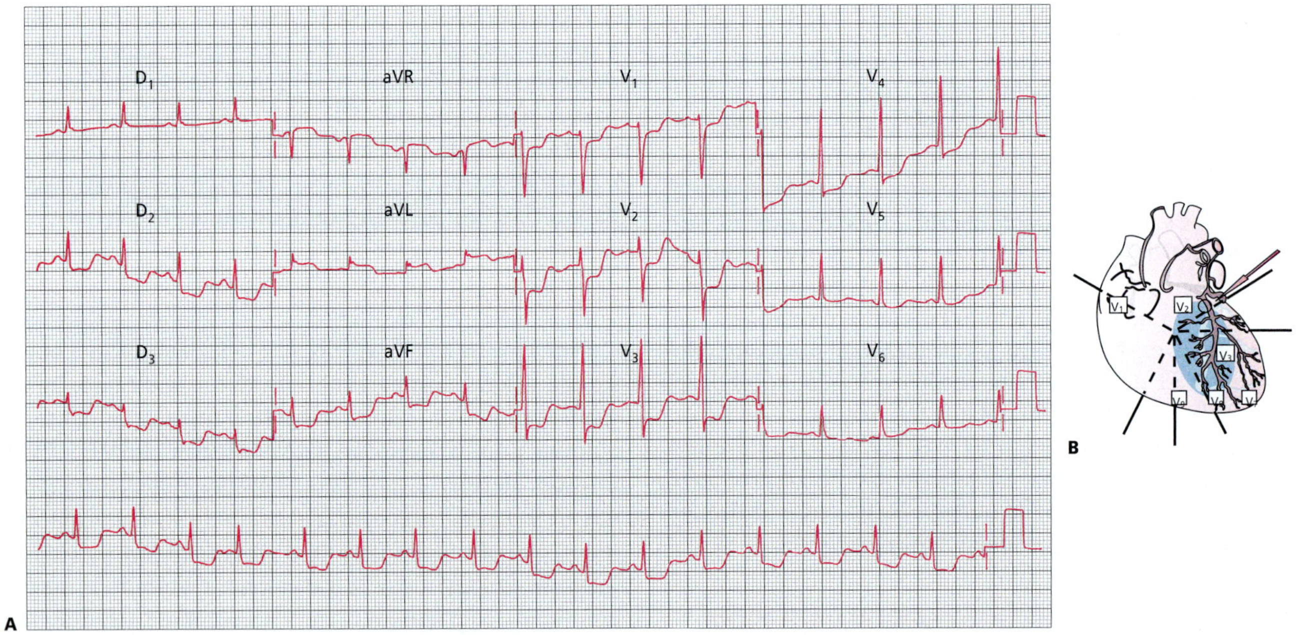

Figura 10.7 – **A**) Eletrocardiograma com sinais de infarto agudo do miocárdio posterior. **B**) Representação da obstrução da artéria coronária circunflexa (*seta*) e respectivas derivações.

Clinicamente, presume-se o diagnóstico de IAM do VD nos pacientes que desenvolvem sinais de insuficiência cardíaca direita, ou seja, distensão da veia jugular, sinal de Kussmaul (aumento da pressão venosa jugular com a inspiração), pulso paradoxal (redução da pressão arterial > 10mmHg com a inspiração), ausculta de 4ª bulha direita, sopro sistólico de insuficiência tricúspide e hepatomegalia, com ou sem hipotensão arterial sistêmica. Habitualmente, a ausculta pulmonar não revela estertores e o paciente não refere dispneia.

O reconhecimento do comprometimento do VD tem implicações no tratamento, exigindo a expansão de volume para a melhora do débito cardíaco dos pacientes que desenvolveram hipotensão e que possuem valores normais de pressão em cunha do capilar pulmonar.

Infarto Atrial

É possível identificar as alterações eletrocardiográficas de *infarto atrial* em menos de um quinto dos pacientes com IAM. Geralmente, esse infarto é decorrente de aterotrombose com oclusão total de artéria coronária direita, comprometendo, com maior frequência, o átrio direito, principalmente o apêndice atrial.

A corrente de lesão altera a repolarização atrial, provocando *supradesnível do segmento PR*, que compreende parte do segmento ST atrial (*STa*), com ou sem infradesnível recíproco desse segmento em outras derivações. O infradesnível isolado do segmento PR não constitui sinal fidedigno de infarto atrial, a não ser que intenso. Ainda, o registro de onda P em “M” ou em “W” durante episódio agudo de isquemia também sugere comprometimento atrial (Fig. 10.10).

Essas alterações são mais bem apreciadas na vigência de bloqueio atrioventricular total, possibilitando a identificação das modificações da repolarização da onda T atrial (Ta) pela não concomitância com o complexo QRS. O reconhecimento de infarto atrial no ECG tem implicações clínicas, uma vez que o portador desse tipo de infarto tem maior probabilidade de desenvolver arritmias ou trombos atriais ou rotura atrial.

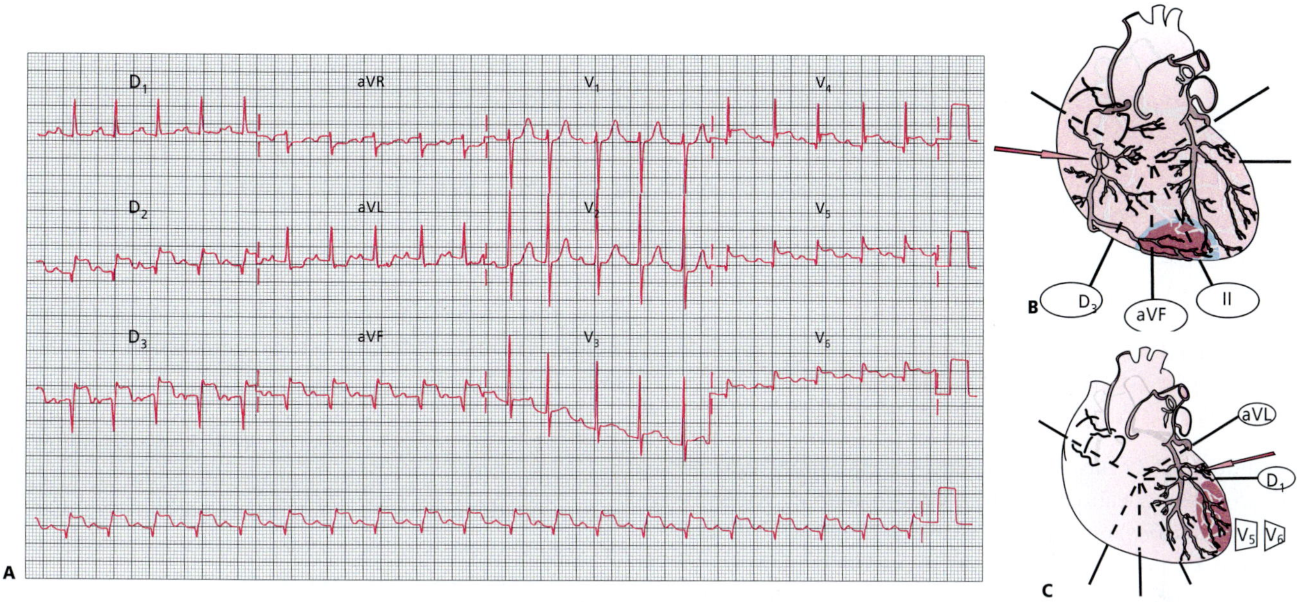

Figura 10.8 – **A**) Eletrocardiograma com sinais de infarto agudo do miocárdio, abrangendo as regiões **B**) inferior, posterior e **C**) lateral.

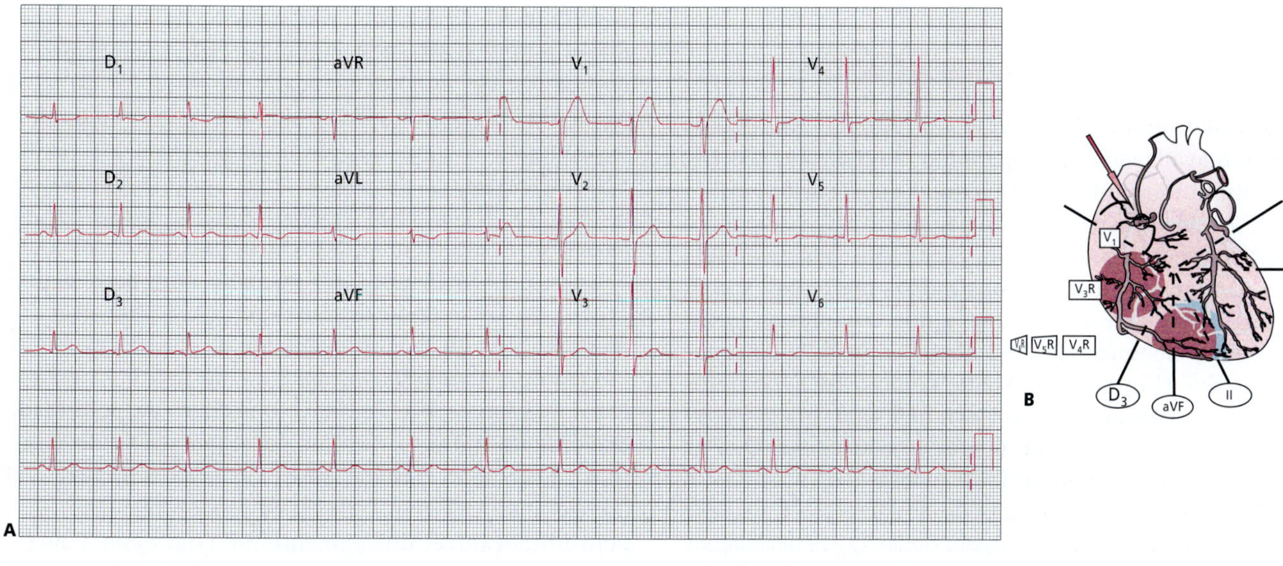

Figura 10.9 – **A**) Eletrocardiograma com sinais de infarto agudo do miocárdio do ventrículo direito. **B**) Obstrução da artéria coronária direita (*seta*). As alterações do eletrocardiograma têm maior expressão nas derivações precordiais direitas.

978-85-7241-870-6

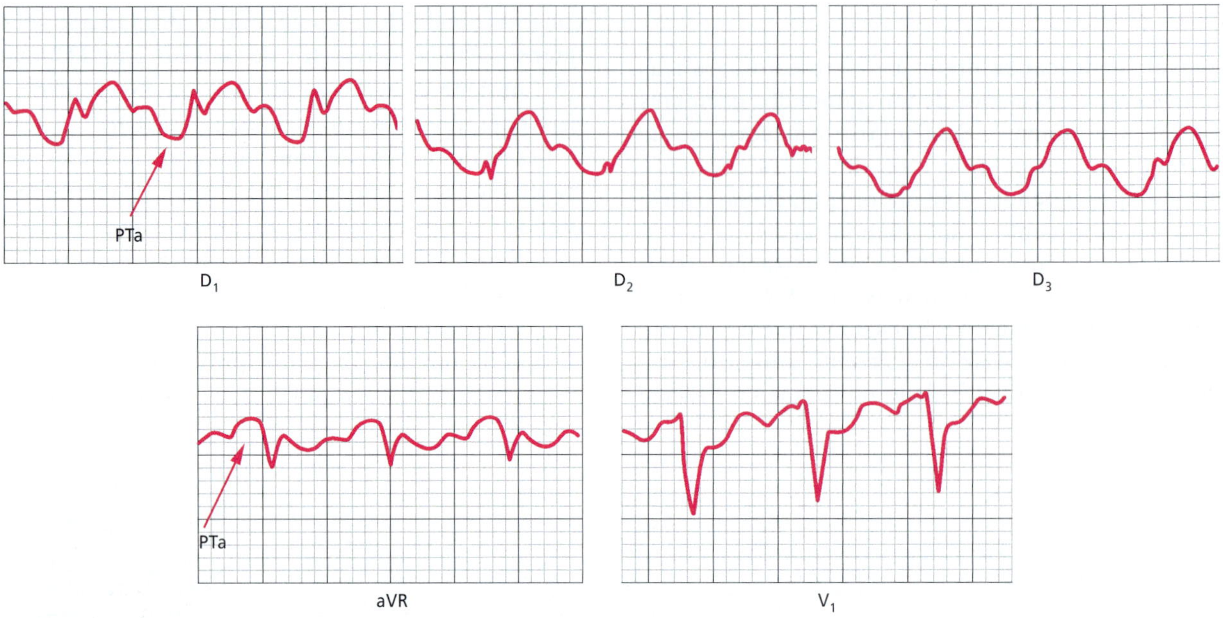

Figura 10.10 – Infarto atrial. Depressão do segmento PTa maior que 1mm em D_2, D_3 e aVF e elevação em aVR e V_1. PTa = repolarização atrial da onda P.

DIAGNÓSTICO ELETROCARDIOGRÁFICO DE INFARTO AGUDO DO MIOCÁRDIO ASSOCIADO A ATRASOS DA CONDUÇÃO INTRAVENTRICULAR (BLOQUEIOS DE RAMO)

Quando o ECG basal do paciente revela algum tipo de atraso da condução intraventricular (*bloqueio de ramo ou de suas divisões*) ou quando o atraso da condução é desenvolvido como complicação do processo isquêmico, o diagnóstico eletrocardiográfico de IAM torna-se difícil. No entanto, em algumas circunstâncias, o ECG convencional registra alterações que permitem o diagnóstico do IAM.

Infarto Agudo do Miocárdio Associado a Bloqueio do Ramo Direito

O atraso da condução pelo ramo direito do feixe de His de grau avançado, ou bloqueio do ramo direito (BRD), não dificulta muito o diagnóstico eletrocardiográfico de IAM. O supradesnível do segmento ST é detectado facilmente e as ondas T com polaridade oposta àquela dos complexos QRS são substituídas por ondas T com polaridade concordante com a dos complexos QRS, fenômeno denominado "*pseudonormalização da repolarização*" (Fig. 10.11). Ainda, como o BRD compromete exclusivamente a fase terminal da despolarização ventricular, não impede o registro de ondas Q. Por exemplo, na vigência de IAM anterior, o ECG revela as alterações características do segmento ST da fase aguda e, posteriormente, surgem ondas Q nas derivações anteriores (V_2-V_4). Em contrapartida, na vigência de IAM inferior, primeiramente evidencia-se supradesnível do segmento ST nas derivações inferiores e, ulteriormente, surgem ondas Q nessas derivações (D_2, D_3 e aVF) (Fig. 10.11).

O desenvolvimento de novo BRD como complicação do IAM implica pior prognóstico e, habitualmente, é decorrente da obstrução aterotrombótica da artéria coronária descendente anterior esquerda. É comum acompanhar-se de bloqueio da divisão anterossuperior esquerda (BDASE) do feixe de His.

978-85-7241-870-6

Infarto Agudo do Miocárdio Associado a Bloqueio do Ramo Esquerdo

Na vigência de BRE, o diagnóstico de IAM é mais difícil porque o atraso da condução pelo ramo esquerdo do feixe de His de grau avançado, ou bloqueio do ramo esquerdo (BRE), modifica o início e o término da *despolarização ventricular*, além de provocar alterações secundárias da *repolarização ventricular* (segmento ST e onda T). Essas modificações podem *mimetizar* ou *mascarar* as alterações eletrocardiográficas desencadeadas pelo IAM. Assim, um paciente com padrão pregresso de BRE pode desenvolver IAM sem grandes modificações do ECG convencional.

Quanto ao *mimetismo*, usualmente o padrão eletrocardiográfico de BRE envolve o registro de polaridade discordante entre os vetores representativos do complexo QRS e da onda T, revelado pelo supradesnível do segmento ST nas derivações precordiais direitas e pelo infradesnível do segmento ST com onda T negativa nas derivações precordiais esquerdas, sem qualquer relação com isquemia (Fig. 10.12).

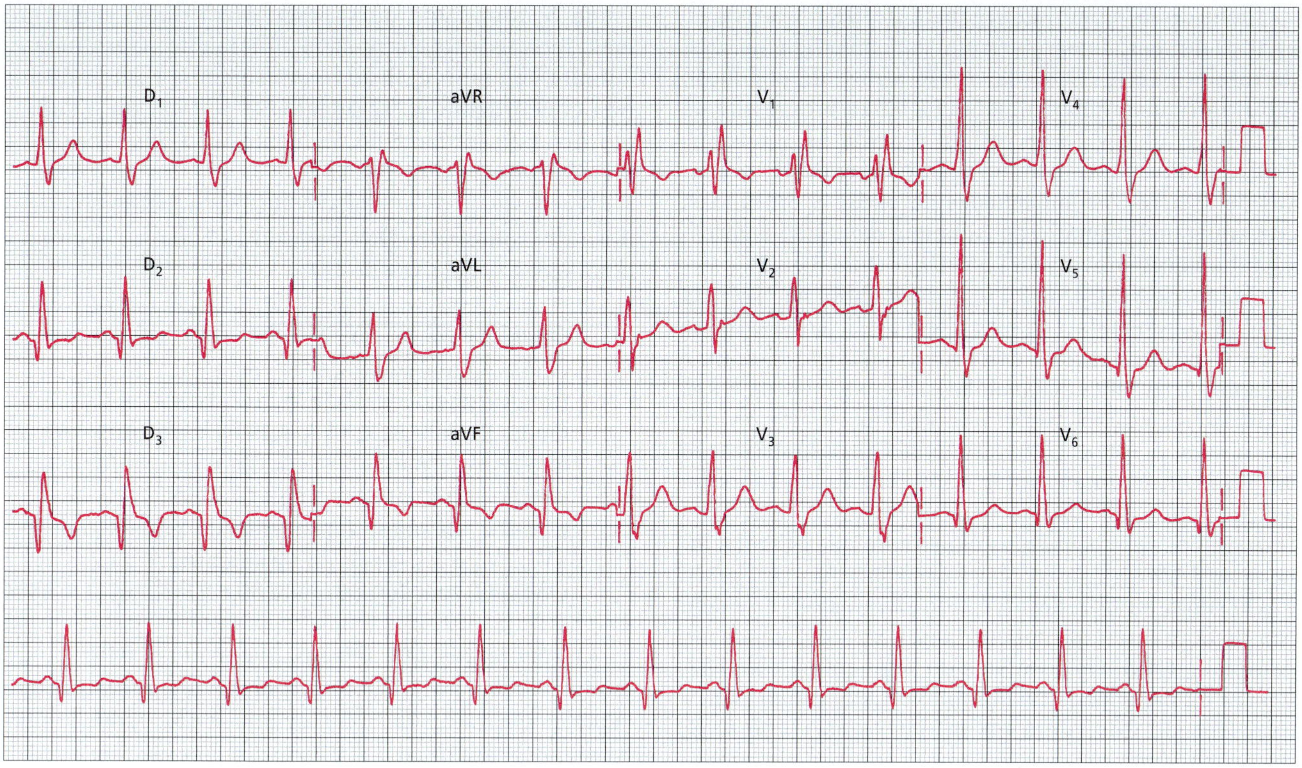

Figura 10.11 – Eletrocardiograma com sinais de infarto agudo do miocárdio das regiões inferior e lateral, associado a atraso de condução pelo ramo direito do feixe de His (bloqueio do ramo direito).

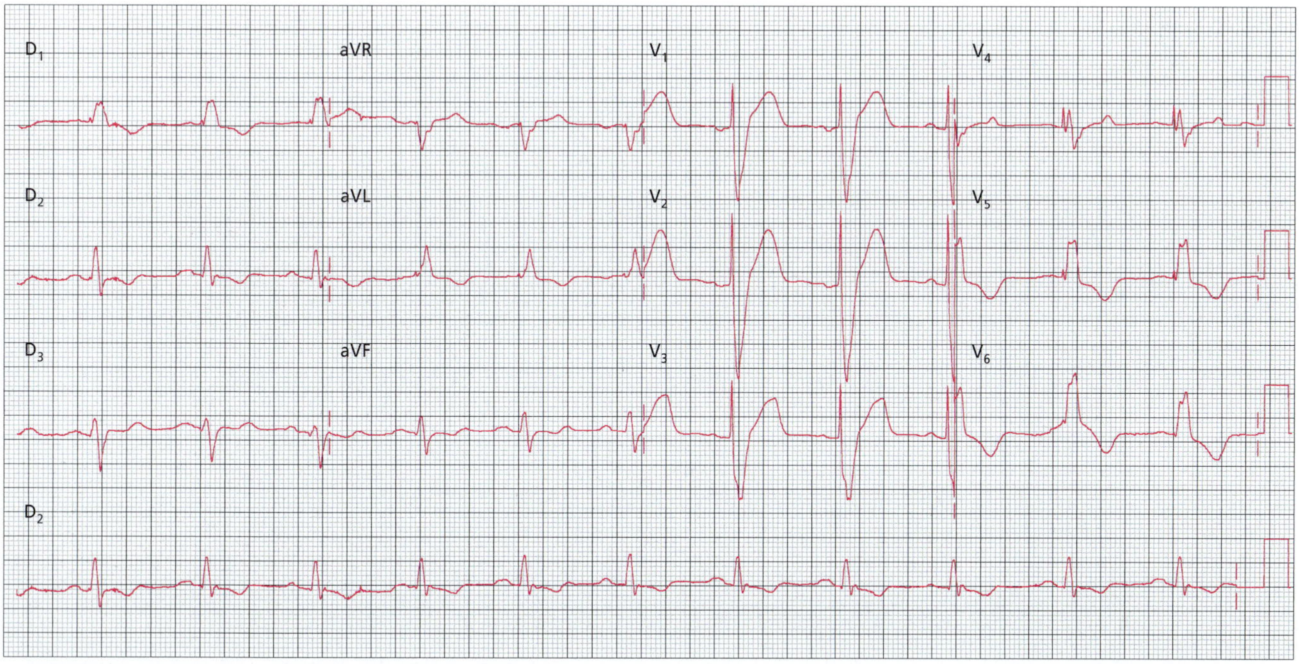

Figura 10.12 – Eletrocardiograma com sinais de infarto agudo do miocárdio das regiões septal e anterior, associado a atraso da condução pelo ramo esquerdo do feixe de His (bloqueio do ramo esquerdo).

978-85-7241-870-6

Além disso, como na vigência de BRE a ativação elétrica do septo interventricular está invertida, ou seja, da direita para a esquerda, nesse atraso da condução intraventricular, habitualmente há baixa progressão da onda R de V_1 a V_3, sem refletir a perda de potenciais elétricos. Por outro lado, o registro de ondas T negativas de V_1 a V_3, acompanhadas de ondas S profundas, constitui sinal primário de isquemia da região anterosseptal e não é provocado pelo BRE (Fig. 10.13).

Quanto ao *mascaramento*, por exemplo, na vigência de IAM anterolateral ou lateral, sem BRE, desenvolve-se onda Q em derivações precordiais médias, laterais e algumas derivações dos membros. Na vigência de BRE, a ativação elétrica do septo interventricular está invertida, ou seja, as forças elétricas iniciais da despolarização do septo direcionam-se da direita para a esquerda, acarretando o registro de onda R nessas derivações e impedindo *(mascarando)* o registro de onda Q relacionada ao IAM.

Os supra ou infradesníveis do segmento ST podem ser discordantes ou concordantes da polaridade do complexo QRS. Os desníveis do segmento ST *discordantes* da polaridade do complexo QRS constituem a exacerbação dos supra ou infradesníveis *habituais* desse segmento, ou seja, o *supradesnível* mais intenso que o esperado nas *derivações precordiais com onda S dominante* ou o *infradesnível* mais intenso que o esperado nas *derivações com onda R dominante*. Em contrapartida, os desníveis do segmento ST *concordantes* com a polaridade do complexo QRS manifestam-se por supra ou infradesníveis com polaridade *oposta* aos desníveis esperados do segmento ST, ou seja, infradesnível do segmento ST nas derivações com onda S dominante ou supradesnível desse segmento nas derivações com onda R dominante. Geralmente, admite-se como indicativo de isquemia o supradesnível concordante do segmento ST > *1mm* ou o supradesnível discordante do segmento ST > *5mm* (critérios de Sgarbossa) (Fig. 10.14).

Nas fases mais adiantadas do IM, a análise meticulosa do complexo QRS pode evidenciar as seguintes alterações sugestivas de IM:

- Ondas Q em V_5 ou V_6.
- Ondas Q alargadas em D_1 ou aVL.
- Entalhe nas ondas S de V_3 a V_5 (sinal de Cabrera).
- Onda R estreita e de pequena amplitude ou sequência de pequenos entalhes que deformam a porção terminal do complexo QRS.
- Entalhe do ramo ascendente da onda R em D_1, aVL, V_5 e V_6 (sinal de Chapman).
- Ondas Q, com duração entre 30 e 50ms, em D_3 e aVF.

978-85-7241-870-6

Os pacientes que desenvolvem novo BRE como complicação do IAM têm melhor prognóstico que aqueles que já revelavam esse atraso da condução previamente, significando, provavelmente, extensa lesão antes do desenvolvimento do IAM (Figs. 10.15 e 10.16).

Infarto Agudo do Miocárdio Associado ao Bloqueio das Divisões do Ramo Esquerdo do Feixe de His

É oportuno lembrar que os atrasos da condução nas divisões do ramo esquerdo do feixe de His *mimetizam* as

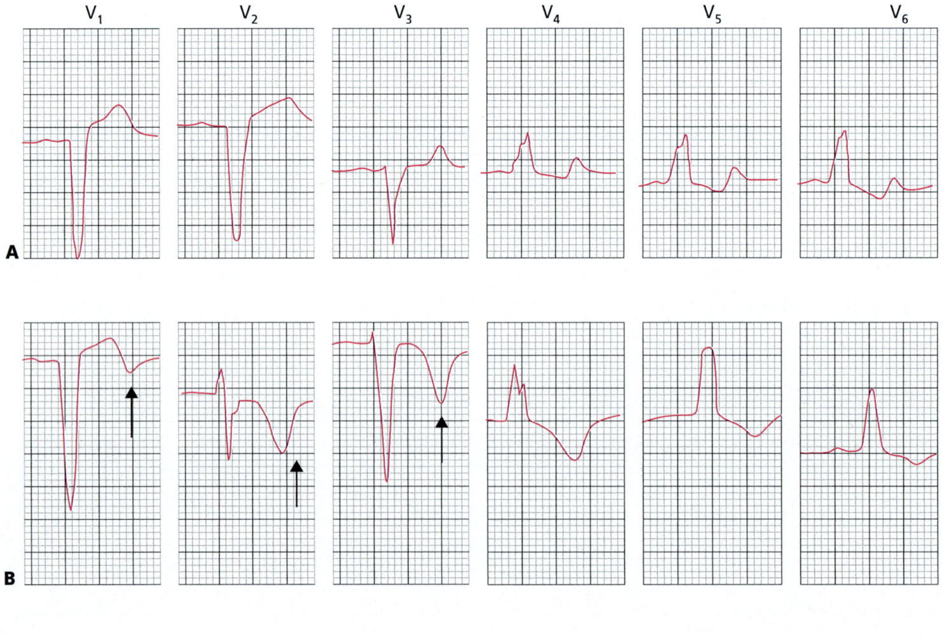

Figura 10.13 – **A**) Padrão clássico do atraso de condução pelo ramo esquerdo do feixe de His (bloqueio do ramo esquerdo) sem isquemia associada. **B**) Na vigência de isquemia, observa-se revelar alterações primárias da repolarização ventricular nas derivações de V_1 a V_3 (*setas*).

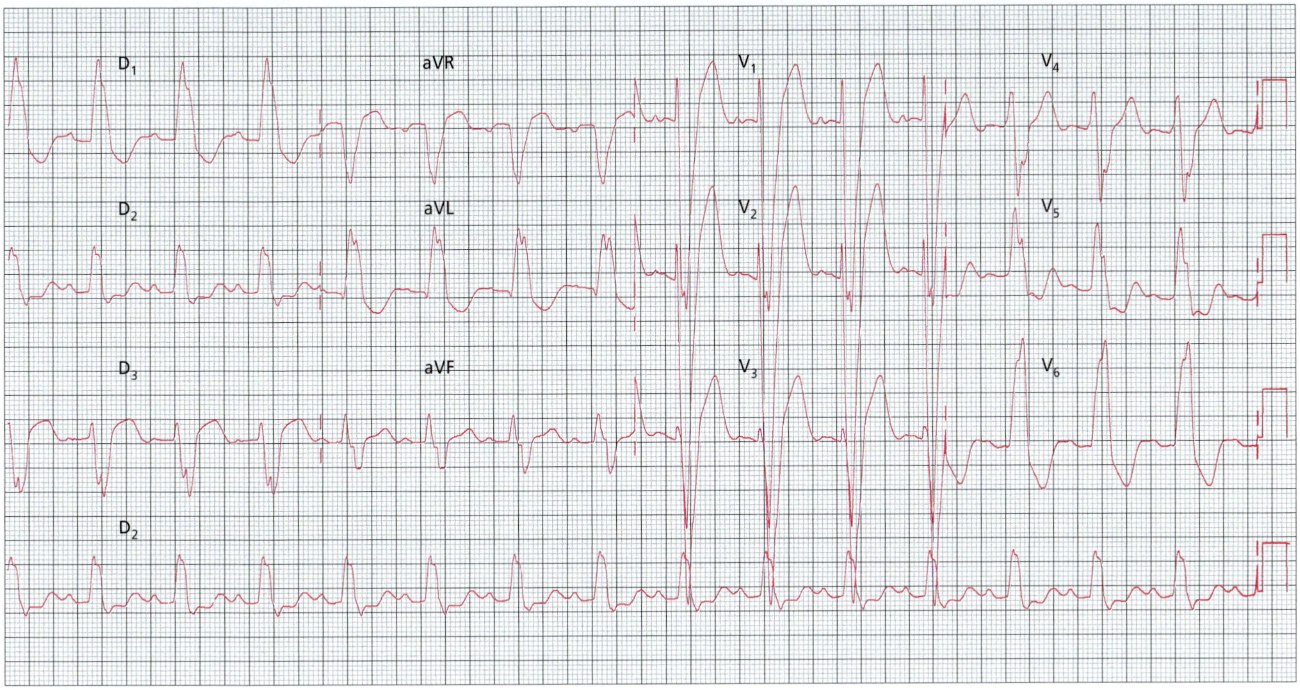

Figura 10.14 – Eletrocardiograma que ilustra os critérios do Sgarbossa para o diagnóstico de isquemia/infarto na vigência de bloqueio do ramo esquerdo.

alterações eletrocardiográficas de estágios avançados do IM. Reveja os traçados do Capítulo 8 e observe o registro de onda "q" em determinadas derivações, que favorecem o diagnóstico eletrocardiográfico errôneo de IM.

Bloqueio da Divisão Anterossuperior Esquerda

Registro de onda "q" em D_1 e aVL, favorecendo o diagnóstico eletrocardiográfico errôneo de IM lateral alto e, com certa frequência, a baixa progressão de onda "r" de V_1 a V_3, favorecendo o diagnóstico eletrocardiográfico errôneo de IM septal. A concomitância desse atraso de condução com IM inferior também induz a interpretações errôneas do ECG. Na vigência de BDASE, as forças elétricas iniciais dirigem-se para baixo, o que pode *mascarar* o registro de ondas Q nas derivações inferiores, inscrevendo, somente, complexos rS em D_2, D_3 e aVF. Eventualmente, é possível obter o registro de ambos os fenômenos, ou seja, complexos qrS nas derivações inferiores.

978-85-7241-870-6

Bloqueio da Divisão Posteroinferior Esquerda

Registro de onda "q" em D_2, D_3 e aVF, favorecendo o diagnóstico eletrocardiográfico errôneo de IM inferior. O diagnóstico eletrocardiográfico da associação de IM inferior e bloqueio da divisão posteroinferior esquerda é um pouco mais difícil, porém é sugerido pelo registro de ondas Q mais profundas, com maior duração e porção final empastada do complexo QRS em D_2, D_3 e aVF.

Bloqueio da Divisão Anteromedial Esquerda

Registro de onda R ampla em V_1 e V_2, favorecendo o diagnóstico eletrocardiográfico errôneo de IM posterior. A concomitância de BDAME e IM posterior exige maior atenção e caracteriza-se por complexos qR em V_1, V_2 e V_3, com onda R ampla e sem entalhes na parte média, podendo ser erroneamente confundido com BRD.

INFARTO AGUDO DO MIOCÁRDIO EM EVOLUÇÃO – MODIFICAÇÕES DO ELETROCARDIOGRAMA

Na vigência de oclusão total de artéria coronariana por aterotrombose, na maioria dos casos, as modificações do ECG seguem a seguinte sequência: desenvolvimento de onda T hiperaguda, que pode durar alguns minutos; supradesnível do segmento ST (corrente de lesão), com alterações recíprocas desse segmento (infradesnível do segmento ST em derivações com direção oposta), que persiste por horas ou dias ou regride completamente após trombólise; e o registro de ondas Q nas derivações que revelam supradesnível do segmento ST (Fig. 10.17).

Gradativamente, o segmento ST retorna à linha de base, tornando-se novamente isoelétrico e a onda T passa a ter polaridade negativa. Além disso, torna-se mais simétrica e mais pontiaguda (denominada *onda T "coronariana"*), acompanhando-se, usualmente, de prolongamento do intervalo QT. As ondas Q anormais persistem por meses a anos e, eventualmente, diminuem a profundidade ou desaparecem definitivamente. Em outros casos, evidenciam-se apenas ondas T negativas nas derivações que exploram a região do IM *cicatrizado*. Em uma minoria, o traçado do ECG pode voltar a ter aspecto próximo do normal (Fig. 10.18).

Essa sequência clássica de alterações do ECG pode ser modificada por inúmeros fatores, especialmente nos pacientes submetidos a trombólise ou angioplastia coronariana primária (Fig. 10.19).

A persistência do supradesnível do segmento ST sugere o desenvolvimento de aneurisma do VE, que será discutido adiante.

ANEURISMA VENTRICULAR

Uma das complicações dos IAM de grandes dimensões, extensivamente transmurais e localizados na região

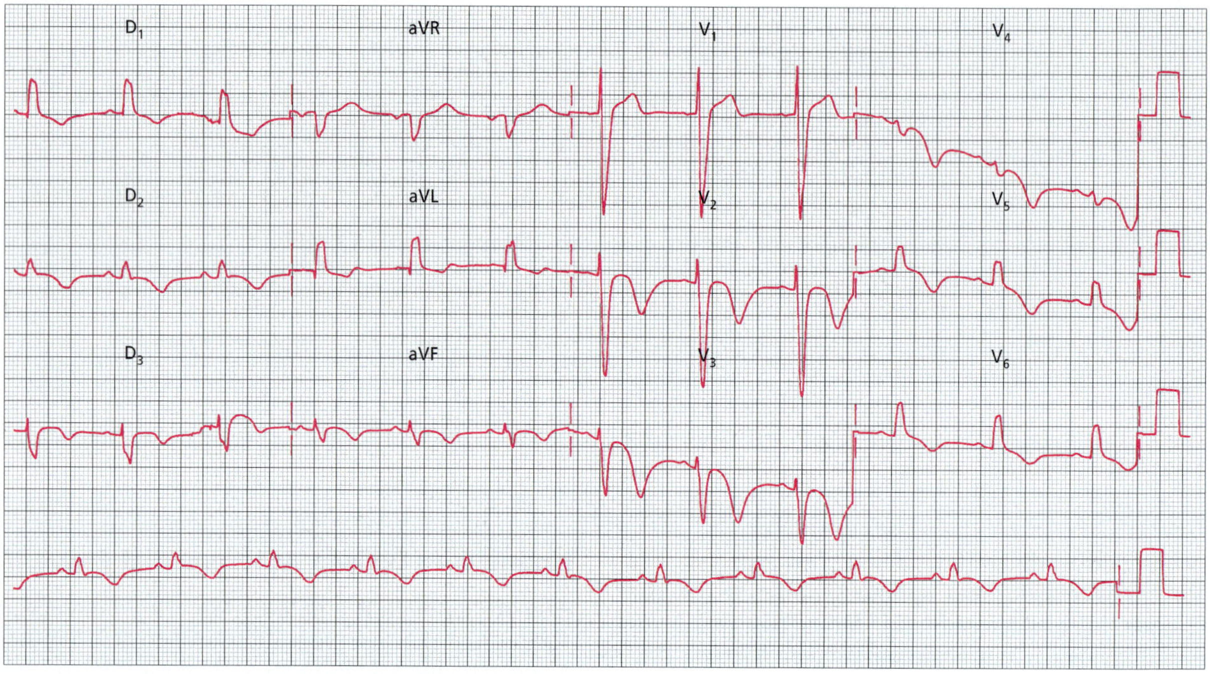

978-85-7241-870-6

Figura 10.15 – Eletrocardiograma com sinais de infarto agudo do miocárdio da região anterior e atraso de condução pelo ramo esquerdo do feixe de His (bloqueio do ramo esquerdo).

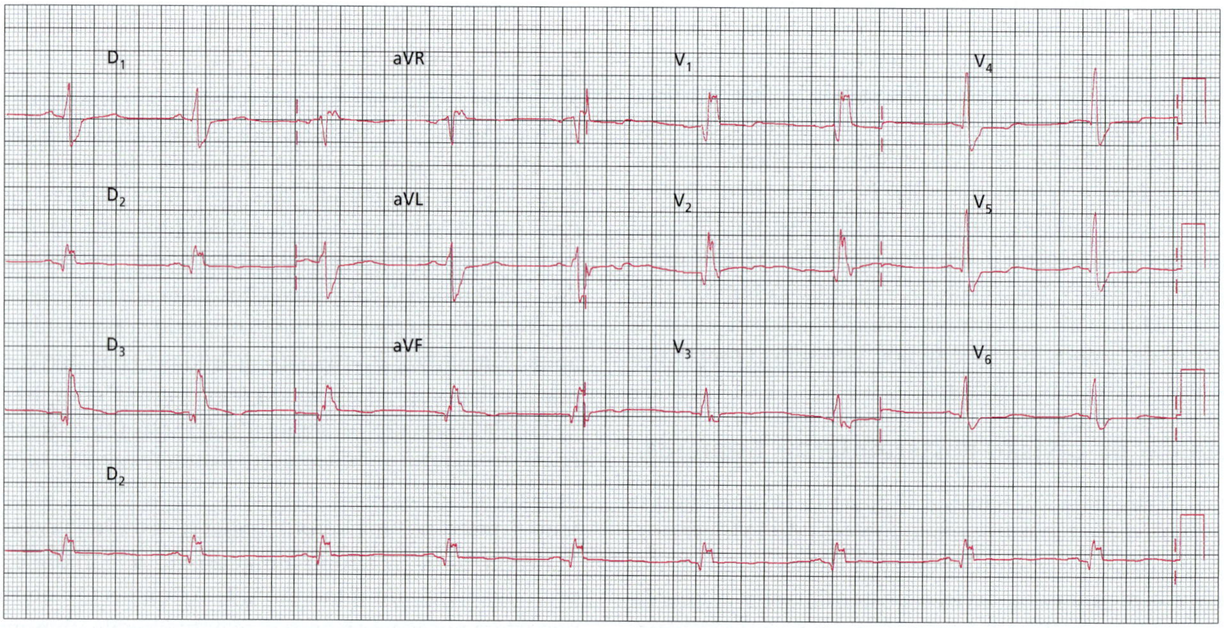

Figura 10.16 – Eletrocardiograma com sinais de área eletricamente inativa das regiões septal e inferior, associados aos atrasos de condução por duas divisões do ramo esquerdo (bloqueios da divisão posteroinferior, da divisão anteromedial esquerda e do ramo direito).

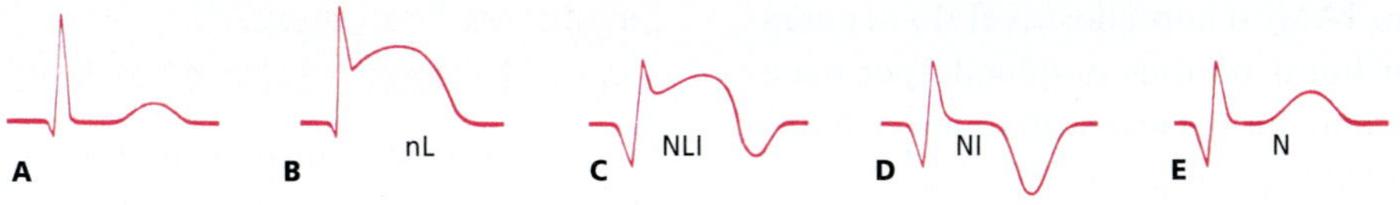

Figura 10.17 – Representação das fases evolutivas para a cicatrização de um infarto do miocárdio. Inicialmente existe grande corrente de lesão que diminui lentamente à medida que aumentam os efeitos elétricos da isquemia. **A**) Morfologia normal em derivação que explora o ventrículo esquerdo. **B**) Dentro de horas do início do infarto ocorre supradesnível do segmento ST. Neste estágio não ocorrem trocas de QRS e da onda T. Pode-se dizer que existe evidência de sofrimento miocárdico. Na grande maioria dos casos, acompanha-se de alterações evolutivas do infarto do miocárdio. Raramente, esse aspecto retoma a situação anterior mostrada em **A**). **C**) Dentro de dias, a voltagem da onda R diminui e surge onda Q anormal (em duração e tamanho) relativo à amplitude da onda R. Essas alterações são suficientes para fazer o diagnóstico de infarto. Ocorre inversão da onda T e a elevação do segmento ST é menos pronunciada que em **B**). **D**) Após uma ou mais semanas, o segmento ST normaliza. Persiste a redução da onda R e a onda Q anormal. Surge onda T profunda e habitualmente simétrica nesse estágio. Em alguns pacientes, ela assim permanece ou evolui para aspecto mostrado em **E**). **E**) Meses após o quadro clínico inicial, a onda T retorna à situação normal. Persiste a onda Q anormal e a redução da amplitude da onda R.

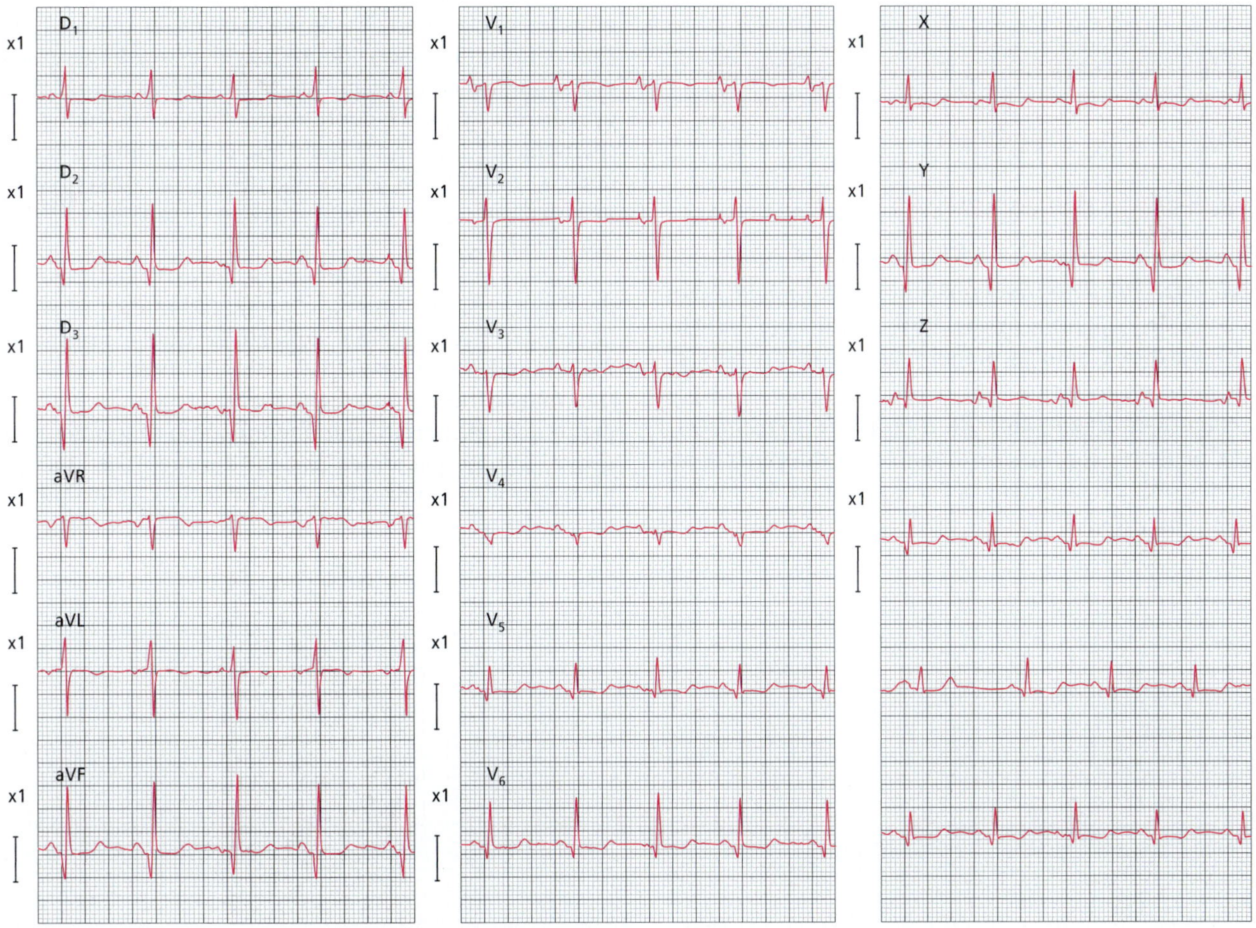

Figura 10.18 – Eletrocardiograma com sinais de área eletricamente inativa em região inferior, porém em nítida involução (eletrocardiograma com 15 derivações).

anterior ou inferior, é a formação de aneurisma ventricular. O aneurisma do VE pode ser *verdadeiro* ou *falso* (pseudoaneurisma). O *aneurisma* verdadeiro é formado por segmento infartado da parede ventricular, adelgaçado, com fibrose intensa e que não se contrai normalmente. Durante a sístole, o segmento comprometido desenvolve abaulamento paradoxal, uma vez que o restante do VE está contraído. A formação do *pseudoaneurisma* do VE envolve a expansão gradual de hematoma intrapericárdico por extravasamento de sangue da cavidade ventricular para o saco pericárdico, após rotura miocárdica parcialmente contida por trombos, fibrose e adesões intrapericárdicas (Fig. 10.20).

O ECG pode sugerir a existência de aneurisma do VE, após o IAM, principalmente pela persistência do supradesnível do segmento ST e ondas Q patológicas.

978-85-7241-870-6

Habitualmente, no IAM, o supradesnível do segmento ST persiste por horas ou dias e, quando permanece por várias semanas ou meses, sugere a existência de aneurisma ventricular (Fig. 10.21). Na vigência de pseudoaneurisma do VE, evidencia-se a persistência de supradesnível do segmento ST num número pequeno de casos.

A importância do diagnóstico eletrocardiográfico do aneurisma do VE reside na possibilidade dessa lesão desencadear arritmias ventriculares complexas, insuficiência cardíaca congestiva, formação de trombos e consequentes complicações embólicas e *ruptura da parede ventricular*. A última manifesta-se no ECG pela recorrência ou progressão do supradesnível do segmento ST, na ausência de isquemia recorrente.

DIAGNÓSTICO DIFERENCIAL DAS ALTERAÇÕES DO ELETROCARDIOGRAMA RELACIONADAS À ISQUEMIA E AO INFARTO DO MIOCÁRDIO

Supradesnível do Segmento ST

O supradesnível do segmento ST, *padrão eletrocardiográfico de corrente de lesão*, constitui um dos sinais mais precoces de isquemia aguda transmural com infarto do miocárdio. Como já mencionado, quando persistente, sugere aneurisma ventricular e, quando transitório, sugere o diagnóstico de *angina de Prinzmetal*. Dessa maneira, o primeiro diagnóstico diferencial do supradesnível do segmento ST é essa forma de *angina variante* ou *atípica*.

Angina de Prinzmetal (Isquemia sem Infarto do Miocárdio)

Descrita por Myron Prinzmetal e colaboradores, em 1959, caracteriza-se por episódios de dor torácica, acompanhados de supradesnível transitório do segmento ST e, habitualmente, evidenciam-se *alterações recíprocas*. Após o episódio anginoso, o segmento ST retorna à linha de base, sem a evolução característica para o registro no ECG de onda Q e de onda T negativa.

Considera-se a angina de Prinzmetal *atípica* porque os episódios de dor acontecem preferencialmente em repouso e ao amanhecer, porém até metade dos pacientes desenvolve dor torácica durante o esforço. Caracteristicamente, os pacientes são mais jovens que aqueles portadores de angina estável ou instável, e o único fator de risco identificável é o tabagismo. É consequente ao espasmo focal de artéria coronariana epicárdica aparentemente normal ou, com maior frequência, de artéria coronariana com lesão aterosclerótica, revelando graus variáveis de obstrução à angiografia, que acarreta *isquemia transmural transitória* (Fig. 10.22).

978-85-7241-870-6

Alguns pacientes também desenvolvem fenômeno de Raynaud, enxaqueca e asma induzida por ácido acetilsalicílico (AAS), sugerindo que a angina de Prinzmetal possa fazer parte de síndrome vasoespástica mais difusa. Classicamente, o prognóstico a logo prazo é bom, porém, durante episódio anginoso mais grave, alguns pacientes podem desenvolver síncope, bloqueio atrioventricular, taquiarritmias ventriculares ou assistolia.

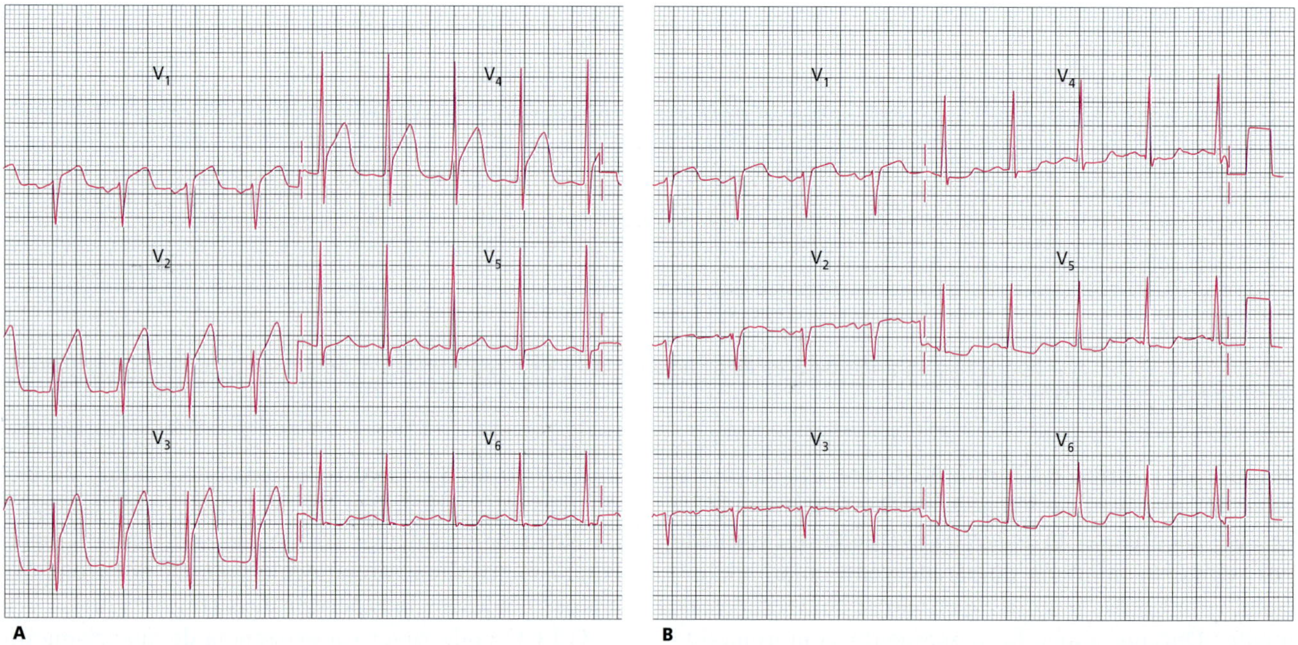

Figura 10.19 – Eletrocardiograma com regressão do supradesnível de ST após trombólise: infarto agudo do miocárdio **A**) antes e **B**) após a trombólise.

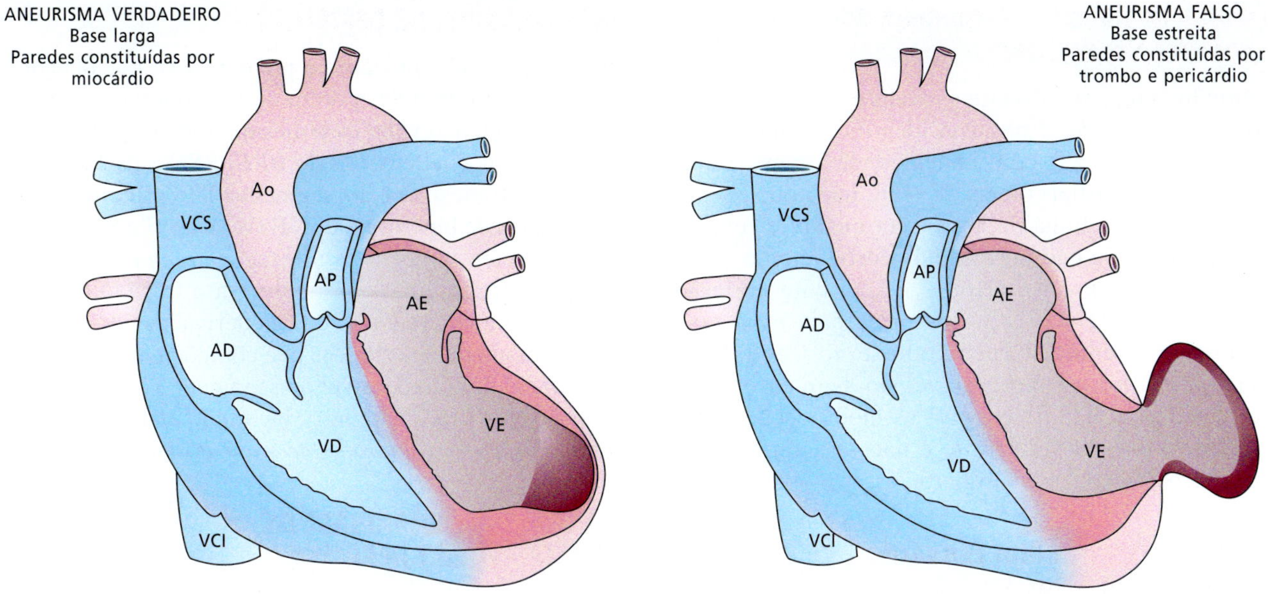

Figura 10.20 – Esquema do ventrículo esquerdo (VE) com aneurisma verdadeiro e pseudoaneurisma. AD = átrio direito; AE = átrio esquerdo; Ao = aorta; AP = artéria pulmonar; VCI = veia cava inferior; VCS = veia cava superior; VD = ventrículo direito.

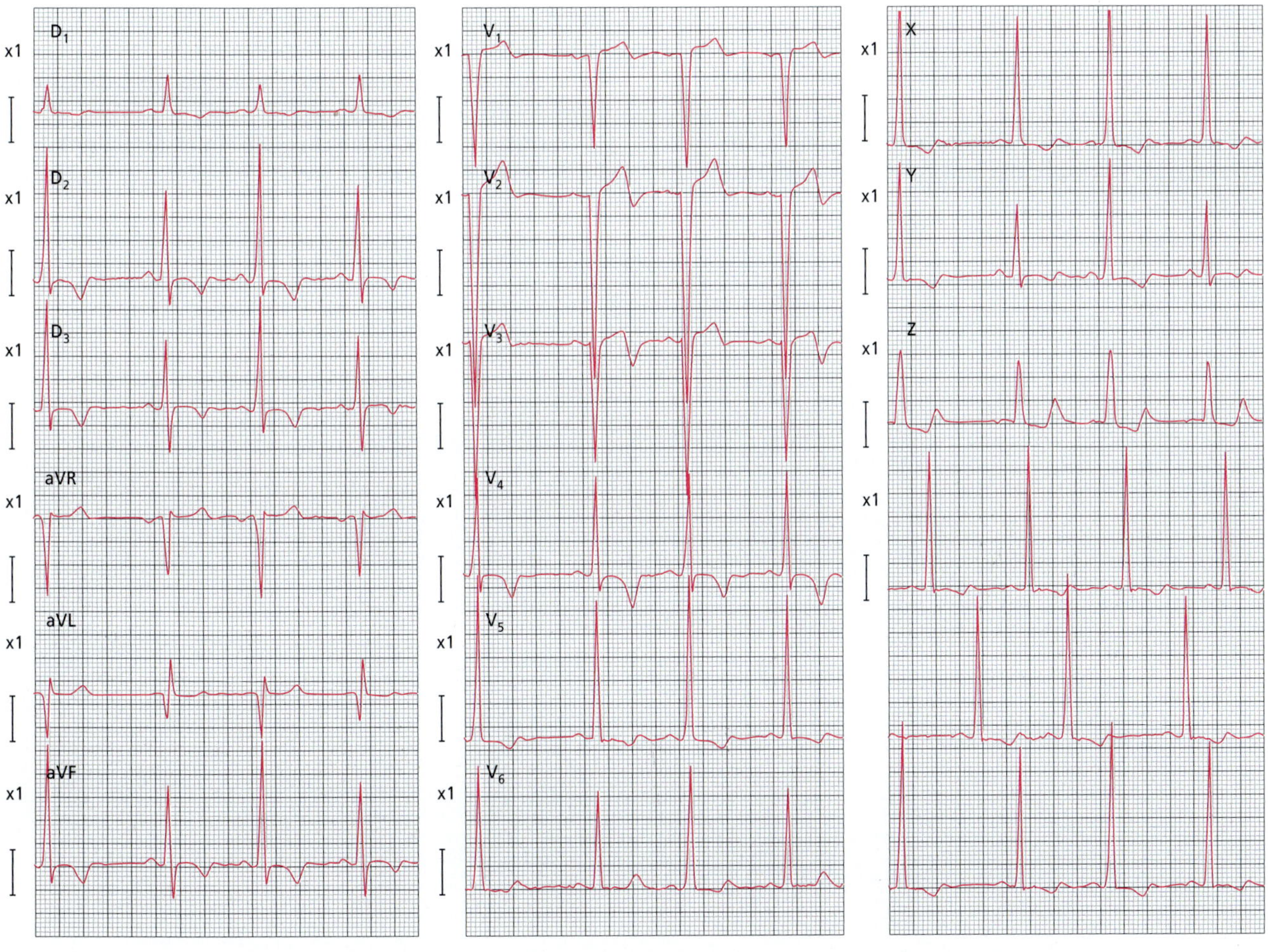

Figura 10.21 – Eletrocardiograma com supradesnível de ST por aneurisma verdadeiro do ventrículo esquerdo.

978-85-7241-870-6

Variação do Normal – Fenômeno da *Repolarização Precoce*

Eventualmente, em indivíduos jovens e sadios e até em pessoas mais idosas, é possível identificar supradesnível do segmento ST, com concavidade superior, nas derivações precordiais ou em D_1 e D_2, que pode chegar a 4mm acima da linha de base, sem qualquer relação com isquemia. Se não for avaliado corretamente, pode conduzir ao diagnóstico errôneo de corrente de lesão ou de pericardite. Os critérios principais para esse diagnóstico diferencial encontram-se no Capítulo 4. *Resumidamente*, o supradesnível do segmento ST é estável, ou seja, não desenvolve as modificações evolutivas do IM e da pericardite e não se acompanham de alterações recíprocas (Fig. 10.23).

Sobrecarga Ventricular Esquerda ou Bloqueio do Ramo Esquerdo

Habitualmente, o traçado eletrocardiográfico com alterações decorrentes da sobrecarga ventricular esquerda (SVE) e do BRE revela supradesnível do segmento ST nas derivações V_1 e V_2.

Outros Diagnósticos Diferenciais do Supradesnível do Segmento ST

Outras condições clínicas que manifestam supradesnível do segmento ST no ECG, como *pericardite* e *miocardite agudas*, *síndrome de Brugada*, *hipotermia* e *hiperpotassemia*, serão discutidas nos próximos capítulos.

INFRADESNÍVEL DO SEGMENTO ST

A isquemia subendocárdica manifesta-se por infradesnível do segmento ST, porém outras condições clínicas também podem revelar esse mesmo tipo de modificação. O ECG com as alterações do *BRE*, *BRD* e da *SVE* pode revelar infradesnível do segmento ST, principalmente na vigência de hipertrofia do VE (ver Cap. 7 e 8). Deve-se ter em mente também as *alterações recíprocas*, o que obriga o profissional que interpreta o traçado do ECG a observar atentamente todas as derivações do traçado.

Outras condições clínicas que compõem o diagnóstico diferencial do infradesnível do segmento ST serão discutidas nos próximos capítulos, incluindo *efeito do digital*, *hipopotassemia* e *síndrome de Wolff-Parkinson-White*.

INVERSÃO DA POLARIDADE DA ONDA T – ONDA T NEGATIVA

A inversão da polaridade da onda T é decorrente do atraso da repolarização na região isquêmica. Entretanto, é possível observar onda T negativa em outras condições sem qualquer relação com processo isquêmico, como, por exemplo, nas derivações AVF, D_3 (coração horizontalizado), aVR, e, eventualmente, em V_1 e V_2. É oportuno lembrar que, na *persistência do padrão juvenil*, a onda T pode ser negativa de V_1 a V_4. O fenômeno da repolarização precoce também pode acompanhar-se de onda T negativa nas derivações com supradesnível do segmento ST.

Outras condições que revelam inversão da polaridade da onda T incluem a *SVD*, onda T negativa em de-

978-85-7241-870-6

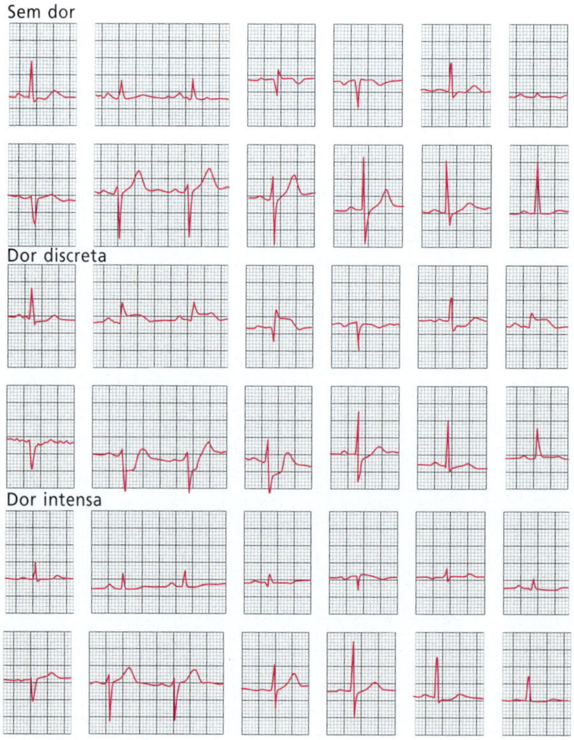

Figura 10.22 – Eletrocardiograma de paciente com episódio de angina de Prinzmetal.

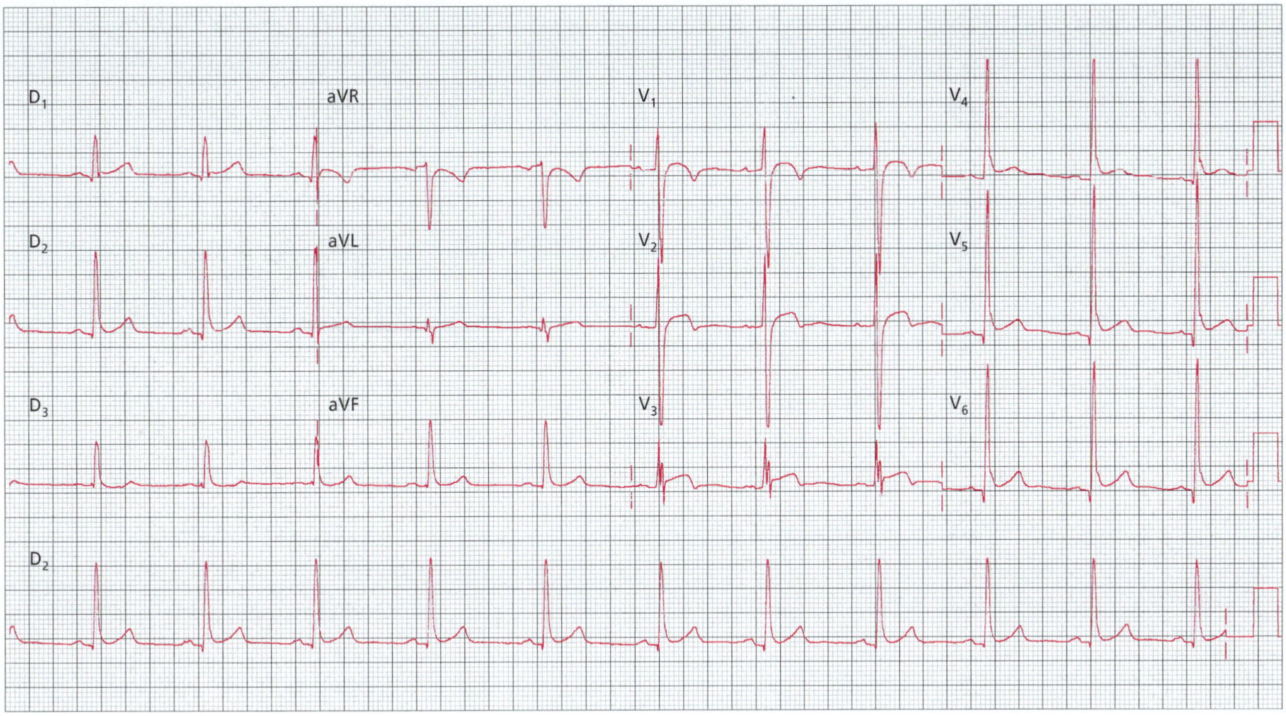

Figura 10.23 – Traçado de eletrocardiograma mostrando o fenômeno de repolarização precoce.

rivações precordiais direitas, e a *SVE*, onda T negativa em derivações precordiais esquerdas. Semelhantemente, no BRD, a onda T é negativa nas derivações precordiais direitas, e no BRE a onda T é negativa nas derivações precordiais esquerdas.

978-85-7241-870-6

Outras condições clínicas que revelam a inversão da polaridade da onda T serão discutidas nos próximos capítulos, como, por exemplo, *síndrome de Wolff-Parkinson-White* e *cardiomiopatias*. É possível observar o registro de onda T negativa e profunda, com prolongamento do intervalo QT e, eventualmente, acompanhadas da inscrição de onda U, nos pacientes com *acidentes vasculares cerebrais* (AVC), especialmente a hemorragia subaracnóidea. Essas alterações são provavelmente secundárias ao comprometimento do sistema nervoso autônomo (Fig. 10.24).

CRITÉRIOS PARA A CARACTERIZAÇÃO DA ONDA Q ANORMAL

A onda Q normal (ver Cap. 4) representa a rápida despolarização da musculatura delgada do septo interventricular. Dessa maneira, constitui deflexão inicial breve e de pequena profundidade do complexo QRS. Em contrapartida, *a onda Q anormal ou patológica*, secundária ao IM, é mais alargada (duração > 0,04s) e mais profunda que a normal. Após IM com perda significativa de miocárdio, o tecido eletricamente inativo deixa de inscrever onda R nas derivações sobrejacentes para registrar a despolarização da parede oposta, com direção também contrária, como onda negativa (onda Q) (Fig. 10.25).

Considera-se a onda Q a representação eletrocardiográfica de IM irreversível, estando completamente desenvolvida 8 a 12h após oclusão coronariana persistente. No entanto, 60min após a oclusão da artéria coronária descendente anterior esquerda, é possível obter o registro de complexo QR em derivações precordiais direitas de metade dos pacientes, decorrente da isquemia do sistema de condução. O padrão QS após IM significa a ausência completa de inscrição da onda R da despolarização do tecido normal e, por isso, indica perda irreversível do miocárdio. Entretanto, o registro de *complexo QS* isoladamente em V_1 (raramente até V_2) pode ser perfeitamente normal.

Características das ondas Q anormais em diferentes derivações:

- V_2 e V_3: a onda Q é anormal com qualquer configuração.
- V_4: profundidade > 1mm ou com duração de pelo menos 0,02s ou maior que a onda Q em V_5.
- *aVL*: onda Q > 0,04s ou > que 50% da amplitude do complexo QRS na vigência de onda onda T positiva.
- D_3: onda Q ≥ 0,04s, mas nessa derivação é mais importante a duração que a profundidade dessa onda.

Resumindo, qualquer onda Q ≥ 0,04s é *anormal*, com exceção das derivações em que a onda Q, mesmo alargada e profunda, ou seja, D_3, aVR e V_1, *ainda é normal*.

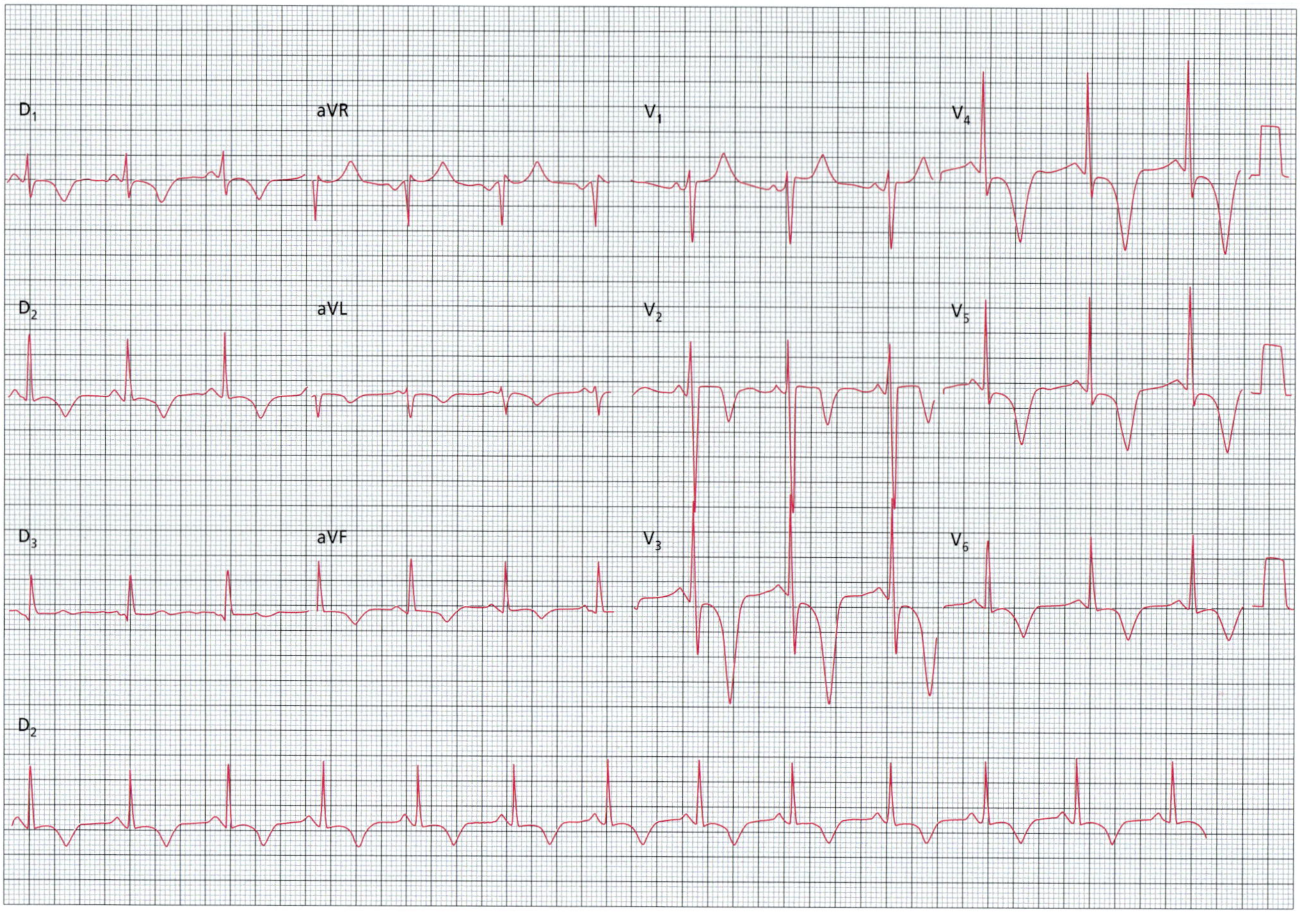

Figura 10.24 – Eletrocardiograma no paciente com acidente vascular cerebral.

978-85-7241-870-6

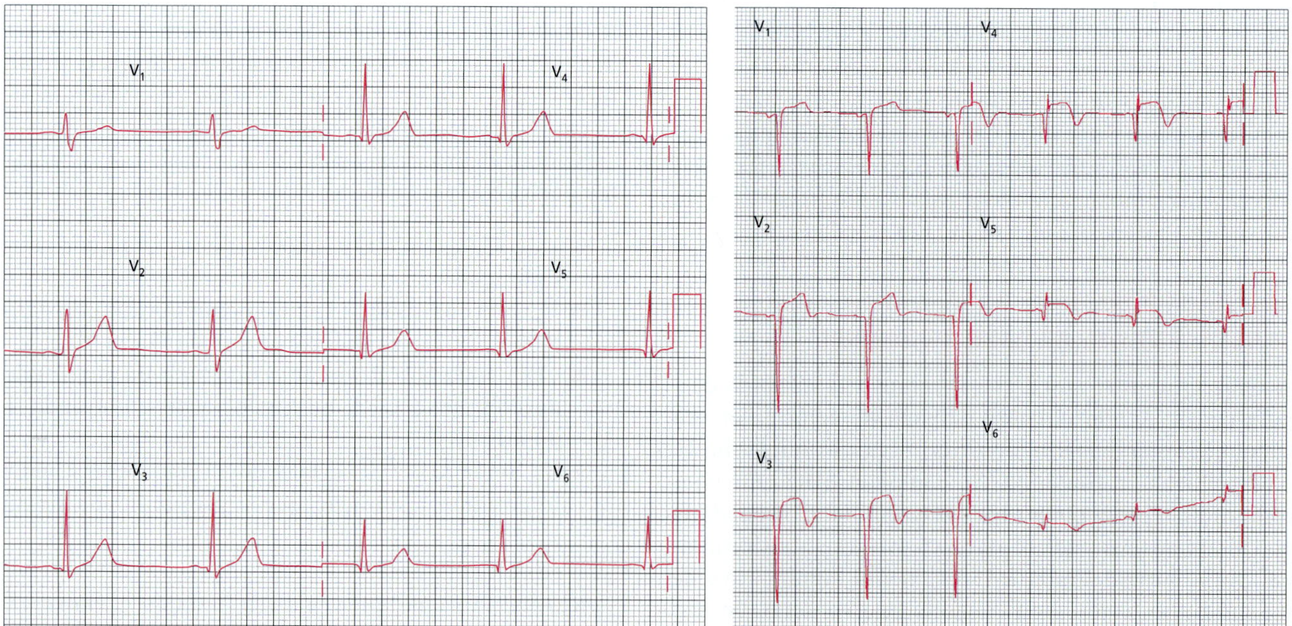

Figura 10.25 – Esquema de onda Q **A**) normal e **B**) patológica com traçado de eletrocardiograma ilustrativo.

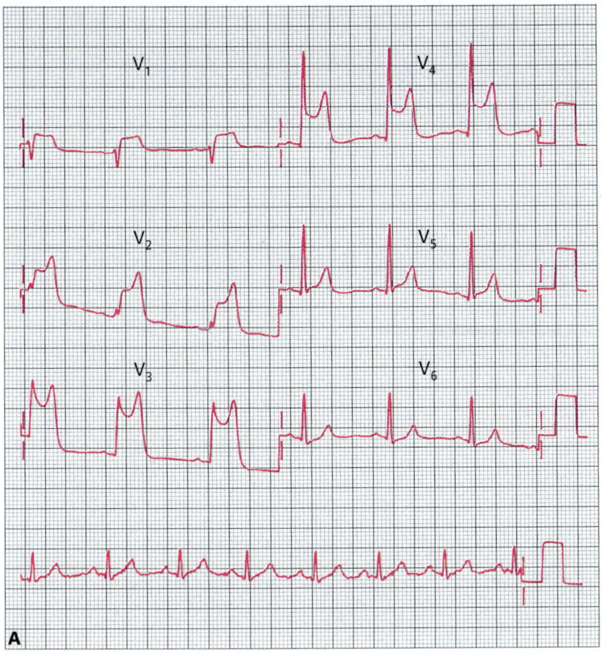

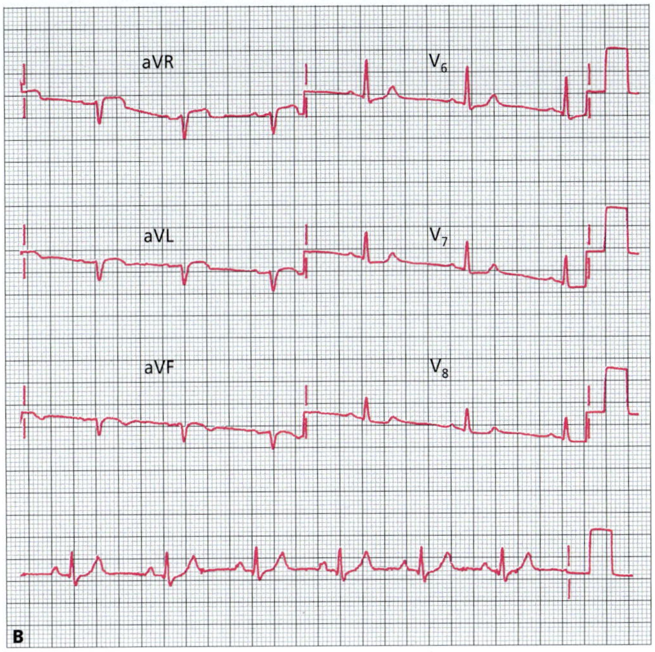

Figura 10.26 – Eletrocardiograma **A**) pré e **B**) pós-reperfusão do miocárdio.

ELETROCARDIOGRAMA ANTES E APÓS A REPERFUSÃO CORONARIANA

Aproximadamente metade dos pacientes que procuram o setor de emergência com dor ou desconforto torácico já revela onda Q anormal no ECG. Essas ondas Q são indicativas de IAM de grandes dimensões, mas não predizem a redução dos benefícios da terapêutica de reperfusão de emergência. A última, tanto farmacológica (trombólise) como mecânica (ICP), acelera as modificações evolutivas do ECG, na vigência de IAM. Nessa condição, a reperfusão precoce e bem-sucedida pode provocar o retorno do segmento ST para a linha de base, podendo ser seguido da inscrição de onda T negativa e profunda, mas sem o desenvolvimento ulterior de onda Q nas respectivas derivações. No entanto, mesmo com a inscrição de onda Q, a reperfusão bem-sucedida pode minimizar o grau de comprometimento do miocárdio (Fig. 10.26).

978-85-7241-870-6

CORRELAÇÃO DO ELETROCARDIOGRAMA COM AS MANIFESTAÇÕES CLÍNICAS

A correlação das alterações eletrocardiográficas com as manifestações clínicas é obrigatória, uma vez que indivíduos com IAM podem ter ECG pouco alterado ou dentro de limites normais, principalmente nos primeiros minutos ou horas do processo evolutivo. O diagnóstico de isquemia ou também de infarto do miocárdio não deve ser estabelecido com base exclusivamente nas alterações do ECG.

Capítulo 11

Eletrocardiograma nas Doenças do Miocárdio

As *cardiomiopatias* constituem um grupo heterogêneo de doenças que comprometem o miocárdio, acompanhadas de disfunção mecânica (sistólica ou diastólica) ou também elétrica, que habitualmente, mas não invariavelmente, revelam hipertrofia ou dilatação inadequadas e que são decorrentes de diversas causas, frequentemente genéticas. Podem comprometer exclusiva ou predominantemente o coração ou constituir parte de doenças sistêmicas que comprometem múltiplos órgãos, evoluindo, com frequência, para insuficiência cardíaca congestiva ou morte cardiovascular. Dessa forma, são classificadas como *primárias* (genética, mista [genética e não genética] e adquirida) e *secundárias* (Tabela 11.1 e Quadro 11.1).

Essa divisão é arbitrária e inevitavelmente permite ampla sobreposição entre cardiomiopatias dilatadas (CMD) primárias e secundárias. A discussão dos aspectos eletrocardiográficos de cada uma dessas cardiomiopatias foge ao escopo deste livro, de maneira que se discutem principalmente as mais comuns ou aquelas com grande probabilidade de colocar a vida em risco.

CARDIOMIOPATIAS PRIMÁRIAS

Etiologia Genética

Cardiomiopatia Hipertrófica

A *cardiomiopatia hipertrófica* (*CMH*) constitui doença do miocárdio de etiologia genética, definida clinicamente pelo desenvolvimento inexplicável de *hipertrofia ventricular esquerda* (*HVE*) e patologicamente pela existência de desarranjo de miócitos em torno de áreas com aumento de tecido conjuntivo frouxo, além de doença de pequenos vasos. Geralmente, o peso do coração é superior a 500g e a espessura da parede do ventrículo esquerdo (VE) excede 1,5cm. Pode haver obstrução da via de saída do VE, justificando as denominações de CMH *obstrutiva* ou *não obstrutiva*.

É oportuno ressaltar que até 10% dos portadores de CMH podem ter eletrocardiograma (ECG) aparentemente normal. Nessa doença, o ECG pode revelar *alterações da onda P* compatíveis com *sobrecarga atrial esquerda* (*SAE*) decorrentes da diminuição da complacência do VE, com consequente maior resistência à contração do átrio esquerdo. As *alterações do complexo QRS* compreendem as que sugerem *sobrecarga ventricular esquerda* (*SVE*) e o registro de *onda Q* em qualquer derivação, mas principalmente nas derivações inferiores e laterais. Além disso, é possível evidenciar diminuição de voltagem da onda R em derivações precordiais laterais. As *alterações do segmento ST e da onda T* fazem parte dos critérios de *SVE*, mas é possível observar o registro de onda T negativa e profunda em derivações laterais e, na CMH *apical*, evidencia-se onda T negativa e profunda em derivações precordiais (Fig. 11.1).

978-85-7241-870-6

Os *atrasos da condução intraventricular* são menos comuns que na cardiomiopatia dilatada e envolvem *BDASE* e *bloqueio do ramo esquerdo* (*BRE*) de grau leve a moderado. Podem-se identificar *arritmias supraventriculares*, mais comuns em portadores de obstrução da via de saída do VE, e *ventriculares* (a taquicardia ventricular não sustentada – TVNS) associando-se à maior gravidade da HVE, principalmente no ECG ambulatorial (Holter).

Displasia/Cardiomiopatia Arritmogênica do Ventrículo Direito

Cardiomiopatia de descrição recente (1977, por Guy Fontaine e colaboradores), que se caracteriza por instabilidade elétrica cardíaca, com o risco de desenvolver arritmias ventriculares que colocam a vida em risco. Além disso, pode provocar insuficiência cardíaca, síncope ou morte súbita cardíaca. Compromete predominante e progressivamente o miocárdio do ventrículo direito (VD) e, com menos intensidade, o miocárdio

TABELA 11.1 – **Cardiomiopatias primárias (comprometimento predominante do coração). Adaptado de Maron *et al.***

ETIOLOGIA GENÉTICA	ETIOLOGIA MISTA	ETIOLOGIA ADQUIRIDA
Cardiomiopatia hipertrófica	Cardiomiopatia dilatada	Inflamatória (miocardites)
Displasia/cardiomiopatia arritmogênica do ventrículo direito	Cardiomiopatia restritiva (sem dilatação e/ou hipertrofia)	Cardiomiopatia relacionada ao estresse (Tako-Tsubo)
Não compactação do miocárdio ventricular		Cardiomiopatia periparto
Doenças de depósito do glicogênio		Cardiomiopatia induzida por taquicardia
Doenças com comprometimento exclusivo do sistema de condução		Lactentes de mães portadoras de diabetes
Miopatias mitocondriais		
Doenças dos canais iônicos ("canalopatias") • Síndrome do QT longo • Síndrome do QT curto • Síndrome de Brugada (síndrome da morte súbita noturna e inexplicável em asiáticos) • Taquicardia ventricular polimórfica catecolaminérgica		

MARON, B. J.; TOWBIN, J. A.; GAETANO, T. et al. Contemporary definitions and classifications of cardiomyopathies. An American Heart Association Scientific Statement from the Council on Clinical Cardiology, Heart Failure and Transplantation Committee; Quality of Care and Outcomes Research and Functional Genomics and Translational Biology Interdisciplinary Working Groups; and Council on Epidemiology and Prevention. *Circulation*, v. 113, p. 1807-1816, 2006.

do VE, envolvendo a substituição dos miócitos por tecido fibroadiposo, com consequentes alterações segmentares e difusas da motilidade da parede dos ventrículos. Uma característica específica é a formação de aneurisma do VD ou a dilatação dessa câmara.

O padrão mais sugestivo do ECG assemelha-se ao *bloqueio do ramo direito (BRD) de grau leve a moderado, com onda T negativa em derivações precordiais direitas* ($V_1 - V_3$). A deflexão terminal (r' ou R'), que representaria o *atraso da condução pelo ramo direito*, não é registrada em outras derivações, como a onda S terminal e alargada em D_1 ou V_6. Em alguns pacientes, o padrão eletrocardiográfico mais sugestivo envolve o registro de complexo rSr' ou Qr em derivações precordiais direitas ($V_1 - V_2$). A amplitude da onda r' ou r, ou seja, do registro do término do complexo QRS nessas derivações, é muito baixa e tem grande duração. Além disso, observam-se ondas T negativas de V_1 a V_3, podendo constituir o único indício da existência dessa doença.

Apesar de outros textos de cardiologia referirem-se à existência de "bloqueio do ramo direito", na realidade, as alterações do ECG representam a ativação anômala e retardada do miocárdio anormal infiltrado portando filtro-adiposo. Por isso, não se observa o registro de onda terminal e alargada em D_1 e V_6. Em alguns pacientes, essa deflexão terminal do complexo QRS assemelha-se à *letra grega épsilon*. Habitualmente, as arritmias ventriculares têm morfologia de BRE (Fig. 11.2).

Não Compactação do Miocárdio Ventricular

Constitui cardiomiopatia congênita rara, que se caracteriza pelo aspecto "esponjoso" do miocárdio do VE. Admite-se que seja decorrente da interrupção da embriogênese normal, com persistência dos sinusoides e recessos profundos, típicos do coração do embrião. Compromete predominantemente a porção apical do VE e pode manifestar-se isoladamente ou associada a outras cardiopatias congênitas cianóticas complexas. Clinicamente, manifesta-se por insuficiência cardíaca congestiva, tromboembolismo ou arritmia ventricular.

O ECG revela alterações inespecíficas na maioria dos pacientes, constituídas por desvios do eixo elétrico do complexo QRS, SVE, ondas Q patológicas, baixa progressão da onda R, alterações da repolarização ventricular, alterações da condução atrioventricular e intraventricular. As alterações da repolarização ventricular envolvem retificação ou inversão da polaridade da onda T em D_2, D_3, aVF e de V_4 a V_6. É possível identificar as deflexões da onda T correspondentes à repolarização ventricular do miocárdio normal e do miocárdio não compactado, constituindo verdadeiro desdobramento da repolarização ventricular, sem provocar aumento do intervalo QT (Paulo Moffa). As alterações da condução intraventricular compreendem o registro de atrasos da condução pelo ramo direito (BRD) ou esquerdo (BRE). Pode-se identificar ritmo de fibrilação atrial e taquicardia ventricular (Fig. 11.3).

978-85-7241-870-6

QUADRO 11.1 – Cardiomiopatias secundárias (parte de doenças sistêmicas que comprometem múltiplos órgãos)

- Doenças infiltrativas
  - Amiloidose
  - Doença de Gaucher
  - Doença de Hurler
  - Doença de Hunter
- Doenças de depósito
  - Hemocromatose
  - Doença de Fabry
  - Doenças de depósito do glicogênio (doença de Pompe tipo II)
  - Doença de Niemann-Pick
- Intoxicação
  - Drogas
  - Metais pesados
  - Produtos químicos
- Doenças endomiocárdicas
  - Endomiocardiofibrose
  - Síndrome hipereosinofílica
- Inflamatória – granulomatosa
  - Sarcoidose
- Doenças endócrinas
  - *Diabetes mellitus*
  - Hipertiroidismo
  - Hipotiroidismo
  - Hiperparatiroidismo
  - Feocromocitoma
  - Acromegalia
- Síndromes cardiofaciais
  - Síndrome de Noonan
  - Lentiginose
- Doenças neuromusculares/neurológicas
  - Ataxia de Friedreich
  - Distrofia muscular de Duchenne-Becker
  - Distrofia muscular de Emery-Dreifuss
  - Distrofia miotônica
  - Neurofibromatose
  - Esclerose tuberosa
- Doenças nutricionais
  - Beribéri
  - Pelagra
  - Escorbuto
  - Deficiência de selênio
  - Kwashiorkor
- Doenças autoimunes e do colágeno
  - Lúpus eritematoso sistêmico
  - Dermatomiosite
  - Artrite reumatoide
  - Esclerodermia
  - Poliarterite nodosa
- Desequilíbrio eletrolítico
  - Consequências da terapêutica para o câncer
    - Antraciclinas: doxorrubicina (adriamicina), daunorrubicina
    - Ciclofosfamida
    - Radiação

MARON, B. J.; TOWBIN, J. A.; GAETANO, T. et al. Contemporary definitions and classifications of cardiomyopathies. An American Heart Association Scientific Statement from the Council on Clinical Cardiology, Heart Failure and Transplantation Committee; Quality of Care and Outcomes Research and Functional Genomics and Translational Biology Interdisciplinary Working Groups; and Council on Epidemiology and Prevention. *Circulation*, v. 113, p. 1807-1816, 2006.

Doenças de Depósito do Glicogênio

Algumas doenças de depósito do glicogênio podem ter comprometimento cardíaco, caracterizado por hipertrofia ventricular ou pré-excitação cardíaca. Dessa forma,

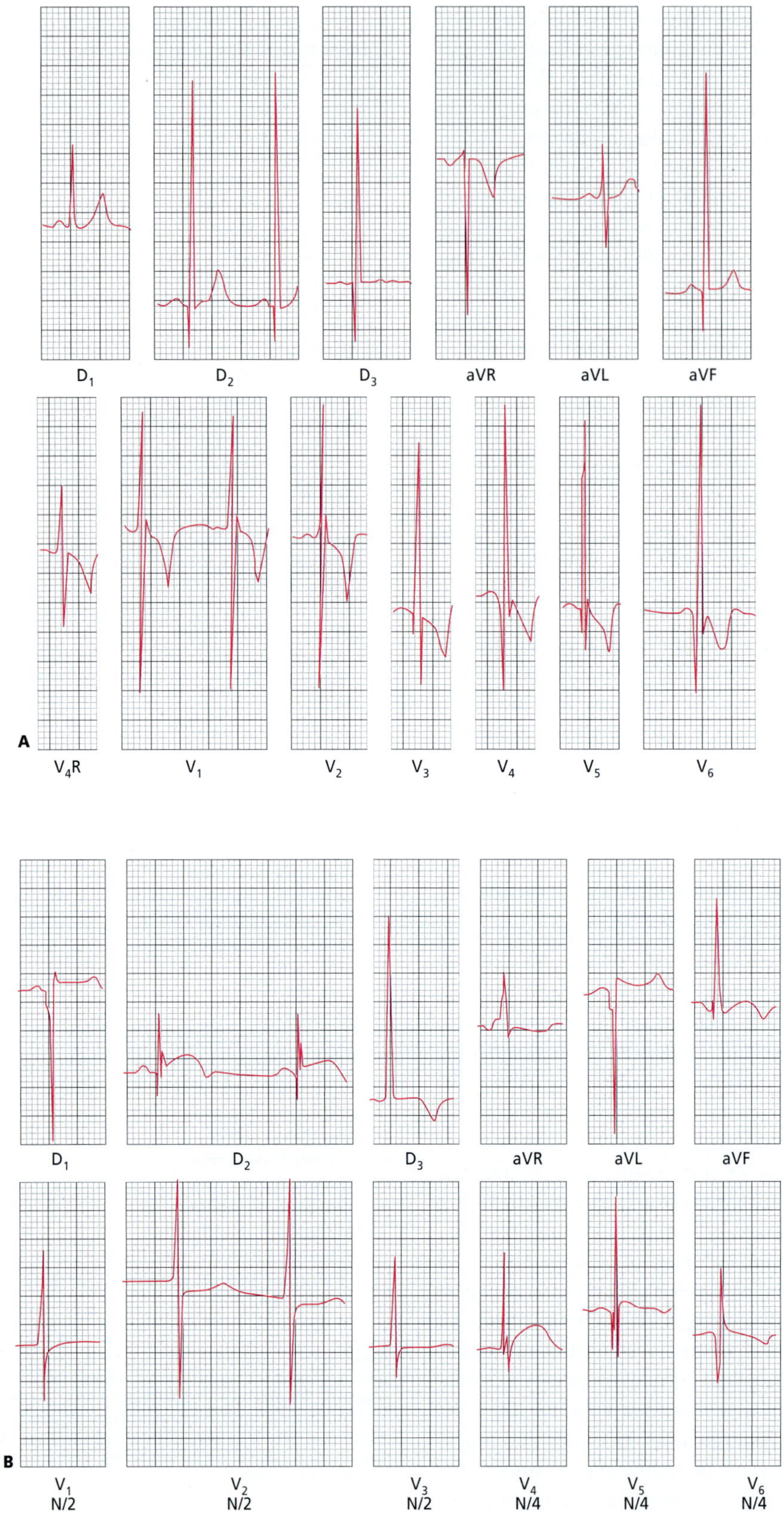

978-85-7241-870-6

Figura 11.1 – **A)** Cardiomiopatia hipertrófica obstrutiva em paciente com 13 anos de idade. Sinais de importante sobrecarga ventricular esquerda tipo hipertrofia. **B)** Mesmo paciente aos 20 anos de idade. Evidencia-se anormalidade de ativação septal com o aparecimento de ondas Q em D_1, aVL e de V_4 a V_6 (notar o registro dessas derivações com sensibilidade $\frac{1}{4}$ do normal). Existe grande anteriorização de forças observadas nas alças de QRS do plano horizontal, que se apresenta com rotação horária e com atraso final de condução de localização posterior e esquerda. Alterações da repolarização ventricular típicas da doença.

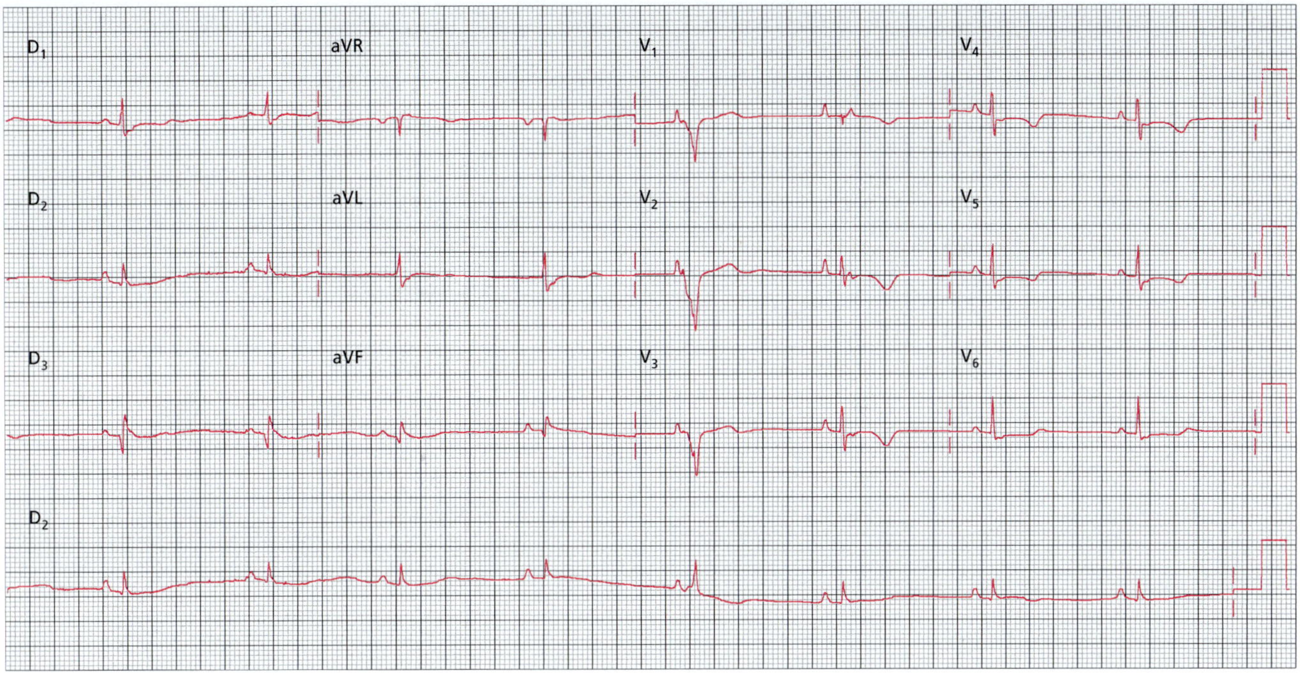

Figura 11.2 – Eletrocardiograma evidenciando atraso final de condução de pseudoduração e baixa amplitude nas precordiais direitas, acompanhado da inversão da polaridade da onda T (onda T negativa) de V_1 e V_5.

as manifestações eletrocardiográficas são semelhantes àquelas da CMH.

978-85-7241-870-6

Doenças com Comprometimento Exclusivo do Sistema de Condução

Constitui uma das causas mais comuns de doença do sistema de condução, caracterizando-se por fibrose idiopática progressiva. A doença de Lev é decorrente da fibrose proximal dos ramos do feixe de His e parece ser consequente à aceleração do processo de envelhecimento provocado pela hipertensão e pela arteriosclerose dos vasos sanguíneos que suprem o sistema de condução. A doença de Lenègre compromete indivíduos mais jovens e caracteriza-se por processo degenerativo, que compromete os segmentos mais distais dos ramos do feixe de His. O ECG revela atrasos da condução intraventricular, com consequente aumento da duração do complexo QRS, e bloqueio atrioventricular, com pausas prolongadas e bradicardia, podendo deflagrar síncope. A doença do nó sinusal tem fenótipo semelhante (Fig. 11.4).

Miopatias Mitocondriais – Cardiomiopatia Mitocondrial

A cardiomiopatia mitocondrial constitui disfunção ventricular provocada por mutações genéticas no DNA mitocondrial. As características clínicas e eletrocardiográficas podem mimetizar aquelas da *CMH* ou da *CMD*. Hipertrofia e dilatação progressivas das câmaras cardíacas podem desencadear arritmias (Fig. 11.5).

Doenças dos Canais Iônicos – Canalopatias Iônicas

As doenças dos canais iônicos, denominadas *canalopatias iônicas*, compreendem defeitos dos canais iônicos que comprometem a despolarização e a repolarização cardíacas e, por essa razão, predispõem ao desenvolvimento de taquicardia ventricular (*TV*) polimórfica e morte súbita cardíaca (*MSC*). São decorrentes de mutações em genes que codificam canais iônicos proteicos, envolvidos no transporte de íons através da membrana celular (ver Cap. 1). Com frequência, esses defeitos manifestam-se por alterações no traçado do ECG relativamente características que facilitam o diagnóstico. Envolvem as seguintes conduções: *síndrome do QT longo*, *síndrome do QT curto*, *síndrome de Brugada* (*síndrome da morte súbita noturna e inexplicável em asiáticos*) e *taquicardia ventricular polimórfica catecolaminérgica* (*TVPC*).

Síndrome do QT Longo

Caracteriza-se por prolongamento do intervalo QT (≥ *460ms* para homens e ≥ *470ms* para mulheres), alterações da onda T e propensão a arritmias ventriculares polimórficas, incluindo a *torsades de pointes*. É oportuno lembrar que o intervalo QT deve ser corrigido para a frequência cardíaca, obtendo-se o intervalo QT corrigido – *QTc* (ver Cap. 4). As manifestações clínicas são amplamente variáveis, envolvendo episódios de síncope, convulsões e até MSC.

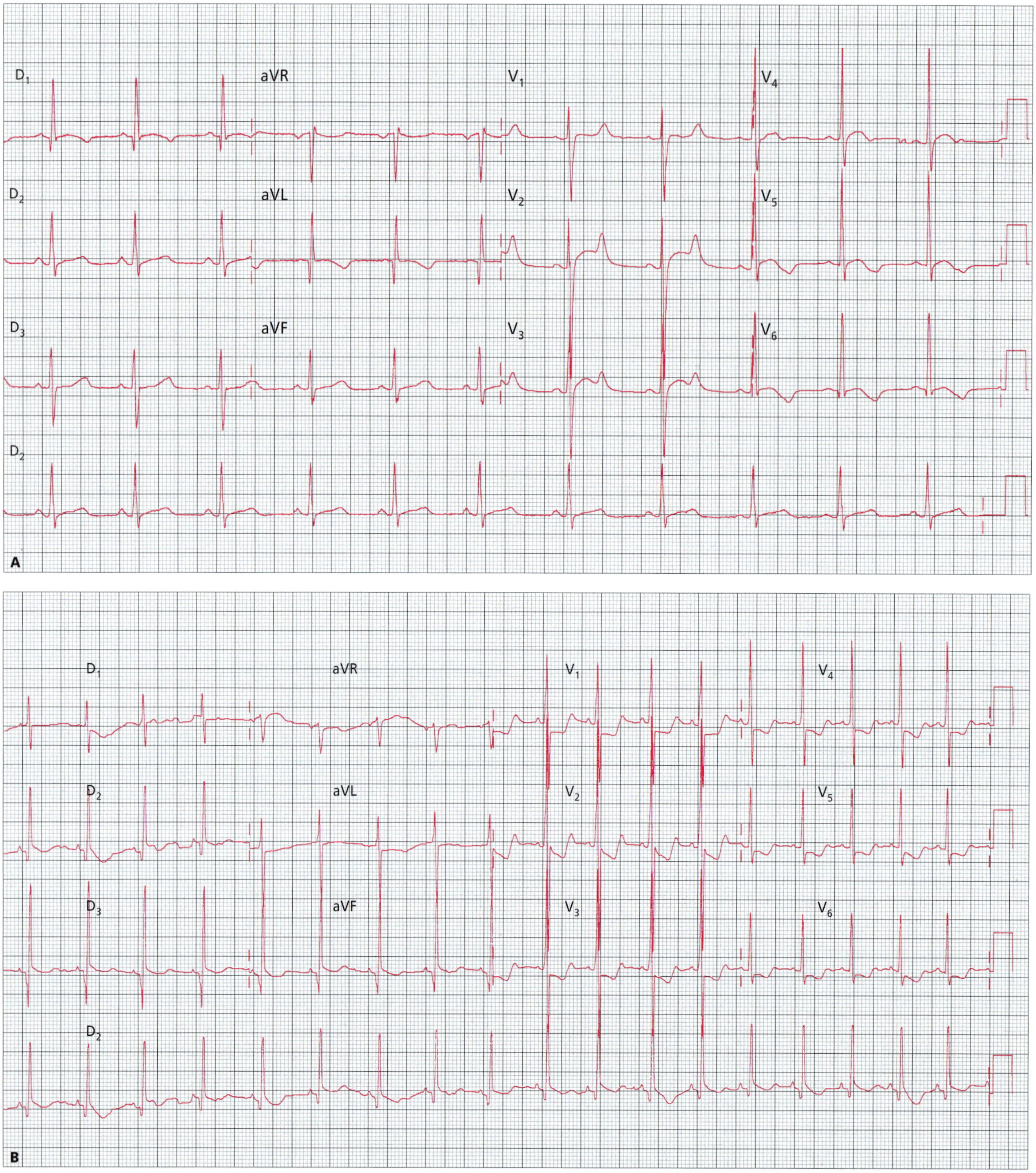

Figura 11.3 – Traçados de eletrocardiograma de pacientes com não compactação do miocárdio ventricular. **A**) Jovem de 20 anos de idade. **B**) Criança de 6 meses de idade. Observe o "desdobramento" da repolarização ventricular (1ª porção – miocárdio não compactado e 2ª porção – miocárdio não compactado) nas derivações precordiais (sinal de Moffa).

978-85-7241-870-6

Classicamente, divide-se em duas síndromes:

1. *Romano-Ward*, com herança autossômica dominante e audição normal.
2. *Jervell e Lange-Nielsen* (com herança autossômica recessiva e surdez neurossensorial).

Foram descritas várias mutações de genes, que codificam canais iônicos que produzem diferentes fenótipos, mas tanto as mutações genéticas que acarretam a perda da função de canais de K^+ como aquelas que exacerbam as funções dos canais de Na^+ e Ca^{++}, durante a fase de platô do potencial de ação, provocam

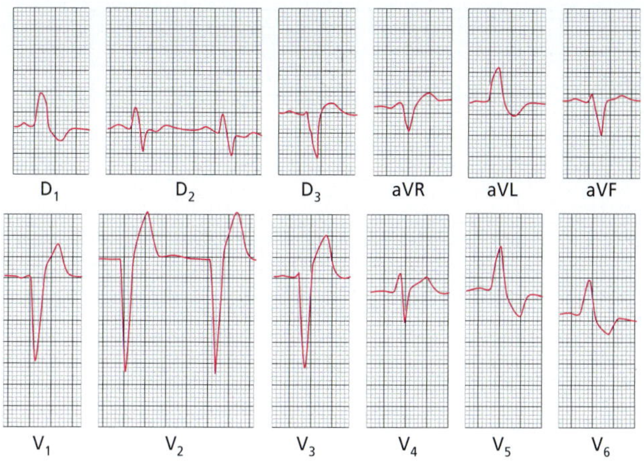

Figura 11.4 – Traçado de eletrocardiograma com doenças de Lev e Lenègre. Morfologia de bloqueio do ramo esquerdo.

978-85-7241-870-6

prolongamento desse potencial e, consequentemente, do intervalo QT.

O grau de prolongamento do intervalo QT constitui fator preditivo significativo do desenvolvimento das manifestações clínicas iniciais e recorrentes, principalmente na vigência de intervalo QT superior a *500ms* (Fig. 11.6).

Síndrome do QT Curto

Caracteriza-se pelo encurtamento significativo do intervalo QT (< *300ms*) no ECG convencional, em decorrência da exacerbação da função de correntes de repolarização, ou seja, de correntes de potássio, resultando na diminuição das refratariedades atrial e ventricular. *O segmento ST pode estar abreviado ou ausente e a onda T tende a ser ampla e pontiaguda.* Há propensão ao desenvolvimento de *fibrilações atrial e ventricular*, manifestadas por episódios de síncope ou MSC (Fig. 11.7).

Síndrome de Brugada

Síndrome descrita em 1992 por Pedro Brugada e Josep Brugada (SBr), que se caracteriza pelo padrão eletrocardiográfico de *atraso da condução pelo ramo direito* (BRD) de qualquer grau e supradesnível do segmento ST em derivações precordiais direitas (V_1-V_3). Tipicamente, os indivíduos não têm sinais de cardiopatia estrutural e estão propensos a desenvolver arritmias ventriculares complexas, frequentemente TV polimórfica, e MSC, que ocorre em repouso e durante o sono.

A herança da SBr é *autossômica dominante*, com penetração variável e, em alguns pacientes, identificam-se mutações no gene *SCN5A*, que codifica a subunidade α do canal de Na^+, acarretando a redução da corrente interna de Na^+ do epicárdio da via de saída do VD. A perda do domo do potencial de ação do epicárdio do VD, em decorrência da função sem oposição da corrente externa de K^+, resulta em nítido encurtamento do potencial de ação. A ampla *diferença de potencial* entre o endocárdio normal e o epicárdio da via de saída do VD, que se despolariza rapidamente, provoca o supradesnível do segmento ST nas derivações precordiais direitas e propicia a *reentrada local* como mecanismo para o desenvolvimento de arritmias ventriculares complexas (Fig. 11.8).

As alterações do ECG que caracterizam a SBr envolvem quatro tipos diferentes (Fig. 11.9):

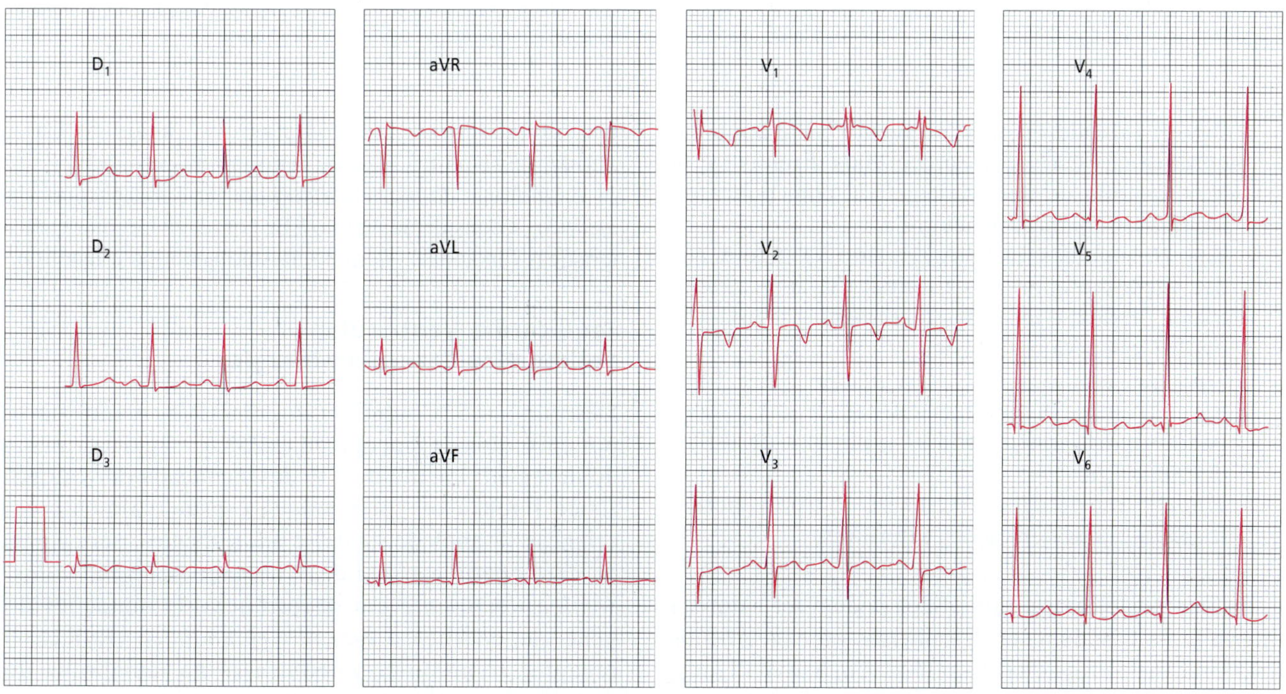

Figura 11.5 – Traçado de eletrocardiograma com cardiomiopatia mitocondrial.

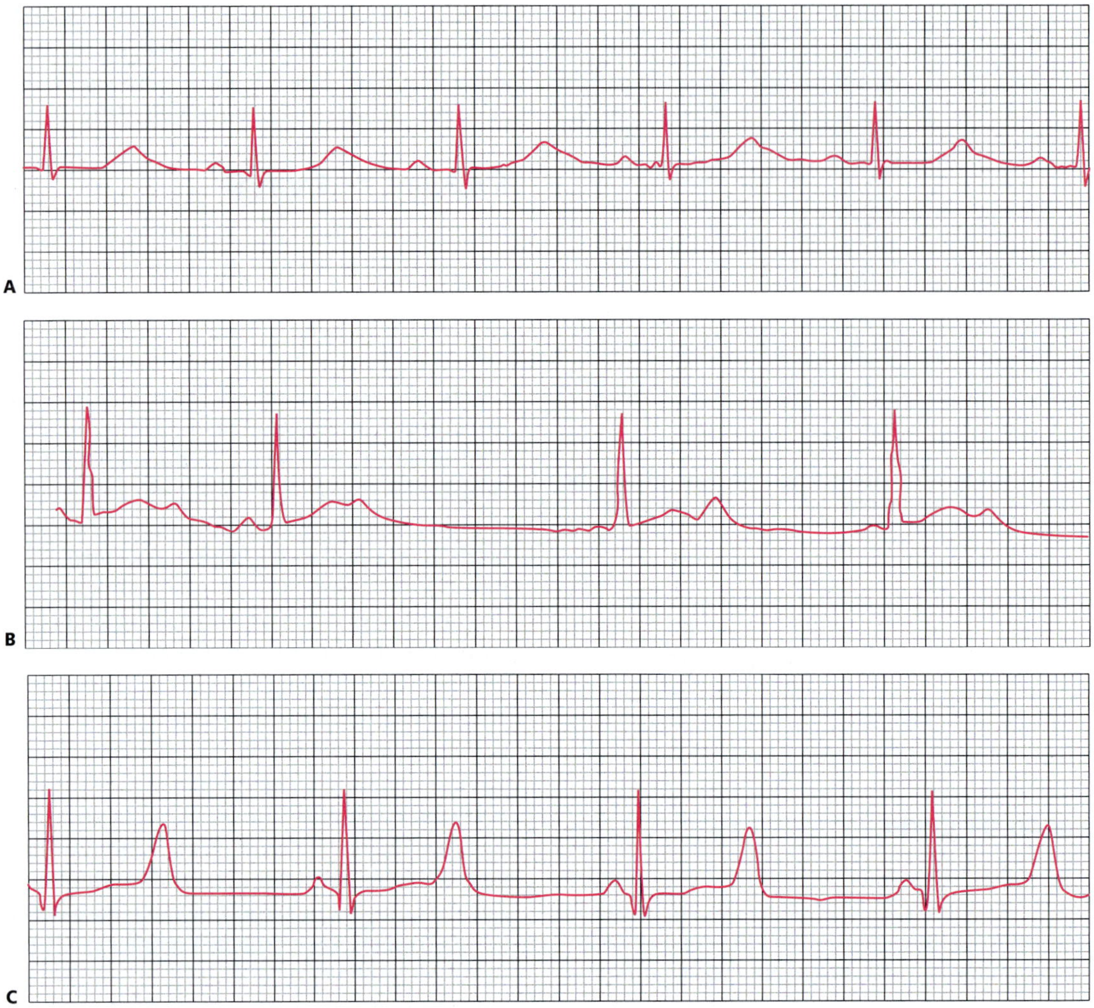

978-85-7241-870-6

Figura 11.6 – Diferentes expressões fenotípicas da síndrome do QT longo (LQT) congênito. **A**) LQT1 – a onda T tem aparência normal, base larga e início pouco nítido ou tardio. **B**) LQT2 – habitualmente a onda T é bífida nas 12 derivações, assemelhando-se à hipopotassemia. **C**) LQT3 – a onda T é bifásica e/ou de início tardio, usualmente após segmento ST longo.

- *Tipo I*: supradesnível do segmento ST ≥ 2mm em corcova nas derivações precordiais direitas (V_1 a V_3), seguido de onda T negativa, com pouca ou nenhuma separação isoelétrica.
- *Tipo II*: supradesnível do segmento ST ≥ 2mm nas derivações precordiais direitas (V_1 a V_3), com queda gradual e lenta desse segmento, seguido de onda T positiva ou bifásica.
- *Tipo III*: supradesnível do segmento ST < 1mm nas derivações precordiais direitas (V_1 a V_3), com padrão morfológico variável e ponto J de difícil determinação.
- *Tipo IV*: morfologia semelhante ao tipo I, porém localizado nas derivações inferiores.

Os padrões eletrocardiográficos podem ter natureza intermitente e podem ser descobertos ou exacerbados pela infusão de drogas da classe I de Vaughan-Williams, como ajmalina, flecainida e procainamida. Ainda, também podem ser desencadeados por outras drogas, como betabloqueadores, antagonistas dos canais de Ca^{++}, antidepressivos tricíclicos, fenotiazinas e outras.

A *síndrome da morte súbita noturna e inexplicável em asiáticos* é considerada como SBr por ter as mesmas características funcionais, além do mesmo genótipo e fenótipo.

Taquicardia Ventricular Polimórfica Catecolaminérgica

Descrita por J. Coumel *et al*., em 1978, manifesta-se por episódios de síncope ou até MSC, em decorrência do desenvolvimento de TV, desencadeada por esforço físico intenso ou forte emoção, principalmente em crianças (8 anos de idade) e adolescentes, sem sinais de cardiopatia estrutural. A herança pode ser *autossômica dominante* em decorrência de mutações do gene que codifica o *receptor rianodínico* (RyR2). O receptor rianodínico encontra-se na membrana do retículo sarcoplasmático e libera Ca^{++} dessa estrutura em resposta ao influxo do mesmo íon (*liberação de*

978-85-7241-870-6

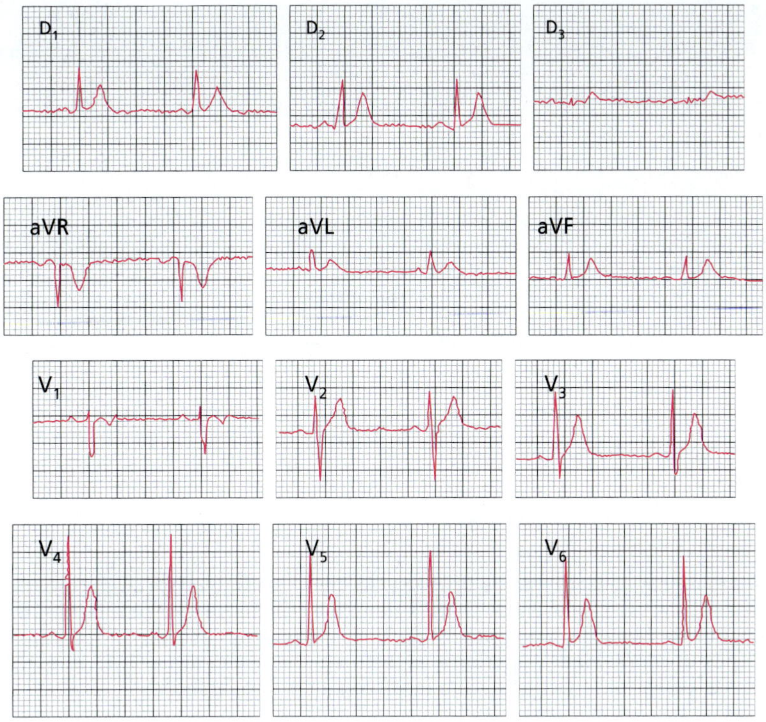

Figura 11.7 – Eletrocardiograma de paciente com intervalo QT curto.

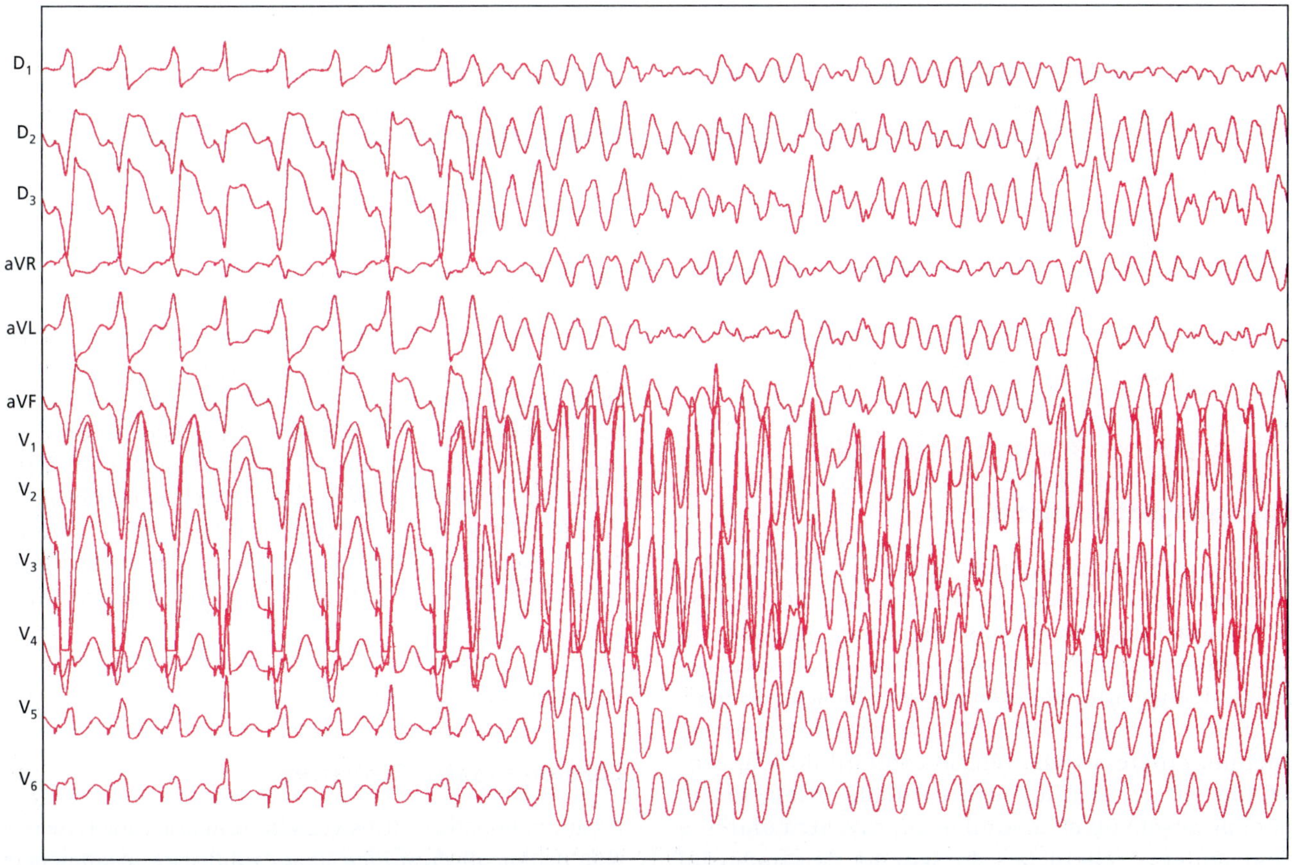

Figura 11.8 – Eletrocardiograma de portador de síndrome de Brugada revelando taquicardia ventricular polimórfica – reentrando na fase 2 do potencial de ação – razão da diferença de potencial entre o endocárdio (normal) e o encurtamento da curva do potencial de ação do epicárdio ventricular direito.

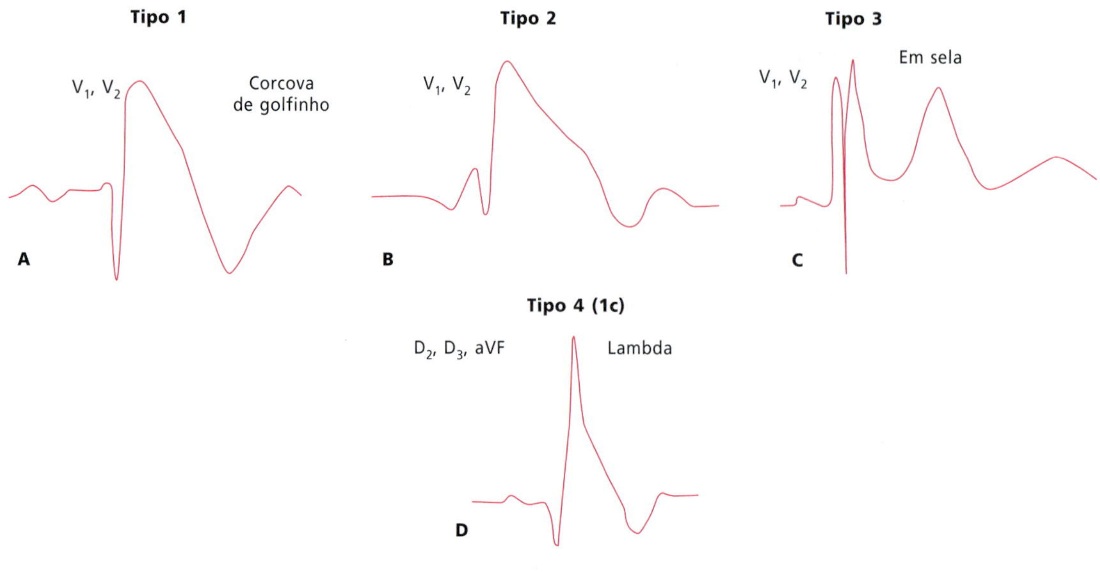

Figura 11.9 – Vários tipos morfológicos da síndrome de Brugada. **A**) Tipo I: padrão clássico em corcova de golfinho, com supradesnível do segmento ST de convexidade superior ≥ 2mm. Onda T negativa e linha isoelétrica ausente. **B**) Tipo 2: a onda T é positiva ou bifásica com queda gradualmente lenta do segmento ST. **C**) Tipo 3: padrão pouco específico para o diagnóstico em que o supradesnível do segmento ST possui concavidade superior e aspecto em "sela de cavalo". **D**) Tipo 4: também considerado como variante do tipo I, observado nas derivações inferiores, com morfologia do tipo lambda.

978-85-7241-870-6

Ca^{++} induzida pelo Ca^{++}) durante o acoplamento excitação/contração. Na vigência de mutação do RyR2, existe aumento da liberação de Ca^{++} sob estimulação adrenérgica. No entanto, a herança também pode ser *autossômica recessiva* em decorrência de mutações em genes que codificam a *calsequestrina* (*CASQ2*), com fisiopatologia semelhante. É possível também que o acúmulo de Ca^{++} intracelular potencialize as pós-despolarizações e a atividade deflagrada (ver Cap. 14).

O ECG, em alguns casos, pode revelar bradicardia sinusal e onda U proeminente. Os episódios de TVPC caracterizam-se por TV bidirecional, com alternância do eixo do complexo QRS (Fig. 11.10).

Etiologia Mista (Genética e Adquirida)

Cardiomiopatia Dilatada

A *CMD* primária caracteriza-se por *disfunção sistólica* e *dilatação das câmaras ventriculares*, com espessura normal das paredes dos ventrículos, na ausência de cardiopatia congênita, valvopatia, hipertensão arterial, doença arterial coronariana e doenças do pericárdio. Os portadores de CMD primária desenvolvem declínio progressivo da função contrátil do VE, evoluindo para a insuficiência cardíaca. Além disso, podem desenvolver arritmias supraventriculares e ventriculares, alterações do sistema de condução, tromboembolismo e MSC. As manifestações clínicas, com frequência, iniciam-se por volta dos 30 a 40 anos de idade.

Foram descritas mutações em mais de 20 genes, transmitidas de forma autossômica dominante, que codificam proteínas do sarcômero e, por isso, acarretam disfunção contrátil em virtude do comprometimento da geração ou também da transmissão da força contrátil. Ainda, existem mutações de genes que codificam a proteína que envolve o núcleo, transmitidas de forma autossômica dominante, mutações de genes mitocondriais e outras transmitidas de forma autossômica recessiva ligada ao cromossomo X.

O *ECG* na *CMD primária* frequentemente revela *taquicardia sinusal* ou *fibrilação atrial*. Se o ritmo for sinusal, é possível identificar *SAE*, *sobrecarga biatrial*, *SVE* ou *sobrecarga biventricular*. Também se evidenciam *baixa voltagem do complexo QRS*, *alterações inespecíficas e difusas do segmento ST e da onda T* e, eventualmente, *atrasos das conduções intra* (*BRE ou bloqueio da divisão anterossuperior esquerda [BDASE]*) e *atrioventricular* (*BAV de 1º grau*). Não é incomum o registro de *onda Q*, decorrente de fibrose miocárdica, o que pode sugerir o diagnóstico errôneo de IM anterior ou inferior. Além disso, pode haver o registro de arritmias supraventriculares e ventriculares (Fig. 11.11).

Cardiomiopatia Restritiva

A cardiomiopatia restritiva (*CMR*) primária caracteriza-se pela *disfunção diastólica*, que evolui para insuficiência cardíaca, com volume normal ou diminuído dos ventrículos e dilatação dos átrios. A espessura da parede do VE é normal, porém enrijecida e com comprometimento

978-85-7241-870-6

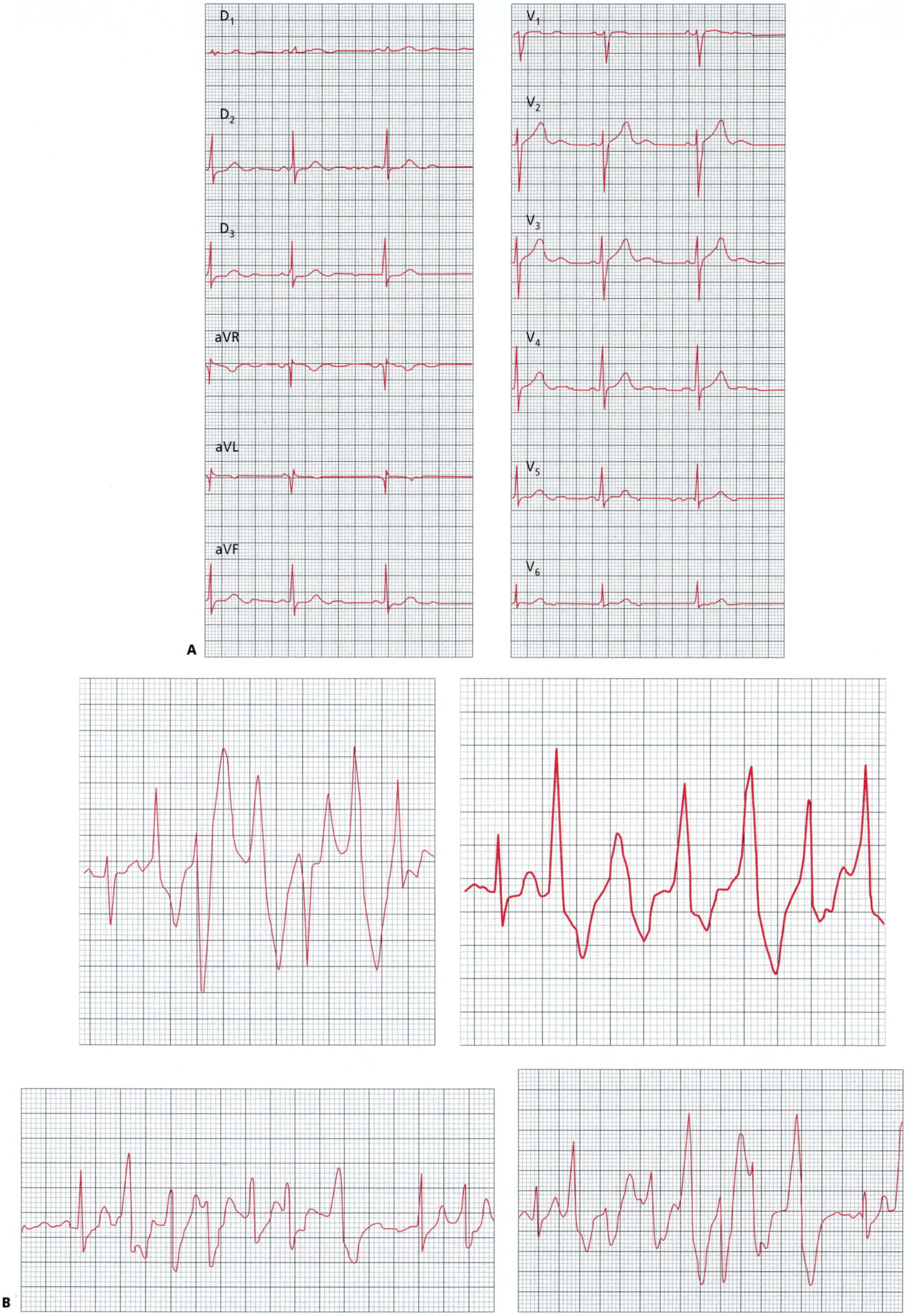

Figura 11.10 – Eletrocardiograma de paciente portador de taquicardia ventricular polimórfica catecolaminérgica. **A**) Traçado do eletrocardiograma em repouso. **B**) Traçados de eletrocardiograma do mesmo paciente em fases progressivas do teste de esforço. Observar que o último estágio revela a taquicardia ventricular polimórfica.

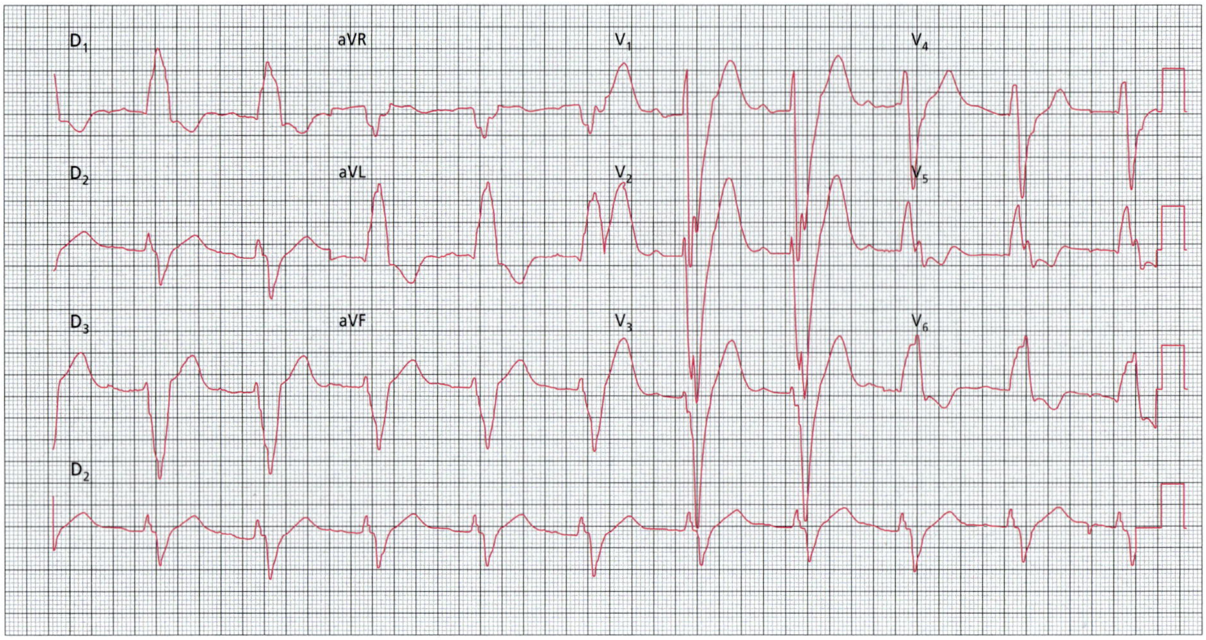

Figura 11.11 – Eletrocardiograma de paciente com cardiomiopatia dilatada revelando bloqueio do ramo esquerdo de grau avançado.

978-85-7241-870-6

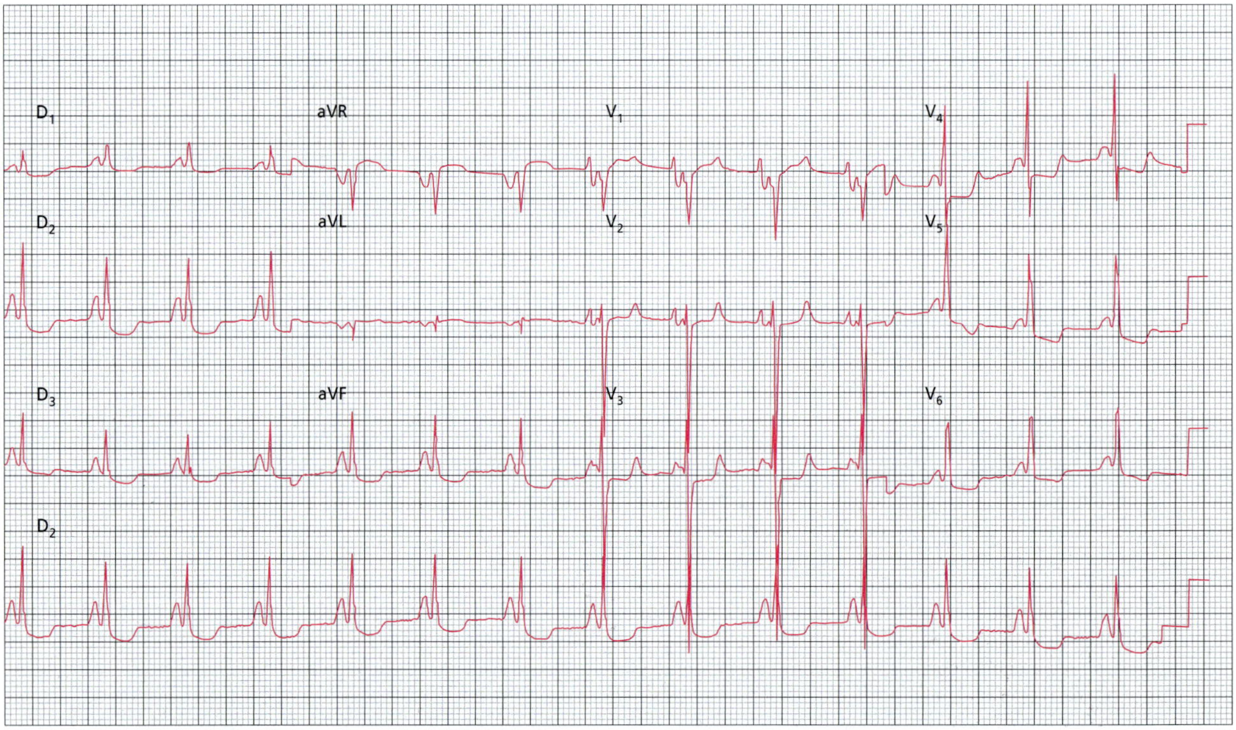

Figura 11.12 – Eletrocardiograma de portador de cardiomiopatia restritiva primária.

do enchimento ventricular. As valvas atrioventriculares são normais, e a função sistólica é normal ou próxima do normal. Na CMR primária, o substrato anatomopatológico é a fibrose miocárdica (Fig. 11.12).

Habitualmente, o ECG revela *taquicardia sinusal, baixa amplitude dos complexos QRS* e *alterações do segmento ST e da onda T*.

Etiologia Adquirida

Inflamatória – Miocardites

As miocardites compreendem processos inflamatórios agudos ou crônicos que comprometem o miocárdio. O processo inflamatório pode envolver o miocárdio, o interstício, os vasos e até o pericárdio. Os agentes infecciosos podem causar lesão miocárdica por meio de três mecanismos básicos: *invasão do miocárdio, produção de toxina miocárdica e mecanismos imunológicos*. Podem ser provocadas por diferentes agentes infecciosos, incluindo *vírus* (adenovírus, arbovírus, hepatite, caxumba, etc.), *bactérias* (estreptococo, estafilococo, pneumococo diftérico, etc.), *fungos* (aspergilose e candidíase) e *parasitas* (tripanossomíase, toxoplasmose, cisticercose, etc.).

Na evolução da doença, as alterações do ECG são inespecíficas e transitórias, independentemente do agente etiológico, e efetua-se a identificação do último pela análise dos sinais e sintomas extracardíacos. O ECG pode revelar *alterações do segmento ST e da onda T, atrasos da condução atrioventricular e intraventricular, ondas Q (raramente) e arritmias atriais e ventriculares* (Fig. 11.13).

Dentre as miocardites, discutem-se, com mais detalhes, apenas a miocardite da doença de Chagas e a da doença reumática.

Miocardite da Doença de Chagas (Tripanossomíase)

Na *miocardite chagásica aguda*, observam-se taquicardia sinusal, onda T negativa, com ou sem desnível do segmento ST (principalmente em V_3-V_5), como manifestação isolada, uma vez que, nessa fase, as arritmias são raras (Fig. 11.14).

Eventualmente, é possível evidenciar nítido supradesnível do segmento ST, que se inicia no topo da onda R, formando uma onda contínua e monofásica, muito semelhante à fase hiperaguda do IM.

Na *miocardite chagásica crônica*, predominam os *atrasos das conduções intra* e *atrioventricular*, além das *arritmias ventriculares*. Em contrapartida, na *forma indeterminada*, o ECG pode ser *normal*. As alterações do ECG mais frequentes são: *BRD*, associado ou não a bloqueios fasciculares (Fig. 11.15), *extrassistolia atrial e ventricular, alterações da repolarização ventricular e até fibrilação atrial*. Paradoxalmente, é possível evidenciar *bradicardia sinusal* relacionada à disfunção autonômica.

Doença Reumática

Na fase aguda, a alteração mais frequente do ECG é o *aumento do intervalo PR*, associado, habitualmente, a entalhes e alargamento da onda P. O *marca-passo mutável* e, particularmente, a *fibrilação atrial* são alterações eletrocardiográficas sugestivas de doença reumática em jovens. O registro de alterações do segmento ST e

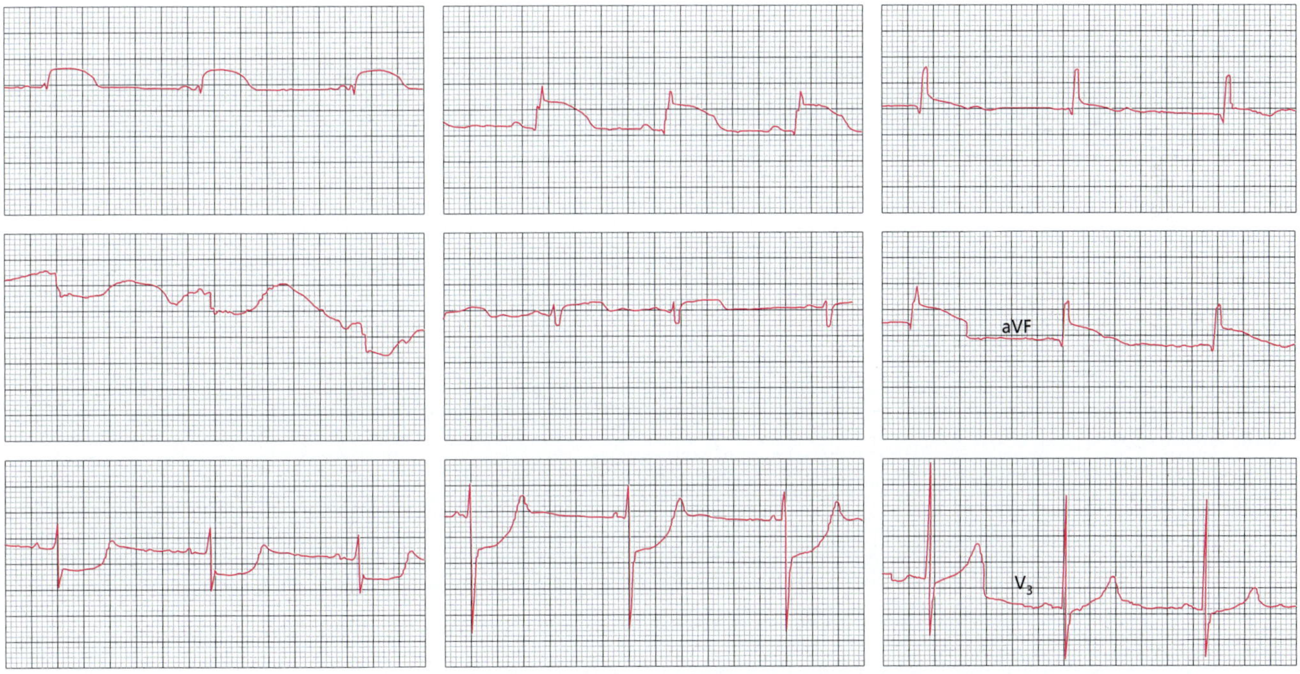

Figura 11.13 – Eletrocardiograma de paciente com miocardite viral.

978-85-7241-870-6

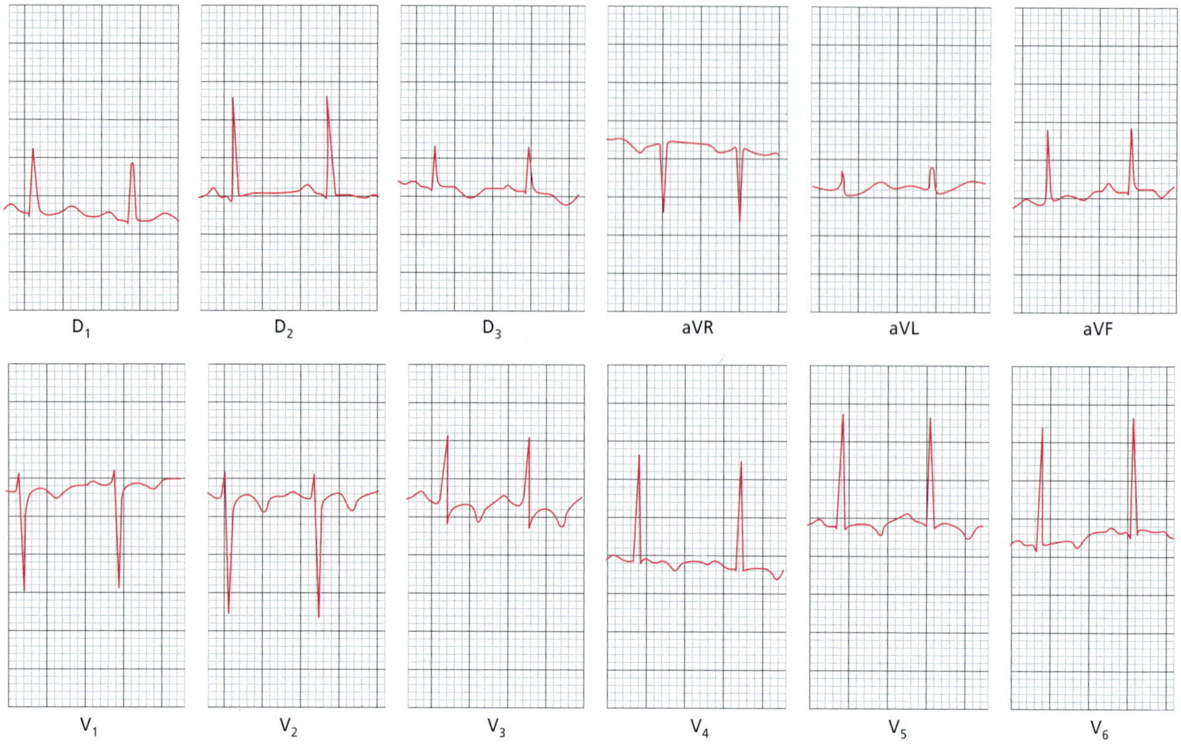

Figura 11.14 – Eletrocardiograma de portador de miocardite chagásica aguda. Taquicardia sinusal, acompanhada de alterações da repolarização ventricular.

978-85-7241-870-6

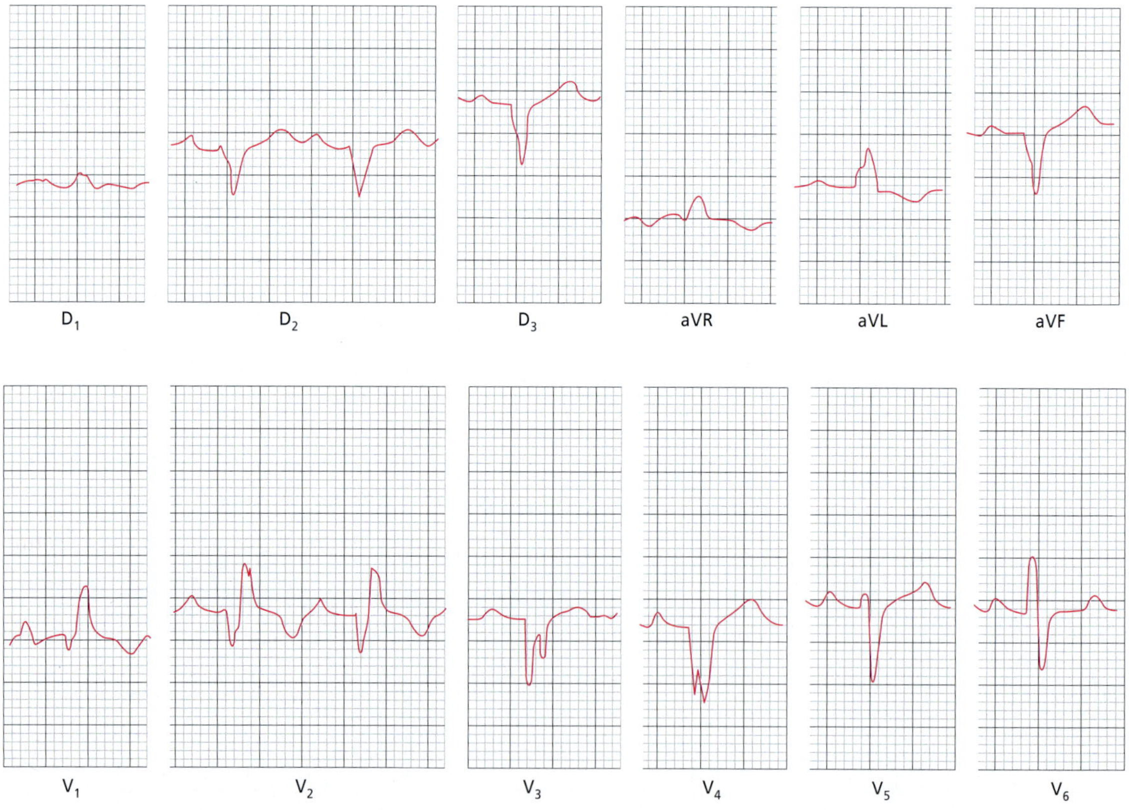

Figura 11.15 – Forma crônica da doença de Chagas. Eletrocardiograma de paciente portador de cardiomiopatia chagásica crônica. Observar as morfologias de bloqueio do ramo direito com desvio de ângulo QRS para a frente e para cima (bloqueio da divisão anterossuperior esquerda – BDASE). Registram-se ondas Q patológicas de V_1 a V_4 (área eletricamente inativa de região septal e anterior). Em D_2, D_3 e aVF, com morfologia rS com empastamento no ramo descendente da onda S, BDASE e área eletricamente inativa inferior.

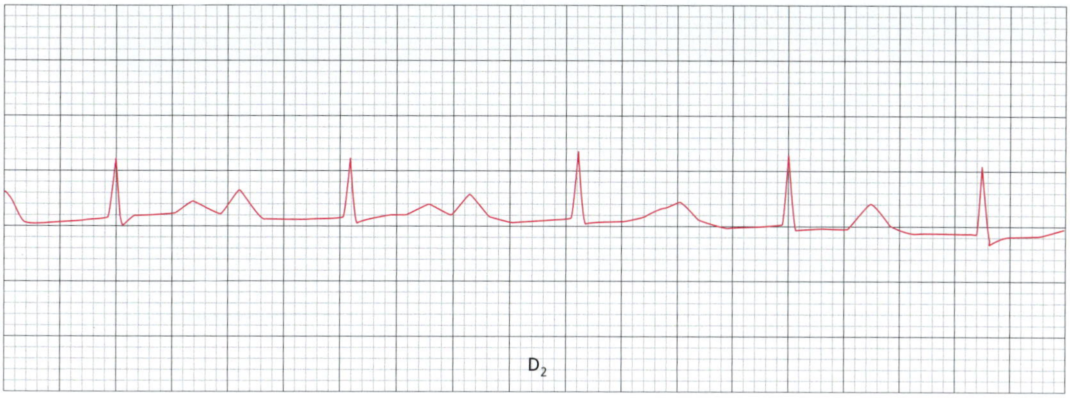

Figura 11.16 – Doença reumática – fase aguda. Observe o prolongamento do intervalo PR.

da onda T provavelmente esteja relacionado ao comprometimento pericárdico. É possível observar também o aumento do intervalo QT (Fig. 11.16).

Na fase crônica, frequentemente complicada por valvopatias, predominam as alterações relacionadas às sobrecargas de câmaras cardíacas.

Cardiomiopatia Relacionada ao Estresse (Tako-Tsubo)

Entidade nosológica recentemente descrita pelos japoneses, que se caracteriza por disfunção sistólica aguda do VE, porém rapidamente reversível e na ausência de doença arterial coronariana, deflagrada por estresse psicológico intenso, com consequente aumento dos níveis séricos de catecolaminas e neuropeptídeos relacionados à resposta ao estresse. A doença é mais comum em mulheres após a menopausa e compromete preferencialmente a porção distal do VE, com aumento da contratilidade na porção basal dessa câmara. *O ECG revela alterações do segmento ST e da onda T que mimetizam aquelas do IM* (Fig. 11.17).

978-85-7241-870-6

CARDIOMIOPATIAS SECUNDÁRIAS

Fazem parte de doenças sistêmicas que comprometem múltiplos órgãos e, geralmente, os sintomas, os sinais e o ECG são determinados pelas características peculiares do comprometimento cardíaco pela doença sistêmica subjacente. A seguir, discutem-se alguns exemplos de doenças sistêmicas com comprometimento cardíaco significativo.

Doenças Infiltrativas

Amiloidose

Doença que se caracteriza pela deposição de substância amiloide no coração e em outros órgãos. As alterações do ECG dependem da magnitude desse depósito e envolvem a diminuição da voltagem do complexo QRS, alterações do ritmo cardíaco e atrasos da condução intraventricular. É possível evidenciar o denominado padrão "pseudoinfarto", caracterizado pela diminuição ou ausência de onda "r" nas derivações precordiais direitas (V_1-V_3) ou onda Q nas derivações inferiores (Fig. 11.18).

Doenças Endócrinas

Hipotiroidismo

O ECG no hipotiroidismo revela três alterações básicas: *bradicardia sinusal*, *baixa voltagem dos complexos QRS* e *retificação* ou *inversão da polaridade da onda T*, ou seja, *onda T negativa*, além do prolongamento da duração do potencial de ação e do intervalo QTc. A baixa voltagem e as alterações da onda T podem ser decorrentes do efeito curto-circuito do material mixedematoso intra e extracardíaco ou, às vezes, da associação à pericardite (Fig. 11.19).

Em alguns pacientes, evidencia-se *baixa amplitude da onda P*, o que pode conduzir ao diagnóstico errôneo de fibrilação atrial. A probabilidade de desenvolver *atrasos das conduções intra e atrioventricular* é três vezes superior àquela da população em geral.

Doenças Neuromusculares/Neurológicas

Distrofia Muscular de Duchenne-Becker

Essa doença caracteriza-se pela degeneração progressiva do tecido muscular, sem comprometimento do sistema nervoso central ou periférico. O envolvimento do coração é frequente e precoce, evidenciando-se as primeiras alterações do ECG em torno dos 6 anos de idade, de maneira que a maioria dos portadores dessa doença já tem ECG alterado na adolescência. A alteração mais frequente é a *taquicardia sinusal*, provavelmente relacionada à disfunção autonômica. Além disso, é possível

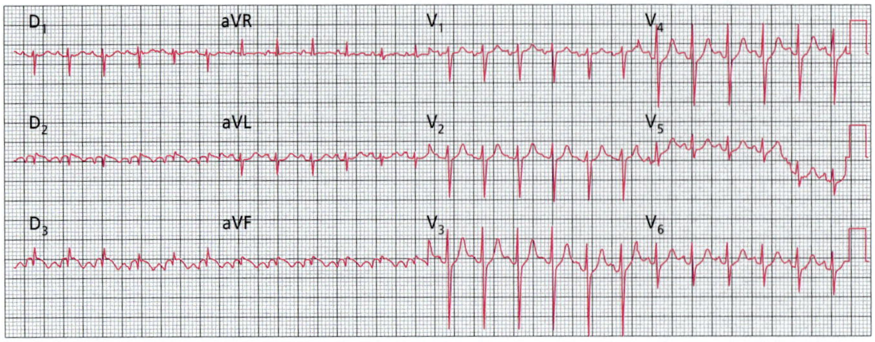

A

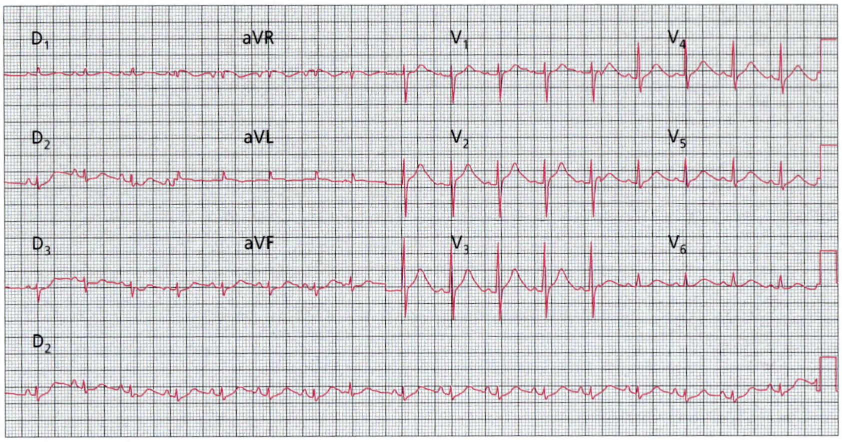

B

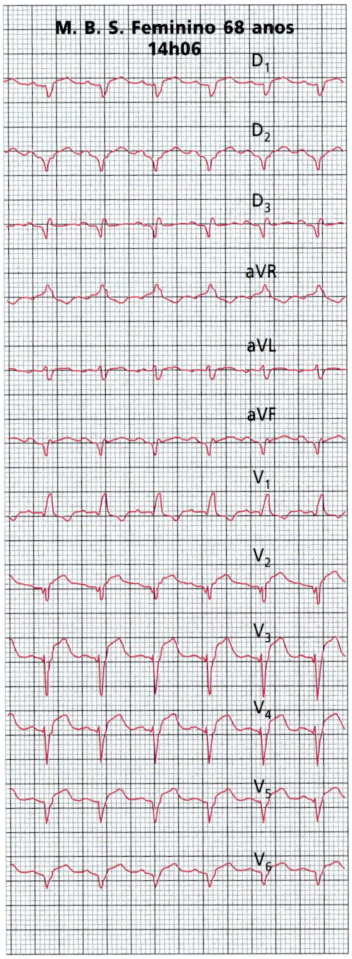

C

Figura 11.17 – **A**) a **E**) Traçados eletrocardiográficos da mesma paciente. A paciente permaneceu internada em unidade de terapia intensiva em decorrência de sinais de baixo débito cardíaco. Foi submetida à infusão endovenosa de drogas inotrópicas positivas, passando a desenvolver as modificações do traçado eletrocardiográfico. Observe em **C**) os sinais de "área eletricamente inativa" de distribuição difusa. Após a interrupção da infusão de drogas inotrópicas positivas, o eletrocardiograma voltou ao aspecto habitual. A cinecoronariografia não revelou obstrução das artérias coronárias (Tako-Tsubo). (*Continua*)

978-85-7241-870-6

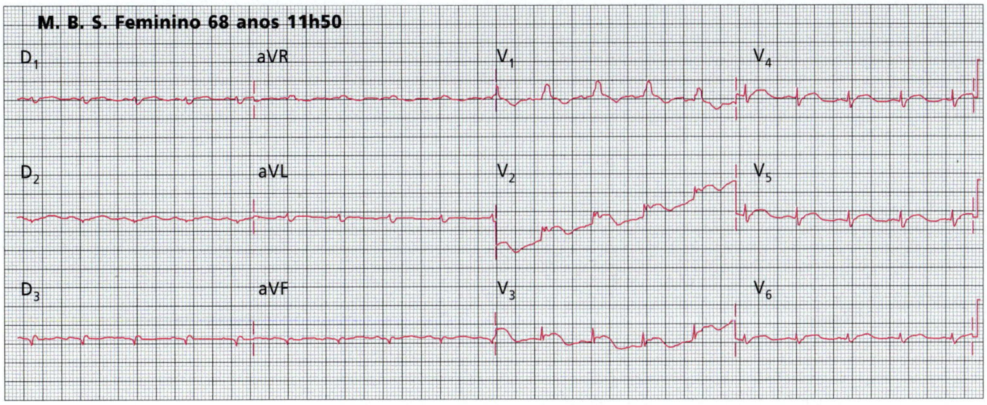

D

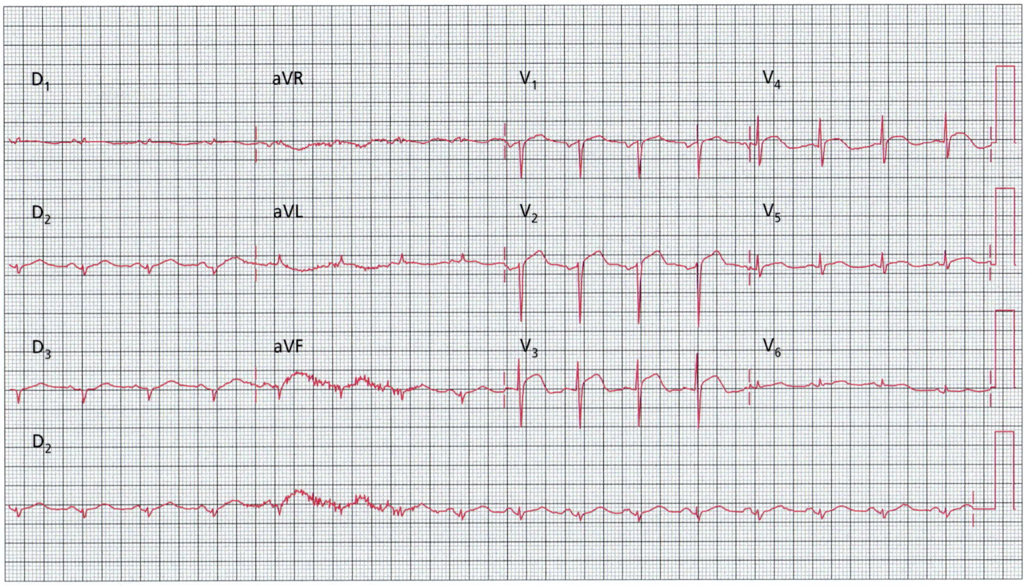

E

Figura 11.17 – (*Continuação*) **D**) e **E**).

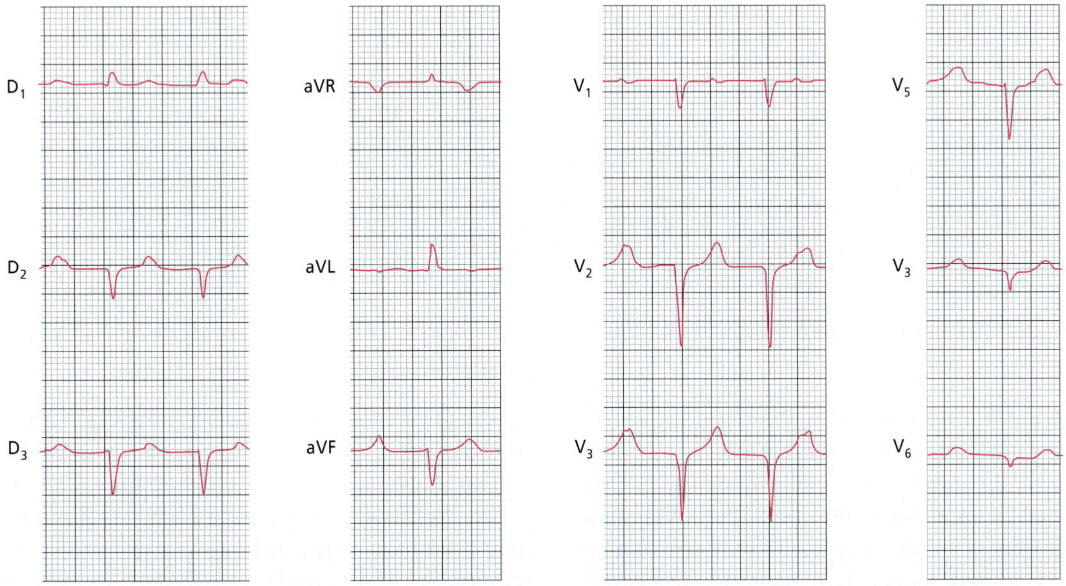

Figura 11.18 – Amiloidose cardíaca. Bloqueio atrioventricular de 1º grau. Complexos QRS de pequena amplitude e morfologia QS em derivações inferiores e de V_1 a V_6. As alças de QRS são afiladas com orientação superior e sem definição quanto ao seu eixo direito-esquerdo.

978-85-7241-870-6

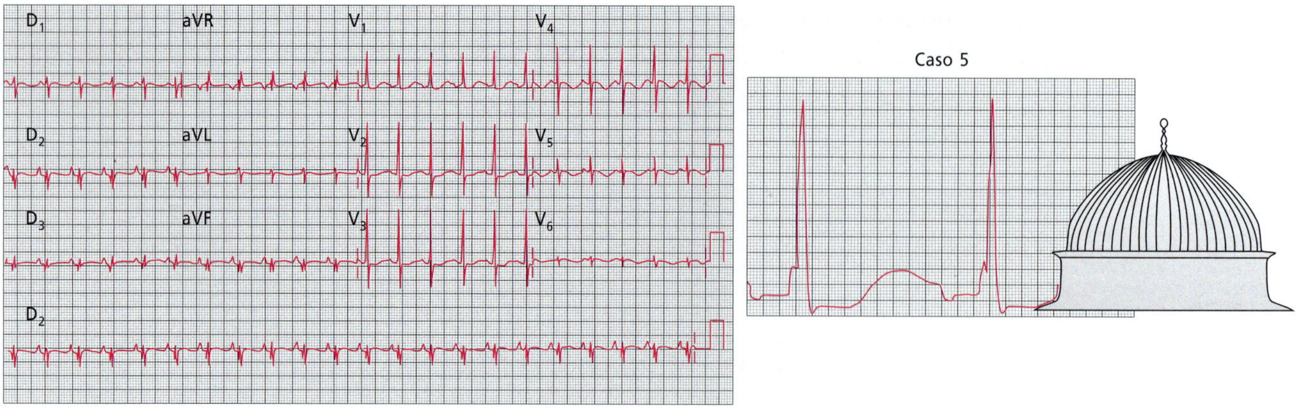

Figura 11.19 – Hipotiroidismo congênito (TSH 100) em criança de um mês. Observar o sinal da mesquita, especialmente em V_1.

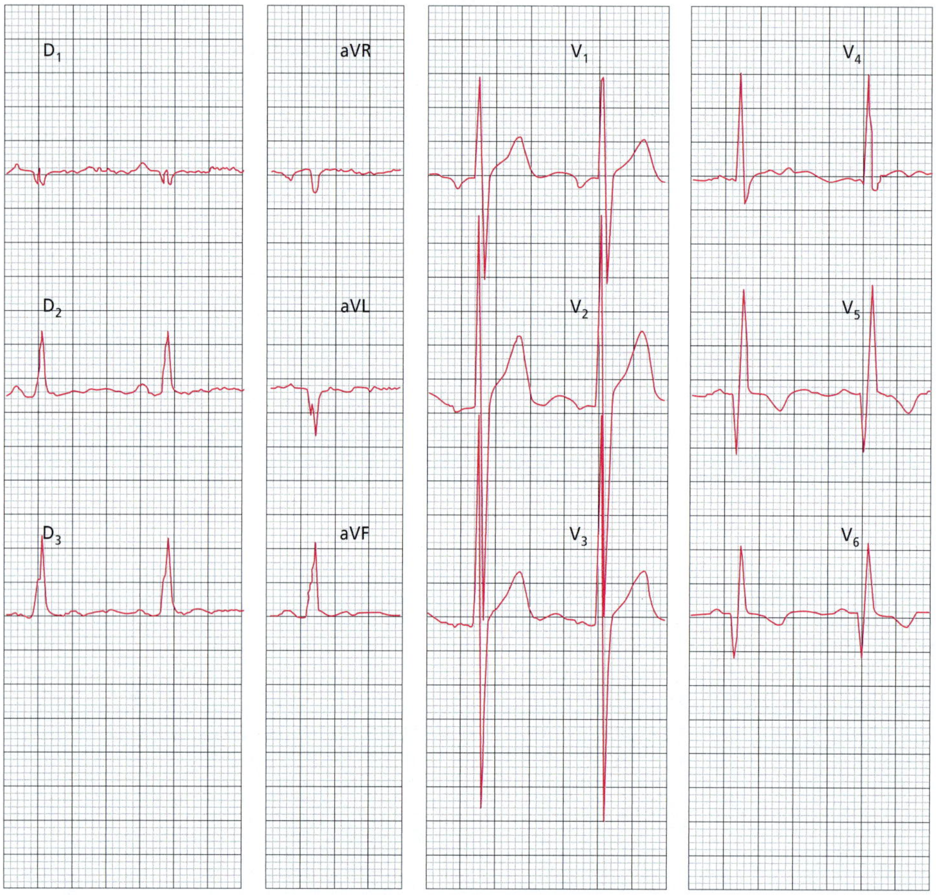

Figura 11.20 – Distrofia muscular progressiva. Ondas R amplas em V_1, V_2 e onda Q em V_5 e V_6. Alteração da repolarização ventricular.

identificar *arritmia sinusal* e *extrassistolia atrial* e *ventricular*. É frequente o registro de *onda R ampla* nas derivações precordiais direitas (V_1-V_3) e *onda Q* nas derivações precordiais esquerdas e inferiores, provavelmente secundária à fibrose miocárdica cicatricial das regiões posterobasal e lateral. Cerca de metade dos casos têm alterações da repolarização ventricular, caracterizadas por *onda T ampla* e *entalhada*, provavelmente secundária ao aumento da atividade simpática (Fig. 11.20).

O quadro de clínico é de CMD. É possível identificar arritmias ventriculares complexas e atrasos das conduções intra (BRD ou BDASE) e atrioventricular.

978-85-7241-870-6

Capítulo 12

Eletrocardiograma nas Doenças do Pericárdio e dos Pulmões

O *pericárdio* constitui membrana fibrosserosa que envolve o coração e a raiz dos grandes vasos da base, dividindo-se em *pericárdio parietal* e *visceral*. A *superfície externa do pericárdio* é composta de duas camadas: a mais externa fibrocolágena, espessa e resistente, e a interna, constituída por células mesoteliais. Essas duas camadas formam o *pericárdio parietal*, que se une ao esterno e ao diafragma por ligamentos densos, além de fundir-se com o tecido conjuntivo da adventícia das grandes artérias e veias. A *superfície interna do pericárdio*, denominada *pericárdio visceral*, é constituída por camada única de células mesoteliais, justaposta firmemente à superfície epicárdica do coração (Fig. 12.1).

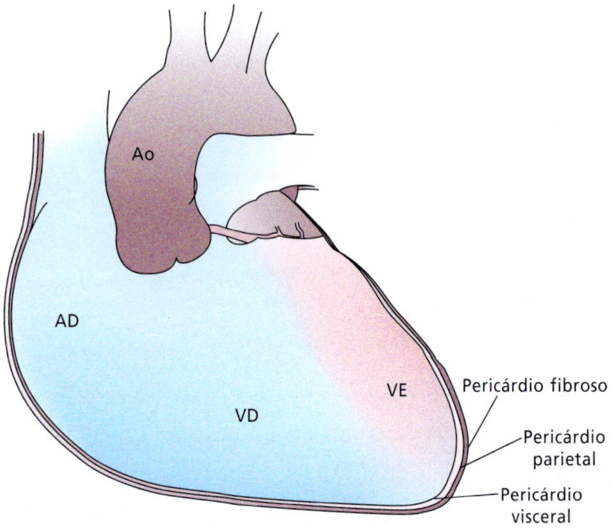

Figura 12.1 – Anatomia do pericárdio. AD = átrio direito; Ao = aorta; VD = ventrículo direito; VE = ventrículo esquerdo.

Resumidamente, o pericárdio proporciona envoltório relativamente inelástico que protege o coração contra a dilatação súbita, limita o deslocamento cardíaco no interior do tórax e propicia superfície de fricção relativamente baixa para a contração cardíaca eficiente.

Neste capítulo, discutem-se as alterações do eletrocardiograma (ECG) na vigência de *pericardites aguda, subaguda e crônica constritiva*. A inflamação do pericárdio pode ser causada por *processos infecciosos de etiologia viral* (coxsackie A e B, caxumba, adenovírus, hepatite, vírus da imunodeficiência humana, etc.), *bacteriana* (pneumococos, estreptococos, estafilococos, etc.), *tuberculosa*, *fúngica* (histoplasmose, coccidioidomicose, candidíase, blastomicose, etc.) e *parasitária*. Pode ser desencadeada por processos não relacionados à infecção, como infarto do miocárdio (IM), uremia, neoplasias, mixedema, traumatismo, irradiação e idiopático. Pode ser secundária a processos presumivelmente relacionados à hipersensibilidade ou a processo autoimune (febre reumática, colagenoses, induzida por fármaco, etc.) e, ainda, após lesões miocárdicas (IM, pericardiotomia, etc.).

978-85-7241-870-6

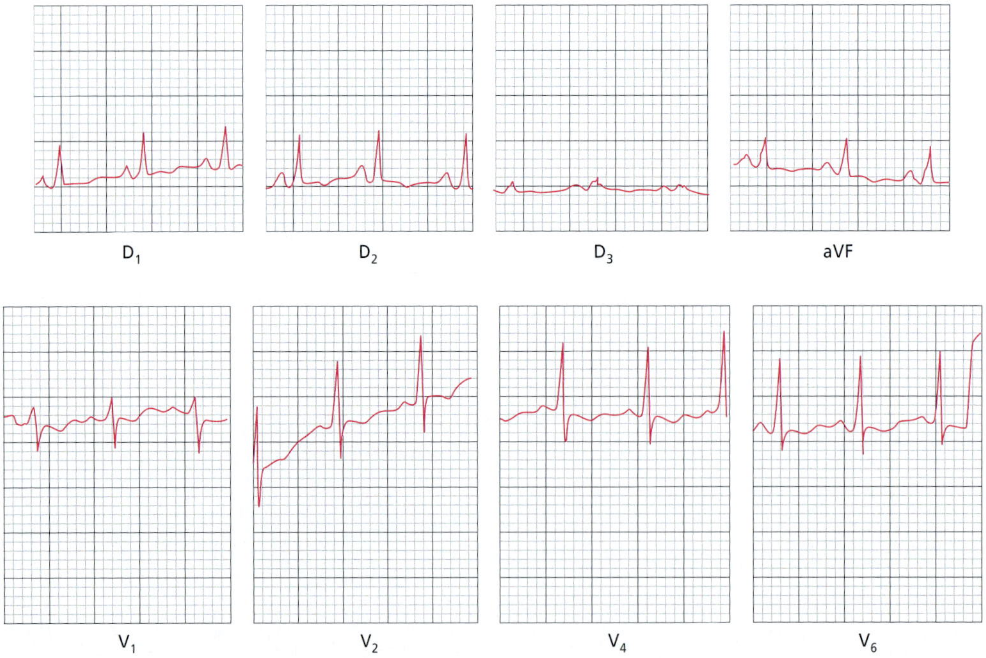

Figura 12.2 – Pericardite com derrame. Enfermo com 10 anos de idade apresentando febre e dor precordial. Complexos QRS de baixa voltagem, registrando-se também taquicardia sinusal com desnível negativo do segmento PR, principalmente em D_2, D_3 e aVF e alterações difusas da repolarização ventricular. O vetor de isquemia orienta-se a –110°, e as ondas T são negativas e pontiagudas nas derivações precordiais. O segmento ST é convexo para cima.

ELETROCARDIOGRAMA NAS PERICARDITES

Pericardite Aguda

O *ECG* pode revelar: *taquicardia sinusal* e, eventualmente, *arritmias cardíacas, alterações do segmento PR, baixa amplitude dos complexos QRS, alterações do segmento ST* e da *onda T* e *alternância elétrica.*

A *taquicardia sinusal* tem intensidade variável, observada principalmente na vigência de febre, mas sem alterações da morfologia da onda P. A amplitude da onda P permanece normal mesmo na vigência de derrame pericárdico, uma vez que a face posterior dos átrios é parcialmente recoberta pelo pericárdio. As arritmias são pouco comuns e particularmente de origem supraventricular (fibrilação ou *flutter* atrial).

Na ausência de taquicardia, o *infradesnível do segmento PR* (infradesnível de STa) sugere comprometimento pericárdico atrial em virtude da lesão subepicárdica dos átrios. Geralmente, o segmento PR encontra-se infradesnivelado em todas as derivações, com exceção de *aVR* e, eventualmente, V_1, derivações que frequentemente demonstram *supradesnível* desse segmento. Às vezes, é difícil definir a linha isoelétrica em virtude da taquicardia e do supradesnível do segmento ST (Fig. 12.2).

Na pericardite aguda, sem derrame pericárdico expressivo, a amplitude dos complexos QRS é normal. No entanto, na vigência de derrames pericárdicos mais volumosos, identifica-se *diminuição da amplitude dos complexos QRS*. Isso é explicado pelo *efeito curto-circuito* do líquido acumulado no pericárdio, porém sem nítida relação entre esse volume e o grau de atenuação da voltagem. Habitualmente, essas alterações do ECG regridem com a pericardiocentese e consequente drenagem do derrame pericárdico. Se essas alterações persistirem, provavelmente sejam secundárias ao efeito isolante do depósito de fibrina. Quando se evidencia diminuição da voltagem de todas as deflexões (P, QRS e T), deve-se presumir a existência de tamponamento cardíaco por hemopericárdio.

978-85-7241-870-6

É oportuno lembrar que os *critérios eletrocardiográficos* para o diagnóstico de *baixa voltagem dos complexos QRS* envolvem o registro dessas deflexões com amplitude inferior a 5mm nas derivações do PF e inferior a 10mm nas derivações precordiais (Fig. 12.3).

O *supradesnível difuso do segmento ST* constitui a alteração eletrocardiográfica mais característica de pericardite aguda. No início, esse supradesnível do segmento ST, com concavidade superior, acompanha-se de onda T pontiaguda e ampla. Com a evolução do processo, ocorre diminuição da amplitude da onda T até a inversão da sua polaridade, ou seja, passa a ser negativa. Evidencia-se *supradesnível do ponto J e do segmento ST em* D_1, D_2, D_3 *e aVF* e nas *derivações precordiais esquerdas*, além de *infradesnível em* V_1, caracterizando comprometimento de grande extensão da superfície pericárdica (Fig. 12.4).

A Figura 12.5 demonstra a relação dessas alterações com o período evolutivo e com a etiologia da pericardite (mais comum nas pericardites purulentas).

A inflamação da superfície cardíaca (epicárdio), que frequentemente acompanha a pericardite, dá origem à corrente de lesão responsável pelo supradesnível do segmento ST (*vetor sistólico de lesão epicárdica*). A principal diferença entre o supradesnível do segmento ST relacionado ao *infarto agudo do miocárdio* (*IAM*) e aquele relacionado à *pericardite aguda* é a *distribuição*, uma vez que, no IAM, o supradesnível restringe-se a uma determinada região e, na pericardite aguda, como o pericárdio envolve todo o coração, o supradesnível é mais difuso. Na *pericardite aguda*, o complexo QRS pode ter amplitude *normal* ou *diminuída* e, no *IAM*, principalmente na *fase hiperaguda*, evidencia-se *aumento* da amplitude ou sinais de atraso da condução intraventricular. A ausência de onda Q não ajuda muito, levando-se em consideração a possibilidade de IAM

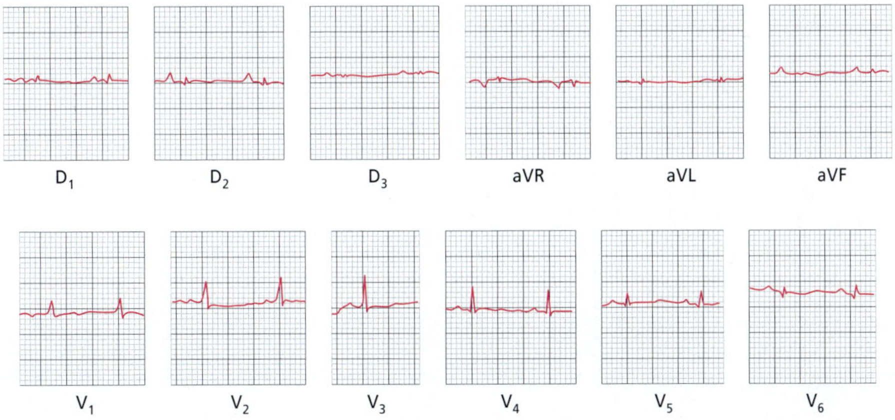

Figura 12.3 – Pericardite com derrame purulento por pneumonia. Os complexos QRS são de baixa voltagem em todas as derivações. Alternância de amplitude de QRS em V_5 e V_6.

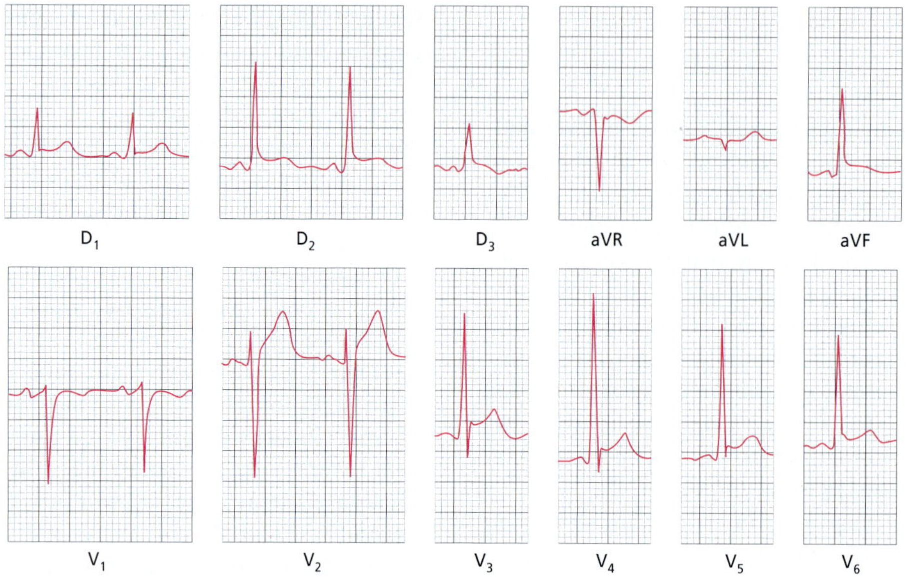

Figura 12.4 – Quadro clínico de pericardite aguda. Existem acentuados desníveis do ponto J e segmento ST, com vetor de *lesão* a +60° (isoelétrico em aVL), orientado para a frente. Desnível positivo de ST em todas as precordiais, exceto V_1, onde o ponto J e o segmento ST estão infradesnivelados.

978-85-7241-870-6

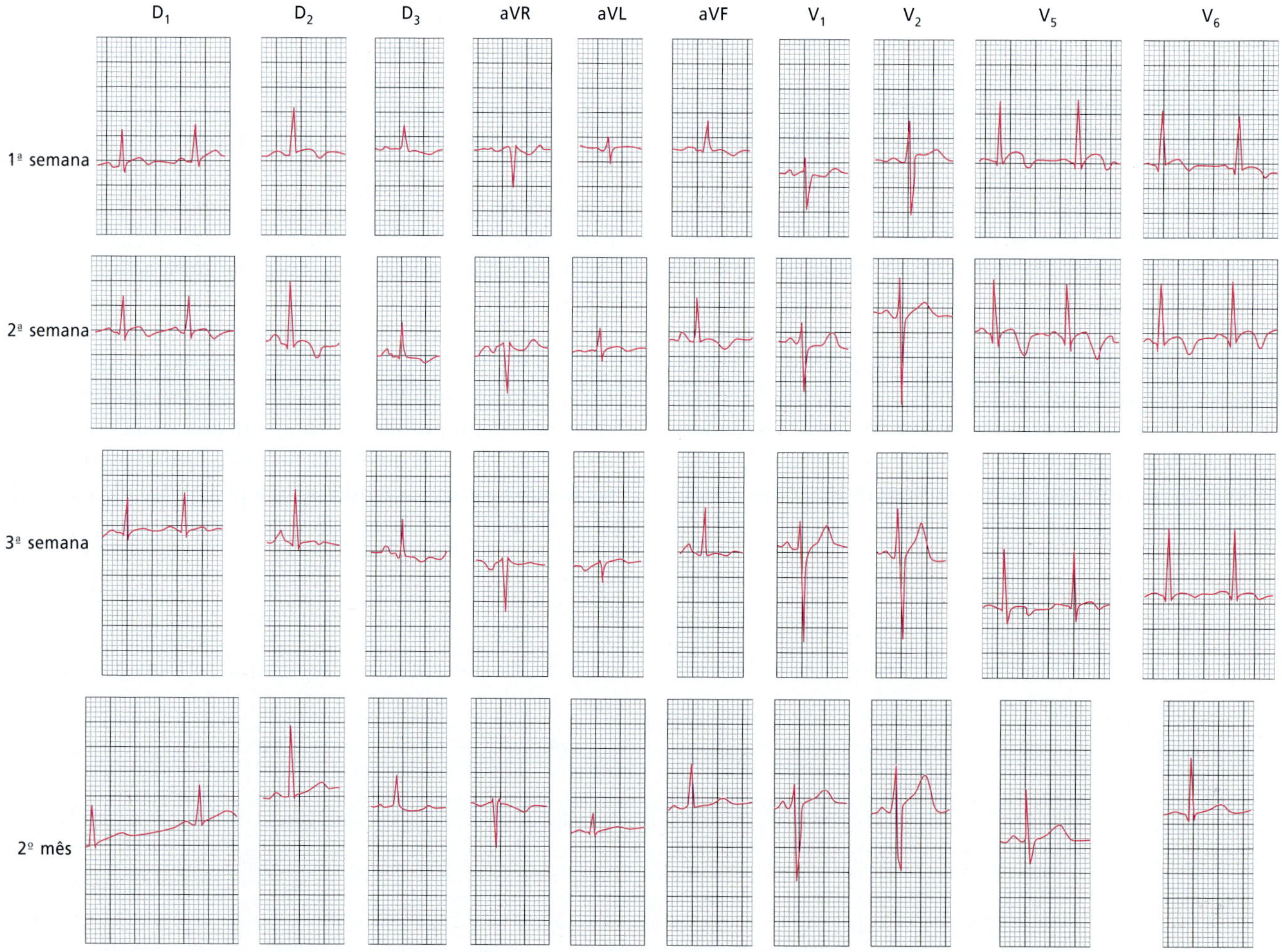

Figura 12.5 – Fases evolutivas da pericardite aguda. 1ª semana: inicialmente ocorrem alterações do segmento ST exibindo convexidade superior e, em geral, as ondas T ainda são positivas. Dias após, o segmento ST retorna à linha base e as ondas T tornam-se negativas. A última fase, geralmente no 2º mês, mostra o retorno do eletrocardiograma à normalidade.

sem onda Q. É oportuno lembrar que no ECG da pericardite aguda, além do desnível do segmento ST, observa-se desnível do segmento PR (STa).

A *alternância elétrica* caracteriza-se pela mudança alternada da morfologia ou também da amplitude de uma ou de todas as deflexões do ECG, a cada dois ou três batimentos, principalmente com ritmo sinusal (Fig. 12.6).

Na pericardite aguda, a *alternância elétrica* associa-se a um número limitado de casos com derrame pericárdico. Em contrapartida, se houver *tamponamento cardíaco*, é possível registrar a alternância elétrica total, ou seja, de todas as deflexões do ECG (P, QRS e T). A gênese elétrica da *alternância*, causada pelo derrame e pelo tamponamento pericárdico, parece ser decorrente do desvio do eixo do complexo QRS a cada batimento, secundário à oscilação mecânica do coração na grande quantidade de líquido acumulado. O fenômeno de *alternância elétrica* também pode ser observado nas seguintes condições: cardiopatia isquêmica, cardiopatia hipertensiva, doença reumática e *cor pulmonale*.

Pericardite Subaguda

Com a evolução do processo, o desnível do segmento ST diminui e tende a desaparecer. Além disso, pode desenvolver convexidade superior e a onda T, como já mencionado anteriormente, perde voltagem e torna-se isoelétrica ou negativa. Finalmente, com a regressão da doença, o ECG pode voltar ao normal. Os casos sem resolução evoluem para pericardite crônica. O registro de *atraso da condução atrioventricular*, que é raro na pericardite, sugere etiologia neoplásica, com invasão do miocárdio ou do sistema de condução.

978-85-7241-870-6

Pericardite Crônica Constritiva

O *ECG* pode revelar: *alterações da onda P*, *baixa amplitude dos complexos QRS*, *desvio do eixo elétrico do complexo QRS para a direita* e *alterações da onda T*.

A *onda P* pode demonstrar entalhe e aumento da duração, lembrando a morfologia dessa onda na vigência de estenose mitral (*P mitrale*), provavelmente decorrente do comprometimento atrial por fibrose ou por calcificação do anel mitral, acarretando a constrição dessa estrutura (Fig. 12.7).

A *baixa amplitude do complexo QRS*, semelhantemente à pericardite aguda, constitui alteração comum e está relacionada à atrofia do miocárdio. Geralmente, a soma das amplitudes dos complexos QRS das derivações D_1, D_2 e D_3 não ultrapassa 15mm.

A fibrose do miocárdio parece ser responsável pelo registro de *onda Q*, justificando a denominação de *padrão pseudoinfarto*. A gênese elétrica do *desvio do eixo elétrico médio do complexo QRS para a direita* ainda é obscura. Pode haver *retificação* ou *inversão da polaridade da onda T* de forma difusa.

ELETROCARDIOGRAMA NAS PNEUMOPATIAS

Utiliza-se o termo *cor pulmonale* para designar a existência de hipertrofia, dilatação ou insuficiência do ventrículo direito (VD) decorrentes do aumento da resistência da vascularização pulmonar, secundária à doença pulmonar intrínseca ou a alterações da circulação pulmonar. Dessa forma, o *cor pulmonale* constitui síndrome clínica composta de diferentes doenças específicas. Geralmente, os fatores que influenciam as alterações do ECG são: *período evolutivo em que se realiza o ECG*, *disponibilidade de traçado pregresso do ECG*, *preexistência de alterações eletrocardiográficas que dificultem o diagnóstico* e a *cardiopatia ou também pneumopatias preexistentes*.

ELETROCARDIOGRAMA NA DOENÇA PULMONAR OBSTRUTIVA CRÔNICA

A *doença pulmonar obstrutiva crônica* (*DPOC*) pode modificar o traçado eletrocardiográfico em decorrência dos seguintes fatores:

- *Hiperinsuflação pulmonar*, que aumenta o volume dos pulmões e passa a funcionar como isolantes, diminuindo, consequentemente, a transmissão dos potenciais elétricos captados na superfície do tórax.
- *Rebaixamento do diafragma*, também decorrente das alterações descritas no primeiro item, que desloca o coração para uma posição mais baixa em relação aos eletrodos precordiais.
- *Posição mais vertical do coração*, com rotação horária ao longo do seu eixo longitudinal.
- Desenvolvimento ulterior de *hipertensão arterial pulmonar* e *cor pulmonale*.

Na *DPOC*, o *ECG* pode revelar *desvio do eixo elétrico da onda P para a direita no plano frontal (PF)*, usualmente acima de +80°, tornando-o paralelo às derivações inferiores e aumentando a amplitude da onda P nessas derivações (*onda P* $\geq$ *2,5mm em* D_2, D_3 *e aVF*). Quando o eixo elétrico da onda P aproxima-se de +90°, passa a ser perpendicular a D_1, diminuindo a amplitude dessa onda (< 1,5mm) e tornando-a isoelétrica. Pelo mesmo motivo, essa onda torna-se negativa em aVL. No plano horizontal (PH), em decorrência da posição vertical e mais baixa do coração em relação aos eletrodos, é possível identificar onda P totalmente negativa e profunda em V_1 e V_2, porém com inscrição mais rápida, diferenciando-se da sobrecarga atrial esquerda (Fig. 12.8).

A onda P de maior amplitude e pontiaguda nas derivações inferiores, associada ao desvio do eixo elétrico para a direita no PF, é denominada *P pulmonale* (Fig. 12.8).

Por razões já definidas anteriormente e pelo desvio posterior do eixo elétrico do *complexo QRS*, tornando-o perpendicular às derivações inferiores, o registro dessas

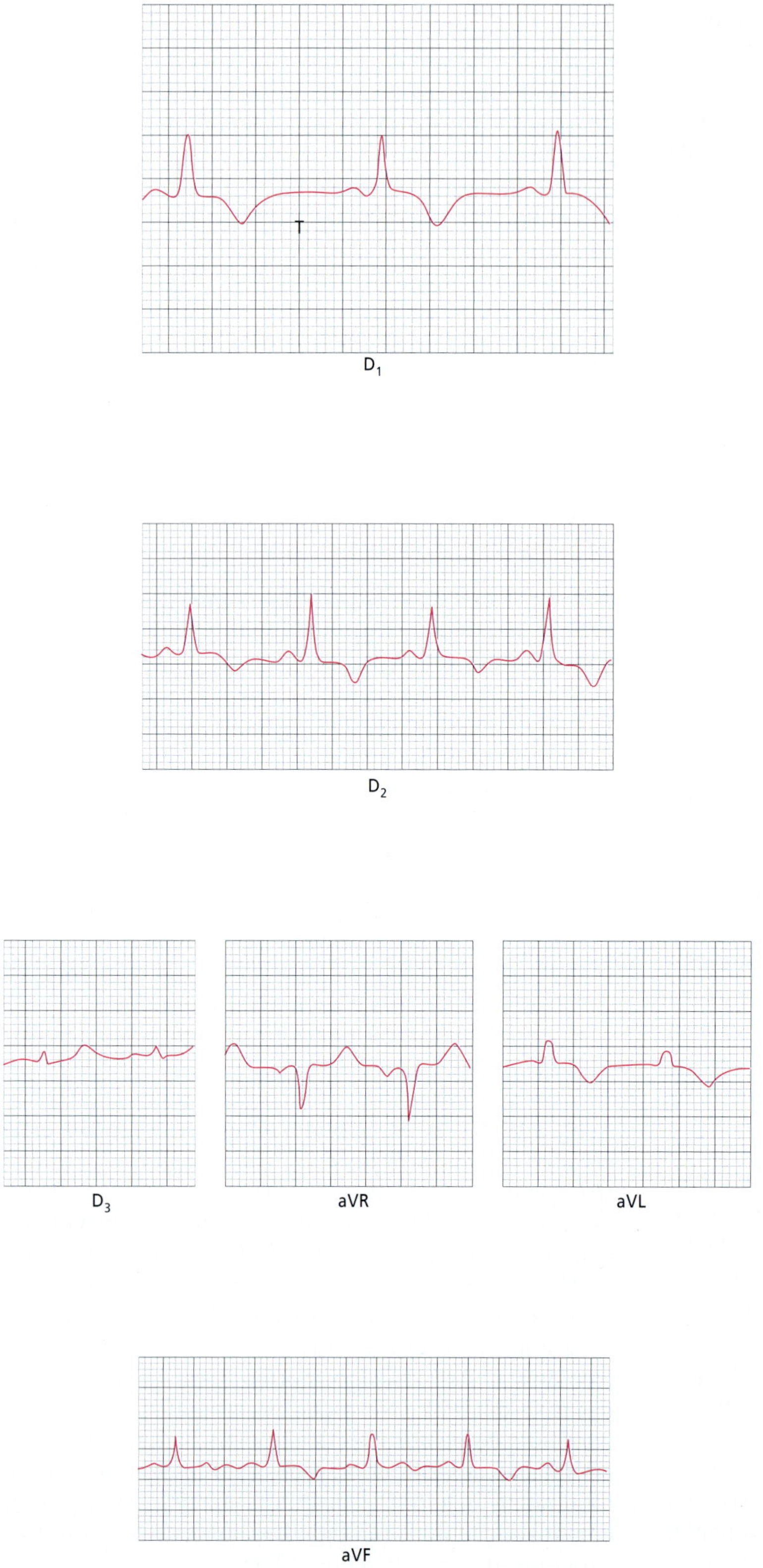

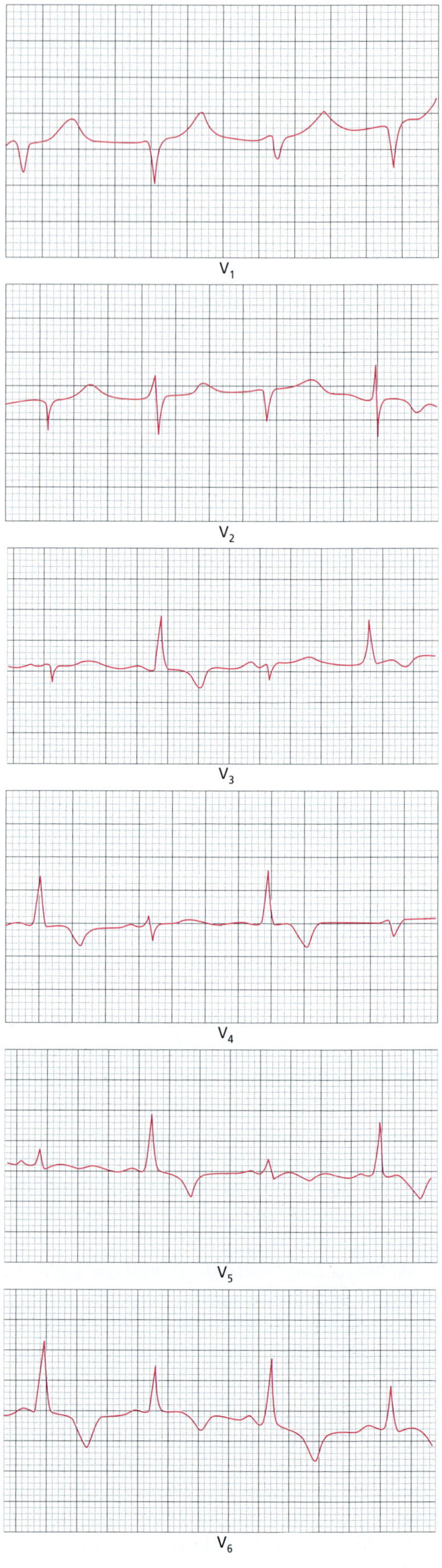

Figura 12.6 – Derrame pericárdico volumoso. Alternância elétrica refletindo o movimento pendular do coração no saco pericárdico. Isso é confirmado por simultaneidade de diminuição e aumento da amplitude de QRS em derivações díspares, afastando o diagnóstico de alternância elétrica mecânica (redução simultânea e concordante em derivações díspares).

978-85-7241-870-6

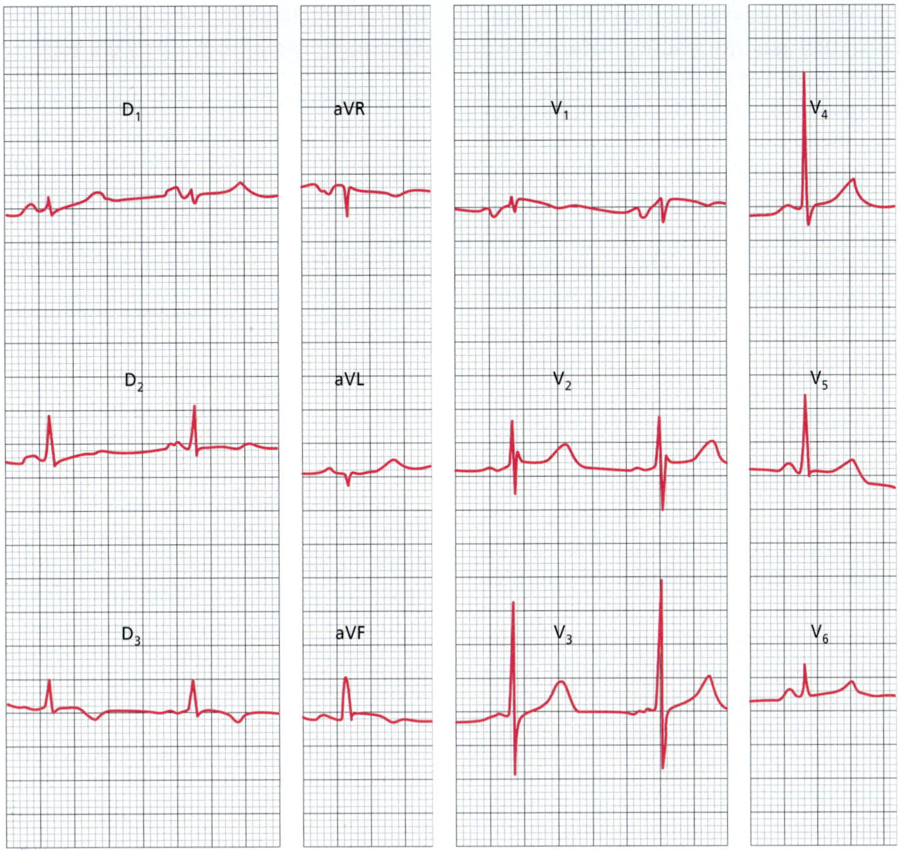

Figura 12.7 – Pericardite crônica constritiva. Sinais de aumento do átrio esquerdo, lembrando a onda P da estenose mitral.

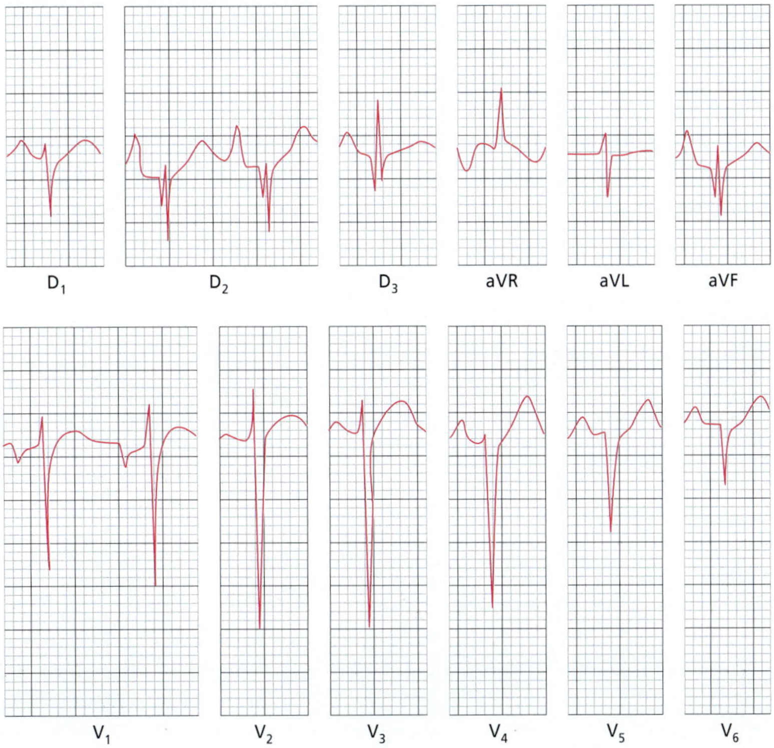

Figura 12.8 – *Cor pulmonale* crônico. Onda P verticalizada, eixo elétrico no quadrante superior direito, morfologia $S_1q_3R_3$, diminuição da amplitude do complexo QRS no plano frontal, morfologia rS de V_1 a V_6. Alça de QRS orientada para trás e para a direita da morfologia estreita. Fase intermediária de *cor pulmonale*.

978-85-7241-870-6

ondas tem *menor amplitude* nessas derivações. A amplitude do complexo QRS nas derivações inferiores e também nas derivações precordiais esquerdas (V_5 e V_6) geralmente *não ultrapassa o valor de 5mm*. Com frequência, ocorre diminuição concomitante da amplitude da onda T. A onda T nas derivações precordiais direitas pode ser negativa na vigência de hipertensão arterial pulmonar grave (Fig. 12.9).

No PF, *o eixo elétrico do complexo QRS encontra-se desviado para a direita*, usualmente em torno de *+90°*, demonstrando nítida correlação com a piora da função pulmonar e desviando-se ainda mais para a direita a ponto de alcançar o quarto quadrante. Nos desvios extremos, registram-se complexos QRS com as seguintes características: $S_1q_3R_3$ ou $S_1S_2S_3$ (ver Fig. 12.8). No PF, o eixo elétrico da *onda T* é semelhante ao do complexo QRS, ou seja, em torno de *+80°*. No entanto, com o desenvolvimento de hipertensão pulmonar, o eixo elétrico da onda T passa a se distanciar do eixo elétrico do complexo QRS no PF.

Também por razões já comentadas, é possível observar o *desvio da zona de transição para a esquerda*, com a consequente diminuição da amplitude da onda "r" nas derivações precordiais, não sendo incomum o registro de *complexo rS de V_1 a V_6*. Eventualmente, a onda "r" inicial de V_1 e V_2 pode desaparecer e provocar o registro de complexos QS, conhecidos como padrão pseudoinfarto. Podem existir graus variáveis de *atraso da condução pelo ramo direito do feixe de His*, permanentes ou intermitentes, relacionados à sobrecarga ventricular direita (SVD).

Alguns pacientes desenvolvem *arritmias cardíacas*, principalmente as *supraventriculares*, compreendendo extrassistolia atrial, taquicardia atrial, taquicardia atrial multifocal, *flutter* e fibrilação atriais. Provavelmente estejam relacionadas à piora da hipertensão pulmonar, ao desenvolvimento de infecções respiratórias ou de efeitos colaterais de medicamentos.

ELETROCARDIOGRAMA NO TROMBOEMBOLISMO PULMONAR

As alterações eletrocardiográficas do tromboembolismo pulmonar (*TEP*) dependem diretamente do tamanho do êmbolo e do período evolutivo em que se efetua o ECG e são atribuídas a quatro fatores principais:

1. *Aumento da estimulação simpática.*
2. *Dilatação do VD.*
3. *Mudança de posição do coração* (posição mais vertical do coração e rotação horária sobre o seu eixo longitudinal).
4. *Possível isquemia do VD*, nitidamente relacionada à hipertensão arterial pulmonar (hipóxia).

978-85-7241-870-6

A última parece ser capaz de diminuir o retorno venoso para o ventrículo esquerdo, acarretando redução do débito cardíaco e do fluxo sanguíneo coronariano. É dessa forma que se explicam as alterações do ECG compatíveis com isquemia epicárdica no TEP (Fig. 12.10).

Outros fatores também contribuem para a piora da isquemia miocárdica, como:

- Diminuição do gradiente de pressão entre as artérias coronarianas e o seio coronariano pelo fato de a pressão no átrio direito (AD) ser mais elevada que a pressão nas artérias coronárias.
- Maior demanda de oxigênio exigida pelo coração na vigência de taquicardia sinusal.
- Dilatação do VD.
- Mecanismo reflexo a partir da dilatação da artéria pulmonar sobre a árvore arterial coronária.

Alterações do Eletrocardiograma

É oportuno lembrar que um quinto dos casos de TEP não desenvolve alterações do ECG, ou seja, o traçado é absolutamente normal. Esses pacientes com ECG normal

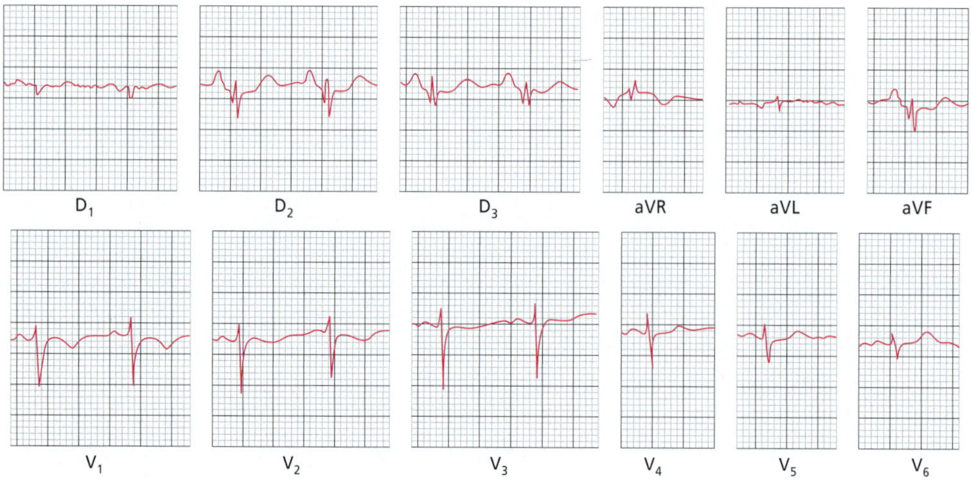

Figura 12.9 – *Cor pulmonale*: fase intermediária (carcinoma pulmonar). Onda P verticalizada e infradesnível do segmento PR. Complexos QRS de pequena amplitude e onda T negativa em V_1 e V_2.

usualmente têm pequeno defeito de perfusão à cintilografia e pressão pouco elevada na artéria pulmonar. Quando o TEP é suficientemente grande para provocar hipoxemia intensa, hipotensão grave ou choque, identificam-se alterações eletrocardiográficas em quase todos os casos. Ainda, essas alterações são inespecíficas e transitórias, representadas basicamente por: *P pulmonale, padrão* $S_1Q_3T_3$*, alterações do segmento ST e da onda T e desvio do eixo elétrico do complexo QRS para a direita no PF, diferentes graus de atraso da condução pelo ramo direito do feixe de His* (BRD) e *arritmias cardíacas*.

É possível observar *P pulmonale*, onda P pontiaguda e ampla em D_2, em virtude da dilatação do AD. Pelo mesmo motivo, pode-se obter o registro de complexo *qR* em V_1.

Classicamente, o TEP pode manifestar-se no ECG pelo padrão $S_1Q_3T_3$, explicado da seguinte forma: S_1 – consequente ao desvio das forças terminais do complexo QRS para a direita, manifestando-se por onda S alargada e rasa em D_1 no início da evolução e, após algumas horas, transforma-se em deflexão negativa profunda. Usualmente, surge logo após o desenvolvimento do TEP (dentro de 24h), regredindo progressivamente em algumas semanas; Q_3 – onda q em D_3, que também pode ser registrada nas outras derivações inferiores, porém não ultrapassa a duração de 0,04s nem a amplitude relativa de 25% da onda R subsequente. Classicamente, encontra-se complexo qR e, no TEP, não é comum o registro de complexo QS, facilitando, dessa forma, o diagnóstico diferencial com área eletricamente inativa; T_3 – é secundária ao desvio do eixo elétrico da onda T para a esquerda, podendo chegar a –30°, com consequente registro de onda T isoelétrica em D_2, além da inscrição de onda T negativa em D_3 e aVF. Isso pode trazer alguma dificuldade para o diagnóstico diferencial do IM inferior (Fig. 12.10).

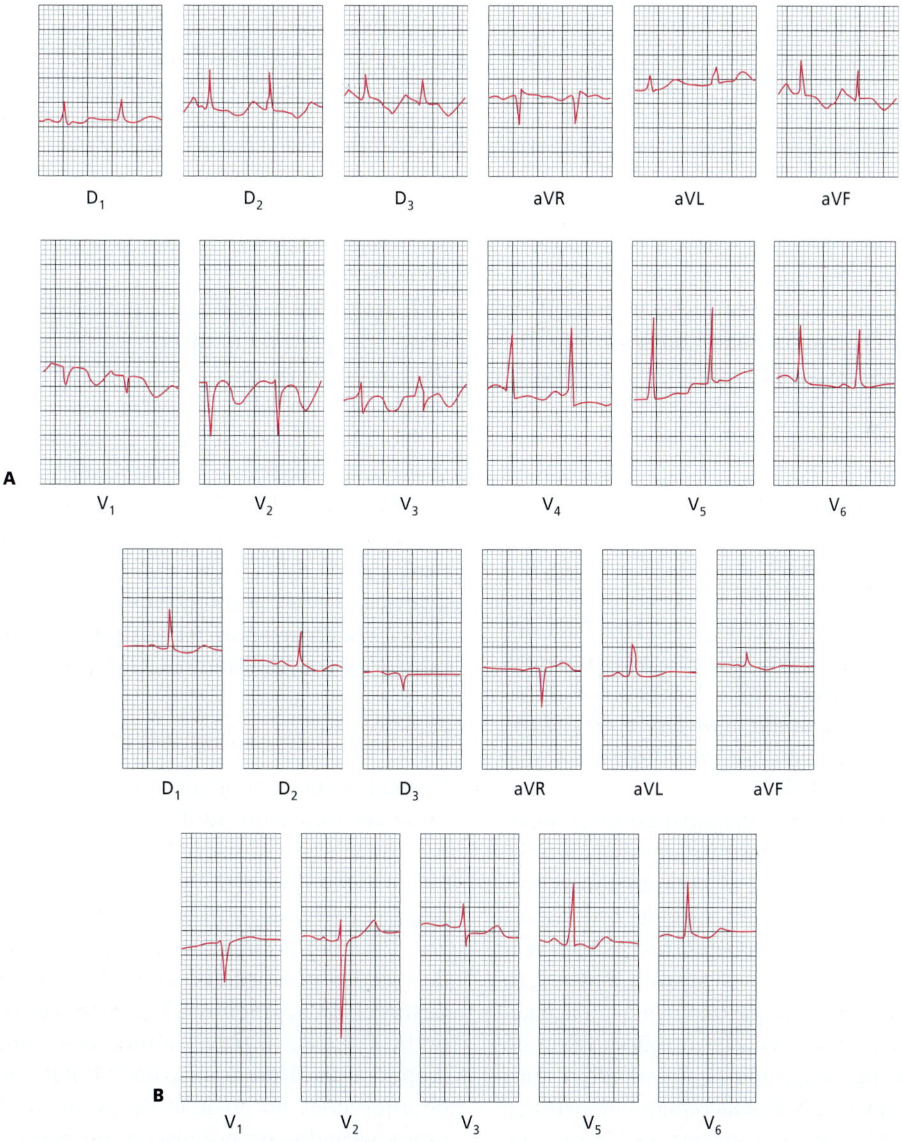

Figura 12.10 – *Cor pulmonale* agudo. Tromboembolismo pulmonar. **A)** Alterações importantes da repolarização ventricular em região inferior, septal e anterior. Sinal da escala em D_2. **B)** Eletrocardiograma da mesma paciente dois meses depois do primeiro.

978-85-7241-870-6

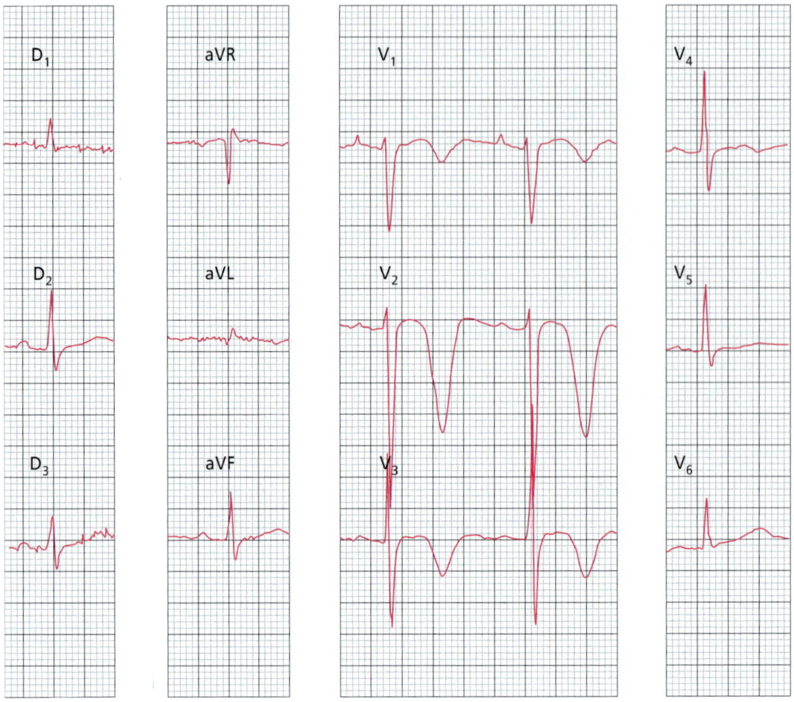

978-85-7241-870-6

Figura 12.11 – Embolismo pulmonar maciço. Alteração da repolarização ventricular de grande magnitude em derivações V_1, V_2 e V_3.

O padrão $S_1Q_3T_3$ também é registrado nos traçados de ECG com *bloqueio da divisão posteroinferior esquerda*, porém, nesse atraso de condução, a onda R de D_3 é maior que a de D_2, contrastando com as amplitudes um pouco atenuadas do TEP, além da correlação com o quadro clínico.

Pode-se evidenciar *infra* ou *supradesnível do segmento ST* nas derivações inferiores. O supradesnível do segmento ST, principalmente em D_1 e D_2, apresenta aspecto peculiar porque é comparado aos degraus de uma escada, uma vez que a parte inicial do segmento ST é achatada, seguida de rápida ascensão desse segmento e de onda T proeminente (Fig. 12.10). Nas derivações precordiais, é possível encontrar as mesmas alterações já descritas, ou seja, tanto *infra* como *supradesnível do segmento ST* e, ainda, a *inversão da polaridade da onda T*, principalmente nas precordiais direitas (V_1-V_3) (Figs. 12.10 e 12.11).

Essas alterações dificultam o diagnóstico diferencial com o IM anterosseptal. O infradesnível do segmento ST é mais comum nas derivações V_5 e V_6, porém pouco profundo. Essas alterações regridem em torno de 6 semanas.

O *desvio do eixo elétrico do complexo QRS para a direita* pode ser superior a +100°. Isso acarreta a inscrição de onda R proeminente em aVR, que também é um achado sugestivo de TEP. Além disso, ocorre rotação horária do coração sobre o seu eixo longitudinal, desviando a zona de transição para a esquerda. Não é incomum o registro de complexos rS ou RS de V_1 até V_4 e mesmo até V_6, ou seja, a zona de transição não aparece nas derivações precordiais habituais. No entanto, esse padrão pode ser modificado pelo desenvolvimento de SVD, manifestada pelo registro de onda R ampla de V_1 a V_3.

É possível evidenciar graus variáveis de atraso da condução pelo ramo direito do feixe de His (BRD), até de caráter transitório, interpretados como secundários à dilatação do VD.

No TEP, observam-se *arritmias cardíacas*, mas o registro mais frequente é o de *taquicardia sinusal*. Semelhantemente à DPOC, as arritmias são principalmente supraventriculares, incluindo extrassistolia atrial, taquicardia atrial e fibrilação e *flutter* atriais. A incidência de arritmias varia em diferentes publicações, provavelmente por sua característica transitória. Quase um quarto dos portadores de TEP têm ECG dentro de limites normais.

ELETROCARDIOGRAMA NO PNEUMOTÓRAX

O pneumotórax pode alterar o ECG, independentemente de ser esquerdo ou direito, artificial ou espontâneo. Em todas essas situações, ocorre *desvio do eixo elétrico do complexo QRS para a direita* e *diminuição da amplitude das deflexões P, QRS e T*, principalmente em D_1. Também pode haver algum grau de atenuação nas derivações precordiais, além de complexos QS, supradesnível do segmento ST e inversão da polaridade da onda T. Essas últimas alterações podem dificultar o diagnóstico diferencial com IM. Apesar da constatação de alterações na posição do coração, da existência de graus variados de colapso pulmonar e da interposição de ar entre os eletrodos exploradores na superfície do tórax, esses fatores não explicam as alterações do ECG.

Capítulo 13

Modificações do Eletrocardiograma Provocadas por Distúrbios Eletrolíticos e Drogas

ELETROCARDIOGRAMA NOS DISTÚRBIOS ELETROLÍTICOS

As alterações das concentrações intra e extracelulares de eletrólitos, ao ultrapassarem certos limites, exercem influências sobre as características de diferentes fases do *potencial de ação transmembrana* das células cardíacas, podendo acarretar modificações da morfologia do eletrocardiograma (ECG).

O ECG é muito útil na prática clínica diária para o diagnóstico de distúrbios eletrolíticos, principalmente aqueles relacionados aos íons K^+ e Ca^{++}. A gravidade desses distúrbios pode ser estimada pelo ECG, orientando a subsequente investigação laboratorial e conduta terapêutica. Entretanto, existem algumas limitações da utilização do ECG nesses casos, como:

- Alterações prévias do ECG secundárias à cardiopatia subjacente.
- As alterações do ECG originárias de distúrbios eletrolíticos podem ser semelhantes àquelas provocadas por drogas e doenças sistêmicas.
- Alterações inespecíficas do ECG relacionadas às modificações da frequência, do ritmo ou da condução intraventricular provocadas pelos distúrbios eletrolíticos.
- As modificações do ECG podem ser decorrentes de alterações de vários eletrólitos.

Apesar dessas limitações, é um dos métodos mais simples para avaliar o paciente com provável distúrbio eletrolítico.

ALTERAÇÕES DOS NÍVEIS SANGUÍNEOS DE POTÁSSIO

Hiperpotassemia

A hiperpotassemia pode ocorrer em pacientes com insuficiência renal, hipertensão arterial sistêmica ou insuficiência cardíaca, quando estão fazendo uso de inibidores da enzima conversora da angiotensina ou também de diuréticos poupadores de K^+, ou a associação desses medicamentos. O aumento progressivo dos níveis sanguíneos de K^+ acarreta sequência muito nítida de alterações do ECG, modificando a despolarização (QRS) e a repolarização (segmento ST e onda T) (Fig. 13.1).

As *alterações da onda T* constituem os primeiros sinais eletrocardiográficos de hiperpotassemia, desenvolvendo-se quando os níveis sanguíneos de K^+ estão acima de *5,5mEq/L*. A *onda T torna-se mais simétrica*, *mais ampla* e com *base estreita*, recebendo a denominação *onda T em tenda* (Fig. 13.2).

A gênese elétrica está relacionada à diminuição da duração do potencial de ação transmembrana e do intervalo QT, desde que não haja alargamento do complexo QRS. Também é possível observar aumento da amplitude da onda U. É oportuno lembrar que outras condições podem registrar essas alterações da onda T, incluindo *bradicardia sinusal*, *isquemia subendocárdica* e *sobrecarga ventricular esquerda*.

978-85-7241-870-6

O *alargamento do complexo QRS*, decorrente de *atraso da condução intraventricular*, acontece quando os níveis sanguíneos de K^+ alcançam *6,5mEq/L*. O registro do ECG pode assemelhar-se ao do bloqueio do ramo direito ou bloqueio do ramo esquerdo ou inespecífico, acompanhado de aumento do QTc. O atraso da condução intraventricular associa-se ao aumento do intervalo HV, que, por sua vez, é proporcional ao alargamento do complexo QRS. Na vigência de níveis sanguíneos mais elevados de K^+ (> *8,8mEq/L*), ocorre alargamento mais pronunciado do complexo QRS, adquirindo formato ondulado amplo (*onda senoidal*) e conduzindo à assistolia (Figs. 13.3 e 13.4).

Concentrações sanguíneas de K^+ acima de *7mEq/L* acarretam *diminuição da amplitude e aumento da duração da onda P*, muitas vezes associadas ao *aumento*

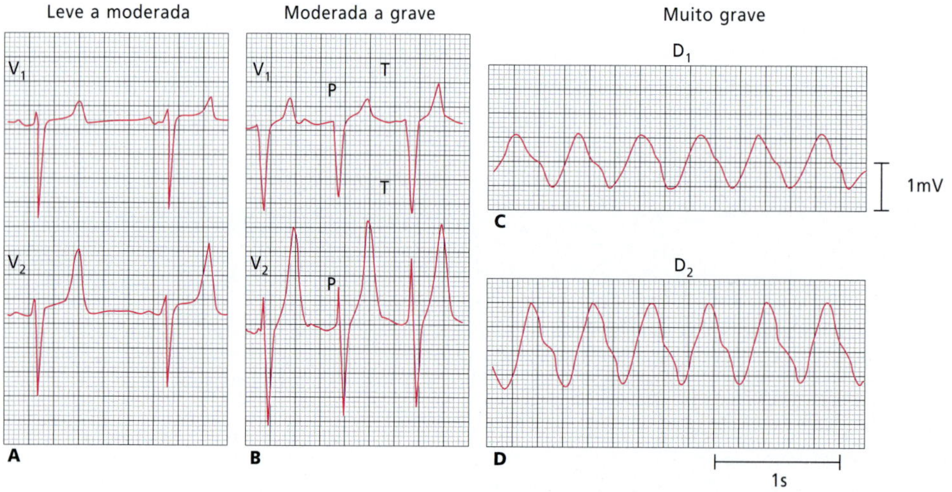

Figura 13.1 – Fases evolutivas da hiperpotassemia: **A)** Traçado normal. **B)** Onda T pontiaguda K+ = 5,5mEq. **C)** Aumento da duração do QRS e onda T pontiaguda em tenda K+ = 7mEq. **D)** Grandes deformações do completo QRS e onda T, K+ = superior 8,8mEq.

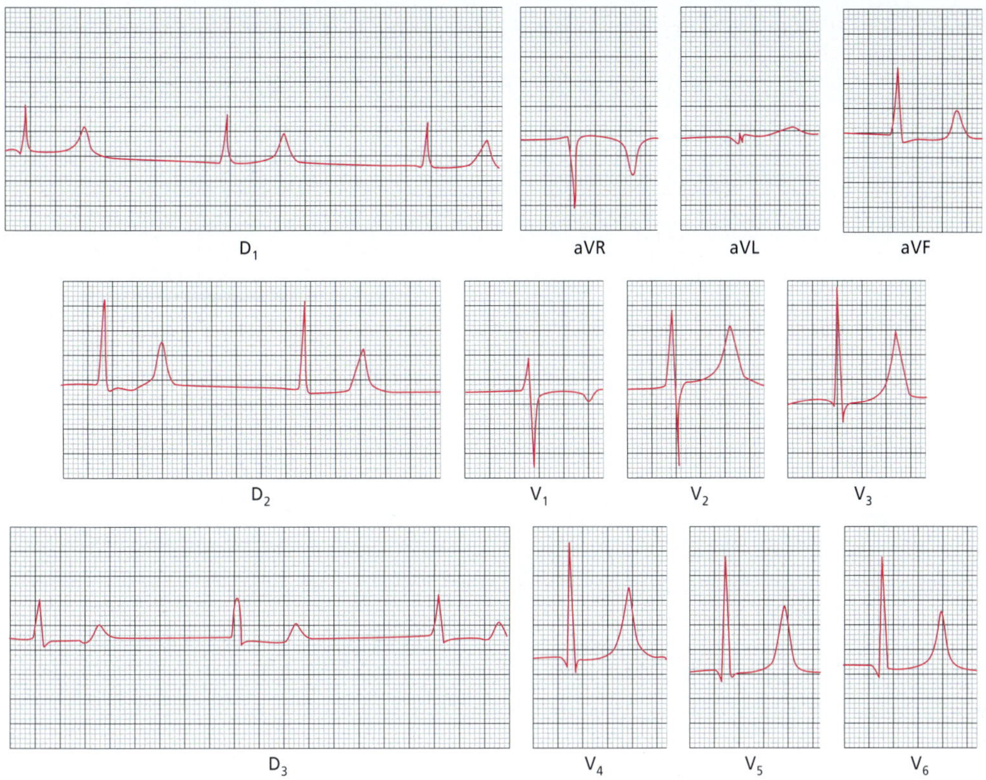

Figura 13.2 – Hiperpotassemia: ausência da atividade elétrica atrial mantendo constantes os intervalos RR. Ondas T pontiagudas.

do intervalo PR e mais bem evidenciadas com níveis sanguíneos de K^+ superiores a *8mEq/L*. Níveis acima de 8,5mEq/L provocam o desaparecimento da onda P, correspondendo, provavelmente, a ritmo de escape juncional ou à denominada condução sinoventricular, realizada pelos tratos atrionodais, na vigência de bloqueio sinoatrial (Fig. 13.2).

Quando os níveis sanguíneos de K^+ atingem *11mEq/L*, é possível observar *supradesnível do segmento ST*, principalmente nas derivações precordiais direitas, sugestivo de infarto do miocárdio ou síndrome de Brugada (Fig. 13.5).

978-85-7241-870-6

Frequentemente, na vigência de hiperpotassemia de grau leve a moderado, observam-se ritmos ectópicos ou atrasos da condução atrioventricular de diferentes graus. Nos casos mais graves, é possível identificar bloqueio atrioventricular de grau avançado. A elevação dos níveis sanguíneos até *12 a 14mEq/L* acarreta fibrilação e assistolia ventricular.

Hipopotassemia

A hipopotassemia ($K^+ < 3{,}5$mEq/L) é comum em pacientes com infarto agudo do miocárdio, naqueles que tomam diuréticos de alça e tiazídicos e nos sobreviventes de parada cardíaca fora do ambiente hospitalar. Esse distúrbio eletrolítico provoca nítidas alterações no ECG decorrentes da *polarização excessiva do sarcolema* e do *aumento da duração do potencial de ação*. No ECG, manifesta-se principalmente por *infradesnível do segmento ST*, com retificação da onda T, e por *aumento da amplitude da onda U*, que, em alguns casos, tem amplitude superior ao da onda T (Fig. 13.6).

Com níveis sanguíneos mais baixos de K^+, ocorre fusão das ondas T e U, dificultando ou até impossibilitando a avaliação do intervalo QT. Por razões desconhecidas, também é possível evidenciar o aumento da amplitude da onda P (Fig. 13.7).

O prolongamento da repolarização pela hipopotassemia enquadra-se nas síndromes de QT (U) longo adquirido, predispondo o paciente ao desenvolvimento de *torsades de pointes* e, com o uso de digital, ao desenvolvimento de outras taquiarritmias.

ALTERAÇÕES DOS NÍVEIS SANGUÍNEOS DE CÁLCIO

Hipercalcemia

A elevação dos níveis sanguíneos de Ca^{++} provoca encurtamento da repolarização ventricular, que se manifesta, no ECG, por *encurtamento do intervalo QT*, envolvendo principalmente a *diminuição do segmento ST*. Nos casos mais graves de hipercalcemia, a onda T parece emergir a partir do término do complexo QRS. Pode-se avaliar o intervalo entre o início do complexo QRS e o ápice da onda T (*intervalo Q-aT*), que é igual ou superior a *0,27s* na maioria dos pacientes com hipercalcemia. É possível observar aumento da amplitude da onda T e, com menor frequência, inversão da polaridade da onda T (Fig. 13.8).

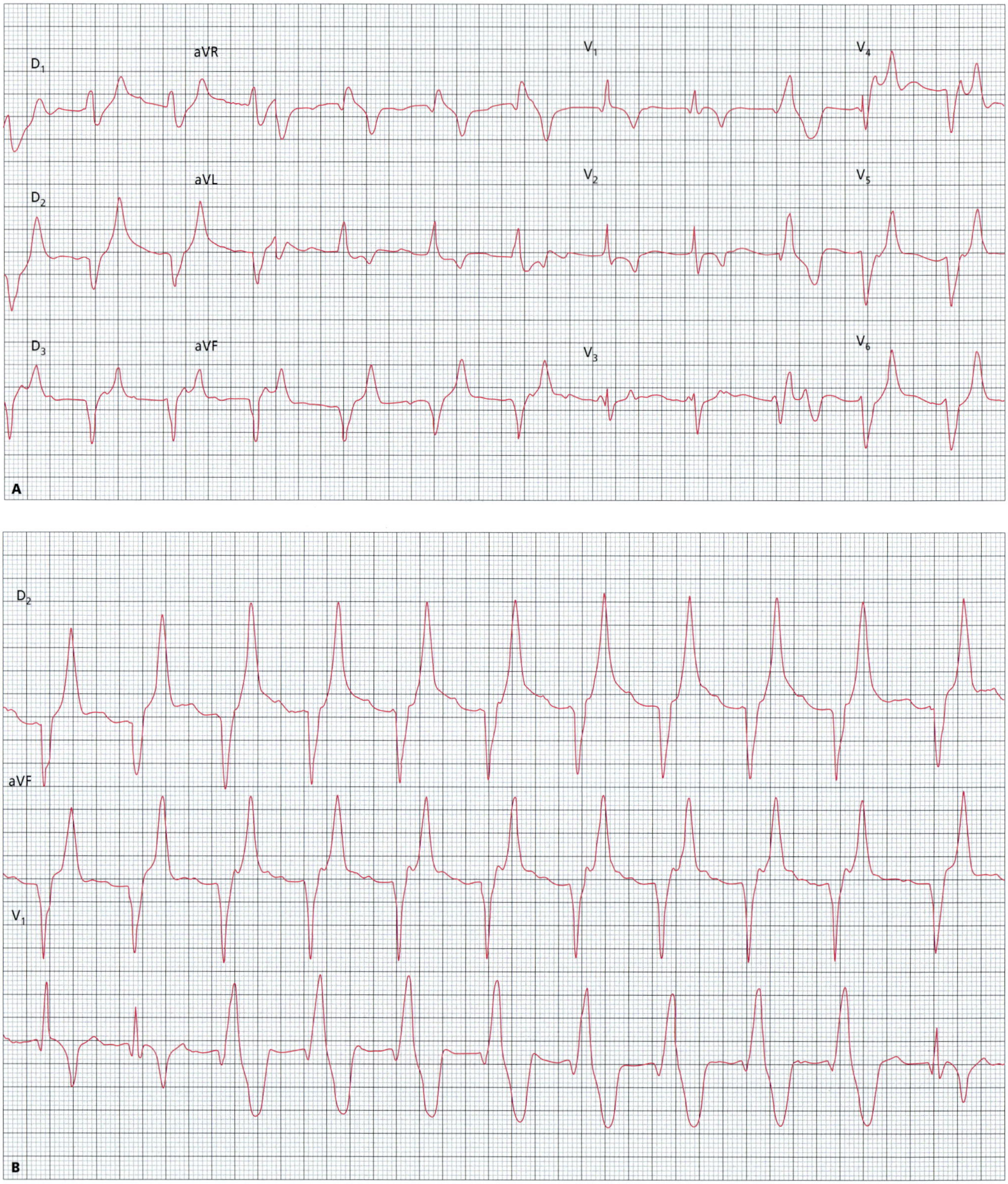

978-85-7241-870-6

Figura 13.3 – Fases evolutivas da hiperpotassemia em paciente do sexo feminino fazendo uso de inibidor da enzima de conversão de angiotensina (ECA) e diuréticos poupadores de potássio. **A**) Paciente deu entrada no pronto-socorro com quadro neurológico de tetraparesia flácida. Níveis de K^+ = 10,6mEq. Observar ausência da atividade atrial, complexos QRS de duração aumentada e morfologia de bloqueio de ramo do tipo incomum. Ondas T apiculadas e amplas. **B**) Decorridos 2min, observa-se intermitência da condução intraventricular do estímulo. As ondas T tornam-se bastante proeminentes. (*Continua*)

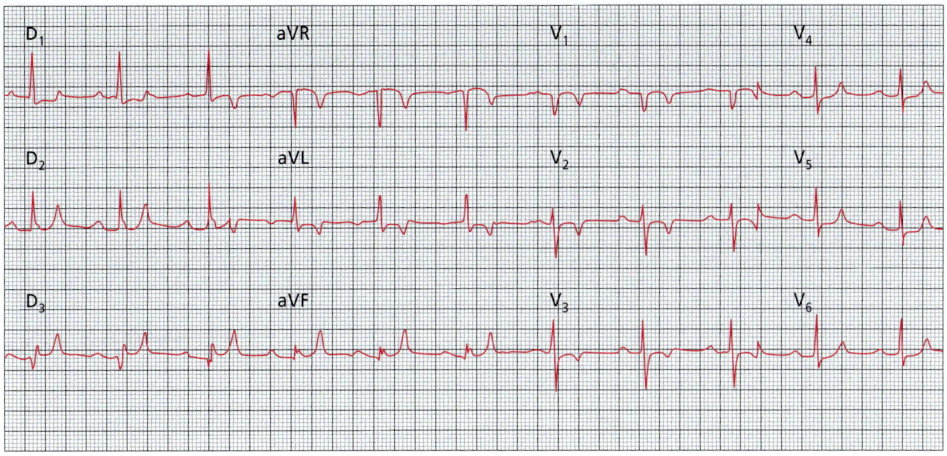

C

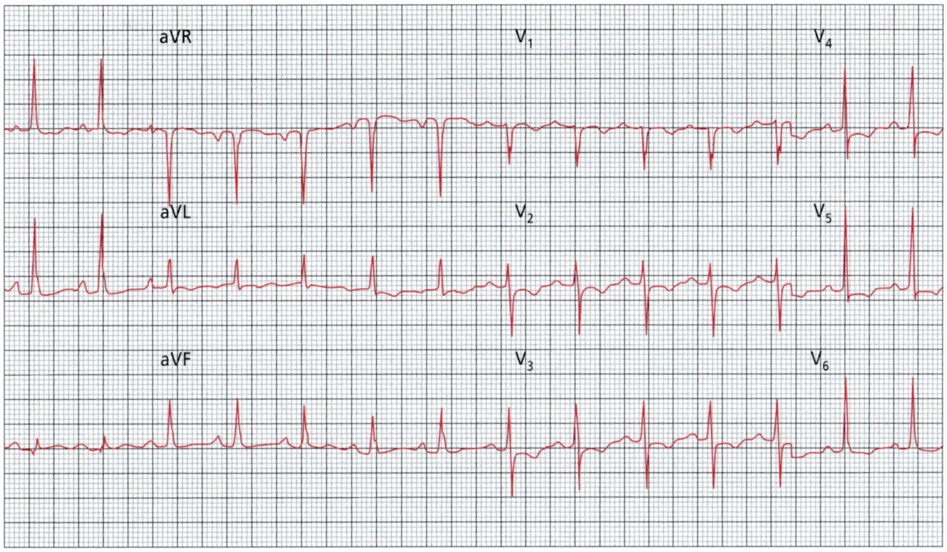

D

978-85-7241-870-6

Figura 13.3 – (*Continuação*) **C**) Tratamento específico com gluconato de cálcio, solução polarizante e bicarbonato. Os níveis de potássio baixam para 6,9mEq. Observa-se aparecimento da atividade atrial, normalização da morfologia e duração de QRS, porém presença de onda T pontiaguda. **D**) Três dias após K^+ = 4,3mEq; apenas alteração da repolarização ventricular.

Semelhantemente ao intervalo QT curto congênito, a forma adquirida por hipercalcemia parece acompanhar-se do mesmo risco de desenvolver fibrilação atrial, arritmia ventricular grave e morte súbita. *O intervalo QT curto num paciente com alteração do estado mental pode ser o primeiro indício do diagnóstico de hipercalcemia.*

Hipocalcemia

Quando os níveis sanguíneos de Ca^{++} alcançam *7 a 8mg*, o ECG pode revelar *aumento da duração do segmento ST*, uma vez que a duração do segmento ST é inversamente proporcional à concentração sanguínea de Ca^{++}, com consequente *prolongamento do intervalo QTc*. Usualmente, a onda T é positiva e pontiaguda, com amplitude variável, porém, quando houver aumento de amplitude, pode ser interpretada como secundária à hiperpotassemia (Fig. 13.9).

Na vigência de hipocalcemia acentuada, é possível evidenciar inversão da polaridade da onda T. Geralmente, não se identifica onda U.

ALTERAÇÕES DOS NÍVEIS SANGUÍNEOS DE MAGNÉSIO

As alterações da concentração sanguínea do magnésio não provocam qualquer alteração no ECG e, quando existentes, geralmente estão relacionadas às alterações concomitantes da concentração sanguínea do K^+ ou do Ca^{++}.

Outros Fatores Metabólicos

Hipotermia

No ECG, a hipotermia sistêmica, ou seja, temperatura corporal abaixo de *36°C*, pode provocar *bradicardia*, *retificação da onda P* e *prolongamento do intervalo*

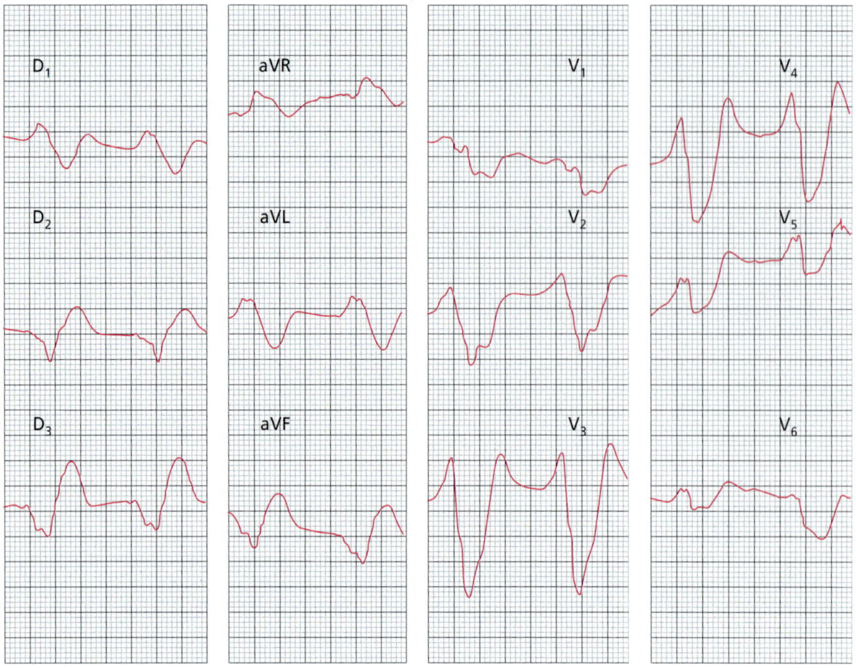

Figura 13.4 – Hiperpotassemia (K^+ = 9mEq). Complexos QRS alargados (400ms). Morfologia bizarra englobando a onda T. Ausência da atividade elétrica atrial.

978-85-7241-870-6

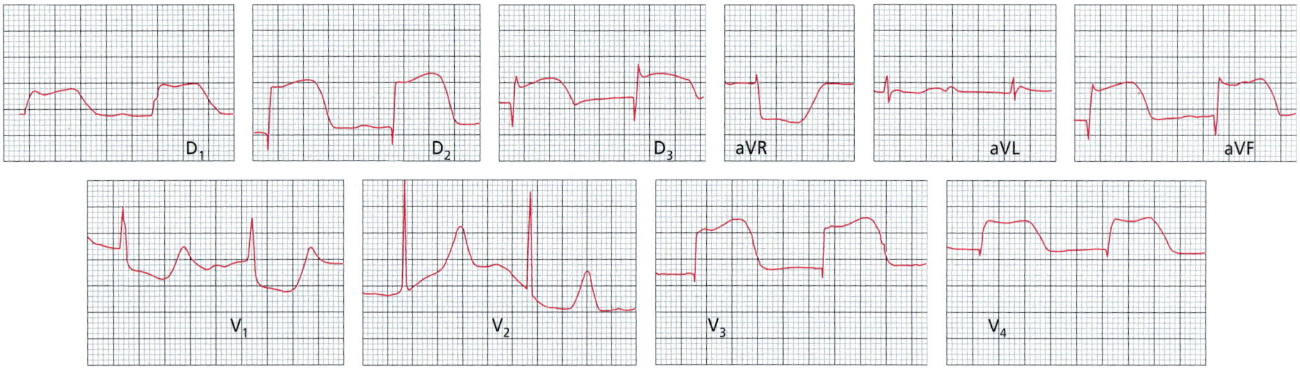

Figura 13.5 – Eletrocardiograma de paciente com 2 meses de idade, portador de hérnia encarcerada e insuficiência renal aguda. Observe o registro de ondas monofásicas que se assemelham à corrente de lesão, na vigência de hiperpotassemia.

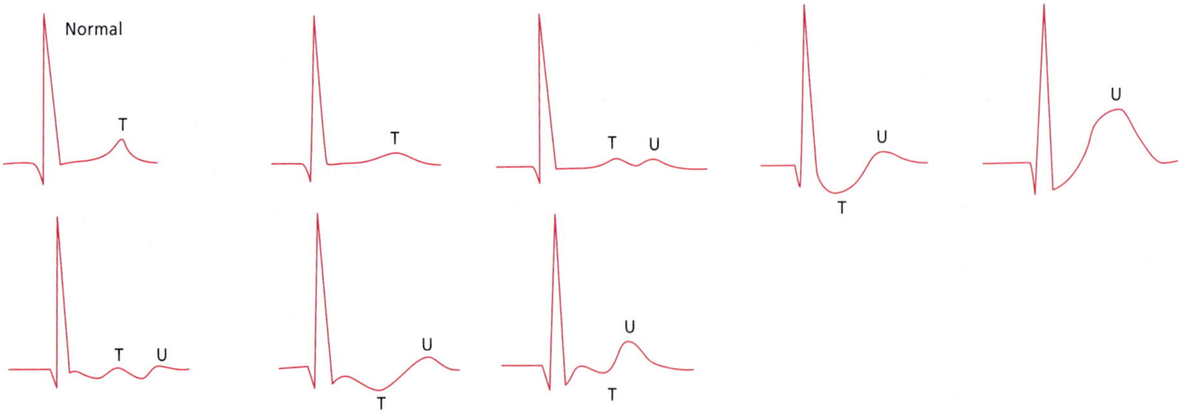

Figura 13.6 – Padrões de traçado do eletrocardiograma de portador de hipopotassemia, variando de leve retificação do segmento ST ao registro de onda U proeminente e, às vezes, com infradesnível do segmento ST e inversão da polaridade da onda T.

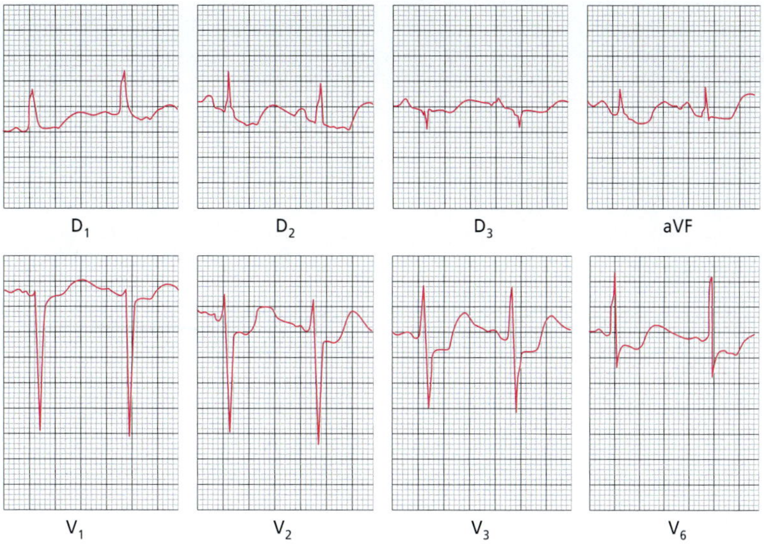

A

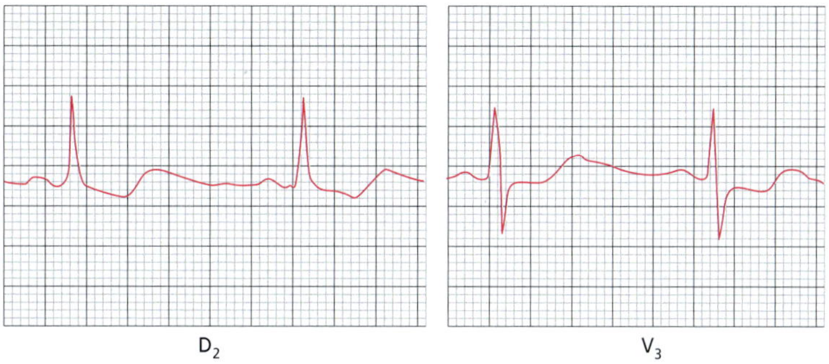

B

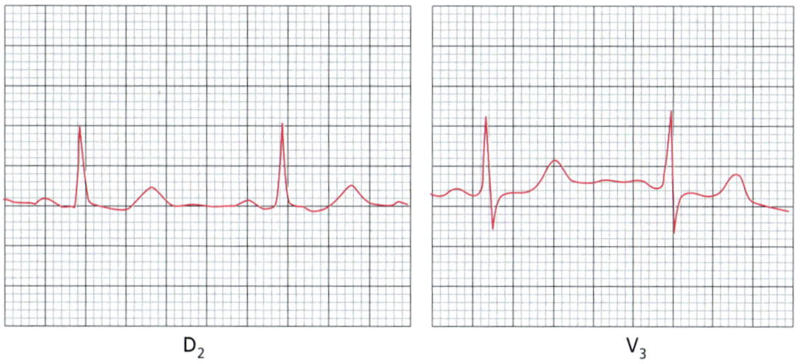

C

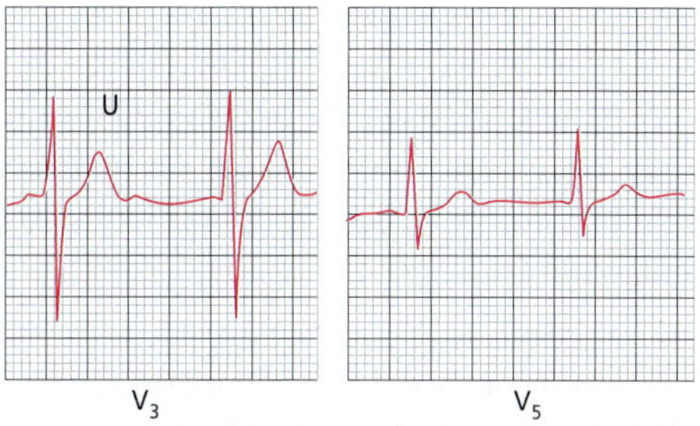

D

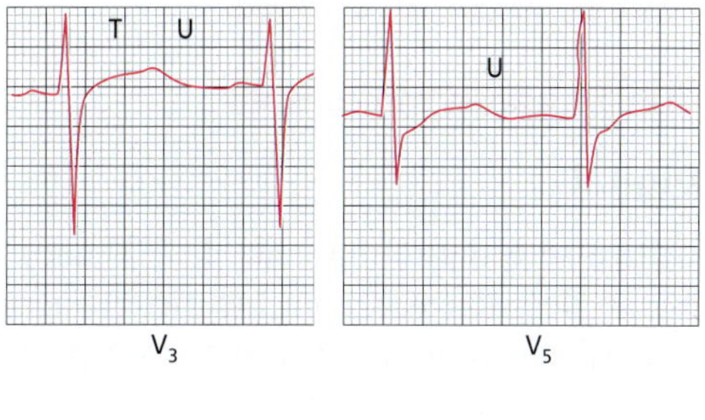

E

Figura 13.7 – **A**) Paciente do sexo feminino, 45 anos com K^+ = 1,6mEq. **B**) Mesmo paciente após reposição de íon, 4 dias após, K^+ = 2,3mEq e 6 dias após K^+ = 3,3mEq. **C**) Notar a presença de onda P pontiaguda, amplitude de QRS aumentada, depressão do ponto J, alteração ST e T e proeminente onda U. Essas alterações regridem de maneira evidente nos períodos assinalados em **B** e **C**. **D**) e **E**) Enfermo com paralisia familiar periódica. **D**) Fora de crise, com K^+ de 4,9mEq/L. **E**) Em crise de paralisia com K^+ de 1,7mEq/L. O segmento ST está infradesnivelado e a onda T diminuiu de voltagem, aumentando nitidamente a amplitude e a duração da onda U, que se funde com a onda T.

978-85-7241-870-6

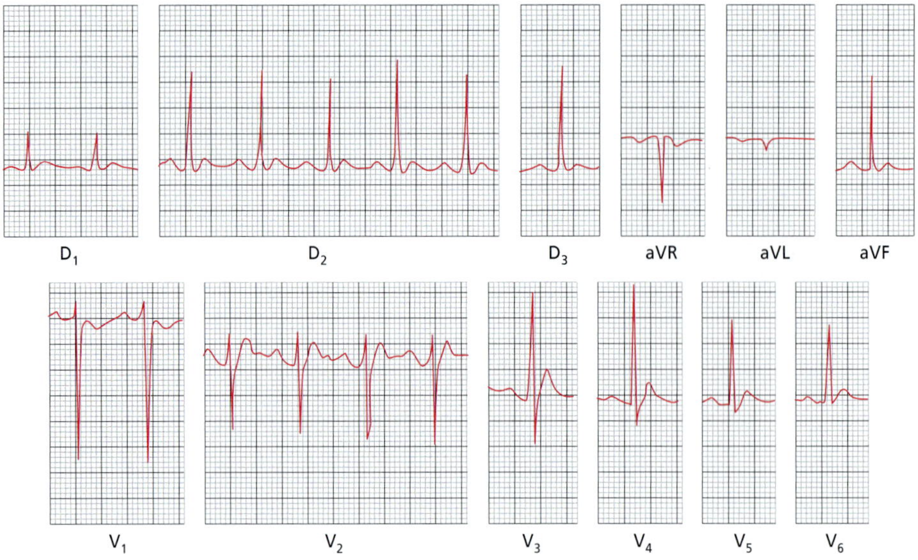

Figura 13.8 – Cálcio sérico de 15,6mEq e fósforo de 3,4mEq. Intervalo QT curto e ausência de segmento ST.

978-85-7241-870-6

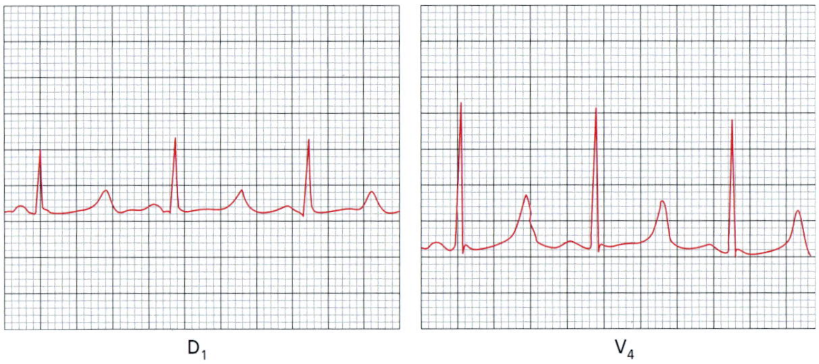

Figura 13.9 – Hipocalcemia. Aumento da duração do segmento ST (28ms).

PR, complexo QRS e *intervalo QTc.* Na grande maioria dos pacientes com hipotermia, observa-se sinal típico, constituído pelo registro de *onda em corcova*, entre o final do complexo QRS e o início do segmento ST, denominada *onda de Osborn ou onda J*, mais nítida em D_2, D_3, aVF, V_5 e V_6 (Fig. 13.10).

A gênese elétrica da onda de Osborn parece ter relação com os diversos efeitos do resfriamento sistêmico sobre a repolarização epicárdica e endocárdica dos ventrículos.

MODIFICAÇÕES DO ELETROCARDIOGRAMA PROVOCADAS POR DROGAS

Drogas Cardiovasculares

Digital

Utiliza-se o digital há mais de 200 anos para o tratamento de pacientes com insuficiência cardíaca pelos seus *efeitos inotrópicos positivos* e para aqueles com arritmias supraventriculares pelos seus *efeitos de diminuição da velocidade de condução do estímulo elétrico pelo nó atrioventricular (AV).*

O digital provoca as seguintes alterações no ECG: *prolongamento do intervalo PR, infradesnível do ponto J e do segmento ST, diminuição da amplitude da onda T, que pode tornar-se difásica (negativa-positiva) ou negativa, encurtamento do intervalo QT* e *aumento da amplitude da onda U* (Fig. 13.11).

Com a utilização do digital, as primeiras modificações do ECG envolvem a diminuição da amplitude da onda T e o encurtamento do intervalo QTc. No entanto, as modificações mais características compreendem o *infradesnível do ponto J e do segmento ST*, que se encontra encurtado, infradesnivelado e com concavidade para cima, especialmente nas derivações que registram onda R ampla. Habitualmente, a primeira porção (negativa) da onda T é englobada pelo segmento ST infradesnivelado, conferindo o clássico aspecto *em colher* (Fig. 13.12).

Resumidamente, o digital tem efeito inotrópico positivo em virtude da inibição da bomba de sódio-potás-

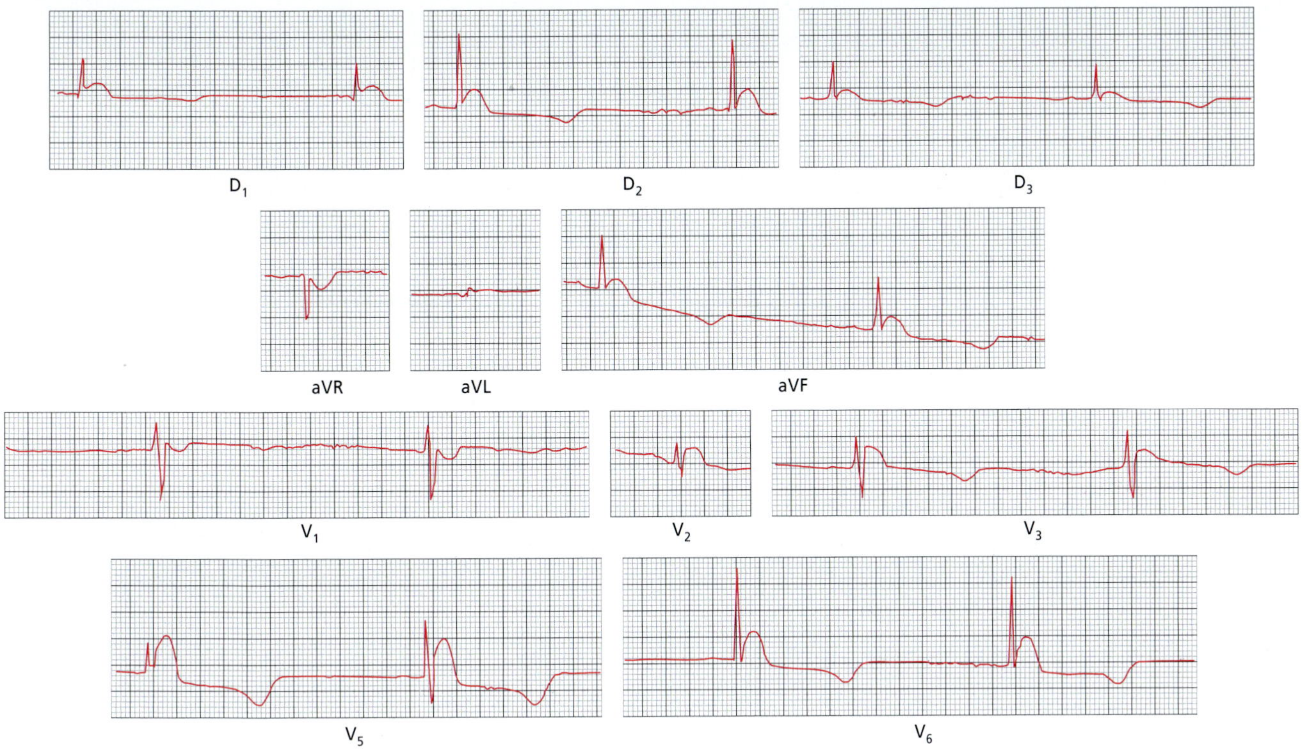

Figura 13.10 – Eletrocardiograma mostrando ritmo sinusal bradicárdico (frequência cardíaca = 30bpm), registro de complexo QRS com aumento da duração, em decorrência do prolongamento da porção final desse complexo (onda de Osborn). Temperatura axilar de 27°C.

978-85-7241-870-6

sio trifosfatase de adenosina *(Na^+-K^+-ATPase) da membrana plasmática e, no nó AV, a ação é principalmente vagal. O digital acelera o fenômeno da repolarização dos ventrículos, principalmente na região subendocárdica, que habitualmente é mais longo, diminuindo o período refratário. Também tem ação adrenérgica e pequena ação direta, que exacerbam o efeito vagal da droga na condução pelo nó AV.*

Intoxicação Digitálica

Caracteriza-se pelo desenvolvimento de sintomatologia sistêmica (sintomas gastrintestinais e neurológicos), atrasos da condução AV e arritmias, desencadeados pelo excesso da droga ou pelo aumento da sensibilidade à digitalização. O excesso de digital pode desencadear qualquer tipo de arritmia, com exceção de *flutter* atrial ou bloqueio de ramo, podendo envolver a alteração da formação do impulso ou o comprometimento da condução deste. A extrassistolia ventricular é a arritmia mais frequente e pode ser o primeiro sinal de intoxicação digitálica. Infelizmente, essa arritmia também é frequente em indivíduos sem cardiopatia estrutural. Pode ser monomórfica ou polimórfica e bigeminada ou trigeminada. Se o uso do digital não for interrompido, podem ocorrer arritmias ventriculares mais graves, como taquicardia e fibrilação ventricular (Fig. 13.13) (ver Cap. 16).

Quinidina

A quinidina, semelhantemente à *procainamida* e à *disopiramida*, é droga antiarrítmica que, diferentemente do digital, *prolonga a repolarização dos ventrículos em decorrência do bloqueio do canal de K^+*. Por isso, sua utilização pode provocar as seguintes modificações no ECG: *aumento da amplitude da onda U*, um dos sinais mais precoces; *aumento do intervalo QTc e diminuição da amplitude da onda T*, que pode tornar-se difásica e até negativa. Em alguns casos, essas alterações da onda T podem ser precedidas por infradesnível do segmento ST, curvilíneo, com concavidade superior e mais evidente em derivações com onda R ampla (Fig. 13.14).

Intoxicação Quinidínica

Pode provocar o *aumento progressivo da duração do complexo QRS*, sem alterar a morfologia ou provocar desvio do eixo elétrico desse complexo. Além disso, é possível observar graus progressivos de *bloqueio AV* e *arritmias ventriculares*, que podem provocar morte súbita cardíaca. Não é incomum o registro de *torsades de pointes*, principalmente nos pacientes em que o ECG revela *prolongamento do intervalo QTc e onda U proeminente*.

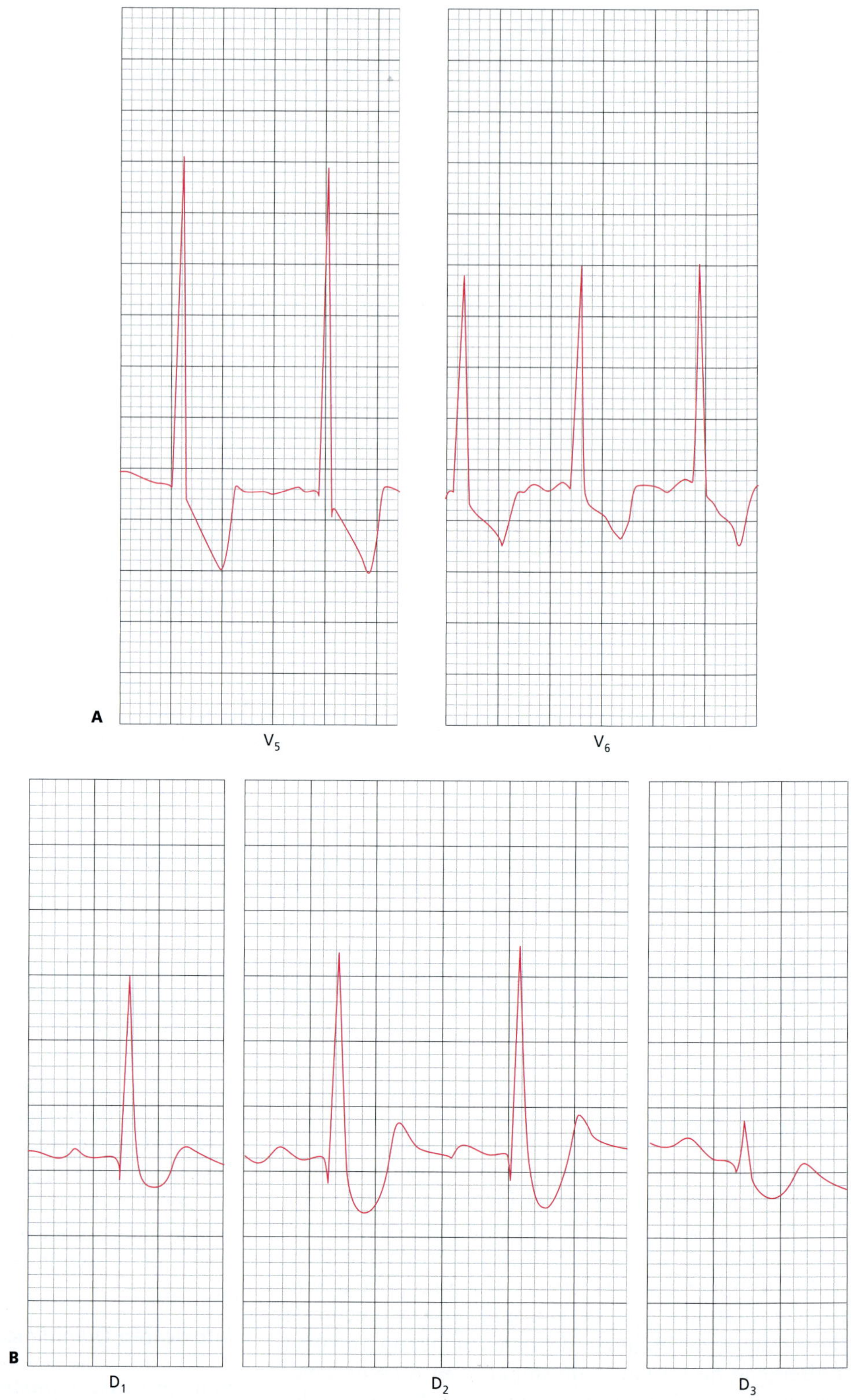

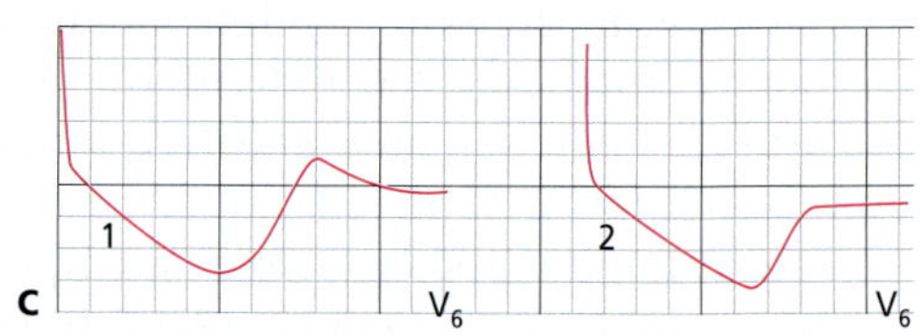

Figura 13.11 – **A**) Ação digitálica e sobrecarga ventricular esquerda em portadora de dupla lesão aórtica reumática. Registra-se fibrilação atrial e o QTc está encurtado. **B**) Derivações do plano frontal de enferma de 31 anos, hipertensa em insuficiência cardíaca e durante o tratamento com digitálicos. Há sinais de nítida alteração da repolarização ventricular. O ponto J e o segmento ST estão desnivelados, com vetor ST a –115°. O QTc está encurtado. **C**) Sinal de ação digitálica. 1 = efeito digitálico, notar que a onda T emerge acima da linha de base; 2 = intoxicação digitálica. A onda T não alcança a linha de base.

978-85-7241-870-6

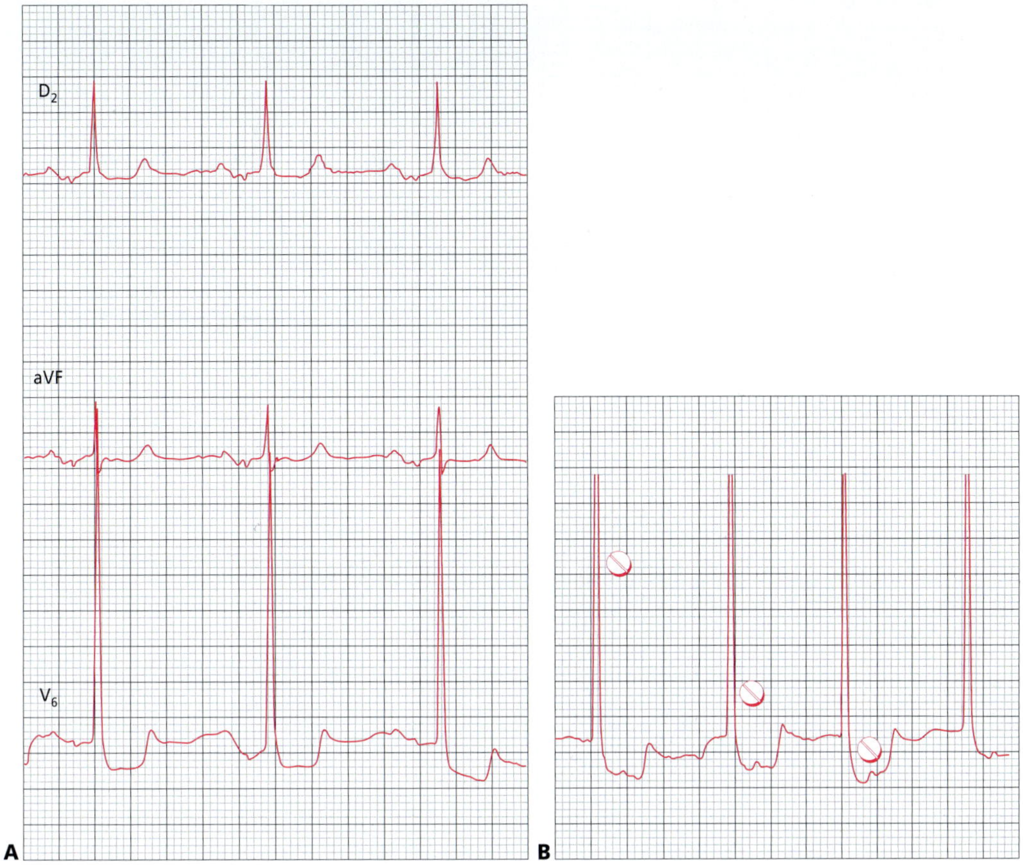

Figura 13.12 – **A**) Sinais de ação digitálica e morfologia em *colher* do segmento STT. **B**) O comprimido do digital ao cair no ramo descendente da onda R parará na *colher*.

978-85-7241-870-6

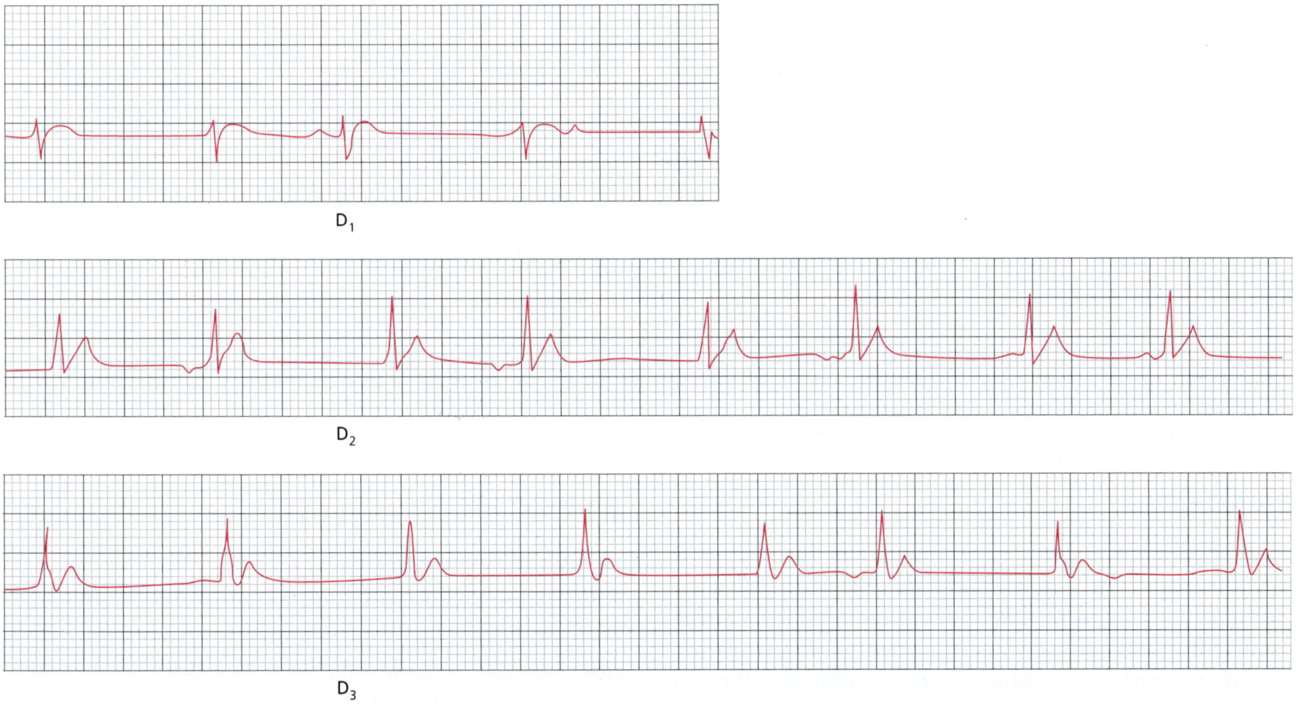

Figura 13.13 – Criança com meses de idade e quadro grave de intoxicação digitálica. Observar anormalidades do ritmo: extrassístoles atriais e escapes juncionais e evidente encurtamento do intervalo QT.

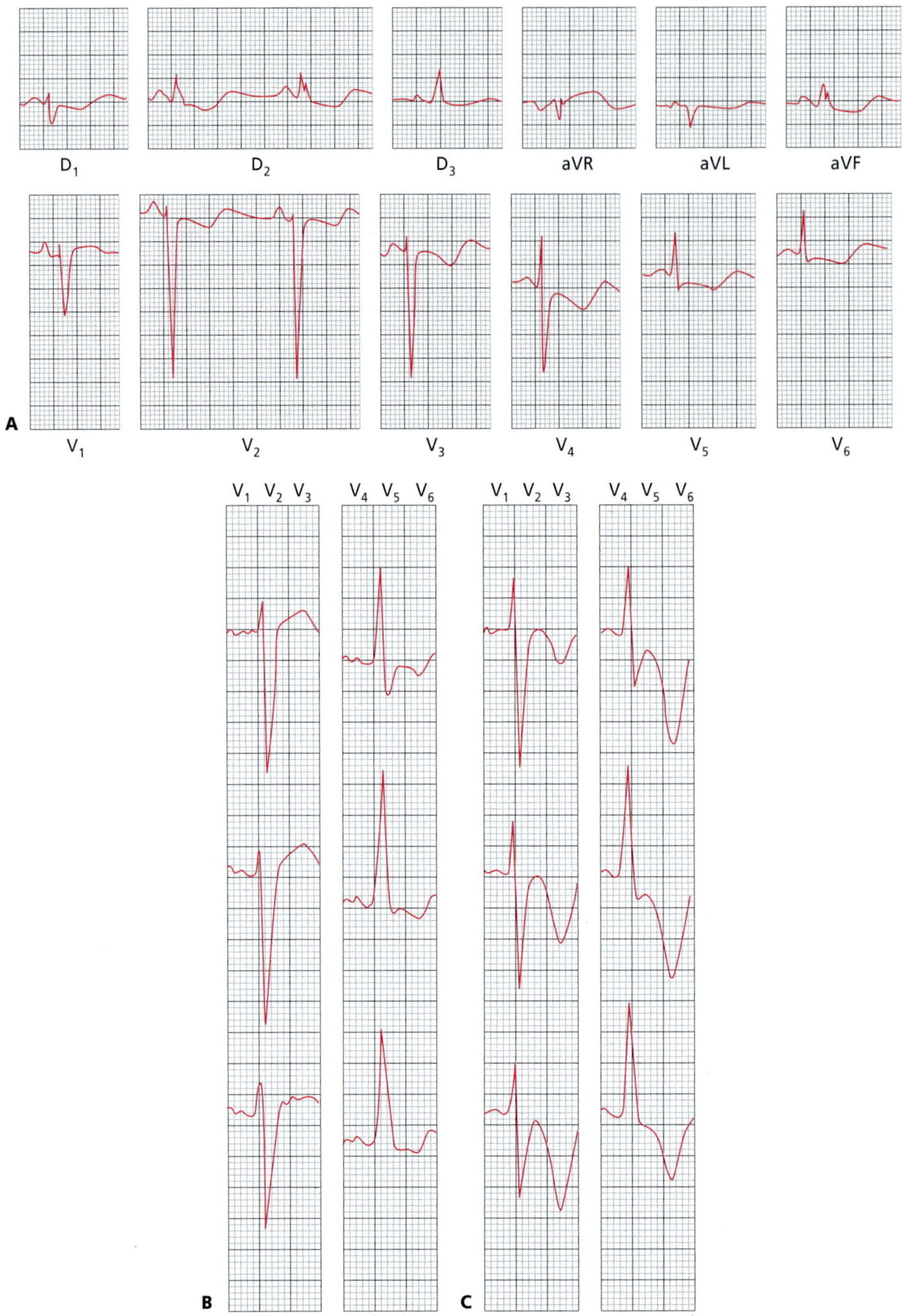

Figura 13.14 – Ação quinidínica em paciente de 52 anos, apresentando dupla lesão mitral. **A**) Registrou-se fibrilação atrial que reverteu ao ritmo sinusal após o uso de quinidina. **B**) Sem uso de droga. **C**) Sinais de ação quinidínica após três meses de uso do fármaco.

Propafenona

A terapêutica oral com propafenona, nas doses de 600 a 900mg/dia, provoca *aumento do intervalo PR* e da *duração do complexo QRS* (atraso da condução intraventricular) em cerca de $\frac{1}{4}$ dos pacientes. *Esses efeitos são decorrentes do bloqueio dos canais de Na^+ do miocárdio, incluindo o sistema de condução.* Como várias drogas antiarrítmicas, a propafenona também tem efeitos pró-arrítmicos.

Amiodarona

A amiodarona *bloqueia a função do canal de K^+ e prolonga a repolarização das células miocárdicas*. No ECG, a modificação principal é o *prolongamento do intervalo QT (U)*, da mesma forma que outros antiarrítmicos, como dofetilida e sotalol. Consequentemente, também tem risco de desencadear *torsades de pointes* (Fig. 13.15).

978-85-7241-870-6

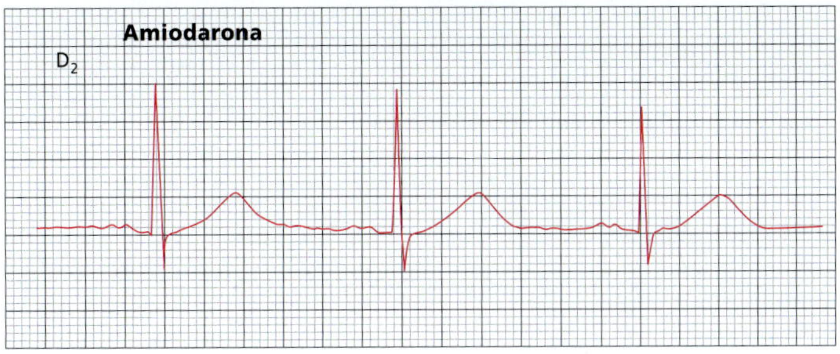

Figura 13.15 – Efeitos da amiodarona no eletrocardiograma (D_2). Prolongamento da repolarização, ou seja, aumento do intervalo QTc.

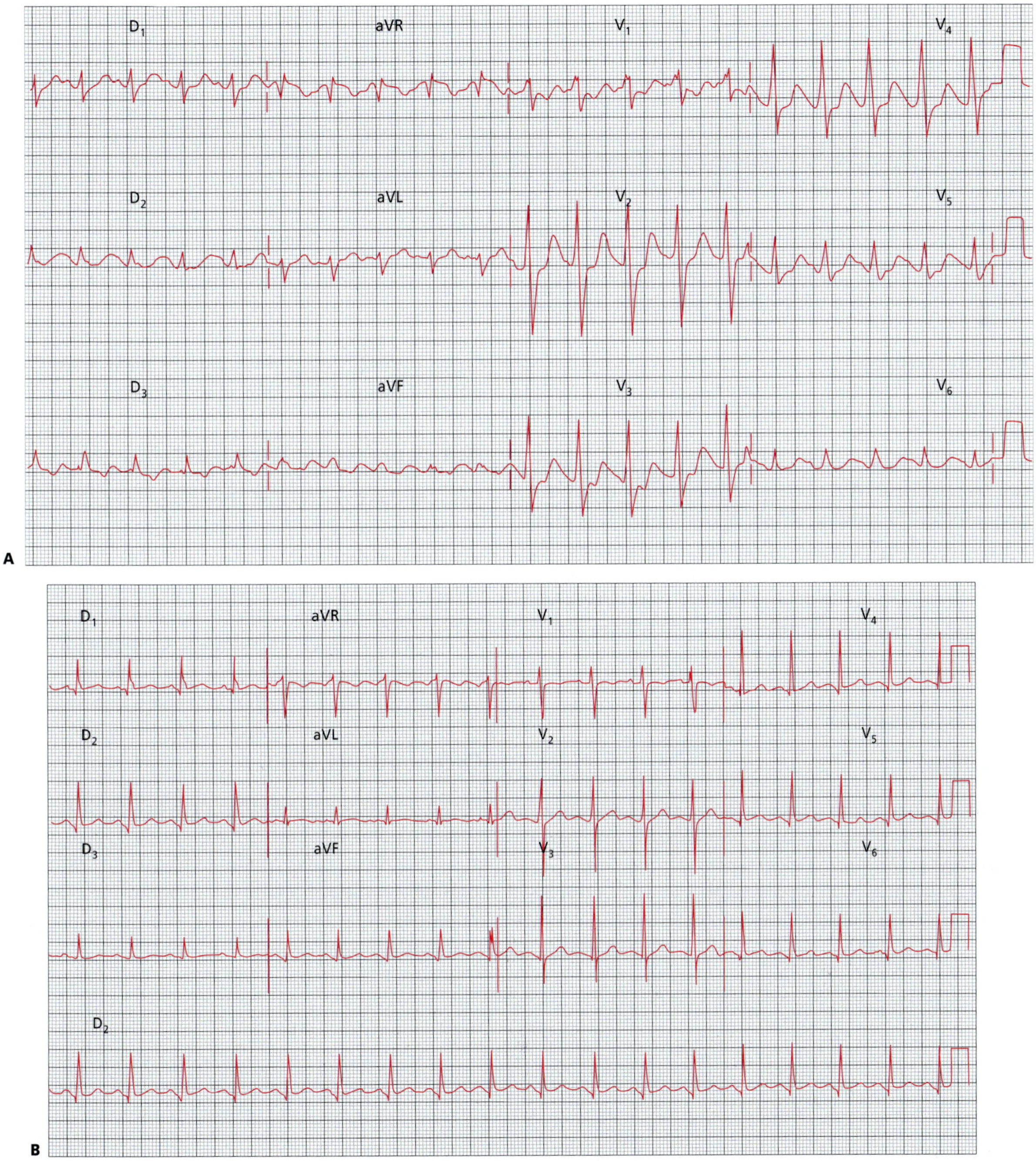

Figura 13.16 – **A**) Paciente depressivo tomando doses elevadas de antidepressivo tricíclico. Observe o registro de taquicardia juncional, aumento da duração do complexo QRS e do intervalo QTc. **B**) Após a interrupção, observa-se apenas a persistência de taquicardia sinusal, sem as alterações do complexo QRS e a normalização do intervalo QTc.

978-85-7241-870-6

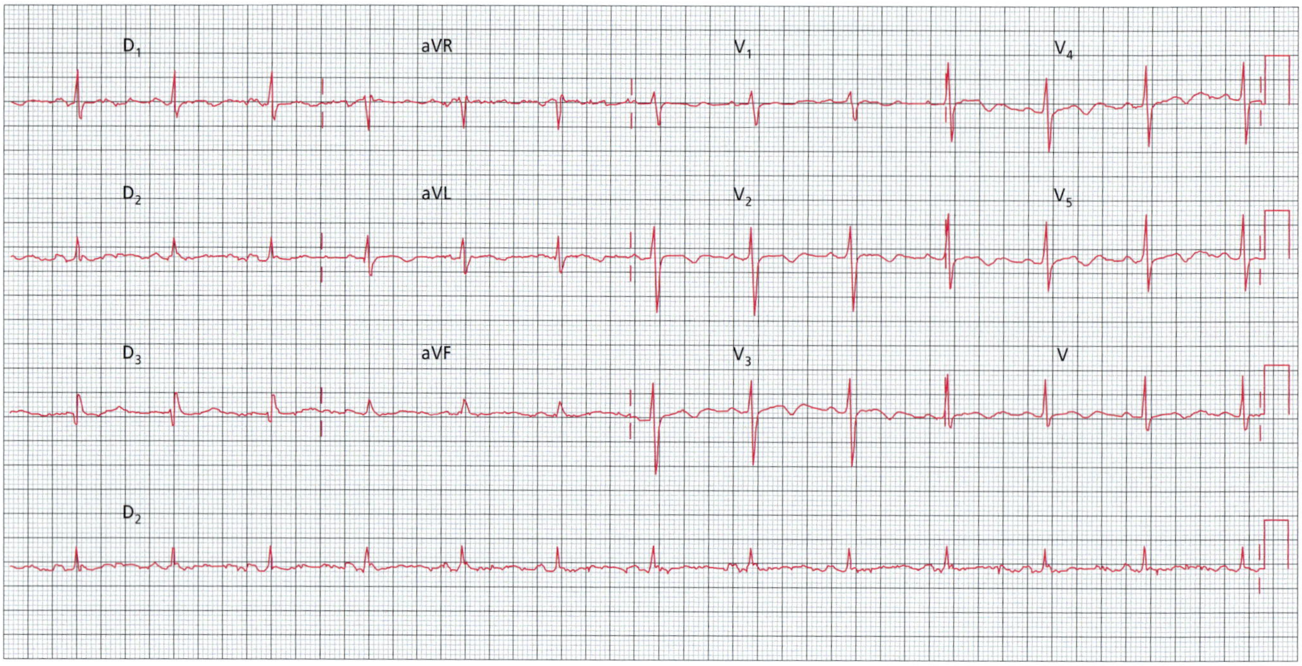

978-85-7241-870-6

Figura 13.17 – Paciente portadora de esquizofrenia, tratada com antidepressivos tricíclicos e carbonato de lítio. Observe o prolongamento do intervalo QT e a inversão da polaridade da onda T.

Betabloqueadores

O *propranolol* e outras drogas betabloqueadoras provocam *diminuição da frequência cardíaca*, mas não produzem modificações no ECG. Nos portadores de atrasos da condução AV, podem ocorrer graus variáveis de bloqueio AV. O *sotalol*, droga betabloqueadora com ação antiarrítmica, *bloqueia a função do canal de* K^+ *e prolonga a repolarização das células miocárdicas*. No ECG, evidencia-se *aumento do intervalo PR* e do *intervalo QTc*, provavelmente responsável pelos efeitos antiarrítmicos, incluindo *torsades de pointes*.

Drogas Psicotrópicas

Fenotiazinas

O uso dessa droga tem repercussões no ECG semelhantes às da quinidina, ou seja, *aumento do intervalo QTc, alterações da onda T* e *aumento da amplitude da onda U*. Raramente, pode ocorrer atrasos da condução intraventricular. Essas alterações são mais comuns com o uso da tioridazina e, geralmente, em altas doses. Nessas condições, é possível observar arritmias ventriculares complexas e até morte súbita.

Antidepressivos Tricíclicos

Essas drogas provocam alterações no ECG semelhantes àquelas provocadas por antiarrítmicos, como a quinidina, sendo possível evidenciar *aumento do intervalo QTc, alterações do segmento ST e da onda T, aumento da duração do complexo QRS* e *taquicardias supra e ventriculares,* incluindo *torsades de pointes*. Com maior frequência, observam-se essas alterações nos pacientes que utilizam essas drogas em doses mais elevadas (Figs. 13.16 e 13.17).

Carbonato de Lítio

O uso de carbonato de lítio provoca modificações inespecíficas do segmento ST e da onda T. No entanto, com doses mais elevadas, pode-se observar disfunção do nó sinusal, bradicardia sinusal, bloqueio sinoatrial e parada sinusal. Geralmente, essas alterações regridem após a interrupção da droga.

Capítulo 14

Arritmias Cardíacas

CONSIDERAÇÕES GERAIS

A avaliação de pacientes com sintomas que podem ser decorrentes de *arritmias cardíacas* pode ser complexa, porém, inicialmente, envolve técnicas propedêuticas básicas, como história clínica, exame físico e *eletrocardiograma* (*ECG*). O ECG constitui ferramenta diagnóstica importante para o diagnóstico de arritmias cardíacas, principalmente se efetuado durante o relato de sintomas, podendo revelar alterações que propiciam o diagnóstico de doenças graves, como alterações do segmento ST em derivações precordiais direitas da síndrome de Brugada, prolongamento ou encurtamento do intervalo QTc, ondas delta da síndrome de Wolff-Parkinson-White e ondas épsilon da displasia/cardiomiopatia arritmogênica do ventrículo direito.

MECANISMOS ARRITMOGÊNICOS

O desenvolvimento de novas tecnologias para o estudo da atividade elétrica cardíaca permitiu a maior compreensão dos mecanismos arritmogênicos. Estudos revelaram que grande parte de arritmias é desencadeada pelos mesmos *canais iônicos* responsáveis pela atividade elétrica normal (ver Cap. 2). Além disso, alterações da estrutura e do número desses canais iônicos, modificações das concentrações intra e extracelular de íons e as alterações estruturais de cardiopatias subjacentes também contribuem para o desencadeamento de arritmias cardíacas. Classicamente, admite-se a existência dos seguintes mecanismos de arritmogênese: *alteração da formação* ou da *condução do impulso elétrico* ou *ambos* (Quadro 14.1).

As técnicas propedêuticas atuais não propiciam a identificação inequívoca das *alterações dos canais iônicos* e do *mecanismo arritmogênico* responsáveis por grande parte das arritmias cardíacas observadas na prática clínica diária. Além disso, algumas taquiarritmias podem ser desencadeadas por um mecanismo e perpetuadas por outro.

QUADRO 14.1 – Mecanismos arritmogênicos

- Alterações da formação do impulso elétrico
  - Automatismo normal
  - Automatismo anormal
  - Atividade deflagrada
    - Pós-despolarizações precoces
    - Pós-despolarizações tardias
- Alterações da condução do impulso elétrico:
  - Reentrada
    - Reentrada por movimento circular
      - Com obstáculo anatômico (modelo anelar)
      - Sem obstáculo anatômico (bloqueio funcional)
      - Círculo condutor
      - Configuração em "oito"
      - Onda espiral e rotores
      - Reentrada anisotrópica
    - Reflexão
    - Reentrada da fase 2
- Mecanismos combinados (alterações da formação e condução do impulso elétrico)
  - Parassístole

Alterações da Formação do Impulso Elétrico

Automatismo Normal

É a propriedade das células cardíacas de gerar potenciais de ação de forma espontânea. Essa atividade espontânea é decorrente da *despolarização diastólica*, que, por sua vez, resulta da ação integrada de várias correntes iônicas durante a *fase 4* do potencial de ação transmembrana, que progressivamente conduz esse potencial até o *potencial limiar de excitabilidade* (Fig. 14.1).

Normalmente, o nó sinoatrial ou sinusal (SA) é a estrutura que possui a maior frequência intrínseca de geração de impulsos elétricos. Entretanto, outras células cardíacas também têm a mesma propriedade de *automatismo normal,* envolvendo musculatura atrial, nó atrioventricular (AV), sistema His-Purkinje, valvas AV, porções da junção AV, seio coronariano e veias pulmonares. *Essas estruturas são consideradas marca-passos latentes* ou *subsidiários, porque assumem a função de iniciar a excitação elétrica do coração somente quando o nó sinusal não for capaz de gerar impulsos elétricos ou quando esses não forem conduzidos.* Ainda, existe hierarquia entre as frequências intrínsecas de marca-passos subsidiários que possuem *automatismo normal*, uma vez que os atriais têm frequências intrínsecas mais elevadas que os da junção AV e os últimos mais que os ventriculares. A frequência intrínseca das células que possuem a propriedade do *automatismo normal* é determinada por três fatores:

1. Potencial diastólico máximo.
2. Potencial limiar de excitabilidade.
3. Velocidade de despolarização diastólica (Fig. 14.2).

978-85-7241-870-6

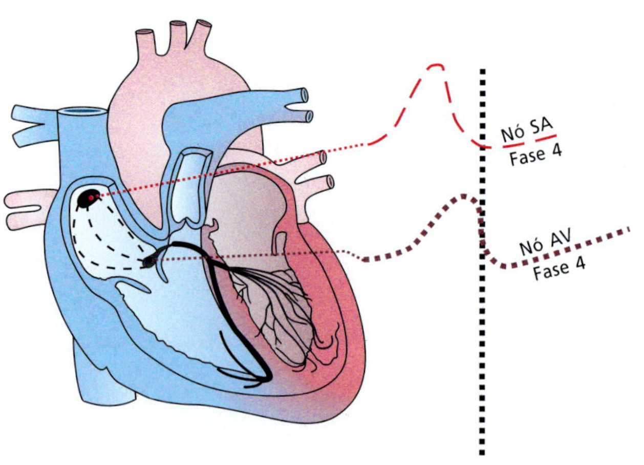

Figura 14.1 – Observe que, normalmente, as curvas do potencial de ação transmembrana dos nós sinusal (SA) e atrioventricular (AV) demonstram nítida fase 4, ou seja, despolarização diastólica.

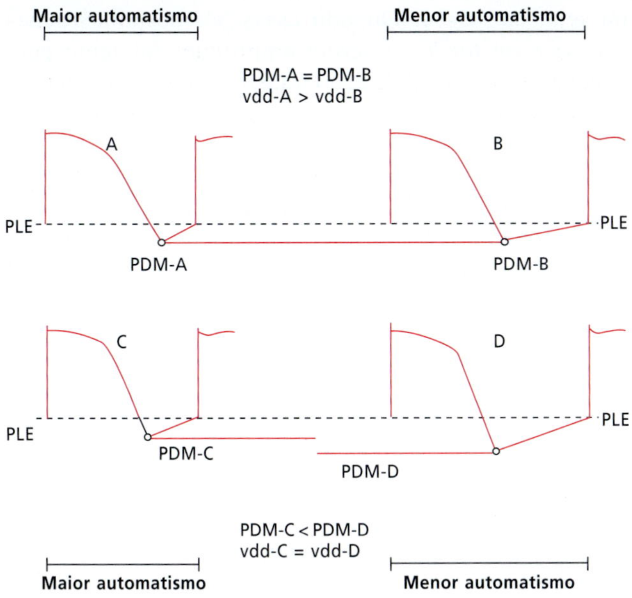

Figura 14.2 – Correlação entre o grau de automatismo e as características da fase 4 – despolarização diastólica. A célula *A* tem maior automatismo que a *B*, uma vez que a velocidade de despolarização diastólica (vdd) é maior (ascensão mais íngreme da curva), ou seja, vdd-A > vdd-B. A célula *C* tem maior automatismo que a célula *D*, uma vez que a diferença entre os seus níveis de potencial diastólico máximo (PDM) e os do potencial limiar de excitabilidade (PLE) é menor que a correspondente da célula *D*.

Qualquer alteração desses fatores modifica o tempo necessário para a despolarização da fase 4 conduzir o potencial de ação transmembrana do seu nível diastólico máximo para o limiar de excitabilidade e, consequentemente, modifica a frequência de formação de impulsos elétricos. Ainda, esses fatores podem ser alterados pelo sistema nervoso autônomo, ou seja, pelos tônus simpático e parassimpático, bem como pelos níveis extracelulares de K^+, *modificando a frequência intrínseca do marca-passo*. Assim, *as* alterações da formação do impulso elétrico *caracterizam-se pela frequência cardíaca inadequada, determinada por marca-passo normal (ritmo sinusal com frequência muito alta ou muito baixa para as necessidades fisiológicas do paciente), ou pelo controle da estimulação do coração por marca-passo subsidiário ou latente das diferentes regiões citadas anteriormente* (Fig. 14.3).

Automatismo Anormal ou Automatismo Induzido por Despolarização

Em condições normais, as células miocárdicas atriais e ventriculares não possuem despolarização diastólica espontânea ou automatismo, mas podem desenvolver essa propriedade quando despolarizadas, resultando na formação repetitiva de impulsos elétricos, fenômeno denominado *automatismo induzido por despolarização* ou *automatismo anormal*. Algumas condições patológicas, como a isquemia e o infarto, podem reduzir o potencial de ação transmembrana, geralmente a valores de *–70 a –30mV*, favorecendo o desenvolvimento de *automatismo anormal*.

Atividade Deflagrada

É composta de despolarizações oscilatórias que acompanham ou sucedem o potencial de ação cardíaco (pós-

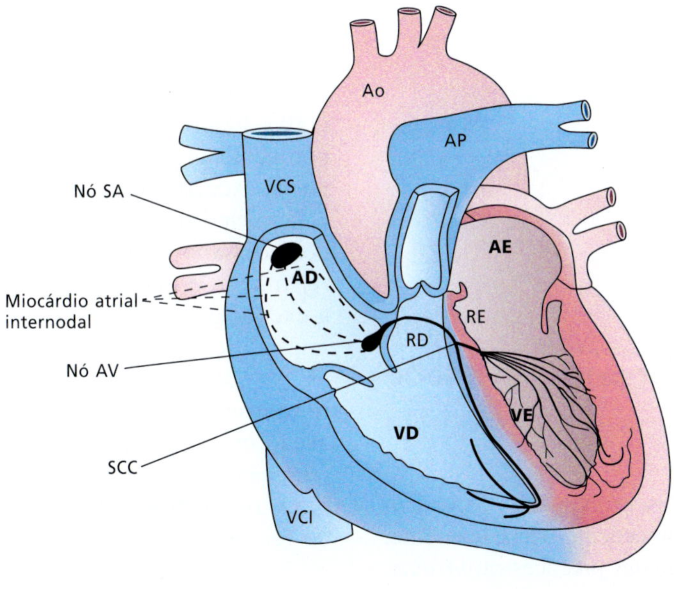

Figura 14.3 – Marca-passo subsidiário: musculatura atrial, nó atrioventricular, sistema His-Purkinje, valvas atrioventriculares, porções da junção atrioventricular, seio coronário e veias pulmonares. AD = átrio direito; AE = átrio esquerdo; Ao = aorta; AP = artéria pulmonar; AV = atrioventricular; RD = ramo direito; RE = ramo esquerdo; SA = sinoatrial; SCC = sistema de condução cardíaco (feixe de His e seus ramos e fascículos); VCI = veia cava inferior; VCS = veia cava superior; VD = ventrículo direito; VE = ventrículo esquerdo.

CAPÍTULO 14

978-85-7241-870-6

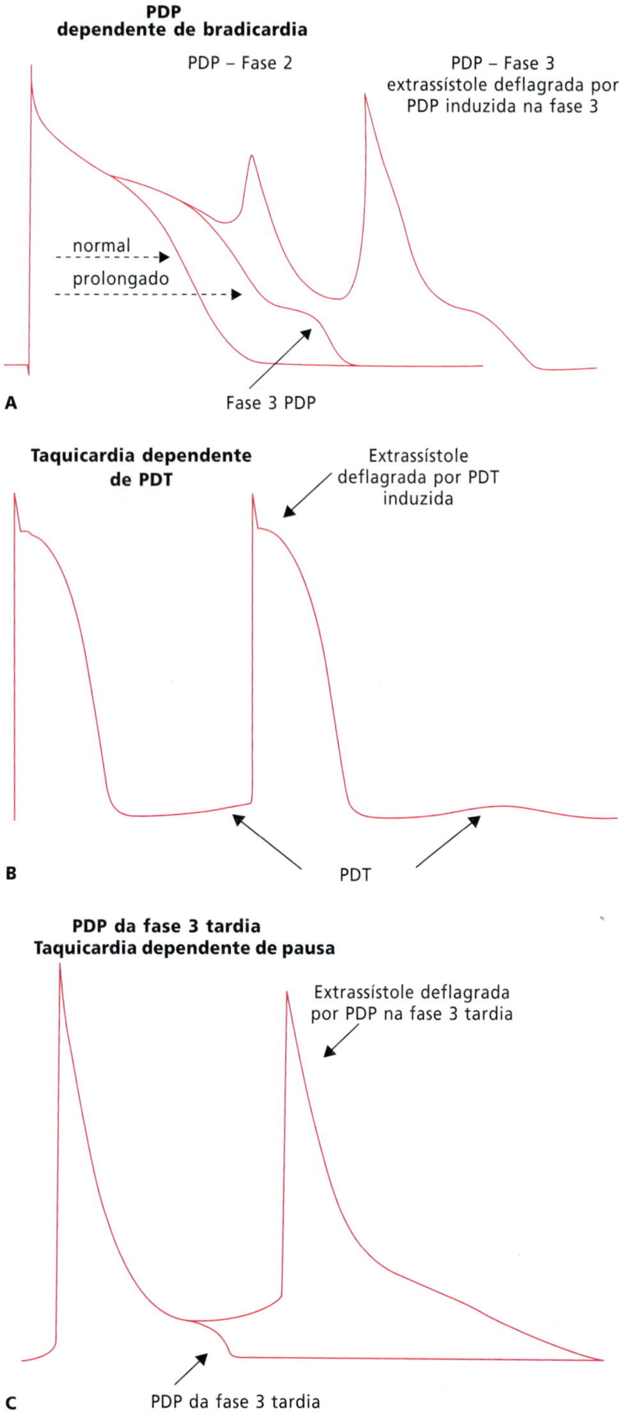

Figura 14.4 – Pós-despolarizações precoce (PDP) e tardia (PDT). **A)** Extrassístoles deflagradas por PDT das fases 2 e 3. **B)** PDT. **C)** PDP da fase 3 tardia.

-despolarizações) e, para o seu desenvolvimento, dependem da atividade transmembrana precedente. Classicamente, dividem-se em *pós-despolarizações* precoces ou *tardias*. As pós-despolarizações precoces *interrompem* ou *retardam* a repolarização durante a *fase 2* ou também durante a *fase 3* do potencial de ação cardíaco e as pós-despolarizações tardias *surgem após o término da repolarização*, ou seja, na *fase 4*. Quando essas pós-despolarizações (*precoce* ou *tardia*) tiverem amplitude suficiente para conduzir o potencial de ação transmembrana ao limiar de excitabilidade, provocam potencial de ação espontâneo, denominado *resposta deflagrada* (Fig. 14.4).

A característica comum à indução das pós-despolarizações é a existência de concentrações elevadas de Ca^{++} *no citosol e no retículo sarcoplasmático.* A *pós-despolarização precoce* ocorre na vigência de prolongamento do potencial de ação transmembrana. É intensificada pelo aumento da frequência cardíaca e suprimida pelo aumento desta. Parece constituir o mecanismo principal da *torsades de pointes*, observada nas formas adquiridas e congênitas da síndrome do QT longo. Em contrapartida, a *pós-despolarização tardia* ocorre na vigência de frequência cardíaca elevada e estimulação adrenérgica exacerbada. Parece constituir o mecanismo principal das taquiarritmias induzidas por intoxicação digitálica (*a inibição da* Na^+-K^+-*ATPase pelos glicosídeos digitálicos facilita o desenvolvimento de concentrações elevadas de* Ca^{++}), taquiarritmias ventriculares idiopáticas e ritmos idioventriculares.

978-85-7241-870-6

Alterações da Condução do Impulso Elétrico

Reentrada

A reentrada é o mecanismo arritmogênico mais comum e, habitualmente, ocorre na vigência de alteração da condução do impulso elétrico, que, por sua vez, pode ser decorrente de *conexão elétrica anômala* (por exemplo, via acessória – ver Cap. 17) ou de *comprometimento da condução do impulso*.

Em condições normais, após o início da ativação elétrica do nó sinusal, a onda de despolarização ativa sequencialmente os átrios, o nó AV, o feixe de His e seus ramos e os ventrículos e, em seguida, extingue-se ao encontrar os limites anatômicos e eletricamente inexcitáveis dos anéis fibrosos das valvas tricúspide e mitral. Como os períodos refratários das musculaturas atrial e ventricular são longos (180 a 300ms) e a velocidade de condução é muito rápida, normalmente previne-se a *reativação* dos tecidos recentemente excitados durante a ativação cardíaca.

Somente após a *diástole elétrica*, ou seja, após o tempo necessário para que o tecido cardíaco saia do *período refratário*, é que a ativação do nó sinusal pode voltar a excitar o coração. Entretanto, se um grupo de fibras musculares não for inicialmente ativado durante a onda de despolarização, esse grupo pode sair do período refratário e permitir que a mesma onda de despolarização os excite em direção retrógrada, constituindo o *fenômeno da reentrada*.

Os requisitos para o desenvolvimento e manutenção do fenômeno de reentrada envolvem:

- A existência de região com bloqueio unidirecional da condução, transitório ou permanente.
- Uma via (*substrato*) na qual o impulso elétrico possa se propagar.

- Condução suficientemente lenta dentro do circuito reentrante, para que seja possível a recuperação da excitabilidade e a reativação do tecido proximal ao ponto de bloqueio unidirecional.
- Fatores desencadeantes que propiciam o meio eletrofisiológico necessário para a iniciação da reentrada (Fig. 14.5).

O *bloqueio de condução unidirecional*, transitório ou permanente, pode ser decorrente das alterações funcionais das propriedades ativas da membrana, que determinam a excitabilidade e a refratariedade do tecido cardíaco, da desarmonia fisiológica e patológica da arquitetura tecidual cardíaca que influencia a condução ou da interação de todas essas condições. Isso pode ser evidenciado em portadores de cardiopatia estrutural, incluindo doença arterial coronariana (DAC), cardiopatias que evoluem para a hipertrofia do ventrículo esquerdo (HVE) e aquelas que evoluem para a insuficiência cardíaca. As alterações fibróticas, com aumento de colágeno e matriz intracelular, observado na HVE, no infarto de miocárdio (IM) e na idade avançada, podem propiciar áreas de comprometimento da condução, ou seja, *substrato* para o fenômeno da *reentrada*.

Existem relatos da existência de pelo menos três tipos de reentrada:

1. Reentrada por movimento circular.
2. Reflexão.
3. Reentrada da fase 2.

Por sua vez, a reentrada por movimento circular subdivide-se em: *modelo anelar* (com obstáculo anatômico) e *bloqueio funcional* (sem obstáculo anatômico). O modelo anelar, o mais simples (Fig. 14.5), requer a existência de *bloqueio de condução unidirecional*, no qual a onda de despolarização pode passar apenas numa direção, e o circuito é suficientemente longo para que ocorra a recuperação do período refratário antes da chegada da onda de despolarização (Fig. 14.5). A Figura 14.6 ilustra o bloqueio de condução unidirecional *funcional* (sem obstáculo anatômico), desencadeado por extrassístole e com manutenção da reentrada, em regiões da musculatura atrial com pequenas diferenças nos períodos refratários (< 20ms).

978-85-7241-870-6

Por exemplo, na vigência de IM, as extrassístoles são frequentemente responsáveis pelo desencadeamento de taquicardias reentrantes, como taquicardia supraventricular e taquicardia ventricular monomórfica.

Classicamente, admitem-se três critérios para o diagnóstico de taquicardia por movimento circular:

1. A existência de bloqueio unidirecional.
2. A existência de via definida de propagação recorrente.
3. A interrupção do circuito em qualquer ponto dessa via de propagação interrompe a taquicardia.

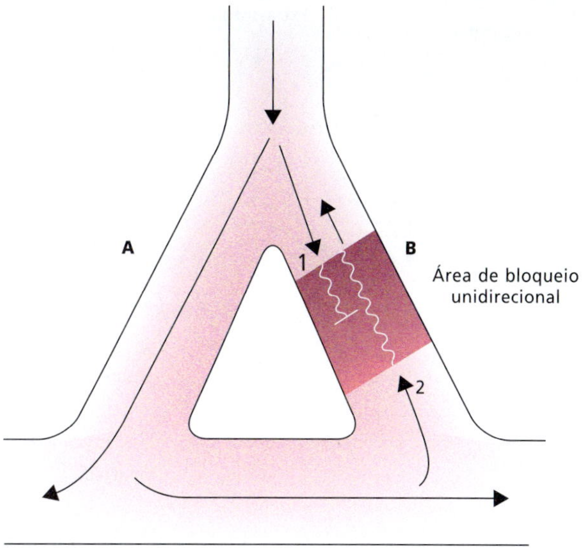

Figura 14.5 – Esquema clássico do circuito anatômico de reentrada, demonstrando os aspectos necessários para o fenômeno, ou seja, *bloqueio unidirecional* e *condução lenta*. O impulso elétrico precoce (1) alcança área de miocárdio despolarizado na via de propagação *B* e é bloqueado. O impulso propaga-se pela direção anterógrada pela via de propagação *A* e, a seguir, passa a conduzir *lenta* e *retrogradamente* pela área previamente despolarizada (2). Se o estímulo conduzido retrogradamente pela área de bloqueio unidirecional for suficientemente lento a ponto de permitir a recuperação da excitabilidade dos tecidos proximais, pode haver a sustentação da *reentrada*.

Resumidamente, a reentrada por movimento circular é a propagação de um impulso elétrico em torno de um circuito anelar, com obstáculo funcional ou anatômico, que conduz à reativação do coração.

Classicamente, o exemplo de *bloqueio unidirecional anatômico* é a taquicardia atrioventricular reentrante na vigência de via acessória (síndrome de pré-excitação ou de Wolff-Parkinson-White – ver Cap. 17). Nessa condição, uma extrassístole atrial pode conduzir pelo nó AV e bloquear a via acessória, em decorrência das diferentes refratariedades. O impulso elétrico retorna aos átrios pela condução pela via acessória, desencadeando taquicardia reentrante por movimento circular (Fig. 14.7).

Outro exemplo de bloqueio unidirecional anatômico é a cicatriz cirúrgica de incisões no coração, constituindo verdadeiros obstáculos anatômicos, principalmente nos átrios.

É possível o desenvolvimento de circuito reentrante sem obstáculo anatômico, ou seja, apenas com *bloqueio unidirecional funcional*, que caracteriza a reentrada por *círculo condutor*. O último pode ser formado, por exemplo, por tecido cardíaco no período refratário não excitável. Assim, a reentrada por *bloqueio de condução unidirecional funcional* decorre de heterogeneidades das propriedades eletrofisiológicas dos tecidos envolvidos. Admite-se que o círculo condutor seja o mecanismo arritmogênico subjacente de fibrilações atrial e ventri-

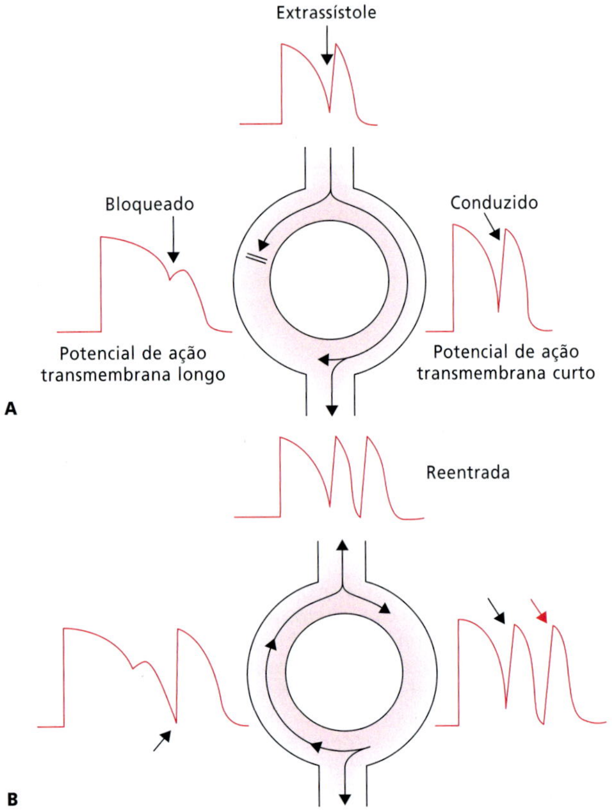

Figura 14.6 – Início e sustentação da reentrada num modelo em anel, baseado na dispersão da duração do potencial de ação transmembrana e na refratariedade do tecido miocárdico. **A**) A extrassístole é bloqueada quando alcança a área com potencial de ação transmembrana com duração mais longa e, consequentemente, refratária à condução do impulso elétrico. Pode ser conduzida por via alternativa com duração de potencial de ação transmembrana e período refratário mais curtos. **B**) O impulso elétrico é conduzido de forma retrógrada pela via previamente bloqueada, que teve tempo de se repolarizar e recuperar a excitabilidade. Isso propicia a reexcitação do tecido no ponto de origem da extrassístole original e pode circular novamente em torno da mesma via, acarretando a *reentrada*.

cular e, ainda, de algumas das arritmias ventriculares associadas à isquemia aguda. Recentemente, descreveram-se formas mais complexas de mecanismos de reentrada funcional, definidas pelo trajeto da propagação do impulso elétrico em espiral ou em "oito" e rotores.

Diferentemente de outros mecanismos arritmogênicos, que envolvem modificações das características eletrofisiológicas do potencial de ação, a *reentrada anisotrópica* é decorrente de diferenças da velocidade de condução em diferentes tipos de tecido cardíaco e depende da uniformidade e densidade de hiatos juncionais. Por exemplo, o sincício miocárdico ventricular e as células do sistema His-Purkinje têm maior densidade de hiatos juncionais nas extremidades das células, facilitando, dessa forma, a condução preferencial no sentido longitudinal e, por isso, a velocidade de condução é cinco vezes menor quando o impulso elétrico é transmitido no sentido transversal. Esses aspectos da velocidade de condução e da refratariedade relacionados à orientação das fibras miocárdicas denomina-se *anisotropia* (Fig. 14.8).

Em algumas situações, como cardiopatias hipertensiva e isquêmica, as *propriedades anisotrópicas* podem propiciar *bloqueio unidirecional* e *velocidade de condição mais lenta* para o mecanismo de reentrada. A arritmia desencadeada por *reentrada anisotrópica* é caracteristicamente iniciada por extrassístole, que bloqueia a condução do estímulo elétrico na direção paralela ao eixo longitudinal das células, provocando a propagação mais lenta no sentido transversal da orientação das fibras e constituindo linha central de *bloqueio funcional* paralelo ao eixo longitudinal das fibras cardíacas. Tipicamente, o circuito é elipsoide, refletindo as diferenças de direção e de velocidade de condução.

O mecanismo arritmogênico de *reentrada por reflexão* envolve a propagação lenta do impulso elétrico,

978-85-7241-870-6

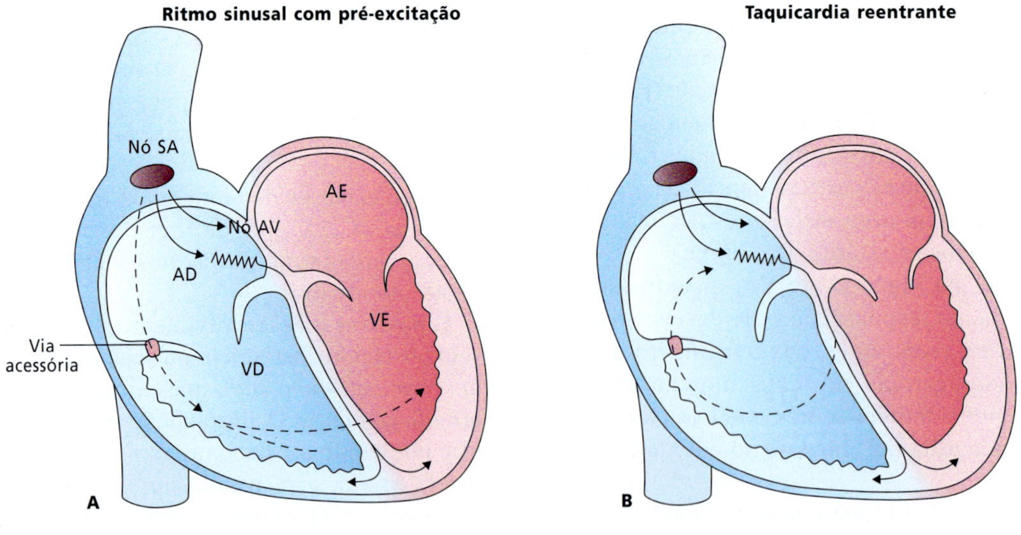

Figura 14.7 – **A**) Transmissão do impulso elétrico gerado no nó sinusal (SA) pelo sistema de condução normal e pela via acessória. **B**) Esquema do desenvolvimento de taquicardia por reentrada ortodrômica. AD = átrio direito; AE = átrio esquerdo; AV = atrioventricular; VD = ventrículo direito; VE = ventrículo esquerdo.

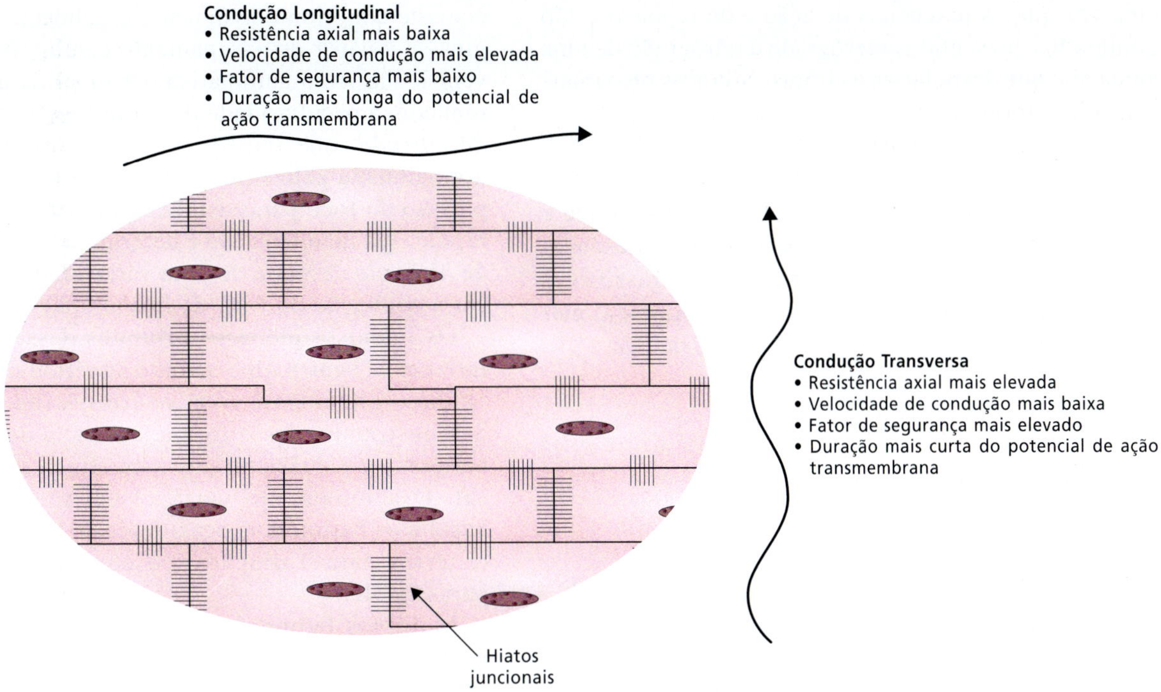

Figura 14.8 – Esquema das características da condução anisotrópica na musculatura cardíaca. A densidade dos hiatos juncionais é maior nas conexões entre as extremidades intercelulares que nas regiões de aposição celular lateral, o que resulta em resistência axial mais baixa e velocidade mais elevada de condução na direção longitudinal que na transversa.

978-85-7241-870-6

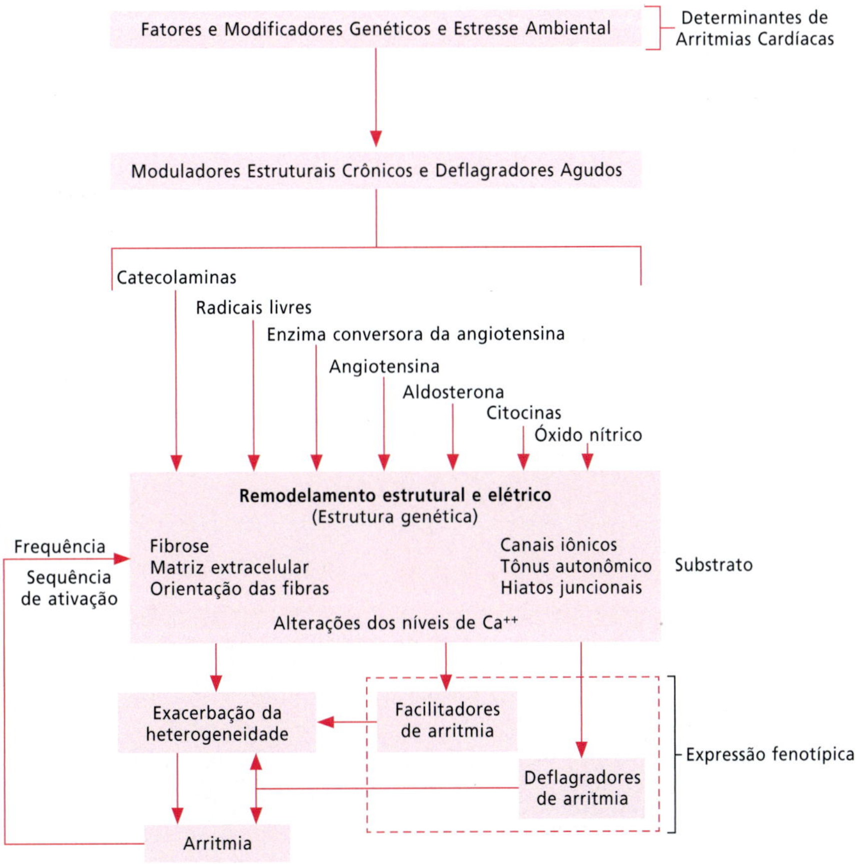

Figura 14.9 – Fatores determinantes de arritmias cardíacas.

uma vez que os potenciais de ação e de repouso estão diminuídos, no sentido anterógrado e retrógrado de uma única via, que despolariza as fibras cardíacas proximais em cada retorno de ciclo.

O mecanismo arritmogênico de *reentrada da fase 2*, quando o domo do potencial de ação (fase 2), mais comumente epicárdico, propaga-se das regiões onde é mantido para aquelas em que está abolido, desencadeando a reativação local do epicárdio, extrassístoles e reentrada por movimento circular. É o principal mecanismo arritmogênico da *síndrome de Brugada*.

MECANISMOS COMBINADOS

Alterações da Formação e Condução do Impulso Elétrico

Parassístole

Consiste em mecanismo arritmogênico em que há concomitância de alteração da formação e da condução do impulso elétrico. A parassístole é ritmo autônomo que coexiste com ritmo dominante, usualmente sinusal. Origina-se a partir de agrupamento celular, foco atrial ou ventricular, com automatismo normal ou anormal, porém com a peculiaridade de ser protegido por *bloqueio de entrada*, que impede a sup ressão que ocorreria normalmente pelo ritmo dominante. Como não há supressão do foco parassistólico pelo ritmo sinusal mais rápido, sua manifestação é determinada pela existência de *bloqueio de saída* de grau variável, que pode provocar a ocultação do foco de forma total ou parcial.

Os impulsos elétricos oriundos desse foco despolarizam os ventrículos quando superam o *bloqueio de saída* e encontram o miocárdio ainda excitável, demonstrando, dessa forma, ausência de relação dos batimentos parassistólicos com aqueles do ritmo basal. O acoplamento variável em relação ao ritmo basal e os batimentos ocasionais de fusão constituem critérios para o diagnóstico eletrocardiográfico de parassístole.

Múltiplos fatores intrínsecos e extrínsecos podem influenciar o desencadeamento e a manutenção de arritmias cardíacas (Fig. 14.9).

978-85-7241-870-6

Capítulo 15

Bradiarritmias

RITMO SINUSAL NORMAL

O *ritmo sinusal* é o ritmo fisiológico do coração e, normalmente, a frequência de estimulação do nó sinusal ou sinoatrial (SA) varia de *60* a *100 batimentos por minuto* (bpm). No entanto, recentemente, alguns autores admitem como limites normais *50* a *90bpm*. A frequência de estimulação do nó SA varia em relação a *idade*, *sexo*, *temperatura ambiente*, *altitude* e *condicionamento físico*, além da regulação do *sistema nervoso autônomo* (SNA). O nó SA é inervado por terminações nervosas *simpáticas* e *parassimpáticas*. A *estimulação simpática* provoca aumento da frequência cardíaca e da força de contração do miocárdio. Inversamente, a *estimulação parassimpática*, por terminações nervosas oriundas do nervo vago, provoca diminuição da frequência cardíaca e da velocidade de condução pelo nó atrioventricular (AV) (Fig. 15.1).

BRADIARRITMIAS

As bradiarritmias são arritmias e atrasos da condução que provocam diminuição da frequência cardíaca, geralmente abaixo de 60bpm. O mecanismo de arritmogênese envolvido é a alteração da formação do impulso elétrico (disfunção do nó SA) ou o atraso da condução do impulso elétrico pelo nó AV/sistema His-Purkinje. Por sua vez, essas duas condições podem ser subdivididas em:

- Disfunção do nó SA:
  - Bradicardia sinusal.
  - Arritmias sinusais:
    - Arritmia sinusal respiratória.
    - Arritmia sinusal não respiratória.
    - Arritmia sinusal ventriculofásica.
    - Extrassístole do nó SA.
  - Marca-passo mutável.
  - Pausa sinusal e parada sinusal.
  - Bloqueio sinoatrial de saída:
    - BSA de 1º grau.
    - BSA de 2º grau.
    - BSA de 3º grau.
  - Doença do nó sinusal (síndrome taquicardia-bradicardia).
  - Incompetência cronotrópica.

978-85-7241-870-6

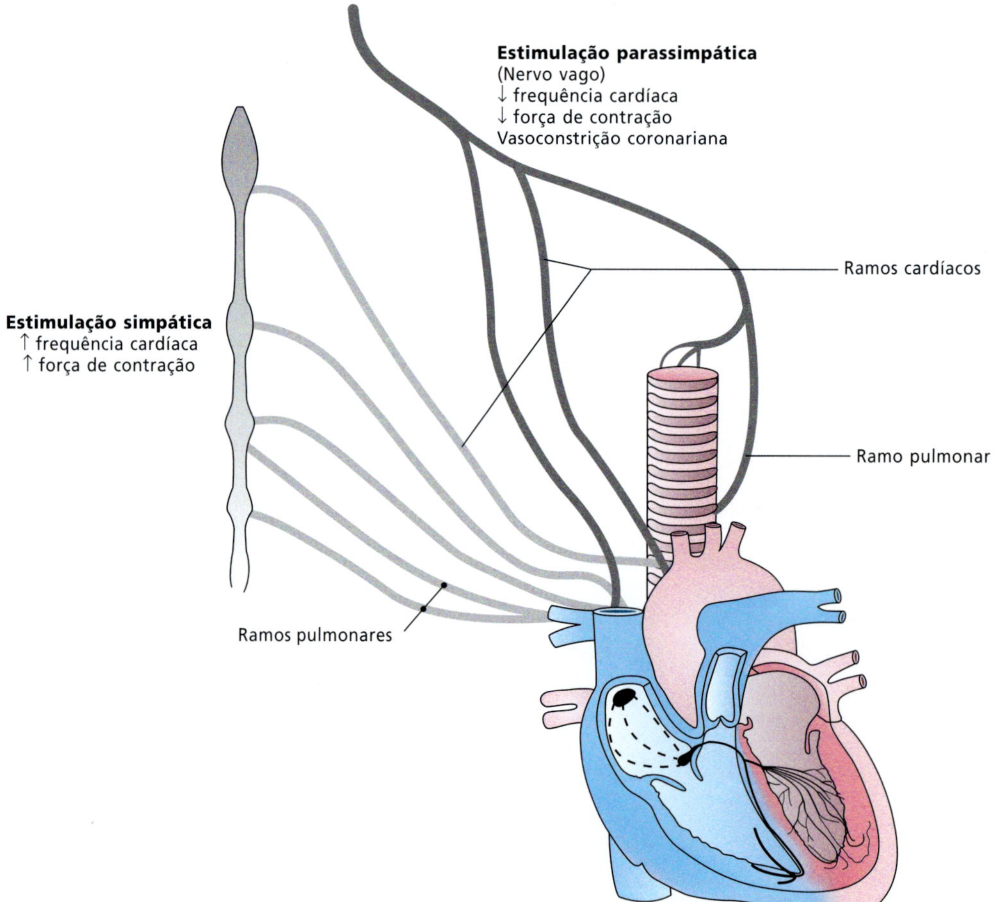

Figura 15.1 – Esquema da inervação simpática e parassimpática do coração e os principais efeitos da estimulação do sistema nervoso autônomo na função cardíaca.

- Disfunção do nó AV:
  - Bloqueio AV de 1º grau.
  - Bloqueio AV de 2º grau:
    - Mobitz tipo I.
    - Mobitz tipo II.
    - Bloqueio AV 2:1.
  - Bloqueio AV de grau avançado.
  - Bloqueio AV de 3º grau ou completo.
  - Dissociação atrioventricular.
- Atrasos da condução intraventricular:
  - Bloqueio de ramos e respectivos fascículos.

DISFUNÇÃO DO NÓ SINOATRIAL

Constitui síndrome clínica comum, envolvendo diferentes mecanismos arritmogênicos, como alteração da formação e condução do impulso elétrico para os átrios, atividade inadequada de marca-passo subsidiário e aumento da suscetibilidade a taquiarritmias atriais. A disfunção do nó SA pode ser causada por *processos intrínsecos* (doenças que comprometem diretamente a anatomia ou fisiologia do nó SA ou também do tecido atrial circundante) ou *extrínsecos* (condições que comprometem a função do nó SA sem alterações estruturais subjacentes). Os *processos intrínsecos* são basicamente constituídos por doenças degenerativas, em que o substrato anatomopatológico é a fibrose do nó SA ou das suas conexões com o átrio direito (por exemplo, doença arterial coronariana, pericardites, miocardites, após correção cirúrgica de cardiopatias congênitas). Os *processos extrínsecos* envolvem fármacos e influências do sistema nervoso autônomo, que suprimem o automatismo ou também comprometem a condução, além de hipotireoidismo, síndrome de apneia do sono, hipotermia, hipóxia, hipertensão intracraniana e outras condições.

978-85-7241-870-6

Bradicardia Sinusal

Quando o ritmo for sinusal e a frequência cardíaca for inferior a *60bpm*, denomina-se *bradicardia sinusal* (Fig. 15.2).

É possível identificar *bradicardia sinusal* nas condições dispostas a seguir.

Variante Normal

Muitos indivíduos podem ter frequência cardíaca inferior a 60bpm em repouso ou durante o sono, principalmente os que possuem condicionamento físico, como atletas, *usuários de drogas que aumentam o tônus vagal* (por exemplo, digital) ou *que diminuem o tônus simpático* (por exemplo, betabloqueadores). Além destas, os antagonistas dos canais de Ca^{++}, como verapamil e diltiazem, digital e amiodarona, *endocrinopatia* (por exemplo, hipotireoidismo), *alteração eletrolítica* (por exemplo, hiperpotassemia) e *outras doenças* (por exemplo, síndrome da doença do nó sinusal, hipotermia, síndromes de apneia do sono, síndrome de hipersensibilidade do seio carotídeo, reações vasovagais (por exemplo, vômito, massagem do seio carotídeo e manobra de Valsalva) e, raramente, *cardiopatia chagásica* e *infarto agudo do miocárdio inferior* [*IAM*]).

Arritmias Sinusais

Normalmente, identificam-se pequenas variações nos intervalos entre as ondas P consecutivas do traçado eletrocardiográfico (intervalo PP). Entretanto, a diferença entre o intervalo PP mais longo e o mais curto não ultrapassa 0,16s. Existem os seguintes tipos de *arritmia sinusal.*

Arritmia Sinusal Respiratória

A frequência cardíaca varia com o ciclo respiratório (*a frequência sinusal aumenta durante a inspiração e diminui durante a expiração*) em virtude de mecanismos reflexos oriundos dos sistemas vasculares sistêmico e pulmonar. Observa-se comumente em crianças, não tem significado patológico e tende a desaparecer com a idade (Fig. 15.3).

Arritmia Sinusal não Respiratória

A arritmia não tem relação com a respiração e o mecanismo, usualmente, é desconhecido. Pode ser identifi-

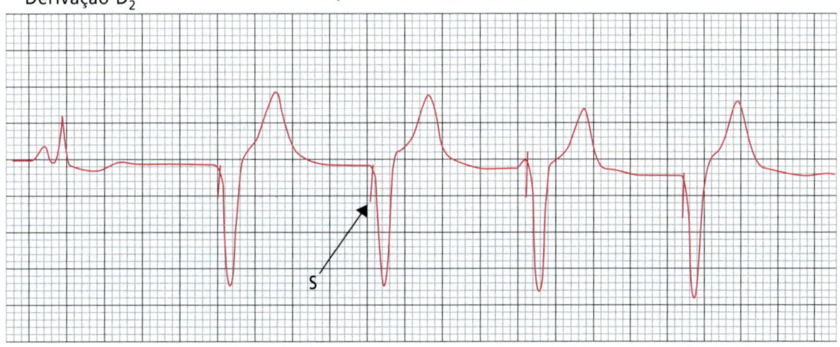

Figura 15.2 – Traçado com uma derivação (D_2) com bradicardia sinusal. S = estímulo de marca-passo.

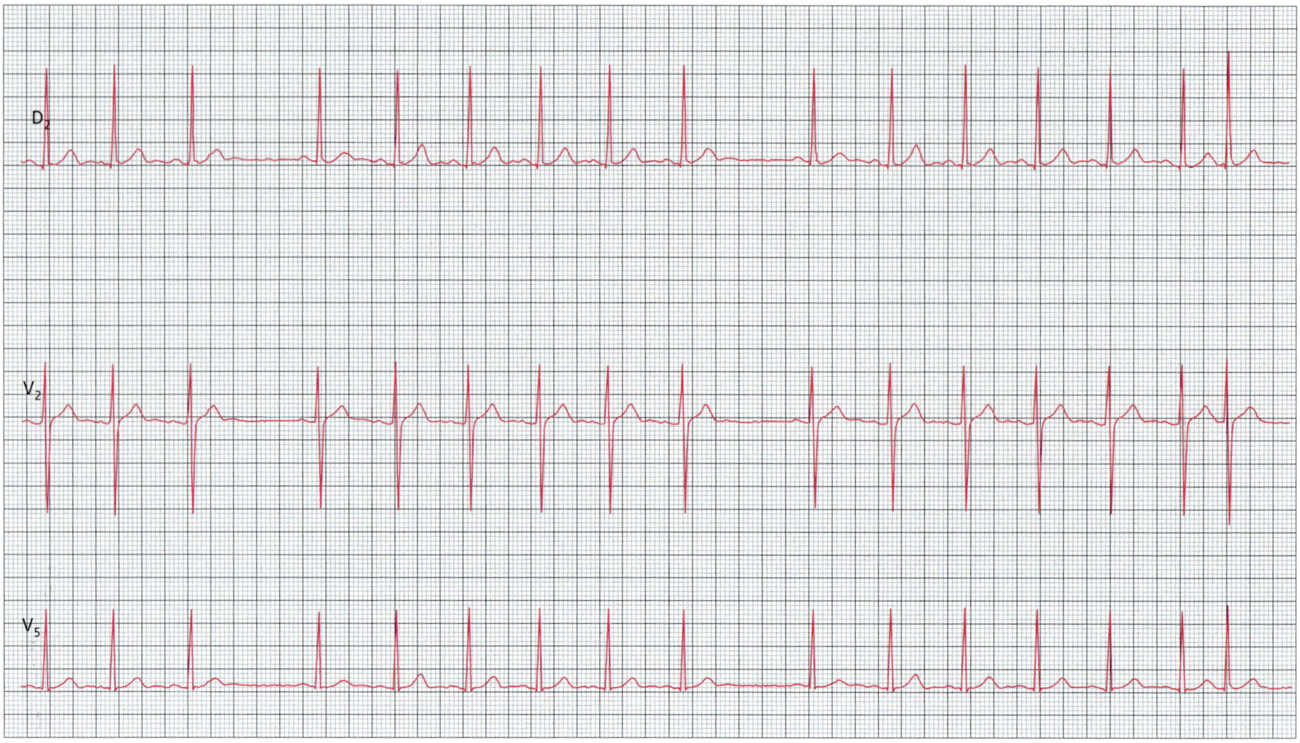

Figura 15.3 – Traçado com arritmia sinusal respiratória.

978-85-7241-870-6

cada em cardiopatas mais idosos, pacientes com bloqueio sinoatrial e portadores de hipertensão intracraniana (ver adiante) (Fig. 15.4).

Arritmia Sinusal Ventriculofásica

O intervalo PP que contém complexo QRS é mais curto que aquele que não o contém. É identificada em portadores de bloqueio AV de 2º e 3º graus, porém com maior frequência no último. Admite-se que alterações do volume e da pressão intracardíaca e do volume de ejeção sejam responsáveis por modificações reflexas do ciclo sinusal. Além disso, também pode ser secundária a alterações da perfusão do nó sinusal (Fig. 15.5).

Extrassístole do Nó Sinoatrial

Identifica-se a extrassístole originada dentro do nó SA quando a morfologia da *onda P prematura*, no ECG convencional, for bem semelhante ao da onda P em ritmo sinusal regular e o intervalo após a *onda P prematura* for bem próximo ao ciclo sinusal (Fig. 15.6).

Marca-passo Mutável

Essa arritmia caracteriza-se pelo registro de ondas P de diferentes morfologias, com frequência baixa ou normal, refletindo a mudança relativamente rápida do comando do nó SA para focos ectópicos nos átrios ou, com menor frequência, na junção AV (Fig. 15.7).

Eventualmente, identifica-se essa arritmia em pessoas normais, principalmente durante o sono, porém também pode ser identificada na vigência de intoxicação digitálica, na disfunção do nó SA e em outras cardiopatias estruturais.

Pausa Sinusal e Parada Sinusal

A *pausa sinusal* é decorrente da interrupção transitória da formação do impulso elétrico dentro do nó SA ou da propagação deste a partir do nó SA (*bloqueio SA de saída*). Quando essa inatividade do nó sinusal for prolongada, manifestando-se por ausência de onda P, permite a identificação de *parada sinusal* (Fig. 15.8).

Ocasionalmente, identificam-se pausas sinusais em traçados de indivíduos normais com aumento do tônus vagal ou em portadores de hipersensibilidade do seio carotídeo, pacientes com *IAM inferior*, além do uso de digital e outros fármacos.

Bloqueio Sinoatrial de Saída

O impulso elétrico forma-se no nó SA, mas não é conduzido para os átrios. Divide-se em dois tipos: bloqueio sinoatrial de saída (BSA) de 1º e 2º graus, que, por sua vez, divide-se em BSA dos tipos I e II. O *BSA de 1º grau* caracteriza-se pelo prolongamento significativo do tempo necessário para que o impulso elétrico gerado pelo nó SA seja conduzido para os átrios. No entanto, não é possível identificar essa condição pelo ECG convencional. Em contrapartida, identifica-se o *BSA de 2º grau* do *tipo I*

978-85-7241-870-6

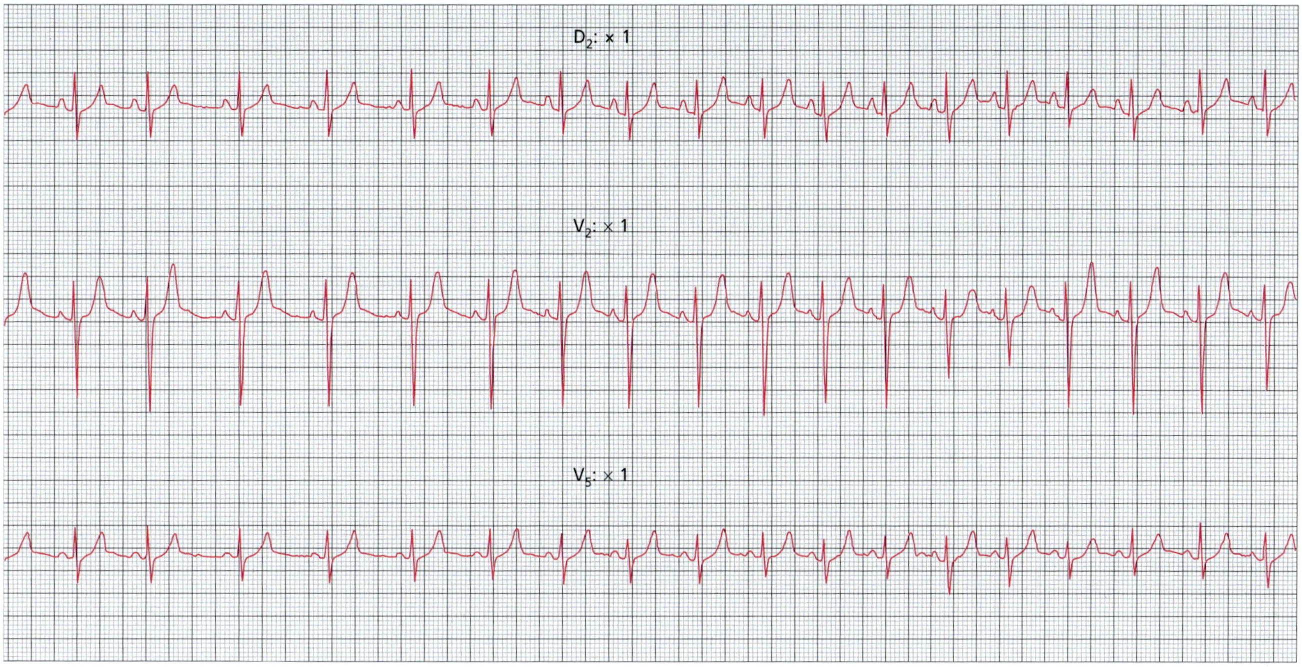

Figura 15.4 – Traçado com arritmia sinusal não respiratória.

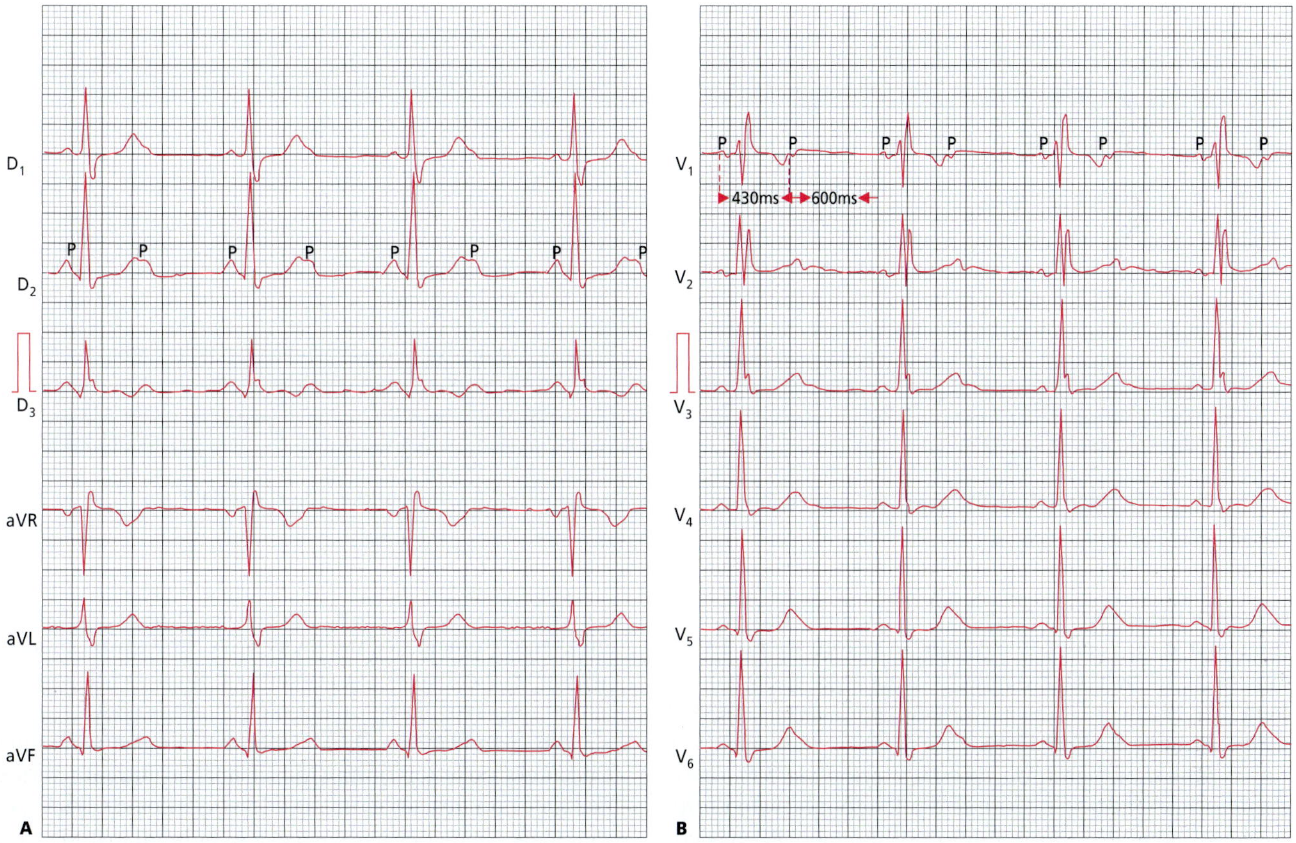

Figura 15.5 – **A**) e **B**) Traçado de eletrocardiograma com arritmia ventriculofásica. Arritmia sinusal ventriculofásica com bloqueio atrioventricular 2:1. A frequência ventricular é de 55bpm. O intervalo PP que contém o complexo QRS é mais curto (430ms) do que aquele que não o contém (600ms).

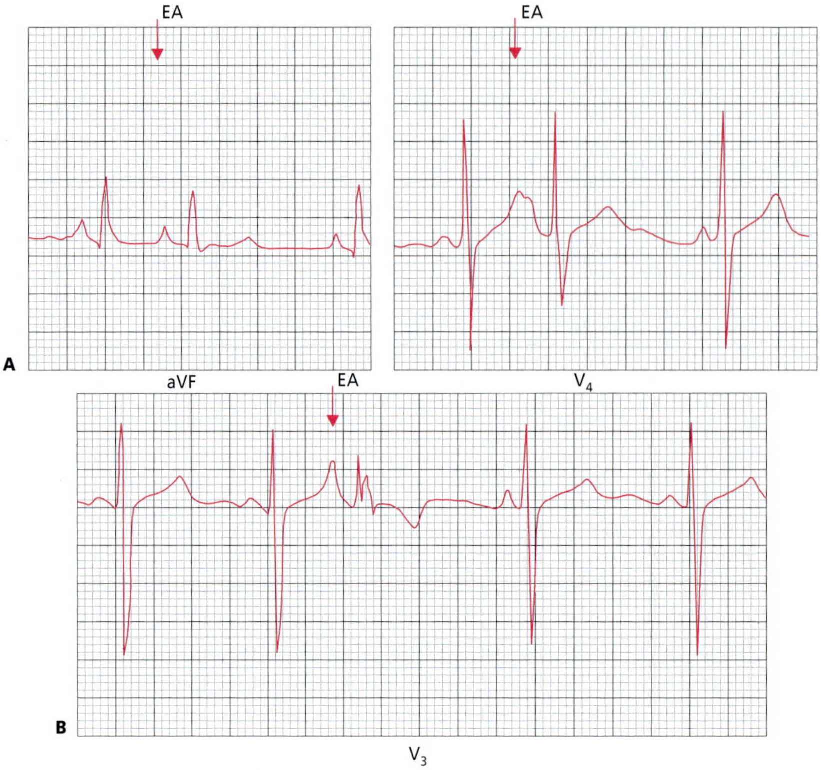

Figura 15.6 – **A**) e **B**) Traçado com "extrassístole atrial" (EA).

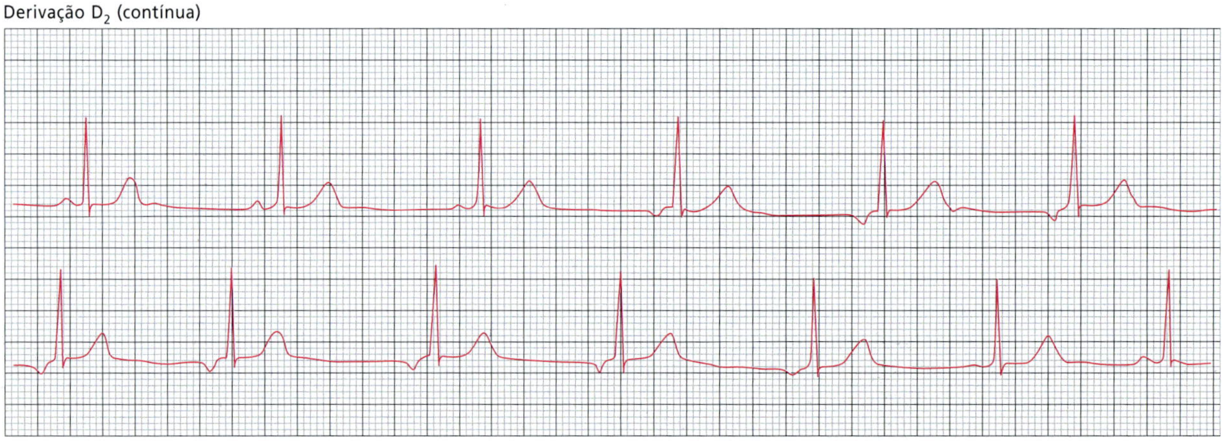

Figura 15.7 – Tira de ritmo com marca-passo atrial mutável. Observe a modificação da configuração da onda P em D_2.

978-85-7241-870-6

(periodicidade de Wenckebach) pelo prolongamento progressivo da condução SA, que se manifesta no ECG convencional pelo encurtamento também progressivo do intervalo PP, antes da pausa criada pela ausência de registro da onda P (Fig. 15.9).

No *BSA de 2º grau do tipo II*, o *intervalo PP antes da pausa permanece constante* e o longo intervalo entre as duas ondas P é um múltiplo do intervalo PP básico (Fig. 15.10).

O *BSA de 3º grau ou completo* pode manifestar-se pela ausência de ondas P, com pausas longas, permitindo que marca-passos "mais baixos" passem a comandar o coração. Entretanto, semelhantemente ao BSA de 1º grau, o diagnóstico inequívoco dessa condição é impossível sem registros invasivos da atividade elétrica do nó SA.

Com frequência, o BSA é intermitente, uma vez que o paciente pode ter ritmo sinusal normal durante vários dias antes do desenvolvimento de episódios de BSA. As principais condições associadas a essa bradiarritmia são: uso de drogas que provocam bradiarritmia (incluindo a intoxicação digitálica), IAM, miocardite aguda e aumento do tônus vagal (incluindo a massagem do seio carotídeo).

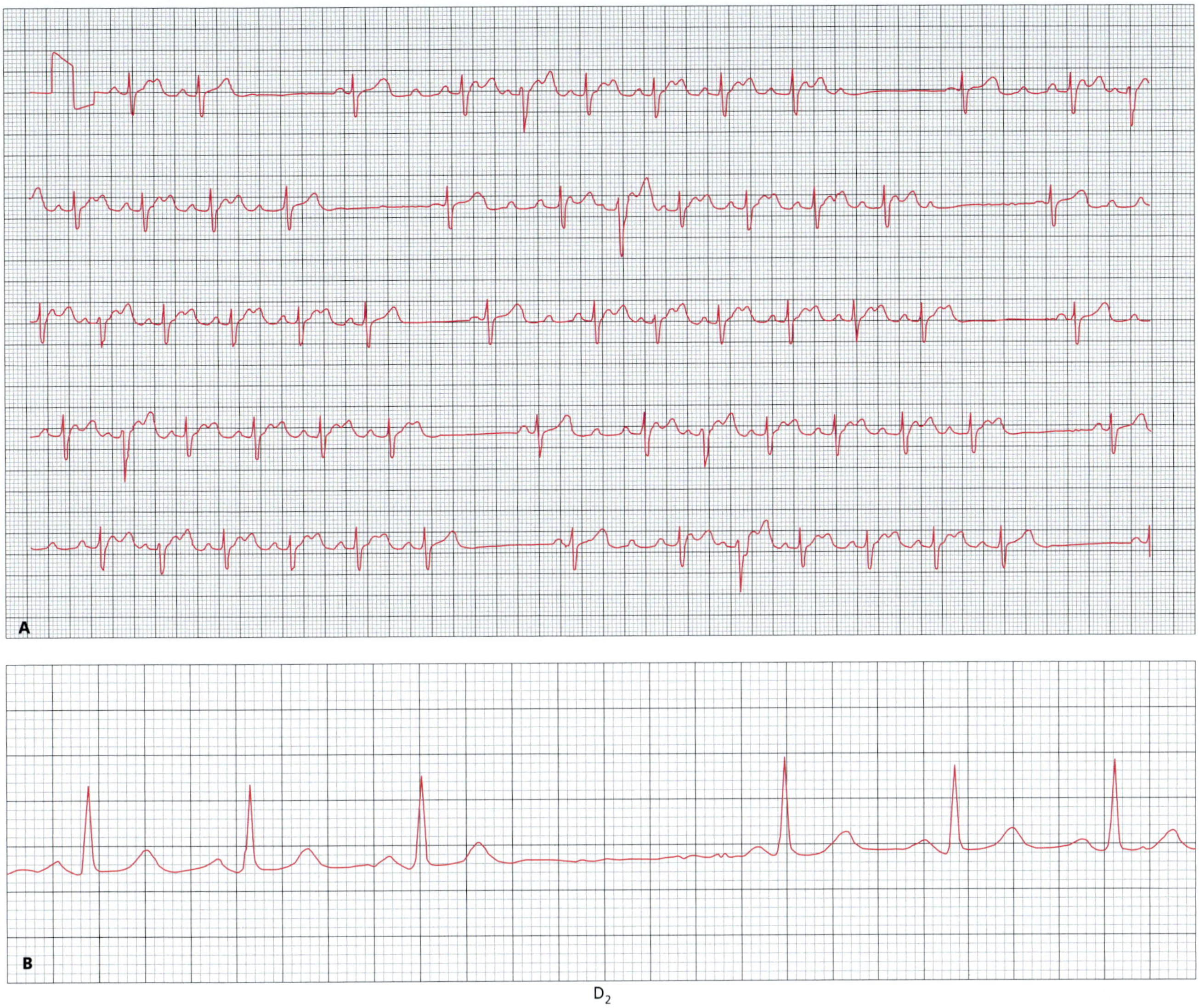

Figura 15.8 – **A**) e **B**) Traçado com pausa sinusal e parada sinusal.

Síndrome Taquicardia-Bradicardia

Alguns pacientes têm bradiarritmias e desenvolvem episódios intercalados de taquiarritmias atriais, principalmente paroxismos de taquicardia atrial, *flutter* e fibrilação atriais. Além de bradiarritmias de intensidade variável, com frequência, esses pacientes desenvolvem assistolia e parada sinusal prolongada, após a interrupção das taquiarritmias, em decorrência da supressão do nó SA e marca-passos secundários. Clinicamente, esses indivíduos referem episódios de *síncope,* além de *palpitação* (Fig. 15.11).

Esses pacientes têm propensão a desenvolver tromboembolismo e, consequentemente, têm indicação de anticoagulação e implante de marca-passo.

Outra situação ainda mais rara é a *parada atrial persistente*, em que não há atividade atrial espontânea e os átrios não respondem a estímulo elétrico. Nessa condição, habitualmente, o ECG convencional revela ritmo de escape juncional, sem atividade atrial. O substrato anatomopatológico é a fibrose atrial difusa, sem miocárdio viável, em decorrência de miocardite, amiloidose e, alguns casos, têm incidência familial.

978-85-7241-870-6

Incompetência Cronotrópica

A incompetência cronotrópica ou *bradicardia sinusal inapropriada* é definida como a incapacidade de atingir, em ritmo sinusal, 80% da frequência cardíaca prevista para a idade no teste de esforço em esteira. A *frequência cardíaca* pode ser *normal* em repouso, de maneira que a incapacidade de aumentá-la só é revelada durante o esforço, ou demonstra flutuações imprevisíveis durante atividades físicas ou, ainda, desenvolve, inicialmente, o aumento esperado, mas, em seguida, atinge o platô ou revela diminuição inapropriada (Fig. 15.12).

A *incompetência cronotrópica* pode ser secundária à disfunção do nó SA ou à utilização de drogas inotrópicas negativas.

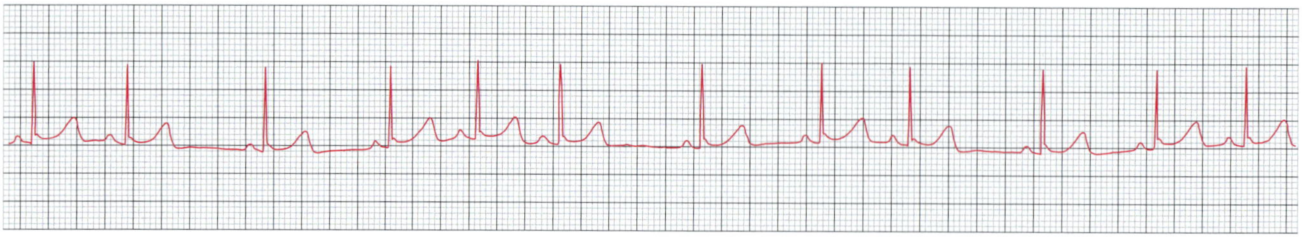

Figura 15.9 – Traçado de eletrocardiograma com bloqueio sinoatrial de saída de 2º grau do tipo I.

978-85-7241-870-6

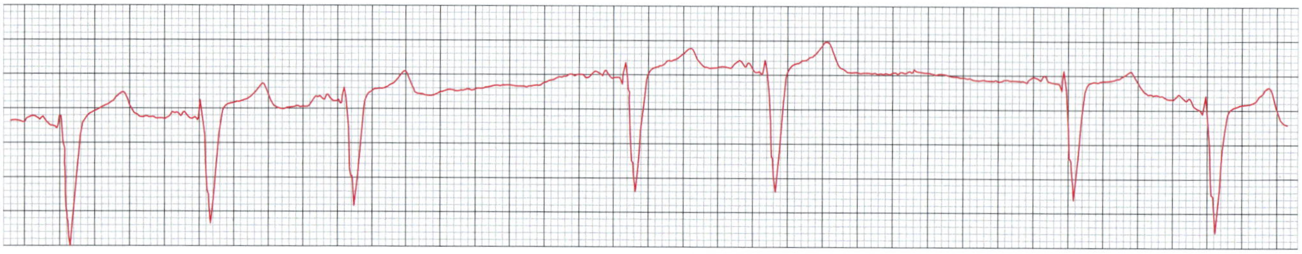

Figura 15.10 – Traçado de eletrocardiograma com bloqueio sinoatrial de saída de 2º grau do tipo II.

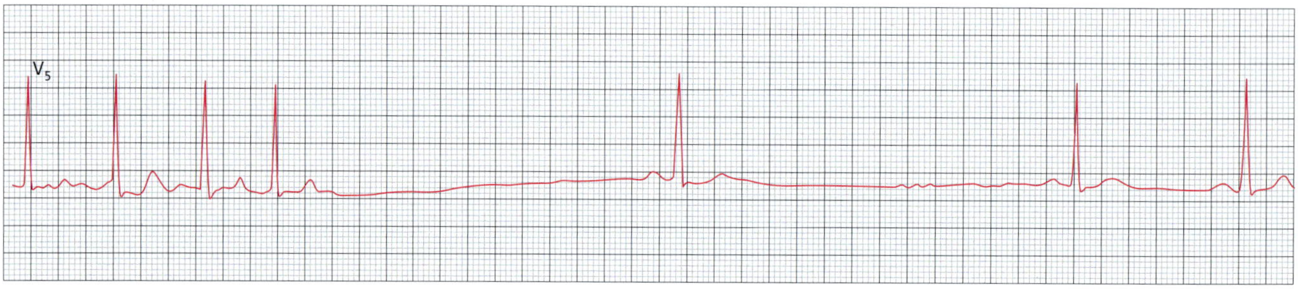

Figura 15.11 – Paciente de 30 anos de idade e portador de síndrome taquicardia-bradicardia. Tira de ritmo da derivação V_5, revelando parada sinusal superior a 3s após término de taquicardia atrial.

DISFUNÇÃO DO NÓ ATRIOVENTRICULAR

A disfunção do AV ou o *bloqueio atrioventricular* (*BAV*) são denominações utilizadas para designar o *atraso* ou mesmo a *impossibilidade da condução do impulso elétrico dos átrios para os ventrículos*, principalmente pela junção AV, quando essa estrutura não se encontra fisiologicamente no período refratário. O *atraso* ou *bloqueio da condução* pode estar localizado no átrio, no nó AV ou também no sistema His-Purkinje e pode ser *reversível* ou *permanente*. As causas são numerosas e envolvem efeitos de fármacos, cardiopatias congênitas, doenças infecciosas, degenerativas, neoplásicas e doença arterial coronariana. A análise meticulosa do ECG convencional é capaz de fornecer informações adequadas para o diagnóstico de BAV, além do *grau* e da *localização* do *atraso* ou *bloqueio* da condução do impulso elétrico, porém, em alguns casos, é necessária a realização do *estudo eletrofisiológico* (*EEF*).

O EEF constitui exame invasivo, uma vez que envolve a introdução de cateter com múltiplos eletrodos por acesso venoso ou também arterial. Sob visão fluoroscópica, posicionam-se os eletrodos em diferentes pontos intracardíacos para o registro ou a estimulação da atividade elétrica cardíaca, denominada *eletrograma*. A análise dos eletrogramas permite a avaliação da duração do tempo de condução do impulso elétrico em diferentes segmentos do sistema de condução cardíaco. Os locais de registro intracardíacos, ou seja, os eletrogramas mais utilizados, compreendem o registro intracavitário de átrio direito (AD), seios coronarianos proximal (SCp) e distal (SCd), feixe de His (H) e ventrículo (V). A Tabela 15.1 mostra a duração normal dos intervalos avaliados pelo EEF e os correspondentes segmentos do sistema de condução encontram-se na Figura 15.13.

A análise do EEF define se o bloqueio de condução do impulso elétrico encontra-se acima, dentro ou abaixo do feixe de His, recebendo a respectiva denominação de *supra, intra ou infra-hissiano*.

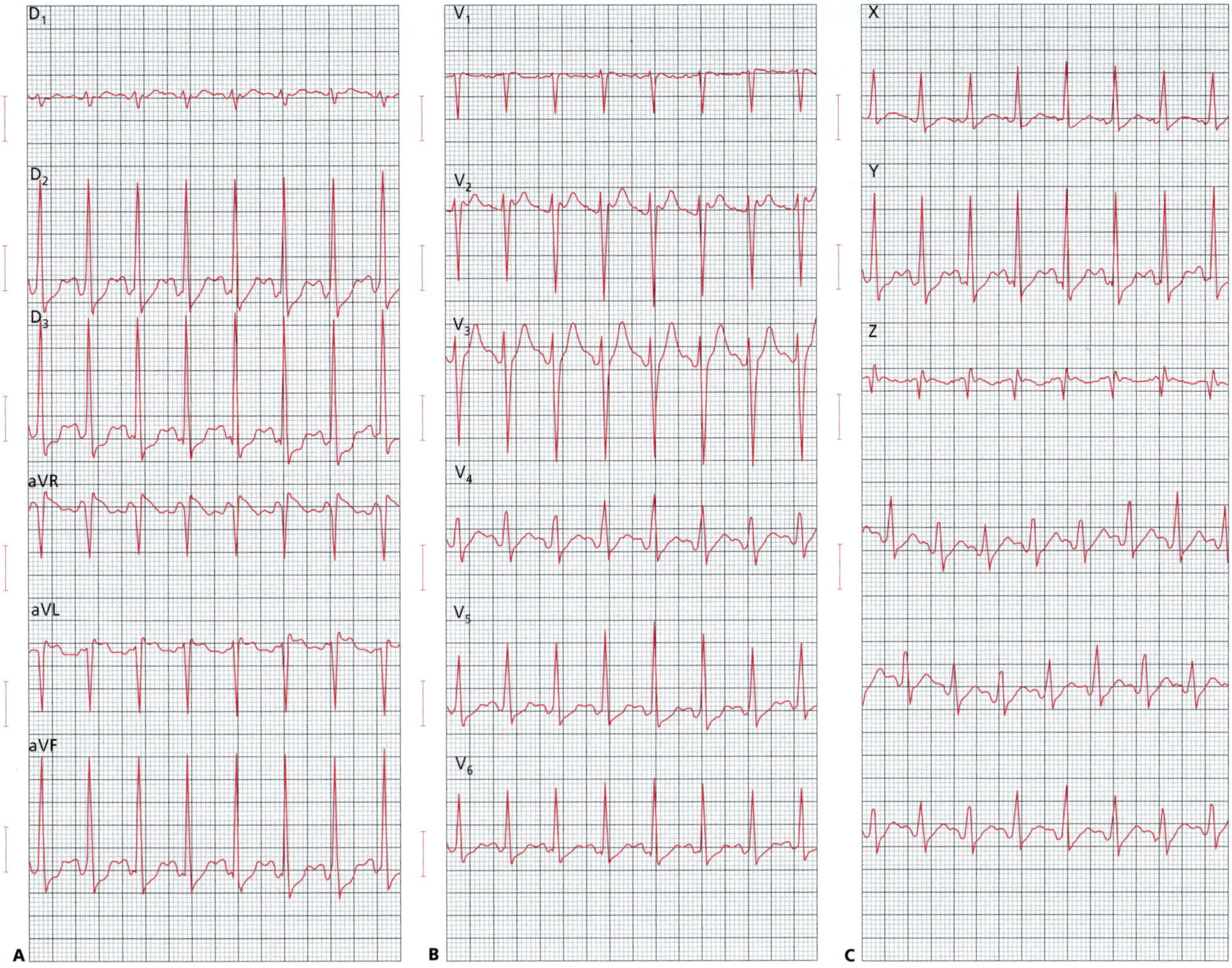

Figura 15.12 – **A**) a **C**) Teste de esforço com incompetência cronotrópica. Quarto estágio com frequência cardíaca de 140bpm.

978-85-7241-870-6

No indivíduo normal e em repouso, *a junção AV* é capaz de conduzir 200 impulsos elétricos por minuto. Entretanto, com o aumento do tônus simpático ou com a diminuição do tônus parassimpático, exacerba-se a condução pelo *nó AV*, o que permite atingir frequências cardíacas elevadas de até 250bpm. Portanto, os bloqueios AV caracterizam-se pelo atraso da condução do impulso elétrico (*BAV de 1º grau*) ou pela impossibilidade desse de alcançar os ventrículos (*BAV de 2º e 3º graus*).

Bloqueio Atrioventricular de 1º Grau

No ECG convencional, identifica-se o BAV de 1º grau pelo prolongamento constante do intervalo PR a cada batimento, com duração superior a 0,20s em adultos. Todas as ondas P são seguidas por complexos QRS (relação AV = 1:1) e, habitualmente, a frequência cardíaca encontra-se dentro de limites normais (Fig. 15.14).

O *atraso da condução do impulso elétrico* pode estar localizado em qualquer ponto do sistema de condução cardíaco, porém, na maioria dos pacientes com duração normal do complexo QRS (QRS estreito), o *atraso da condução* acontece no nó AV. Usualmente, o EEF revela intervalo AH superior a 130ms e intervalo HV normal. Em contrapartida, nos portadores de bloqueio de ramo, o EEF é necessário para a localização do local do atraso da condução, uma vez que pode estar localizado abaixo do feixe de His (infra-hissiano).

O *prolongamento do intervalo PR de pequena intensidade* pode ser uma *variante normal*, especialmente na vigência de bradicardia sinusal fisiológica durante o repouso ou sono. Geralmente, os portadores de BAV de 1º grau têm bom prognóstico, com baixa probabilidade de progressão para BAV de 3º grau, e, por essa razão, não necessitam de terapêutica específica.

Bloqueio Atrioventricular de 2º Grau

No BAV de 2º grau, alguns impulsos elétricos oriundos do nó SA ou dos átrios não são conduzidos aos ventrículos. O ECG convencional revela uma série de des-

TABELA 15.1 – **Intervalos de condução normais**

DESIGNAÇÃO DO INTERVALO	DURAÇÃO DOS INTERVALOS (ms)	DESCRIÇÃO DOS INTERVALOS
PA	20 - 50	Avaliado do início da onda *P* do ECG convencional à deflexão *A* registrada pelo eletrodo intracardíaco no AD baixo – estimativa indireta do tempo de condução no AD
AH	50 - 140	Avaliado da deflexão *A* (AD baixo) até o início da primeira deflexão rápida do eletrograma do feixe de His (*H*) – reflete o tempo de condução através do nó atrioventricular
H	15 - 20	Duração do potencial do feixe de His
HV	35 - 55	Avaliado do início da primeira deflexão do eletrograma do feixe de His (*H*) ao início da despolarização ventricular (*V*) detectado por eletrograma intracardíaco ou qualquer derivação do ECG convencional – representa o tempo de condução da parte proximal do feixe de His ao miocárdio ventricular

AD = átrio direito; ECG = eletrocardiograma.

polarizações atriais em que pelo menos uma ou duas ondas P não são seguidas de complexo QRS, ou seja, são totalmente bloqueadas.

Existem quatro modalidades desse tipo de bloqueio: Mobitz tipo I ou bloqueio de Wenckebach, Mobitz tipo II, BAV 2:1 e BAV de grau avançado.

Mobitz Tipo I ou Bloqueio de Wenckebach

Caracteriza-se, no ECG convencional, pelo aumento progressivo do intervalo PR a cada batimento, porém com incrementos progressivamente menores, até que a onda P não é seguida de complexo QRS (a onda P é bloqueada). Após o bloqueio, o intervalo PR retorna imediatamente ao valor basal e o ciclo se repete (Fig. 15.15).

As características típicas da *periodicidade de Wenckebach* são:

1. Aumento progressivo do intervalo PR ao longo do ciclo de Wenckebach, com incrementos progressivamente menores, de maneira que o intervalo PR mais curto é aquele registrado após o bloqueio.
2. Encurtamento do intervalo RR a incrementos progressivamente menores, resultando em encurtamento progressivo dos intervalos RR.

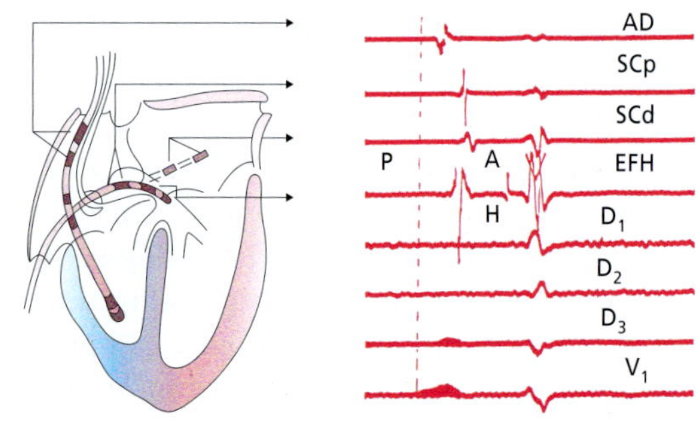

Figura 15.13 – Eletrograma do feixe de His (EFH) em condições basais, em paciente com condução atrioventricular normal registro intracavitário em átrio direito (AD); registro intracavitário em seios coronarianos proximal (SCp) e distal (SCd); I, II, III, V_1 = registro simultâneo de derivações periféricas do eletrocardiograma (ECG) de superfície; P = onda P do ECG de superfície; eletrogramas atrial (A), His (H) e ventricular (V).

3. A duração da pausa que inclui a onda P bloqueada é inferior à soma de dois batimentos conduzidos consecutivamente.
4. Habitualmente a relação AV permanece constante (por exemplo, *o bloqueio de Wenckebach 3:2 corresponde ao registro de ciclos repetidos de três ondas P para dois complexos QRS*).

Existem casos de BAV de 2º grau – Mobitz tipo I – em que não é possível identificar o padrão clássico de prolongamento progressivo do intervalo PR antes do batimento bloqueado. Mesmo assim, o intervalo PR após o batimento bloqueado é sempre mais curto que aquele que o antecede. O ciclo de Wenckebach acarreta o registro regular de *agrupamentos de complexos QRS separados por pausa*, que é decorrente do batimento bloqueado. O número de ondas P seguidas de complexos QRS pode variar e, em alguns casos, pode ser amplo e exigir registros longos.

Nessa modalidade de BAV, quando o complexo QRS for estreito, o *bloqueio da condução* frequentemente encontra-se no nó AV. As localizações intra e infra-hissiana são pouco frequentes. Na vigência de bloqueio de ramo, a localização no nó AV é ainda mais provável, mas também pode ser infra-hissiana. A determinação precisa só é possível com o auxílio do EEF.

O BAV de 2º grau do tipo I pode ser identificado em traçados de ECG de indivíduos normais durante o sono, principalmente em atletas, porém, ocasionalmente, evolui para BAV de grau mais avançado.

Mobitz Tipo II

Caracteriza-se, no ECG convencional, pelo registro súbito de onda P sinusal bloqueada, ou seja, não é seguida de complexo QRS, e com as seguintes características:

1. Intervalos PP e RR constantes.
2. Intervalos PR constantes antes da onda P bloqueada.
3. A pausa que inclui a onda P bloqueada é igual a dois ciclos PP (Fig. 15.16).

Essa modalidade de BAV não deve ser confundida com extrassístole atrial que não é conduzida. Usual-

978-85-7241-870-6

Bloqueio AV de 1º grau

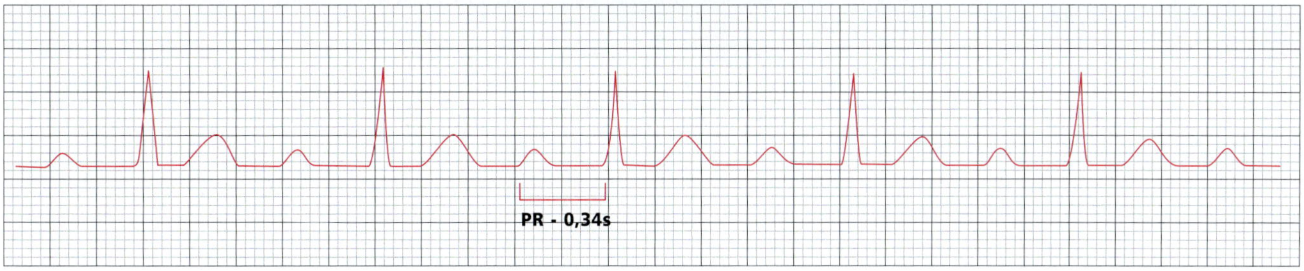

Figura 15.14 – Bloqueio atrioventricular (AV) de primeiro grau, notar o aumento do intervalo PR de 400ms.

Bloqueio AV de 2º grau (Wenckebach) Mobitz tipo I

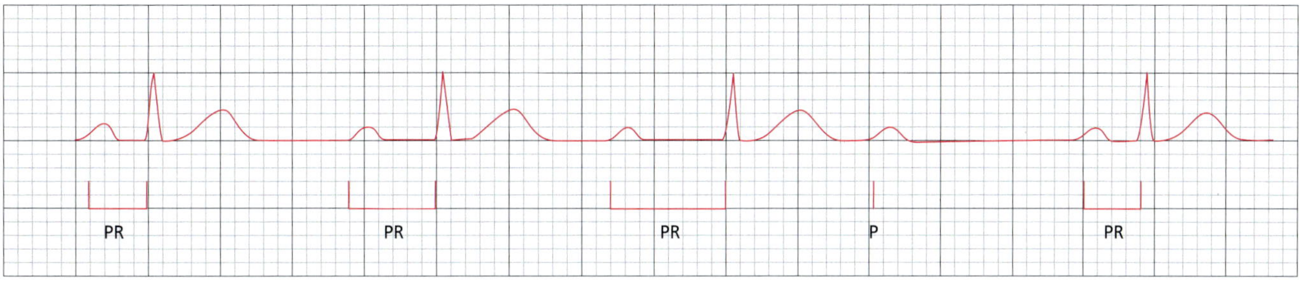

Figura 15.15 – Eletrocardiograma de paciente com bloqueio atrioventricular (AV) de 2º grau – Mobitz tipo I (Wenckebach). Aumento progressivo do intervalo PR em batimentos sucessivos até o bloqueio da onda P (quarta onda P) – BAV 4:3.

978-85-7241-870-6

mente, acompanha-se de bloqueio de ramo ou fascicular e, na maioria desses casos, o bloqueio de condução é intra ou infra-hissiano. Na vigência de complexo QRS estreito, o provável Mobitz tipo II pode, na realidade, constituir Mobitz tipo I com pouca variação do intervalo PR, uma vez que o BAV de 2º grau Mobitz tipo II raramente associa-se a complexo QRS estreito. Nessas condições, o EEF é útil para definir o local do bloqueio de condução.

O bloqueio AV de 2º grau do tipo II é mais raro e mais grave que o do tipo I, porque frequentemente evolui para BAV completo.

Bloqueio Atrioventricular 2:1

Nessa forma de bloqueio AV de 2º grau, uma onda P é conduzida e a seguinte é bloqueada, dificultando o diagnóstico do nível do bloqueio AV, uma vez que o registro de BAV 2:1 não indica necessariamente BAV de 2º grau Mobitz *tipo II*. Não é incomum que esse registro seja decorrente de BAV de 2º grau Mobitz *tipo I*. Nessa condição, aconselha-se a obtenção de registro mais duradouro do ECG para evidenciar aspectos mais característicos do bloqueio de Wenckebach, como as relações AV 3:2 ou 4:3. Entretanto, em alguns casos, o diagnóstico definitivo é obtido apenas com o auxílio do EEF. Assim, *o BAV que mantém a* relação AV 2:1 *não deve ser classificado como do tipo I ou II* (Fig. 15.17).

Geralmente, constitui sinal de comprometimento grave do sistema de condução cardíaco, localizado abaixo do nó AV, ou seja, no sistema His-Purkinje. No entanto, a identificação de bloqueio AV de 2º grau na vigência de complexo QRS estreito ou de intervalo PR muito prolongado sugere que o bloqueio de condução encontra-se no nó AV. Frequentemente, evidencia-se esse tipo de BAV no *IAM anterior*, com grande probabilidade de evoluir para BAV completo.

Bloqueio Atrioventricular de Grau Avançado

Refere-se ao registro de duas ou mais ondas P consecutivamente bloqueadas (Fig. 15.18).

Pode acompanhar-se de ritmo de escape juncional ou ventricular e, ocasionalmente, pode deixar de conduzir impulsos elétricos para os ventrículos por 10 a 20s, com ou sem ritmo de escape, acarretando assisto-

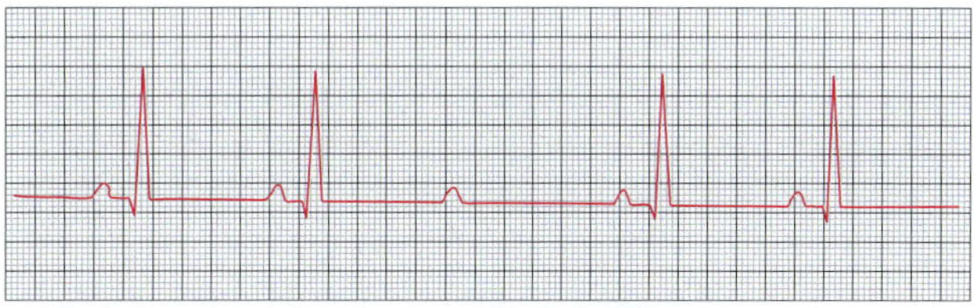

Figura 15.16 – Bloqueio AV 2º grau Mobitz tipo II.

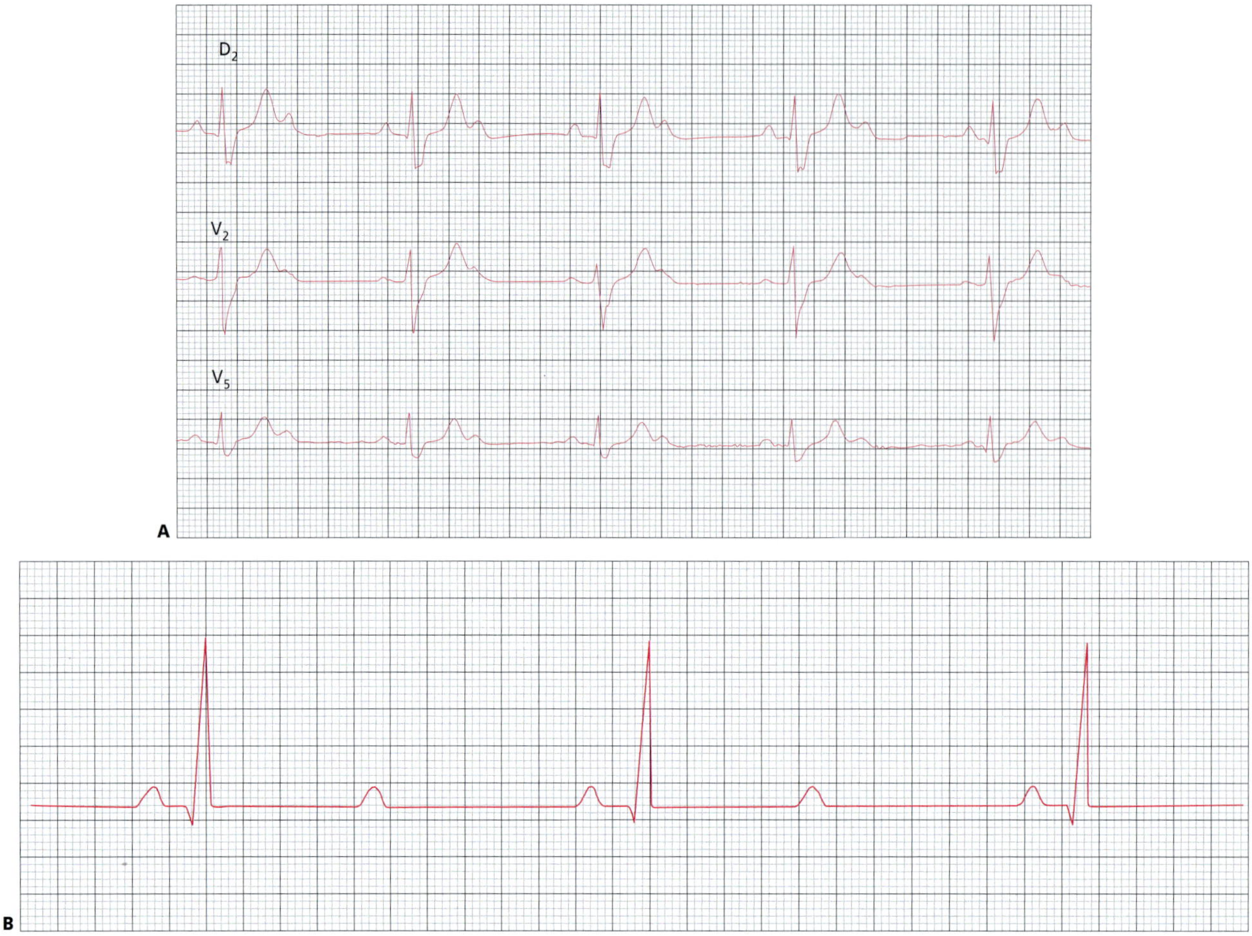

Figura 15.17 – **A**) e **B**) Traçados de eletrocardiograma com bloqueio atrioventricular de 2º grau tipo 2:1.

978-85-7241-870-6

lia ventricular e síncope. Habitualmente, o bloqueio é desencadeado por extrassístole atrial, conduzida ou bloqueada, ou ventricular, persistindo até o surgimento de batimento de escape.

Bloqueio Atrioventricular de 3º Grau ou Completo

No BAV de 3º grau ou *completo*, não há transmissão do impulso elétrico dos átrios para os ventrículos, diferentemente do BAV de 1º grau, em que há somente *atraso da condução* do impulso elétrico, e do BAV de 2º grau, em que há bloqueio incompleto da condução do impulso elétrico, ou seja, a junção AV conduz pelo menos alguns impulsos elétricos para os ventrículos. Geralmente, os átrios são estimulados pelo nó SA e os ventrículos por marca-passo de escape ou subsidiário, localizado em qualquer ponto abaixo do bloqueio da junção AV.

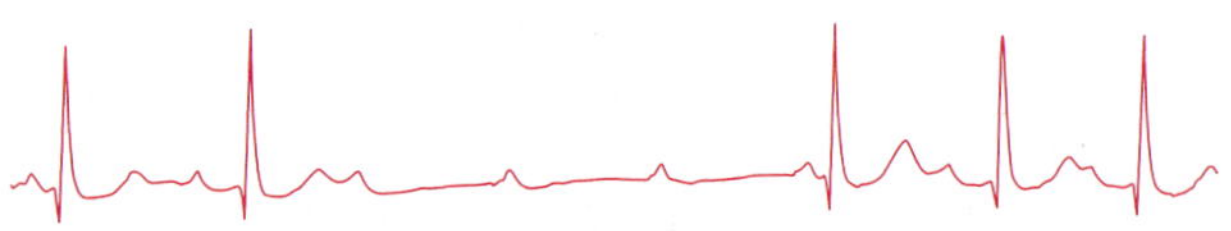

Figura 15.18 – Bloqueio atrioventricular de grau avançado. Observa-se relação de quatro ondas P para um QRS, além disso ocorre condução tipo Wenckebach.

No ECG convencional, evidencia-se que as ondas P estão completamente dissociadas dos complexos QRS e, habitualmente, a frequência atrial é maior que a ventricular. Os intervalos PR são muito variáveis em decorrência da desconexão elétrica entre átrios e ventrículos (Fig. 15.19).

Pacientes que não se encontram em ritmo sinusal, como os portadores de *flutter* ou fibrilação atrial, também podem desenvolver BAV completo, presumido pela frequência ventricular muito baixa e quase totalmente regular (Fig. 15.20).

O nível do bloqueio determina a morfologia do complexo QRS, além do ponto e da frequência do ritmo escape. Se o bloqueio estiver localizado no nó AV, como no BAV congênito, os ventrículos são estimulados normalmente por marca-passo juncional e, por isso, com complexos QRS estreitos, a não ser que o paciente seja portador de bloqueio de ramo pregresso. O ritmo de escape tem frequência entre 40 e 60bpm e aumenta durante o esforço ou com a infusão de atropina (Fig. 15.21).

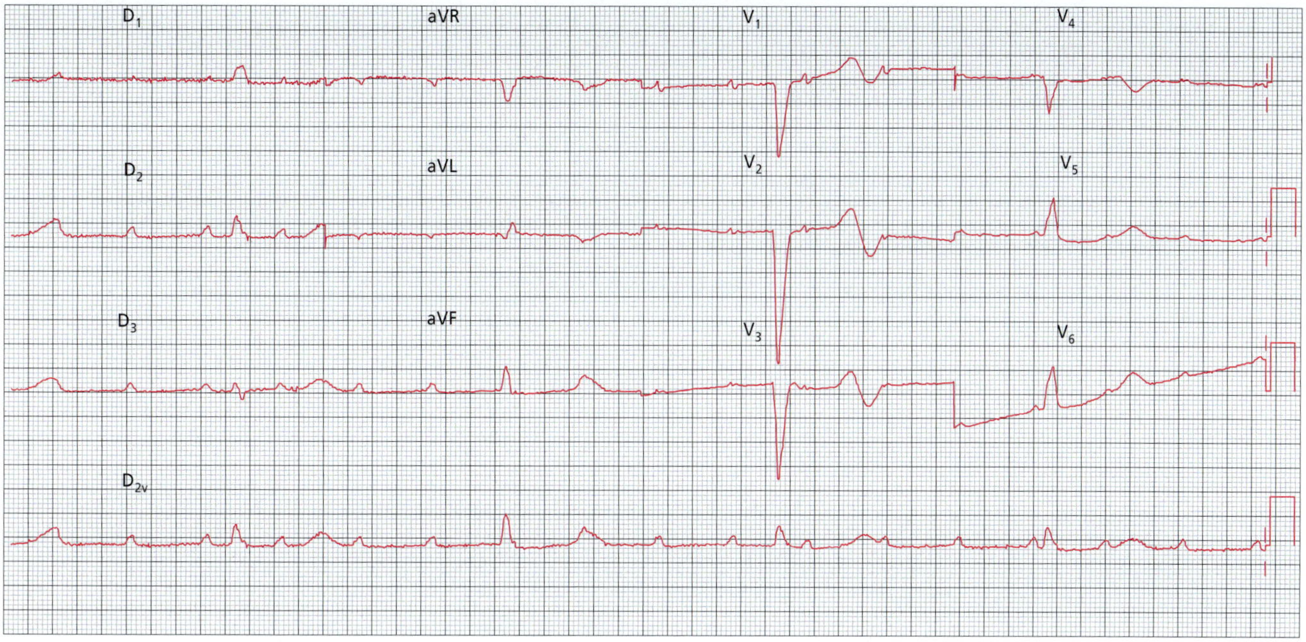

Figura 15.19 – Eletrocardiograma com bloqueio atrioventricular total.

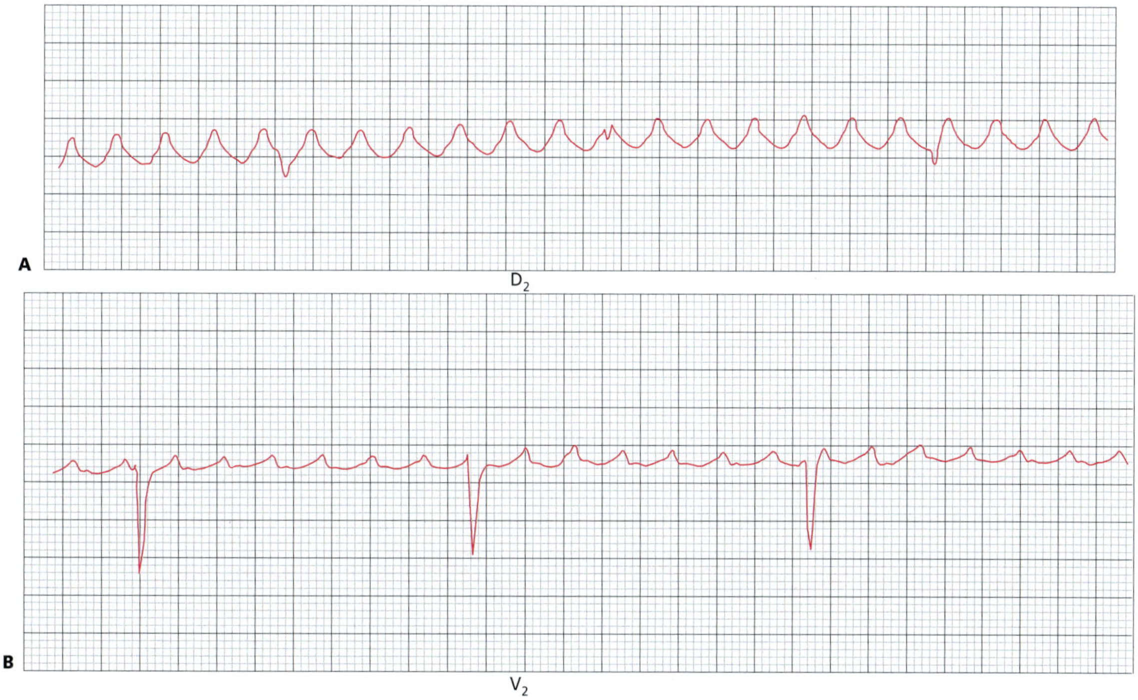

Figura 15.20 – **A**) e **B**) Fibrilação ou *flutter* com bloqueio atrioventricular total.

Se o bloqueio de condução estiver localizado no nó AV ou abaixo deste (feixe de His), como no BAV adquirido, os ventrículos são estimulados por *marca-passo idioventricular*, que pode estar situado no feixe de His ou no miocárdio ventricular ordinário, o que acarreta o registro de complexos QRS alargados. O ritmo de escape tem frequência entre 20 e 40bpm (Fig. 15.22).

No portador de BAV completo, a condução anterógrada do impulso elétrico está bloqueada, mas a retrógrada pode estar intacta (Fig. 15.23).

É possível identificar BAV completo em diferentes cardiopatias, incluindo: doenças degenerativas crônicas (fibrose do tecido do sistema condução), intoxicação digitálica, após cirurgia cardíaca (principalmente a troca valvar aórtica), na vigência de endocardite bacteriana

978-85-7241-870-6

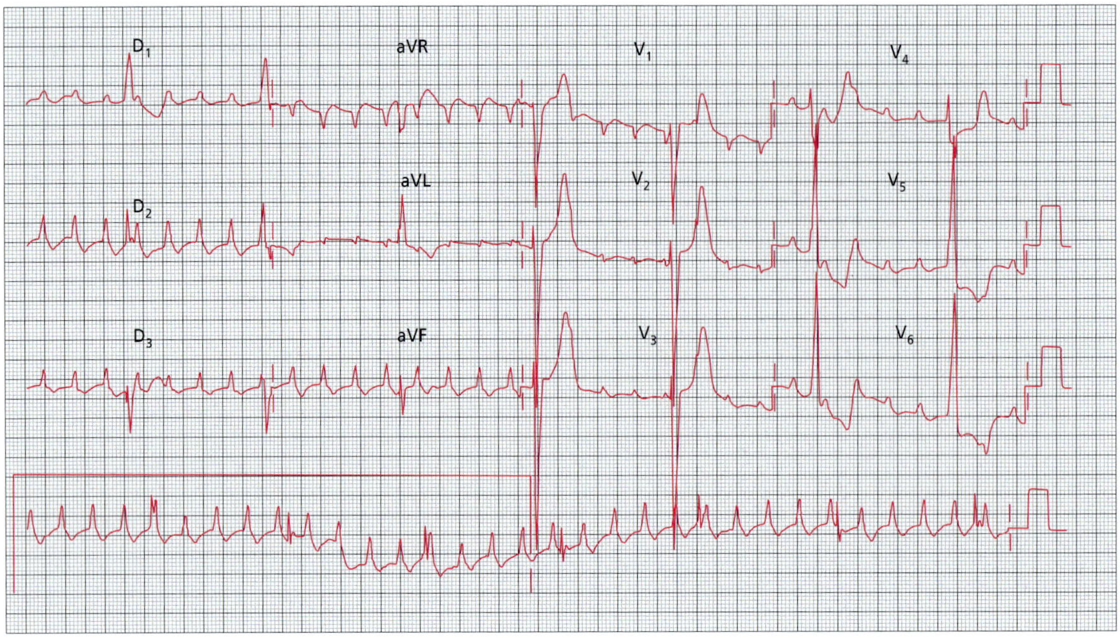

Figura 15.21 – Traçados com bloqueio atrioventricular completo congênito. Paciente com 13 meses de idade.

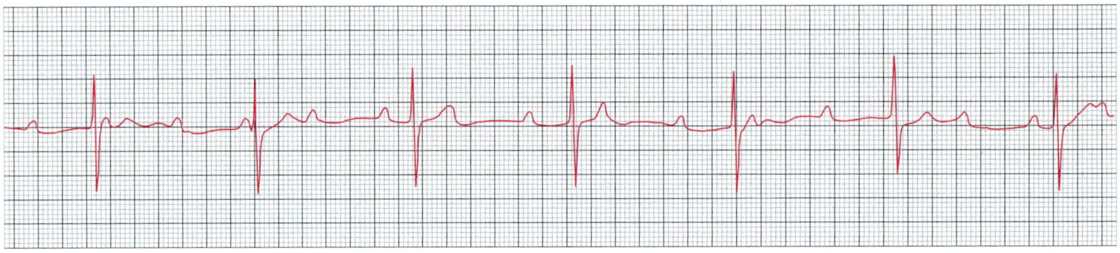

Figura 15.22 – Traçado com bloqueio atrioventricular completo adquirido – ritmo de escape (paciente com 72 anos).

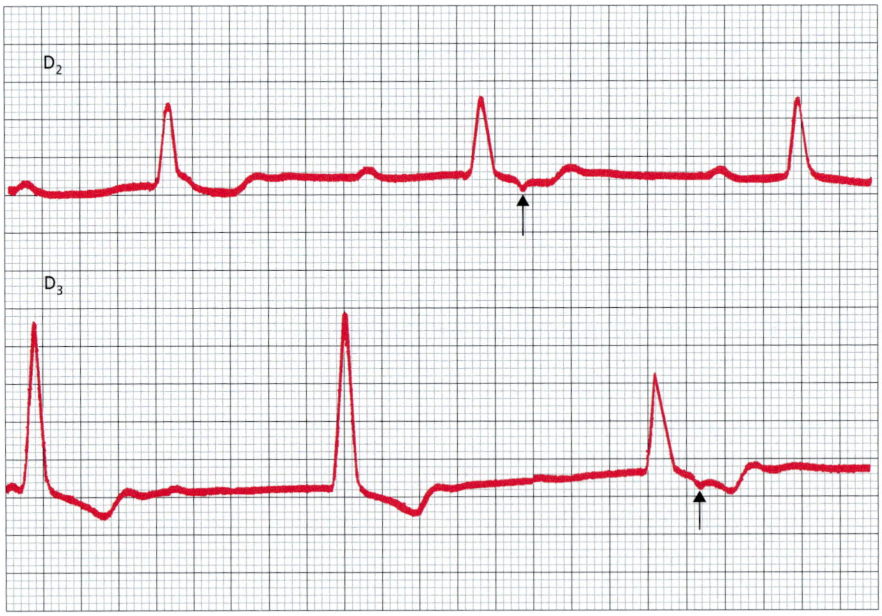

Figura 15.23 – Bloqueio atrioventricular com condução retrógrada. A seta aponta a onda P.

978-85-7241-870-6

(abscesso perivalvar que compromete o sistema de condução) e como complicação do IAM (com maior frequência, *anterior* ou *inferior*). Nessas doenças, o desenvolvimento de BAV completo piora o prognóstico, necessitando, com frequência, de implante de marca-passo. A frequência do ritmo de escape pode ser muito baixa, com redução do débito cardíaco, o que pode acarretar episódios de tontura, síncope e episódios de Stokes-Adams (*perda súbita da consciência, sem sintomatologia prodrômica, com período variável de inconsciência – segundos a minutos – e rápido retorno ao estado mental normal, ou seja, sem amnésia*). Pode ser definitivo ou transitório e, no último, o diagnóstico é realizado com monitorização mais prolongada.

DISSOCIAÇÃO ATRIOVENTRICULAR

Utiliza-se o termo *dissociação atrioventricular* (*DAV*) para definir que átrios e ventrículos estão sendo estimulados por marca-passos diferentes, na vigência de qualquer tipo de arritmia, incluindo o BAV. No entanto, a mesma denominação é utilizada para definir um tipo específico de arritmia em que átrios e ventrículos são estimulados por marca-passos diferentes, porém *a frequência ventricular é a mesma ou um pouco maior que a atrial*. Quando a frequência atrial for igual ou semelhante à ventricular, denomina-se *DAV isorrítmica*. Geralmente, os átrios são estimulados pelo nó SA e os ventrículos pela junção AV (Fig. 15.24).

A DAV é um fenômeno secundário à alteração primária da condução, manifestando-se quando há diminuição da frequência do nó SA (por exemplo, aumento do tônus vagal ou uso de betabloqueadores ou antagonistas dos canais de cálcio) ou aumento da frequência do nó AV (por exemplo, isquemia ou intoxicação digitálica). Por definição, não há condução retrógrada dos ventrículos para os átrios. Semelhantemente ao BAV, a DAV pode ser completa ou incompleta. Na DAV completa, as frequências atrial e ventricular permanecem constantes, observa-se variação do intervalo PR e não há condução de nenhum impulso elétrico dos átrios para os ventrículos. Na DAV incompleta, alguns impulsos elétricos são conduzidos dos átrios para os ventrículos porque alcançam a junção AV quando esta se encontra fora do período refratário. É possível identificar dissociação AV isorrítmica até em indivíduos normais, principalmente durante o sono.

Atrasos da Condução Intraventricular

Os atrasos da condução intraventricular (ver Cap. 8), que podem comprometer qualquer ponto do sistema His-Purkinje, quando combinados e na vigência de determinadas cardiopatias, podem evoluir para BAV completo. O bloqueio do ramo direito (BRD) e o bloqueio do ramo esquerdo (BRE) isolados raramente demonstram essa evolução. Entretanto, a associação de atrasos da condução tem incidência anual de 6% de progressão para BAV completo. No IAM, o desenvol-

978-85-7241-870-6

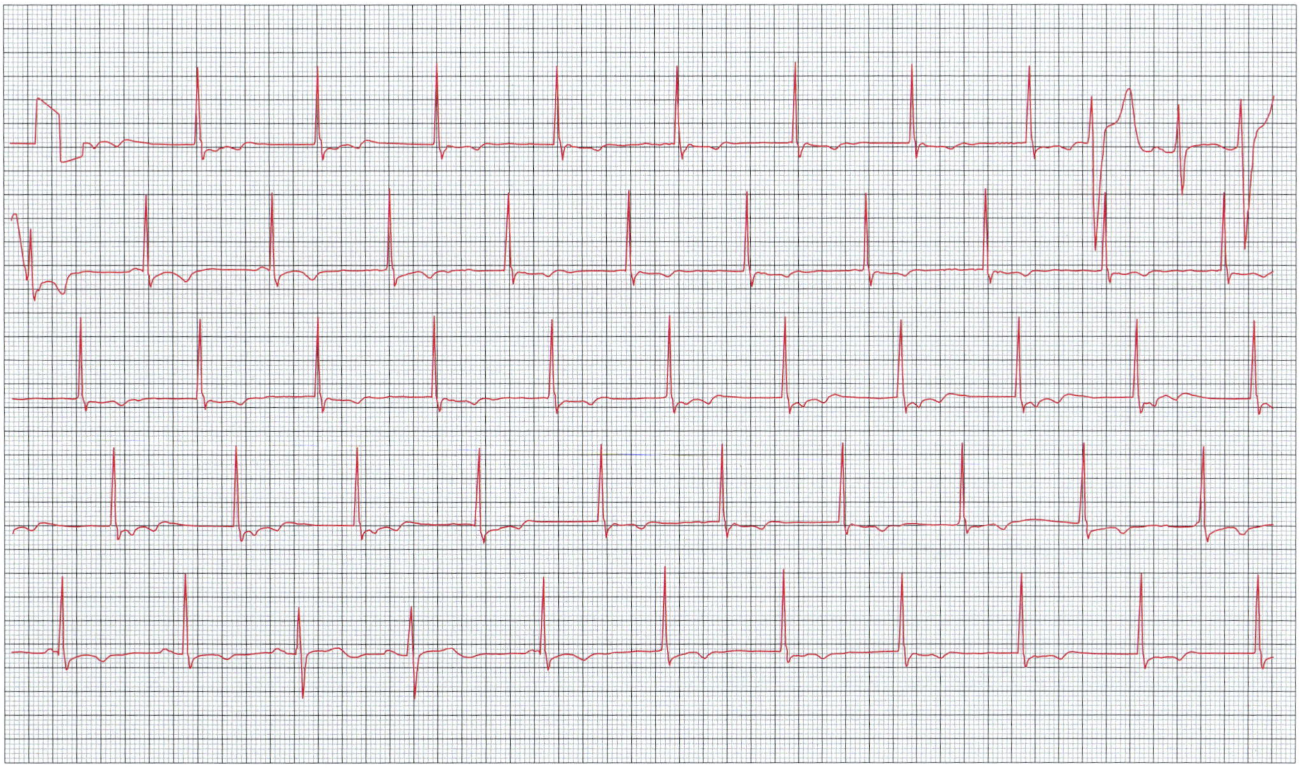

Figura 15.24 – Eletrocardiograma com dissociação atrioventricular.

vimento recente de associação de atrasos ("*bloqueios*") e BAV de 1º grau acompanha-se de risco elevado (40%) de progressão para BAV de grau avançado.

Como já discutido no Capítulo 8, o registro de atraso da condução intraventricular associa-se a cardiopatias estruturais graves, como cardiopatia chagásica, cardiomiopatia dilatada e cardiopatia isquêmica, e constitui fator preditivo de pior prognóstico, com maior probabilidade do desenvolvimento de insuficiência cardíaca e maior mortalidade (Fig. 15.25).

MARCA-PASSO

A estimulação elétrica artificial do coração humano iniciou-se nos anos 1950, como parte do processo de ressuscitação. Esforços conjuntos de engenheiros biomédicos e pesquisadores clínicos propiciaram o expressivo desenvolvimento do marca-passo cardíaco, dispositivo capaz de prover a estimulação elétrica artificial do coração, inicialmente de maneira assíncrona, para o *tratamento de bradiarritmias graves*. Com o desenvolvimento da sincronização, os marca-passos tornaram-se profiláticos ou de demanda, com capacidade de *sentir*, *inibir* e *deflagrar* a atividade elétrica cardíaca intrínseca. Em seguida, o avanço tecnológico permitiu a criação do marca-passo de dupla-câmara, capaz de controlar a frequência cardíaca e de responder às alterações desta, além de respeitar o atraso fisiológico da condução atrioventricular. Atualmente, utiliza-se a estimulação artificial cardíaca para melhorar a hemodinâmica do paciente com insuficiência cardíaca congestiva (ICC) grave, com o objetivo de atenuar os efeitos adversos da contração ventricular assíncrona pela estimulação artificial biventricular sincronizada.

Composição do Marca-passo

O marca-passo tem dois componentes básicos: gerador de pulso e cabo(s)-eletrodo(s). Por sua vez, o gerador de pulso é composto de: fonte de energia (bateria de iodeto de lítio), multiplicadores de voltagem que aumentam a amplitude da estimulação disponível, amplificadores de circuitos que aumentam a amplitude dos sinais cardíacos sentidos, microcircuitos eletrônicos que regulam a cronometragem e a ação do marca-passo, receptores de radiofrequência que recebem as informações de programação e transmissor para transmitir a informação de programação ao marca-passo. Geradores mais modernos também são equipados com sensor para modular a frequência de estimulação artificial e com relógio para alterar esse parâmetro de acordo com ritmos circadianos. O cabo pode ser unipolar (cabo único que se estende do marca-passo ao eletrodo estimulador) ou bipolar (dois fios que atingem dois eletrodos estimuladores, um na extremidade do cabo e outro próximo desta) (Fig. 15.26).

Nomenclatura do Marca-passo

Estabeleceu-se código com *5 letras* para resumir o modo de estimulação e a função básica dos marca-passos. Em virtude da grande variedade de dispositivos de estimulação cardíaca artificial, tornou-se necessária a criançāo de um código para definir a função básica e o modo de estimulação dos marca-passos. O código foi proposto pela North American Society of Pacing and Electrophysiology (NASPE) e pelo British Pacing and Electrophysiology Group (BPEG) e é constituído por 5 letras (Tabela 15.2).

- *1ª letra*: representa a câmara estimulada artificialmente – A (átrio), V (ventrículo), D (dupla átrio e ventrículo) ou 0 (nenhuma).
- *2ª letra*: representa a câmara que é sentida ou identificada, utilizando-se as mesmas letras (A, V, D ou 0).
- *3ª letra*: descreve a resposta do marca-passo ao evento sentido – *I* (Inibição), *T* (do inglês, "*Trigger*" – deflagração) e *D* (Dupla – inibição e deflagração) – o marca-passo pode inibir (*I*) a emissão do estímulo artificial de um ou ambos os eletrodos ou pode deflagrar (*T*) a estimulação artificial após detectar evento.
- *4ª letra*: refere-se à presença ou ausência de sensores com responsividade em frequência – R (do inglês, *rate*) ou 0 (nenhum mecanismo).
- *5ª letra*: refere-se à presença de estimulação multissítio quando cabos-eletrodos adicionais são necessários de acordo com indicações clínicas específicas – 0 (nenhum cabo-eletrodo adicional) A (biatrial), V (biventricular), D (tetracameral – associação de estimulações biatrial e biventricular).

978-85-7241-870-6

Convencionalmente na ausência dos mecanismos de responsividade em frequência cardíaca (4ª letra) e de estimulação multissítio (5ª letra) não se utiliza a letra "O" sendo simplesmente omitida.

Indicações para o Implante de Marca-passo (Temporário ou Permanente)

Resumidamente, a principal indicação para o implante de marca-passo é a identificação de bradiarritmias sintomáticas, porém é possível enumerar várias condições, como síncope, bloqueio atrioventricular completo ou total (BAVT), BAV de 2º grau, bradicardia sinusal acentuada ou pausa sinusal (doença do nó sinusal), ritmos juncionais lentos, *flutter* ou fibrilação atrial com baixa resposta ventricular e, finalmente, terapêutica de ressincronização cardíaca na vigência de ICC grave.

O marca-passo pode ser implantado de forma *temporária* ou *permanente*. Quando se implanta o *marca-passo temporário*, o cabo-eletrodo é conectado ao gerador de pulso que permanece fora do corpo do paciente. Em contrapartida, quando se implanta o *marca-passo permanente*, insere-se o gerador do marca-passo no tecido subcutâneo ou submuscular, habitualmente

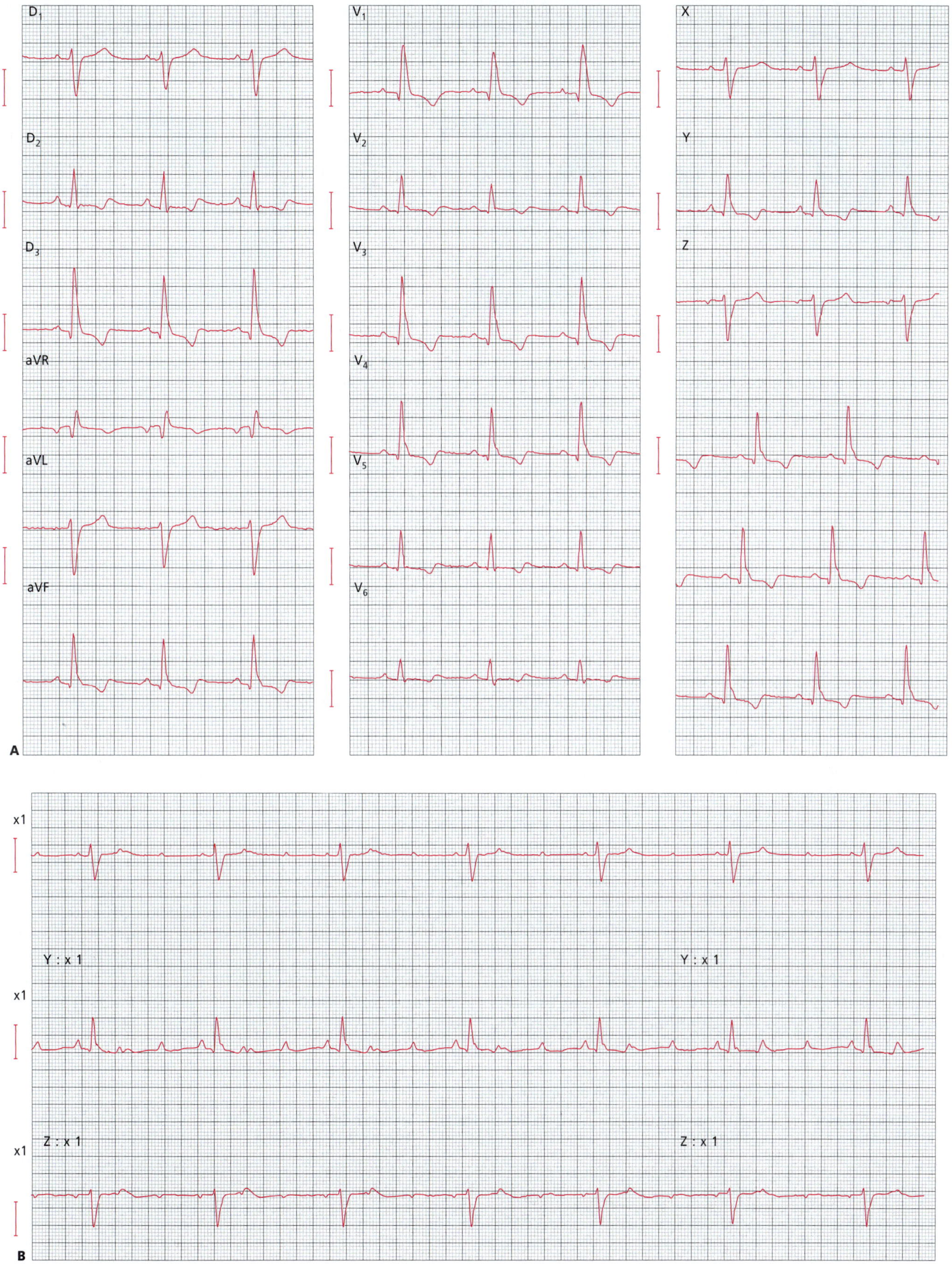

Figura 15.25 – **A**) Bloqueio posteroinferior do ramo esquerdo associado a bloqueio do ramo direito. **B**) Evolução para bloqueio atrioventricular de grau avançado.

978-85-7241-870-6

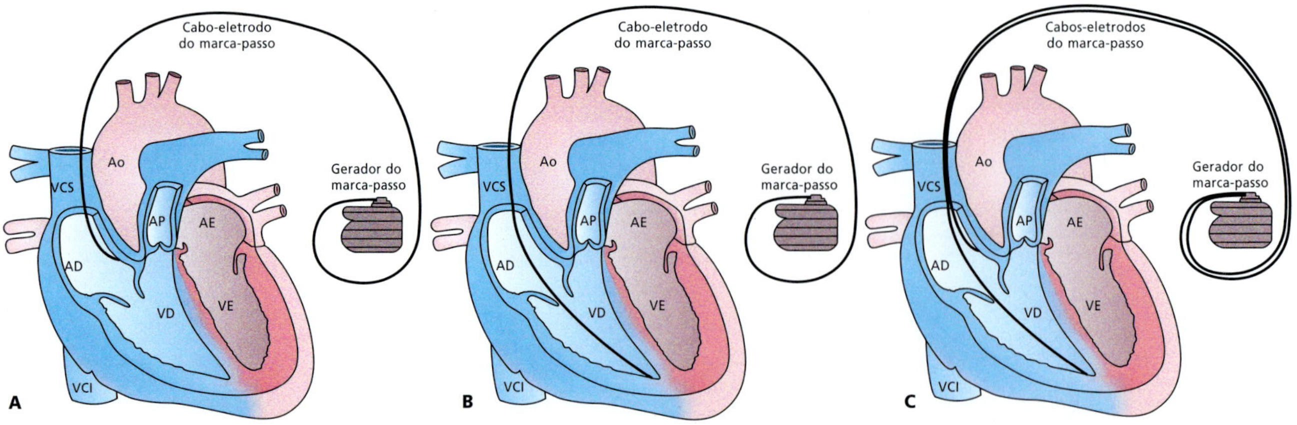

Figura 15.26 – **A**) Marca-passo AAI (cabo-eletrodo posicionado no AD). **B**) MP VVI (cabo-eletrodo posicionado no VD). **C**) MP DDD (cabos-eletrodos posicionados no AD e no VD). AD = átrio direito; AE = átrio esquerdo; Ao = aorta; AP = artéria pulmonar; VCI = veia cava inferior; VCS = veia cava superior; VD = ventrículo direito; VE = ventrículo esquerdo.

na parede do tórax. Nas duas condições, a partir do gerador de pulso, insere-se o cabo-eletrodo numa veia até alcançar a cavidade do ventrículo direito (VD), de maneira que o marca-passo possa estimular o *endocárdio* dessa câmara.

Em alguns casos especiais como em pacientes com cardiopatias cogênitas, que apresentem defeitos do septo interatrial (CIA) ou comunicação intraventricular (CIV), ou na ausência de acesso venoso, pode ser necessário o implante de cabo-eletrodo na região epicárdica do VD ou do VE com implante do gerador de pulsos na região subxifoide ou abdominal. Em pacientes com defeitos septais, no qual existe passagem de sangue venoso para as cavidades esquerdas do coração, os trombos que se formam e se aderem ao cabo eletrodo de marca-passo, quando implantados no endocárdio podem ser ejetados como êmbolos para o território sistêmico.

Eletrocardiograma com Marca-passo

Quando o marca-passo emite a estimulação elétrica artificial, inscreve-se deflexão vertical pontiaguda, com duração de aproximadamente 2ms, denominada *espícula do marca-passo*. Quando a espícula do marca-passo for mais larga, frequentemente é seguida de queda exponencial da voltagem, que pode distorcer parcial ou totalmente o complexo QRS induzido pelo marca-passo (Fig. 15.27).

Independentemente do tipo de marca-passo ou do modo de estimulação, a *voltagem e a polaridade da espícula do marca-passo* são diferentes nas diversas derivações do ECG. Numa determinada derivação, a amplitude e a polaridade da espícula dependem da relação entre o eixo da derivação e a orientação espacial do vetor da espícula. Dessa forma, se o eletrodo do marca-passo estiver no ápice do VD, o vetor da espícula do marca-passo estará dirigido para a porção negativa de D_2, registrando, habitualmente, espícula negativa e profunda nessa derivação e espícula positiva e ampla em aVR, enquanto as derivações que são perpendiculares ao vetor da espícula registram deflexões de dimensões menores.

A *morfologia dos complexos do ECG* varia com o tipo de marca-passo e o modo de estimulação. Quando há estimulação artificial do ventrículo, após a espícula do marca-passo, registra-se complexo QRS, representando a despolarização do ventrículo, que na situação em que o eletrodo do marca-passo estimula primeiramente o endocárdio do VD, tem morfologia de bloqueio de ramo esquerdo (BRE). O marca-passo estimula primeiro o VD e, a seguir, o impulso elétrico alcança

978-85-7241-870-6

TABELA 15.2 – **Código internacional para descrição dos marca-passos**

1ª LETRA-CÂMARA ESTIMULADA	2ª LETRA-CÂMARA SENTIDA	3ª LETRA-RESPOSTA SENSIBILIDADE	4ª LETRA-RESPOSTA SENSOR FREQUÊNCIA CARDÍACA	5ª LETRA-ESTIMULAÇÃO MULTISSÍTIO
0 = Nenhuma	0 = Nenhuma	0 = Nenhuma	0 = Nenhuma	0 = Nenhuma
A = Átrio	A = Átrio	T = *Trigger*	R = Responsivo	A = Átrio
V = Ventrículo	V = Ventrículo	I = Inibido		V = Ventrículo
D = Duplo (A+V)	D = Duplo (A+V)	D = Duplo (T+I)		D = Duplo (A+V)

0 = Nenhuma – indica que a função está desativada; A = átrio – indica função ativada no átrio; V = ventrículo – indica função ativada no ventrículo; T = *trigger* (sincronizado) – função ativada no modo sincronizado (por exemplo, deflagra estimulação ventricular após sentir o átrio); I = Inibido – o marca-passo inibe pulso de energia elétrica ao reconhecer atividade espontânea; D = duplo – indica função para A e V ou para T e I; R = responsivo a sensor de ajuste automático de frequência cardíaca.

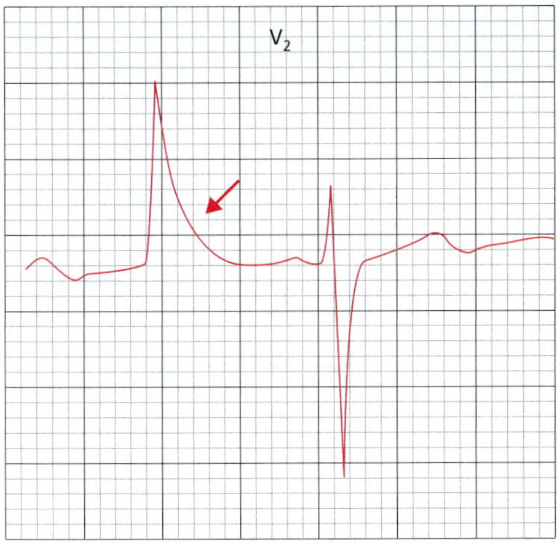

Figura 15.27 – V_2 do traçado de eletrocardiograma de paciente com marca-passo e demanda tipo VVI. Existe disfunção constante do marca-passo quanto à captura e disfunção intermitente quanto à sensibilidade. Observe o declive gradual da espícula do marca-passo.

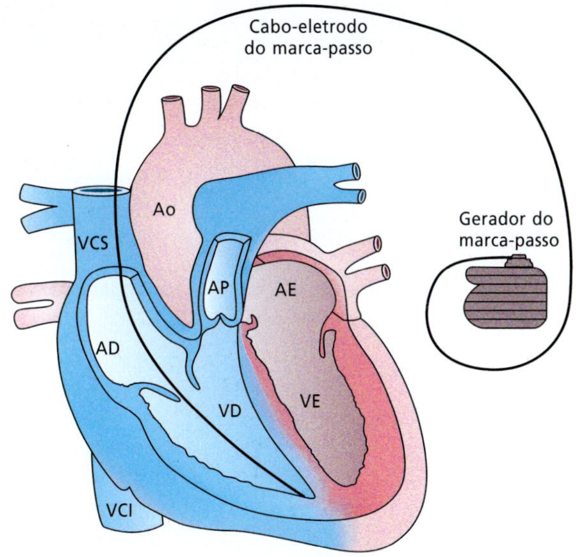

Figura 15.28 – Esquema do gerador (bateria) do marca-passo e do cabo deste dispositivo inserido no ventrículo direito (VD) através da veia subclávia esquerda. AD = átrio direito; AE = átrio esquerdo; Ao = aorta; AP = artéria pulmonar; VCI = veia cava inferior; VCS = veia cava superior; VE = ventrículo esquerdo.

o ventrículo esquerdo (VE), semelhantemente ao atraso da condução pelo ramo esquerdo do feixe de His (Fig. 15.28).

Quando o marca-passo for de dupla-câmara, a primeira espícula é seguida da inscrição da onda P e a segunda espícula é seguida da inscrição do complexo QRS (Fig. 15.29).

É possível estimular todas as câmaras cardíacas, e a escolha da modalidade e do local de estimulação depende basicamente das características da cardiopatia e do comprometimento do sistema de condução cardíaco.

Modo de Estimulação

Estimulação Artificial Atrial

A principal indicação para esse tipo de estimulação é a disfunção do nó SA. É possível o implante de marca-passo para o estímulo somente do átrio, porém, com frequência, implanta-se marca-passo de dupla-câmara diante da possibilidade de desenvolvimento ulterior de BAV. Como já mencionado, após o registro da espícula do marca-passo, inscreve-se onda P ectópica com morfologia que depende do local da estimulação artificial. Se a última for próxima do nó SA, a morfologia da onda P assemelha-se àquela do ritmo sinusal. Em contrapartida, se a estimulação artificial for no nível do seio coronariano, o eixo elétrico da onda P estará dirigido para cima e provocará o registro de onda P negativa nas derivações inferiores (Fig. 15.30).

978-85-7241-870-6

As possibilidades do *modo de estimulação artificial atrial* são:

- *AOO*: estimulação artificial assíncrona do átrio, sem a função de sensibilidade, ou seja, não considera a atividade elétrica do coração do paciente. A ativação ventricular depende de condução normal pela junção AV e, atualmente, é pouco utilizada.
- *AAI*: estimulação artificial atrial de demanda, com capacidade de sentir a atividade atrial espontânea. Modo de estimulação artificial apropriado para os portadores de disfunção do nó SA, com condução AV normal.
- *AAT*: o marca-passo sente o impulso atrial e estimula artificialmente o átrio quando a frequência atrial cai abaixo da frequência programada, mas também emite o estímulo quando sente a onda P espontânea. Esse modo de estimulação raramente é utilizado de forma permanente.

Estimulação Artificial Ventricular

Após a espícula do marca-passo, inscreve-se o complexo QRS, com morfologia dependente da localização da extremidade do eletrodo que, com frequência, encontra-se no ápice do VD, o que resulta em morfologia do complexo QRS semelhante àquela do *BRE*. A sequência de ativação ventricular artificialmente induzida é dirigida da direita para a esquerda e do ápice para a base do coração, o que acarreta a orientação superior do vetor do complexo QRS, com desvio do eixo elétrico para cima no plano frontal (PF), registrando complexos QRS negativos em D_2, D_3 e aVF.

Se a extremidade do eletrodo estiver na via de entrada ou de saída do VD, a orientação do vetor do complexo QRS será próxima do normal e, se a extremidade do eletrodo estiver logo abaixo da valva pulmonar, a

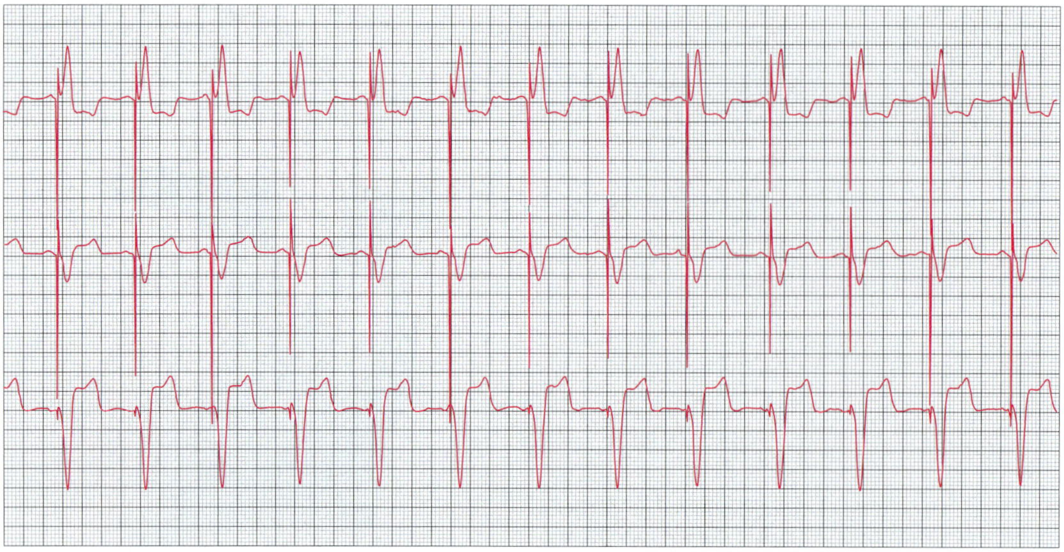

A

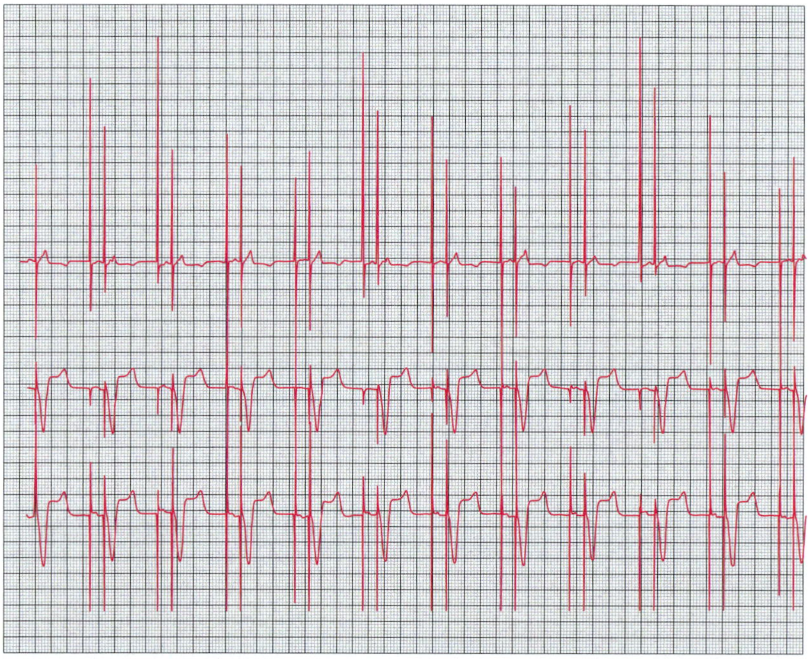

B

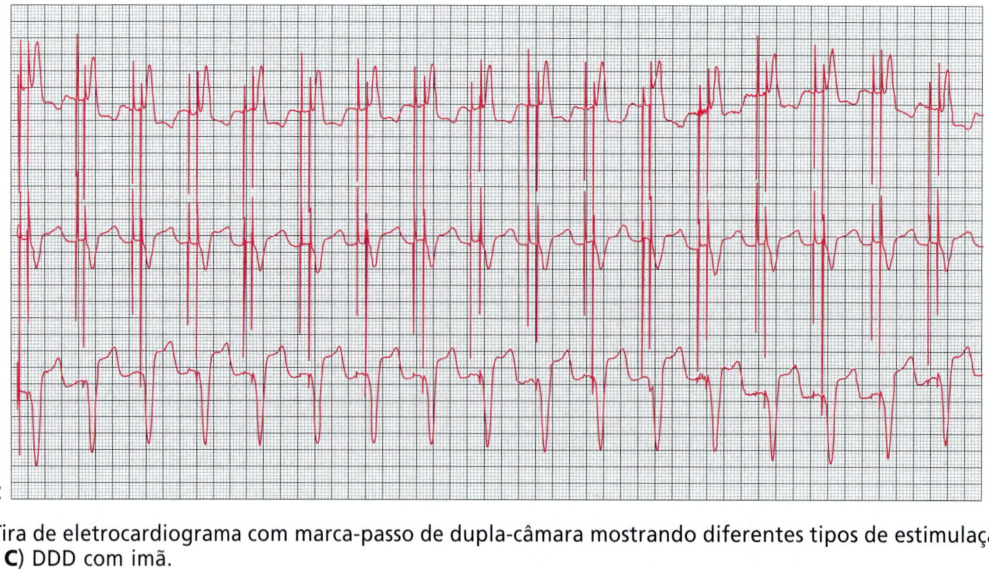

C

Figura 15.29 – Tira de eletrocardiograma com marca-passo de dupla-câmara mostrando diferentes tipos de estimulação ventricular. **A**) VAT. **B**) DDD. **C**) DDD com imã.

978-85-7241-870-6

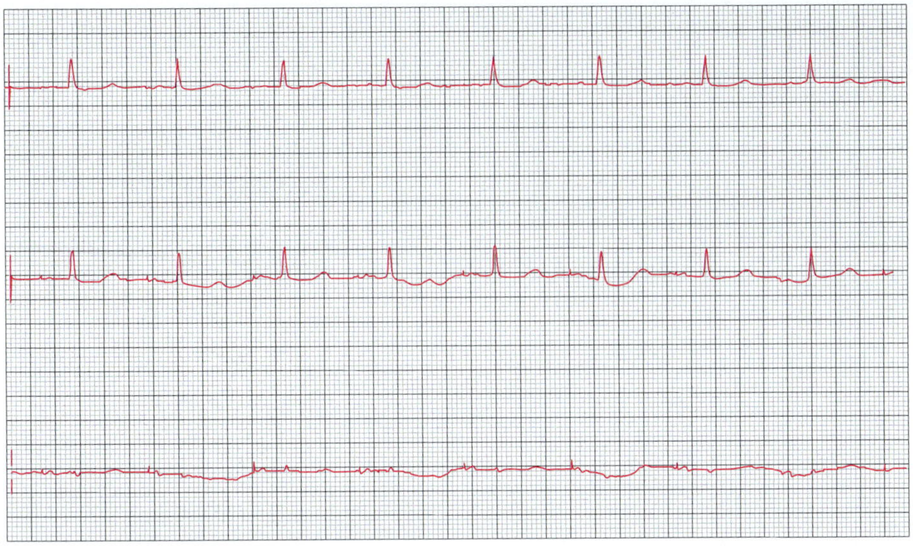

A

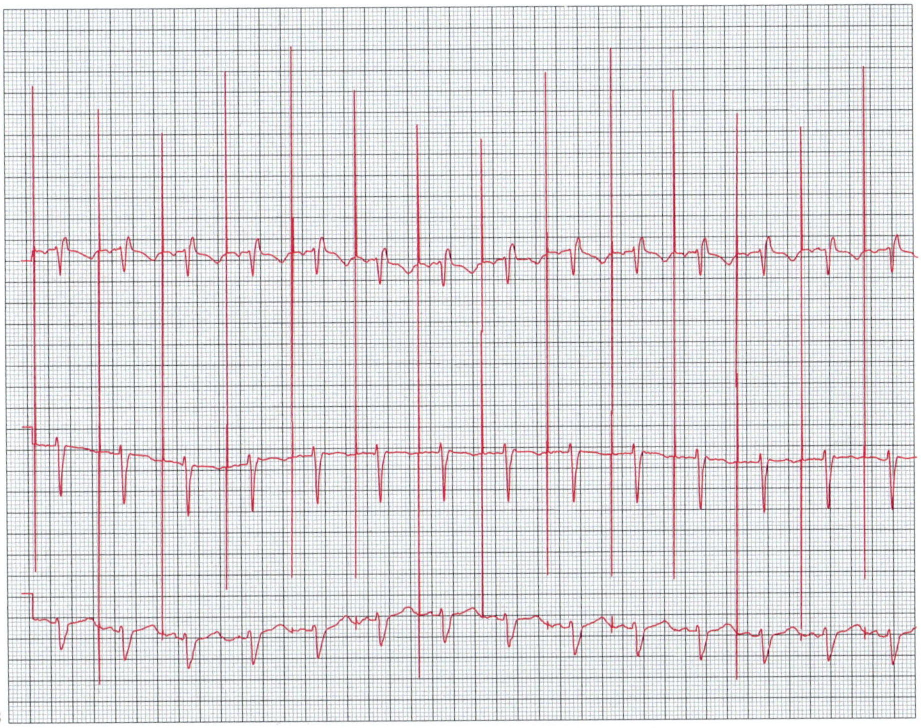

B

Figura 15.30 – Estimulação atrial exclusiva modo AAI em **A**) bipolar e **B**) unipolar.

978-85-7241-870-6

orientação do vetor do complexo QRS será vertical e até desviado para a direita (Fig. 15.31).

A morfologia do complexo QRS pode assemelhar-se ao *BRD* nas derivações precordiais direitas na vigência de estimulação artificial do VD, porém deve-se afastar a possibilidade de perfuração do septo pelo cabo-eletrodo, com consequente estimulação do VE. Para isso, basta identificar a localização da zona de transição da polaridade do complexo QRS nas derivações precordiais. Quando a zona de transição encontra-se à direita de V_3, a estimulação artificial localiza-se no VD, porém, quando esta coincide com V_3 ou inscreve-se à esquerda dessa derivação, deve-se presumir que a estimulação artificial atinge o VE.

Na vigência de estimulação artificial do epicárdio do VE, o ECG registra complexo QRS semelhante ao *BRD*, o que também acontece com a estimulação artificial do VE a partir do seio coronariano. Quando se implanta o eletrodo na parede lateral do VE, provoca-se desvio do eixo elétrico do complexo QRS para a direita, acarretando polaridade negativa em D_1 e V_6 e positiva em V_1. A estimulação artificial próxima ao ápice do VE pode provocar o registro do padrão $S_1S_2S_3$ e, em alguns casos, complexo QRS negativo em V_1, o que dificulta a estimativa da localização da estimulação.

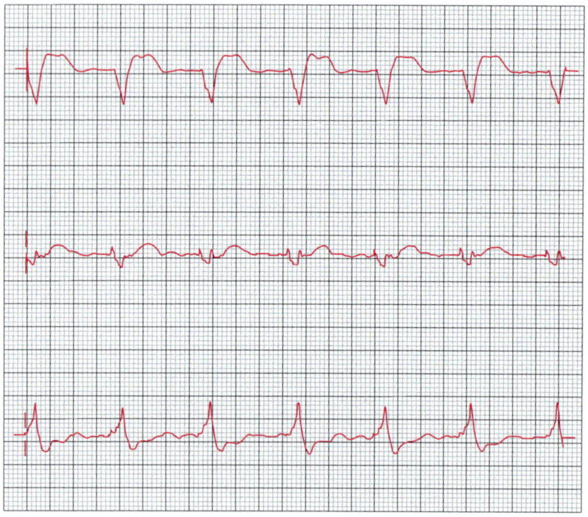

A

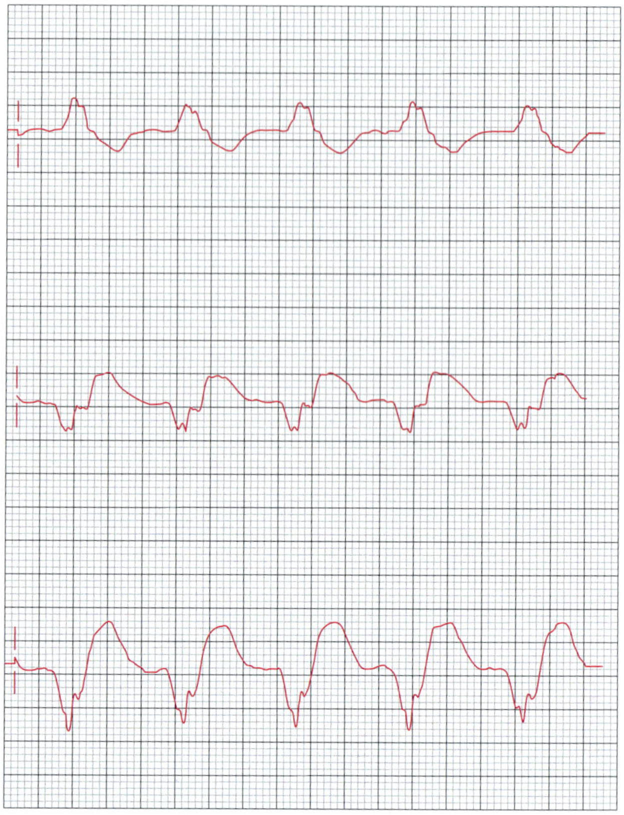

B

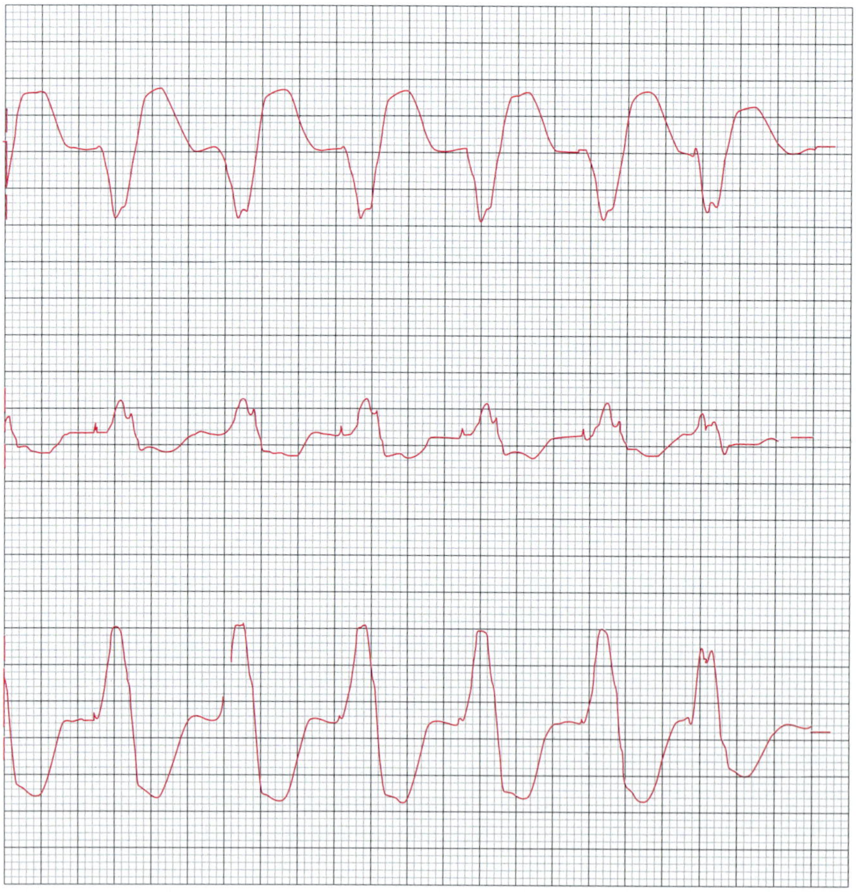

C

Figura 15.31 – Exemplos de diferentes eixos do QRS com marca-passo. **A**) Estimulação biventricular. **B**) Estimulação da ponta do ventrículo direito (VD). **C**) Estimulação de ventrículo esquerdo (VE) (parede lateral esquerda do VE). (*Continua*)

978-85-7241-870-6

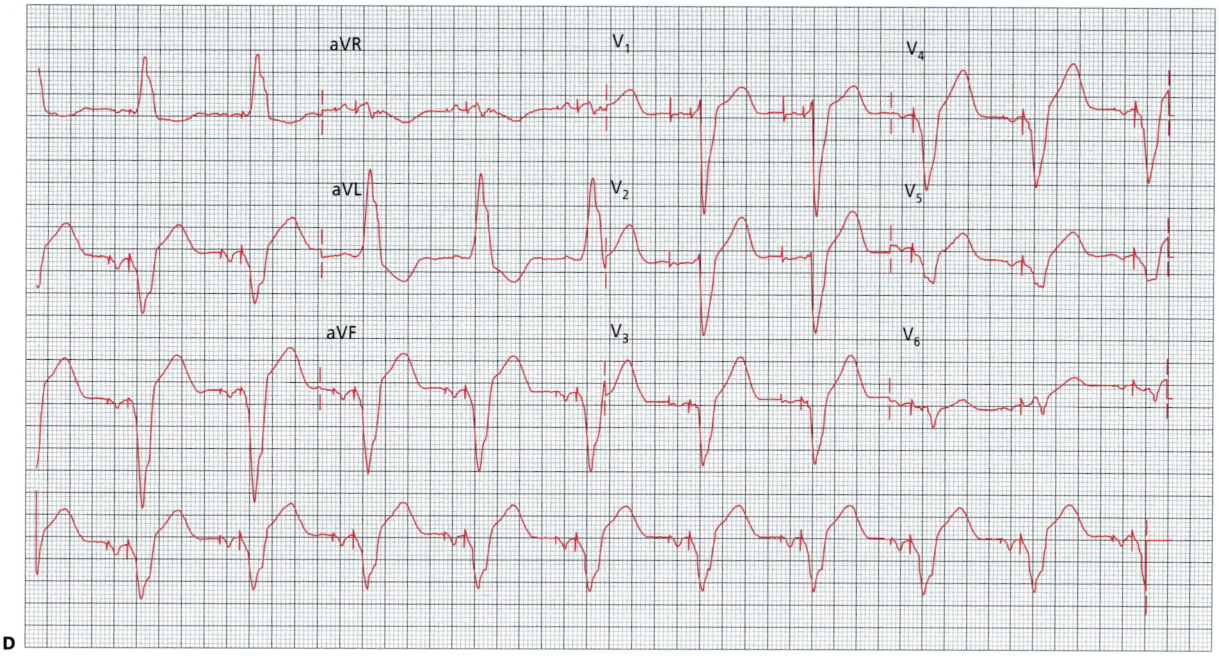

Figura 15.31 – (*Continuação*) **D**) Estimulação da ponta do VD; notar a orientação do eixo para cima e para a esquerda.

978-85-7241-870-6

As possibilidades do *modo de estimulação artificial ventricular* são:

- *VOO*: o marca-passo estimula de forma assíncrona o ventrículo, no limite inferior da frequência cardíaca. Não possui a função de sensibilidade, ou seja, não detecta a atividade elétrica espontânea do ventrículo. A evidente desvantagem desse modo de estimulação é a possibilidade rara, porém não desprezível, de estimulação artificial durante o período vulnerável e consequente desencadeamento de taquicardia ou fibrilação ventricular. Essa possibilidade aumenta na vigência de isquemia miocárdica, desequilíbrio eletrolítico ou intoxicação por droga. Atualmente, esse modo de estimulação é raramente utilizado.
- *VVI*: o marca-passo sente e estimula artificialmente o ventrículo, inibindo essa estimulação em resposta à atividade elétrica ventricular espontânea. O marca-passo libera a estimulação somente quando a frequência ventricular do paciente cai abaixo da frequência programada. É o modo de estimulação mais comumente utilizado, mas muitos pacientes não toleram o assincronismo. Constitui o método de estimulação artificial ideal para os portadores de fibrilação atrial crônica, especialmente se houver a função de resposta à frequência (*VVIR*).
- *VTT*: modo de estimulação artificial de demanda com funções semelhantes àquelas do modo de inibição (VVI), ou seja, promove a liberação de estímulo quando detecta a ausência de despolarização ventricular espontânea no decorrer de intervalo predeterminado. A estimulação artificial é sincronizada com a onda R. Quando ocorre atividade ventricular espontânea, a espícula da estimulação artificial surge logo após o início do complexo QRS, durante o período refratário absoluto do ventrículo, mimetizando complexo de fusão. Se não ocorrer atividade ventricular espontânea, a espícula do marca-passo surge no final do intervalo de escape e deflagra o complexo QRS. Atualmente, é pouco utilizado.
- *VDD*: o marca-passo estimula artificialmente apenas o ventrículo, mas é capaz de detectar a atividade elétrica atrial e ventricular. Se não houver atividade atrial espontânea, o ventrículo é estimulado artificialmente no limite inferior da frequência, semelhantemente ao modo *VVI*. Como não está programado para propiciar a estimulação artificial do átrio, não deve ser usado em portadores de disfunção do nó SA, constituindo, apenas, modo de estimulação adequado para portadores de BAV com função sinusal normal.

Estimulação Artificial de Dupla-câmara

A estimulação artificial de dupla-câmara pode ser *sequencial AV* (*DVI* ou *DDI*) ou *universal* (*DDD*). O modo de estimulação artificial *sequencial AV* envolve a estimulação do átrio e do ventrículo, mas sente apenas o ventrículo – *DVI* – ou é capaz de sentir o átrio e o ventrículo e de inibir somente a estimulação artificial, porém não é capaz de deflagrá-la – *DDI*. No modo *DVI*, se houver atividade ventricular espontânea ou supraventricular conduzida, ocorre supressão de todas as atividades do marca-passo. Se o eletrodo ventricular, no decorrer de intervalo predeterminado, não detectar nenhum potencial ventricular, deflagra-se a estimulação artificial atrial. Como o marca-passo não detecta a atividade atrial espontânea e o intervalo de estimulação artificial é reprogramado pela despolarização ventricular, a estimulação artificial do átrio compete com o impulso atrial espontâneo. Assim, pode haver o desenvolvimento de fibrilação atrial se o estímulo artificial atrial for liberado durante o período vulnerável. O modo *DDI* detecta a atividade atrial espontânea e inibe a estimulação artificial atrial, quando necessário. Pode ser útil para portadores de taquiarritmias atriais intermitentes e BAV.

O modo de estimulação artificial *universal* (*DDD*) é o mais adequado para os pacientes com ritmo sinusal normal e BAV, além de portadores de síndromes neurogênicas com inibição cardíaca simpática. Como o modo de estimulação DDD não restaura a resposta à frequência nos portadores de incompetência cronotrópica, sua indicação tem limitações para os portadores de disfunção do nó SA. Não deve ser implantado em portadores de fibrilação atrial permanente. O marca-passo estimula artificialmente e sente o átrio e o ventrículo e é inibido pela detecção da atividade elétrica espontânea do átrio e do ventrículo. Nesse modo de estimulação, é possível identificar quatro tipos de ritmo:

1. Ritmo sinusal normal.
2. Estimulação artificial atrial.
3. Estimulação artificial sequencial AV.
4. Estimulação artificial sincronizada com a onda P.

Assim, o ECG de portador desse modo de estimulação artificial *universal* com dupla-câmara é muito difícil de ser interpretado sem a disponibilidade das especificações do marca-passo (Fig. 15.32).

978-85-7241-870-6

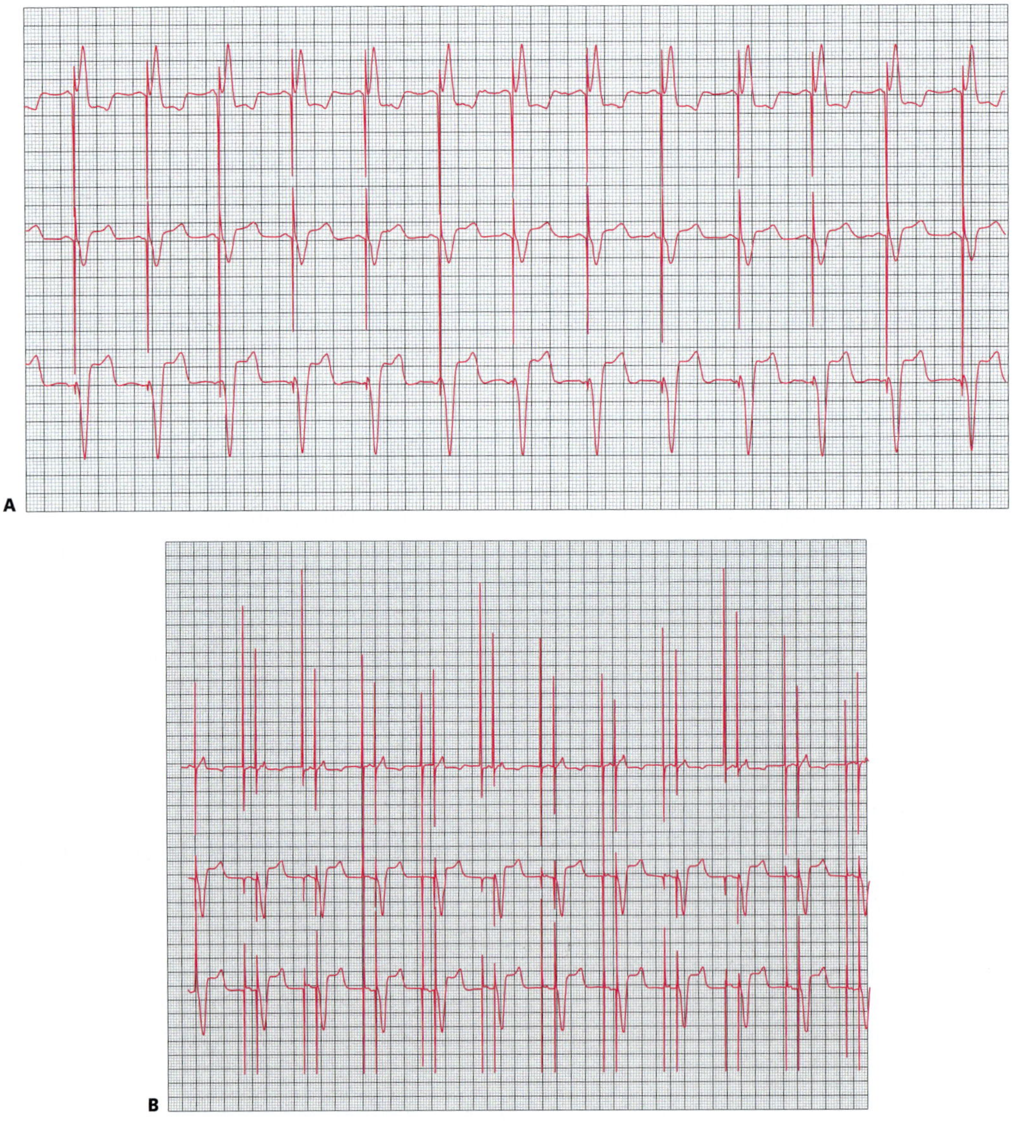

Figura 15.32 – **A**) e **B**) Tiras de ritmo de marca-passos DDI e DDD.

Disfunção do Marca-passo

Ocorre disfunção do marca-passo quando há comprometimento das funções de *sensibilidade*, que usualmente tem manifestação mais precoce, ou de *estimulação artificial*. Isso acontece, por exemplo, quando o prazo de validade da bateria encontra-se no limite. *Diagnostica-se o comprometimento da sensibilidade pela observação da liberação de espículas do marca-passo apesar de frequência cardíaca adequada do paciente* (Fig 15.33, *B*). As causas mais comuns de falha da sensibilidade incluem: carga baixa da bateria, deslocamento do cabo-eletrodo do marca-passo e fibrose excessiva em torno da extremidade deste. *Identifica-se o comprometimento da estimulação artificial pela observação da liberação de espículas do marca-passo sem o registro subsequente de complexos QRS ("falha de captura") ou pela ausência de espículas do marca-passo quando a frequência cardíaca do paciente estiver muito baixa.*

As causas de comprometimento da função de estimulação artificial constituem as mesmas que foram discutidas para o comprometimento da sensibilidade, porém, além dessas, ainda pode haver quebra do cabo-eletrodo, curto-circuito no circuito de estimulação artificial, interferência eletromagnética (radares, transmissores e detectores de metais) e interferência elétrica dos músculos da parede torácica, que se *manifestam no ECG pela ausência de liberação da espícula do marca-passo* (Fig. 15.33).

Complicações do Implante de Marca-passo

978-85-7241-870-6

É comum o desenvolvimento de desconforto, dor e equimoses ao redor da incisão para o implante do aparelho no tórax ou no abdome. Quando se utiliza a punção da veia subclávia para o posicionamento do eletrodo, podem ocorrer *complicações* em até 5% dos pacientes, envolvendo: hemotórax e pneumotórax traumáticos, trombose da subclávia, punção arterial inadvertida, embolismo aéreo, fístula arteriovenosa, lesão do ducto torácico, enfisema subcutâneo e lesão do plexo braquial. Com o procedimento de implantação do marca-passo, podem ocorrer complicações em até 2%, incluindo pneumotórax, perfuração de átrio e ventrículo, deslocamento do cabo do marca-passo, infecção e erosão da bolsa do marca-passo.

Os marca-passos com modo de estimulação *DDD*, com funcionamento normal, podem desencadear taquicardia por reentrada, denominada *"endless-loop tachycardia – ELT"*. O mecanismo subjacente é a existência de condução ventrículo-atrial (VA) retrógrada. O marca-passo detecta a despolarização atrial retrógrada e deflagra a liberação do estímulo artificial programado para o ventrículo, resultando num complexo QRS estimulado artificialmente e nova onda P retrógrada (captura atrial retrógrada). Isso pode desencadear o mecanismo arritmogênico de reentrada, produzindo a ELT (taquicardia mediada).

Infelizmente, o marca-passo pode passar a estimular os músculos do tórax ou o diafragma, causando desconforto ao paciente. Os portadores de marca-passos ventriculares de demanda podem desenvolver a denominada *síndrome do marca-passo* em virtude do tempo inadequado para a contração de átrios e ventrículos, acarretando redução do débito cardíaco e hipotensão (condução retrógrada). As manifestações clínicas envolvem os sinais e sintomas de insuficiência cardíaca. O tratamento da síndrome do marca-passo compreende a restauração da sincronia AV apropriada e a adequação do atraso da condução AV em portadores de marca-passo com modo de estimulação DDD.

Reconhecimento do Infarto do Miocárdio na Vigência de Estimulação Artificial

Como a maioria dos marca-passos estimula artificialmente o coração a partir do endocárdio do VD e, consequentemente, registra complexo QRS com morfologia de BRE, depara-se com a mesma dificuldade ou impossibilidade de diagnosticar as alterações eletrocardiográficas do infarto do miocárdio (IM), a não ser que seja possível analisar complexos QRS espontâneos. A própria estimulação artificial pode mimetizar padrões sugestivos de área elétrica inativa. A estimulação artificial no ápice do VD pode provocar o registro de complexo qR em D_1 e aVL, porém, usualmente, com duração ≤ 3ms. As derivações precordiais esquerdas podem inscrever complexos Rs, rS ou QS, facilitando a interpretação errônea de IM pregresso. Em contrapartida, o registro de complexos QR ou Qr nas derivações inferiores não é secundário à

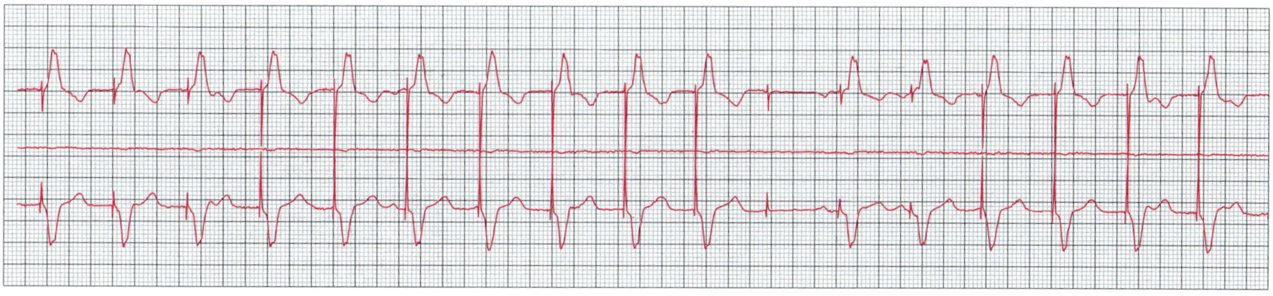
A

Figura 15.33 – Ritmo de marca-passo com sinais de disfunção do marca-passo. **A**) Marca-passo ventricular com perda de captura ventricular intermitente. (*Continua*)

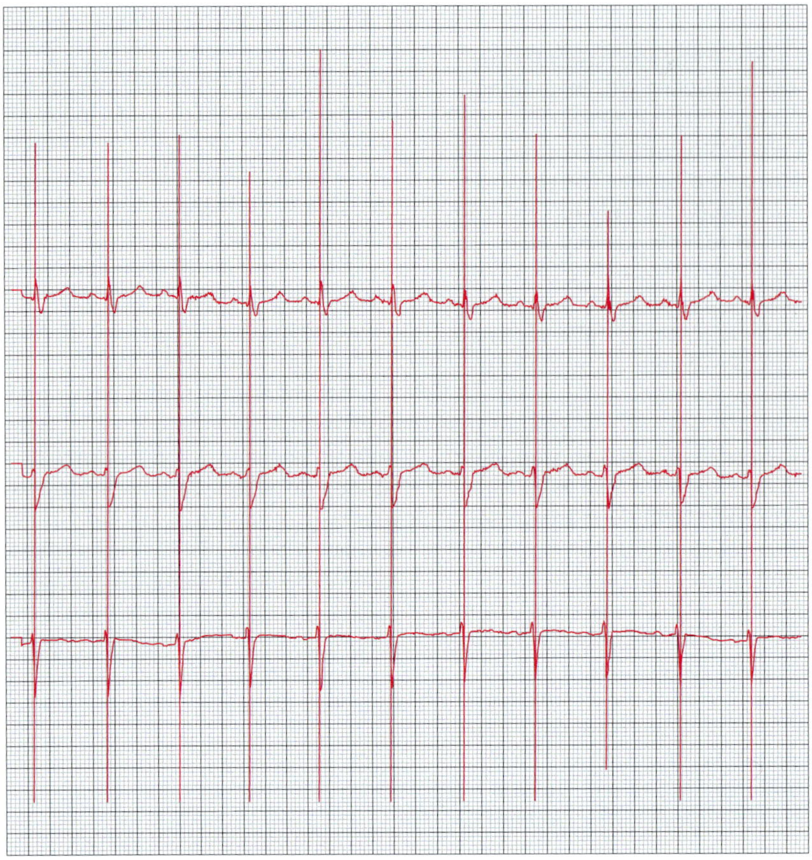

B

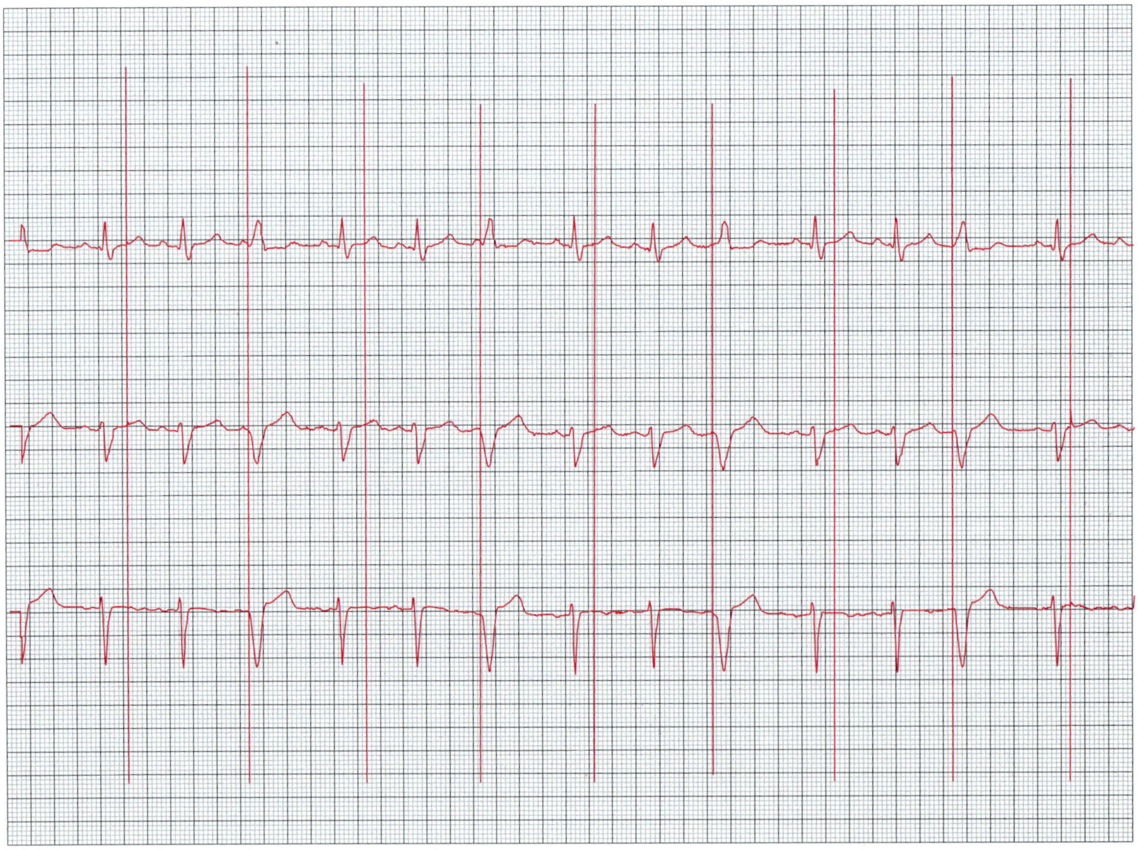

C

Figura 15.33 – (*Continuação*) **B**) *Undersensig* ventricular em marca-passo câmara única. **C**) Pseudofusão ventricular em marca-passo dupla câmara com *undersensig* ventricular. (*Continua*)

978-85-7241-870-6

978-85-7241-870-6

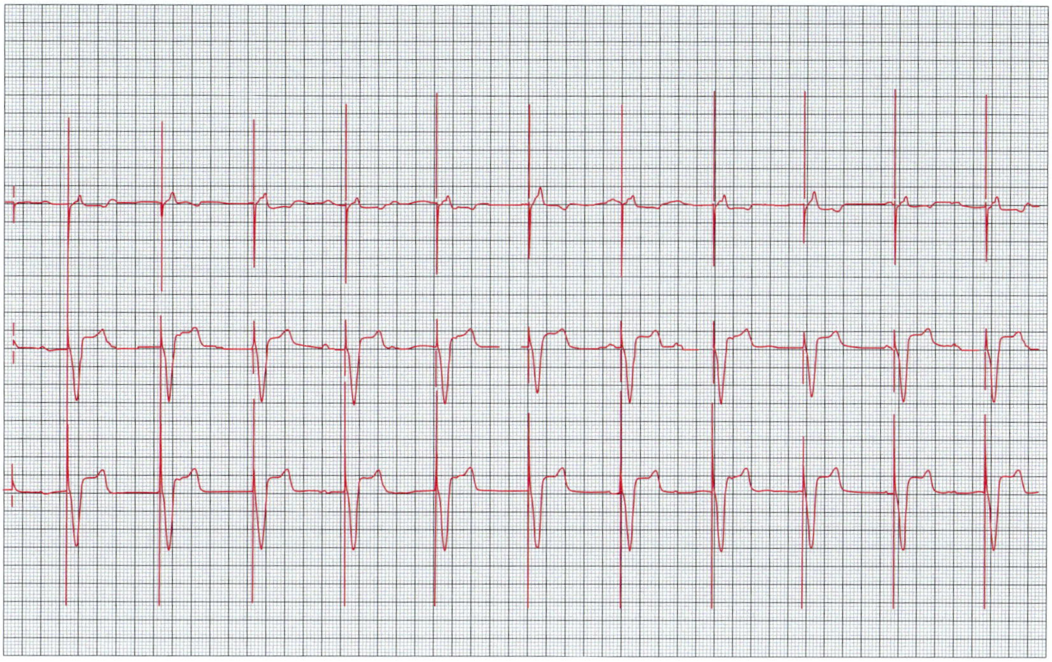

D

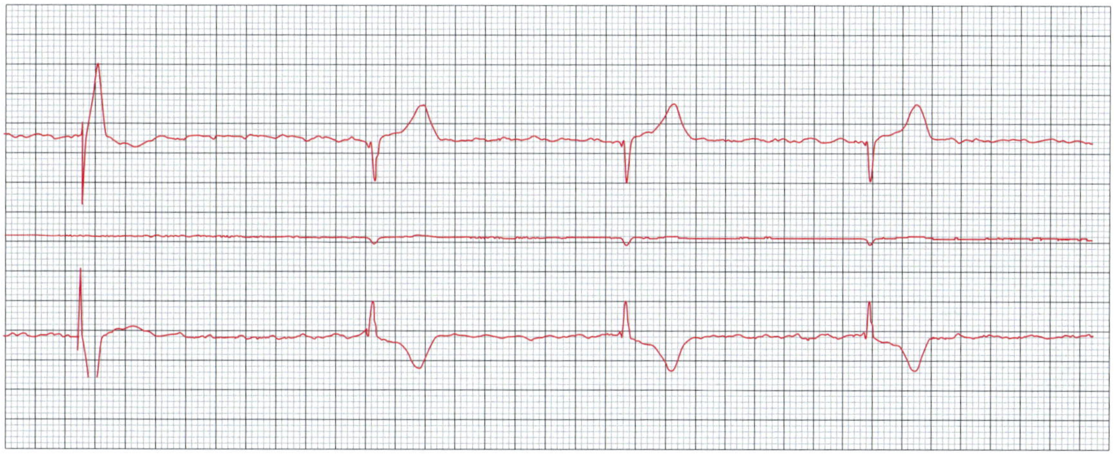

E

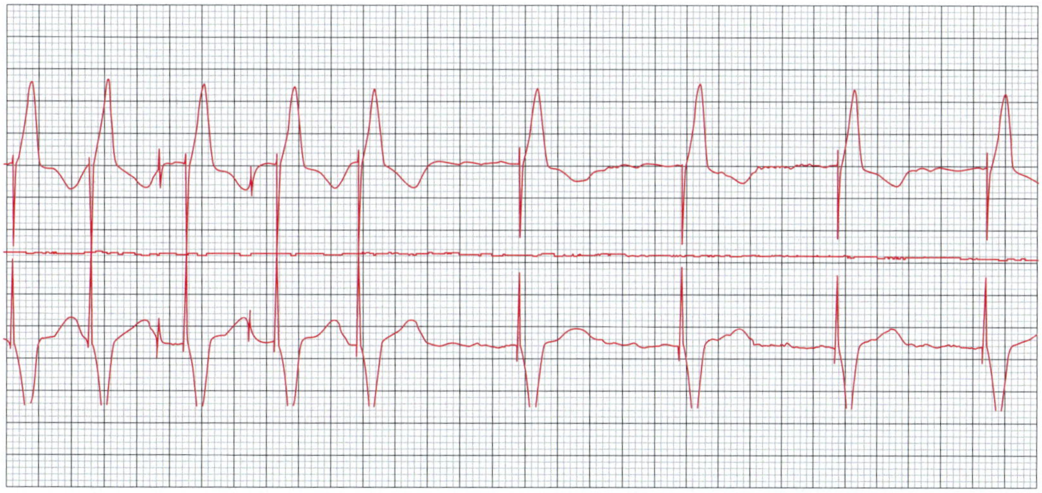

F

Figura 15.33 – (*Continuação*) **D**) Traçado de marca-passo unicameral ventricular (VVI – dissociação atrioventricular). **E**) Com a colocação do ímã a espícula atrial fica evidente. Ritmo base de FA com bloqueio atrioventricular total e QRS estreito. **F**) Início do traçado DDI com ímã. Fibrilação atrial conduzindo pelo marca-passo e limitada pela frequência máxima programada (60bpm). (*Continua*)

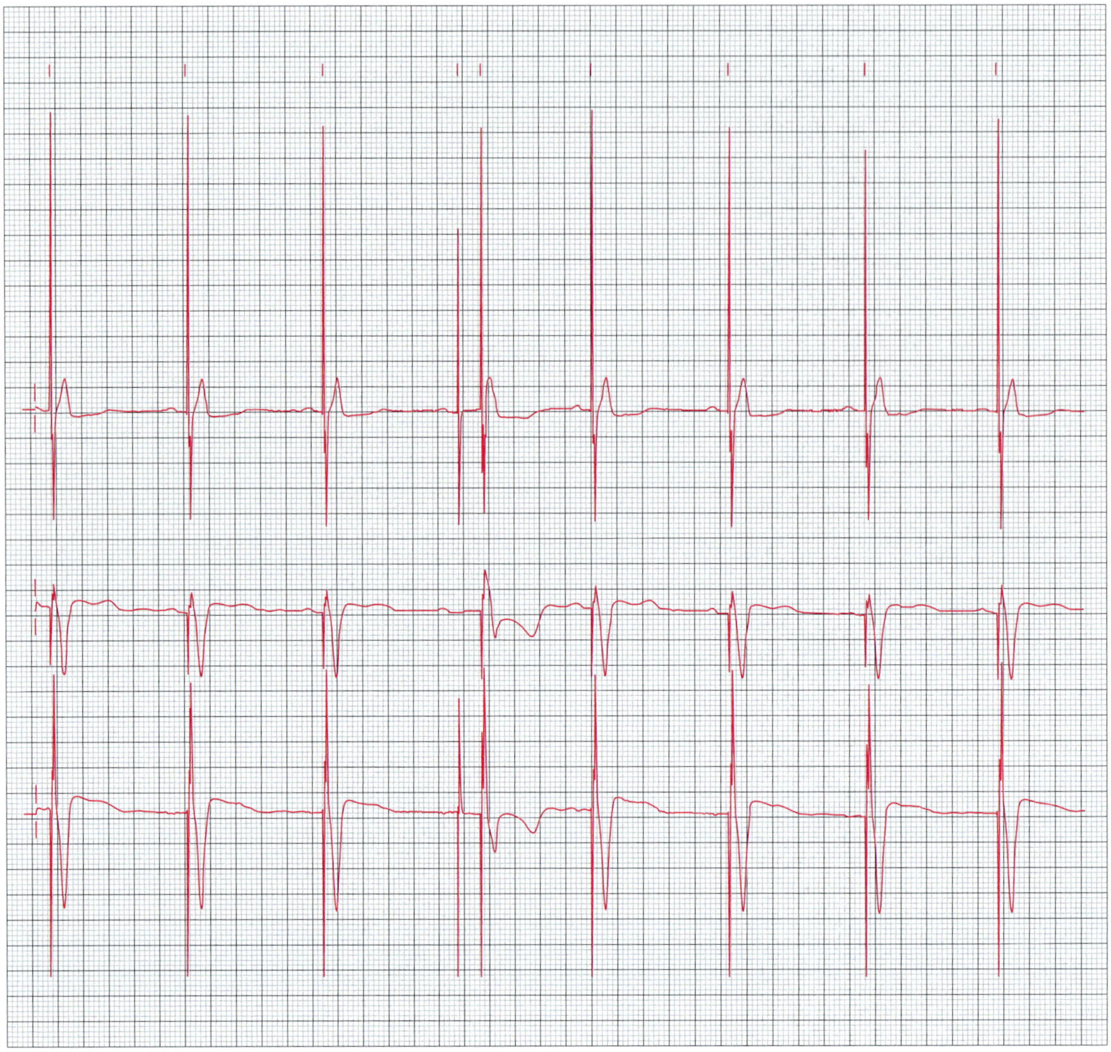

G

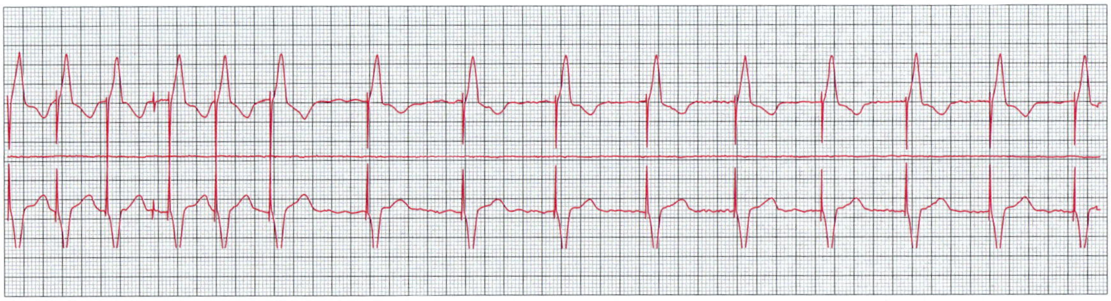

H

Figura 15.33 – (*Continuação*) **G**) *Undersensig* atrial em marca-passo biventricular. **H**) Episódio de fibrilação atrial em marca-passo dupla câmara programado em modo DDD. Inicialmente a arritmia é conduzida pelo marca-passo limitado pelo canal de frequência cardíaca máxima com ativação subsequente do "*Automatic Mode Switch*", isto é, mudança automática do modo DDD para DVI em que a função de *trigger* atrial é desativada e o marca-passo funcionará na frequência básica programada estimulando apenas o ventrículo.

estimulação artificial do VD e é fortemente sugestivo de IM inferior (Fig. 15.34).

Após períodos de estimulação artificial ventricular, é possível observar a inversão da polaridade da onda T em complexos QRS espontâneos, denominadas inversão da onda T por "memória", podendo ser confundida com sinais de isquemia (Fig. 15.35).

Registro de QRS Extremamente Alargado (> 160ms)

O registro de complexo QRS com duração muito aumentada (> 0,16s) pela estimulação artificial acompanha-se de aumento da mortalidade e da incidência de insuficiência cardíaca. É oportuno lembrar que drogas antiarrítmicas e alterações eletrolíticas podem provocar o prolongamento reversível da duração do complexo QRS.

978-85-7241-870-6

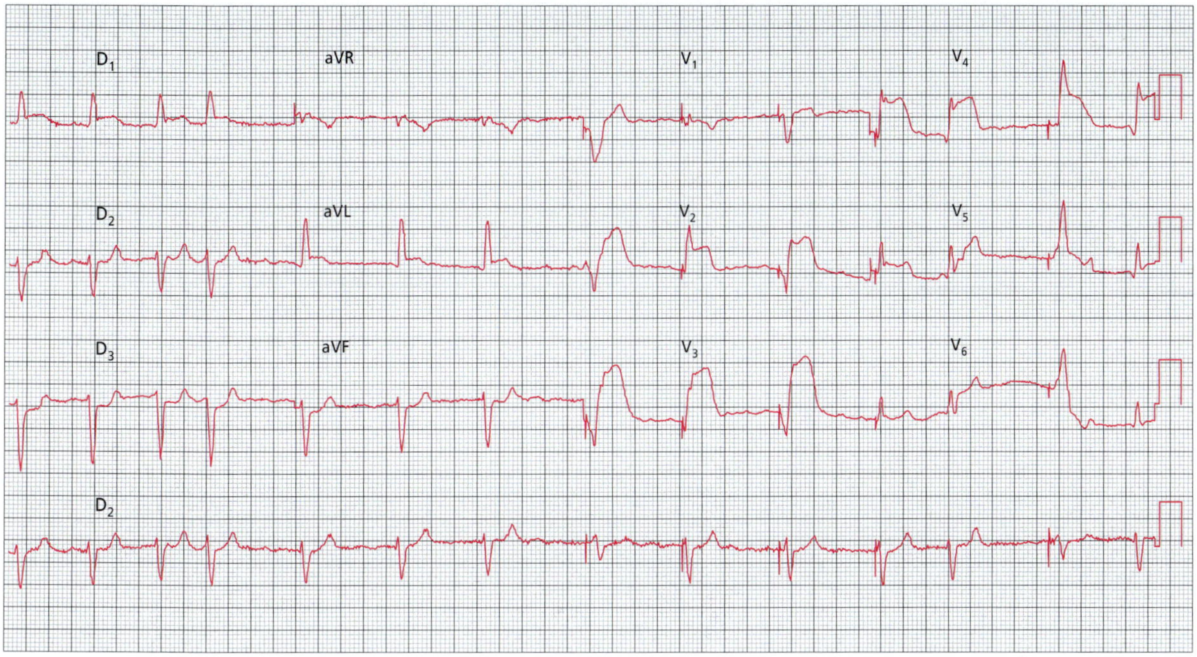

Figura 15.34 – Eletrocardiograma com marca-passo e infarto do miocárdio pregresso.

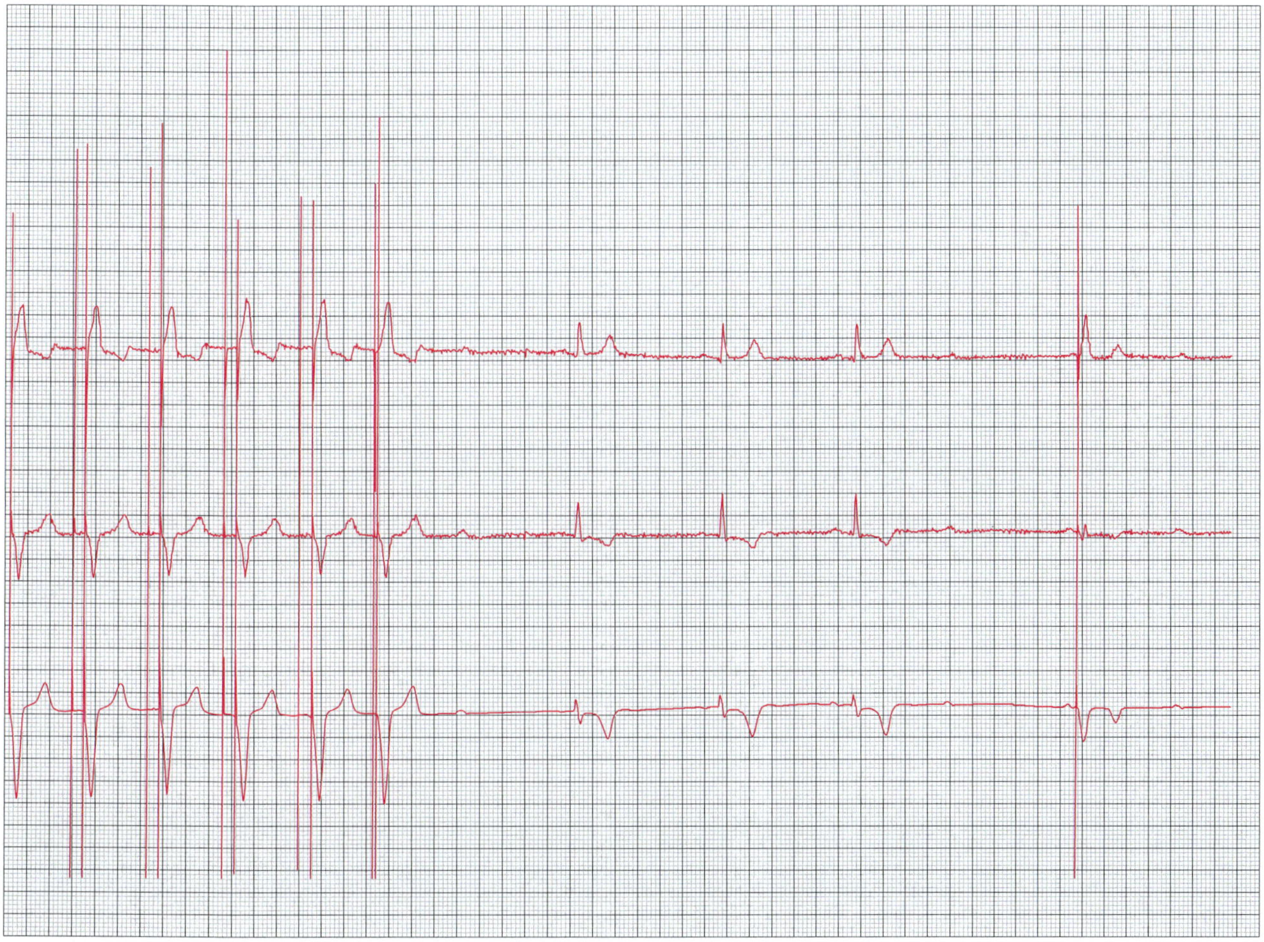

Figura 15.35 – Memória elétrica pós-estimulação artificial operando em DVI.

978-85-7241-870-6

Capítulo 16

Taquiarritmias (Taquicardias)

As taquiarritmias, ou apenas taquicardias, compreendem ritmos com frequência cardíaca superior a *100 batimentos por minuto* (*bpm*) e dividem-se em dois grupos: taquicardias que, no *eletrocardiograma* (*ECG*) convencional, registram complexos QRS com duração normal (*QRS estreito*) e aquelas que inscrevem complexos QRS com duração aumentada (*QRS largo*). As taquicardias com complexo *QRS estreito* são oriundas de mecanismo arritmogênico que envolve a participação de estruturas localizadas acima da junção atrioventricular (AV), constituindo as *taquicardias supraventriculares*. Inversamente, as taquicardias com complexo *QRS largo* são decorrentes de mecanismo arritmogênico que envolve estruturas localizadas abaixo da junção AV, definindo *as taquicardias ventriculares*, ou acima da junção AV, constituindo também *taquicardias supraventriculares, mas com condução intraventricular aberrante ou atraso da condução intraventricular (bloqueio de ramo) preexistente* (Fig. 16.1).

É possível classificar a *condução intraventricular aberrante* em dois tipos: *fisiológica* e *patológica*. A condução intraventricular aberrante *fisiológica*, também denominada fenômeno de Ashman, acontece quando o impulso elétrico supraventricular atinge um segmento do sistema de condução do feixe de His (ramo ou fascículo) no período refratário, uma vez que este não teve tempo suficiente para recuperar-se completamente. O segmento com a recuperação mais atrasada é aquele que possui o período refratário intrínseco mais longo, compreendendo, usualmente, o ramo direito e a divisão anterossuperior esquerda. Assim, o impulso elétrico supraventricular é conduzido aos ventrículos de forma anômala, registrando complexo *QRS largo*. É possível identificar graus diferentes de aberrância num mesmo indivíduo, relacionados, geralmente, ao grau de precocidade do impulso elétrico supraventricular.

A condução intraventricular aberrante *patológica* difere da *fisiológica* porque está relacionada à frequência cardíaca, ocorrendo, frequentemente, com frequência cardíaca baixa, a morfologia do complexo QRS assemelha-se ao bloqueio do ramo esquerdo (BRE) e quase todos os pacientes têm cardiopatia estrutural.

978-85-7241-870-6

ARRITMIAS SUPRAVENTRICULARES

Ritmos Atriais

Extrassístole Atrial

Como já mencionado no Capítulo 2, o estímulo elétrico tem origem no *nó sinusal* ou *nó sinoatrial* (SA), que constitui o marca-passo intrínseco e fisiológico do coração. Entretanto, o estímulo elétrico pode surgir em outros tecidos supraventriculares, como os orifícios das veias cava superior e pulmonares, o seio coronariano, a crista terminal, os anéis das valvas mitral e tricúspi-

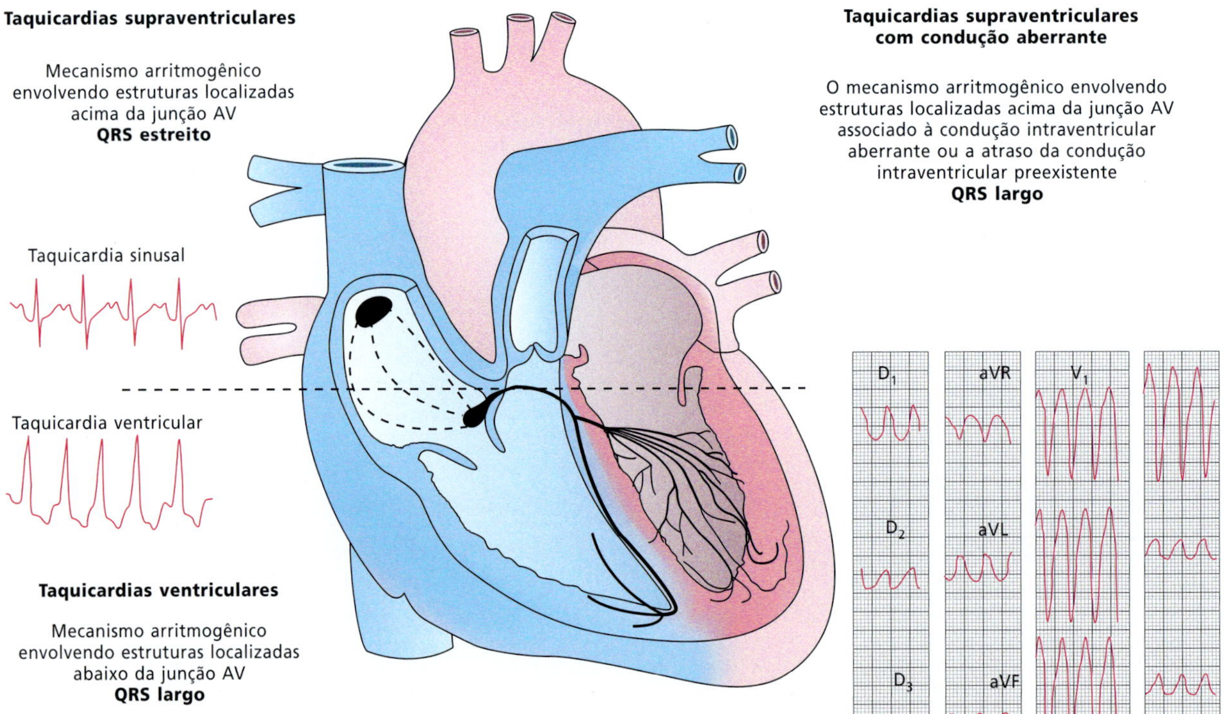

Figura 16.1 – Esquema das taquicardias supraventriculares e ventriculares. AV = atrioventricular.

de e os apêndices atriais direito e esquerdo. Essas estruturas são responsáveis pela origem ectópica do estímulo elétrico, que usualmente é prematuro, ou seja, surge antes do batimento sinusal esperado. Tem ampla sinonímia, constituída por *contração atrial prematura, batimento atrial prematuro, despolarização atrial prematura, complexo atrial prematuro* ou, simplesmente, *extrassístole atrial* (*ESA*).

No *ECG*, identifica-se a ESA pela precocidade do registro, antecedendo o batimento sinusal esperado. Essa precocidade é variável, uma vez que pode estar sobreposta à onda T do impulso sinusal precedente ou ocorrer próxima ao impulso sinusal seguinte, resultando em complexo atrial de fusão, ou seja, parte da ativação atrial origina-se no foco ectópico e parte do nó SA. A morfologia da onda P difere daquela do ritmo sinusal, porém essa diferença pode ser muito leve. O estímulo ectópico oriundo do apêndice atrial direito, da veia cava superior e da porção superior da crista terminal, isto é, de regiões próximas ao nó SA, pode mimetizar a morfologia da onda P sinusal. O complexo atrial de fusão tem morfologia intermediária entre a do ritmo sinusal e aquela do foco ectópico. *É oportuno lembrar que focos localizados em pontos diferentes podem provocar o registro de ondas P com morfologia semelhante e ondas P com morfologias diferentes podem ser oriundas do mesmo foco ectópico, em virtude de modificações das conduções intra e interatrial* (Fig. 16.2).

O intervalo PR pode ser mais longo ou mais curto que aquele em ritmo sinusal. Quando o foco ectópico estiver próximo à junção AV, o intervalo PR é mais curto em decorrência da redução do tempo de condução atrial até a junção AV. O complexo QRS é muito semelhante àquele dos batimentos precedentes, desde que não ocorra condução intraventricular aberrante. As ESA que atingem e despolarizam o nó SA caracteristicamente "reajustam" o ciclo sinusal, de maneira que, após a ESA, a duração do ciclo é mais longa que o ciclo sinusal básico, acarretando o registro de pequena pausa pós-extrassistólica. Sua duração geralmente é inferior a 2 RR e, por isso, denomina-se *pausa não compensatória*. A duração do ciclo pós-extrassistólico pode ser ainda mais longa quando o estímulo prematuro do nó SA deprimir essa estrutura. Em alguns casos, não há pausa pós-extrassistólica,

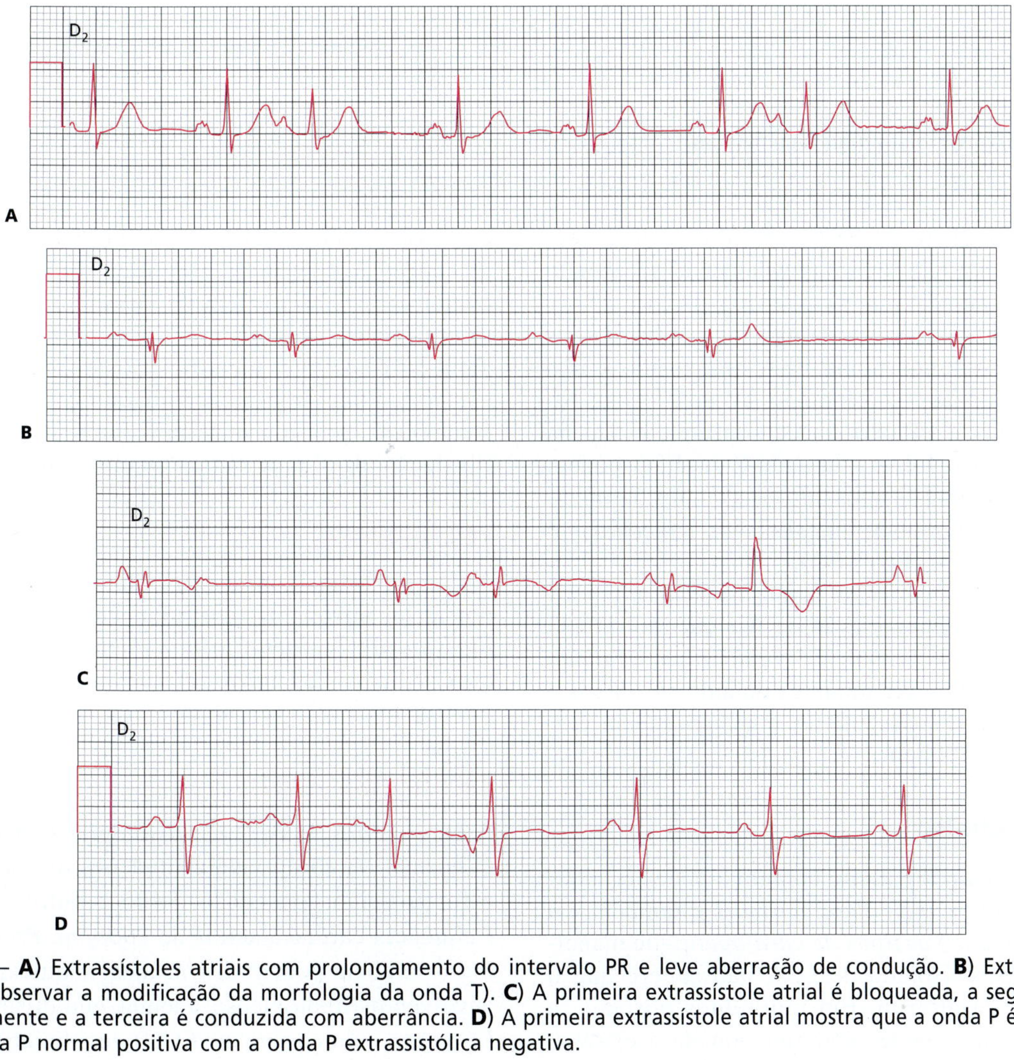

Figura 16.2 – **A**) Extrassístoles atriais com prolongamento do intervalo PR e leve aberração de condução. **B**) Extrassístole atrial bloqueada (observar a modificação da morfologia da onda T). **C**) A primeira extrassístole atrial é bloqueada, a segunda é conduzida normalmente e a terceira é conduzida com aberrância. **D**) A primeira extrassístole atrial mostra que a onda P é decorrente de fusão da onda P normal positiva com a onda P extrassistólica negativa.

978-85-7241-870-6

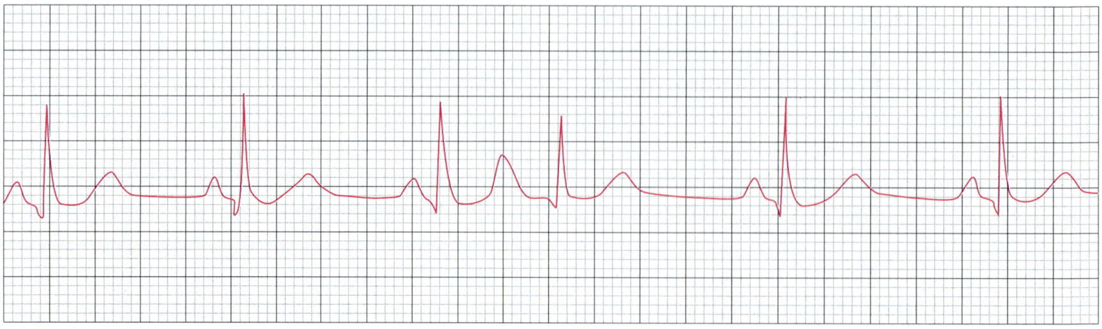

Figura 16.3 – Traçado de eletrocardiograma com extrassístole atrial, ressaltando diferença do intervalo PR, QRS aberrante, pausa e extrassístole.

978-85-7241-870-6

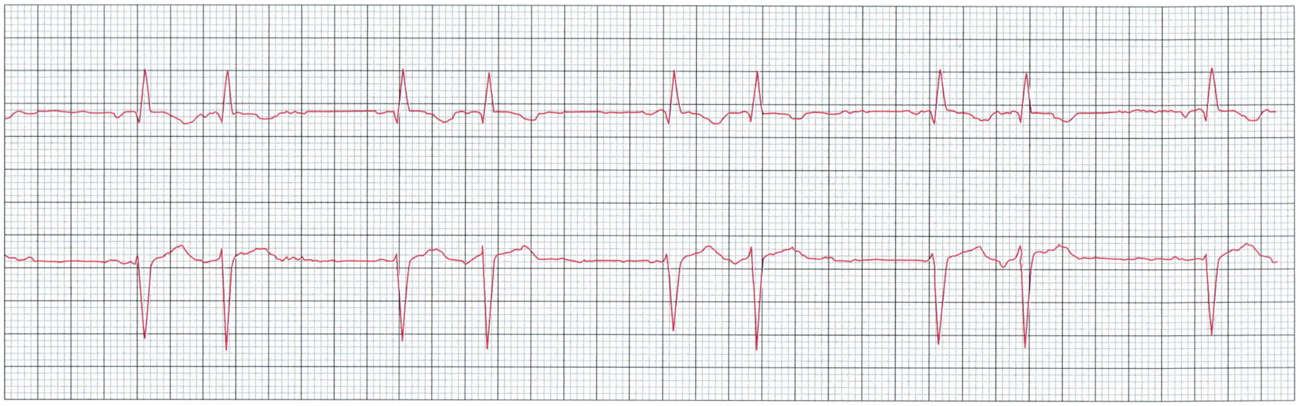

Figura 16.4 – Extrassístoles atriais bigeminadas.

provocando o registro de ESA entre dois ciclos, sem interferir na cronologia do ritmo fundamental, recebendo a denominação de *ESA interpolada* (Fig. 16.3).

Eventualmente, a ESA pode não ser conduzida aos ventrículos, resultando numa ESA bloqueada, e não deve ser confundida com bloqueio AV de 2º grau. No último, o intervalo PP permanece constante e não há modificação da morfologia da onda P. As ESA podem surgir aleatoriamente ou após um, dois ou três batimentos sinusais, configurando *bigeminismo*, *trigeminismo* ou *quadrigeminismo* (Fig. 16.4).

As ESA podem ocorrer de forma isolada ou repetitiva, recebendo a denominação de *par* quando o ECG registra 2 ESA consecutivas e de *taquicardia atrial não sustentada* (TANS – ver adiante) quando se obtém o registro de 3 ESA consecutivas, com frequência cardíaca superior a 100bpm.

Significado Clínico

A extrassistolia atrial é muito comum e pode ser identificada em muitos *indivíduos normais* e também *em portadores de todos os tipos de cardiopatia*, de maneira que o registro isolado de ESA não sugere que o paciente seja cardiopata. Em indivíduos normais, a extrassistolia atrial pode estar relacionada a estresse emocional, fadiga física ou mental, tabagismo e ingestão copiosa de bebida alcoólica ou de bebidas que contenham cafeína, além da infusão de drogas simpatomiméticas (epinefrina, isoproterenol e teofilina). Também é comum a identificação de extrassistolia atrial em portadores de hipertireoidismo e em idosos. Com frequência, precede o desenvolvimento de *flutter* ou fibrilação atrial e de outras taquiarritmias atriais.

TAQUICARDIAS

As taquicardias supraventriculares (*TSV*) originadas nos átrios envolvem as seguintes condições: *taquicardia sinusal*, *taquicardia por reentrada no nó SA*, *taquicardia atrial unifocal ou multifocal*, flutter *e fibrilação atrial* (ver adiante Fig. 16.6, *A* e *B*).

Taquicardia Sinusal

A *taquicardia sinusal* (*TS*) *fisiológica* constitui resposta normal ou apropriada a situações de estresse, como esforço físico, ansiedade, febre e outros, elevando a frequência cardíaca acima de *100bpm*. Processos mórbidos também podem desencadear taquicardia sinusal, envolvendo tireotoxicose, anemia, embolismo pulmonar (às vezes, o único sinal no ECG), insuficiência cardíaca, hipovolemia e hipotensão. Além disso, drogas, como atropina, catecolaminas, reposição de hormônios da tireoide, bebidas alcoólicas, nicotina e cafeína, também podem provocar taquicardia sinusal.

Habitualmente, como o ritmo é sinusal, a morfologia da onda P modifica-se muito pouco, podendo aumentar a amplitude e tornar-se pontiaguda na vigência de frequência cardíaca muito elevada. O início e o término da taquicardia sinusal são gradativos (Fig. 16.5).

Denomina-se *taquicardia sinusal inapropriada* (*TSI*) a situação incomum em que a frequência cardíaca eleva-se espontaneamente ou de maneira desproporcional ao estresse fisiológico. Em indivíduos sem cardiopatia estrutural, pode ser secundária ao aumento do automatismo do nó SA ou a foco atrial próximo a essa estrutura. Também pode ser decorrente de alteração do controle neural simpático ou vagal do automatismo do nó SA ou de anormalidade da frequência cardíaca intrínseca. Deve-se realizar o diagnóstico diferencial com taquicardia atrial oriunda de foco arritmogênico localizado próximo ao nó SA.

Taquicardia por Reentrada no Nó Sinoatrial (Fig. 16.6, *B1*)

Nessa taquiarritmia, o circuito de reentrada envolve tecido nodal ou perinodal. Da mesma forma que em outras taquiarritmias atriais por reentrada, no nó SA, o circuito de reentrada é usualmente deflagrado por extrassístole atrial. No *ECG* convencional, a morfologia da onda P é igual ou muito semelhante àquela em ritmo sinusal e a frequência cardíaca situa-se entre 110 e 150bpm. A frequência atrial pode chegar a 250 despolarizações por minuto, mas a frequência ventricular depende das características da condução na junção AV, evidenciando-se graus variáveis de bloqueio AV. Comumente, há nítida variação da duração do ciclo durante a taquicardia e o início e o término são súbitos, mas não é incomum a redução da frequência cardíaca antes da interrupção dessa taquiarritmia. Obviamente, não há razão para modificação do complexo QRS, a não ser que exista atraso pregresso da condução intraventricular (*bloqueio de ramo*) ou aberrância de condução. É facilmente induzida durante o estudo eletrofisiológico de pacientes submetidos a esse procedimento por outras razões e raramente exige terapêutica específica.

Taquicardia Atrial Focal ou Unifocal (Fig. 16.6, *B2*)

O termo *taquicardia atrial* define a taquiarritmia que se origina exclusivamente nos átrios, sem necessitar da participação do nó SA ou do nó AV para sua manutenção, e caracteriza-se pela ativação atrial a partir de *pequena área* (*foco ectópico*). No ECG, a *taquicardia*

978-85-7241-870-6

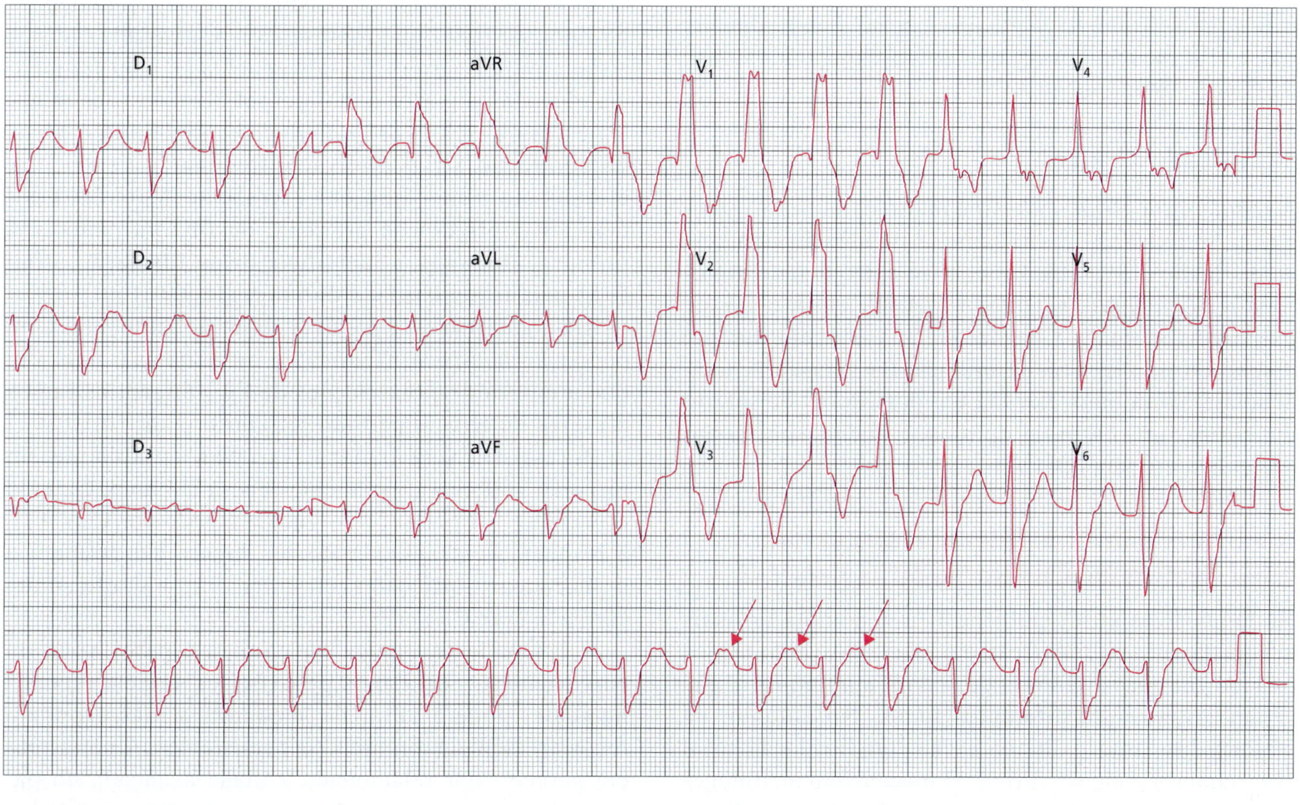

Figura 16.5 – Eletrocardiograma com taquicardia sinusal (as *setas* indicam as ondas P), atraso de condução pelo ramo direito do feixe de His.

atrial unifocal registra onda P com configuração diferente daquela em ritmo sinusal, mas não se modifica a cada despolarização atrial (a denominação mais adequada seria *unimórfica*). O foco ectópico localizado na porção superior dos átrios acarreta o registro de onda P positiva em D_2, D_3 e aVF e aquele localizado nas porções inferiores dessas estruturas acarreta o registro de onda P negativa nas mesmas derivações. Também recebe a denominação de *taquicardia atrial ectópica automática* e é possível evidenciar os fenômenos de *"aceleração"* (do inglês, *warm up* = aumento da frequência cardíaca no início da taquiarritmia) e *"desaceleração"* (do inglês – *cool down* – diminuição da frequência cardíaca no término da taquiarritmia). *O mecanismo arritmogênico pode envolver a exacerbação ou a alteração do automatismo, a atividade deflagrada ou a reentrada.* As localizações mais comuns do foco arritmogênico compreendem as veias pulmonares no átrio esquerdo (AE) e a crista terminal no átrio direito (AD). A frequência de despolarização atrial pode chegar a 250 por minuto e a frequência ventricular depende das características da condução na junção AV (Fig. 16.7).

Com razão de condução 1:1 (uma onda P para um complexo QRS), a frequência cardíaca pode chegar a 200bpm ou a valores mais elevados e, frequentemente, evidenciam-se graus variados de bloqueio AV (3:2, 2:1, 3:1), recebendo a denominação de *taquicardia atrial ectópica ou paroxística com bloqueio*. Quando a relação P/QRS for 1:1, devem-se observar os intervalos RP' e P'R, uma vez que, na taquicardia atrial, habitualmente RP' > P'R, se não houver o desenvolvimento de atraso na condução da junção AV.

Significado Clínico

A *taquicardia atrial unifocal* é muito comum na vigência de intoxicação digitálica e a incidência aumenta com a idade (13%). Identificam-se episódios de *taquicardia atrial não sustentada* (*TANS*) em até 2% de indivíduos normais. Com frequência, surgem durante o sono ou na vigência de bradicardia sinusal. A incidência é ainda mais elevada em portadores de infarto do miocárdio, cardiomiopatias e doença pulmonar obstrutiva crônica (DPOC).

Taquicardia Atrial Multifocal (Taquicardia Atrial Caótica ou Mecanismo Atrial Caótico)

Na taquicardia atrial multifocal (a denominação mais adequada seria polimórfica), evidenciam-se pelo menos três morfologias diferentes de onda P, *admitindo-se* que sejam oriundas de diferentes focos. No entanto, na maioria dos casos, a diferenciação com fibrilação atrial (ver adiante) pode ser difícil. O mecanismo arritmogênico é desconhecido, mas provavelmente envolva o aumento do automatismo ou a atividade deflagrada. Como essa taquiarritmia não pode ser induzida por estimulação programada, o mecanismo por reentrada é pouco provável.

Significado Clínico

Observa-se em pacientes com doenças graves, principalmente *pneumopatas crônicos*, com insuficiência respiratória, regredindo com o tratamento adequado dessa condição. A utilização de broncodilatadores, como teofilina e agonistas β-adrenérgicos, pode contribuir para o desenvolvimento dessa taquiarritmia. Geralmente, os pacientes são idosos, porém existem relatos da identificação dessa taquiarritmia em crianças sem cardiopatia estrutural (Fig. 16.8).

978-85-7241-870-6

Fibrilação e *Flutter* Atrial

São taquiarritmias distintas, porém com características eletrofisiológicas semelhantes. Nessas arritmias, os átrios *não* são estimulados pelo nó SA, mas sim por foco ou focos ectópicos e, por isso, *no ECG, não se identifica onda P*. Habitualmente, o foco arritmogênico encontra-se em uma ou mais veias pulmonares, com subsequente condução desorganizada e assimétrica pelos átrios, *criando múltiplos circuitos de reentrada*, que perpetuam essas taquiarritmias.

Fibrilação Atrial

O *ECG* revela ondas "*f*", semelhantes à "tremulação" da linha de base, que representam a atividade elétrica atrial contínua, irregular, desorganizada, com frequência elevada (superior a 400 despolarizações por minuto) e vários *efeitos hemodinâmicos*, incluindo a perda da contração atrial efetiva, a frequência ventricular elevada e o ritmo ventricular irregular. As ondas *f* podem ter configuração grosseira ou fina ou pouco expressiva, forçando a identificação de fibrilação atrial (FA) pela irregularidade do intervalo RR (Fig. 16.9).

Em alguns casos, é possível observar batimentos com condução aberrante (fenômeno de Ashman), uma vez que algumas despolarizações da FA atingem os ramos do feixe de His no período refratário (Fig. 16.10).

A resposta ventricular é variável, geralmente em torno de 150bpm, e raramente supera 200bpm. Quando o paciente for portador de via acessória (ver Cap. 17), a resposta ventricular pode ser superior a 300bpm e desencadear fibrilação ventricular (FV) e morte súbita cardíaca (ver Cap. 18).

A FA pode ser aguda ou crônica e paroxística ou persistente. Os episódios paroxísticos surgem repentinamente, podem durar de segundos a dias e podem recorrer, além de tornarem-se persistentes. A persistência parece estar relacionada à idade avançada do paciente, ao aumento das dimensões dos átrios, à baixa função ventricular esquerda e à insuficiência cardíaca.

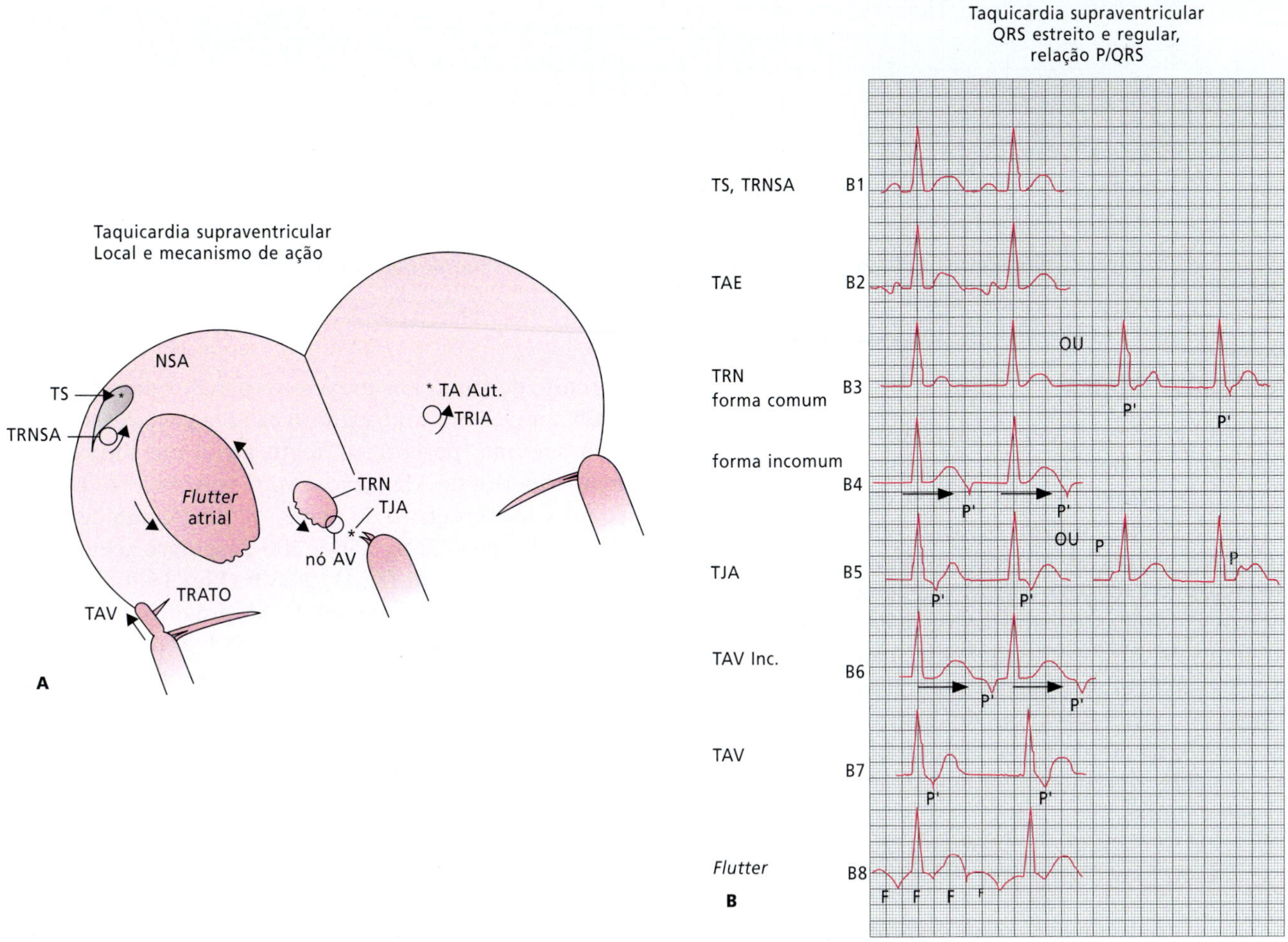

Figura 16.6 – **A**) Local e mecanismos das taquicardias supraventriculares. **B**) Taquicardia supraventricular QRS estreiro e regular, relação P/QRS; B1 = Eletrocardiograma com taquicardia por reentrada no nó sinoatrial (TRNSA). AV = atrioventricular; Inc. = incomum; NSA = nó sinoatrial; TA Aut. = taquicardia atrial automática; TAE = taquicardia atrial ectópica; TS = taquicardia sinusal; TAV = taquicardia atrioventricular; TJA = taquicardia juncional automática; TRATO = trato anômalo atrioventricular; TRIA = taquicardia por reentrada intra-atrial; TRN = taquicardia por reentrada nodal.

978-85-7241-870-6

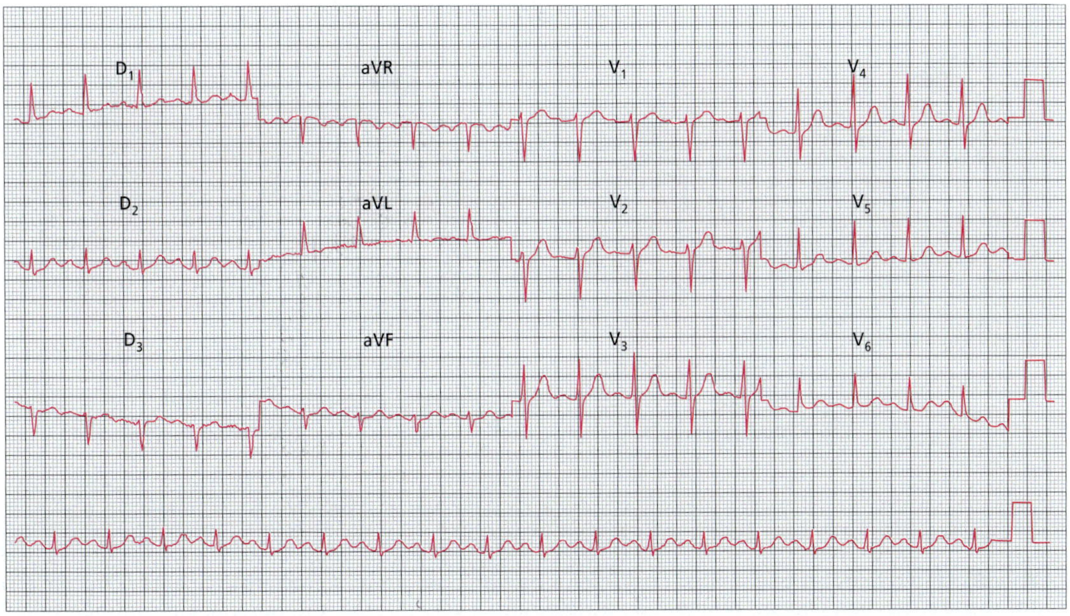

Figura 16.7 – Eletrocardiograma com taquicardia atrial unifocal.

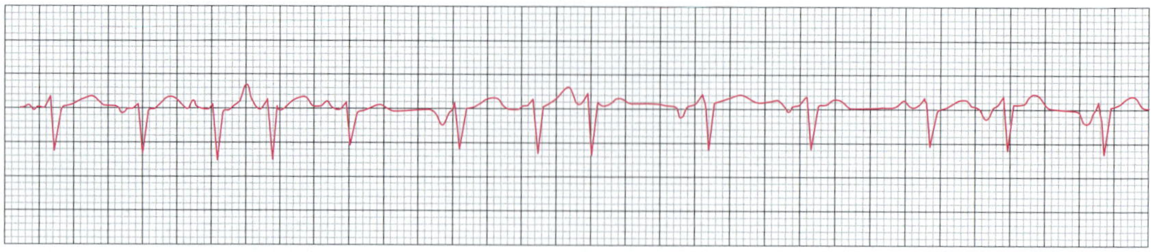

Figura 16.8 – Eletrocardiograma com taquicardia atrial multifocal. Observar a nítida variação da morfologia da onda P e do intervalo PR.

Significado Clínico

É possível observar FA em indivíduos sem cardiopatia estrutural e em portadores de diferentes tipos de cardiopatia. Indivíduos sadios podem desenvolver essa arritmia de *forma isolada*, ou seja, sem evidências de cardiopatia estrutural, ou desencadeada, por exemplo, pelo consumo excessivo e agudo de bebidas alcoólicas. Entre as cardiopatias estruturais, a FA é comum em portadores de cardiopatia isquêmica, cardiopatia hipertensiva, valvopatias e no pós-operatório de cirurgia cardíaca. Doenças sistêmicas também podem favorecer o desenvolvimento de FA, incluindo hipertireoidismo, pneumopatias, embolismo pulmonar, apneia obstrutiva do sono e outras.

Flutter Atrial (Fig. 16.6, *B8*)

No *flutter* atrial comum, a via de propagação do impulso é razoavelmente uniforme e envolve o AD. O circuito de reentrada atravessa a porção anterolateral do AD, através de istmo estreito na área posterosseptal, e, em seguida, percorre o septo atrial em direção à porção superior do AD (*sentido anti-horário*). No *ECG*, isso provoca o registro de ondas "*f*" em "dente de serra", com frequência de 250 a 300 despolarizações por minuto, positivas em D_2, D_3 e aVF (Fig. 16.9).

A eventual ativação inicial do AE provoca o registro de ondas *F* negativas em D_2, D_3 e aVF, representando a inversão da direção habitual do circuito de reentrada (*sentido horário*). É possível identificar ondas F com outras configurações decorrentes da localização do foco arritmogênico em outros locais, incluindo o AE. Da mesma forma que na FA, a resposta ventricular é variável e, na vigência de 300 despolarizações atriais por minuto, habitualmente a resposta ventricular é de 2:1 ou 4:1, com as respectivas frequências ventriculares de 150 e 75bpm. A resposta ventricular 1:1 desencadeia consequências hemodinâmicas graves.

978-85-7241-870-6

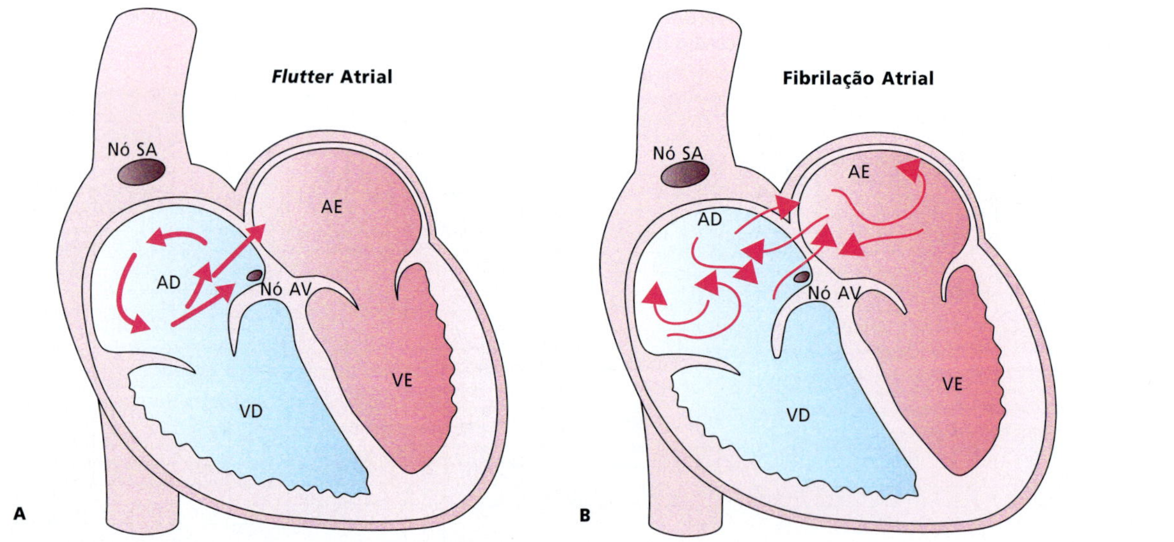

Figura 16.9 – **A**) e **B**) Mecanismos arritmogênicos do *flutter* e da fibrilação atrial. Característicamente o *flutter* atrial é decorrente de circuitos reentrantes mais amplos, oriundos do átrio direito e com direção anti-horária. Em contrapartida, atribui-se a fibrilação atrial a múltiplos circuitos reentrantes ou múltiplos focos de automatismo atrial. AD = átrio direito; AE = átrio esquerdo; AV = atrioventricular; SA = sinoatrial; VD = ventrículo direito; VE = ventrículo esquerdo.

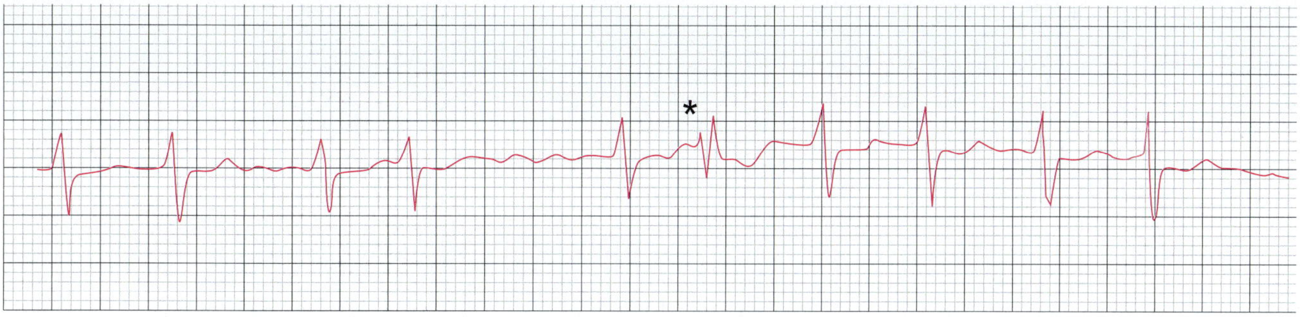

Figura 16.10 – Ritmo com fibrilação atrial, mostrando o fenômeno de Ashman (*).

Significado Clínico

Diferentemente da FA, raramente observa-se *flutter* atrial em indivíduos sem cardiopatia estrutural. Por outro lado, pode ser identificado em quase todos os tipos de cardiopatia e, ainda, pode coexistir com a fibrilação atrial, no mesmo paciente, em momentos diferentes.

RITMOS JUNCIONAIS

Extrassístole Juncional

Usualmente, com a extrassístole juncional, a ativação dos átrios acontece no sentido retrógrado, a não ser que exista bloqueio atrioventricular ou dissociação AV, provocando o registro de onda P negativa em D_2, D_3 e aVF e comumente isoelétrica ou positiva em aVR e D_1. Nas derivações precordiais, a morfologia da onda P é variável. A onda P retrógrada da extrassístole juncional pode preceder, sobrepor ou suceder o complexo QRS. Essa relação da onda P com o complexo QRS justifica a antiga denominação de complexo *nodal superior*, *médio* e *inferior*, respectivamente (Fig. 16.11).

O registro da onda P antes ou após o complexo QRS depende da localização do foco ectópico na junção AV e da velocidade de condução relativa nas direções anterógrada e retrógrada. Assim, um foco ectópico localizado na parte superior da junção AV, com condução retrógrada lenta, pode acarretar o registro de onda P após o complexo QRS e não antes deste, de maneira que as denominações *nodal superior*, *médio* e *inferior podem não corresponder à localização do foco ectópico*. Quando a onda P precede o complexo QRS, o intervalo PR é habitualmente inferior a 0,11s e, quando sucede o complexo QRS, o intervalo RP é variável e pode ultrapassar 0,20s (Fig. 16.12).

Significado Clínico

A junção AV pode tornar-se o marca-passo do coração quando o nó SA torna-se muito lento ou quando há

978-85-7241-870-6

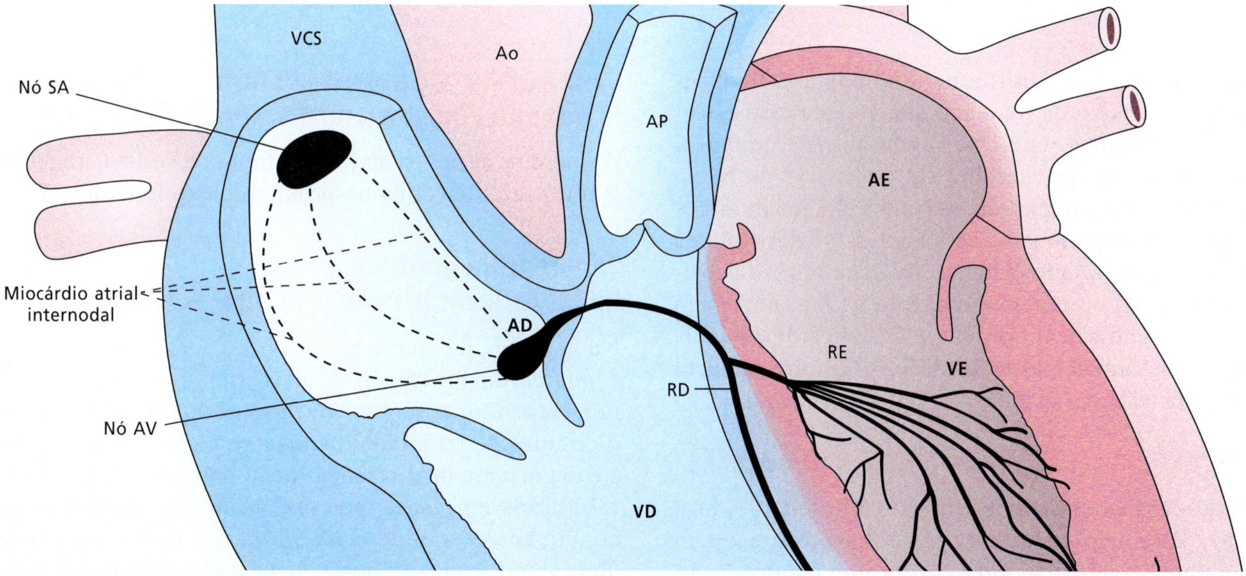

Figura 16.11 – Esquema das estruturas anatômicas envolvidas na geração e na condução do impulso elétrico pelo miocárdio atrial – nó sinusal ou sinoatrial (SA), miocárdio atrial internodal e nó atrioventricular (AV). AD = átrio direito; AE = átrio esquerdo; Ao = aorta; AP = artéria pulmonar; RD = ramo direito; RE = ramo esquerdo; VCS = veia cava superior; VD = ventrículo direito; VE = ventrículo esquerdo.

978-85-7241-870-6

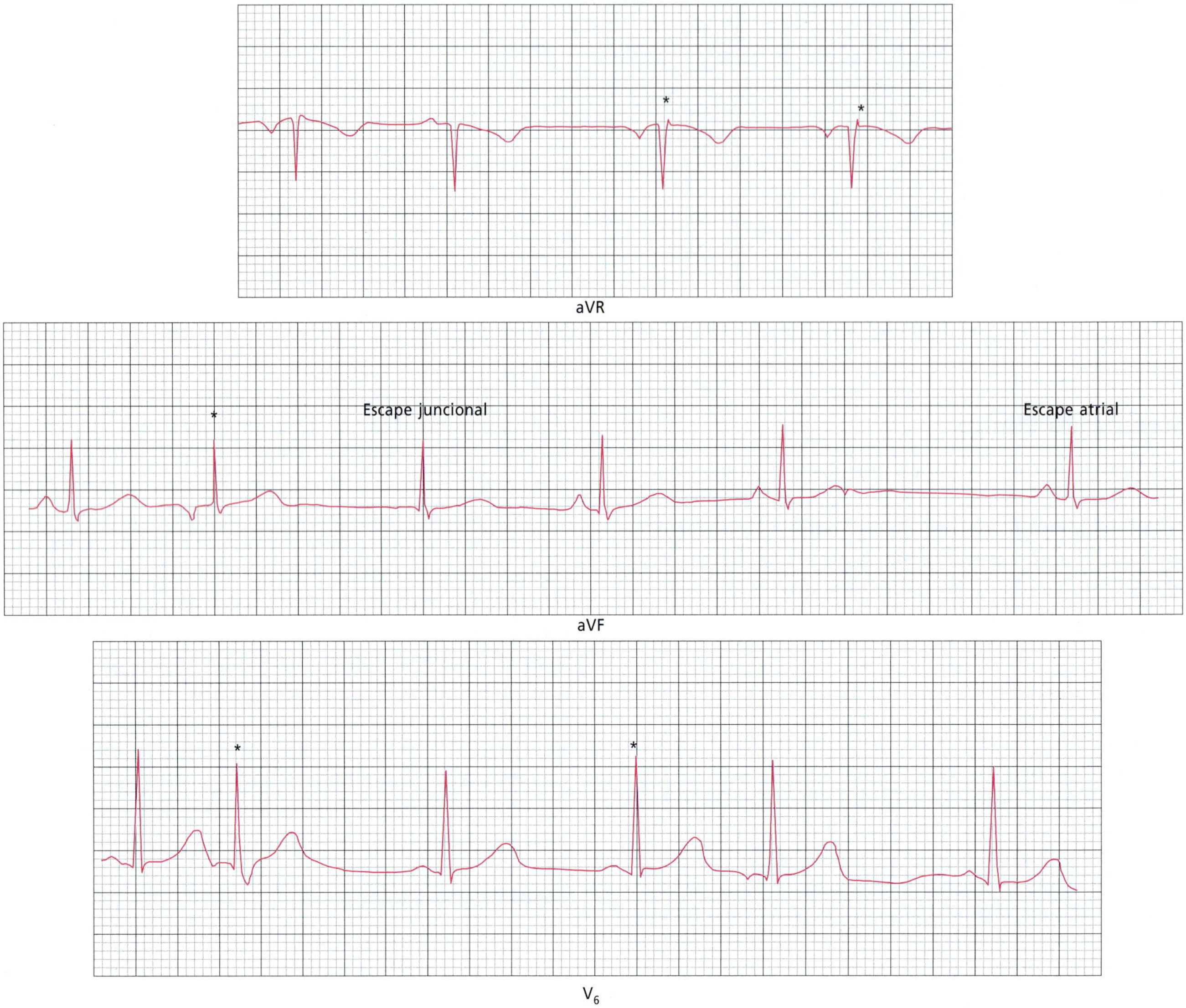

Figura 16.12 – Traçado com extrassístoles juncionais (*). No traçado, evidenciam-se escapes atrial e juncional.

bloqueio abaixo dessa estrutura, diminuindo a frequência cardíaca abaixo da frequência inerente a essa estrutura (35 a 60bpm). O ritmo juncional AV constitui fenômeno de escape, geralmente passivo e de baixa frequência. Em contrapartida, os ritmos juncionais ativos ou taquicardias juncionais (ver adiante), em decorrência da exacerbação do automatismo de marca-passo subsidiário juncional ou por envolvimento da junção AV em circuito de reentrada, atingem frequências cardíacas mais elevadas. Os ritmos e as taquicardias juncionais podem ser identificados em qualquer tipo de cardiopatia.

TAQUICARDIAS JUNCIONAIS ATRIOVENTRICULARES

As taquicardias supraventriculares que envolvem a *junção AV* no mecanismo arritmogênico compreendem as seguintes condições: *taquicardia por reentrada AV utilizando vias acessórias, taquicardia por reentrada nodal AV, taquicardia juncional não paroxística e taquicardia juncional automática.*

Taquicardia por Reentrada Atrioventricular Utilizando Vias Acessórias (Fig. 16.6, *B6* e *B7*)

A síndrome de pré-excitação (síndrome de Wolff-Parkinson-White) será discutida no próximo capítulo (Cap. 17).

Taquicardia por Reentrada Nodal Atrioventricular (Fig. 16.6, *B3* e *B4*)

Na ausência de síndrome de pré-excitação ventricular, a taquicardia juncional AV mais comum é a *taquicardia por reentrada nodal atrioventricular* (TRNAV). Todo o circuito de reentrada localiza-se na região do nó AV e é decorrente de diferenças de condução e de períodos refratários em várias porções do nó AV. As fibras de condução AV rápida (*via rápida ou beta*) situam-se mais anteriormente e possuem períodos refratários mais longos, enquanto as fibras de condução AV mais lenta (*via lenta ou alfa*) situam-se mais posteriormente e possuem períodos refratários mais curtos.

No *tipo comum de TRNAV (85 a 90%), a condução anterógrada efetua-se pela via lenta e a retrógrada pela via rápida*, de maneira que os tempos de condução do impulso elétrico no sentido anterógrado aos ventrículos e retrógrado aos átrios são semelhantes, acarretando o registro quase simultâneo da onda P e dos complexos QRS. A onda P retrógrada é obscurecida pelo complexo QRS ou modifica o aspecto da porção terminal do complexo QRS e também pode ser identificada na porção inicial do segmento ST. A identificação de *falsa* onda "*r*" em V_1 e *falsa* onda "*S*" em D_2, D_3 e aVF sugere TRNAV típica. Esse tipo de taquiarritmia também é denominado *TRNAV lento-rápida* (Fig. 16.13).

Raramente (*10 a 15%*), ocorre inversão da direção da condução pelo circuito de reentrada, *com condução anterógrada ao ventrículo pela via rápida e condução retrógrada aos átrios pela via lenta*, o que acarreta o registro de intervalo PR mais curto (*TRNAV rápido-lenta*). Se o registro da onda P ocorrer após o da onda T, identifica-se facilmente a morfologia retrógrada, ou seja, onda P negativa em D_2, D_3 e aVF. A TRNAV sustentada e a taquicardia por reentrada AV responsabilizam-se por mais de 75% dos casos *erroneamente denominados taquicardia atrial paroxística*.

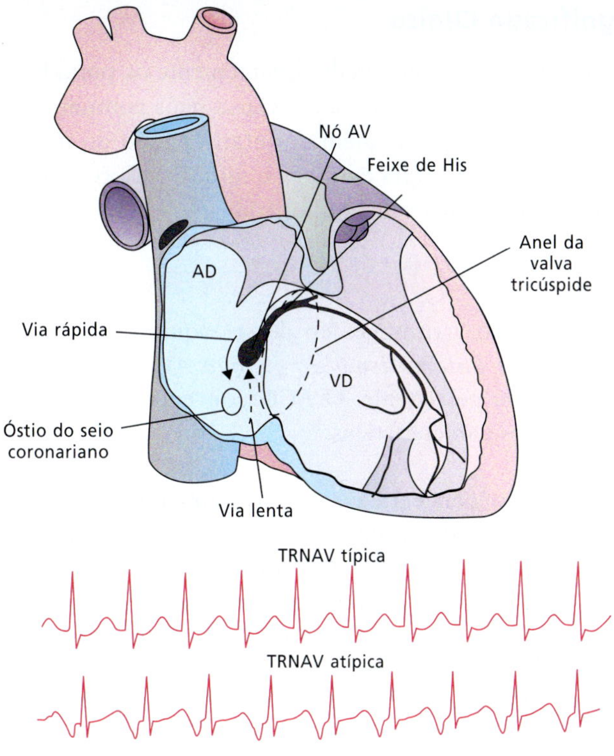

Figura 16.13 – Circuito de reentrada de taquicardia nodal atrioventricular (AV) típica. A abordagem posterior do nó AV (*seta tracejada*) funciona como via lenta anterógrada do circuito de reentrada. A abordagem anterior do nó AV (*seta contínua*) funciona como via rápida retrógrada. Esquematizam-se as taquicardias por reentrada nodal AV típica e atípica. Na TRNAV típica, não se observam ondas P. Na TRNAV atípica, é possível observar ondas P negativas que precedem o complexo QRS. Nessa condição, a abordagem anterior do nó AV funciona como via rápida anterógrada do circuito reentrante e a abordagem posterior funciona como via lenta retrógrada. AD = átrio direito; TRNAV = taquicardia por reentrada nodal atrioventricular; VD = ventrículo direito.

Significado Clínico

A maior parte dos indivíduos que desenvolvem essa taquiarritmia não são portadores de cardiopatia estrutural. É mais comum em mulheres após os 40 anos de idade e é rara antes dos 5 anos de idade. Não coloca a vida em risco e a indicação de tratamento está relacionada à repercussão na qualidade de vida do indivíduo.

Taquicardia Juncional Não Paroxística (Fig. 16.6, *B5*)

978-85-7241-870-6

A *taquicardia juncional não paroxística*, atualmente denominada *ritmo juncional acelerado*, tem as seguintes características:

1. Mecanismo arritmogênico subjacente parece ser o *aumento do automatismo normal*.
2. Existe aumento moderado da frequência de estimulação juncional (*70 a 130bpm*).
3. Essa arritmia não revela início e término súbitos como acontece na TRNAV.
4. A relação entre o ritmo sinusal e o ritmo juncional AV acelerado depende do estado da condução anterógrada e retrógrada da junção AV e das frequências de despolarização atrial e ventricular, uma vez que, se houver ativação retrógrada dos átrios, existirá relação constante entre a onda P e o complexo QRS.

Em contrapartida, se não houver condução retrógrada, os átrios continuam a ser ativados pelo nó SA, acarretando dissociação AV. Habitualmente, a frequência ventricular é mais rápida que a atrial, com exceção do desenvolvimento dessa arritmia na vigência de taquicardia atrial, *flutter* ou fibrilação atrial (Figs. 16.14 e 16.6, *B5*).

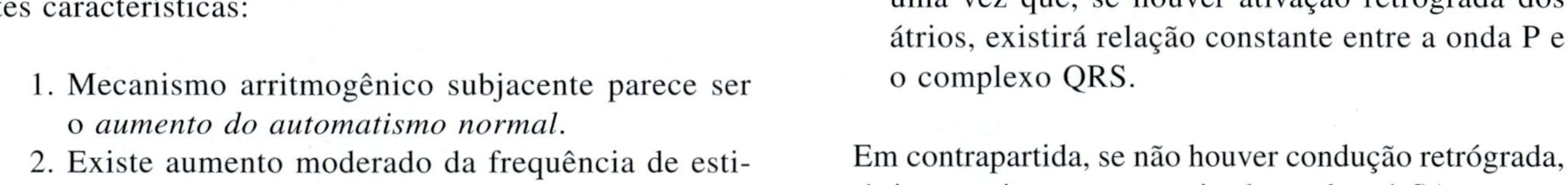

Figura 16.14 – Eletrocardiograma com taquicardia juncional não paroxística. (*) = captura sinusal.

Significado Clínico

Essa arritmia acomete predominantemente os portadores de cardiopatia estrutural. A causa mais comum é a intoxicação digitálica, além de infarto agudo do miocárdio (IAM), cirurgia cardíaca e miocardite. É muito rara em indivíduos sem cardiopatia.

Taquicardia Juncional Automática (Fig. 16.6, *B5*)

O mecanismo arritmogênico dessa taquiarritmia é o *aumento do automatismo da junção AV* e pode ser episódica ou persistente. O *ECG* convencional revela as seguintes características:

1. A frequência cardíaca de 120 a 200bpm, podendo variar a cada minuto.
2. O complexo QRS tem morfologia semelhante àquela em ritmo sinusal, a não ser que ocorra condução aberrante ou o paciente já era portador de bloqueio de ramo.
3. Com frequência, o ritmo é regular, porém, ocasionalmente, torna-se muito irregular, podendo ser confundido com FA ou taquicardia atrial multifocal.

Se houver captura retrógrada dos átrios, torna-se difícil o diagnóstico diferencial dessa arritmia com taquicardia nodal AV ou juncional AV apenas com o ECG convencional, porém qualquer irregularidade do ritmo ou variação da frequência cardíaca favorece o diagnóstico eletrocardiográfico de mecanismo arritmogênico automático, em vez de reentrada (Figs. 16.15 e 16.6, *B5*).

Significado Clínico

A taquicardia juncional automática acomete quase exclusivamente os portadores de qualquer tipo de cardiopatia estrutural.

978-85-7241-870-6

ARRITMIAS VENTRICULARES

Ritmos Ventriculares

Extrassístole Ventricular

A extrassístole ventricular (ESV) constitui despolarização prematura, uma vez que antecede o batimento sinusal esperado, é oriunda de foco ectópico localizado abaixo da bifurcação do feixe de His e tem ampla sinonímia, incluindo *batimento ventricular prematuro*, *batimento ectópico*

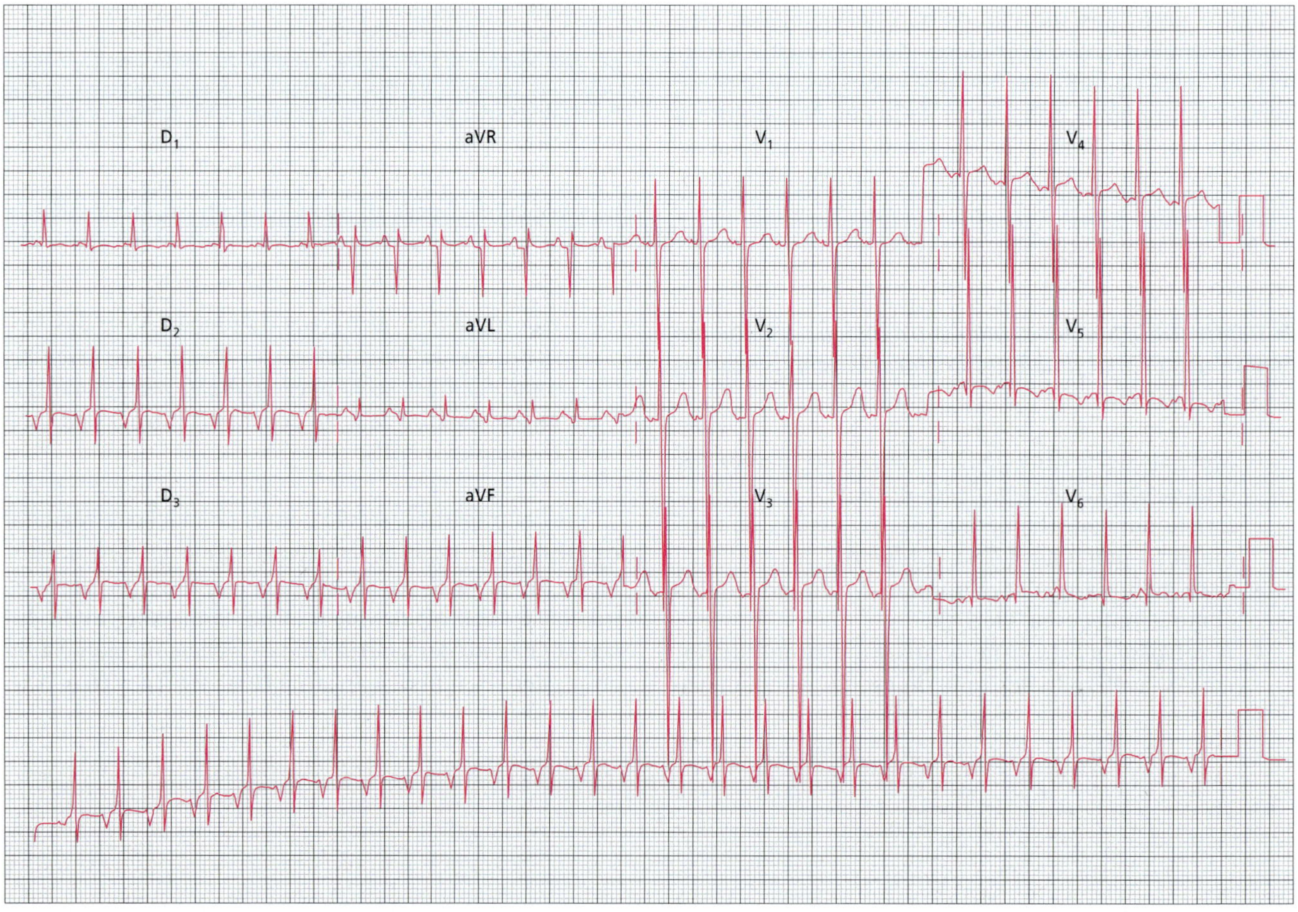

Figura 16.15 – Traçado de eletrocardiograma com taquicardia juncional automática.

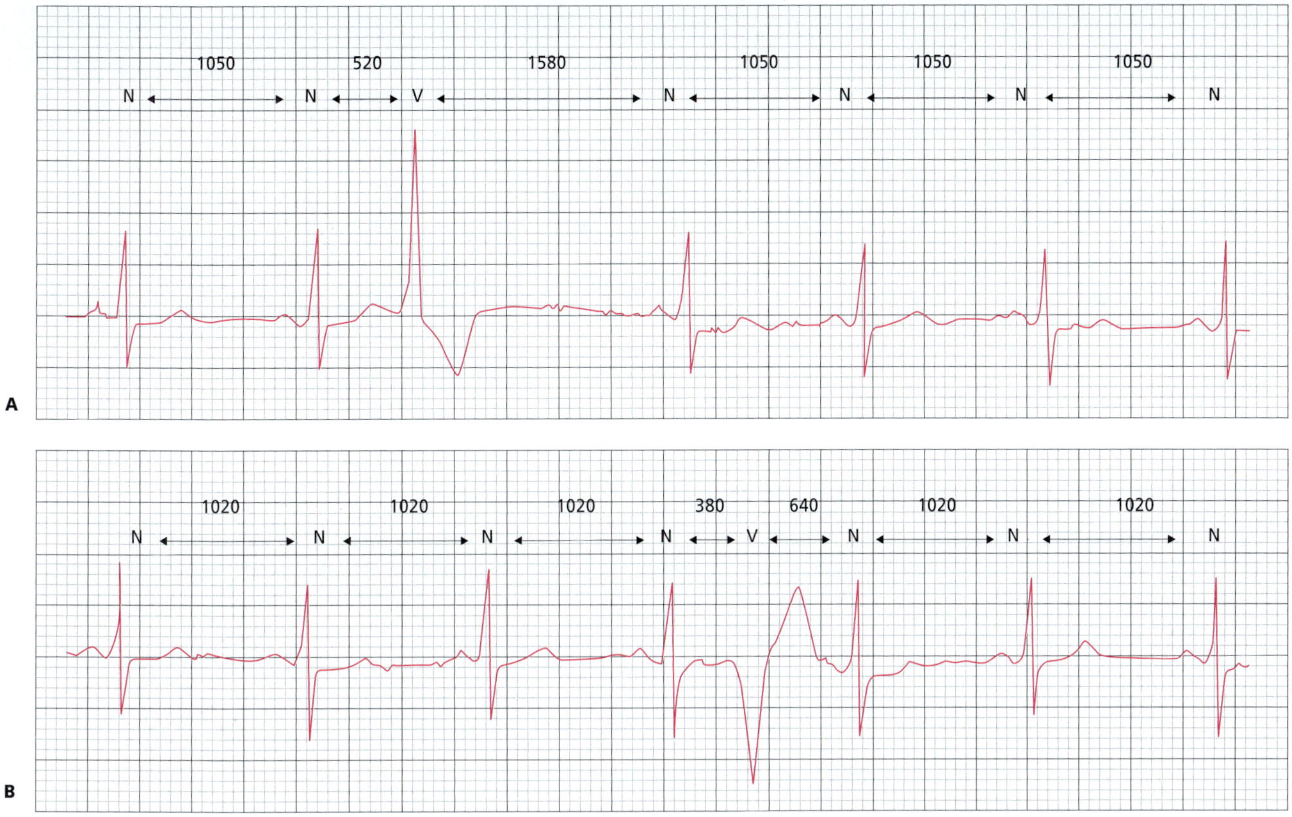

Figura 16.16 – Tira de ritmo de eletrocardiograma com extrassístoles ventriculares **A**) com pausa compensatória e **B**) do tipo interpolada.

ventricular, *contração ventricular prematura*, *complexo ventricular prematuro* e *despolarização ventricular prematura*. Como o foco arritmogênico encontra-se no VD ou no VE, essas câmaras não são estimuladas simultaneamente e o impulso elétrico transmite-se aos ventrículos de forma anômala, ou seja, de maneira semelhante aos bloqueios de ramo. Assim, *o complexo QRS é largo* (> 0,12s), *tem morfologia de bloqueio de ramo* e a *onda T* e o *complexo QRS têm polaridades opostas* (Fig. 16.16).

O mecanismo arritmogênico subjacente pode ser o aumento do automatismo (exacerbação da despolarização espontânea de células ventriculares), *a atividade deflagrada* ou *pós-despolarização* (despolarização prematura de células ventriculares deflagradas por despolarização prévia) ou *o mecanismo de reentrada*. Habitualmente, a ESV precede a onda P sinusal, mas pode surgir logo após onda P sinusal e, obviamente, antes do complexo QRS normal subsequente. Às vezes, a ESV é sucedida por onda P com morfologia diferente daquela em ritmo sinusal decorrente da estimulação retrógrada dos átrios pela ESV.

978-85-7241-870-6

Características Eletrocardiográficas Principais das Extrassístoles Ventriculares no Eletrocardiograma

Frequência

As ESV podem ocorrer isoladamente ou em salvas, de maneira que o registro de duas ESV consecutivas recebe a denominação de *par* e o registro de três ou mais ESV consecutivas, com frequência superior a 100bpm, é denominado *taquicardia ventricular* (*TV*); e quando a frequência for inferior a esse valor, *ritmo idioventricular acelerado*. A ESV pode inscrever-se repetitivamente após cada batimento normal, constituindo o *bigeminismo ventricular*, após dois batimentos normais, *trigeminismo ventricular* ou com periodicidade mais ampla (Fig. 16.17).

Morfologia

A ESV que se origina no *VD* inscreve complexo QRS com morfologia de *BRE* e, inversamente, a que se origina no *VE* registra complexo QRS com morfologia de *BRD*. A ESV que se origina no *septo interventricular*, usualmente, também provoca o registro de morfologia de *BRE* (Fig. 16.18).

Quando as ESV são registradas com a mesma morfologia, recebem a denominação de *monomórficas* e, provavelmente, sejam originárias do mesmo foco arritmogênico. É oportuno lembrar que essa análise deve ser efetuada numa única derivação, tendo em vista que as ESV, semelhantemente aos batimentos sinusais normais, apresentam morfologias diferentes nas diversas derivações. Por outro lado, quando as ESV são registradas com morfologias diferentes na mesma derivação,

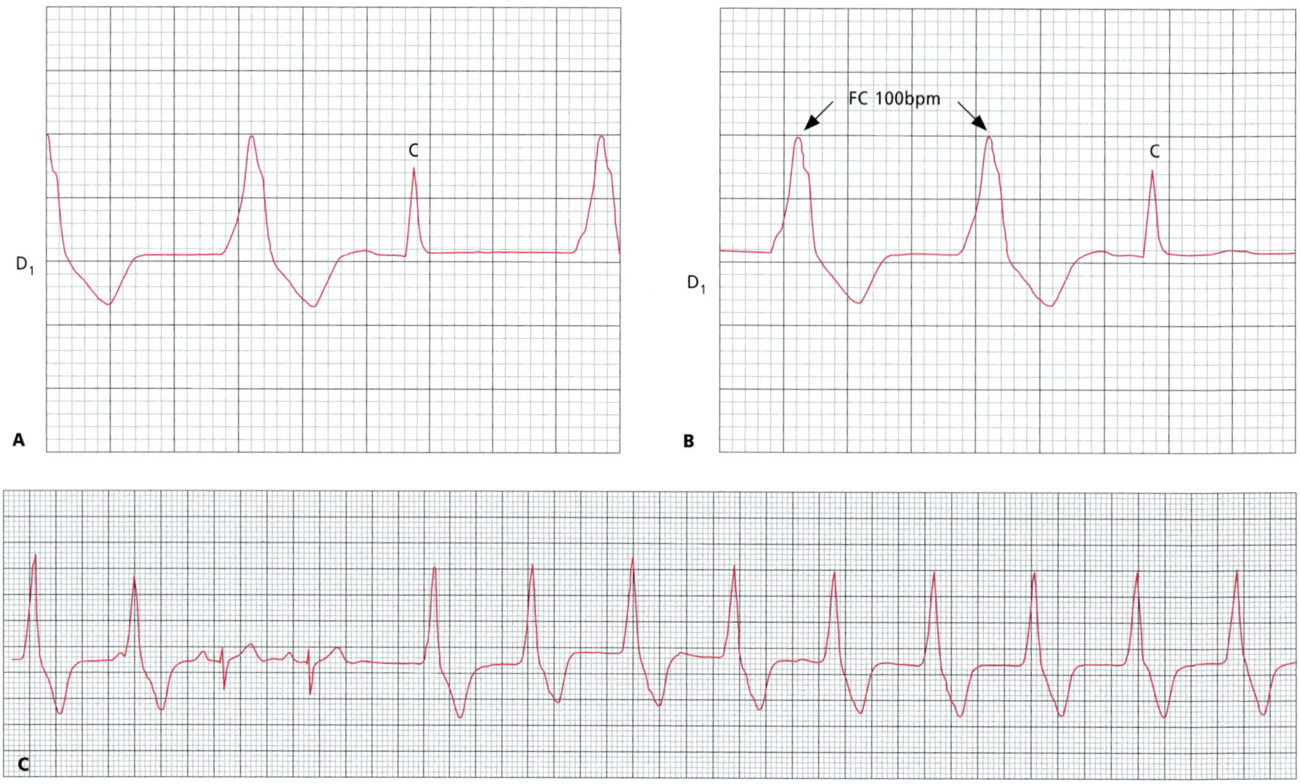

Figura 16.17 – **A**) Tira de ritmo de eletrocardiograma com extrassístoles ventriculares isoladas. **B**) Tira de ritmo de eletrocardiograma com extrassístoles ventriculares pareadas e taquicardia ventricular. **C**) Tira de ritmo de eletrocardiograma com ritmo idioventricular acelerado. C = captura; FC = frequência cardíaca.

978-85-7241-870-6

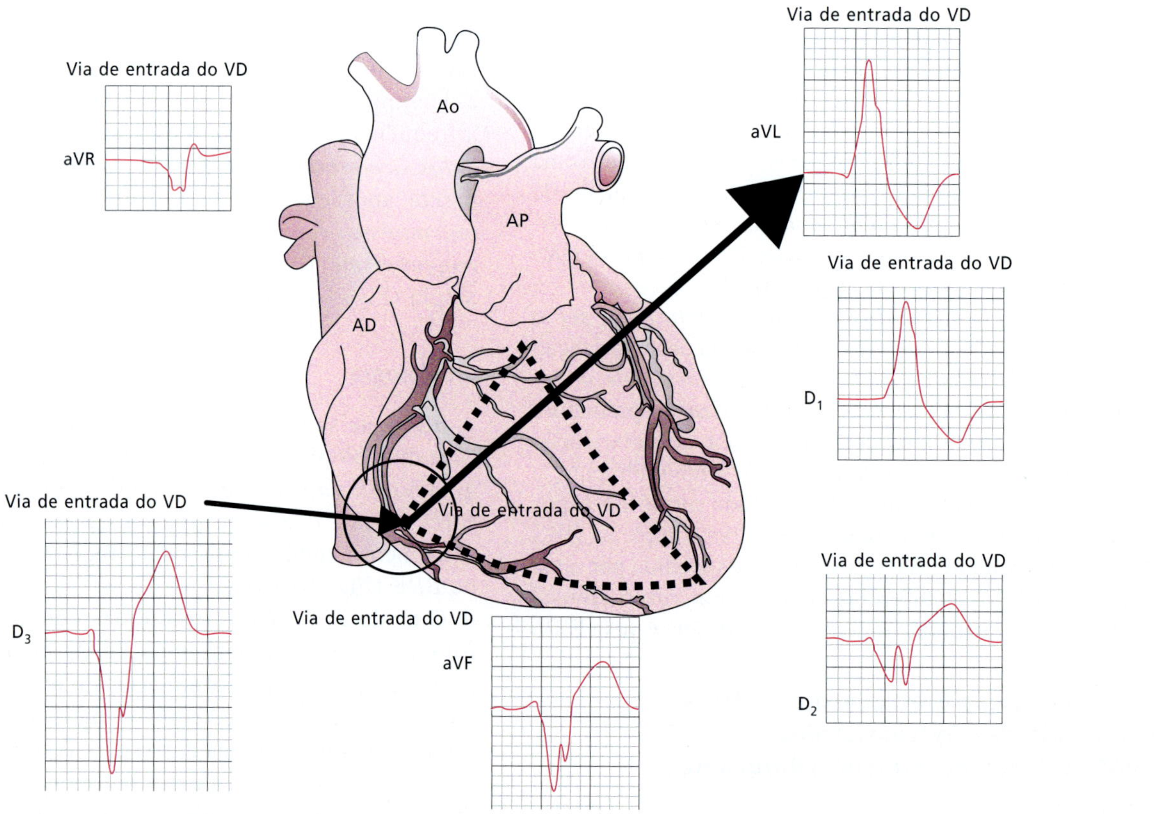

Figura 16.18 – Morfologia das estrassístoles ventriculares com origem na via de entrada do ventrículo direito (representada pelo triângulo tracejado. AD = átrio direito; Ao = aorta; AP = artéria pulmonar; VD = ventrículo direito.

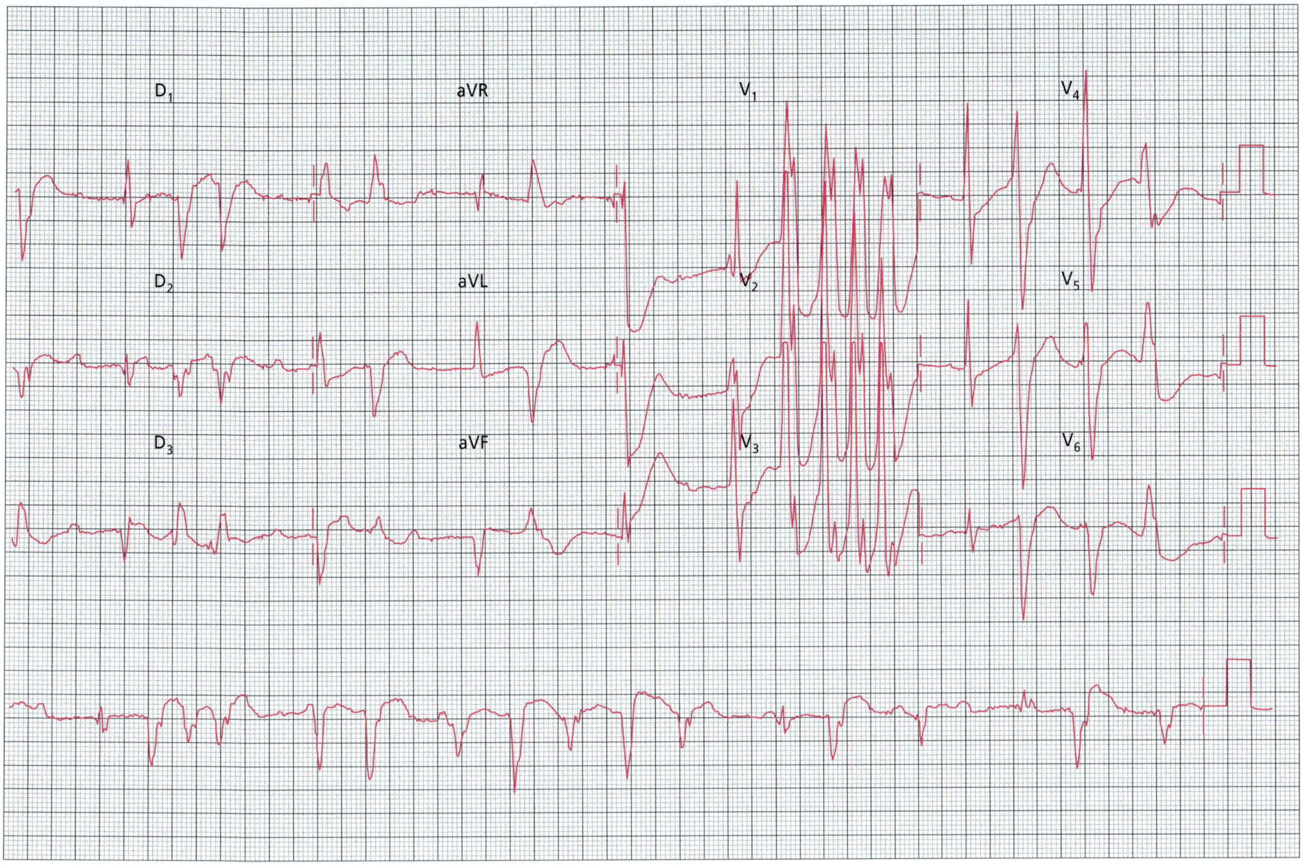

Figura 16.19 – Eletrocardiograma com extrassístoles ventriculares polimórficas.

recebem a denominação de *polimórficas* e admite-se que, provavelmente, sejam de focos arritmogênicos diferentes (Fig. 16.19).

É oportuno ressaltar que atrasos de condução podem provocar o registro de extrassístoles com morfologias diferentes, portanto polimórficas, mas geradas pelo mesmo foco arritmogênico. Dessa forma, justifica-se a inadequação da terminologia antiga de *unifocal* ou *polifocal*.

978-85-7241-870-6

Intervalo de Acoplamento, Fenômeno R sobre T e Batimento de Fusão

Compreende o intervalo entre o batimento sinusal e a ESV, que pode ser constante, principalmente na vigência de múltiplas ESV, ou variável. Geralmente, as ESV com intervalo de acoplamento constante surgem próximas ao término do registro da onda T, ou seja, próximas do final do período refratário ventricular. Quando as ESV são precoces, podem interromper o registro da onda T, provocando o *fenômeno R sobre T* (Fig. 16.20).

O fenômeno "R" sobre "T" refere-se à situação em que a amplitude máxima positiva (*onda R*) ou negativa (*onda S*) da ESV coincide com o pico da onda T do batimento sinusal precedente. Esse fenômeno parece ser capaz de desencadear TV ou FV, principalmente na vigência de cardiopatia estrutural grave, como IAM ou canalopatias. Além disso, o choque externo do procedimento da cardioversão elétrica, se coincidir com o pico da onda T, também pode provocar FV. Grande parte dos pacientes que registra o fenômeno R sobre T não desenvolve TV ou FV, e essas arritmias graves surgem sem o desenvolvimento pregresso desse fenômeno.

Quando as ESV são *tardias*, denominadas *diastólicas finais*, com frequência provocam o registro de *batimentos de fusão*. Esses batimentos resultam da ativação simultânea dos ventrículos por batimento supraventricular conduzido e por ESV, com algumas semelhanças aos batimentos supra e ventricular (Fig. 16.21).

Pausa Compensatória

A maioria das ESV é sucedida por *pausa compensatória* porque não é conduzida no sentido retrógrado e, consequentemente, não reajusta a atividade elétrica do nó SA. O intervalo entre o complexo QRS normal, que antecede a ESV, somado ao intervalo entre a própria ESV e o complexo QRS normal subsequente é igual ou um pouco maior que a duração de dois ciclos normais (Fig. 16.22).

A pausa compensatória completa é mais característica das ESV que das ESA. Eventualmente, observa-se o registro de ESV interpolada entre dois batimentos

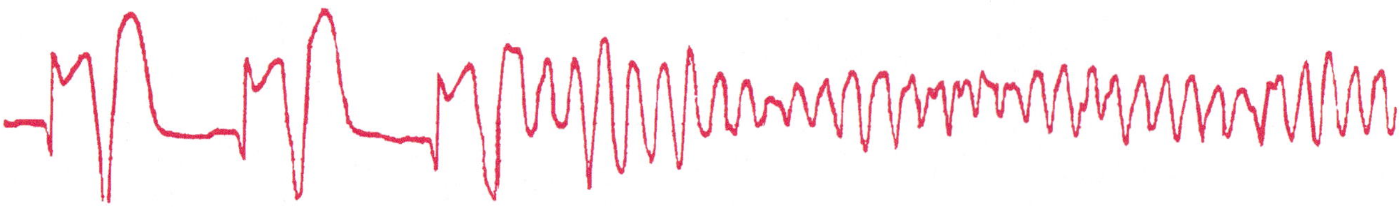

Figura 16.20 – Fibrilação ventricular iniciada por extrassístole ventricular que interrompe a onda T do batimento sinusal precedente por infarto agudo do miocárdio.

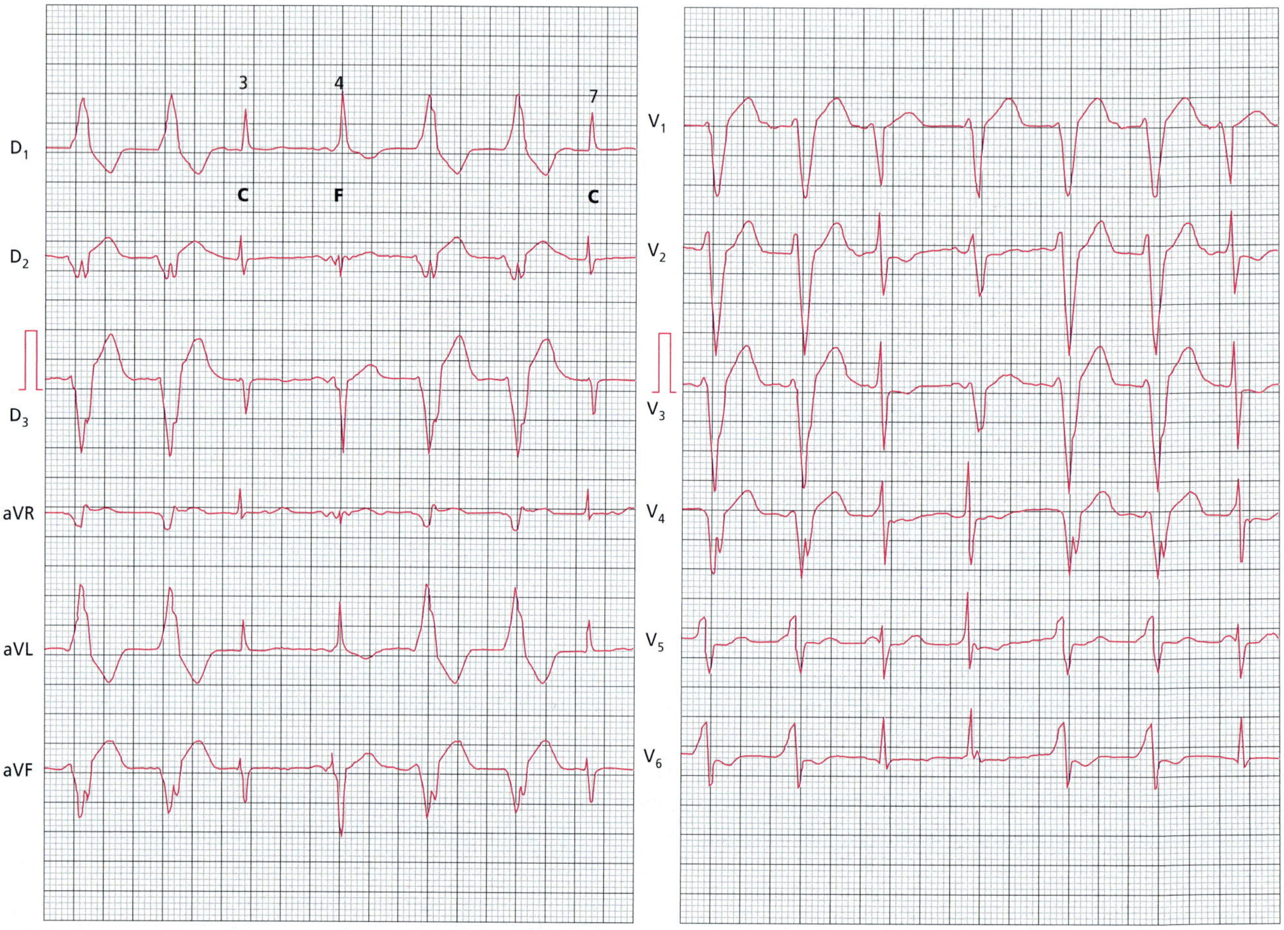

Figura 16.21 – Eletrocardiograma com batimento de fusão (**F**). Diagnóstico eletrocardiográfico: os complexos 3 e 7 são capturas ventriculares; a letra **C** representa batimentos sinusais conduzidos. O complexo número 4 representa o batimento de fusão.

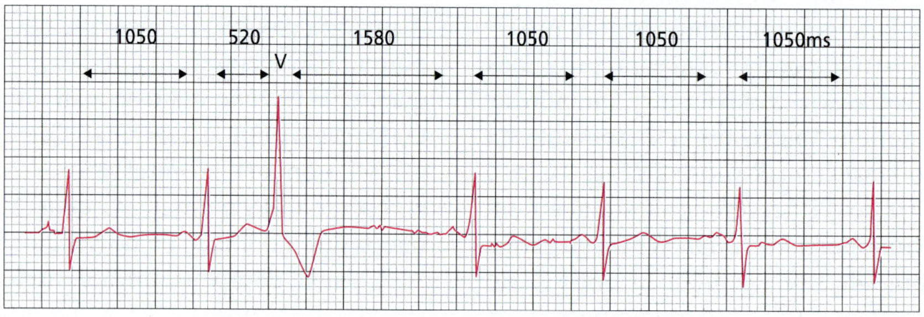

Figura 16.22 – Tira de ritmo de eletrocardiograma com extrassístole ventricular seguida de pausa compensatória.

978-85-7241-870-6

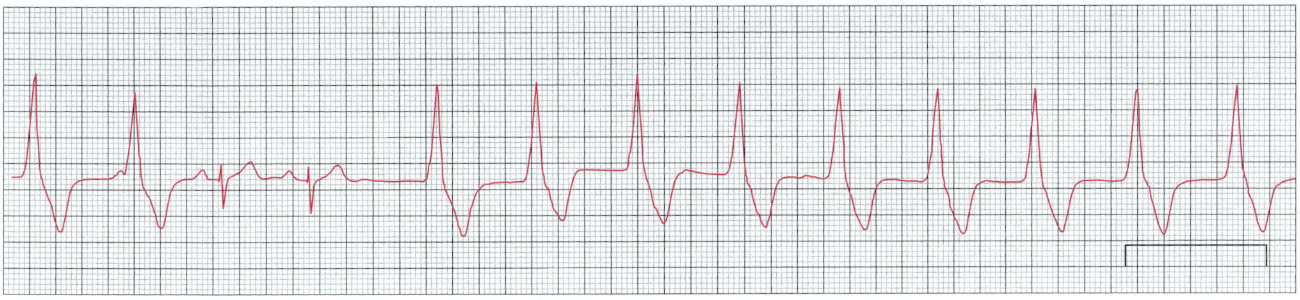

Figura 16.23 – Eletrocardiograma com ritmo idioventricular acelerado.

sinusais, ou seja, sem pausa compensatória. Raramente, a ESV pode ser conduzida no sentido retrógrado e reajustar o nó SA.

Significado Clínico

A extrassistolia ventricular é uma das arritmias mais comuns, principalmente em adultos, mas em crianças é bem mais rara. Pode ser identificada em indivíduos normais e em portadores de qualquer tipo de cardiopatia estrutural. O Holter, ou monitorização ambulatorial do ECG, revela pelo menos 1 ESV em 40 a 75% dos registros de 24h de indivíduos normais e ESV polimórficas e em salvas em 5 a 10% dos registros também de indivíduos normais. A ESV é mais complexa e mais frequente nos portadores de cardiopatia estrutural, especialmente cardiopatia chagásica, cardiopatia isquêmica e cardiomiopatia dilatada, DPOC e intoxicação por drogas, distúrbio eletrolítico e hipoxemia. Em indivíduos mais jovens, a extrassistolia ventricular pode estar relacionada a ansiedade, uso excessivo de bebidas que contenham cafeína e fármacos (por exemplo, broncodilatadores).

978-85-7241-870-6

Ritmo Idioventricular Acelerado

Como já mencionado anteriormente, o *ritmo idioventricular acelerado* (ou *taquicardia ventricular lenta*) compreende três ou mais batimentos ectópicos ventriculares, com frequência de 50 a 100bpm. Semelhantemente a outras arritmias decorrentes do *aumento do automatismo*, também é possível identificar os fenômenos de *aceleração* e *desaceleração* num traçado de ECG com ritmo idioventricular acelerado (Fig. 16.23).

Significado Clínico

Esse ritmo é frequente nos portadores de IAM e pode ser um sinal de reperfusão após intervenção coronariana percutânea ou após infusão de trombolíticos. Geralmente, tem duração inferior a 1min, regride espontaneamente e não requer terapêutica específica. Também é possível identificar essa arritmia em portadores de doença reumática, cardiomiopatia dilatada, miocardite aguda, cardiopatia hipertensiva, intoxicação por fármacos (por exemplo, digital) ou cocaína e em indivíduos sem cardiopatia estrutural. Em alguns casos, constitui ritmo de escape que compete com o ritmo sinusal, ou seja, quando diminui a frequência de despolarização do nó SA, surge o ritmo idioventricular acelerado e, quando aumenta a frequência de despolarização do nó SA, essa arritmia desaparece. Em outros casos, quem desencadeia essa arritmia são ESA ou ESV, podendo evoluir para a TV.

Taquicardia Ventricular

Como já mencionado anteriormente, a TV compreende três ou mais batimentos ectópicos ventriculares, com frequência superior a 100bpm. Por ter origem abaixo do feixe de His, os complexos QRS são largos (> 0,12s) e podem revelar apenas uma morfologia (*TV monomórfica*) ou modificar a configuração do complexo QRS a cada batimento (*TV polimórfica*). Quando tem duração inferior a *30s*, recebe a denominação de *taquicardia ventricular não sustentada* e, quando persiste além de *30s* ou necessita ser interrompida por instabilidade hemodinâmica, denomina-se *taquicardia ventricular sustentada* (Fig. 16.24).

Geralmente, a TV polimórfica sustentada é instável do ponto de vista hemodinâmico e, frequentemente, evolui para fibrilação ventricular e parada cardíaca. A TV monomórfica sustentada pode permanecer estável, com relação à hemodinâmica, mas também pode degenerar em fibrilação ventricular e parada cardíaca.

Diferenciação entre Taquicardia Ventricular e Taquicardia Supraventricular com Aberrância

Existem critérios eletrocardiográficos, definidos há quase 20 anos, para a diferenciação entre *TV* e *taquicardia supraventricular com aberrância* (*TSV-A*), com grau razoável de precisão. A memorização deles pode ser difícil diante da necessidade de tomada de decisão rápida para o tratamento dessa emergência clínica, mas pode evitar equívocos com consequências desastrosas. É oportuno lembrar que alguns pacientes com TV monomórfica não desenvolvem sinais clínicos de instabilidade hemodinâmica e podem ser interpretados como portadores de TSV-A.

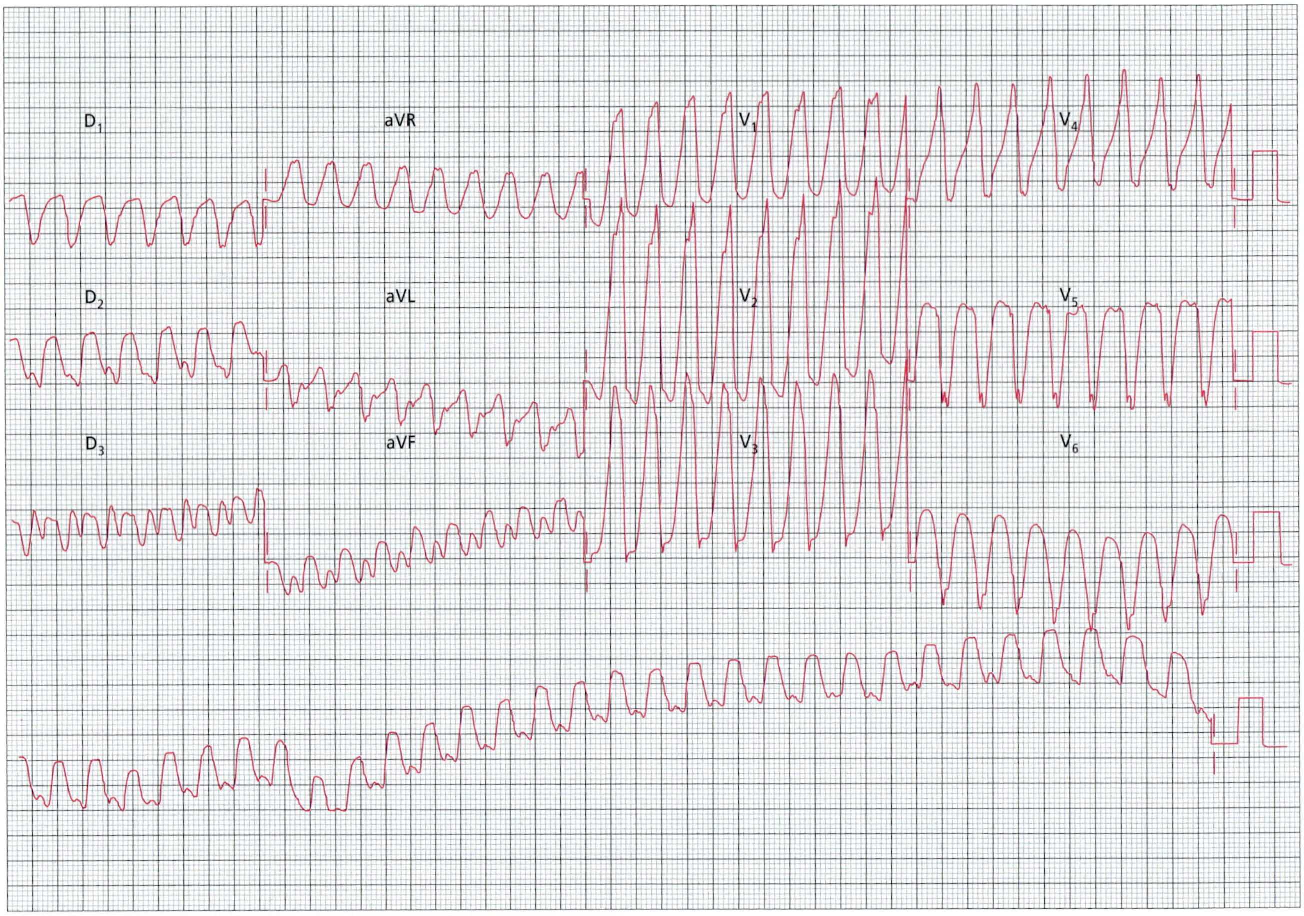

Figura 16.24 – Traçado de eletrocardiograma com taquicardia ventricular.

978-85-7241-870-6

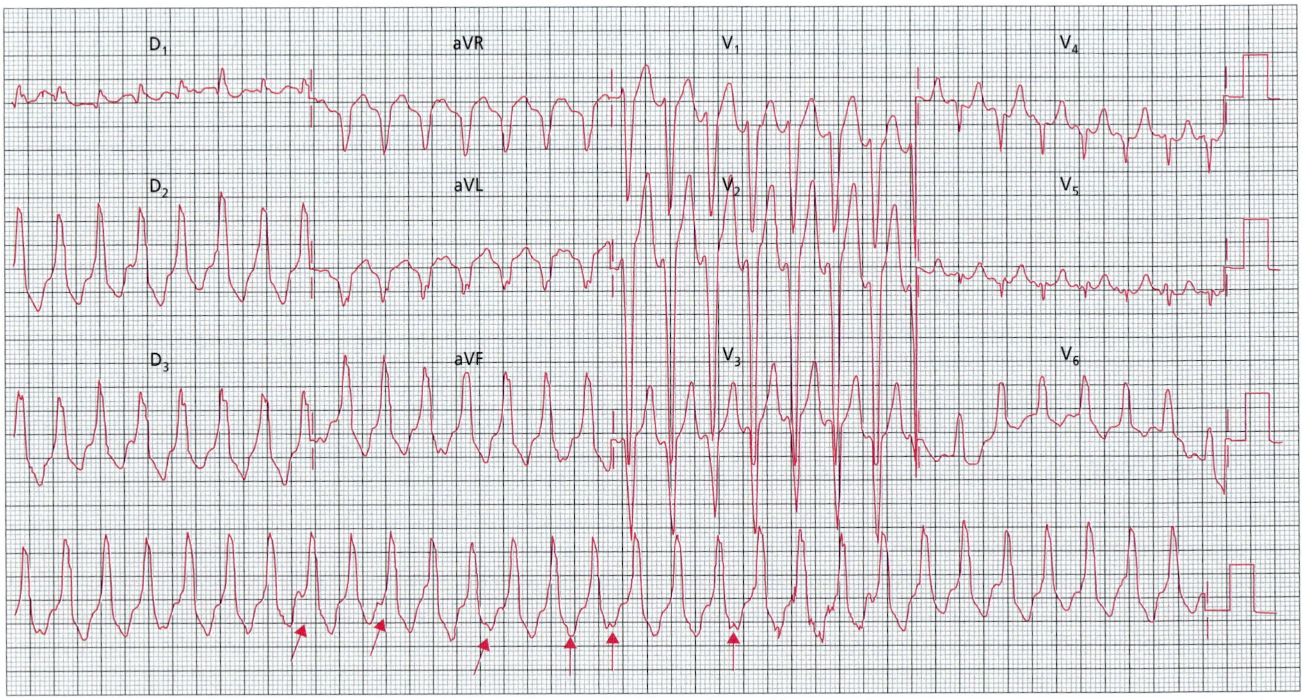

Figura 16.25 – Eletrocardiograma com duração do complexo QRS inferior a 0,12s e presença de dissociação atrioventricular.

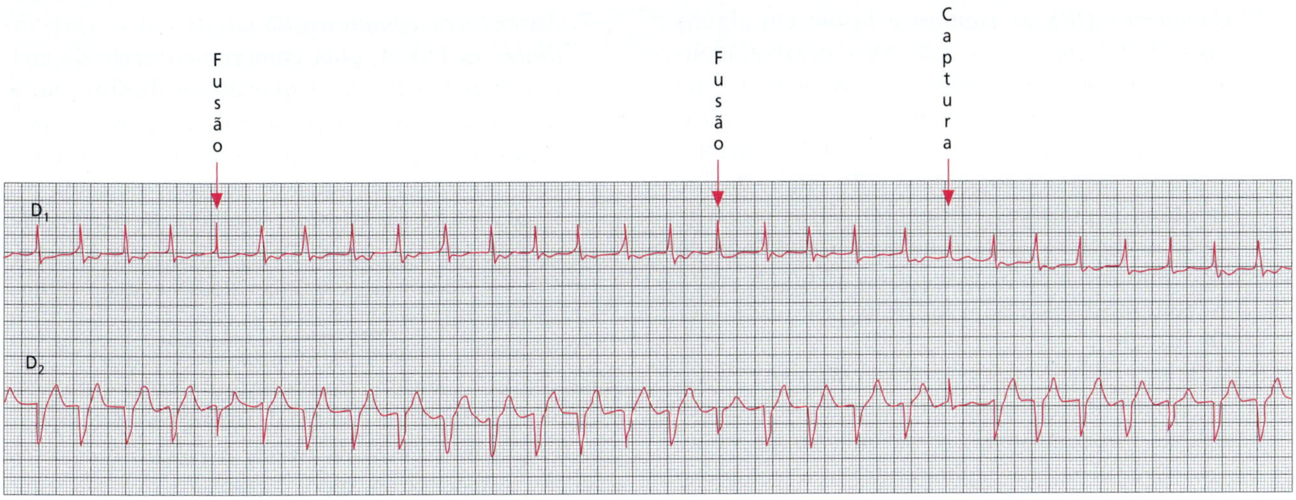

Figura 16.26 – Traçado com taquicardia ventricular monomórfica e dissociação atrioventricular, revelando batimentos de fusão e captura.

Os aspectos eletrocardiográficos principais que devem ser analisados para o diagnóstico diferencial entre TV e TSV-A são:

1. *Duração do complexo QRS*: quando a duração do complexo QRS for superior a *0,14s*, com morfologia de *BRD*, ou superior a *0,16s*, com morfologia de *BRE*, é sugestivo de *TV*. No entanto, esse critério torna-se inválido quando o paciente for portador de outras condições que aumentam a duração do complexo QRS, como drogas e hiperpotassemia. Além disso, na TV que se desenvolve em indivíduos sem cardiopatia estrutural ou em cardiopatas em que a TV envolve a ativação precoce do septo interventricular, o complexo QRS pode ser relativamente mais estreito, às vezes até inferior a 0,12s (Fig. 16.25).
2. *Eixo elétrico do complexo QRS*: na maioria dos casos de *TSV-A*, o eixo elétrico do complexo QRS tem direção espacial normal (–30° a +90°) ou revela desvios de eixo elétrico semelhantes àqueles do bloqueio da divisão anterossuperior esquerda (–30° a –90°) ou do bloqueio da divisão posteroinferior esquerda (+90° a +180°). Assim, a maior parte dos traçados eletrocardiográficos de *TV* revela desvio extremo do eixo elétrico do complexo QRS para a esquerda (*–90° a –180°*), com complexo QRS semelhante ao BRD, ou para a direita (*+90° a +180°*), com complexo QRS semelhante ao BRE. Embora seja um critério extremamente específico, tem limitações relacionadas a alterações pregressas do traçado do ECG capazes de provocar desvio do eixo elétrico do QRS para cima.
3. *Fenômeno de concordância do complexo QRS*: define-se como padrão concordante quando a deflexão predominante do complexo QRS é *positiva* ou *negativa* em *todas as derivações precordiais*. O fenômeno de concordância precordial é *relativamente incomum* na *TSV-A*, uma vez que a condução aberrante decorrente do comprometimento da condução pelo ramo esquerdo (padrão de BRE) acarreta o registro de complexo QRS negativo em V_1 e V_2 e positivo de V_4 a V_6, portanto discordantes. Inversamente, quando a condução aberrante é decorrente do comprometimento da condução pelo ramo direito (padrão BRD), provoca o registro de onda R terminal ampla em V_1 e V_2, a diminuição progressiva dessa amplitude em V_3 e V_4, voltando a aumentar em V_5 e V_6 e, novamente, discordantes. Portanto, *o fenômeno de concordância do complexo QRS sugere TV* (Fig. 16.24). Por outro lado, a ausência do fenômeno de concordância não exclui o diagnóstico de TV e, ainda, a TSV na vigência de *via acessória* também pode revelar fenômeno de concordância positiva em decorrência da ativação dos ventrículos da base ao ápice, o que provoca o registro de complexos QRS positivos em todas as derivações precordiais.
4. *Dissociação AV*: na grande maioria das *TSV-A* é possível identificar um número proporcional de despolarizações atriais e ventriculares. Em contrapartida, na *TV*, a ativação atrial não é necessária para a manutenção da taquiarritmia e, consequentemente, podem-se identificar vários episódios de perda da relação AV 1:1 por *dissociação AV*, *condução retrógrada ventrículo-atrial* e *bloqueio de Wenckebach retrógrado*. A chance de identificação desses fenômenos aumenta com a realização de longos traçados de ritmo das derivações D_2, D_3, aVR, aVF e V_1. No entanto, a ausência de dissociação AV não exclui TV, mas sua identificação é praticamente diagnóstica dessa condição (Fig. 16.25).

978-85-7241-870-6

5. *Complexos QRS de captura e fusão*: em alguns casos de TV com dissociação AV, é possível identificar *batimento de captura sinusal*, ou seja, o nó SA pode eventualmente "capturar" os ventrículos, provocando o registro de complexo QRS estreito, interposto entre os complexos QRS largos da TV. Também é possível evidenciar *batimentos de fusão* decorrentes da estimulação simultânea do foco ectópico e do nó SA, provocando o registro de complexo QRS com morfologia híbrida (ver Fig. 16.26).
6. *Padrões específicos do complexo QRS em V_1 e V_6*: admitindo-se que apenas certos padrões de complexo QRS são compatíveis com condução aberrante, é possível identificar alguns padrões de complexo QRS em V_1 e V_6 que sugerem o diagnóstico de TV, envolvendo as seguintes possibilidades:

- *Morfologia de BRD*: *V_1* – onda R monofásica, bifásica (qR, QR ou RS) ou trifásica (R > R') – *a morfologia rSR' clássica de BRD sugere TSV-A* – *V_6* – razão R/S inferior a 1.
- *Morfologia de BRE*: V_1 – onda R larga (> 30ms), o intervalo entre o início da onda R e a profundidade máxima da onda S tem duração superior a 60ms e entalhe no ramo descendente da onda S – *V_6* – complexo QR ou QS (Fig. 16.27).

7. *Ausência de complexos RS nas derivações precordiais*: na *TSV-A*, com comprometimento da condução pelos ramos esquerdo ou direito, quase invariavelmente evidencia-se o padrão RS em pelo menos uma das derivações precordiais e o intervalo do início da onda R ao nadir da onda S é igual ou inferior a 100ms. Geralmente, na *TV*, não se evidencia o padrão RS em nenhuma das derivações precordiais e o intervalo RS excede 100ms.

Obviamente, quando existe a oportunidade de ter traçados de ECG antigos do mesmo paciente, é possível comparar a morfologia do complexo QRS desses traçados com o registro da *TV* ou da *TSV-A*. A Figura 16.28 revela traçados eletrocardiográficos agrupados (V_1 e V_6) das possibilidades diagnósticas de taquicardia com QRS largo.

978-85-7241-870-6

Torsades de Pointes

A *torsades de pointes* (*TDP*) é uma forma específica de *TV polimórfica* em que se evidencia a variação em fases da polaridade e da amplitude do complexo QRS. Recebe essa denominação francesa, que significa "*pontos giratórios*", porque a direção dos complexos QRS parece girar ciclicamente, apontando para baixo durante alguns batimentos e, em seguida, para cima, na mesma derivação do ECG (Fig. 16.29).

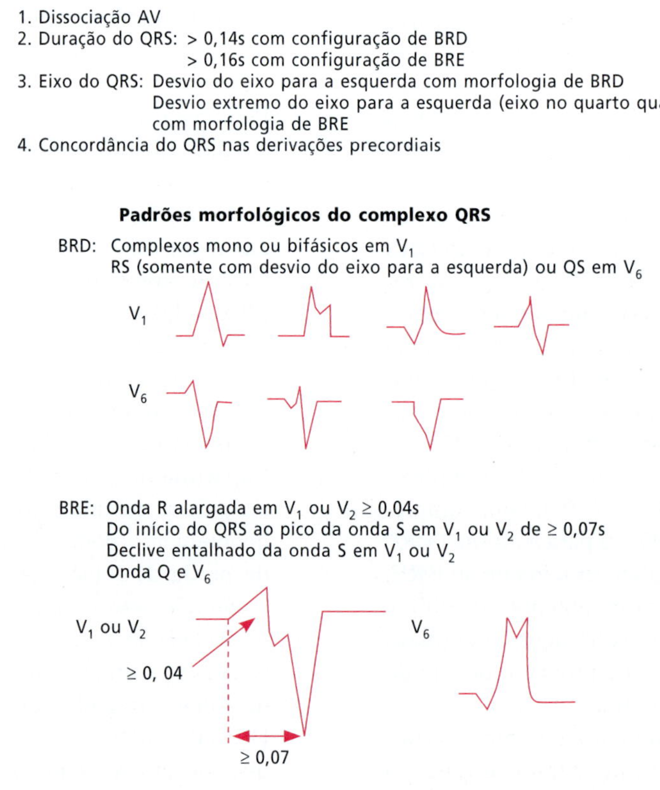

Figura 16.27 – Critérios eletrocardiográficos para o diagnóstico de taquicardia ventricular. AV = atrioventricular; BRD = bloqueio do ramo direito; BRE = bloqueio do ramo esquerdo.

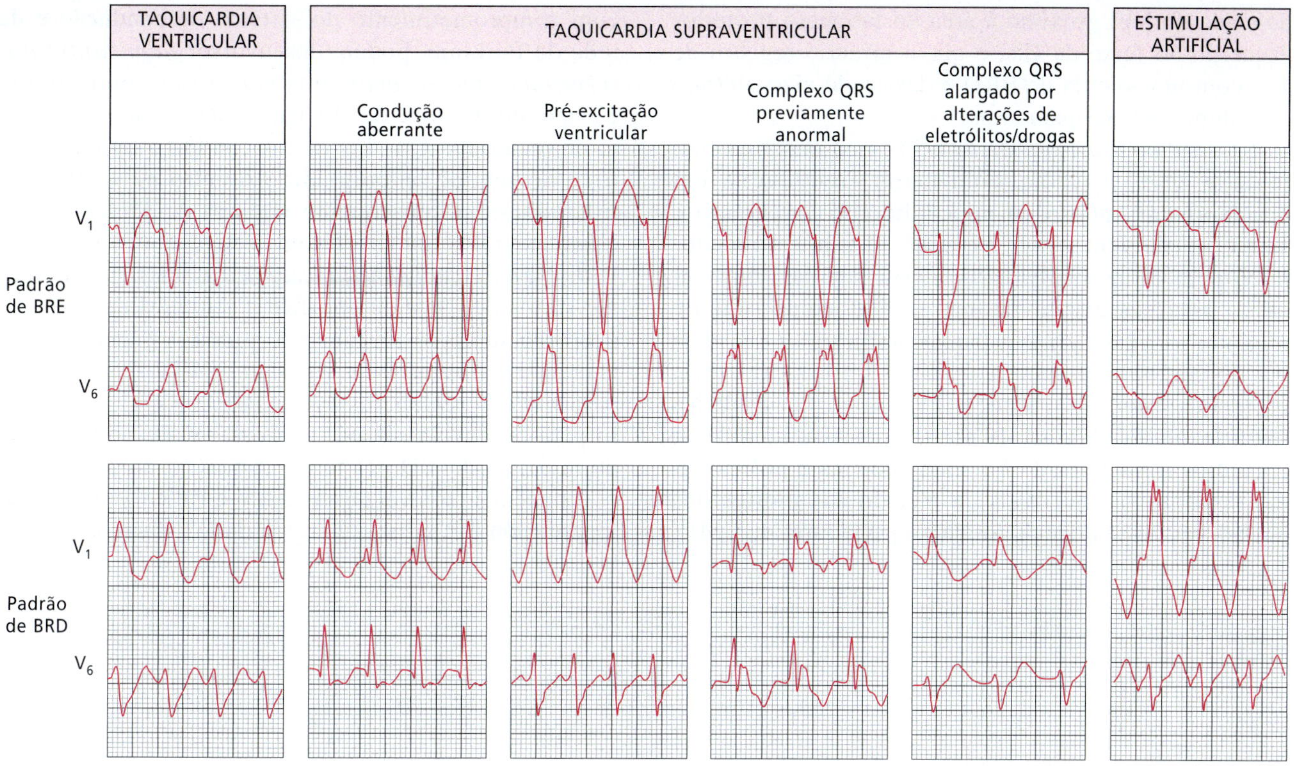

Figura 16.28 – Traçados das derivações V_1 e V_6 com padrões de BRD e BRE em diferentes condições de taquicardia com complexo QRS alargado. BRD = bloqueio do ramo direito; BRE = bloqueio do ramo esquerdo.

Usualmente, a TDP surge na vigência de repolarização ventricular prolongada, que se manifesta pelo aumento do intervalo QT ou pelo registro de onda U proeminente. Com frequência, é desencadeada por ESV que incide sobre a onda T ou sobre a onda U do batimento precedente (*fenômeno R sobre T*). Os casos de bradicardia grave, bloqueio AV avançado e bloqueio sinoatrial também podem evoluir para a TDP. Parece ser um ritmo menos desorganizado que a *FV*, podendo surgir em paroxismos, com reversão espontânea para o ritmo básico, mas também pode degenerar para a FV (Fig. 16.30).

978-85-7241-870-6

Os mecanismos arritmogênicos implicados no desenvolvimento e na manutenção da TDP envolvem pós-despolarização precoce, dispersão da repolarização ventricular e reentrada. A lista das causas é extensa e compreende, principalmente, o uso de antiarrítmicos (quinidina, disopiramida), psicotrópicos (fenotiazina e antidepressivos tricíclicos), antibióticos (eritromicina e outros antibióticos relacionados), desequilíbrios eletrolíticos (hipopotassemia, hipomagnesemia, hipocalcemia), utilização de dietas proteicas líquidas, canulopatias iônicas, hemorragia intracraniana e envenenamento por compostos organofosforados.

Flutter e Fibrilação Ventriculares

No ECG, o *flutter* ventricular revela ondas contínuas e regulares, usualmente de grande amplitude e aspecto sinusoide, impedindo a identificação do segmento ST e da onda T, numa frequência de 200 a 280bpm. Em contrapartida, a FV caracteriza-se pela inscrição de ondas fibrilatórias, com morfologia irregular e, habitualmente, com baixa amplitude. Constitui atividade elétrica desorganizada, que compromete a contração cardíaca sequencial, com consequente incapacidade de manter o débito cardíaco. Representa um dos três padrões principais observados durante a parada cardíaca, ou seja, FV, bradiassistolia e atividade elétrica sem pulso.

Significado Clínico da Taquicardia Ventricular e da Fibrilação Ventricular

A incidência de TV sustentada ou não em indivíduos sem cardiopatia estrutural é muito baixa, uma vez que esse tipo de taquiarritmia ventricular costuma acompanhar a gravidade da cardiopatia. No entanto, um número pequeno de indivíduos, sem cardiopatia estrutural demonstrável, pode desenvolver TV e FV. No ECG desses indivíduos, não existem sinais compatíveis com síndrome de Brugada, o intervalo QTc é normal e não se obtém história familial de morte súbita cardíaca (MSC). Admite-se que esses pacientes sejam portadores de TV/FV idiopáticas, provavelmente uma das canalopatias iônicas (ver Caps. 11 e 18). A forma mais comum de monomórfica idiopática surge, caracteristicamente, na via de saída do VD, provocando o registro de TV com morfologia do complexo QRS de BRE e desvio do eixo elétrico para baixo. A forma menos comum, também denominada *taquicardia por reentrada fascicular*, origina-se na via de saída do VE, próximo à área do fascículo posterior esquerdo do feixe de His, o que acarreta o registro de TV, com morfologia de BRD e desvio do eixo elétrico do complexo QRS para cima.

Na *cardiopatia isquêmica*, a TV monomórfica sustentada desenvolve-se, com maior frequência, em portadores de infarto do miocárdio (IM) pregresso e baixa função ventricular esquerda. O substrato anatômico para o desenvolvimento dessa taquiarritmia envolve as áreas circunvizinhas ao IM, compostas de miócitos viáveis e áreas esparsas de fibrose. O vasoespasmo coronariano, com coronárias normais ou comprometidas, pode desencadear TV polimórfica e FV. Na *cardiomiopatia dilatada* (CMD), é possível identificar episódios frequentes de TV monomórfica e polimórfica, responsáveis por mais da metade das mortes dos portadores dessa doença. Ainda, os portadores de CMD, com comprometimento do sistema de condução e da rede de Purkinje, podem desenvolver *taquicardia por reentrada ramo a ramo*, uma vez que os ramos direito e esquerdo do feixe de His participam de macrocircuito de reentrada. Um dos ramos conduz o impulso elétrico no sentido anterógrado e o outro no sentido retrógrado, com consequente registro de TV em que o complexo QRS tem morfologia semelhante ao BRD ou BRE. Na *cardiomiopatia hipertrófica* (CMH), evidenciam-se surtos de TV monomórfica e polimórfica e FV em decorrência do desarranjo dos miócitos e das áreas de isquemia e fibrose. Na *cardiomiopatia/displasia arritmogênica do ventrículo direito* (C/DARVD), o substrato para desenvolvimento de TV e FV é a substituição de miócitos do VD por tecido fibroso e adiposo.

Também é possível observar TV e FV em outras canalopatias iônicas, como síndrome do QT longo congênita

978-85-7241-870-6

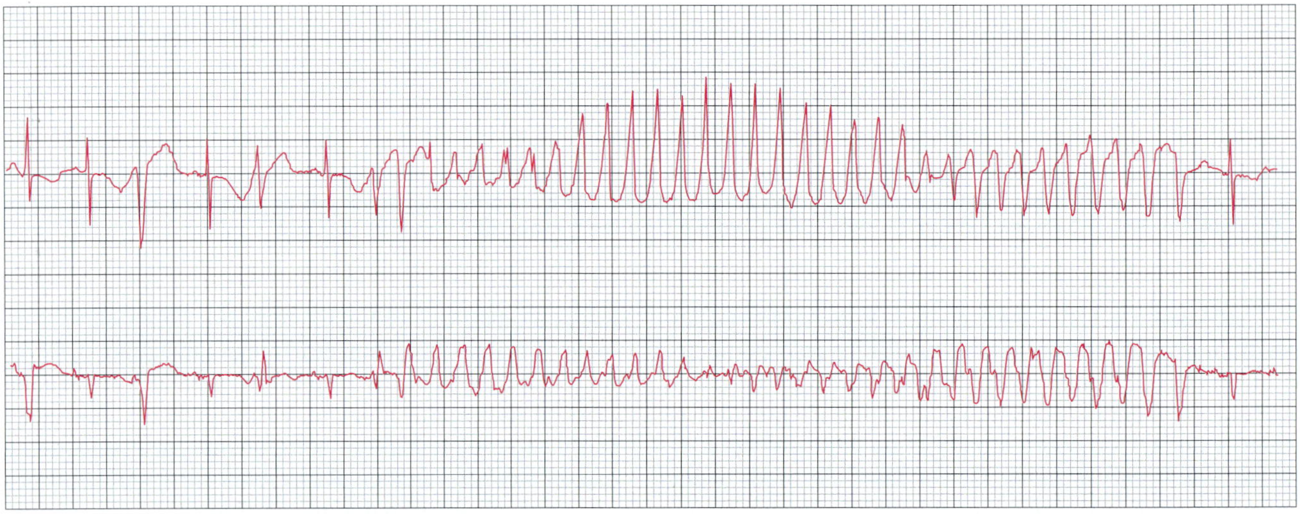

Figura 16.29 – Traçado de eletrocardiograma com *torsades de pointes*.

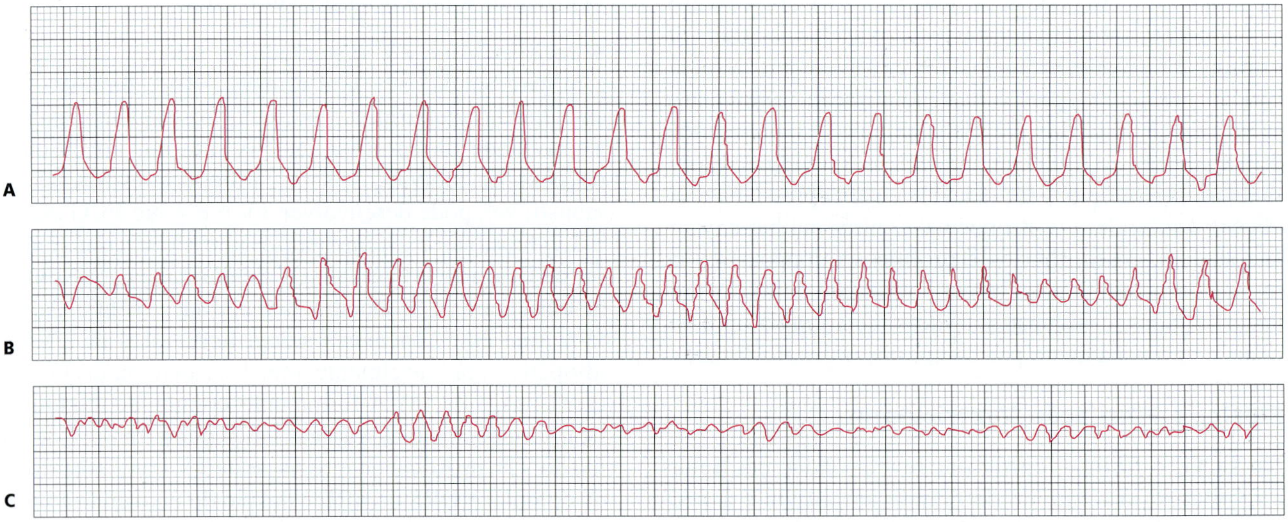

Figura 16.30 – **A**) a **C**) Traçados de *torsades de pointes* terminando em fibrilação ventricular.

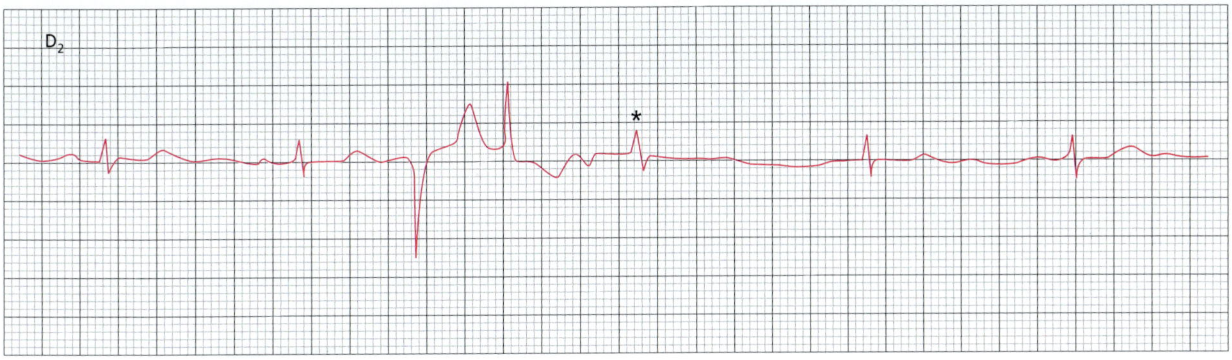

Figura 16.31 – Tira de ritmo mostrando captura retrógrada dos átrios por extrassístole ventricular, que retorna para reativar os ventrículos, resultando em complexo QRS anormal decorrente de condução ventricular aberrante. A seguir, ocorre nova captura retrógrada dos átrios, que é seguida de outro complexo ventricular "em eco" com morfologia normal (*).

ou adquirida, síndrome de Brugada, TV polimórfica catecolaminérgica e síndrome do QT curto (ver Caps. 11 e 18). Ainda, a intoxicação digitálica também desencadeia arritmias ventriculares, incluindo ESV, TV não sustentada ou TV sustentada monomórfica ou polimórfica.

Desfibrilador-cardioversor Implantável

Semelhantemente ao marca-passo, o desfibrilador-cardioversor implantável (*CDI*) envolve o posicionamento de um dispositivo no tórax do paciente. O dispositivo também é semelhante ao marca-passo, constituído por gerador e cabo-eletrodo. Também, como o marca-passo, o CDI pode ser programado para várias funções, incluindo a realização de estimulação artificial antitaquicardia e choque elétrico com intensidades progressivas até a reversão da TV. O aparelho também pode emitir registros das taquiarritmias e das funções programadas, porém, diferentemente do marca-passo, não provoca qualquer modificação no ECG convencional.

978-85-7241-870-6

IMPULSOS RECÍPROCOS

Os *impulsos recíprocos* (batimentos "em eco") ocorrem quando o impulso elétrico ativa as câmaras cardíacas – átrios ou ventrículos – e retorna para ativar as mesmas câmaras novamente. Utiliza-se esse termo quando o mecanismo de reentrada limita-se a um ou dois complexos, uma vez que, se perpetuado, transforma-se em taquicardia por reentrada. Os impulsos elétricos responsáveis pelos batimentos "em eco" podem ser oriundos dos átrios, da junção AV e dos ventrículos.

Origem Atrial

O traçado do ECG revela o padrão *P-QRS-P*. A primeira onda P resulta de ESA, com intervalo PR habitualmente prolongado. Em seguida, inscreve-se o complexo QRS e, finalmente, registra-se a segunda onda P, ou batimento atrial "em eco", que corresponde à despolarização atrial por estimulação retrógrada (Fig. 16.31).

Origem na Juncional

O mecanismo responsável pelo desenvolvimento de batimentos "em eco" oriundos da junção AV é semelhante àquele da TRNAV. O impulso elétrico é conduzido nos dois sentidos, ou seja, de maneira anterógrada e retrógrada. A condução anterógrada despolariza os ventrículos, inscrevendo o primeiro complexo QRS. Em seguida, o impulso elétrico é conduzido no sentido retrógrado por uma das vias da junção AV, que não esteja bloqueada, com considerável atraso, despolarizando os átrios e inscrevendo a onda P. O impulso elétrico retorna no sentido anterógrado pela via da junção AV que não foi utilizada e agora se encontra desbloqueada, despolarizando novamente os ventrículos (batimento "em eco").

O traçado do ECG revela o padrão *QRS-P-QRS*. A onda P tem polaridade negativa nas derivações inferiores, com intervalo PR longo, e o segundo complexo QRS, diferentemente do primeiro que é semelhante àquele do ritmo básico, pode ser largo em virtude de condução aberrante.

Origem Ventricular

O ECG revela o padrão *QRS-P-QRS*, em que o primeiro complexo QRS constitui ESV, portanto é largo, a onda P resulta da despolarização dos átrios no sentido retrógrado, com intervalo PR prolongado, e o segundo complexo QRS (batimento "em eco" ou ESV de retorno) tem morfologia semelhante ao ritmo básico, uma vez que o retorno do impulso elétrico é transmitido pelo sistema de condução, a não ser que haja condução aberrante.

O significado clínico dos batimentos "em eco" é semelhante àquele das extrassístoles.

Capítulo 17

Síndrome de Pré-excitação Ventricular (Síndrome de Wolff-Parkinson-White)

Em 1930, *Wolff-Parkinson-White (WPW) Louis Wolff, John Parkinson* e *Paul Dudley White* – observaram a *associação entre intervalo PR curto* e *complexo QRS largo, com morfologia de bloqueio de ramo*, em 11 indivíduos sem cardiopatia estrutural demonstrável e queixa de palpitações. Posteriormente, chamou-se a atenção para o atraso do início da inscrição do complexo QRS, que *Segers* denominou *onda delta*. *Wellens,* em 1971, descreveu as características eletrofisiológicas e as diferentes *vias acessórias* ou *vias anômalas*, que provocam a pré-excitação. Esse conjunto de sinais eletrocardiográficos identifica a *síndrome de WPW*, que pode acompanhar-se de taquiarritmias cardíacas, às vezes, com comprometimento hemodinâmico, colocando em risco a vida do paciente (Fig. 17.1).

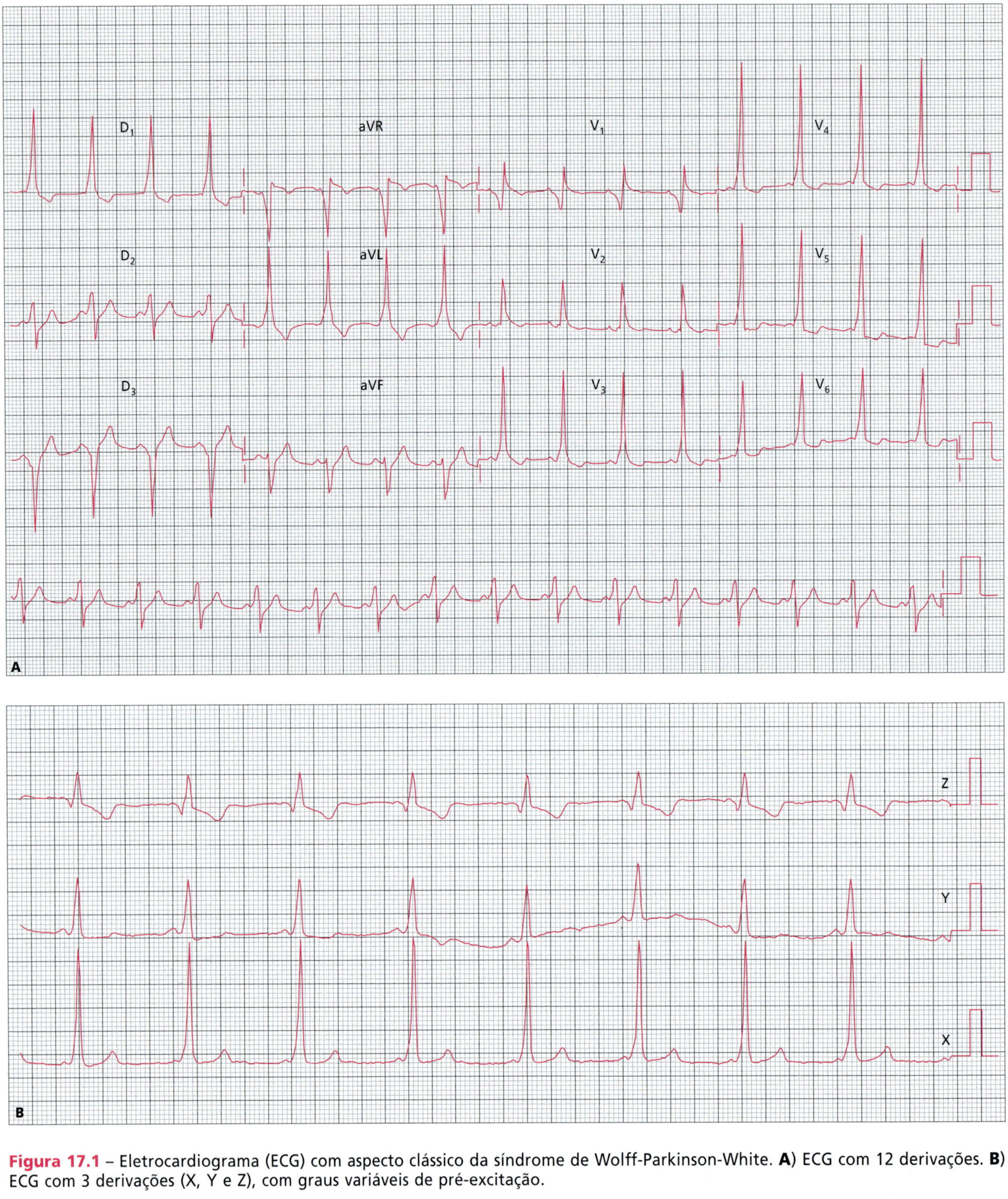

978-85-7241-870-6

Figura 17.1 – Eletrocardiograma (ECG) com aspecto clássico da síndrome de Wolff-Parkinson-White. **A**) ECG com 12 derivações. **B**) ECG com 3 derivações (X, Y e Z), com graus variáveis de pré-excitação.

O termo *padrão eletrocardiográfico de WPW* define a identificação da pré-excitação ventricular na ausência de taquicardia mediada por via acessória.

VIAS ACESSÓRIAS E PRÉ-EXCITAÇÃO

Como já mencionado no Capítulo 1, em condições normais, a única conexão entre átrios e ventrículos é a junção atrioventricular (AV) e o sistema His-Purkinje, uma vez que o anel fibroso que contorna as valvas mitral e tricúspide promove o isolamento elétrico dessa região. Uma pequena porcentagem da população tem vias acessórias ou vias anômalas, com localização caracteristicamente extranodal, que conectam superfícies as epicárdicas dos átrios àquelas dos ventrículos por meio do sulco atrioventricular, constituindo, dessa forma, um *curto-circuito* ou *desvio da junção AV, que pré-excitam os ventrículos*. Essas vias anômalas são decorrentes da persistência de conexões anormais, que se formam durante o desenvolvimento fetal do coração e que, em alguns indivíduos, não regridem. Normalmente, o impulso elétrico que se origina no nó sinoatrial (SA) é transmitido dos átrios aos ventrículos pela junção AV e sistema His-Purkinje, registrando o *intervalo PR normal (120 a 200ms)*. Nos casos típicos de síndrome de WPW, o impulso elétrico originário do nó SA alcança os ventrículos pela via acessória, iniciando precocemente a inscrição do complexo QRS e consequente *intervalo PR curto (< 120ms)*. Como a despolarização inicial do complexo QRS é transmitida de *forma transmiocárdica*, o registro inicial desse complexo é *mais lento*, inscrevendo a *onda delta* (Fig. 17.2).

A ativação elétrica também é transmitida pelo sistema de condução cardíaco normal, que transmite o impulso elétrico mais rapidamente para todo o miocárdio ventricular, registrando *complexo QRS híbrido* ou de *fusão*. Em outras palavras, o registro lento do início do complexo QRS é decorrente da transmissão do impulso elétrico pela via acessória e o restante desse complexo, *com inscrição mais rápida*, é resultante da transmissão do impulso elétrico pelo sistema de condução cardíaco normal.

978-85-7241-870-6

Resumidamente, os critérios para o diagnóstico do padrão eletrocardiográfico de Wolff-Parkinson-White envolvem:

1. Intervalo PR curto (< 0,12s), com onda P normal.
2. Complexo QRS largo (duração > 0,11s).
3. Inscrição lenta do início do complexo QRS (onda delta).
4. Alterações secundárias de segmento ST e da onda T.

O diagnóstico do padrão eletrocardiográfico de WPW é incerto quando se identifica *intervalo PR curto sem o registro de onda delta*. Isso acontece, por exemplo, na síndrome de Lown-Ganong-Levine, em que a via acessória conecta os átrios à junção AV. Como há desvio do nó AV, o intervalo PR é curto, mas não há aumento da duração do complexo QRS porque a ativação ventricular acontece de forma habitual. Ainda, é oportuno lembrar que o registro de intervalo PR curto com onda P negativa nas derivações inferiores pode ser decorrente de marca-passo atrial ectópico.

FATORES DETERMINANTES DA DURAÇÃO DO INTERVALO PR

Na síndrome de WPW, basicamente *a duração do intervalo PR depende de dois fatores:*

1. *Da distância da via acessória à origem do impulso elétrico, ou seja, do nó SA.*
2. *Das propriedades de condução da via acessória.*

Quanto ao item *1*, em ritmo sinusal, a via acessória localizada na região lateral esquerda do anel da valva mitral tem baixa probabilidade de manifestar a pré-excitação porque está distante do nó SA, de maneira que o sistema de condução normal despolariza todo o ventrículo antes da via acessória (*WPW inaparente*). Em contrapartida, a via acessória que se localiza próxima ao nó SA é ativada precocemente e transmite o impulso elétrico também de forma precoce, permitindo a expressão máxima da pré-excitação (Fig. 17.3).

Quanto ao item *2*, ou seja, as propriedades de condução da via acessória, deve-se levar em consideração a *direção* e a *velocidade de condução*. Geralmente, as vias acessórias conduzem em ambos os sentidos, isto é, *anterógrado* e *retrógrado*. Aquelas com condução apenas no sentido anterógrado são particularmente incomuns e situam-se à direita e, com frequência, demonstram *condução decremental* (fibras de Mahaim). *Condução decremental refere-se à alteração das propriedades de condução da fibra miocárdica ao longo da sua extensão, de maneira que o potencial de ação perde sua eficácia como estímulo para excitar a fibra subsequente. Dessa forma, a capacidade de estimulação do potencial de ação diminui progressivamente, provavelmente em decorrência da redução da amplitude e da velocidade máxima de condução.* Nas vias acessórias, a condução decremental pode manifestar-se em ambos

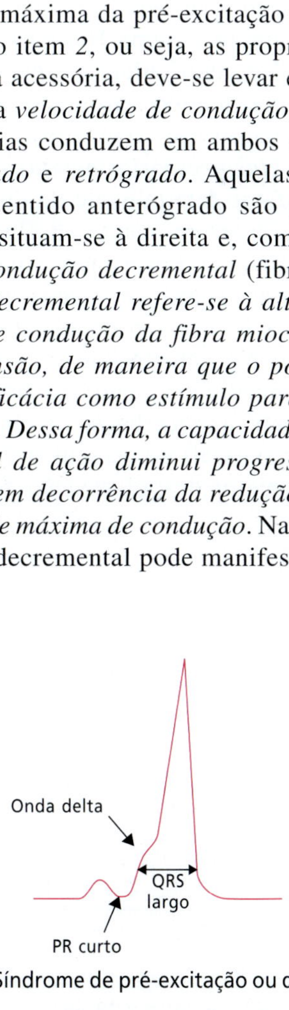

Figura 17.2 – Síndrome de pré-excitação ou de Wolff-Parkinson--White.

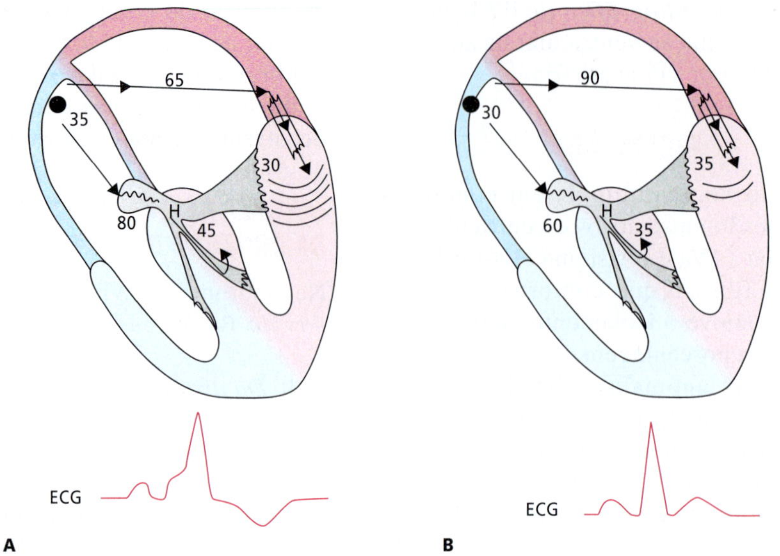

Figura 17.3 – Ilustração dos fatores determinantes do grau de pré-excitação ventricular da síndrome de Wolff-Parkinson-White. Em **B**) a maior rapidez pelo nó atrioventricular e o maior tempo da condução no átrio esquerdo determinam menor onda delta no eletrocardiograma (ECG), ocorrendo o oposto em **A**).

978-85-7241-870-6

os sentidos, porém, geralmente, as vias acessórias demonstram condução anterógrada rápida e não decremental, semelhante ao sistema His-Purkinje e tecido miocárdico atrial e ventricular. As que demonstram condução apenas no sentido retrógrado, a condução é lenta e a pré-excitação não se manifesta, recebendo a denominação de *vias acessórias ocultas* (Fig. 17.4).

Ainda, como fator determinante da duração do intervalo PR, deve-se ter em mente a influência do sistema nervoso autônomo. Por exemplo, na vigência de exacerbação do tônus simpático, como acontece durante o esforço físico, há exacerbação da ativação ventricular pela junção AV, antecipando-se à ativação pela via acessória e impedindo a manifestação da pré-excitação. Inversamente, a exacerbação do tônus parassimpático (estimulação vagal) atenua a ativação pela junção AV, permitindo maior despolarização do miocárdio ventricular pela via acessória e favorecendo a manifestação da pré-excitação (Fig. 17.5).

Também por essas razões, a manifestação eletrocardiográfica da pré-excitação pode ser *intermitente*, caracterizada pelo registro súbito de onda delta, aumento da duração do complexo QRS e encurtamento do intervalo PR, com pequena variação da frequência cardíaca em ritmo sinusal (Fig. 17.6).

A pré-excitação intermitente sugere que o período refratário da via acessória é longo e, consequentemente, tem baixa probabilidade de desencadear alta resposta ventricular pré-excitada na vigência de fibrilação atrial (FA).

O Quadro 17.1 demonstra a classificação das vias acessórias e seus respectivos epônimos.

A representação gráfica das principais vias acessórias encontra-se na Figura 17.7.

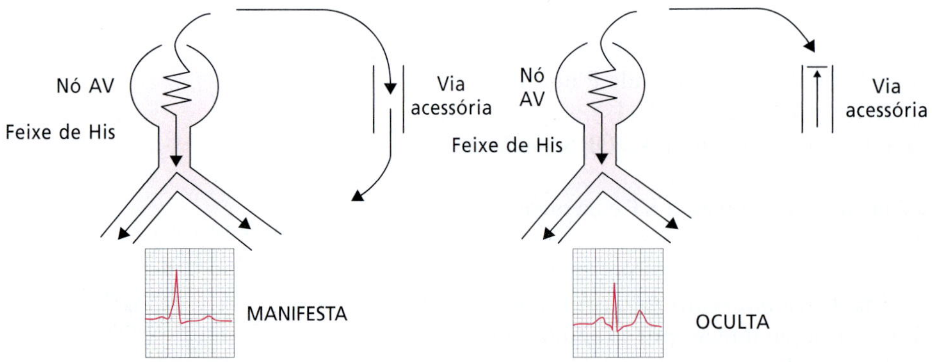

Figura 17.4 – Padrões de condução atrioventricular (AV) e respectivas morfologias do complexo QRS, na vigência de ritmo sinusal, com e sem manifestação da pré-excitação.

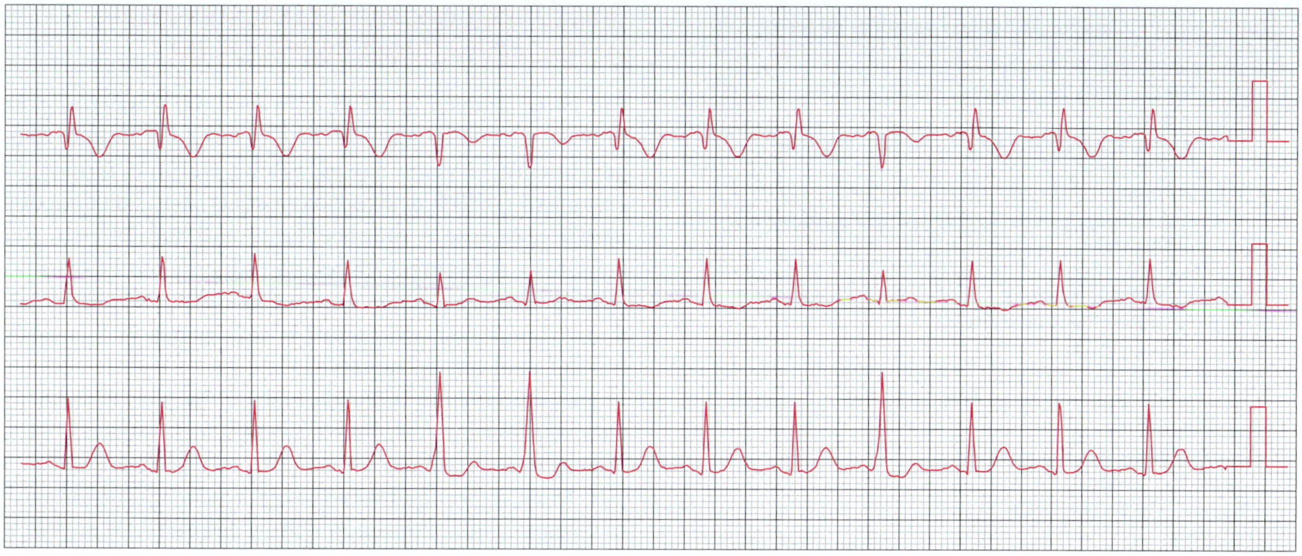

Figura 17.5 – Traçado de eletrocardiograma com variação da manifestação da pré-excitação com manobra vagal – manobra realizada em portador de síndrome de Wolff-Parkinson-White.

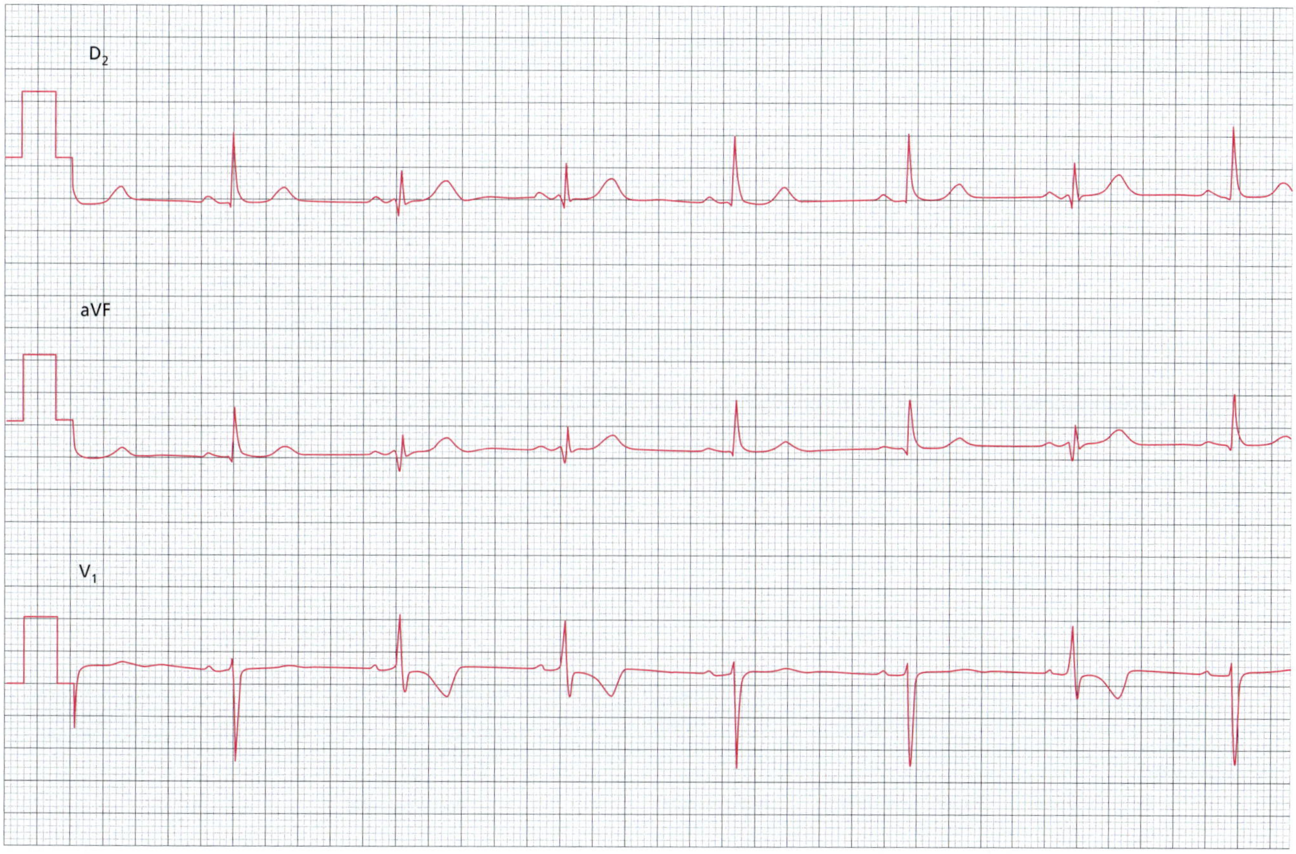

Figura 17.6 – Pré-excitação intermitente. Observar a presença de onda delta no segundo, terceiro e sexto complexos QRS.

978-85-7241-870-6

QUADRO 17.1 – Classificação das vias acessórias de acordo com:

- O ponto de origem e inserção
  - Atrioventricular (feixe de Kent)
    - Lado direito
      - Anterosseptal, parede livre do ventrículo direito e posterosseptal
    - Lado esquerdo
      - Anterosseptal, parede livre do ventrículo esquerdo e posterosseptal
  - Atriofascicular (fibras de Brechenmacher)
  - Atrionodal (trato de James)
  - Nodofascicular (fibras de Mahaim)
- A direção de condução
  - Anterógrada
  - Retrógrada (síndrome de Wolff-Parkinson-White oculta)
  - Bidirecional
- As propriedades de condução
  - Lenta (decremental)
  - Rápida (não decremental)
- O número
  - Simples
  - Múltiplas

LOCALIZAÇÃO DAS VIAS ACESSÓRIAS PELO ELETROCARDIOGRAMA CONVENCIONAL

Em ritmo sinusal, o ECG convencional pode fornecer indícios da localização da via acessória, lembrando que, geralmente, o vetor da onda delta (*retardo inicial do complexo QRS*) tem direção oposta ("*foge*") da área dos ventrículos que é precocemente estimulada pela via acessória. A Figura 17.8 revela esquema para a estimativa da localização das vias acessórias e a Figura 17.9, a distribuição das diferentes situações das vias acessórias no anel atrioventricular.

Resumidamente, mais da metade das vias acessórias encontra-se na parede livre do ventrículo esquerdo (VE), constituindo conexão entre o átrio esquerdo (AE) e o VE. Mais de um quarto representa vias acessórias posterosseptais, que conectam o átrio direito (AD) ao VE, e o restante é composto de vias acessórias anterosseptais e da parede livre do VD, que conectam o AD ao VD.

978-85-7241-870-6

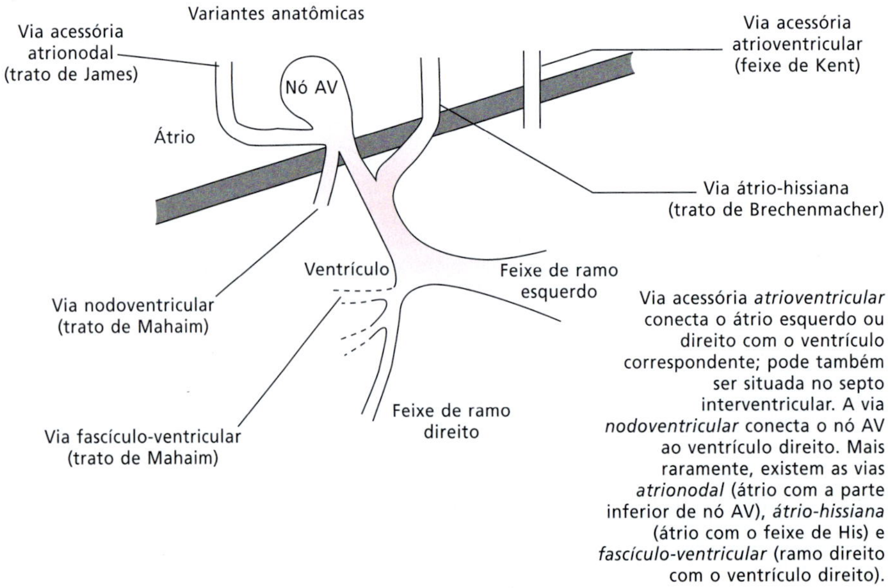

Figura 17.7 – Pré-excitação: vias acessórias de condução cardíaca. AV = atrioventricular.

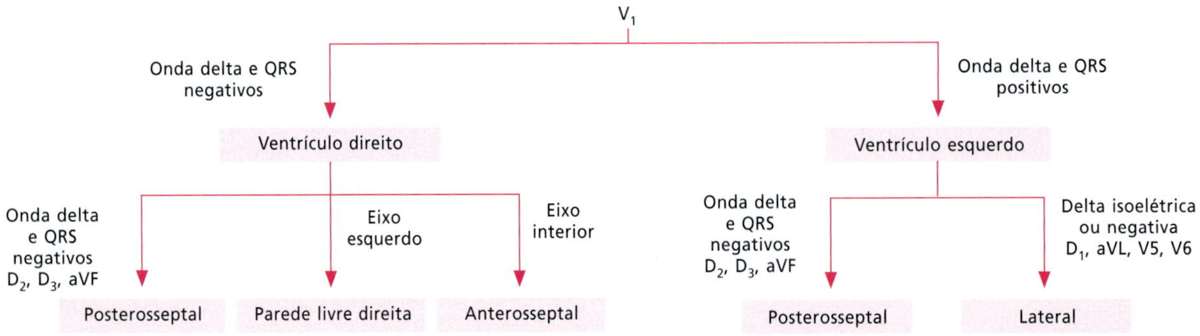

Figura 17.8 – Diagrama para a determinação da localização das vias acessórias. Inicie a análise pela derivação V_1. A seguir, analise as derivações inferiores e precordiais.

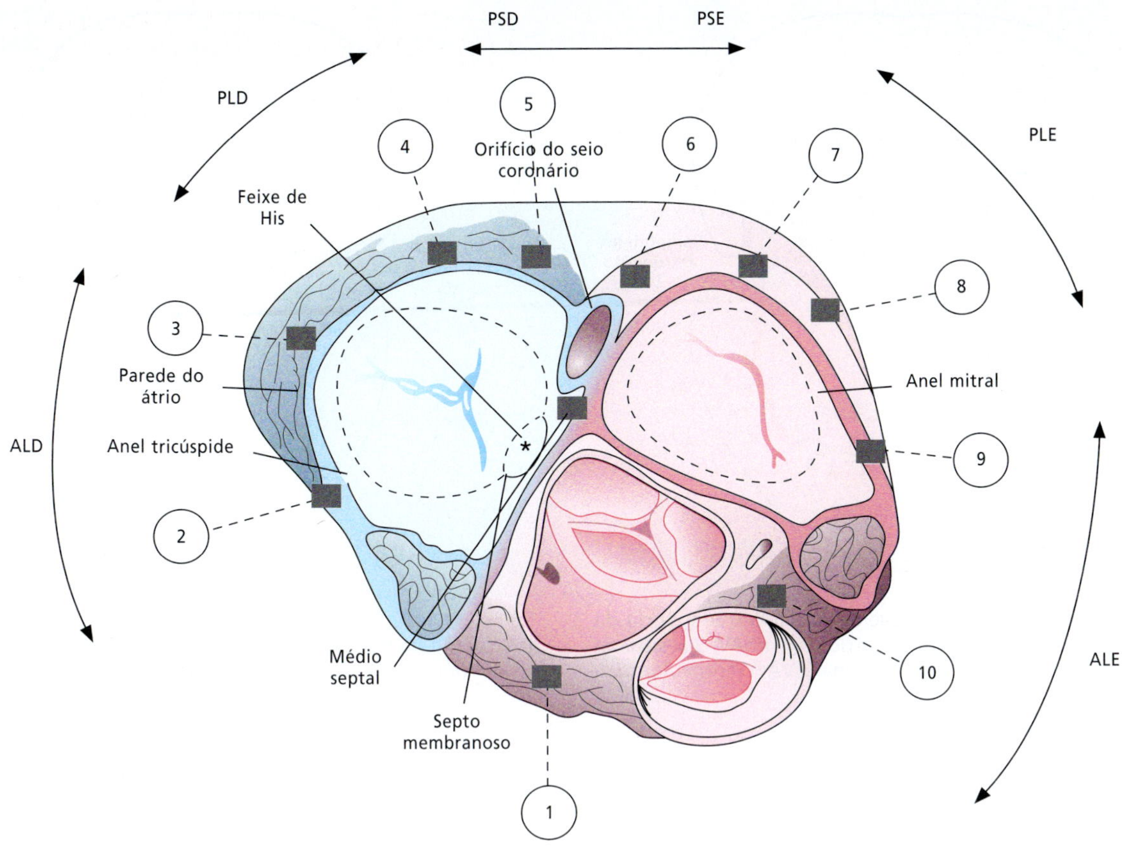

Figura 17.9 – Distribuição dos vários locais e regiões de trato anômalo no anel atrioventricular. O *asterisco* representa o feixe de His. 1 = parasseptal anterior direita; 2 = anterior direita; 3 = lateral direita; 4 = posterior direita; 5 = parasseptal direita; 6 = parasseptal posterior esquerda; 7 = posterior esquerda; 8 = lateral esquerda; 9 = anterior esquerda; 10 = parasseptal anterior esquerda; A = anterior; D = direito; E = esquerdo; L = lateral; M = médio; P = posterior; S = septal.

TAQUICARDIAS ASSOCIADAS A VIAS ACESSÓRIAS

As taquicardias associadas a vias acessórias comumente registram complexos QRS estreitos, com intervalo PR curto ou longo, agrupadas, obviamente, nas taquicardias com complexo QRS estreito. A maioria dessas arritmias envolve amplo circuito – *macrorrentrada* – que envolve os ventrículos e, por isso, a denominação supraventricular torna-se inadequada.

Na síndrome de WPW, a forma mais comum de taquiarritmia sustentada é a *taquicardia por reentrada AV ortodrômica*, em que o impulso elétrico propaga-se normalmente aos ventrículos pela junção AV e sistema His-Purkinje e retorna aos átrios pela propagação no sentido retrógrado pela via acessória. O desenvolvimento do circuito macrorreentrante decorre da perda de homogeneidade da condução e da refratariedade da via acessória e do sistema de condução normal, uma vez que a via acessória tem condução mais rápida e período refratário mais longo que aqueles da junção AV. Durante a taquicardia, não é possível identificar sinais de pré-excitação ventricular (Fig. 17.10).

978-85-7241-870-6

Inversamente, o circuito macrorreentrante pode ser invertido, uma vez que o impulso elétrico originário do nó SA alcança o ventrículo pela via acessória e é propagado aos átrios retrogradamente pela junção AV e sistema His-Purkinje, recebendo a denominação de *taquicardia por reentrada AV antidrômica*. Durante a taquicardia, evidenciam-se sinais de pré-excitação, justificando a sinonímia de *taquicardia por macrorreentrada pré-excitada*, e o complexo QRS é largo, mimetizando a taquicardia ventricular originária do ponto de inserção da via acessória (Fig. 17.11).

A *FA* com alta resposta ventricular é uma complicação grave em portadores da síndrome de WPW (ver Cap. 18). Nos pacientes em que a via acessória conduz rapidamente e na direção anterógrada dos átrios aos ventrículos, na vigência de FA, a frequência ventricular pode ser muito mais elevada em comparação àquela com a propagação do estímulo exclusivamente pela junção AV e sistema His-Purkinje. Durante a FA, o complexo QRS é largo, ou seja, pré-excitado e, frequentemente, com morfologia bizarra e variável, em decorrência da variabilidade do grau de fusão pela ativação pela via acessória e pela junção AV (Fig. 17.12). A Figura 17.13 (*A* e *B*) mostra exemplos de padrão de pré-excitação sem arritmia (*A*) e o registro de fibrilação atrial (*B*). A Figura 17.14 revela taquiarritmia com complexo QRS alargado (ver esquema das Figs. 17.11 e 17.12, *B*).

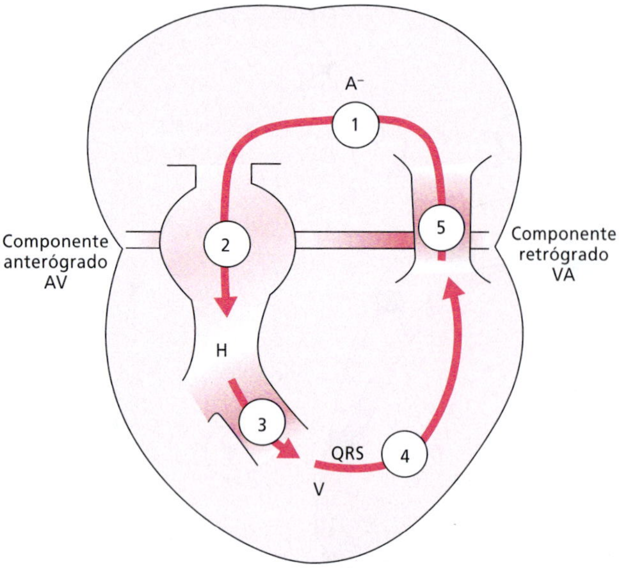

Figura 17.10 – Taquicardia atrioventricular (AV). Sequência da ativação do tipo ortodrômica. 1 = átrio; 2 = nó AV; 3 = sistema His-Purkinje; 4 = ventrículo; 5 = via anômala; VA = ventriculoatrial.

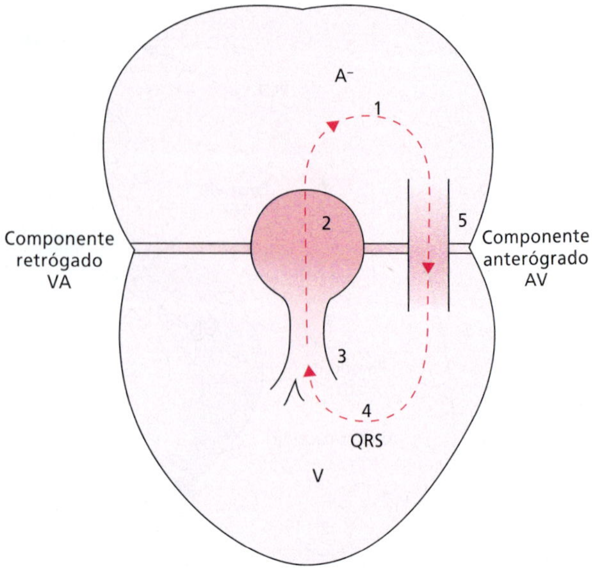

Figura 17.11 – Taquicardia atrioventricular (AV) com sequência de ativação do tipo antidrômica. 1 = átrio; 2 = nó AV; 3 = sistema His-Purkinje; 4 = ventrículo; 5 = via anômala; VA = ventriculoatrial.

978-85-7241-870-6

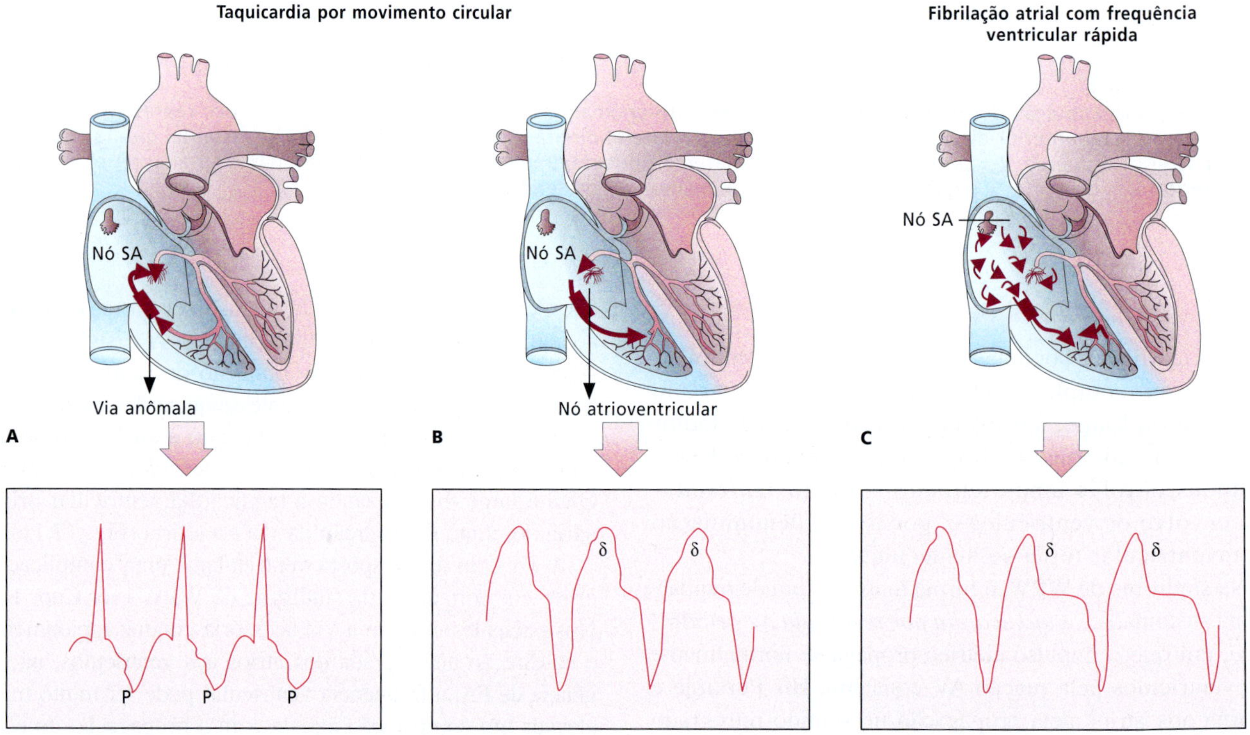

A

- Complexo QRS estreito
- Sem pré-excitação (ausência de onda delta)
- A onda P segue cada QRS
- Intervalo RP mais curto que o intervalo PR

Taquicardia ortodrômica: a frente de onda de ativação dirige-se anterogradamente para os ventrículos via sistema de condução normal e retorna retrogradamente para os átrios via feixe anômalo de Kent.

B

- Complexo QRS largo
- Presença de pré-excitação (onda delta presente)
- Onda P precedendo cada QRS

Taquicardia antidrômica: a frente de onda de ativação caminha anterogradamente somente pela via acessória e, portanto, com pré-excitação máxima dos ventrículos, retorna ao átrio via sistema de condução normal.

C

- Complexo QRS largo (pré-excitado)
- Intervalos irregulares entre os complexos QRS sucessivos

Durante fibrilação atrial: a frente de ondas de despolarização múltiplas, irregulares e aleatórias bombardeiam o nó atrioventricular e a via acessória com frequência superior a 600/min. O feixe de Kent pode estimular os ventrículos com frequência até 400/min.

Figura 17.12 – **A** a **C**) Mecanismos das taquiarritmias associadas com a síndrome de Wolff-Parkinson-White. SA = sinoatrial.

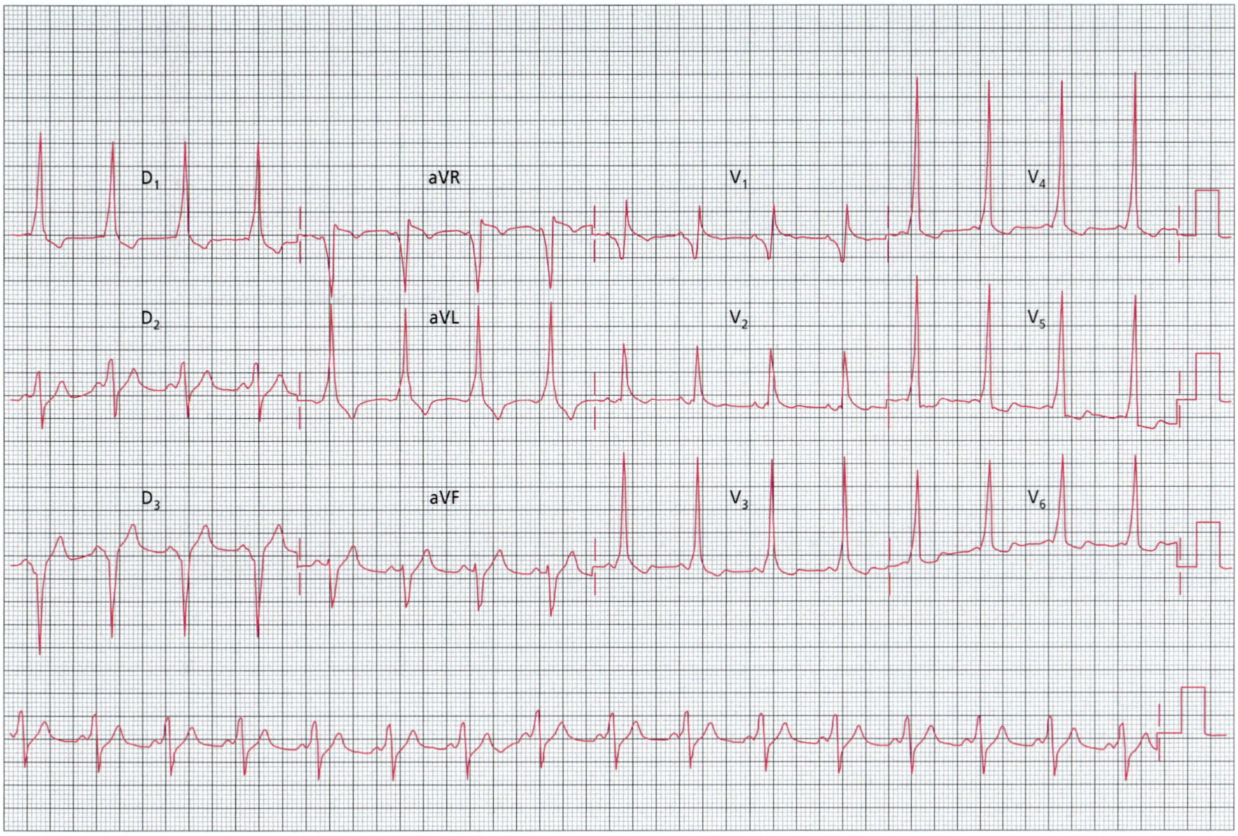

A

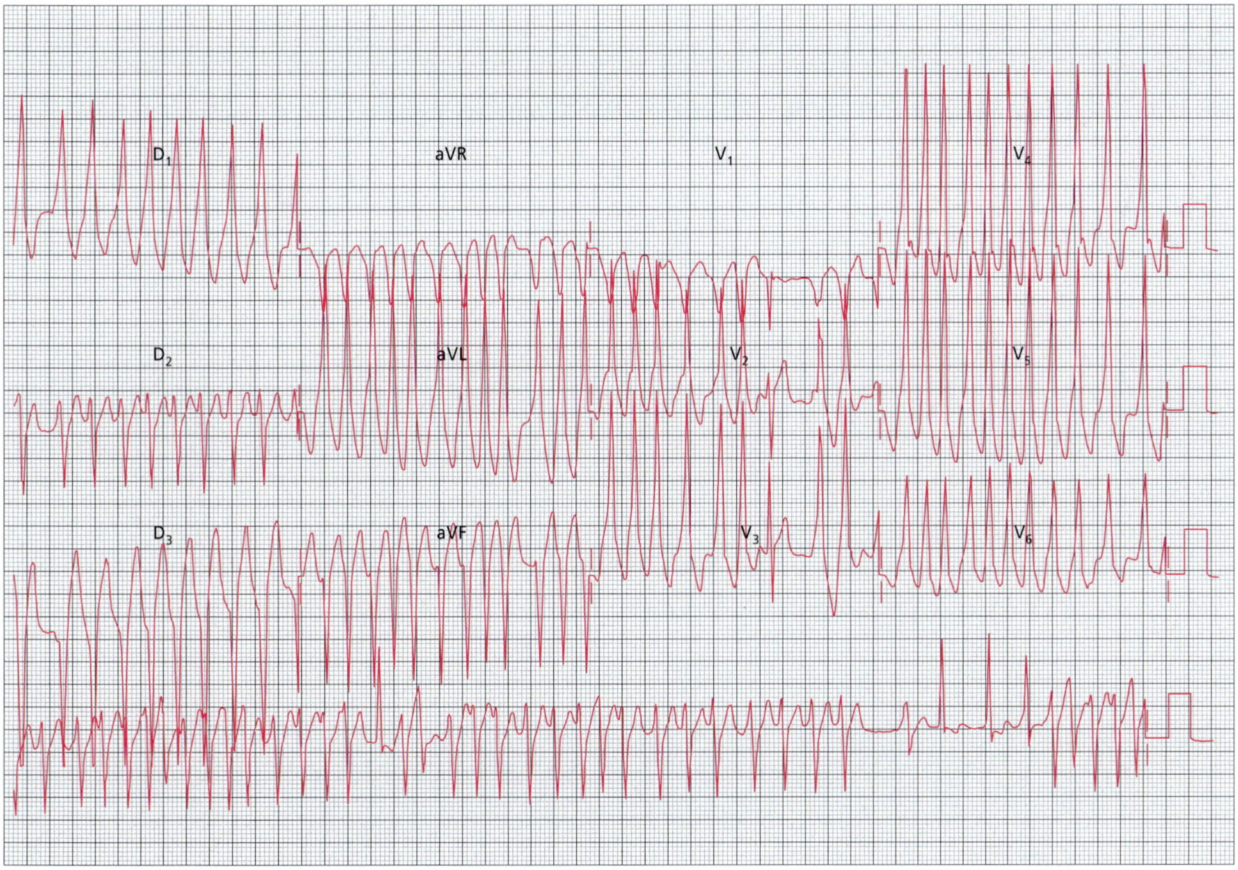

B

Figura 17.13 – **A**) Eletrocardiograma ilustrativo da síndrome de Wolff-Parkinson-White. **B**) Mesmo paciente apresentando arritmia do tipo fibrilação atrial conforme o esquema da Figura 17.12, *C*.

978-85-7241-870-6

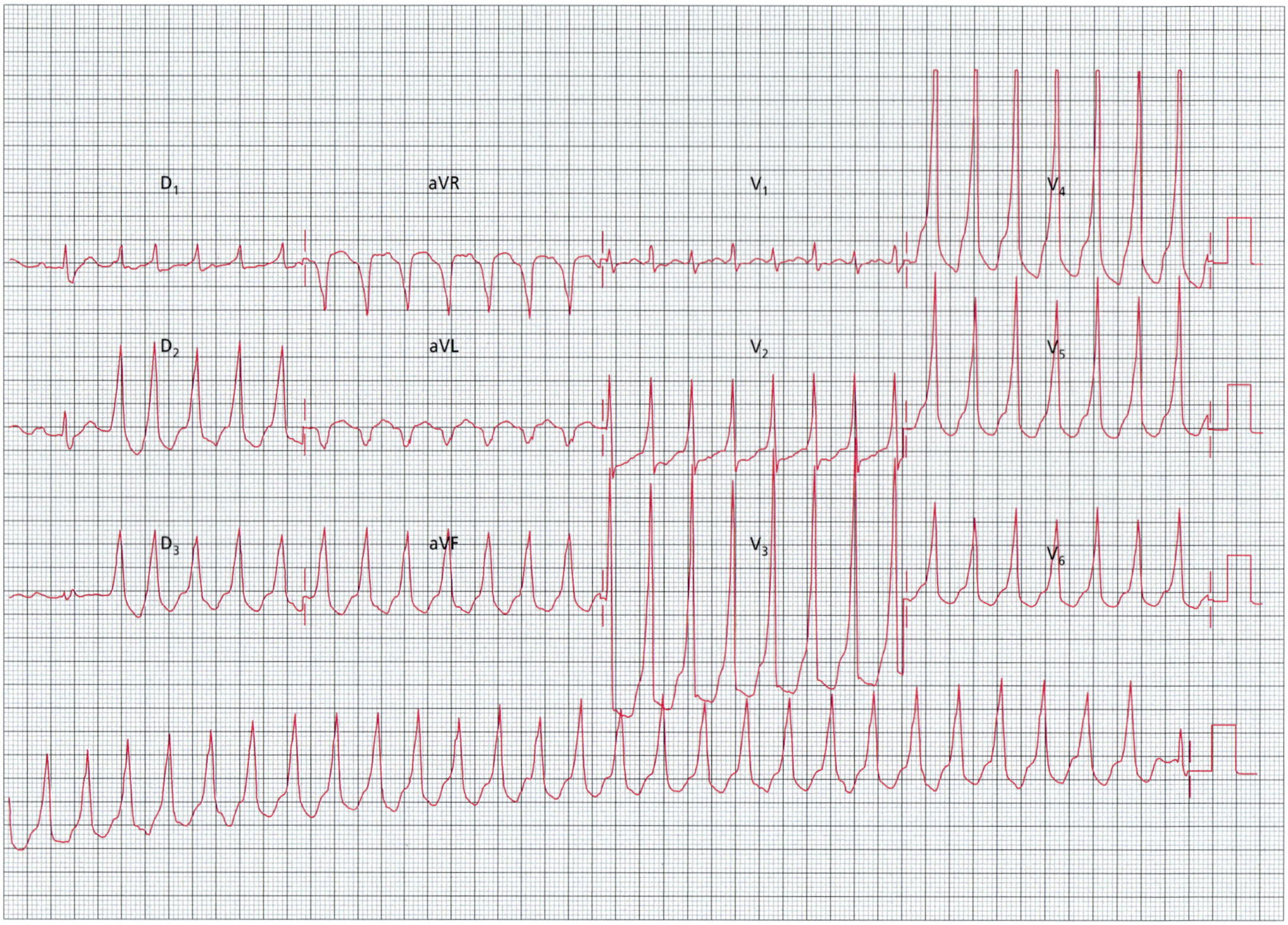

Figura 17.14 – Arritmia em caso de síndrome de Wolff-Parkinson-White com QRS alargado conforme esquema da Figura 17.12, *B*.

978-85-7241-870-6

Capítulo 18

Eletrocardiograma e Morte Súbita Cardíaca

Define-se morte súbita cardíaca (*MSC*) como a perda de consciência abrupta em decorrência de parada cardíaca, que acomete o indivíduo em condição clínica pregressa estável. Outros autores definem a MSC como a morte inesperada de origem primariamente cardíaca, que ocorre dentro de 1h do início dos sintomas, enfatizando, assim, *os aspectos básicos da MSC, morte natural, rápida e inesperada*. Admite-se que a maioria desses casos de MSC seja provocada por *arritmias ventriculares* (Cap. 16), levando-se em consideração traçados de monitorização ambulatorial do eletrocardiograma (ECG) (Holter), que fortuitamente registram a arritmia cardíaca que provocou a MSC, traçados eletrocardiográficos realizados no momento da parada cardíaca e dados armazenados no cardioversor-desfibrilador implantável (CDI) de pacientes submetidos ao implante desse dispositivo para a prevenção de MSC.

A MSC é responsável por mais da metade de todos os óbitos de cardiopatas, constituindo sério problema de saúde pública. Dessa forma, a possibilidade de identificar antecipadamente os indivíduos com risco elevado de MSC na população em geral constituiria uma maneira de diminuir o número desses eventos. A estratificação de risco por método simples, prático, pouco dispendioso e não invasivo, como o ECG, pela definição de indicadores específicos de MSC, seria útil para a elaboração de estratégias específicas com o intuito de evitar essa tragédia, como a terapêutica com antiarrítmicos ou o implante de CDI. No entanto, essa estratificação de risco para a MSC não constitui tarefa simples, uma vez que vários estudos mostraram que a maioria das vítimas de MSC não pode ser identificada antes desse evento fatal. Apesar de o risco de MSC ser elevado em portadores de cardiopatia estrutural, esses pacientes de alto risco contribuem com uma parcela relativamente pequena para o total de vítimas de MSC. *Um número expressivo de casos de MSC ocorre numa população com poucos ou nenhum sintoma sugestivo de cardiopatia, ou seja, a MSC pode ser a primeira manifestação de cardiopatia*.

O ECG convencional é capaz de sugerir o diagnóstico de cardiopatias com risco elevado de evoluir para a MSC, como cardiopatia isquêmica, cardiopatia chagásica, cardiomiopatia hipertrófica (CMH), cardiomiopatia dilatada (CMD), displasia/cardiomiopatia arritmogênica do ventrículo direito (VD), síndrome de pré-excitação ventricular (WPW), enfermidades genéticas e eletrofisiológicas primárias (canalopatias iônicas), porém, mesmo nessas condições, não existem indicadores sensíveis e específicos de MSC no ECG convencional (Quadro 18.1) (ver Cap. 11).

978-85-7241-870-6

MORTE SÚBITA CARDÍACA EM PORTADORES DE CARDIOPATIA ESTRUTURAL

Morte Súbita Cardíaca na Cardiopatia Isquêmica

A *isquemia aguda* provoca alterações metabólicas e celulares que podem desencadear fibrilação ventricular (*FV*) e, ulteriormente, *MSC*. A última pode ser a primeira manifestação clínica da doença arterial coronariana (DAC) (Fig. 18.1).

Infelizmente, não existem indicadores eletrocardiográficos sensíveis e específicos da probabilidade de MSC nos portadores de DAC. No entanto, o traçado do ECG com padrão de *bloqueio do ramo esquerdo* (*BRE*)

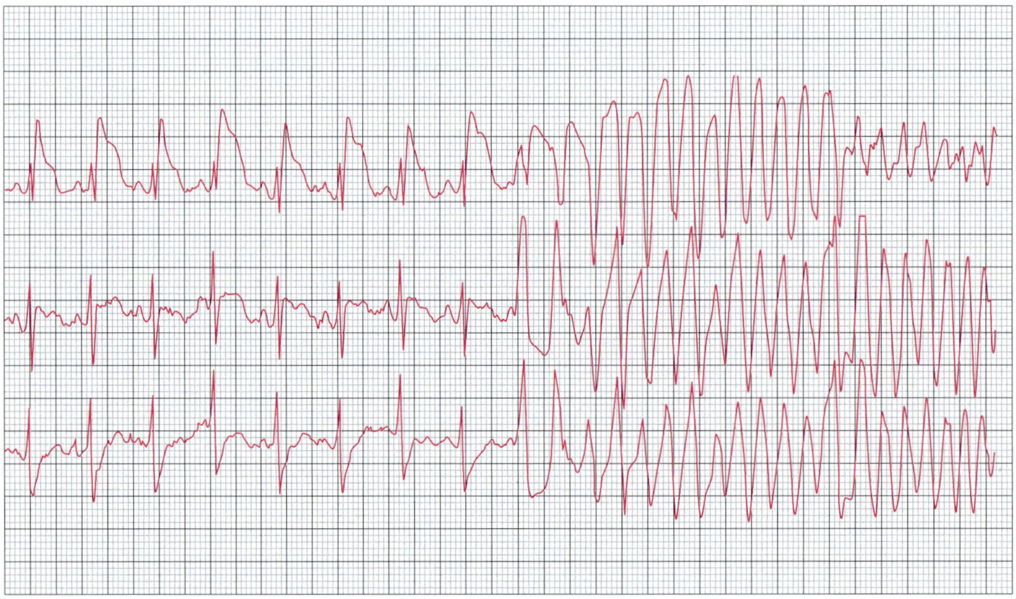

Figura 18.1 – Taquicardia ventricular na vigência de infarto agudo do miocárdio.

ou de *sobrecarga ventricular esquerda* (*SVE*) acompanha-se de risco mais elevado de óbito por arritmia.

Morte Súbita Cardíaca na Insuficiência Cardíaca Congestiva

Um a dois terços dos óbitos de pacientes com insuficiência cardíaca congestiva (ICC) ocorrem de forma súbita, independentemente da etiologia. Nesses pacientes com disfunção grave e crônica do ventrículo esquerdo (VE), o ECG pode revelar sinais sugestivos de infarto do miocárdio pregresso, atrasos da condução intraventricular e alterações inespecíficas da repolarização ventricular, além de arritmias atriais e ventriculares (extrassístole atrial, extrassístole ventricular e taquicardia ventricular não sustentada). Também na ICC, não existem indicadores sensíveis e específicos no ECG que antecipem o risco de MSC.

Morte Súbita Cardíaca na Cardiomiopatia Dilatada Idiopática

Na cardiomiopatia dilatada idiopática (CMDI), a mortalidade está intimamente relacionada ao grau de disfunção ventricular e à duração da doença. Entretanto, a MSC ocorre com o dobro da frequência em pacientes com classe funcional II em comparação com aqueles com classe funcional IV da New York Heart Association (NYHA). Nesse tipo de CMD, o ECG revela taquicardia sinusal, principalmente na vigência de ICC descompensada, baixa voltagem dos complexos QRS no plano frontal (PF), baixa progressão da onda "r" nas derivações precordiais, ou seja, morfologia rS do complexo QRS, e alterações inespecíficas da repolarização ventricular (Fig. 18.2).

Em alguns casos, observa-se morfologia de BRE, com longa duração do complexo QRS (Fig. 18.3).

QUADRO 18.1 – **Causas de morte súbita cardíaca**

- **Com cardiopatia estrutural**
  - **Cardiopatia isquêmica**
  - **Cardiomiopatias**
    - Dilatada
    - Hipertrófica
    - Infiltrativa (por exemplo, amiloidose, hemocromatose e sarcoidose)
    - Inflamatória (*miocardites* – incluindo a **cardiopatia chagásica**)
    - Cardiomiopatia/displasia arritmogênica do ventrículo direito
    - Doença de Uhl
  - **Valvopatias** (estenose aórtica, prolapso da valva mitral, endocardite infecciosa)
  - **Cardiopatias congênitas** (tetralogia de Fallot, anomalia de Ebstein, origem anômala das artérias coronárias)
  - **Tumores cardíacos**
- **Sem cardiopatia estrutural**
  - **"Canalopatias"**
    - Síndrome do QT longo
    - Congênita
    - Adquirida (por exemplo, drogas, alterações eletrolíticas)
    - Síndrome do QT curto
    - Síndrome de Brugada
    - Taquicardia ventricular polimórfica catecolaminérgica
  - **Trauma do tórax**
  - **Síndrome de Wolff-Parkinson-White**

978-85-7241-870-6

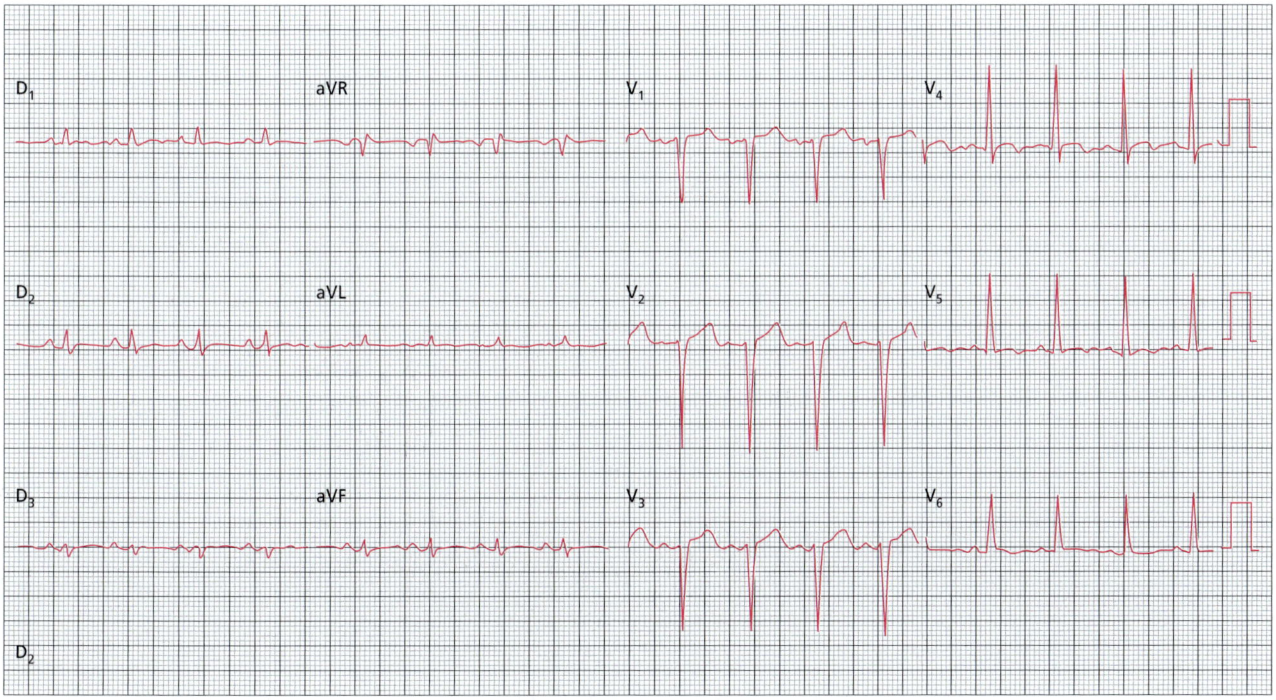

Figura 18.2 – Eletrocardiograma de portador de cardiomiopatia dilatada com fração de ejeção de 30%.

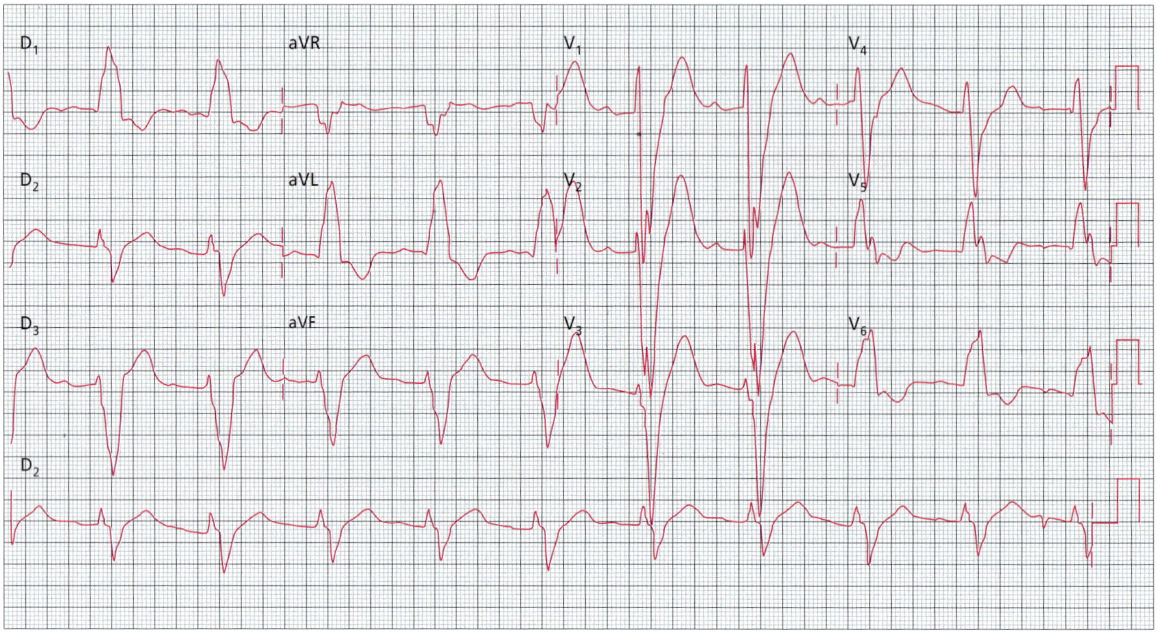

Figura 18.3 – Bloqueio do ramo esquerdo com duração superior a 200ms.

978-85-7241-870-6

Morte Súbita Cardíaca na Cardiomiopatia Hipertrófica

Constitui uma das principais causas de MSC em atletas, jovens e crianças assintomáticas. Trata-se de doença autossômica dominante com penetração variável, que compromete proteínas específicas do aparelho contrátil do miócito cardíaco. *A característica principal dessa cardiomiopatia* é a *hipertrofia ventricular esquerda* (*HVE*), que pode ser mais exacerbada em algumas regiões, como o *septo interventricular* ou o *ápice* do VE. O ECG revela nítidos sinais de sobrecarga ventricular esquerda, com grande aumento da amplitude do complexo QRS, principalmente nas derivações precordiais médias, além de forças septais proeminentes e alterações do segmento ST e da onda T (Fig. 18.4).

Os indicadores de risco mais elevado de MSC na CMH envolvem dados clínicos, como antecedente de ressuscitação de parada cardíaca ou intervenção para a interrupção de taquicardia ventricular sustentada (*TVS*),

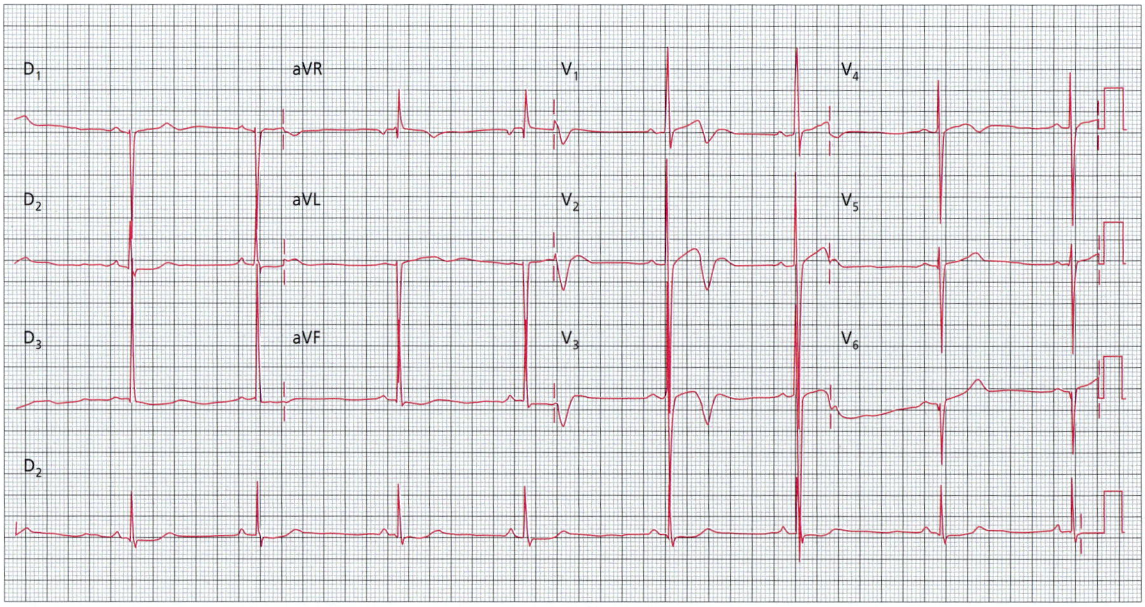

Figura 18.4 – Eletrocardiograma de portador de cardiomiopatia hipertrófica. Ondas R amplas e ondas T negativas nas precordiais direitas. Morfologia qrS em V_5 e V_6. Desvio do eixo elétrico médio do complexo QRS para a direita.

antecedente familial de MSC, episódios recorrentes de síncope sem outra explicação, diminuição da resposta da pressão arterial ao esforço e HVE intensa (espessura da parede do VE ≥ 30mm no ecocardiograma). *A exacerbação progressiva dos sinais de SVE no ECG implica pior prognóstico.*

Morte Súbita Cardíaca na Cardiomiopatia Infiltrativa

O exemplo desse tipo de cardiomiopatia é a amiloidose cardíaca, que frequentemente desenvolve episódios de taquicardia ventricular não sustentada, síncope e MSC. A MSC constitui a forma mais comum de morte e pode ocorrer em qualquer período da evolução da doença. A Figura 18.5 mostra traçado eletrocardiográfico típico, com ritmo de fibrilação atrial, complexos QRS de baixa voltagem no PF, baixa progressão da onda "r" nas derivações precordiais e padrão de bloqueio do ramo direito (BRD). Não existem indicadores sensíveis e específicos de MSC no ECG.

Morte Súbita Cardíaca na Miocardite – Cardiopatia Chagásica

A MSC pode ser a primeira e única manifestação clínica da doença de Chagas, o que deixou o descobridor dessa doença, *Carlos Justiniano Ribeiro das Chagas*, muito impressionado com o grande número de casos na região que realizava sua investigação clínica. Pode ocorrer em qualquer estágio evolutivo da doença e, geralmente, a MSC decorre de *FV*, mesmo antes do desenvolvimento de cardiomegalia e insuficiência cardíaca. A Figura 18.6 revela o padrão clássico do *ECG* de *BRD* associado a bloqueio de divisão anterossuperior (*BDAS*).

A estratificação de risco desses pacientes envolve outros exames subsidiários, incluindo a monitorização ambulatorial do ECG (*Holter*) e o Estudo Eletrofisiológico (*EEF*), capazes de demonstrar o registro de *TVS*, com a possibilidade de degenerar para *FV*.

Morte Súbita Cardíaca na Cardiomiopatia/Displasia Arritmogênica do Ventrículo Direito

Na displasia arritmogênica do ventrículo direito (DAVD), há comprometimento predominante do VD, caracterizado pela substituição do miocárdio por tecido fibroso e adiposo, e constitui causa relativamente rara de MSC na população em geral. As primeiras manifestações clínicas dessa doença compreendem *síncope* e *MSC* em decorrência de *arritmia ventriculares*. Trata-se de doença hereditária com padrões de

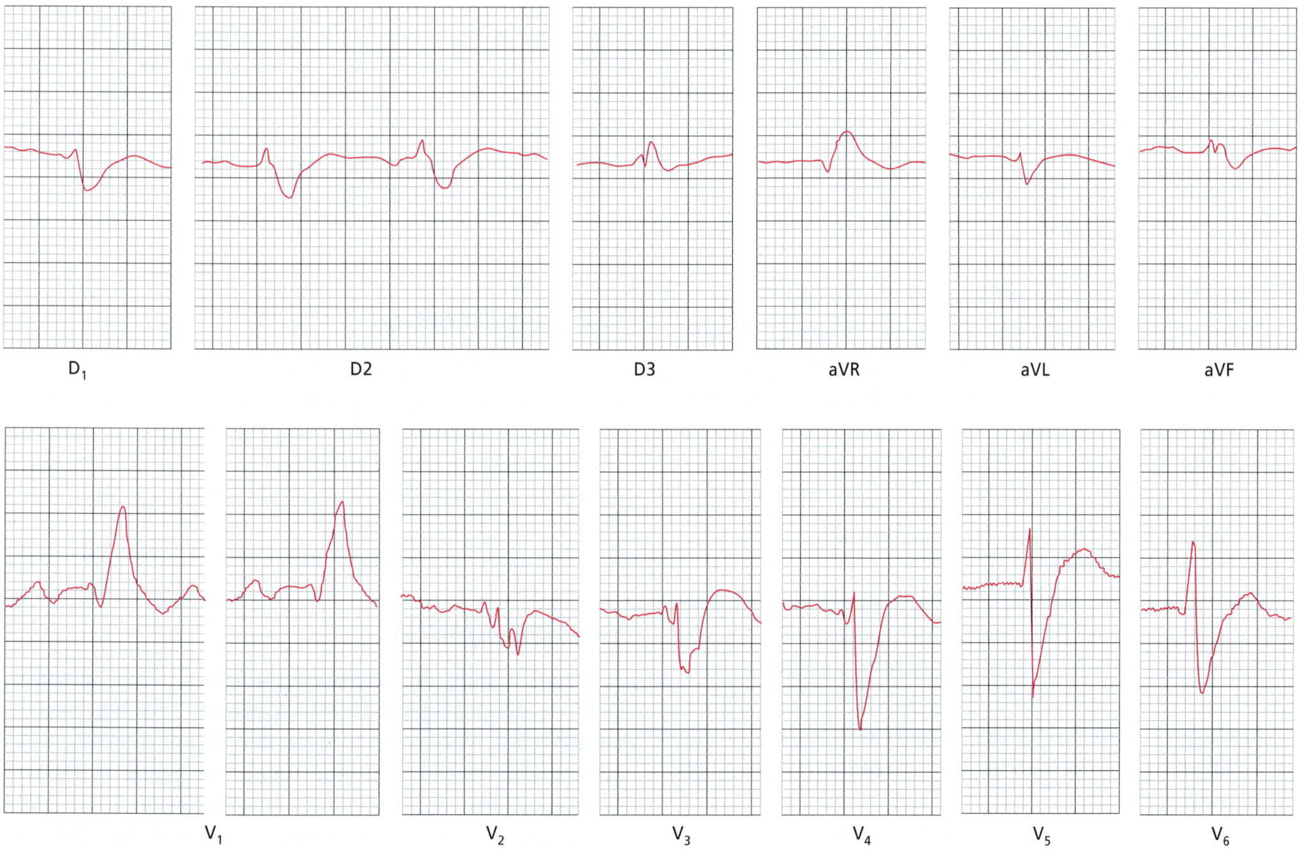

Figura 18.5 – Eletrocardiograma de paciente portador de amiloidose cardíaca.

978-85-7241-870-6

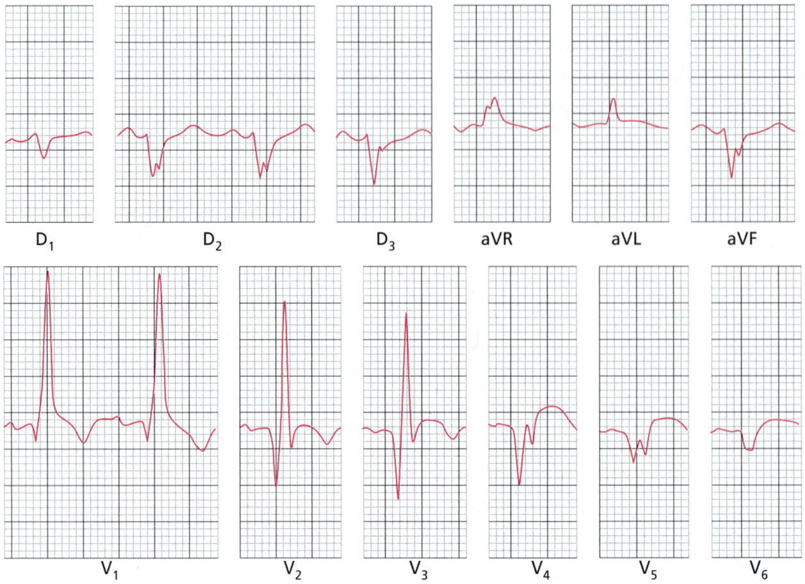

Figura 18.6 – Paciente portador de cardiopatia chagásica, bloqueio do ramo direito associado a bloqueio da divisão anterossuperior esquerda e área eletricamente inativa anterior extensa.

978-85-7241-870-6

transmissão autossômica dominante e recessiva, com modificação dos genes que codificam proteínas da junção celular, como os desmossomos, e genes que codificam os receptores rianodínicos cardíacos, desencadeando, no miócito, o comprometimento da mobilização do Ca^{++} intracelular.

O ECG revela: *inversão da polaridade da onda T de* V_1 *a* V_3, *complexo QRS com duração* $\geq$ *110ms de* V_1 *a* V_3 *e registro de ondas épsilon.* O protocolo para o registro do ECG quando há suspeita de DAVD com-preende:

1. Duplicação da velocidade e da amplitude (*50mm/s e 20mm/mV*), com o intuito de comparar a duração do complexo QRS em todas as derivações, além de favorecer a identificação da *onda épsilon*.
2. Nas derivações do PF, o eletrodo do braço direito deve ser colocado no apêndice xifoide, o do braço esquerdo no manúbrio e o da perna esquerda sobre V_4 ou V_5, o que favorece a identificação da *onda épsilon*.

A Figura 18.7 mostra o ECG de portador de DAVD com 32 anos de idade.

Embora existam poucos estudos relacionados à estratificação de risco de MSC na DAVD, geralmente o *risco é menor* nos indivíduos com as seguintes características:

1. Onda T com polaridade positiva de V_1 a V_6.
2. Menor grau de dispersão do complexo QRS e do intervalo QT.
3. Ausência de antecedente de síncope.
4. Ausência de envolvimento do VE e leve comprometimento do VD.

Morte Súbita Cardíaca na Doença de Uhl

Constitui cardiopatia congênita grave e rara, de causa indeterminada, também denominada de ectasia do VD, aplasia congênita miocárdica do VD, lipomatose ou infiltração adiposa do VD, displasia idiopática miocárdica do VD e ausência miocárdica do VD. Pode apresentar-se de forma isolada ou associada a outras cardiopatias. Embora aparentemente correlacionada à DAVD, constitui entidade distinta. Frequentemente evolui para a ICC refratária, ao contrário da DAVD, que evolui com episódios de síncope e palpitações. O ECG também pode revelar *onda épsilon* (Fig. 18.8).

Morte Súbita Cardíaca nas Valvopatias

Valvopatia Aórtica

O risco de MSC em portadores assintomáticos de estenose ou insuficiência aórtica parece ser baixo, porém é um pouco maior após a cirurgia de substituição valvar. Também nas valvopatias aórticas, as arritmias ventriculares parecem constituir a causa principal de MSC. Outra possibilidade é o desenvolvimento de bradiarritmias e bloqueio atrioventricular (BAV) total.

Valvopatia Mitral

A possibilidade do desenvolvimento de MSC em portadores de prolapso da valva mitral (*PVM*) ainda é controversa. Vários estudiosos acreditam que possa ser mera coincidência, principalmente em pacientes assintomáticos. Em contrapartida, nos pacientes com PVM associado a insuficiência mitral grave e disfunção ventricular esquerda, existe o risco de desenvolver complicações graves, como endocardite infecciosa, embolismo

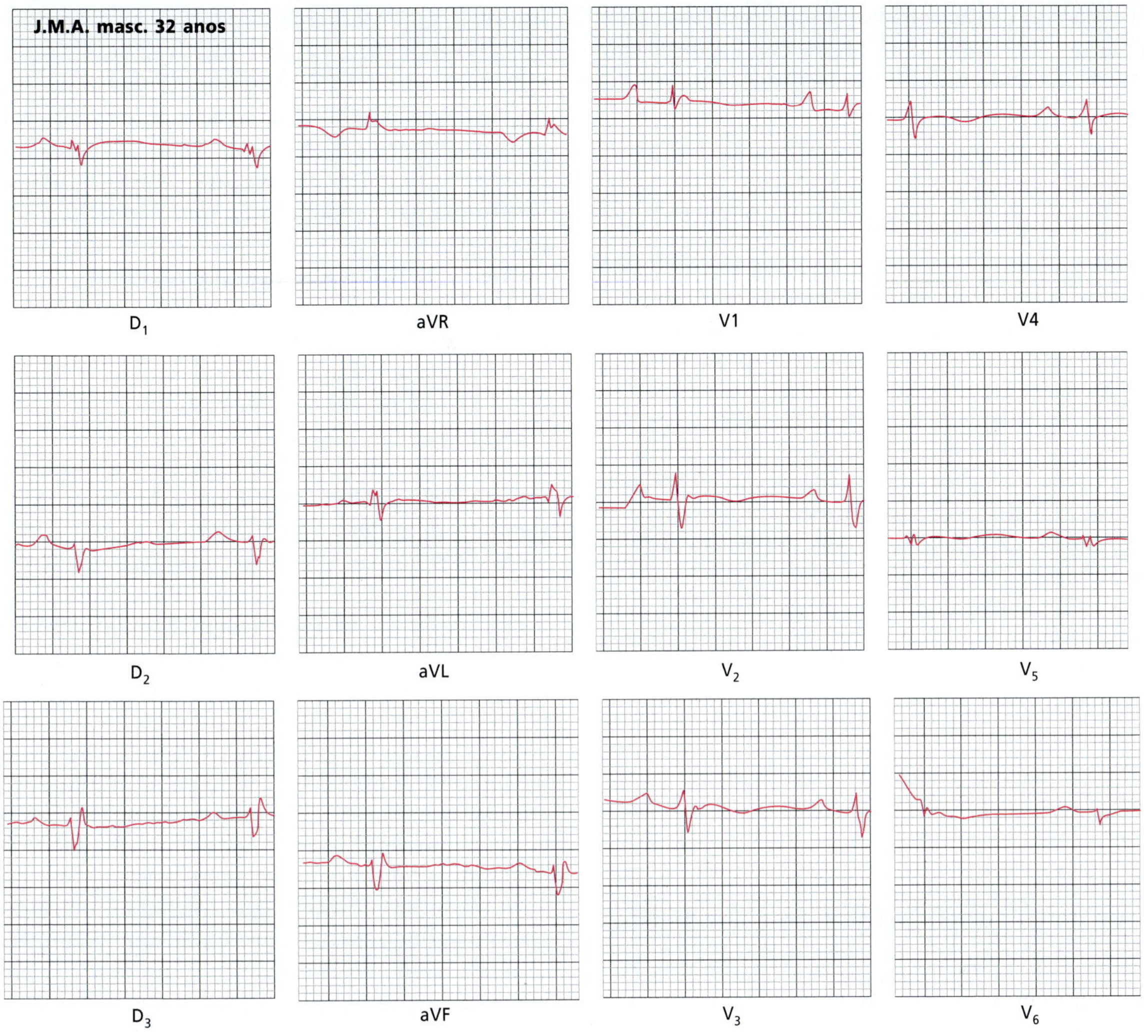

Figura 18.7 – Displasia arritmogênica do ventrículo direito. Note a onda épsilon nas precordiais direitas de pequena magnitude e grande duração. Os complexos QRS são de pequena amplitude.

978-85-7241-870-6

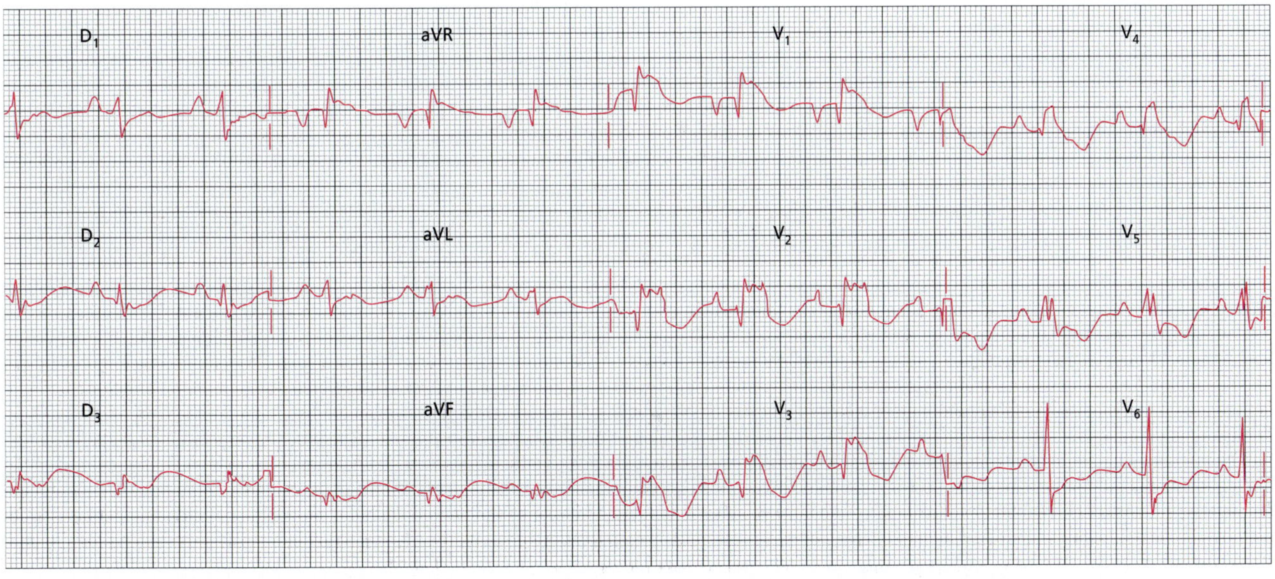

Figura 18.8 – Doença de Uhl. Observe o atraso de condução pelo ramo direito do feixe de His, de aspecto bizarro e duração de 200ms. Há também sobrecarga atrial direita.

cerebral e MSC. A última constitui complicação incomum e aparenta ter correlação com alterações inespecíficas do segmento ST e da onda T nas derivações inferiores do ECG.

Morte Súbita Cardíaca nas Cardiopatias Congênitas

A cardiomiopatia não compactada e a tetralogia de Fallot são as cardiopatias congênitas com o risco mais elevado de MSC. Na tetralogia de Fallot, o aumento da duração do complexo QRS constitui fator preditivo de MSC. A cardiomiopatia não compactada é muito rara e decorre de pausa na embriogênese, secundária a alterações genéticas ainda não totalmente elucidadas, que determina trabeculações miocárdicas proeminentes, que por sua vez conduzem à disfunção miocárdica progressiva. O ECG revela *BRE* de diferentes graus, fibrilação atrial e alterações da repolarização ventricular.

Outra condição que predispõe à MSC é o *BAV congênito* que, geralmente, ocorre na ausência de cardiopatia estrutural. O complexo QRS tem duração normal e o alargamento deste implica pior prognóstico.

MORTE SÚBITA CARDÍACA EM PACIENTES SEM CARDIOPATIA ESTRUTURAL

Morte Súbita Cardíaca nas "Canalopatias"

Síndrome do QT Longo (Adquirido e Congênito)

A síndrome do QT longo *adquirido* constitui complicação da terapêutica com drogas que prolongam o intervalo QT, sendo mais comum que as formas congênitas. O reconhecimento é relativamente simples, considerando que o ECG do paciente sem o medicamento revela intervalo QT com duração normal. As principais drogas que prolongam o intervalo QT incluem *antiarrítmicos* (amiodarona, sotalol, ibutilida), *antibióticos* (eritromicina, pentamidina), *anti-histamínicos*, *antidepressivos tricíclicos e tetracíclicos*, *antipsicóticos* e outras. Além das drogas, outras condições também podem prolongar o intervalo QT, como *bradicardia*, *alterações eletrolíticas* (hipopotassemia, hipomagnesemia e hipocalcemia), *acidente vascular cerebral* e *hábitos dietéticos inadequados* (dietas proteicas líquidas e anorexia nervosa). Os pacientes que utilizam essas drogas, da mesma maneira que nas formas congênitas, podem desenvolver síncope ou MSC decorrente de *torsades de pointes* (*TDP*).

978-85-7241-870-6

A síndrome do QT longo *congênito* foi descrita por Jervell e Lange-Nielsen, em 1957, na Noruega. Foi identificada em várias crianças com surdez neural bilateral congênita, ECG com prolongamento do intervalo QT, episódios recorrentes de síncope e MSC, com padrão de herança familiar que sugeria herança autossômica recessiva. Em seguida, surgiram relatos da mesma enfermidade na Irlanda e na Itália, porém sem surdez congênita, com padrão familiar que sugeria herança autossômica dominante, recebendo a denominação de síndrome de Romano-Ward.

A síndrome do QT longo congênito é desencadeada por mutações genéticas que codificam subunidades dos canais iônicos de Na^+ ou K^+, acarretando o prolongamento da repolarização e favorecendo o desenvolvimen-

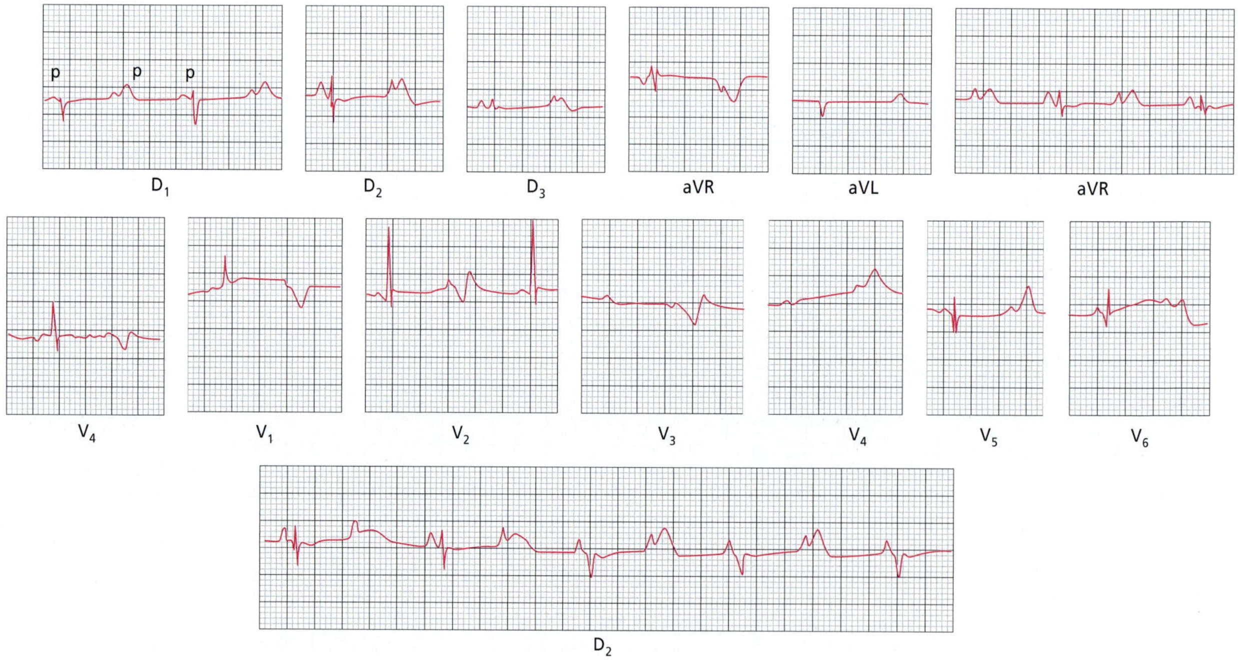

Figura 18.9 – Criança com 4 anos de idade com síndrome do QT longo congênito. Observa-se padrão P:QRS do tipo 2:1, explicado pelo prolongamento excessivo da repolarização ventricular.

to de taquicardia ventricular polimórfica recorrente – *TDP*. Os genes da síndrome do QT longo (LQTS, *long QT syndrome*) são identificados pelo número que reflete a ordem cronológica em que o *locus* do gene da LQTS foi descoberto e pela denominação do gene mutante ligado à LQTS. A síncope e a MSC podem ocorrer em qualquer idade, porém parecem ser mais frequentes na adolescência. *O ECG revela prolongamento do intervalo QT, geralmente acompanhado de alterações do segmento ST e da onda T* (Fig. 18.9).

O intervalo QT deve ser medido em D_2 ou V_5, em virtude da melhor definição do registro, do início da onda Q até o término da onda T. Se não houver onda Q, deve-se partir do início da onda R. Além de variar em relação ao sexo e à idade, a frequência cardíaca tem grande influência nesse intervalo e, por essa razão, criaram-se várias fórmulas para sua correção. A mais utilizada é a de Bazett ($QTc = QT/\sqrt{RR}$), que propicia bons resultados no espectro de frequência cardíaca de 50 a 90bpm. Os limites superiores da normalidade são *0,46s para homens e 0,47 para mulheres. Na prática clínica, deve-se lembrar de que o intervalo QT normal não ultrapassa a metade do intervalo RR.* A análise criteriosa do ECG pode sugerir um genótipo específico, uma vez que nos portadores de *LQT1* a onda T tem aspecto normal, base larga e início pouco nítido ou tardio. Nos portadores de *LQT2*, habitualmente a onda T é bífida nas 12 derivações, com aspecto semelhante à hipocalcemia. Naqueles com *LQT3*, a onda T é bifásica ou também de início tardio, comumente após ST longo (Fig. 18.10).

Quanto ao desenvolvimento de eventos letais, existe nítida correlação dos genótipos com os fenótipos. Os portadores de LQT1 têm risco mais elevado de desenvolver síncope ou MSC durante a atividade física ou sob estresse emocional. Os portadores de LQT2 têm risco mais elevado de desenvolver MSC ao despertar ou com estresse emocional, durante o sono ou repouso e com estímulos sonoros, mas apresentam risco menos elevado durante o esforço. Aqueles com LQT3 desenvolvem a maioria dos eventos letais em repouso ou durante o sono e pequena porcentagem durante o esforço. Assim, os portadores de LQTs devem evitar a exposição a estímulos adrenérgicos com probabilidade de desencadear arritmias, não podem ser atletas competitivos e devem tornar o ambiente o mais silencioso possível, atenuando o ruído de telefones, despertadores, alarmes, etc.

Os indivíduos com risco mais elevado de desenvolver MSC são os portadores do genótipo LQT1 do sexo masculino, com intervalo $QTc \geq 0{,}50s$. De maneira geral, os riscos mais elevados parecem incidir sobre os portadores de maior prolongamento do QT ou de alternância da onda T, síncope sem explicação, história familial de MSC prematura e episódios pregressos documentados de TDP ou FV.

Síndrome do QT Curto

Síndrome descrita por Gussak *et al.*, em 2000, após o estudo de um número pequeno de casos com incidência familial de MSC e intervalo QT curto. No ECG, o complexo QRS é normal, o segmento ST é praticamente inexistente, a onda T tem base estreita, grande amplitude e é simétrica. Em alguns casos, o ritmo é de fibrilação atrial (FA). Resumidamente, as manifestações

978-85-7241-870-6

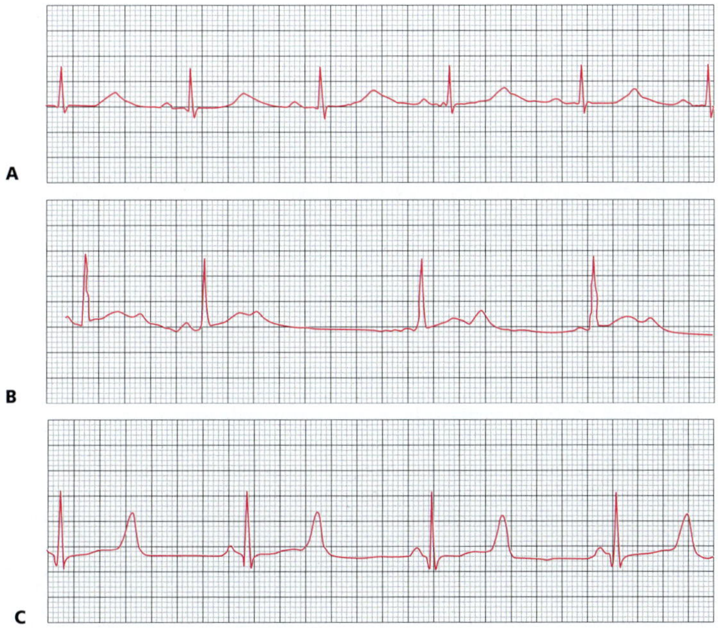

Figura 18.10 – Diferentes expressões fenotípicas da síndrome do QT longo (LQT) congênito. **A**) LQT1 – a onda T tem aparência normal, base larga e início pouco nítido ou tardio; **B**) LQT2 – habitualmente a onda T é bífida nas 12 derivações, assemelhando-se à hipopotassemia; **C**) LQT3 – a onda T é bifásica e/ou de início tardio, usualmente após segmento ST longo.

clínicas variam de episódios recorrentes de síncope à FV. Obviamente, devem-se excluir as causas secundárias de diminuição do intervalo QT (como hiperpotassemia, hipercalcemia e ação digitálica). Estudos recentes de genética revelaram mutações em genes que codificam subunidades dos canais de K^+, resultando em "ganho de função", ou seja, intensificando o potencial de ação de repolarização (Fig. 18.11).

Síndrome de Brugada

Síndrome descrita em 1992 por Pedro Brugada e Josep Brugada, que se caracteriza pelo padrão eletrocardiográfico de *atraso da condução pelo ramo direito* (*BRD*) de qualquer grau e supradesnível do segmento ST em derivações precordiais direitas (V_1-V_3). Tipicamente, os indivíduos não têm sinais de cardiopatia estrutural e estão propensos a desenvolver arritmias ventriculares complexas, frequentemente TV polimórfica ou *TDP*, e MSC, que ocorre em repouso e durante o sono. A herança da síndrome de Brugada (SBr) é *autossômica dominante*, com penetração variável e, em alguns pacientes, identificam-se mutações no gene *SCN5A*, que codifica a subunidade α do canal de Na^+, acarretando a redução da corrente interna de Na^+ do epicárdio da via de saída do VD. A perda do domo do potencial de ação do epicárdio do VD, em decorrência da função sem oposição da corrente externa de K^+, resulta em nítido encurtamento do potencial de ação. A ampla *diferença de potencial* entre o endocárdio normal e o epicárdio da via de saída do VD, que se despolariza rapidamente, provoca o supradesnível do segmento ST nas derivações precordiais direitas e propicia a *reentrada local* como mecanismo para o desenvolvimento de arritmias ventriculares complexas (Figs. 18.12 e 18.13).

Os pacientes com antecedente de síncope ou MSC abortada e ECG com padrão da SBr do tipo I não induzido têm maior probabilidade de desenvolver eventos recorrentes e devem ser considerados candidatos ao implante de CDI. O antecedente familial de MSC e a constatação de mutação do gene SCN5A não são fatores preditivos de pior prognóstico. Os pacientes assintomáticos e portadores de ECG com padrão da SBr do tipo I também têm risco mais elevado de desenvolver arritmias ventriculares complexas, mas a magnitude do risco não está totalmente estabelecida. Os portadores de ECG com padrão da SBr do tipo I somente após a indução por droga e aqueles com outros tipos de alterações do ECG em derivações precordiais direitas (tipos II e III) parecem ter baixo risco. Os portadores de ECG com alterações sugestivas da SBr nas derivações inferiores não têm estratificação de risco estabelecida.

978-85-7241-870-6

Taquicardia Ventricular Polimórfica Catecolaminérgica

Descrita por J. Coumel *et al.*, em 1978, manifesta-se por episódios de síncope ou até MSC, em decorrência do desenvolvimento de TV, desencadeada por esforço físico intenso ou forte emoção, principalmente em crianças (8 anos de idade) e adolescentes, sem sinais de cardiopatia estrutural.

O ECG, em alguns casos, pode revelar bradicardia sinusal e onda U proeminente. Os episódios de taquicardia ventricular polimórfica catecolaminérgica caracterizam-se por TV bidirecional, com alternância do eixo do complexo QRS. Nessa condição, também não foram estabelecidos indicadores sensíveis e específicos do ECG que possibilitem a estratificação de risco de MSC.

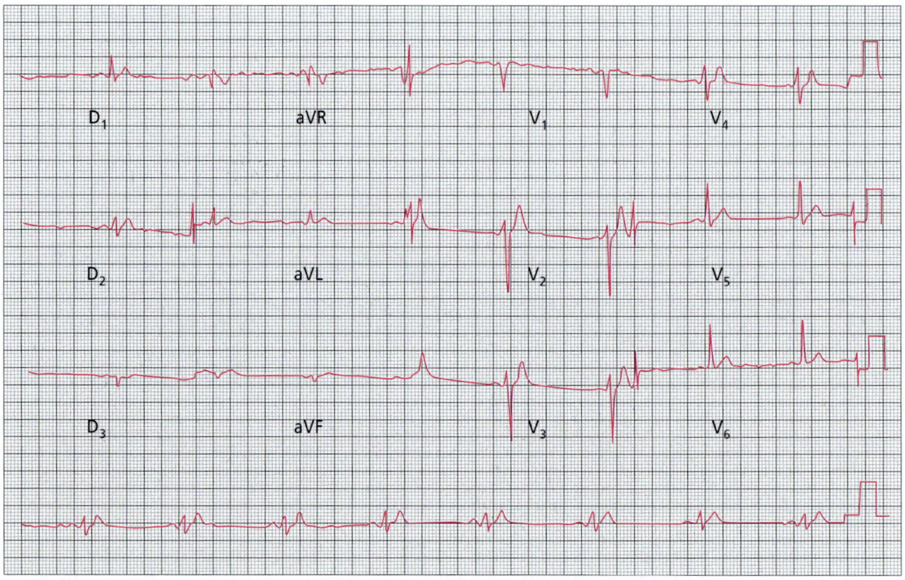

Figura 18.11 – Eletrocardiograma de paciente com síndrome do QTc curto. Observe a ausência do segmento ST.

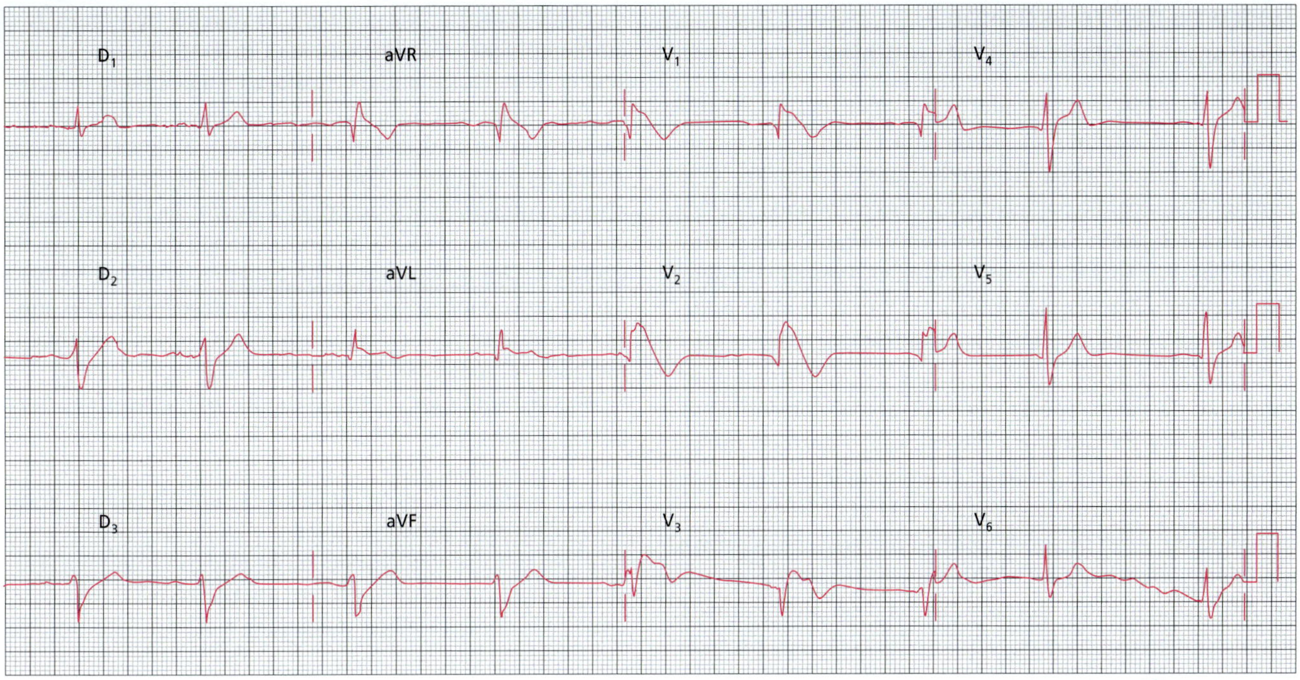

Figura 18.12 – Eletrocardiograma de portador da síndrome de Brugada. Observe o atraso final de condução e o supradesnível do ponto J em V_1 e V_2. Intervalo QTc normal.

978-85-7241-870-6

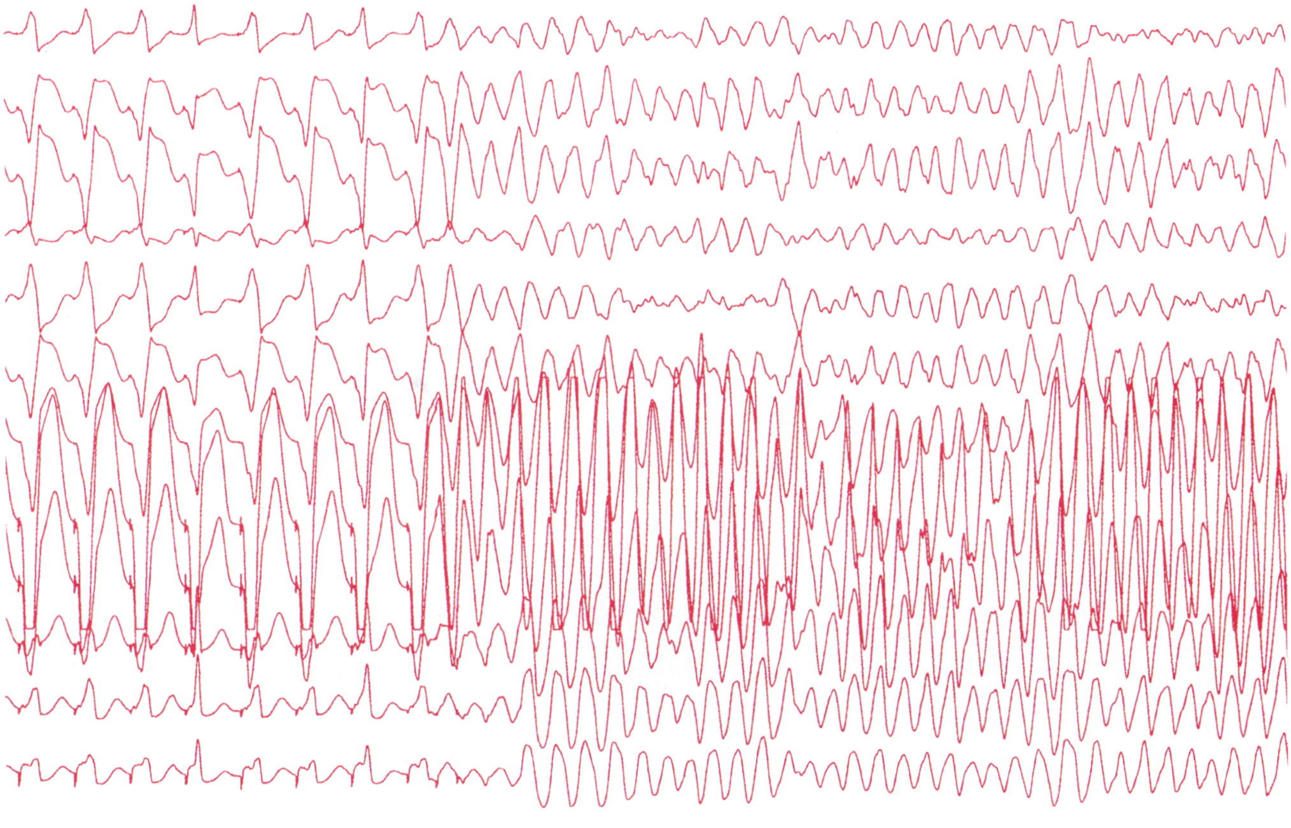

Figura 18.13 – Mesmo paciente da figura anterior mostrando registro de taquicardia ventricular polimórfica.

Síndrome de Pré-excitação – Síndrome de Wolff-Parkinson-White

O risco de MSC em portadores da síndrome de Wolff--Parkinson-White (*WPW*) é inferior a 1 em 1.000 pacientes por ano de acompanhamento clínico (ver Cap. 17). Embora a taquicardia por reentrada atrioventricular (TRAV) ortodrômica seja a taquicardia mais comum nos portadores dessa síndrome, esses pacientes também podem desenvolver *FA* e, nessa situação, a via acessória pode promover a condução rápida aos ventrículos, degenerando para a FV e MSC. Admite-se que as propriedades de condução da via acessória seja o principal determinante da indução de FV durante a FA, ou seja, *o período refratário curto, com capacidade de condução 1:1, parece favorecer o desenvolvimento de FV* (Fig. 18.14).

Ainda, *a existência de múltiplas vias acessórias também aumenta a probabilidade do desenvolvimento de FV*. No entanto, como não existem indicadores sensíveis e específicos de MSC no ECG desses pacientes, a estratificação de risco envolve dados da história clínica, como a existência ou não de sintomas, e outros exames subsidiários, incluindo o EEF.

O ELETROCARDIOGRAMA NA PARADA CARDÍACA

Parada cardíaca é a interrupção da contração cardíaca efetiva e, consequentemente, a interrupção do bombeamento de sangue para todo o organismo. Geralmente, após a interrupção dos batimentos cardíacos, ocorre a parada dos movimentos respiratórios espontâneos (parada cardiorrespiratória – *PCR*). O diagnóstico de PCR é eminentemente clínico, baseado, principalmente, na ausência de pulsos e bulhas cardíacas à ausculta do precórdio, na perda da consciência, na observação de extremidades frias e cianóticas e, finalmente, na identificação de dilatação das pupilas. Com a confirmação do diagnóstico clínico, quanto mais precoce o início da ressuscitação cardiopulmonar (*RCP*), maior a chance de sobrevida do paciente. Dessa forma, não há qualquer justificativa para aguardar a conexão do paciente ao eletrocardiógrafo, uma vez que a obtenção do traçado do ECG apenas orienta as medidas terapêuticas ulteriores à RCP.

Nessa condição, habitualmente identificam-se três padrões clássicos do ECG:

1. Taquiarritmias ventriculares, envolvendo FV ou TVS sem pulso.
2. Assistolia ventricular ou bradicardia intensa (frequência cardíaca extremamente baixa).
3. Dissociação eletromecânica.

Essa classificação é meramente didática, uma vez que é possível identificar os três aspectos no mesmo paciente em momentos diferentes.

978-85-7241-870-6

Taquiarritmias Ventriculares

Foram discutidas no Capítulo 16, mas é oportuno lembrar que a *FV* é o evento final da maioria delas e, nessa condição, os ventrículos não se contraem efetivamente, não há débito cardíaco e o paciente perde a consciência em segundos (Fig. 18.15).

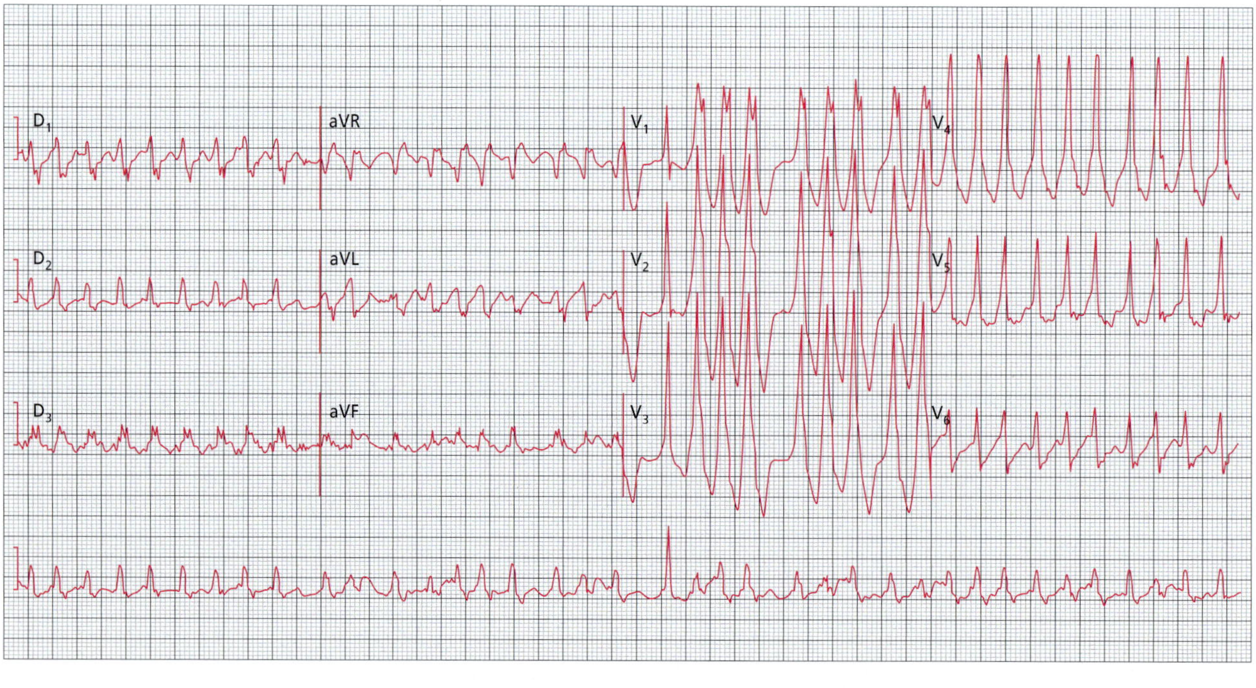

Figura 18.14 – Eletrocardiograma de portador de síndrome Wolff-Parkinson-White mostrando a degeneração da fibrilação atrial em fibrilação ventricular.

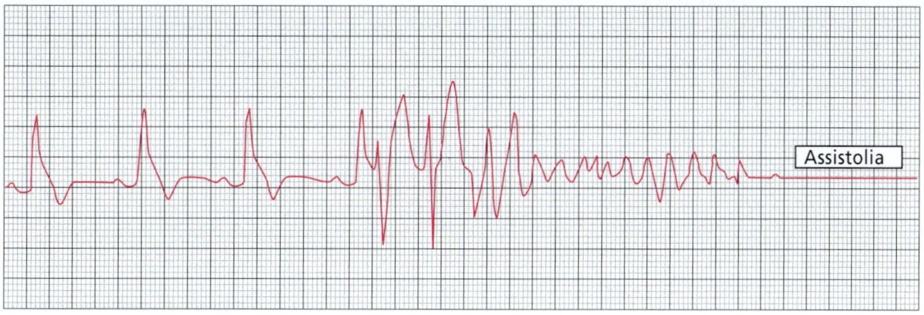

Figura 18.15 – Eletrocardiograma com fibrilação ventricular após taquicardia ventricular em jovem portador de síndrome de Brugada (RIERA, A. R. P.; FERREIRA, C.; SCHAPACHNIK, E. et al. Brugada syndrome with atypical ECG: Downsloping ST-segment elevation in inferior leads. *J. Electrocardiol.*, v. 3, n. 2, p. 101-104, 2004).

Assistolia Ventricular

Como já discutido no Capítulo 16, quando o nó sinoatrial deixa de emitir o impulso elétrico (parada sinusal), se nenhum marca-passo subsidiário assumir a estimulação elétrica cardíaca, os ventrículos não se contraem, caracterizando a parada cardíaca em *assistolia*. O ECG registra apenas *linha isoelétrica*, indicando a *assistolia* (Fig. 18.15).

Quando o ECG registrar linha isoelétrica, deve-se ter o cuidado de verificar se esse traçado é obtido em pelo menos duas ou três derivações e se todos os eletrodos estão corretamente conectados ao paciente. Durante os procedimentos da RCP, não é incomum a desconexão de eletrodos dos membros ou do tórax do paciente.

978-85-7241-870-6

Dissociação Eletromecânica

Observa-se que o coração do paciente tem atividade elétrica cardíaca, porém com contração cardíaca mecanicamente insuficiente para o bombeamento efetivo de sangue. Nessa situação, o ECG pode revelar complexos QRS estreitos ou largos, usualmente com frequência baixa, degenerando, posteriormente, para FV.

Geralmente constitui o evento final de *cardiopatia grave*, mas pode ser identificada em portadores de processo isquêmico agudo e após longos períodos de RCP. Parece ser decorrente de comprometimento miocárdico difuso, alterações metabólicas ou isquemia grave. O provável mecanismo do comprometimento do acoplamento eletromecânico envolve a alteração do metabolismo intracelular do Ca^{++}, acidose intracelular e depleção do trifosfato de adenosina (ATP).

Capítulo 19

Eletrocardiograma nas Cardiopatias Congênitas

CARDIOPATIAS CONGÊNITAS ACIANOGÊNICAS COM *SHUNT*

Comunicação Interatrial

Na comunicação interatrial (CIA), o eletrocardiograma (ECG) revela ritmo sinusal, principalmente em crianças. As taquiarritmias supraventriculares, essencialmente *flutter* e fibrilação atrial, além de bradicardia sinusal com escape juncional, são usualmente evidenciadas em adultos. A inscrição de onda P com polaridade negativa indica marca-passo de localização baixa, comumente observado na *CIA do tipo seio venoso*, o que compromete a função do nó sinoatrial. A onda P pode ser normal na CIA de pequenas dimensões, porém o registro dos sinais eletrocardiográficos de sobrecarga atrial direita (*SAD*) e de sobrecarga ventricular direita (*SVD*), em cada tipo dessa cardiopatia congênita, depende do desenvolvimento e da magnitude da *hipertensão arterial pulmonar*.

Nas derivações precordiais direitas, é comum o registro de complexo QRS com morfologia *rsR'* (*atraso da condução pelo ramo direito do feixe de His – bloqueio do ramo direito [BRD]*), usualmente de baixa amplitude, e nas derivações precordiais esquerdas, complexo QRS com morfologia qrS, com empastamento da onda S. Além disso, é possível evidenciar sinais de *SVD*, a

978-85-7241-870-6

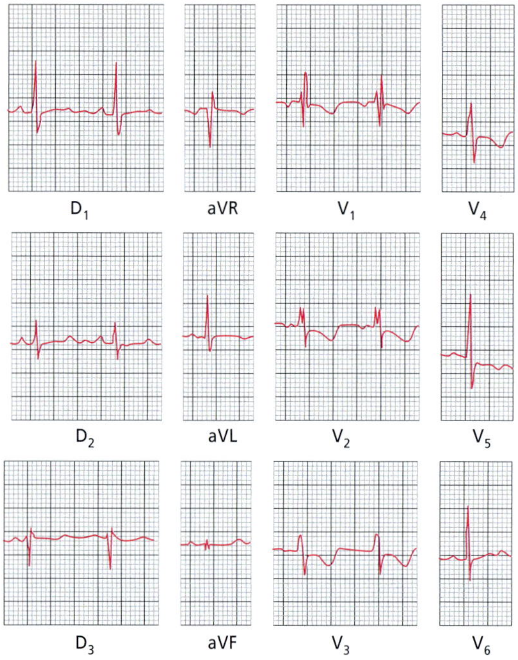

Figura 19.1 – Aspecto de sobrecarga diastólica de ventrículo direito, como observado na comunicação interatrial (tipo *ostium secundum*).

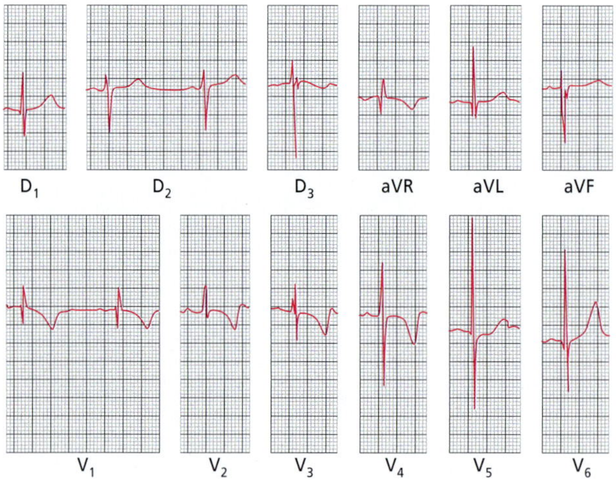

Figura 19.2 – Sobrecarga diastólica de ventrículo direito. Orientação superior da alça de QRS em plano frontal (bloqueio divisional anterossuperior). Traçado compatível com comunicação interatrial (tipo *ostium primum*).

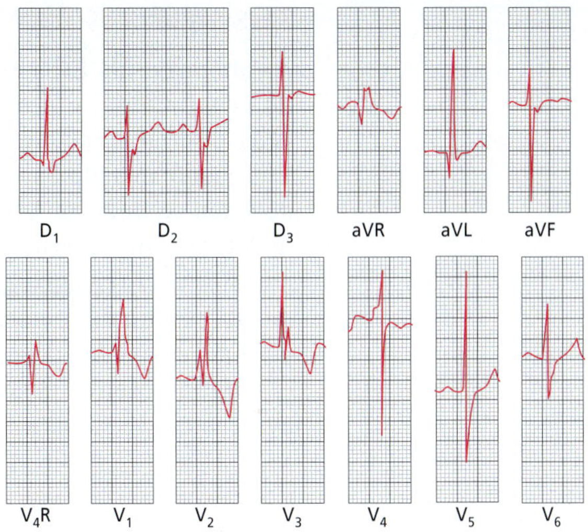

Figura 19.3 – Bloqueio atrioventricular de 1º grau, sobrecarga biventricular, bloqueio de ramo direito e bloqueio divisional anterossuperior. Atrioventricular comum, forma total.

inscrição de complexo RS em D_1 e qR em aVR, com empastamento da porção final. Com frequência, evidencia-se esse padrão nos portadores de *CIA do tipo ostium secundum* (Fig. 19.1).

Em praticamente quase todos os casos de *CIA do tipo ostium primum* evidencia-se atraso da condução pela divisão ou fascículo anterossuperior do feixe de His (*BDAS*), com desvio extremo do eixo elétrico do complexo QRS para os quadrantes superiores (Fig. 19.2).

Defeito do Canal Atrioventricular

Os defeitos do canal atrioventricular (AV) envolvem a associação de CIA do tipo *ostium primum*, comunicação interventricular (CIV) e fenda na cúspide anterior da valva mitral ou na cúspide septal da valva tricúspide, de forma isolada ou combinada. A forma mais grave, denominada *defeito completo do canal AV*, compreende a associação de CIA do tipo *ostium primum*, CIV da parte superior do septo muscular, ambas de grandes dimensões, e valva AV comum. Parece ser decorrente do crescimento incompleto dos coxins endocárdicos AV e do septo AV. A principal característica eletrocardiográfica do defeito do canal AV e a que permite o diagnóstico diferencial entre CIA e CIV isoladas é o desvio do eixo elétrico do complexo QRS para cima e, eventualmente, para a direita, além do prolongamento do intervalo PR e atraso de condução pelo ramo direito do feixe de His. É possível identificar sinais eletrocardiográficos de sobrecarga de câmaras, que refletem as alterações hemodinâmicas relacionadas (Fig. 19.3).

Comunicação Interventricular

Na CIV, as alterações eletrocardiográficas são inespecíficas e refletem a magnitude das alterações hemodinâmicas. A CIV de pequenas dimensões pode acompanhar-se

978-85-7241-870-6

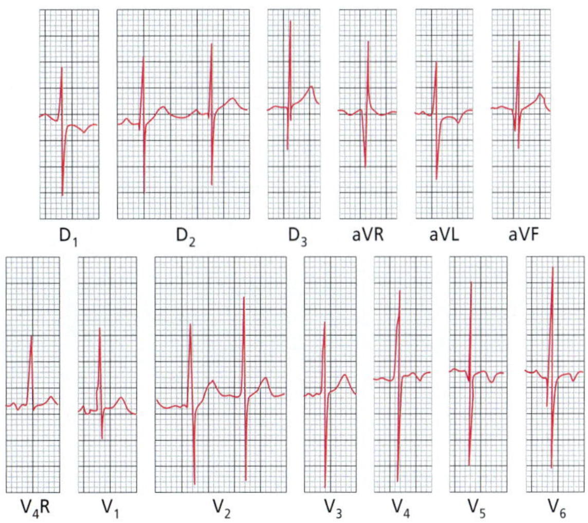

Figura 19.4 – Presença de complexos difásicos de alta voltagem nas derivações precordiais médias, compatível com sobrecarga biventricular (sinal de Katz-Watchel), como visto na comunicação interventricular importante.

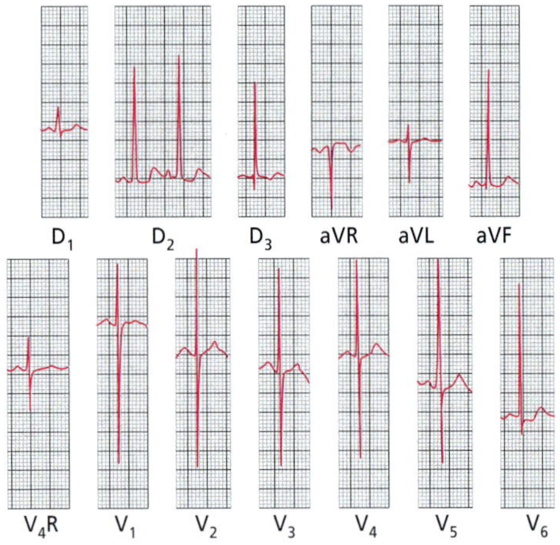

Figura 19.5 – Sinais de sobrecarga ventricular esquerda. Persistência do canal arterial.

de ECG praticamente normal. Na CIV mais ampla, com grande *shunt* da esquerda para a direita, a alteração hemodinâmica predominante é a sobrecarga de câmaras esquerdas, em virtude da pletora da circulação pulmonar, o que acarreta o registro de sinais eletrocardiográficos de sobrecarga atrial esquerda (*SAE*) e de sobrecarga ventricular esquerda (*SVE*). Os sinais eletrocardiográficos de sobrecarga ventricular direita (*SVD*) são frequentemente obscurecidos por aqueles relacionados à SVE. Entretanto, com a elevação progressiva da pressão ventricular direita ou com o desenvolvimento da síndrome de Eisenmenger, é possível evidenciar o padrão de complexo QRS isodifásico e amplo em derivações precordiais médias, característico de sobrecarga biventricular (*SBiV*) e denominado padrão de Katz-Wachtel (Fig. 19.4).

Persistência do Canal Arterial

As alterações do ECG estão relacionadas às dimensões do canal arterial e à resistência pulmonar. Quando o canal arterial for pequeno, usualmente o ECG é normal. Entretanto, quando o canal arterial for mais amplo, evidenciam-se sinais de *SAE* e, com a dilatação progressiva do VE por sobrecarga de volume, identificam-se sinais de *SVE*, com registro de complexo QRS composto de onda Q profunda e onda R ampla nas derivações precordiais esquerdas (Fig. 19.5).

Com o desenvolvimento de hipertensão pulmonar, evidenciam-se sinais eletrocardiográficos de *SBiV*.

978-85-7241-870-6

CARDIOPATIAS CONGÊNITAS ACIANOGÊNICAS SEM *SHUNT*

Estenose Pulmonar

A obstrução da via de saída do ventrículo direito (VD) pode ser *supravalvar*, *valvar* e *subvalvar* ou a combinação dessas possibilidades. A *estenose valvar pulmonar* é a forma mais comum de *obstrução isolada do VD*. Nas formas leves dessa condição, o ECG pode ser normal ou revelar desvio do eixo elétrico do complexo QRS para a direita no plano frontal (PF). Nos casos moderados, é possível identificar o registro de onda R mais ampla em V_1 ou, eventualmente, complexo QRS com padrão *rsR'*. Nos casos graves, evidencia-se desvio do eixo elétrico do complexo QRS para a direita e onda R ampla (superior a 20mm) e monofásica em V_1, além dos sinais eletrocardiográficos de sobrecarga de câmaras direitas (*SCD*) (Fig. 19.6).

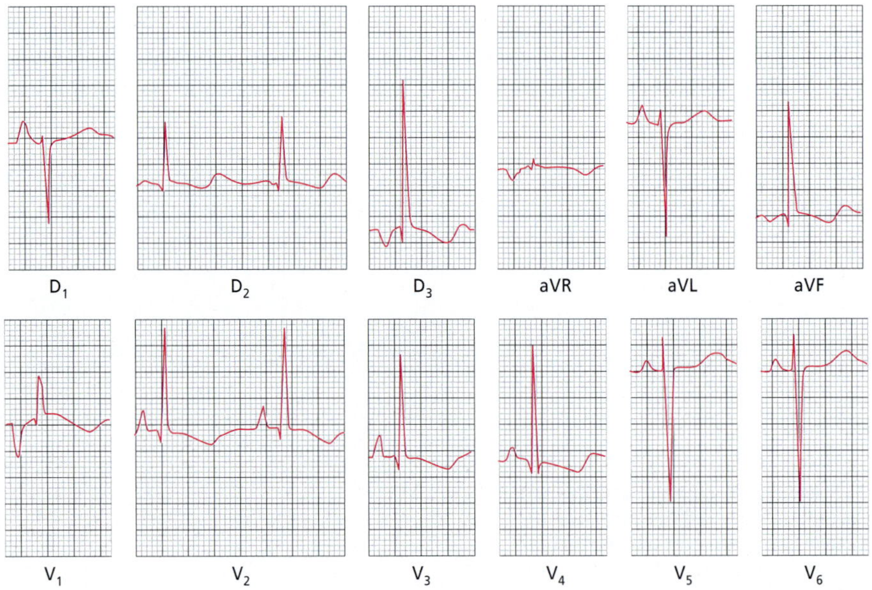

Figura 19.6 – Traçado evidenciando sobrecarga ventricular direita tipo sistólica, como observado na estenose pulmonar valvar acentuada.

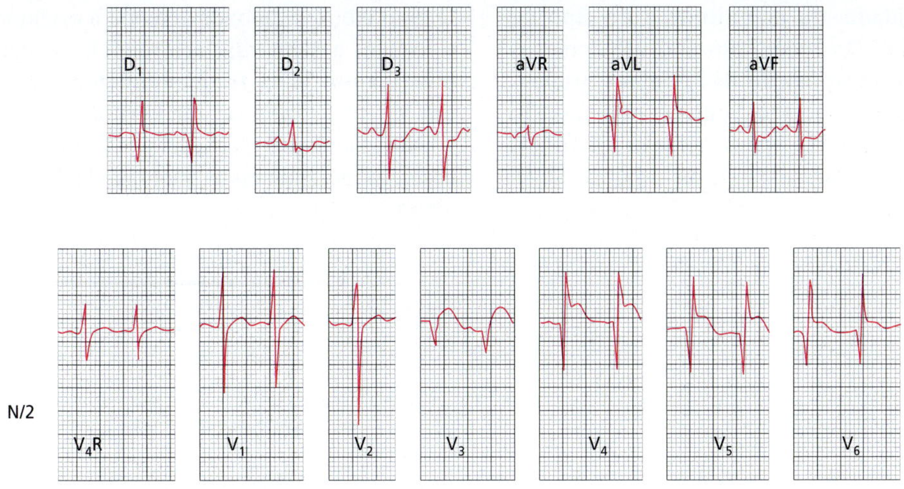

Figura 19.7 – Origem anômala da artéria coronária esquerda do tronco pulmonar. Padrão de isquemia/necrose, onda Q profunda em D_1 e aVL em região anterior extensa e lateral alta. N/2 = metade do padrão.

Estenose Aórtica

As lesões obstrutivas congênitas da via de saída do ventrículo esquerdo (VE) compreendem a estenose aórtica valvar, supravalvar, subaórtica e a cardiomiopatia hipertrófica obstrutiva (ver Cap. 11). É oportuno lembrar que a valva aórtica tem três cúspides e três comissuras. A valva aórtica unicúspide é responsável pela maioria dos casos de estenose aórtica grave na infância. Em contrapartida, a valva aórtica bicúspide constitui a malformação cardíaca congênita mais comum e é compatível com função cardíaca normal durante muitos anos, porém passa a desenvolver alterações degenerativas, como fibrose e calcificação, tornando-se estenosada. Nesses casos, o ECG pode revelar sinais de *SAE* ou *SVE* ou *SCE*. No entanto, alguns portadores de estenose aórtica podem ter hipertrofia ventricular esquerda grave sem revelar os sinais eletrocardiográficos correspondentes de SVE.

978-85-7241-870-6

Coarctação da Aorta

Na coarctação aórtica do adulto, com frequência, o ECG é normal, mas pode revelar sinais de *SVE*.

Origem Anômala das Artérias Coronárias

Existem várias possibilidades de origem ectópica das artérias coronárias. A mais comum é a origem anômala da artéria coronária circunflexa esquerda do seio de Valsalva direito, seguida da origem anômala da artéria coronária direita do seio de Valsalva esquerdo e a origem anômala da artéria coronária esquerda do seio de Valsalva direito. Quando a artéria coronária esquerda com origem anômala situa-se entre o tronco da artéria pulmonar e a aorta, há maior risco de isquemia, infarto do miocárdio e morte. As artérias coronárias também podem ter origem do tronco da artéria pulmonar. Quando as artérias coronárias direita e esquerda originam-se do tronco da artéria pulmonar, geralmente a morte acontece no período neonatal. Entretanto, quando apenas a *artéria coronária esquerda* origina-se do tronco da artéria pulmonar, a sobrevida até a idade adulta depende do desenvolvimento de fluxo colateral retrógrado para a artéria anômala proveniente de artéria coronária normal (Fig. 19.7).

CARDIOPATIAS CONGÊNITAS CIANOGÊNICAS

Tetralogia de Fallot

Habitualmente, nessa cardiopatia congênita, o ECG revela ritmo sinusal. Em alguns casos, evidenciam-se sinais de *SAD* e, também, de *SVD*, relacionados à magnitude da sobrecarga sistólica do VD e ao hipodesenvolvimento do VE. Dessa maneira, nas derivações do PF, o eixo elétrico do complexo QRS situa-se em torno de +130° (Fig. 19.8).

Às vezes, o eixo elétrico do complexo QRS encontra-se entre –90° e +180°, sugerindo a concomitância de atraso da condução pelo fascículo ou divisão anterossuperior do ramo esquerdo do feixe de His (*BDAS*). Geralmente, o eixo elétrico da onda T orienta-se para a esquerda e para baixo e, na maioria dos casos, paralelamente ao PF. Consequentemente, observa-se o registro de onda T *minus-plus* ou negativa em V_1 e onda T negativa nas derivações precordiais direitas, relacionadas, provavelmente, à magnitude da *SVD* ou ao nível de hipoxemia secundária à tetralogia de Fallot. A alteração eletrocardiográfica mais comum após a reparação cirúrgica é o atraso da condução pelo ramo direito do feixe de His (*BRD*).

Transposição das Grandes Artérias

Constitui a segunda cardiopatia congênita cianogênica mais comum, e as alterações do ECG dependem essencialmente da idade, da magnitude e do tipo de anomalias associadas. Do recém-nascido até 2 meses de idade, o ECG na transposição das grandes artérias (*TGA*) é frequentemente normal, em decorrência do predomínio fisiológico do VD. Na associação *TGA/CIA*, o ECG revela sinais de *SAD* e *SVD*, ou seja, de *SCD*. O eixo elétrico da onda T tende a orientar-se para a frente e para a esquerda, acarretando o registro de onda T positiva em V_1 e, frequentemente, de maior amplitude em V_5 e V_6 (sinal de Zuckermann) (Fig. 19.9).

Na associação *TGA/CIV*, o ECG revela sinais de sobrecarga de câmaras esquerdas (*SCE*) e de *SVD*. Com o

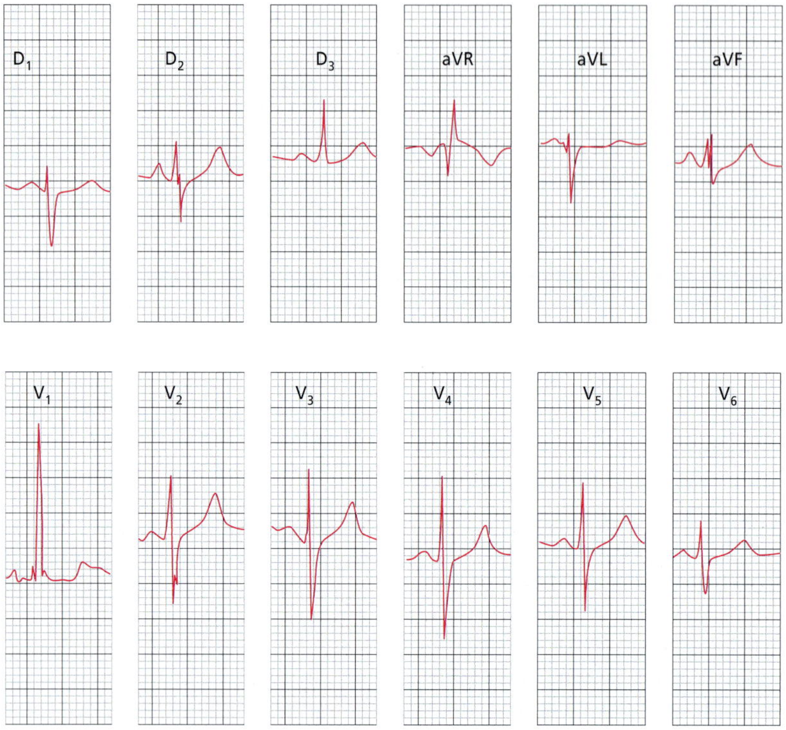

Figura 19.8 – Traçado evidenciando sobrecarga ventricular direita, padrão sistólico, como observado na tetralogia de Fallot.

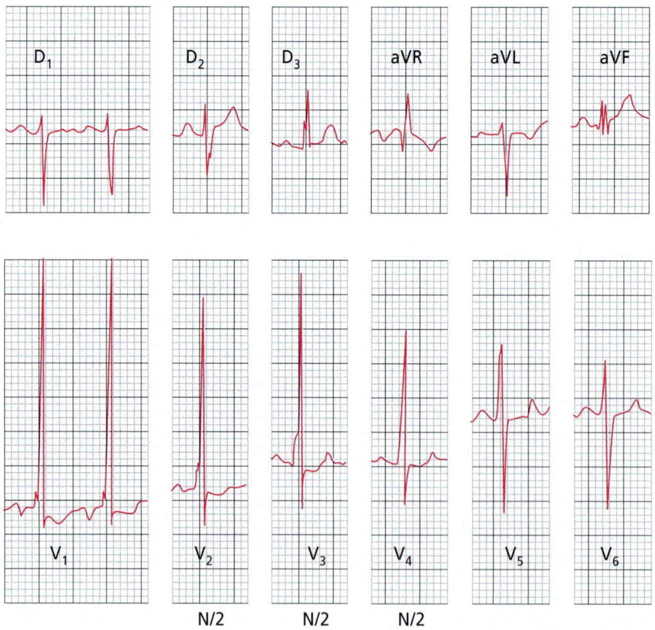

Figura 19.9 – Traçado evidenciando acentuada sobrecarga ventricular direita, como visto na transposição das grandes artérias com comunicação interatrial. N/2 = metade do padrão.

978-85-7241-870-6

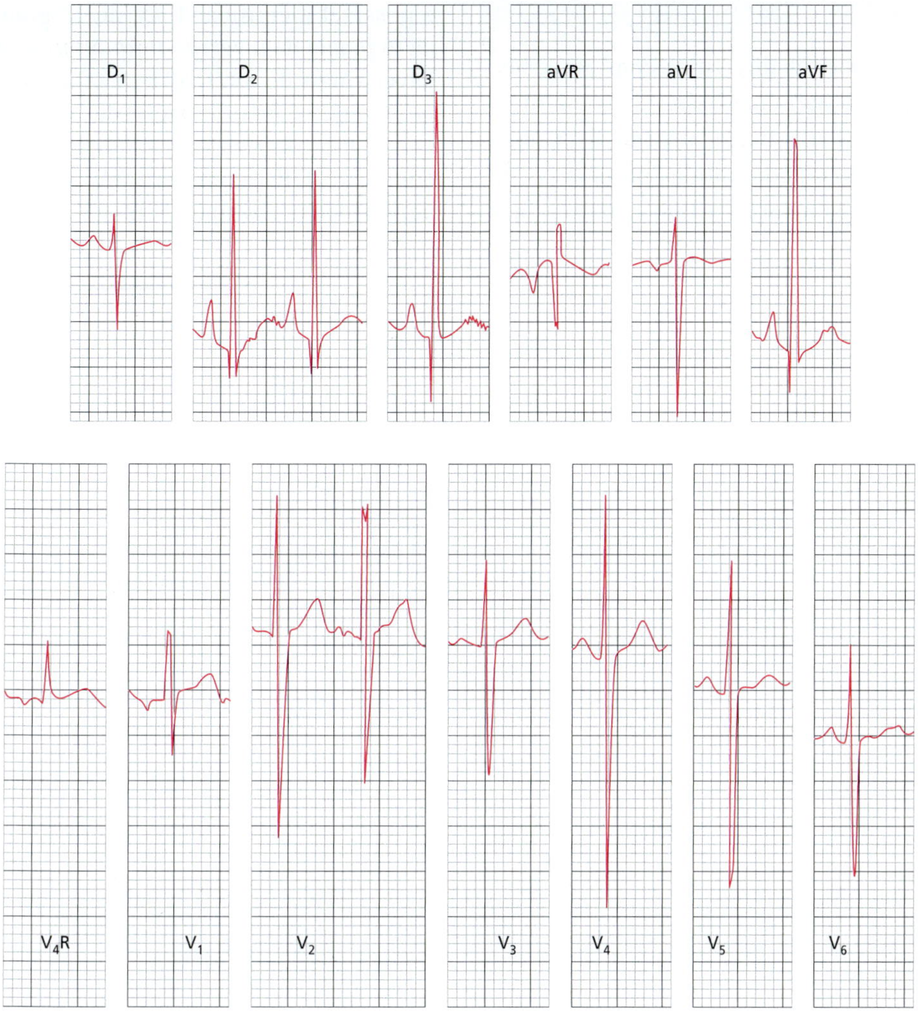

Figura 19.10 – Transposição das grandes artérias com comunicação interventricular: sinais de sobrecarga ventricular direita.

978-85-7241-870-6

desenvolvimento de hiper-resistência pulmonar, há queda do fluxo sanguíneo pulmonar, com atenuação dos sinais de SVE, ressaltando-se, no traçado, os sinais de *SVD*. Frequentemente há *SAD* em virtude do grande retorno venoso pulmonar. A onda T tem polaridade positiva nas derivações precordiais direitas e, quando se desenvolve a hiper-resistência pulmonar, passa a opor-se ao complexo QRS, tornando-se negativa nessas mesmas derivações (Fig. 19.10).

Na associação de *TGA/CIV/estenose pulmonar*, em decorrência da redução do fluxo sanguíneo pulmonar, o VE não se desenvolve e, por isso, não se evidenciam os sinais de SVE. Por outro lado, é possível identificar sinais de *SAD*, *SVD* ou ambos (*SCD*).

Atresia Tricúspide

Num paciente cianótico, presume-se o diagnóstico de atresia tricúspide quando o ECG revelar sinais de *SAD* ou de *sobrecarga biatrial*, além de *SVE*, principalmente quando acompanhados de atraso da condução pela divisão anterossuperior do feixe de His (*BDAS*) (Fig. 19.11).

Anomalia de Ebstein

Nessa cardiopatia congênita, o ECG revela sinais de *SAD* e, frequentemente, atraso da condução pelo ramo direito do feixe de His (*BRD*). Em quase metade dos casos, evidencia-se bloqueio atrioventricular (BAV) de 1º grau e, em um quarto destes, identifica-se síndrome de Wolff-Parkinson-White (Fig. 19.12).

Dupla Via de Saída do Ventrículo Direito

Geralmente, o ECG revela ritmo sinusal, com BAV de 1º grau. Usualmente, identificam-se sinais de *SAD* e, quando houver exacerbação do fluxo sanguíneo pulmonar, sinais de *SAE*. Pode haver *SBiV* e, se houver aumento da resistência pulmonar, evidencia-se predomínio da *SVD*. Em contrapartida, se a resistência pulmonar for baixa, identifica-se a preponderância da *SVE*. O traçado do ECG também sofre influências de outras alterações congênitas associadas (CIV, estenose pulmonar, estenose subaórtica).

Ventrículo Único

O ventrículo único pode ter diferentes configurações, relacionadas à variação do número de valvas e à morfologia da câmara ventricular única, além da disposição dos grandes vasos da base, com nítidas influências no traçado do ECG. Habitualmente, o ritmo é sinusal, mas é possível identificar BAV de 1º grau, principalmente na vigência de *inversão infundibular*. Além disso, pode haver sinais de *SAD*, *SAE*, *SVD* e *SVE*, dependendo da morfologia e da orientação das câmaras cardíacas. Em quase metade dos casos, identifica-se o registro de complexo QRS com o padrão *RS* ou *rS* em todas as derivações precordiais (Fig. 19.13).

978-85-7241-870-6

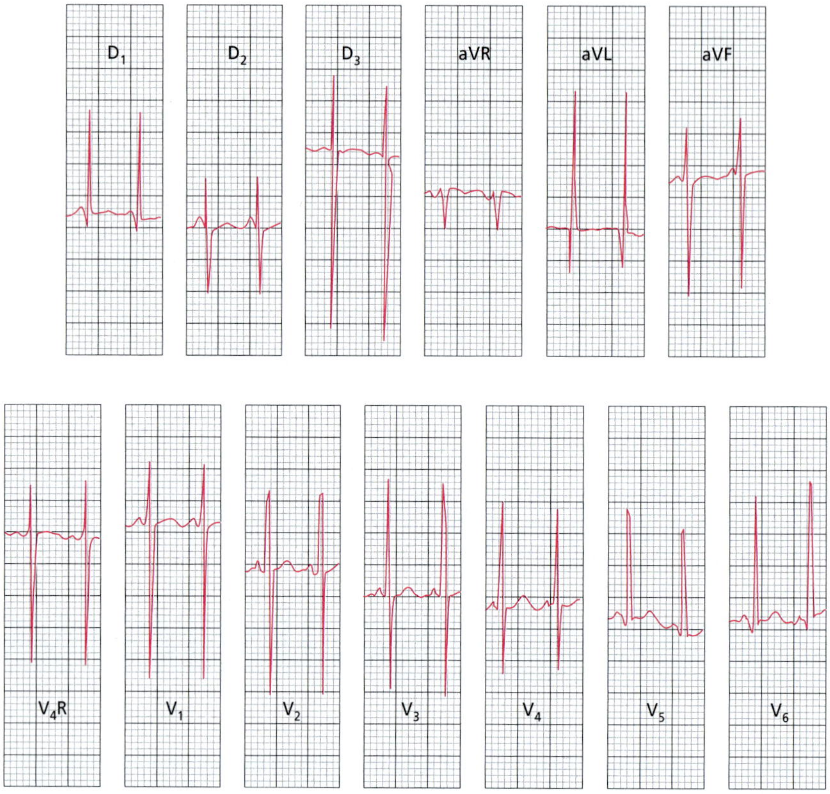

Figura 19.11 – Sobrecarga ventricular esquerda e bloqueio da divisão anterossuperior do ramo esquerdo. Traçado consistente com atresia tricúspide.

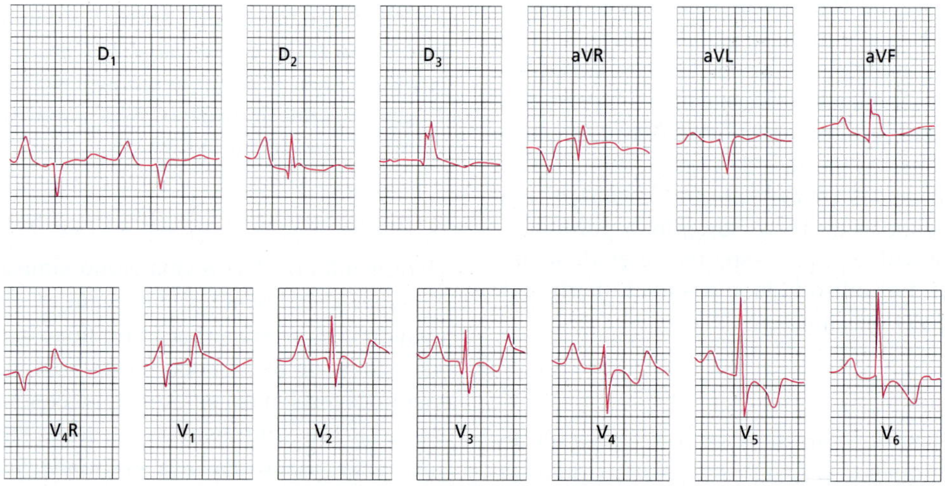

Figura 19.12 – Sobrecarga atrial direita. Complexos polifásicos de baixa voltagem em V_1, V_2 e V_3, evidenciando bloqueio de ramo direito tipo periférico, como observado na anomalia de Ebstein.

Tronco Arterioso Comum

O aspecto do ECG de portadores dessa cardiopatia congênita depende do tipo anatômico e do aumento do fluxo sanguíneo pulmonar. Dessa maneira, nos *tipos I e III*, com aumento do fluxo sanguíneo pulmonar, o ECG revela sinais de *SBiV*, além de *SAD* e *SAE*. No tronco arterioso comum dos *tipos II e IV*, o ECG é muito semelhante ao da atresia pulmonar com CIV ou ao da tetralogia de Fallot, pela fisiopatologia semelhante (Fig. 19.14).

Atresia Pulmonar com Septo Interventricular Único

Frequentemente, o ECG revela sinais de *SAD* e a amplitude da onda P parece correlacionar-se com a magnitude da insuficiência tricúspide. Ainda, quando a insuficiência tricúspide for intensa, com consequente dilatação do VD, evidenciam-se sinais de *SVD* (Fig. 19.15).

Nos casos em que não há regurgitação tricúspide de grande magnitude, evidenciam-se sinais de *SVE* (Fig. 19.16).

Síndrome de Hipoplasia do Coração Esquerdo

O ECG do recém-nascido com hipoplasia do VE, com frequência, revela sinais de *SVD*, com o registro de *padrão qR* do complexo QRS nas derivações precordiais direitas, além da inscrição de onda R de pequena amplitude e padrão rS, principalmente em V_6. Alterações concomitantes do segmento ST podem refletir a irrigação miocárdica inadequada pelas artérias coronárias, em decorrência da restrição ao fluxo retrógrado pelo arco aórtico ascendente hipoplásico (Fig. 19.17).

Drenagem Anômala Total das Veias Pulmonares

O ECG revela sinais de *SCD*, com desvio do eixo elétrico do complexo QRS para a direita (*+120° a +130°*), padrão rsR' ou qR nas derivações precordiais direitas e RS ou rS nas esquerdas (Fig. 19.18).

Levocardia, Dextrocardia e Mesocardia

Dentro da cavidade torácica, o coração pode ocupar três posições distintas: no hemitórax esquerdo (*levocardia*), no hemitórax direito (*dextrocardia*) e na posição intermediária (*mesocardia*). Serão discutidas apenas a dextrocardia e a dextroposição cardíaca.

978-85-7241-870-6

Dextrocardia

Nessa condição, a região apical do coração dirige-se para a direita e as câmaras cardíacas estão dispostas de acordo com a imagem em espelho da habitual. Dessa maneira,

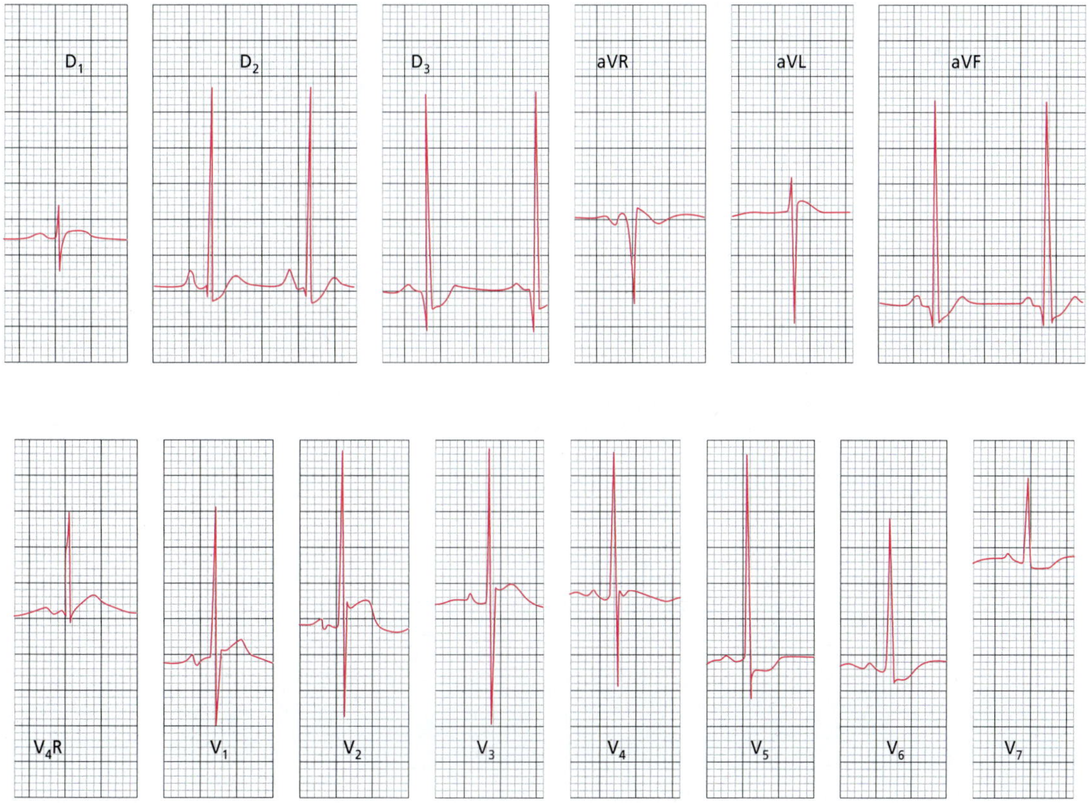

Figura 19.13 – Traçado evidenciando complexos RS em todas as derivações do plano horizontal, como observado no ventrículo único.

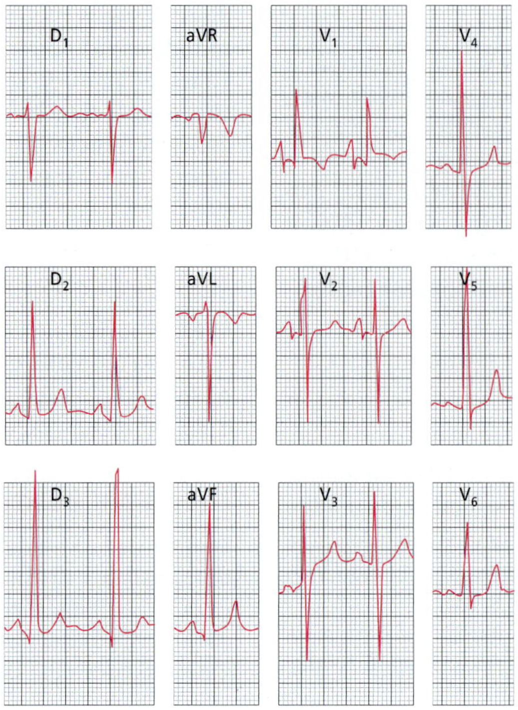

Figura 19.14 – Traçado evidenciando acentuada sobrecarga ventricular direita, como observado no "tronco arterioso tipo IV".

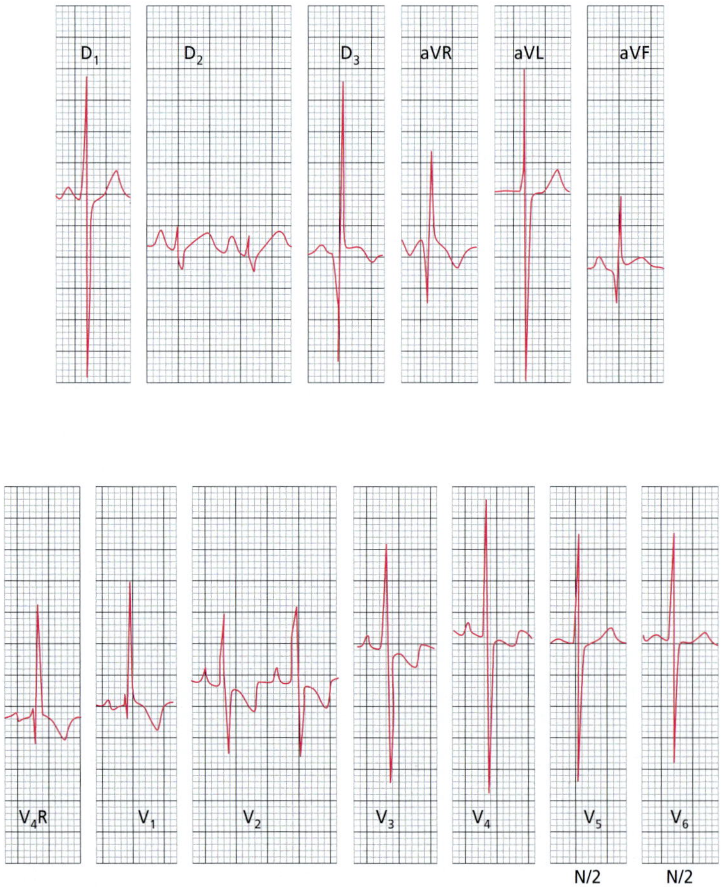

Figura 19.15 – Sinais mais evidentes de aumento ventricular direito, como visto na atresia pulmonar tipo II com septo íntegro. N/2 = metade do padrão.

978-85-7241-870-6

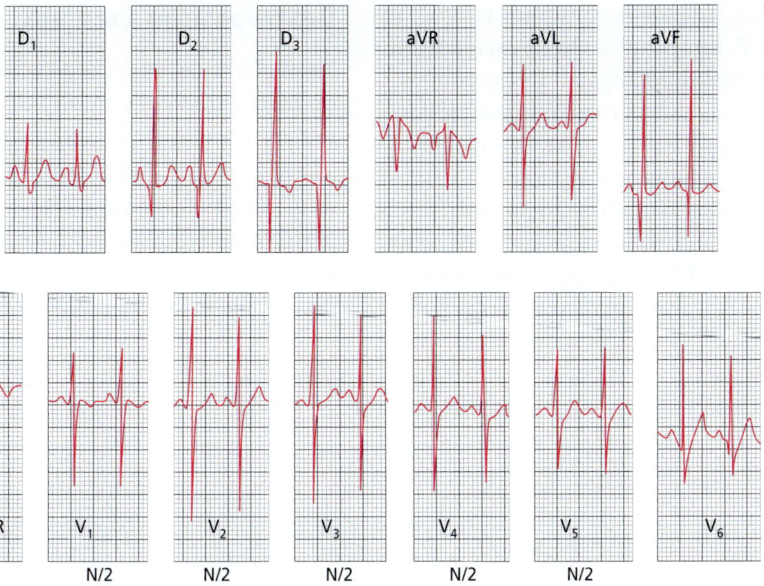

Figura 19.16 – Sinais predominantes de aumento ventricular esquerdo, como observado na atresia pulmonar tipo I com septo íntegro. N/2 = metade do padrão.

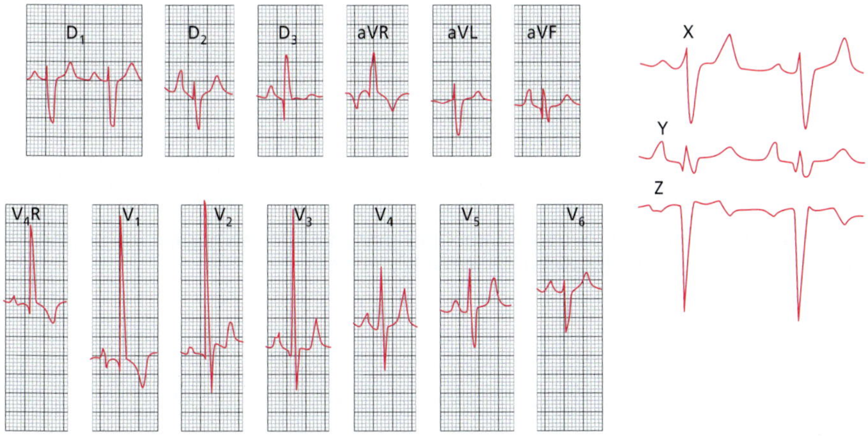

Figura 19.17 – Sobrecarga atrial esquerda e acentuada sobrecarga ventricular direita. Síndrome do coração esquerdo hipoplásico.

978-85-7241-870-6

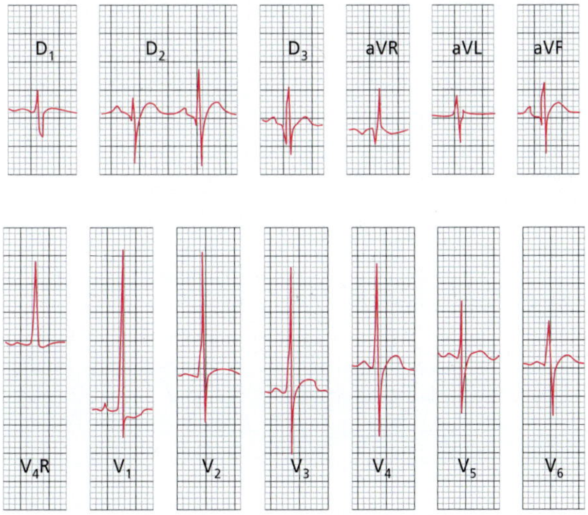

Figura 19.18 – Acentuada sobrecarga ventricular direita, como observado na drenagem anômala total das veias pulmonares.

no ECG, a onda P tem polaridade negativa em D_1 e V_6 e positiva em D_2, D_3 e aVF. Em D_1, observa-se imagem em espelho do registro habitual do complexo QRS, com inversão dos padrões normais das derivações precordiais, ou seja, *qRs* e onda *T* com polaridade positiva em V_1 e *rS* e onda *T* com polaridade negativa em V_6 (Fig. 19.19).

A troca dos eletrodos dos membros superiores provoca o mesmo padrão da dextrocardia, porém, diferentemente desta, a troca dos eletrodos não se acompanha de modificação dos registros das derivações precordiais.

Dextroposição Cardíaca

Secundária ao deslocamento do coração para a direita do mediastino por causas extrínsecas torácicas ou abdominais, congênitas ou adquiridas. As causas mais comuns são agenesia ou retração do pulmão direito, eventração da cúpula diafragmática esquerda, hérnias diafragmáticas, derrames pleurais volumosos, pneumotórax, atelectasias e deformidades torácicas. A magnitude das modificações do traçado do ECG é proporcional ao deslocamento do

978-85-7241-870-6

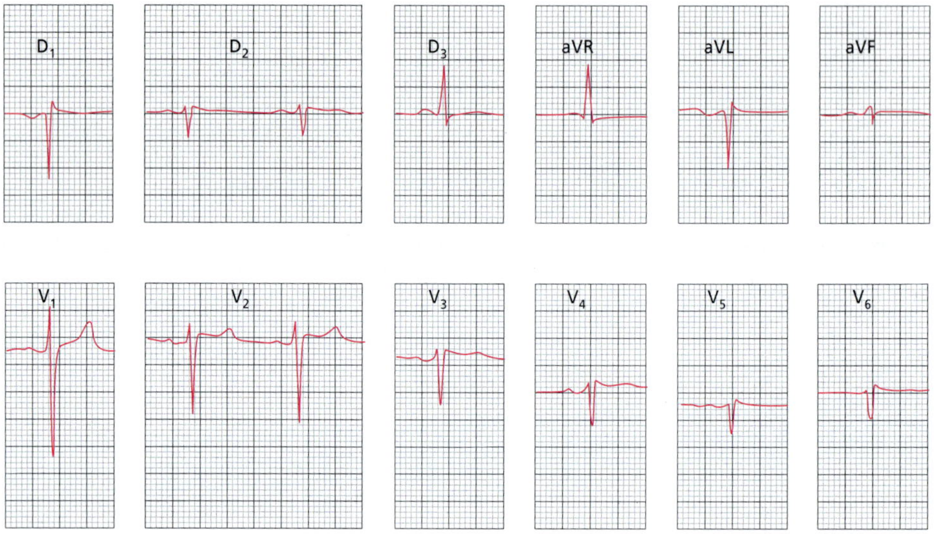

Figura 19.19 – Traçado consistente com dextrocardia verdadeira em indivíduo com coração normal. As características eletrocardiográficas refletem exatamente a *imagem em espelho* daquelas do indivíduo normal.

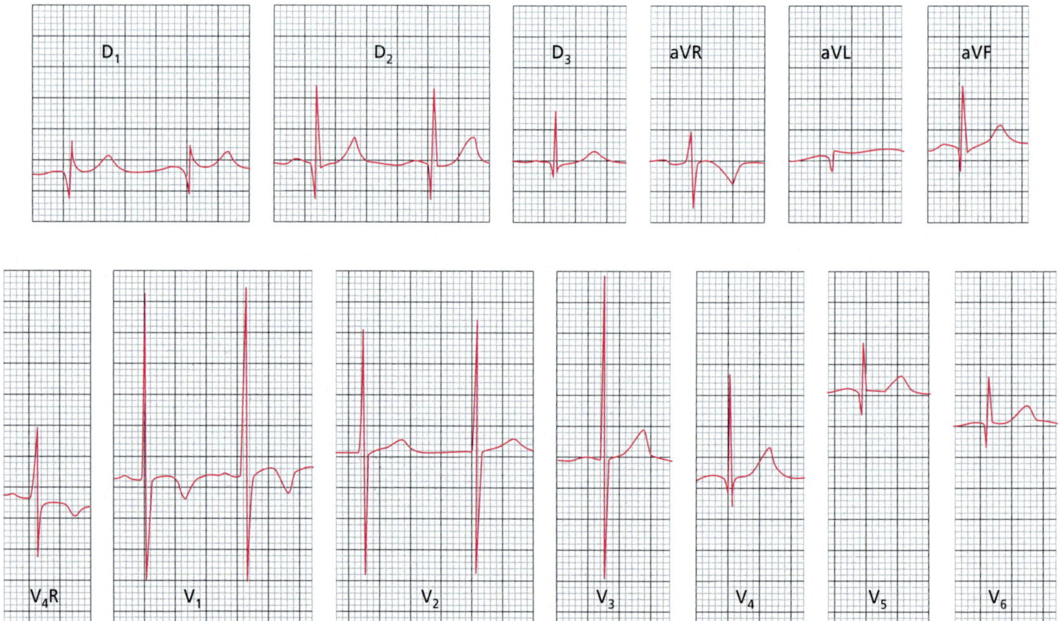

Figura 19.20 – Traçado compatível com dextroposição cardíaca. Forças de QRS deslocada anteriormente e com tendência à direita, com seu início para a direita (normoposição ventricular).

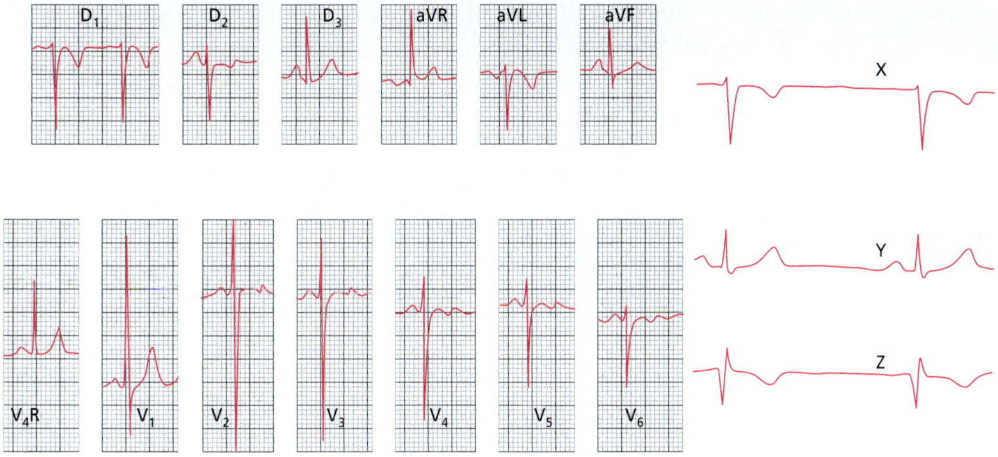

Figura 19.21 – Traçado consistente com transposição corrigida das grandes artérias em *situs solitus* e ponta cardíaca orientada para a direita. Onda T negativa em D_1 e de magnitude maior em V_4R que em V_5 e V_6.

ápice cardíaco. Assim, registra-se onda P negativa ou positivo-negativa em D_1 e onda Q profunda em D_1 e aVL, além de forças elétricas do VE, ou seja, complexo *qRs* a partir das derivações precordiais direitas. O eixo elétrico da onda T tende a ter orientação anterior, porém voltada para a esquerda (Fig. 19.20).

Transposição Corrigida das Grandes Artérias

Na transposição corrigida das grandes artérias, evidenciam-se graus variados de *BAV* em um terço dos casos. As forças elétricas iniciais da despolarização ventricular dirigem-se classicamente para a frente e para a esquerda, registrando onda Q nas derivações precordiais direitas e a ausência dessa onda nas derivações precordiais esquerdas (V_5, V_6 e D_1), decorrente da despolarização do septo do ventrículo posicionado à esquerda (*VD*) para o septo do ventrículo posicionado à direita (*VE*). Se a pressão no VE morfologicamente venoso sistêmico for normal ou pouco aumentada, habitualmente evidencia-se a inscrição de complexo QRS com padrão QR em derivações precordiais direitas e RS nas esquerdas (Fig. 19.21).

978-85-7241-870-6

Capítulo 20

Orientações Básicas para a Interpretação do Eletrocardiograma

A interpretação precisa do *eletrocardiograma* (*ECG*) requer a análise meticulosa e abrangente de todas as derivações do traçado. Pelo menos no início da prática clínica, deve-se desenvolver método sistemático de avaliação do traçado eletrocardiográfico para não deixar de identificar alterações sutis, porém muito importantes, do ECG. A interpretação errônea pode desencadear estresse psicológico ao paciente ou ter consequências graves, como, por exemplo, na avaliação clínica de jovem atleta; a omissão do reconhecimento de intervalo PR curto (síndrome de Wolff-Parkinson-White) ou de intervalo QTc longo predispõe o indivíduo ao desenvolvimento de taquiarritmia grave e morte súbita cardíaca (Fig. 20.1).

QUALIDADE TÉCNICA E CALIBRAÇÃO DO ELETROCARDIOGRAMA

Primeiramente, devem-se analisar as *condições técnicas do traçado eletrocardiográfico*, uma vez que, lamentavelmente, os erros cometidos na *preparação do paciente*, *no posicionamento dos eletrodos* e *na obtenção do registro* são bastante comuns. É oportuno lembrar que a aparente facilidade de obtenção do ECG e a ampla disponibilidade de eletrocardiógrafos em diferentes serviços de saúde propiciam a delegação da obtenção do traçado eletrocardiográfico a enfermeiras, técnicos de diversos níveis de formação e até estagiários. *Raramente, o cardiologista presencia ou supervisiona a execução do ECG, o que facilita o registro desse exame com imperfeições.* Ainda, os traçados obtidos em situações de emergência costumam ter imperfeições ainda mais graves pela pressa e ansiedade de completar a execução do ECG (Fig. 20.2).

Preparação do Paciente

O paciente deve ser orientado e tranquilizado quanto à inocuidade da obtenção do traçado do ECG, principalmente no tocante à inexistência de agulhas, choques ou qualquer outra sensação desagradável. Em geral, devem-se seguir as seguintes regras:

978-85-7241-870-6

1. O paciente deve permanecer em decúbito dorsal horizontal ou, se estiver dispneico, com a cabeceira da maca elevada, imóvel e confortável, evitando-se, assim, os tremores musculares. A maca deve ser preferencialmente de madeira e, se tiver componentes de metal, convém que seja conectada a fio terra apropriado. O ambiente deve ser tranquilo e a temperatura agradável.
2. Preferencialmente, o local destinado à realização do ECG deve ser afastado de aparelhos de ondas curtas, fios de alta tensão, motores e outros

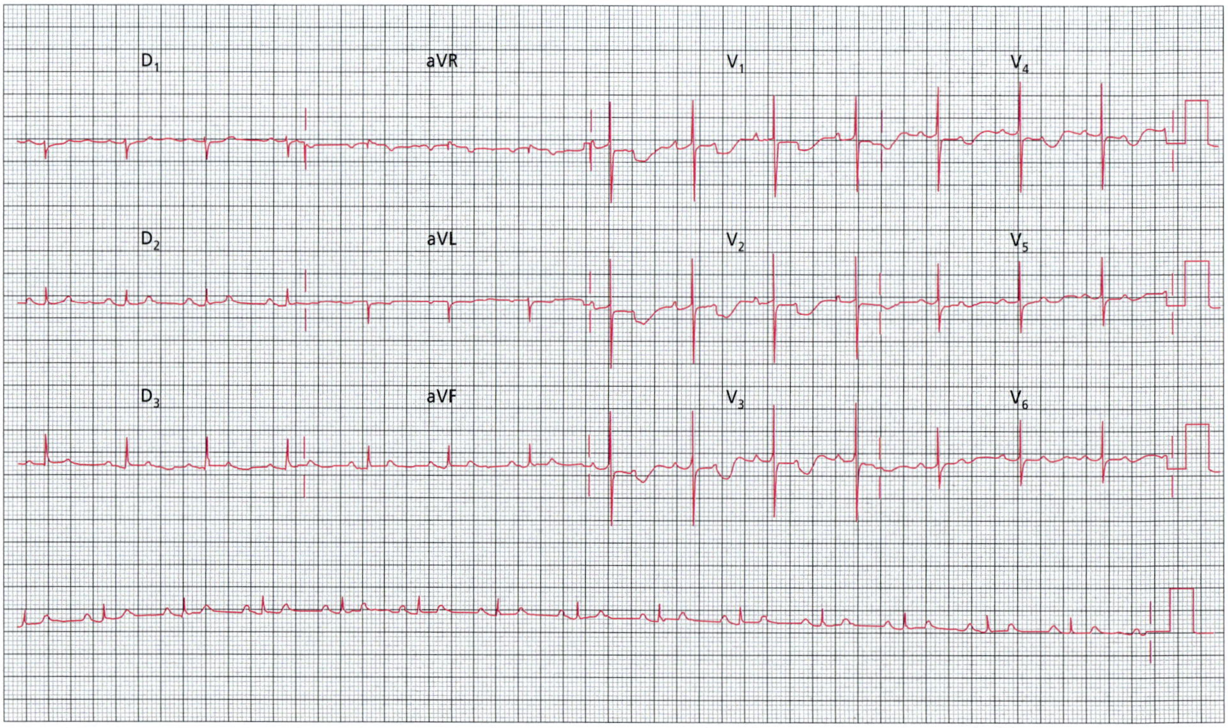

Figura 20.1 – Eletrocardiograma (ECG) de adolescente de 16 anos de idade, sexo masculino, efetuado antes do ingresso em programa de Educação Física. O médico que avaliou o paciente permitiu a realização de esforços físicos, afirmando que, no ECG, evidenciavam-se apenas alterações inespecíficas da repolarização ventricular. No entanto, o médico não foi capaz de identificar o prolongamento do intervalo QTc, que predispõe o indivíduo ao desenvolvimento de *torsades de pointes* durante o esforço físico.

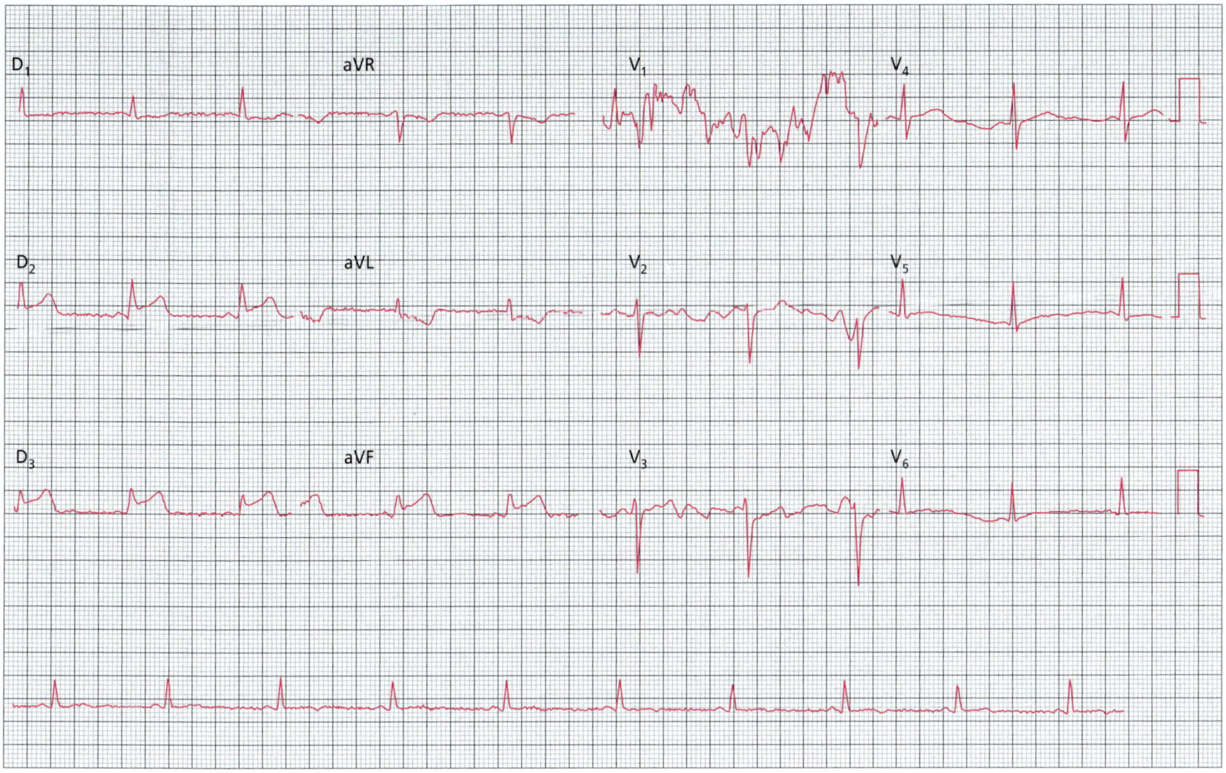

Figura 20.2 – Eletrocardiograma de paciente de 42 anos de idade, sexo masculino, com dor precordial "típica", atendido em Pronto-Socorro de cidade do interior paulista. Foi medicado com analgésicos comuns e liberado para retornar à residência. Observe a má qualidade do traçado e o supradesnível do segmento ST das derivações inferiores, caracterizando infarto agudo do miocárdio inferior, além de alterações da repolarização ventricular em D_1, aVL, V_5 e V_6, que não foram reconhecidas pelo plantonista.

aparelhos elétricos, uma vez que a proximidade destes pode provocar interferências no traçado (interferência de geradores de corrente alternada com ciclo de 60Hz).

3. Devem-se obedecer rigorosamente às especificações do manual do fabricante do eletrocardiógrafo.

978-85-7241-870-6

A preparação apropriada e o relaxamento adequado da musculatura esquelética do paciente permitem o registro de traçado eletrocardiográfico sem interferências secundárias ao tremor muscular. Entretanto, o *tremor muscular involuntário*, como o secundário à doença de Parkinson, não tem solução e acarreta interferência expressiva, por vezes, conduzindo ao diagnóstico eletrocardiográfico errôneo de "fibrilação atrial" (Fig. 20.3, *A* e *B*).

Frequentemente, a inquietação e a movimentação do paciente provocam a *variação da linha de base*, que, por sua vez, propicia o registro de falsos desníveis do segmento ST, de falsa inversão da polaridade da onda T e de artefatos que simulam deflexões (Fig. 20.4).

Posicionamento dos Eletrodos

O posicionamento correto dos eletrodos é imprescindível para a obtenção de traçado eletrocardiográfico passível de interpretação. Deve-se limpar a pele do paciente com gaze umedecida com álcool ou éter, obtendo-se, assim, a retirada da camada oleosa do tegumento, que diminui a transmissão dos sinais elétricos. Em seguida, aplica-se gel condutor na pele do paciente, antes da fixação dos eletrodos nos membros e no tórax, de acordo com as especificações do eletrocardiógrafo (Fig. 20.5).

Posicionamento Incorreto dos Eletrodos dos Membros

O médico com formação adequada em eletrocardiografia deve ser capaz de identificar os erros mais comuns do posicionamento dos eletrodos, ou seja, a troca dos eletrodos dos membros ou a posição incorreta dos eletrodos precordiais no tórax. A seguir, exemplificam-se as seguintes possibilidades de troca dos cabos-eletrodos:

1. *Troca dos cabos-eletrodos dos braços direito e esquerdo*: D_1 registra a inversão da polaridade dos fenômenos elétricos, ou seja, onda P e onda T negativas e complexo QRS predominantemente negativo. Nessa situação, D_2 registra os fenômenos elétricos que seriam registrados por D_3 e *aVR* registra aqueles que seriam registrados por *aVL* e

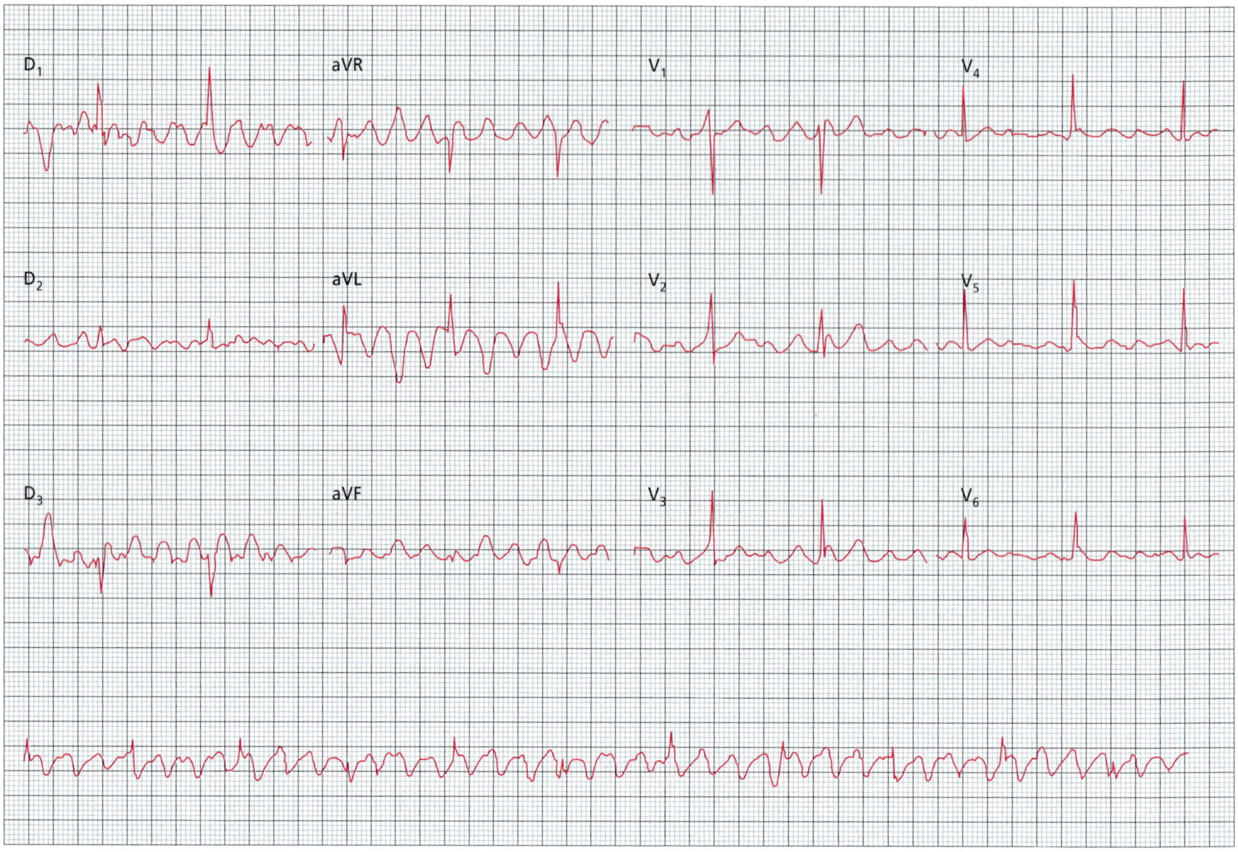

A

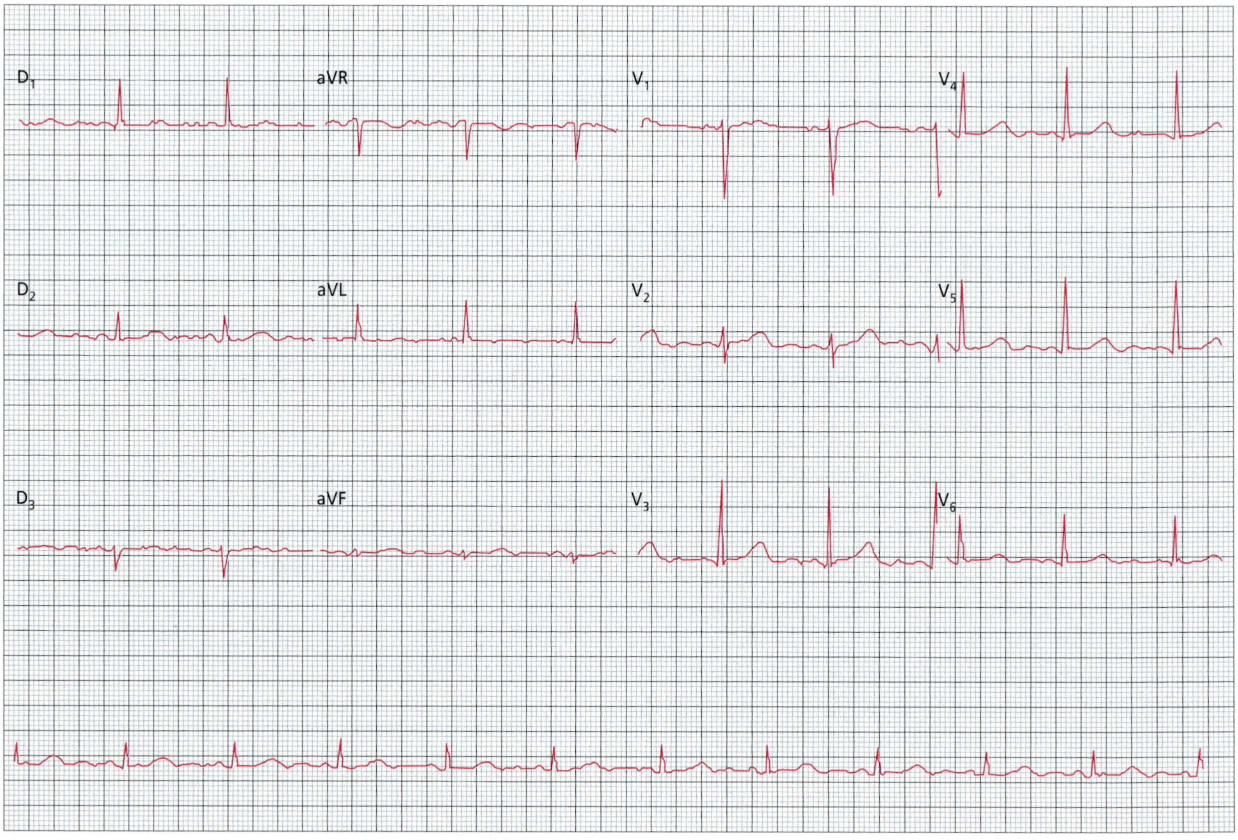

B

Figura 20.3 – Traçado de eletrocardiograma de portador de doença de Parkinson e tremor muscular. Paciente com 85 anos, em avaliação pré-operatória: suspeita de *flutter* atrial. **A**) Eletrodos colocados na posição habitual. **B**) Eletrodos colocados na raíz dos membros superiores.

978-85-7241-870-6

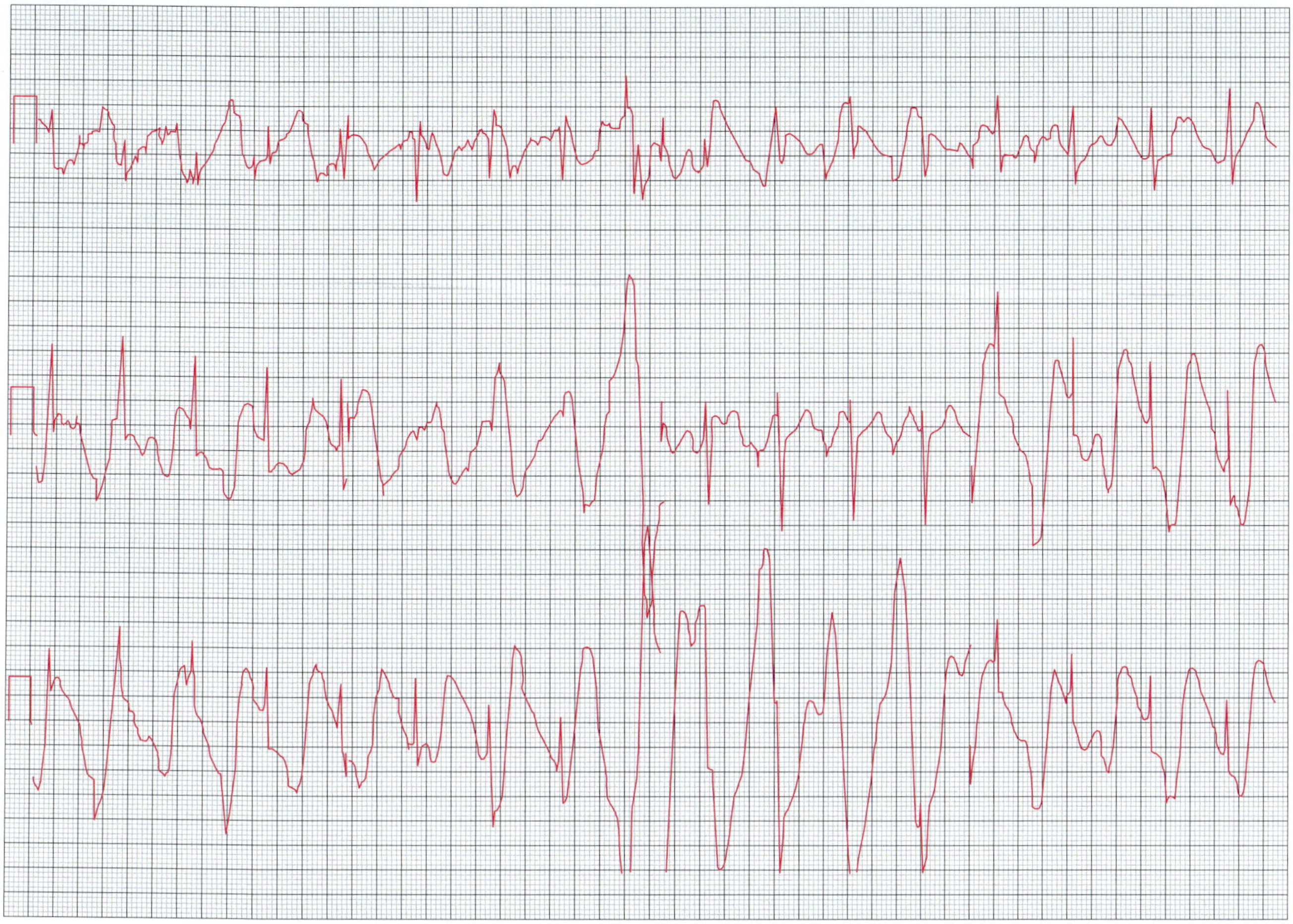

Figura 20.4 – Durante eletrocardiograma de esforço, o médico assistente é chamado com urgência pelo interno. Após verificação do cabo do eletrodo na posição LR, um leve toque nele normalizou o traçado.

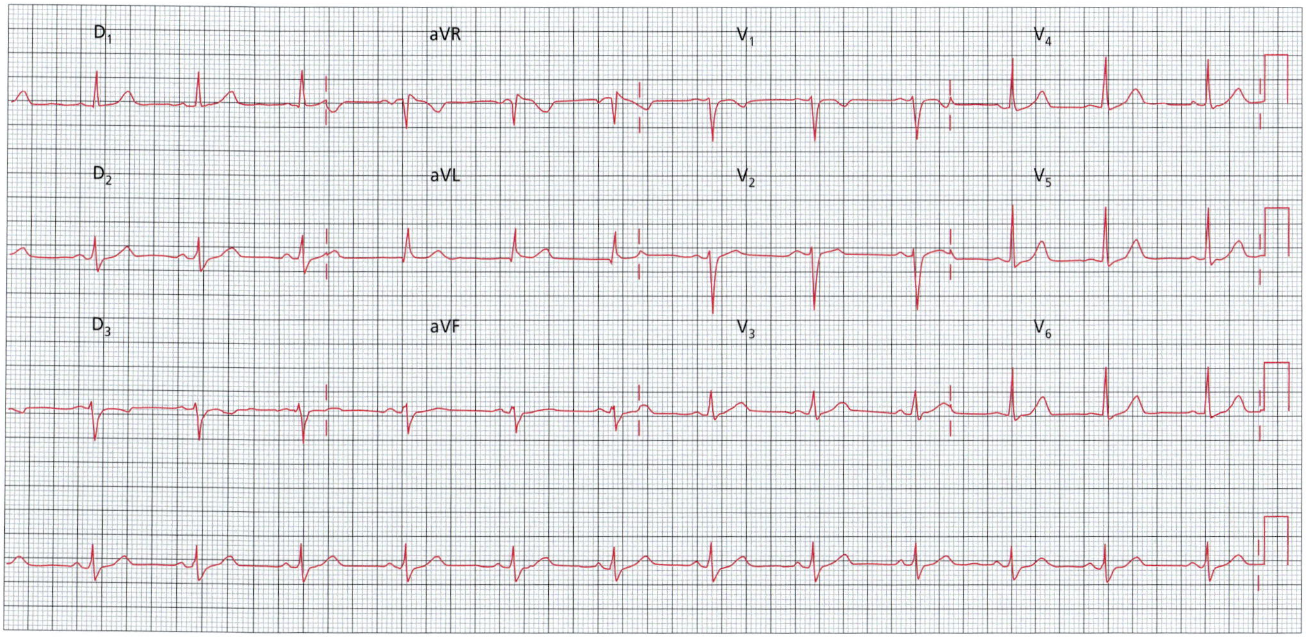

Figura 20.5 – Eletrocardiograma normal e padrão para comparação com as figuras seguintes.

978-85-7241-870-6

vice-versa. Assim, as derivações do plano frontal sugerem "*erroneamente*" o diagnóstico eletrocardiográfico de *dextrocardia*, porém as derivações precordiais revelam o registro habitual de amplitude progressivamente maior até V_5 (Fig. 20.6). Na *dextrocardia*, evidencia-se diminuição progressiva da amplitude do complexo QRS e a inscrição de deflexões *QS* ou *rS* de V_3 a V_6.

2. *Troca do cabo-eletrodo do braço esquerdo com o da perna esquerda*: D_1 registra os fenômenos elétricos de D_2 e, inversamente, D_2 os de D_1. Há inversão da polaridade dos fenômenos elétricos de D_3, em comparação com o registro correto. Não existem modificações em aVR e há troca dos registros dos fenômenos elétricos entre aVL e aVF (Fig. 20.7).

978-85-7241-870-6

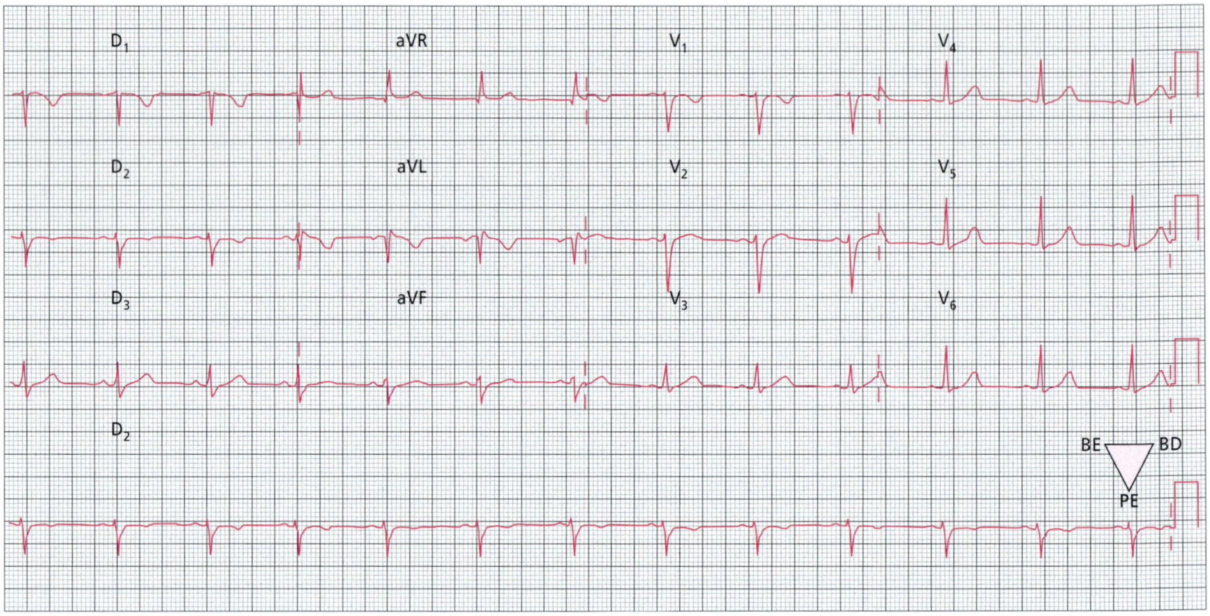

Figura 20.6 – Traçado de eletrocardiograma com troca de eletrodos dos braços. Observar a inversão da polaridade das ondas P, QRS e T em D_1. A normalidade da derivação V_6 afasta a possibilidade de representar um *situs inversus* verdadeiro. Atentar para o padrão apresentado na Figura 20.5.

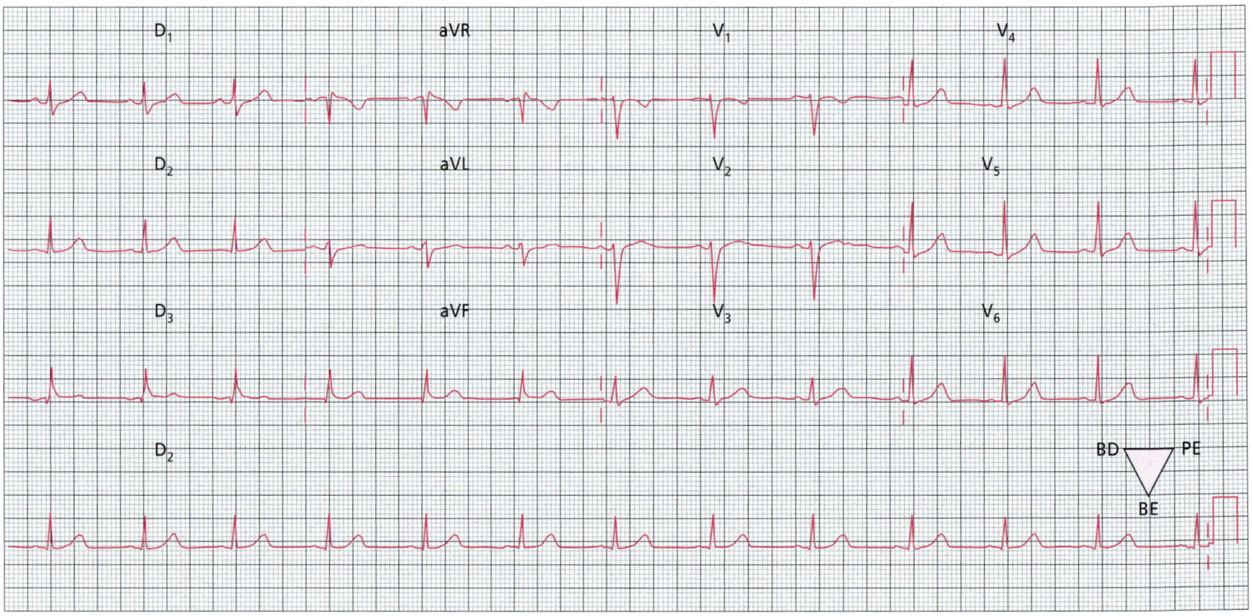

Figura 20.7 – Troca do cabo-eletrodo do braço esquerdo com o da perna esquerda. Observar a inversão da polaridade das derivações D_3, aVF e aVL. A inversão dos fenômenos elétricos de D_1 em relação a D_2.

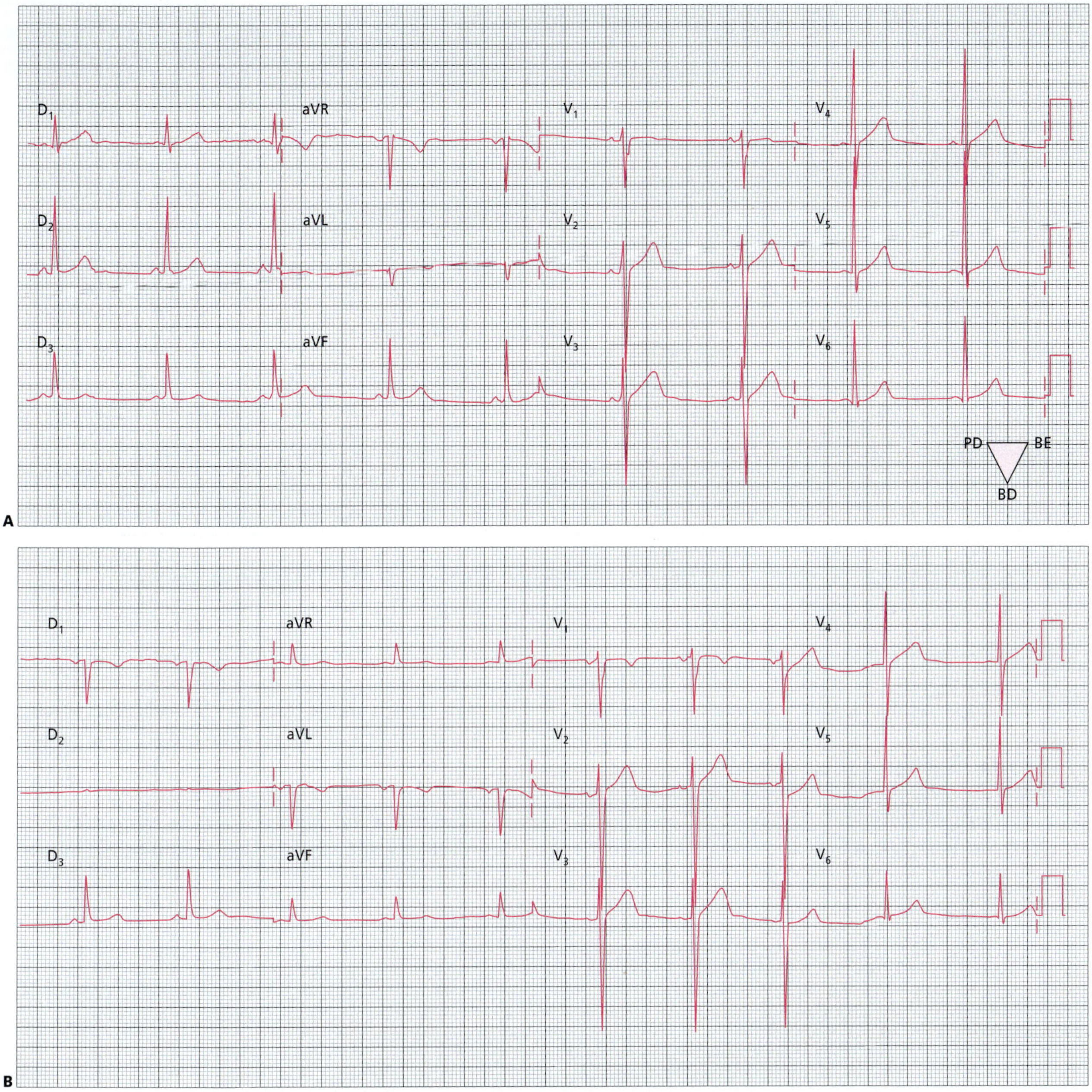

Figura 20.8 – Para este caso não se utilizou a Figura 20.5 como padrão. **A**) Traçado padrão. **B**) Eletrocardiograma com troca do cabo-eletrodo do braço direito com o da perna direita.

Como as alterações são sutis, essa troca pode passar despercebida até sob o olhar de profissionais experientes, a não ser que haja a disponibilidade de traçado eletrocardiográfico pregresso para a comparação.

3. *Troca do cabo-eletrodo do braço direito com o da perna direita*: como o eletrodo da perna direita funciona como terra, essa troca modifica a morfologia e a amplitude do complexo QRS da maioria das derivações. D_1 registra os fenômenos elétricos de D_3, com polaridade invertida, D_2 inscreve linha praticamente isoelétrica e D_3 não se modifica. A derivação aVR torna-se semelhante a aVF, com amplitude diferente e com ou sem alteração da polaridade. As derivações aVL e aVF não revelam modificações da morfologia habitual, mas podem revelar amplitude e polaridade diferentes (Fig. 20.8).
4. *Troca do cabo-eletrodo do braço direito com o da perna esquerda*: D_1 registra os fenômenos elétricos de D_3, com polaridade invertida, D_2 tem polaridade invertida e D_3 registra os fenômenos elétricos de D_1, com polaridade invertida. A derivação aVL não se modifica e há inversão da polaridade de aVR e aVF (Fig. 20.9).

978-85-7241-870-6

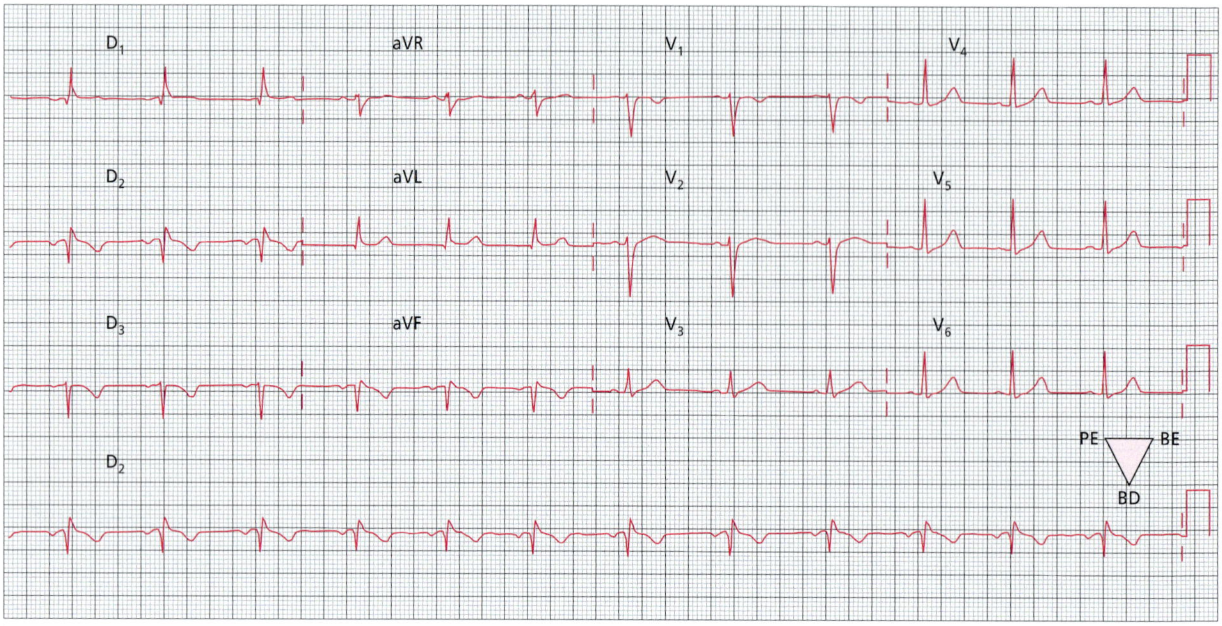

Figura 20.9 – Eletrocardiograma com troca do cabo-eletrodo do braço direito com o da perna esquerda. Ver texto.

978-85-7241-870-6

5. *Troca do cabo-eletrodo da perna esquerda com o da perna direita*: as modificações do ECG são quase imperceptíveis, uma vez que os potenciais elétricos das pernas esquerda e direita são praticamente os mesmos (Fig. 20.10).
6. *Troca do cabo-eletrodo do braço esquerdo com o da perna direita*: D_1 registra os fenômenos elétricos de D_2, D_2 não se modifica e D_3 registra linha quase isoelétrica, porque representa a diferença de potencial entre as pernas, que possuem praticamente os mesmos potenciais elétricos. As derivações unipolares (aVR, aVL e aVF) registram modificações da morfologia e da amplitude (Fig. 20.11).
7. *Troca dos cabos-eletrodos dos braços direito e esquerdo e das pernas direita e esquerda*: o ECG revela traçado semelhante à possibilidade número 1 (Fig. 20.12).

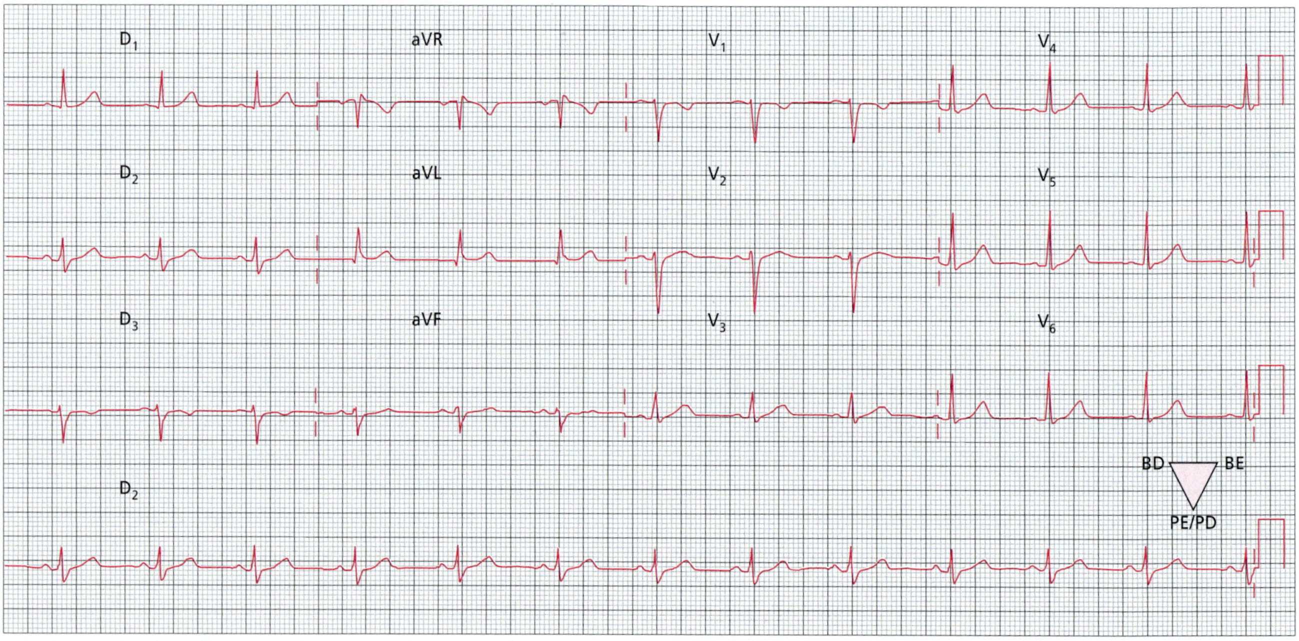

Figura 20.10 – Eletrocardiograma com troca do cabo-eletrodo da perna esquerda com o da perna direita. Praticamente não se observam modificações.

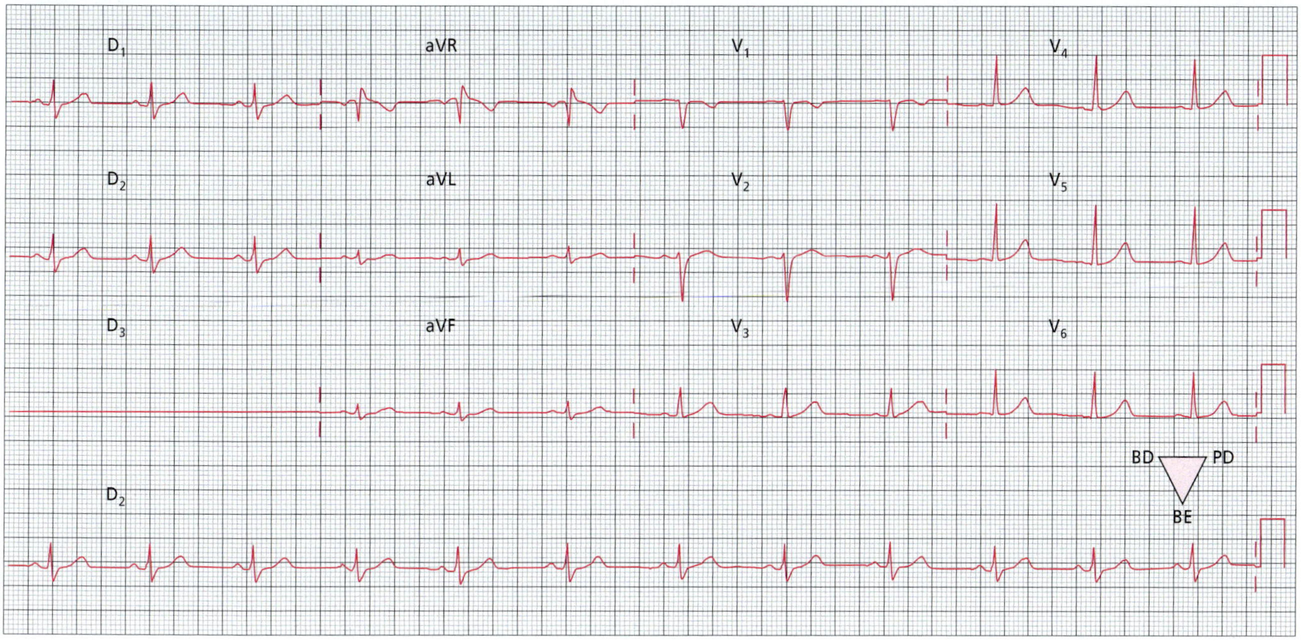

Figura 20.11 – Eletrocardiograma com troca do cabo-eletrodo do braço esquerdo com o da perna direita. Ver texto.

978-85-7241-870-6

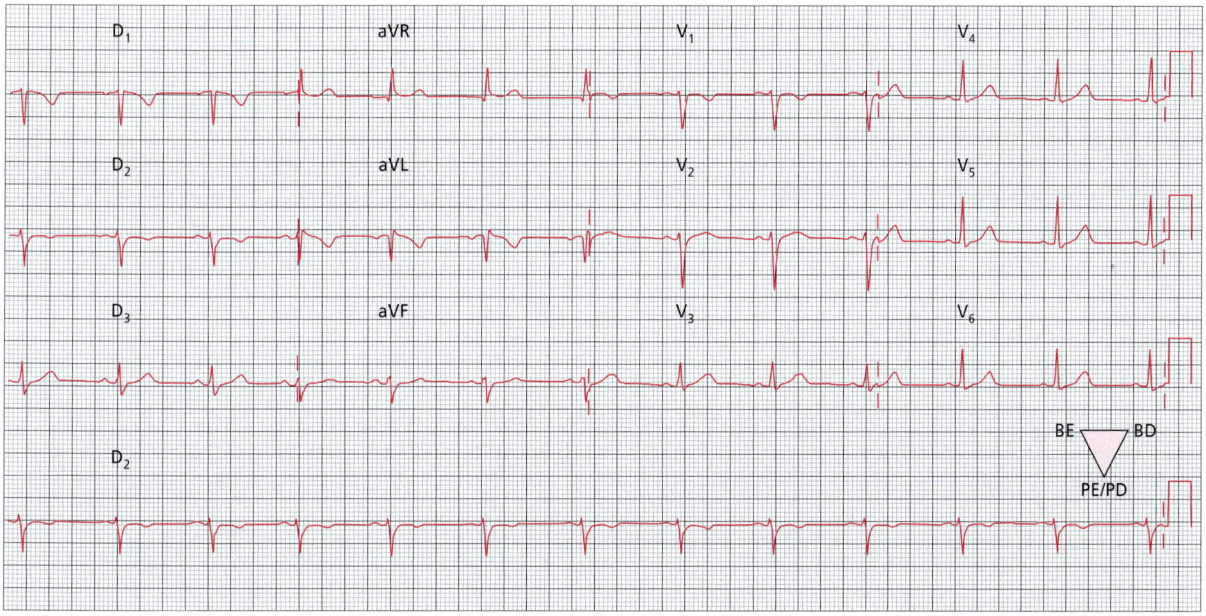

Figura 20.12 – Eletrocardiograma com troca dos cabos-eletrodos dos braços direito e esquerdo e das pernas direita e esquerda.

8. *Troca combinada dos cabos-eletrodos dos braços e das pernas*: D_1 registra linha isoelétrica, refletindo a diferença de potencial entre as pernas direita e esquerda. D_2 registra os fenômenos elétricos de D_3, com polaridade invertida, uma vez que o eletrodo positivo encontra-se "erroneamente" no braço esquerdo. D_3 é a sua imagem em espelho decorrente da inversão da polaridade dos seus dois componentes. A derivação aVR passa a ser a réplica de aVL, pois, nessa condição, ambas as derivações registram a diferença de potencial elétrico entre cada membro inferior (aVF) com a mesma central terminal (Fig. 20.13).

Posicionamento Incorreto dos Cabos-eletrodos Precordiais

O posicionamento incorreto dos cabos-eletrodos precordiais em espaços intercostais inferiores ou superiorev s aos habituais pode provocar alterações

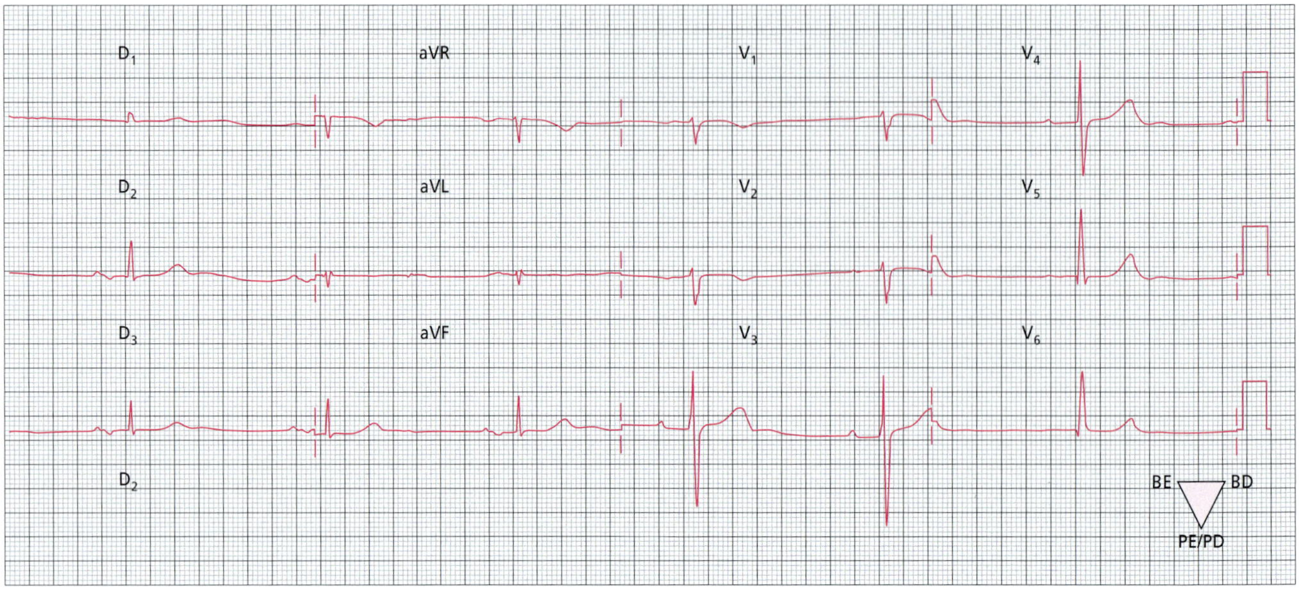

Figura 20.13 – Eletrocardiograma com troca combinada dos cabos-eletrodos dos braços e das pernas.

significativas no traçado eletrocardiográfico, envolvendo alterações da amplitude da onda R, do segmento ST e até registro de onda Q. O posicionamento dos eletrodos em espaços intercostais superiores acarreta o registro de complexo QS ou de onda R de baixa voltagem (Fig. 20.14), simulando infarto do miocárdio anterior. Inversamente, o posicionamento em espaços intercostais inferiores acarreta o registro de onda R de maior voltagem.

As modificações das trocas de posicionamento dos cabos-eletrodos, principalmente dos precordiais, podem ser mais ou menos evidentes, dependo da existência de alterações pregressas do ECG.

CALIBRAÇÃO

Antes de iniciar a avaliação do traçado eletrocardiográfico, deve-se identificar se foi efetuada a calibração do aparelho, ou seja, se 1mV corresponde a 10mm. Quando a amplitude das deflexões for exagerada, ultrapassando os limites do papel de registro, é possível reduzir a calibração à metade, ou seja, 0,5mV corresponde a 0,5mm (Fig. 20.15, *A*). Em contrapartida, se as deflexões tiverem

978-85-7241-870-6

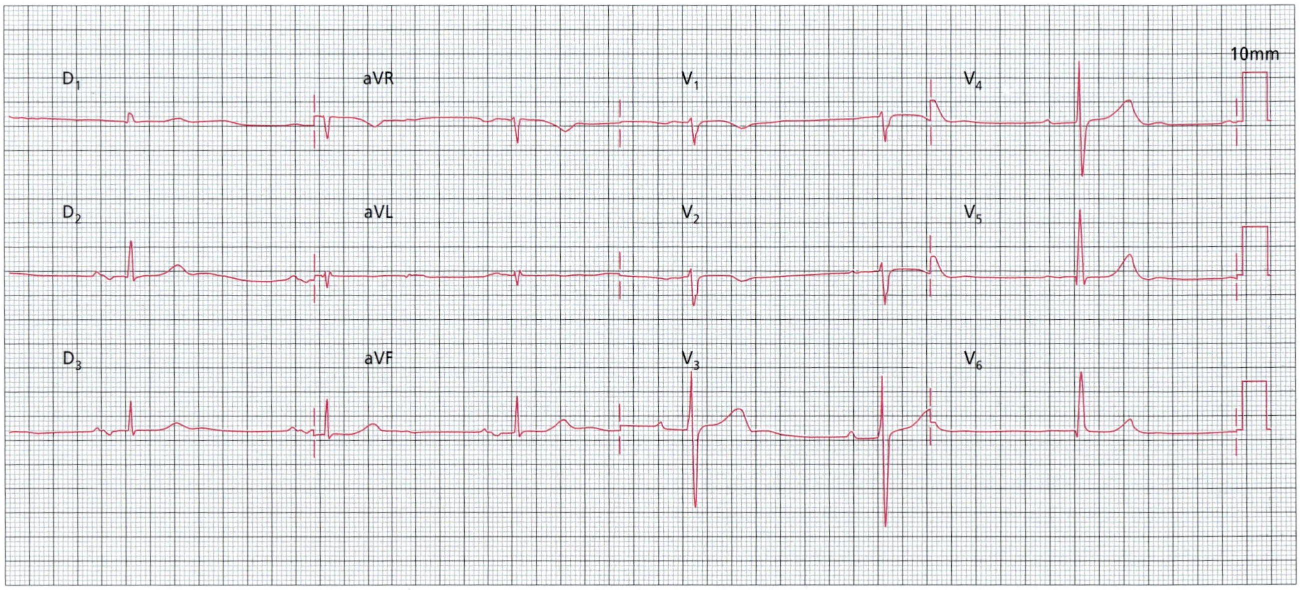

Figura 20.14 – Observar a pequena amplitude da onda R de V_2 quando os eletrodos são colocados três espaços intercostais acima do habitual.

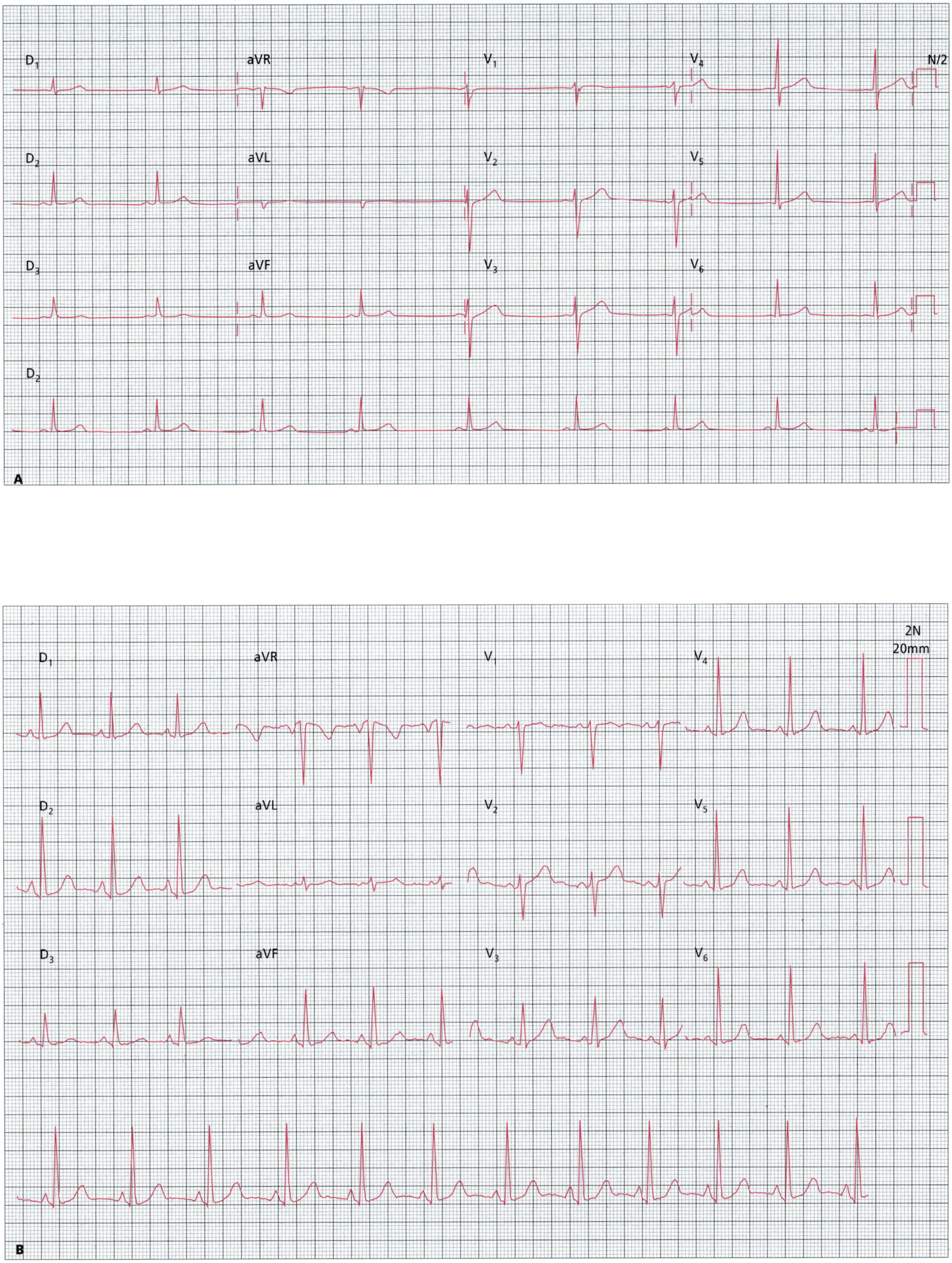

Figura 20.15 – **A**) Eletrocardiograma registrado com metade do padrão (N/2). Observar o registro do padrão na extremidade direita da página do traçado de eletrocardiograma. **B**) Eletrocardiograma registrado com o dobro do padrão (2N).

978-85-7241-870-6

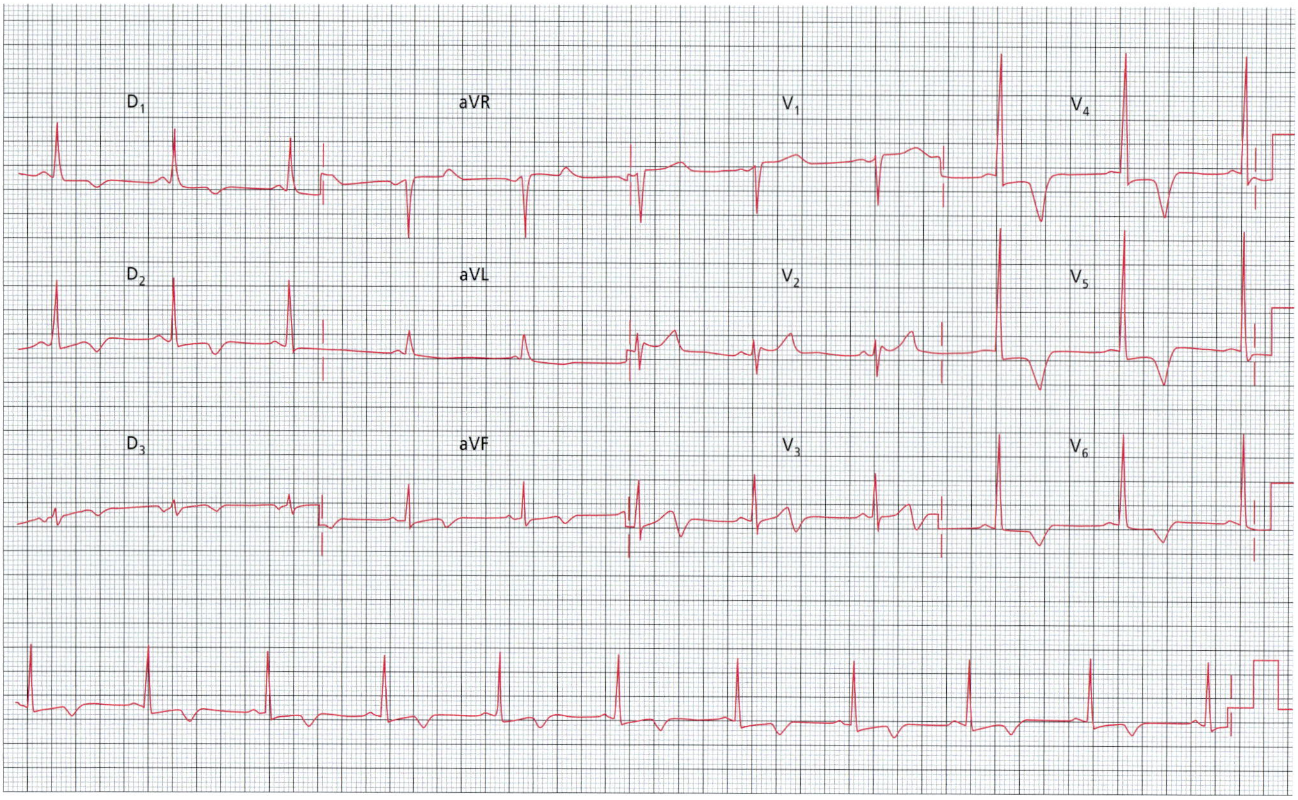

978-85-7241-870-6

Figura 20.16 – Eletrocardiograma (ECG) de paciente do sexo feminino, com 50 anos de idade. Protótipo de laudo do ECG: ritmo sinusal (frequência cardíaca = 60bpm). Sobrecarga ventricular esquerda. Alterações secundárias da repolarização ventricular.

baixa amplitude, é possível obter o registro com o dobro da padronização (1mV = 20mm) (Fig. 20.15, *B*). A calibração inadequada e inadvertida pode conduzir a conclusões errôneas na interpretação do ECG.

ANÁLISE PASSO A PASSO DOS PARÂMETROS PRINCIPAIS DO ELETROCARDIOGRAMA

1. Qualidade técnica e calibração.
2. Ritmo (*regular ou irregular – relação da onda P com o complexo QRS*).
3. Frequência cardíaca.
4. Onda P (*morfologia, duração e eixo elétrico*).
5. Duração do intervalo PR.
6. Complexo QRS (*morfologia nas diferentes derivações dos planos frontal e horizontal, duração e eixo elétrico*).
7. Segmento ST (*retificação e desníveis*).
8. Onda T (*morfologia, polaridade e eixo elétrico*).
9. Duração do intervalo QT (*estimativa do QTc*).
10. Onda U.
11. Identificação de ondas Q com características anormais.

O laudo final do traçado eletrocardiográfico pode ter duas seções:

1. *Resumo das alterações principais* (por exemplo, descrição de achados sugestivos de sobrecarga do átrio e do ventrículo esquerdo).
2. *Resumo da interpretação* (por exemplo, sobrecarga de câmaras esquerdas) (Fig. 20.16).

No Apêndice 1, o leitor tem a chance de rever vários traçados eletrocardiográficos, com espaço para a emissão dos laudos, para a comparação, em seguida, com os laudos dos autores no Apêndice 2.

Apêndices

Uma Abordagem Didática

Apêndice 1 – Eletrocardiogramas para a Realização de Laudo

Eletrocardiograma 1 – VFR – Paciente do sexo masculino, com 37 anos de idade, assintomático e encaminhado ao cardiologista para iniciar atividade física.

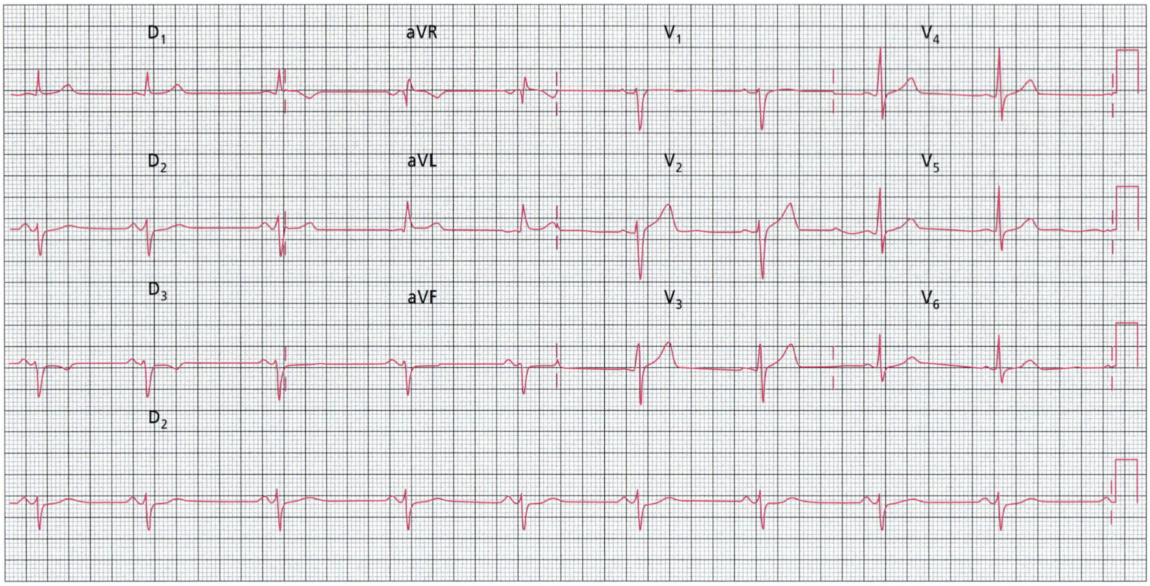

Laudo:____

Eletrocardiograma 2 – ARC – Paciente do sexo feminino, com 14 anos de idade, encaminhada para avaliação cardiológica em decorrência da queixa de palpitações.

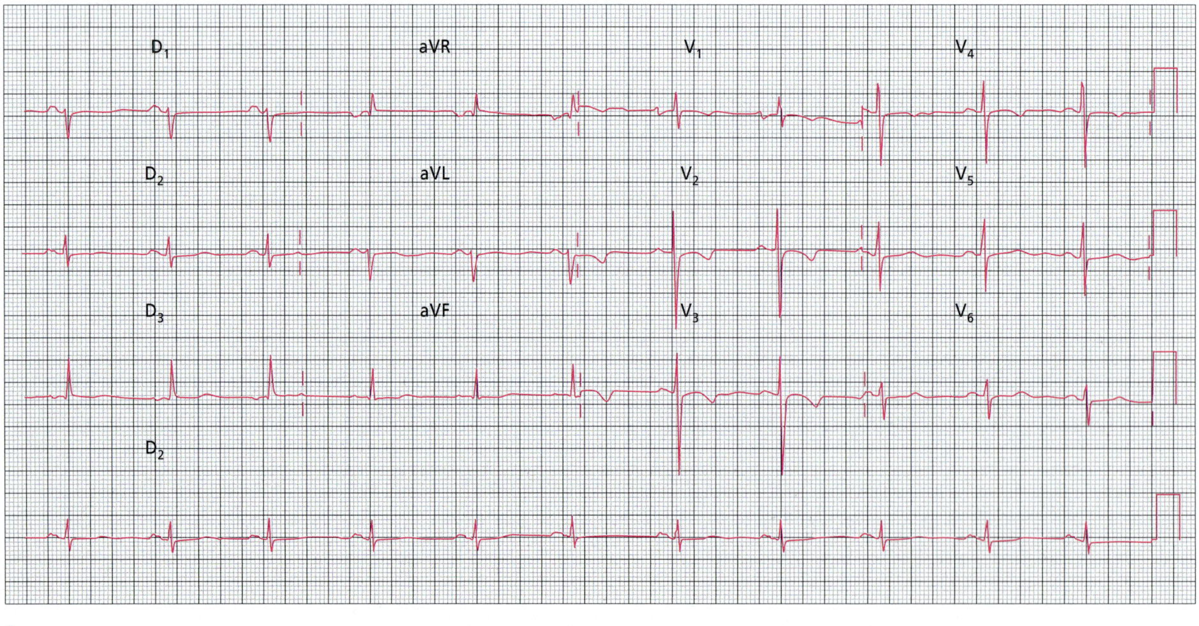

Laudo:____

978-85-7241-870-6

Eletrocardiograma 3 – LVMDG – Paciente do sexo masculino, com 21 anos de idade, biótipo longilíneo e assintomático.

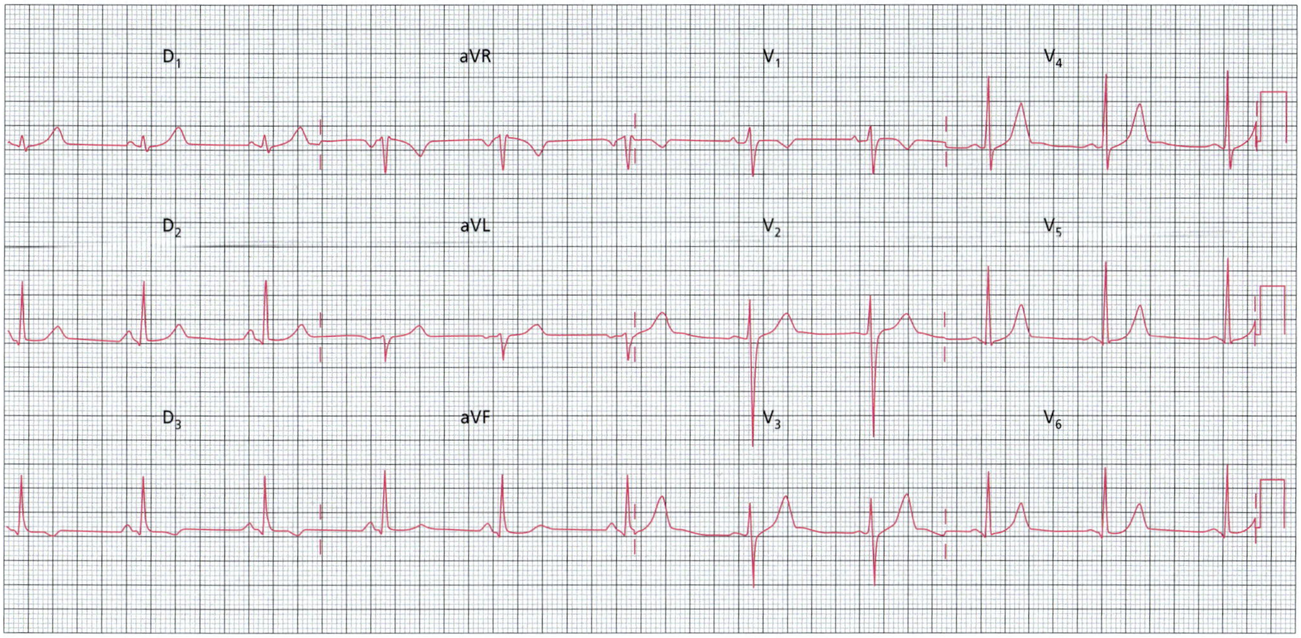

Laudo:____

____

____

Eletrocardiograma 4 – OG – Paciente do sexo masculino, com 65 anos de idade, história de infarto do miocárdio pregresso e cirurgia de revascularização miocárdica.

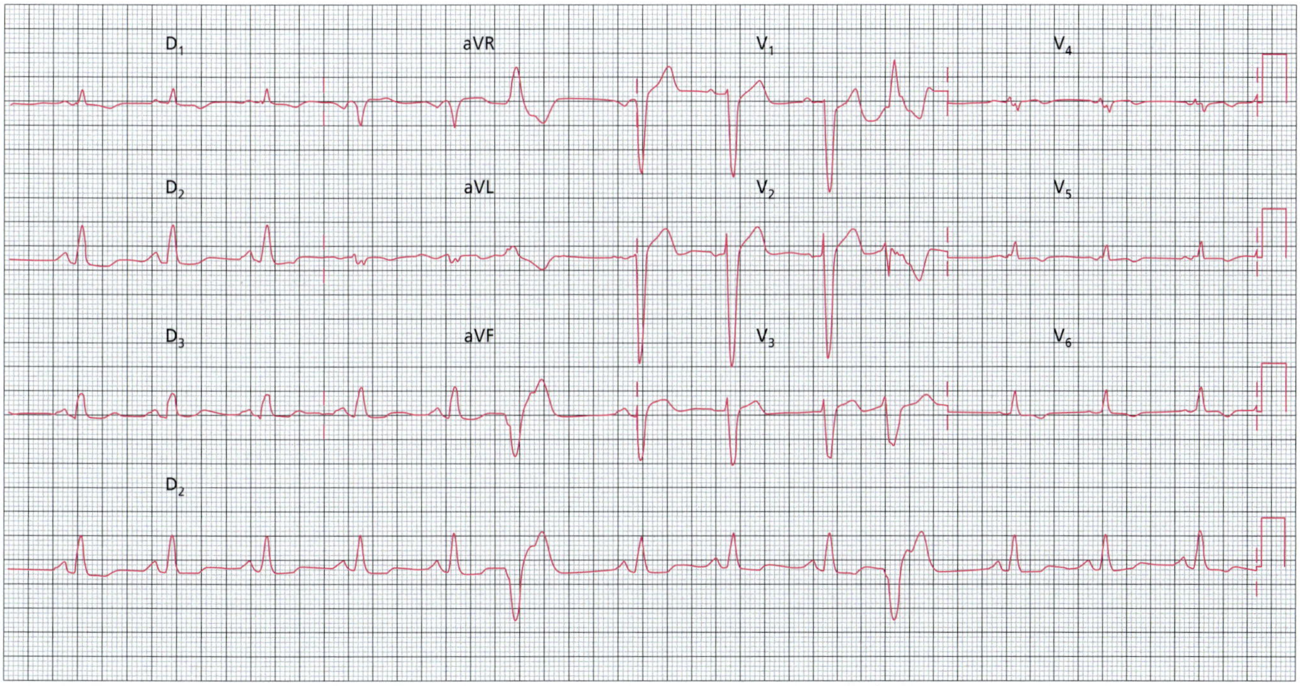

Laudo:____

____

____

978-85-7241-870-6

Eletrocardiograma 5 – FVMR – Paciente do sexo masculino, com 25 anos de idade, procurou o serviço de emergência com dor torácica.

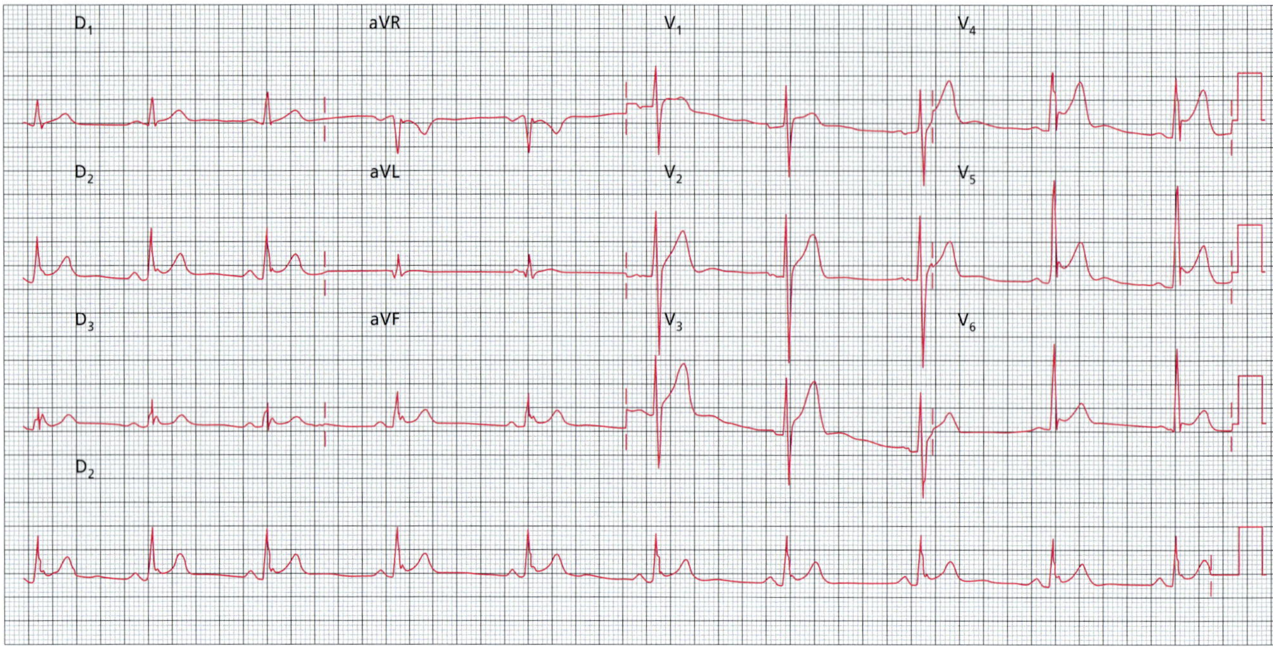

Laudo:____

978-85-7241-870-6

Eletrocardiograma 6 – TPS – Paciente do sexo feminino, com 69 anos de idade, internada com insuficiência cardíaca congestiva classe IV.

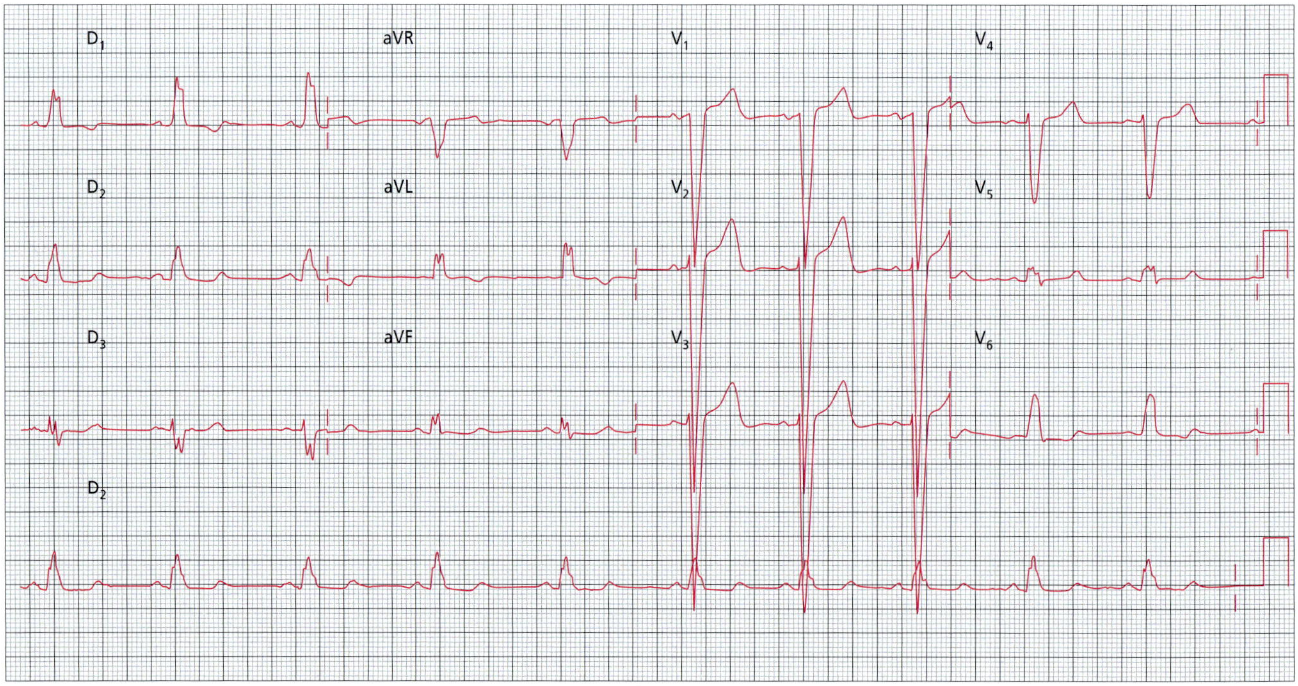

Laudo:____

Eletrocardiograma 7 – MTACV – Paciente do sexo feminino, com 87 anos de idade, internada com queixas de palpitação e dispneia.

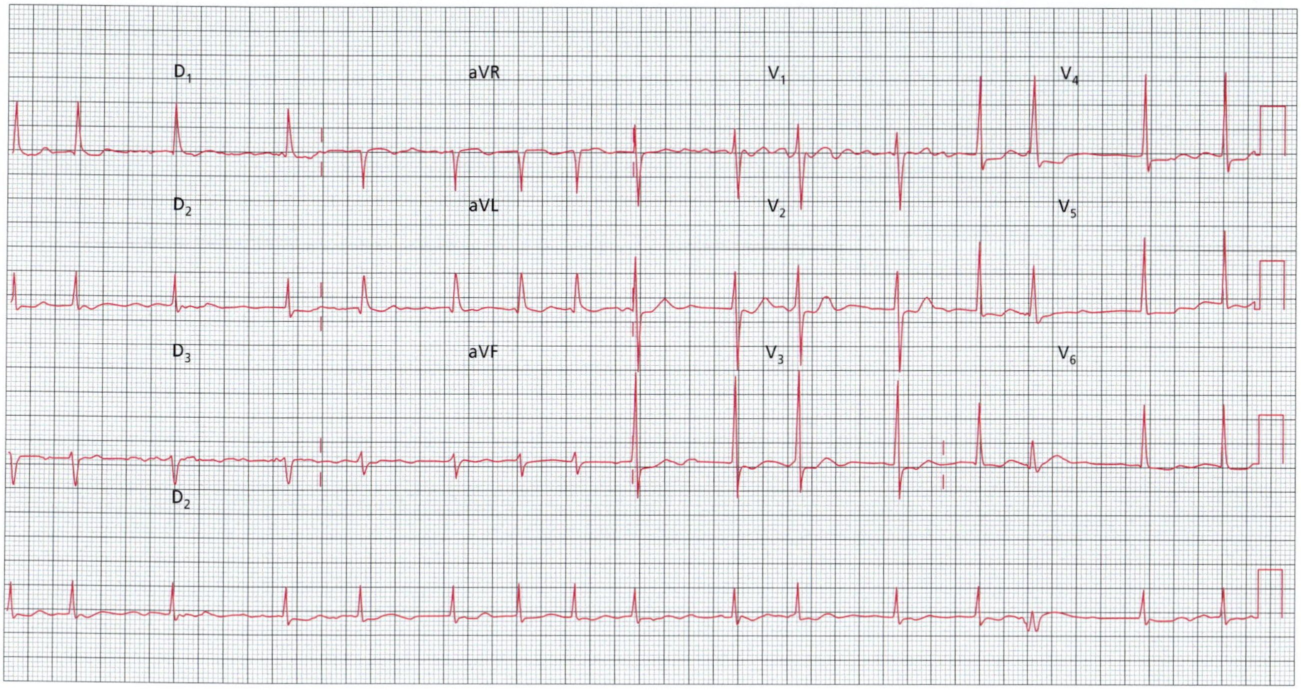

Laudo:____

Eletrocardiograma 8 – CF – Paciente do sexo feminino, com 78 anos de idade, internada com dor precordial típica.

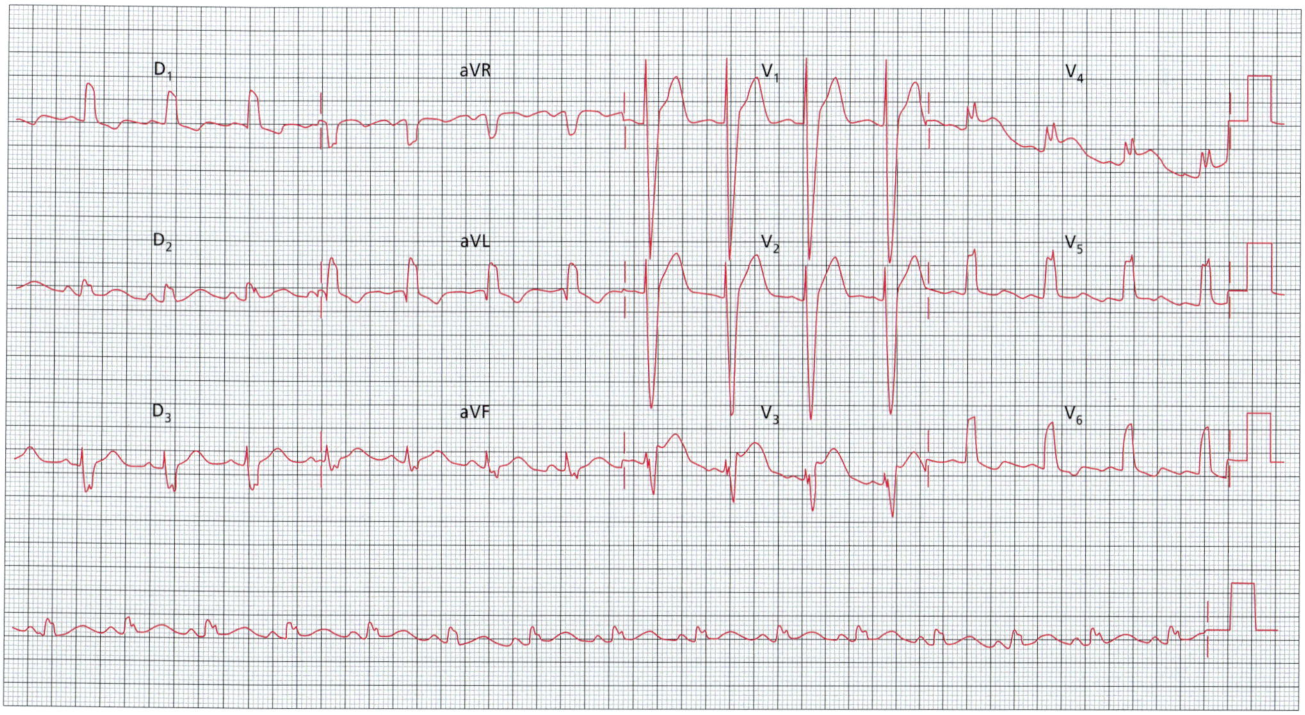

Laudo:____

978-85-7241-870-6

Eletrocardiograma 9 – JFGF – Paciente do sexo masculino, com 70 anos de idade, história de dor precordial atípica e palpitações.

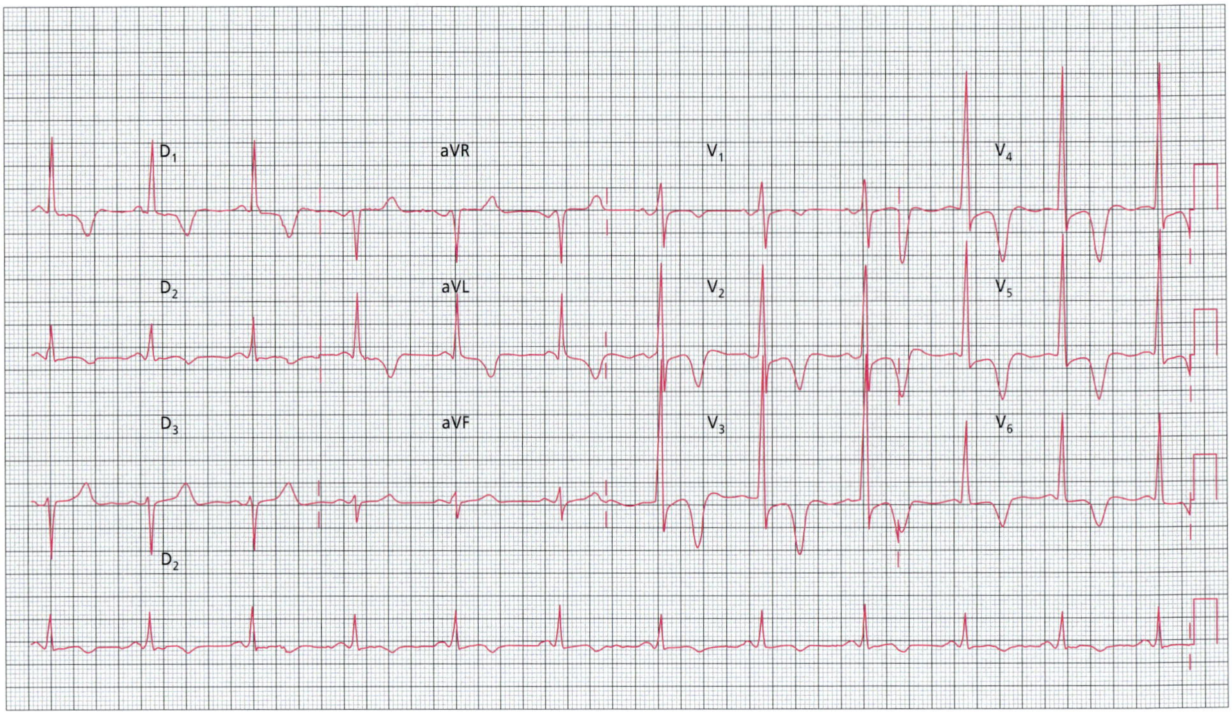

Laudo:____

978-85-7241-870-6

Eletrocardiograma 10 – ZCB – Paciente do sexo feminino, com 76 anos de idade, hipertensa, em tratamento clínico com diurético e betabloqueador.

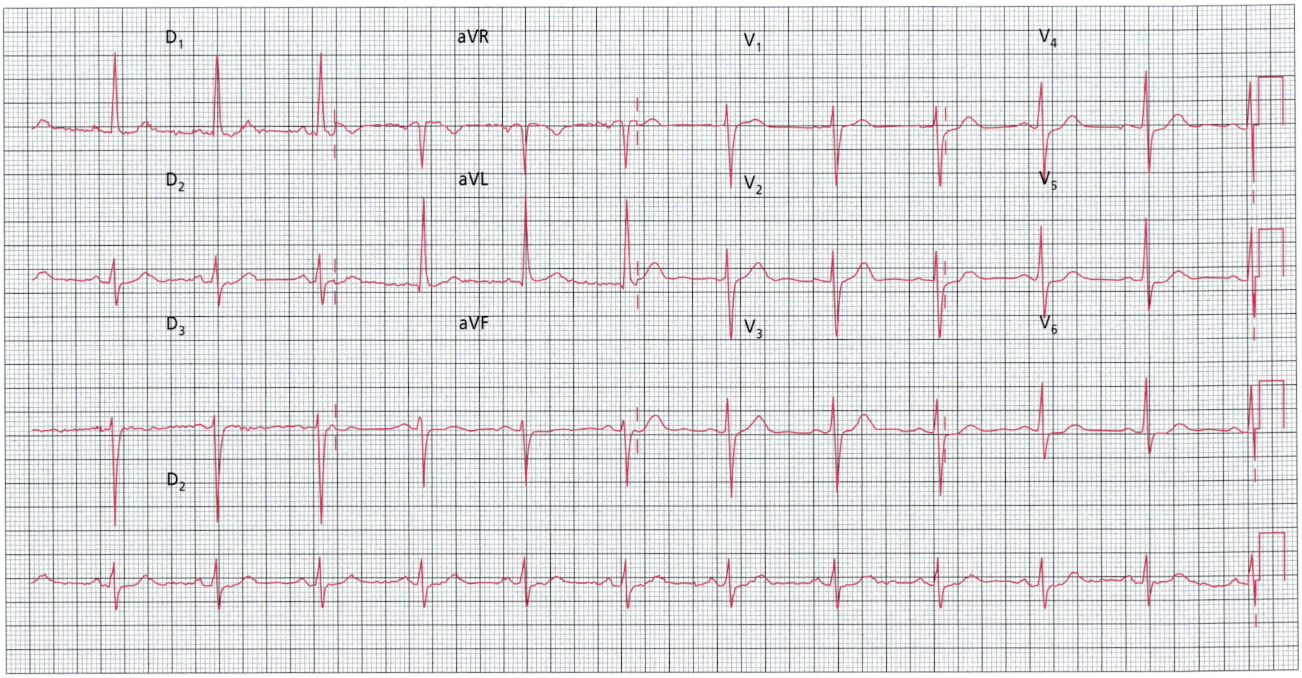

Laudo:____

Eletrocardiograma 11 – MES – Paciente do sexo feminino, com 41 anos de idade e história de infarto do miocárdio pregresso.

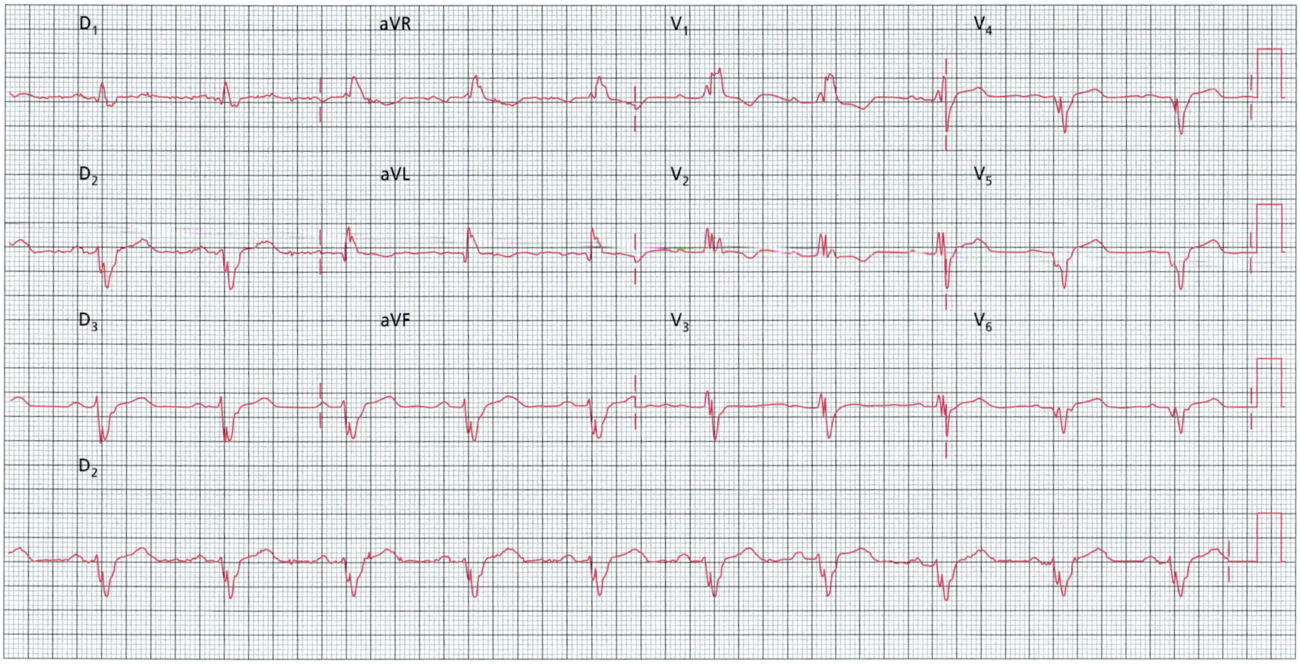

Laudo:____

Eletrocardiograma 12 – RMF – Paciente do sexo feminino, com 48 anos de idade e história de hipertensão arterial, tratada com diurético e inibidor da enzima conversora da angiotensina.

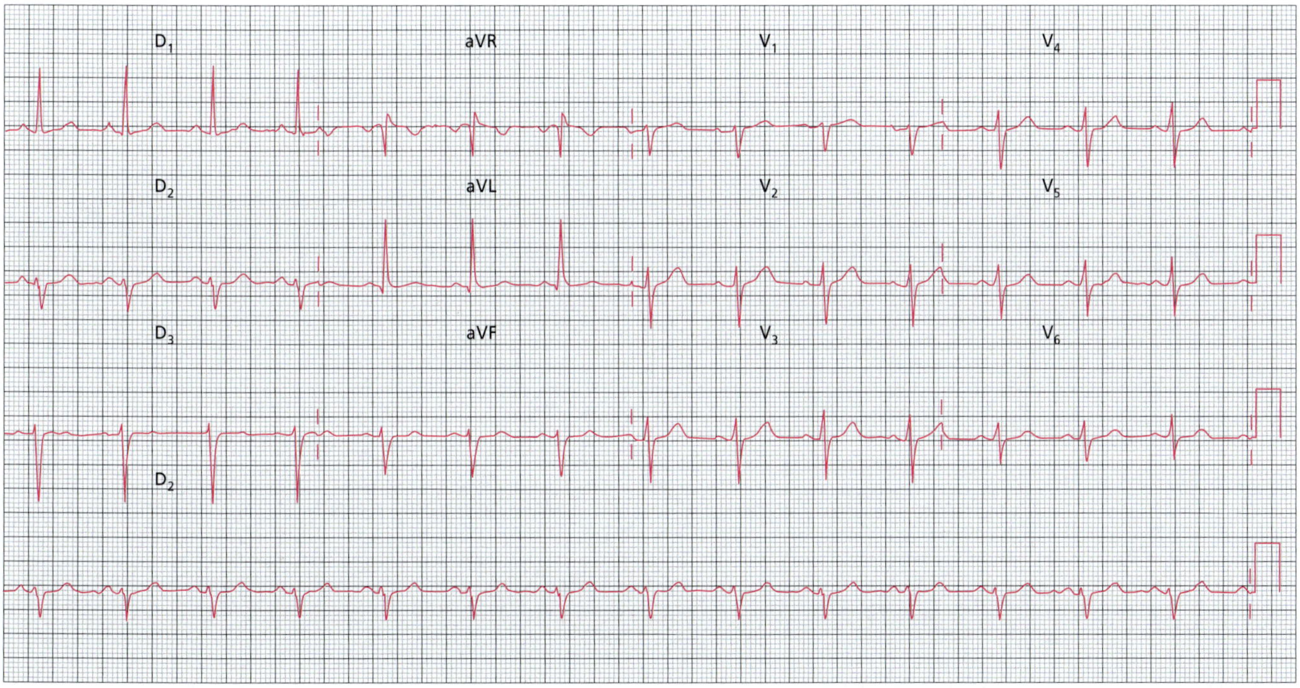

Laudo:____

978-85-7241-870-6

Eletrocardiograma 13 – JRLS – Paciente do sexo masculino, com 43 anos de idade, encaminhado ao cardiologista em decorrência de eletrocardiograma com bloqueio completo do ramo esquerdo.

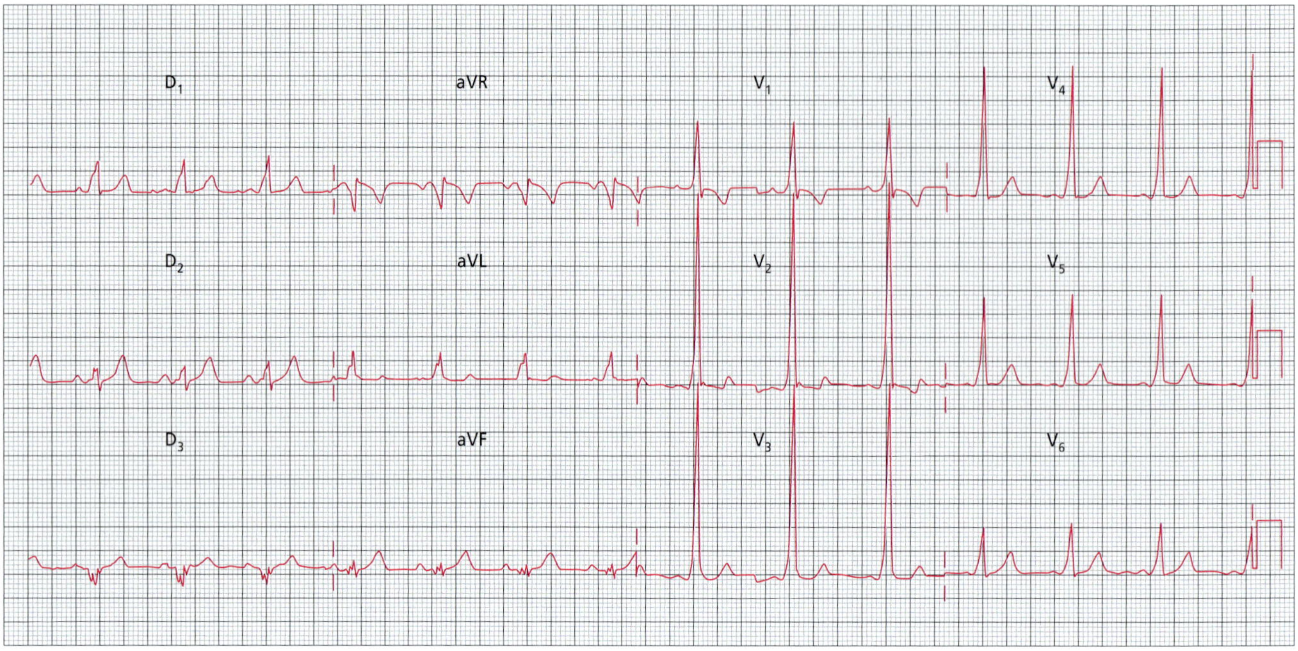

Laudo:________________________________

978-85-7241-870-6

Eletrocardiograma 14 – GM – Paciente do sexo masculino, com 73 anos de idade, internado com queixas de palpitações, dispneia e níveis pressóricos elevados. Havia abandonado o uso de hipotensores há 3 meses.

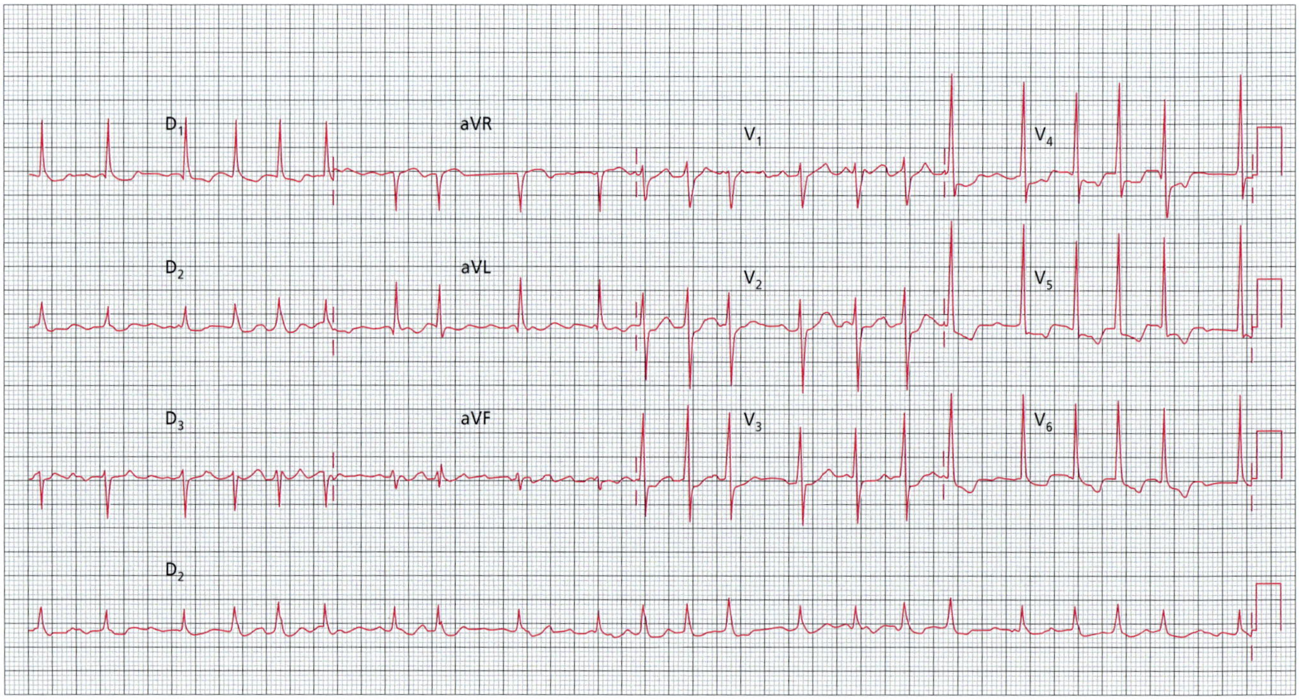

Laudo:________________________________

Eletrocardiograma 15 – Traçado do mesmo paciente do exemplo anterior, 10 dias após o uso de diurético e betabloqueador.

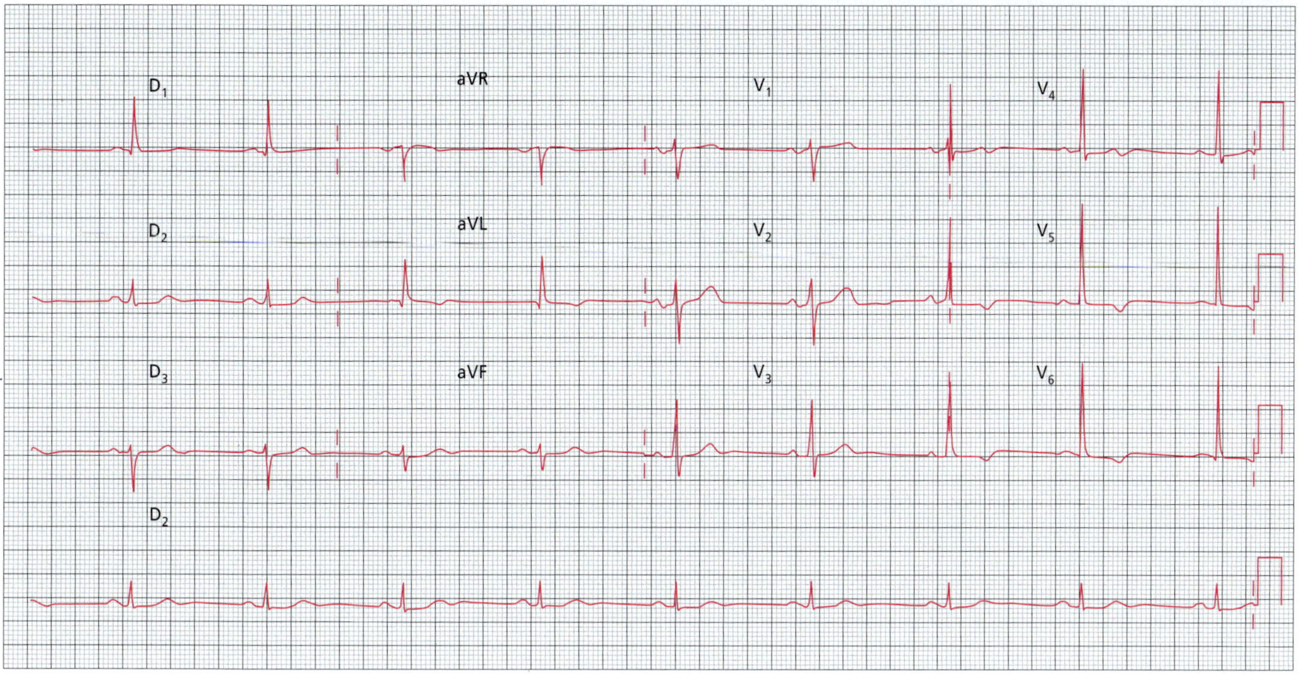

Laudo:____

Eletrocardiograma 16 – DS – Paciente do sexo feminino, com 86 anos de idade, diabética e hipertensa. Tratada com diurético, inibidor da enzima conversora da angiotensina e carvedilol.

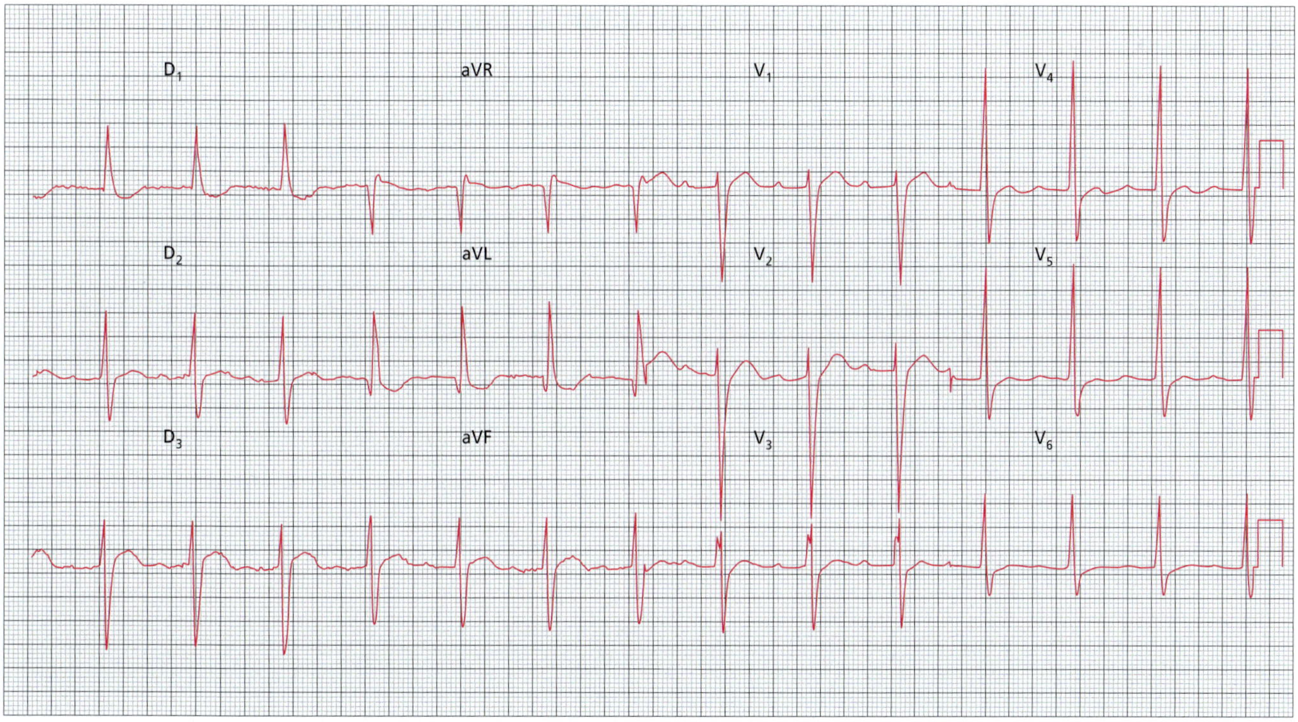

Laudo:____

978-85-7241-870-6

Eletrocardiograma 17 – LMCS – Paciente do sexo feminino, com 63 anos de idade, história de internação em unidade de terapia intensiva por infarto agudo do miocárdio, além de tratamento clínico para hipotiroidismo.

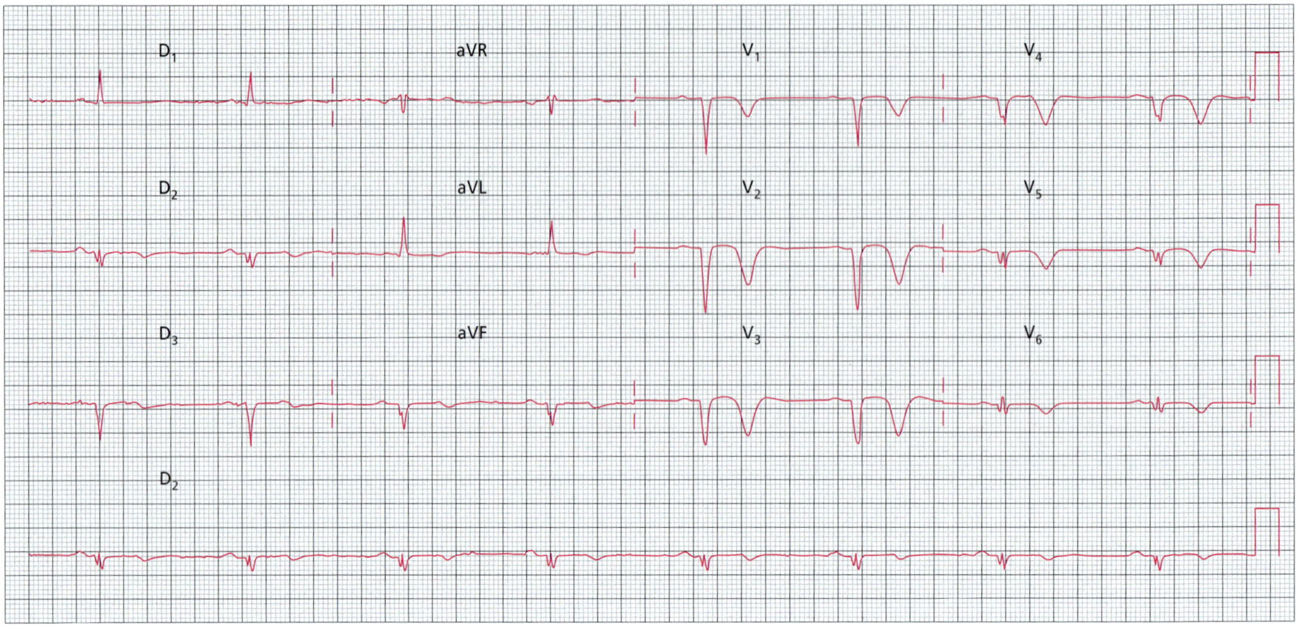

Laudo:

978-85-7241-870-6

Eletrocardiograma 18 – LMF – Paciente do sexo feminino, com 63 anos de idade, história de hipertensão arterial sistêmica de longa evolução.

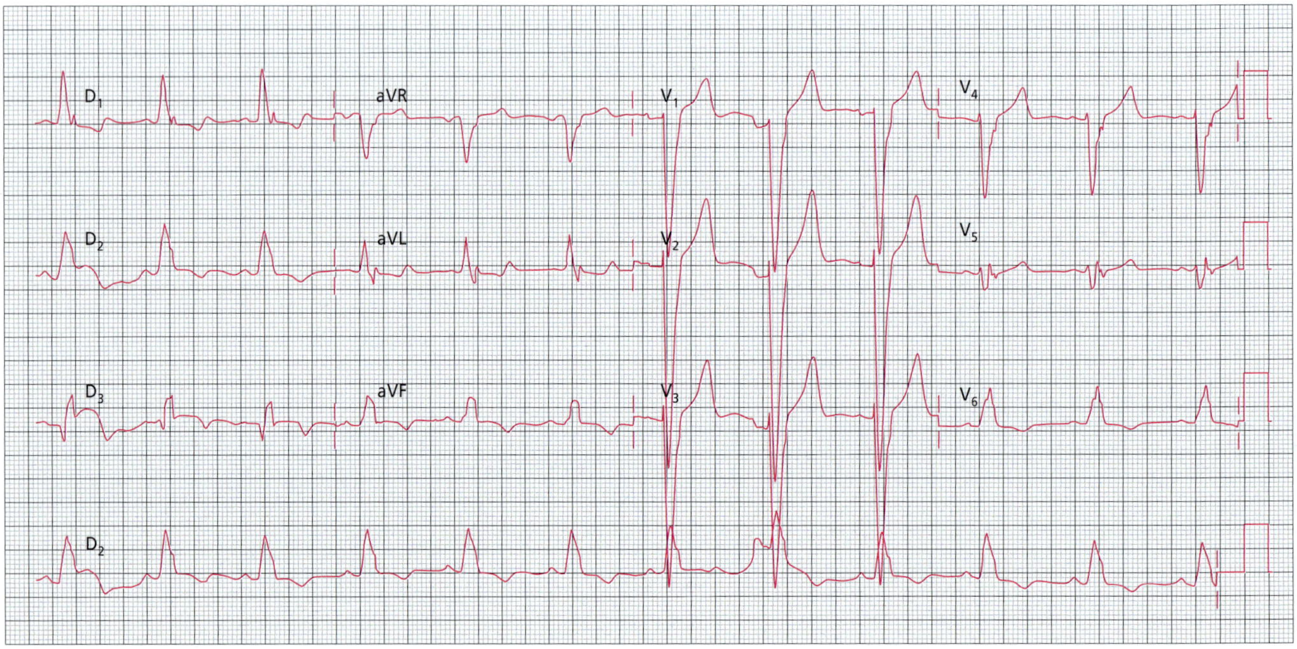

Laudo:

Eletrocardiograma 19 – ONM – Paciente do sexo feminino, com 78 anos de idade, internada na unidade de terapia intensiva com o diagnóstico de angina instável.

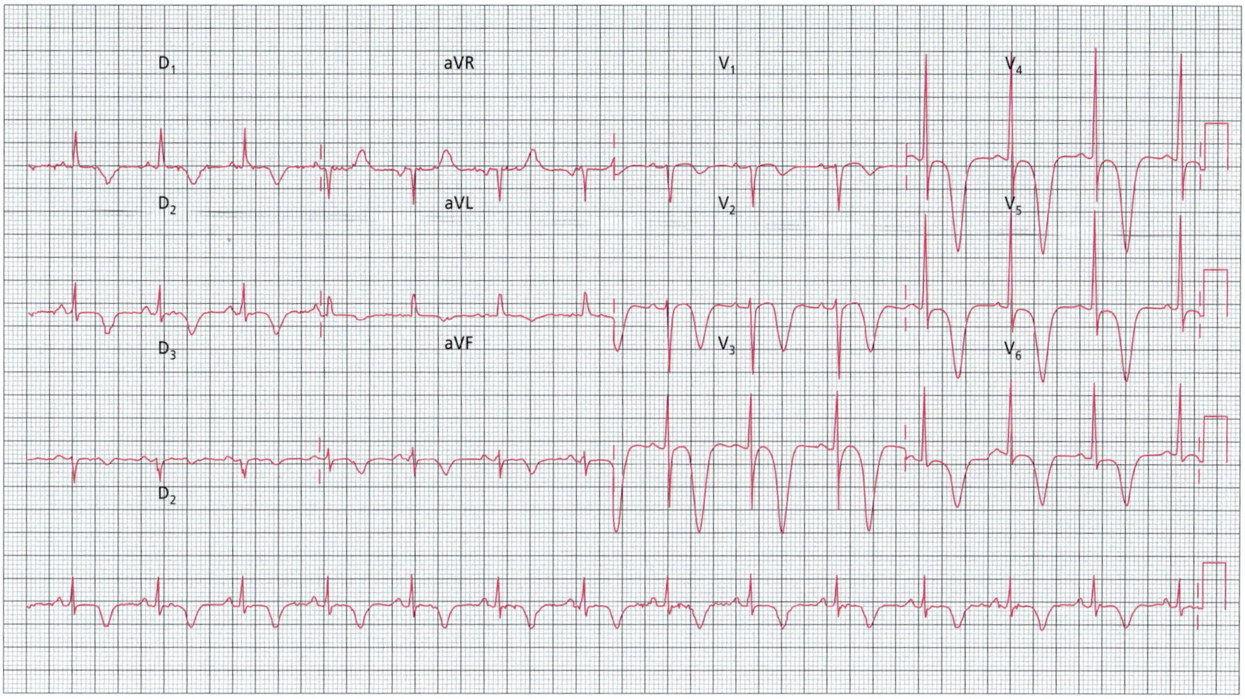

Laudo:____

Eletrocardiograma 20 – Traçado eletrocardiográfico da mesma paciente do exercício anterior, efetuado após 36 dias.

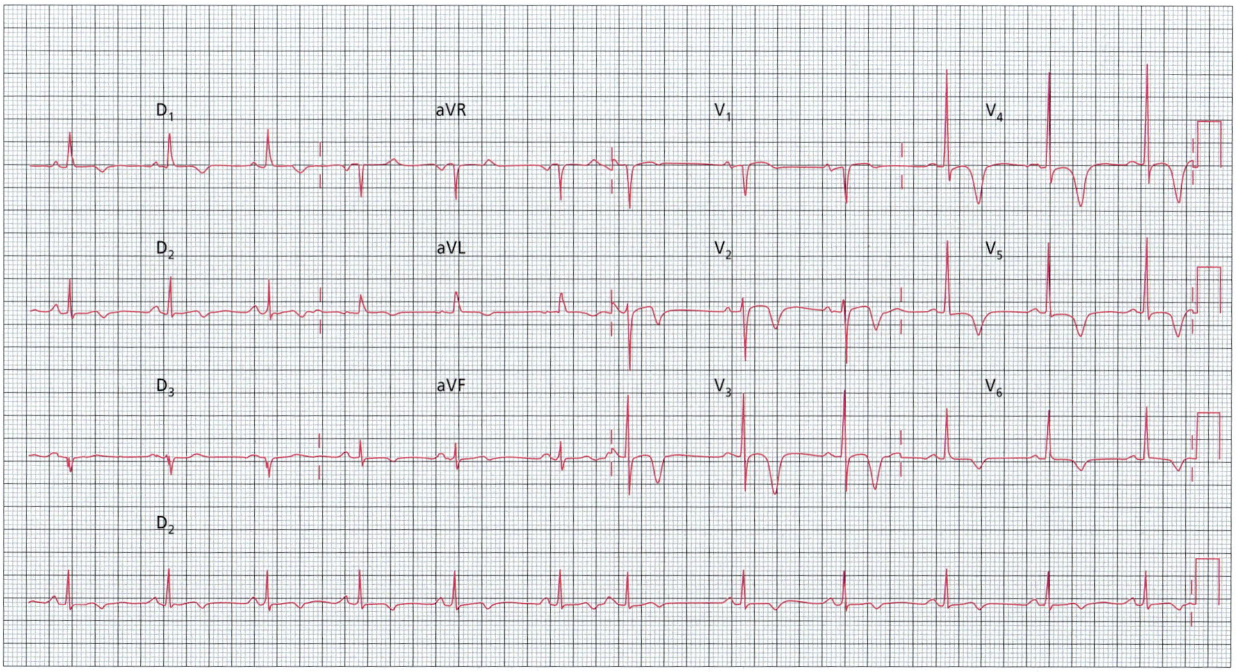

Laudo:____

978-85-7241-870-6

Eletrocardiograma 21 – Traçado eletrocardiográfico da mesma paciente do exercício anterior, efetuado após 52 dias do primeiro traçado.

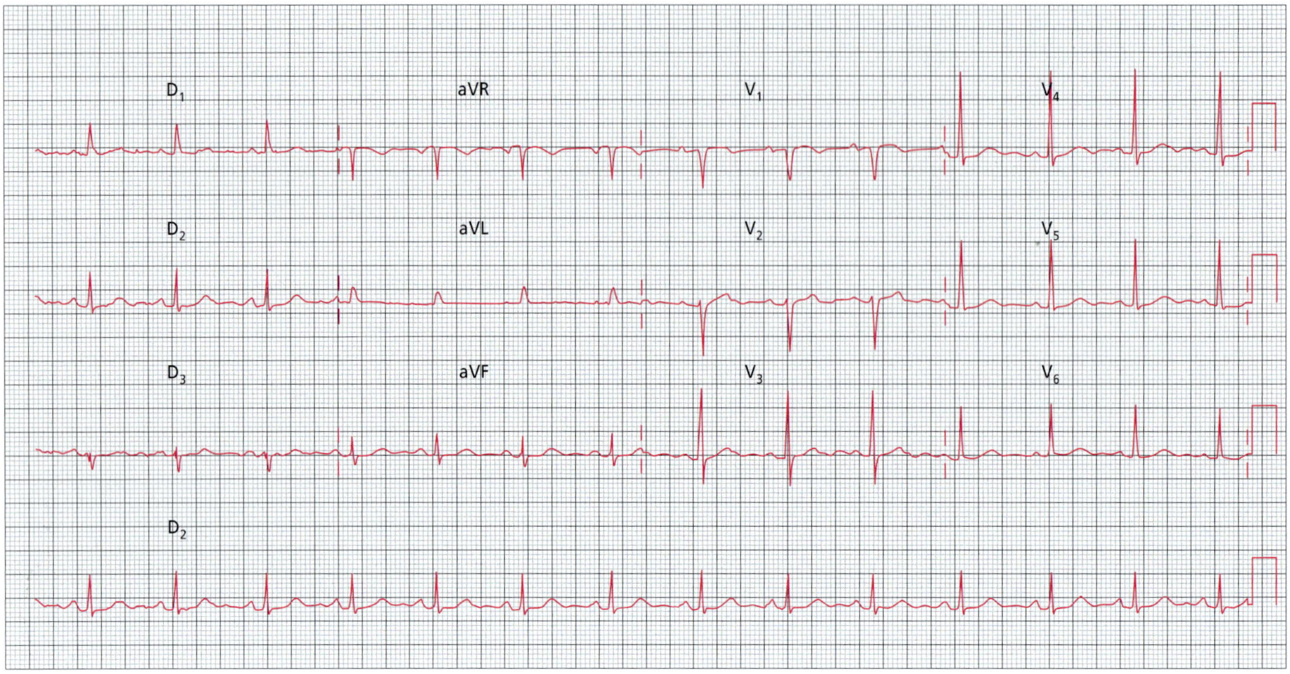

Laudo:____

____

____

978-85-7241-870-6

Eletrocardiograma 22 – TSA – Paciente do sexo masculino, com 70 anos de idade, hipertenso, tratado com diurético e inibidor da enzima conversora da angiotensina.

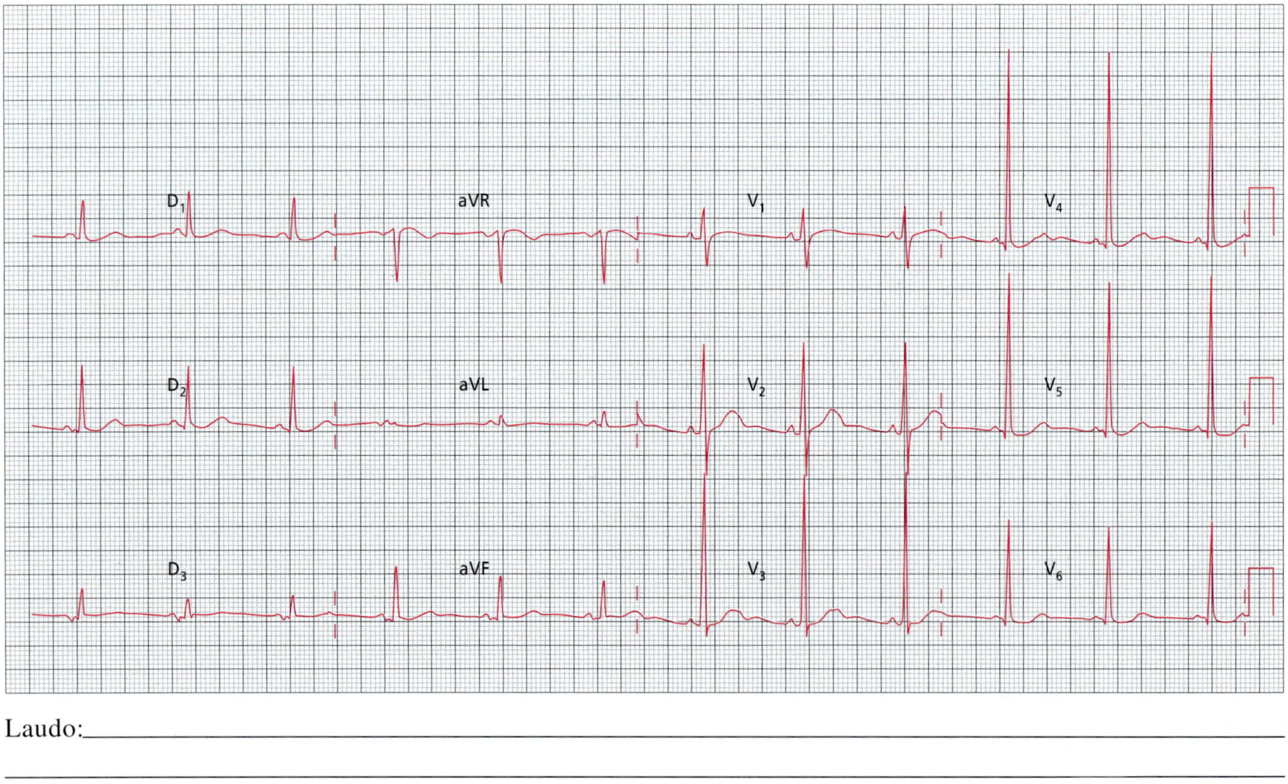

Laudo:____

____

____

Eletrocardiograma 23 – JBCA – Paciente do sexo masculino, com 84 anos de idade, tabagista crônico, internado com dor torácica típica.

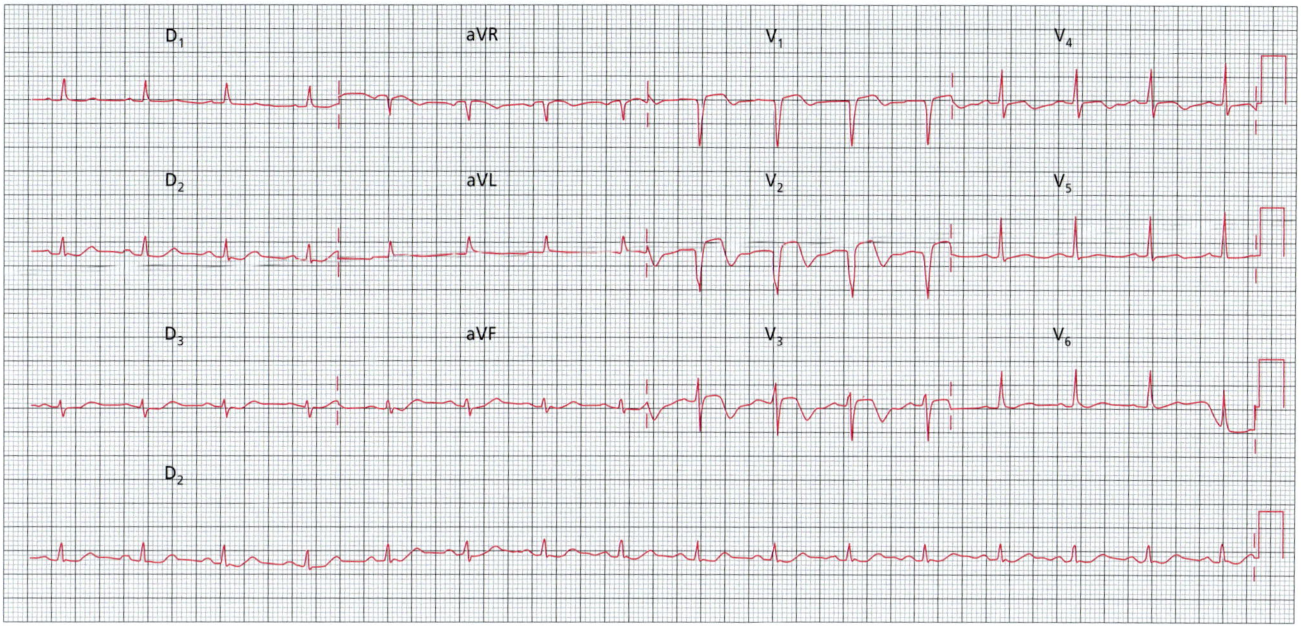

Laudo:____

Eletrocardiograma 24 – LHAF – Paciente do sexo feminino, com 22 anos de idade, encaminhada ao cardiologista em decorrência da queixa de dor torácica.

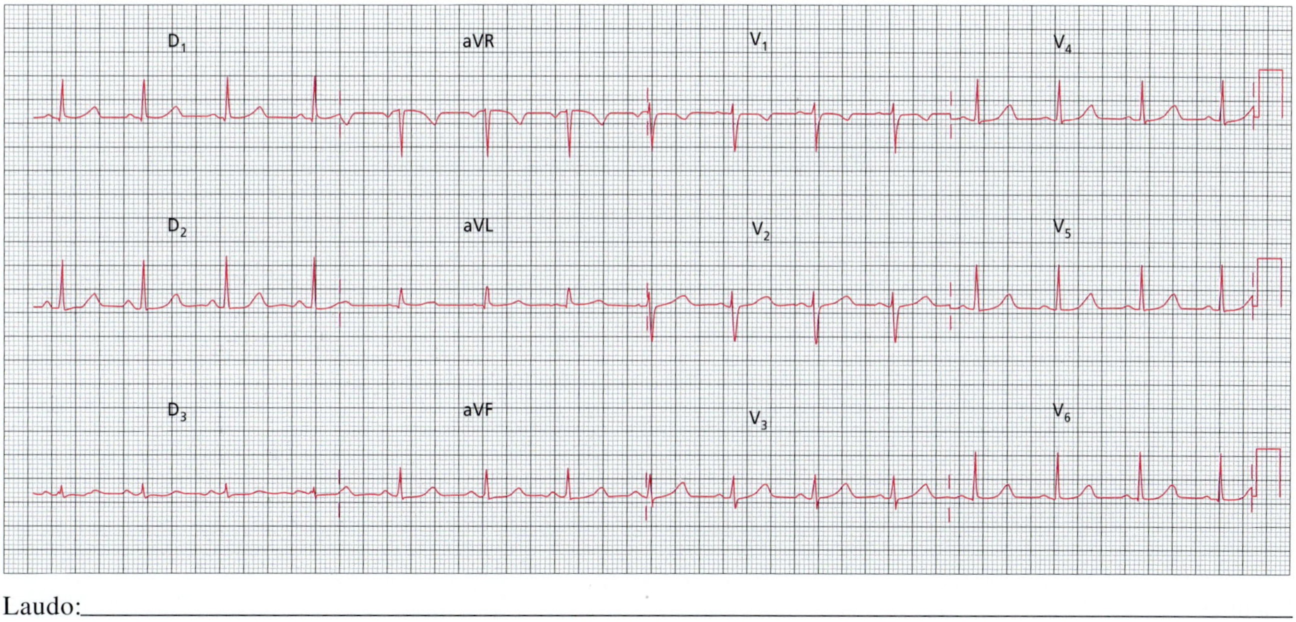

Laudo:____

978-85-7241-870-6

Eletrocardiograma 25 – VJGM – Paciente do sexo feminino, com 30 anos de idade, encaminhada ao cardiologista em decorrência do diagnóstico eletrocardiográfico de alterações da repolarização ventricular.

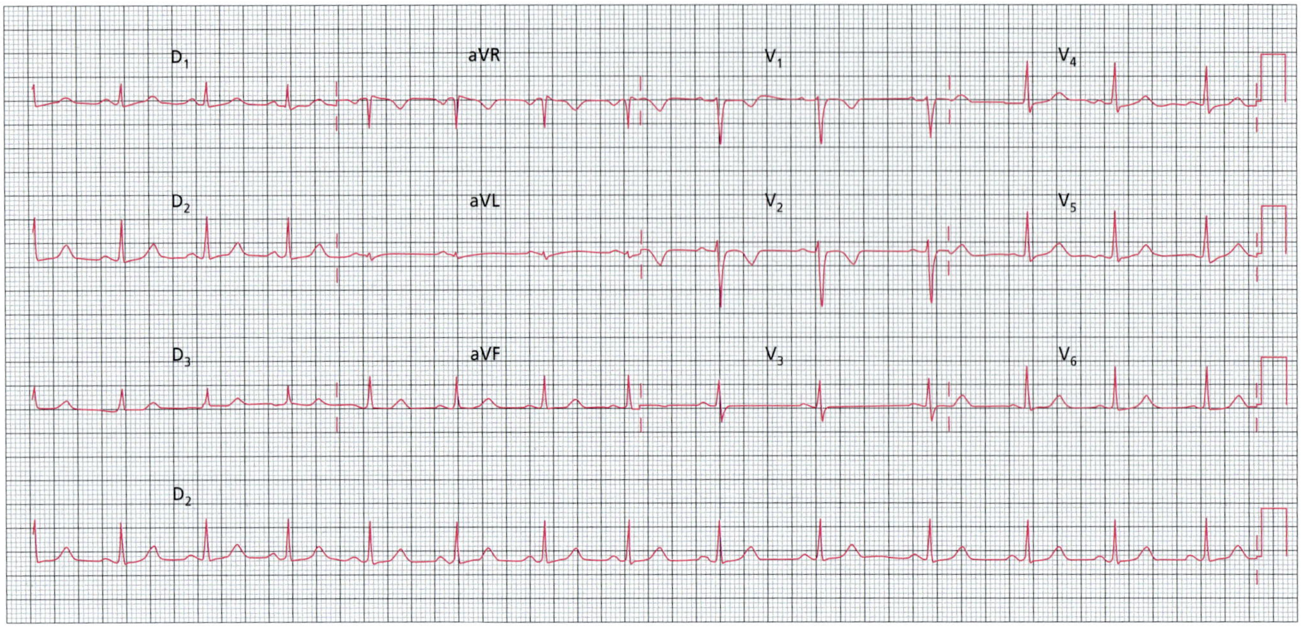

Laudo:____

978-85-7241-870-6

Eletrocardiograma 26 – ARFO – Paciente do sexo masculino, com 65 anos de idade, encaminhado ao cardiologista aos 40 anos de idade com diagnóstico de valvopatia aórtica.

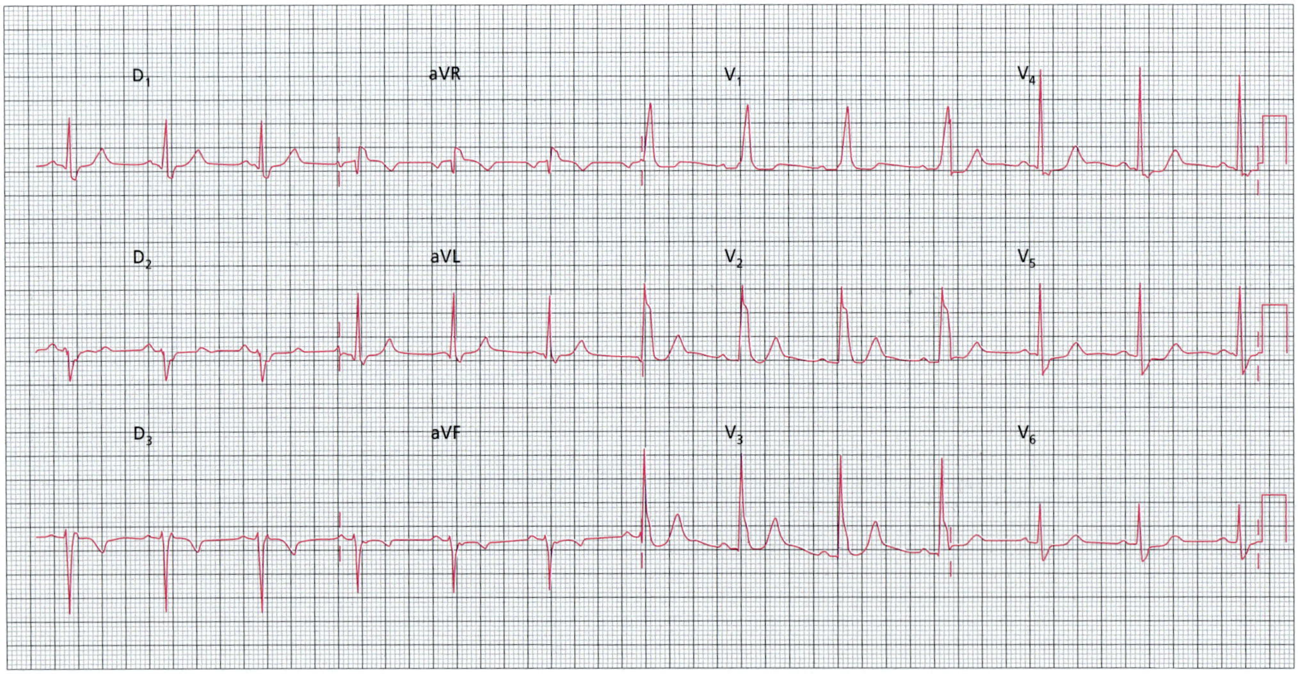

Laudo:____

Eletrocardiograma 27 – EJ – Paciente do sexo feminino, com 54 anos de idade, internada na unidade de terapia intensiva com insuficiência cardíaca congestiva.

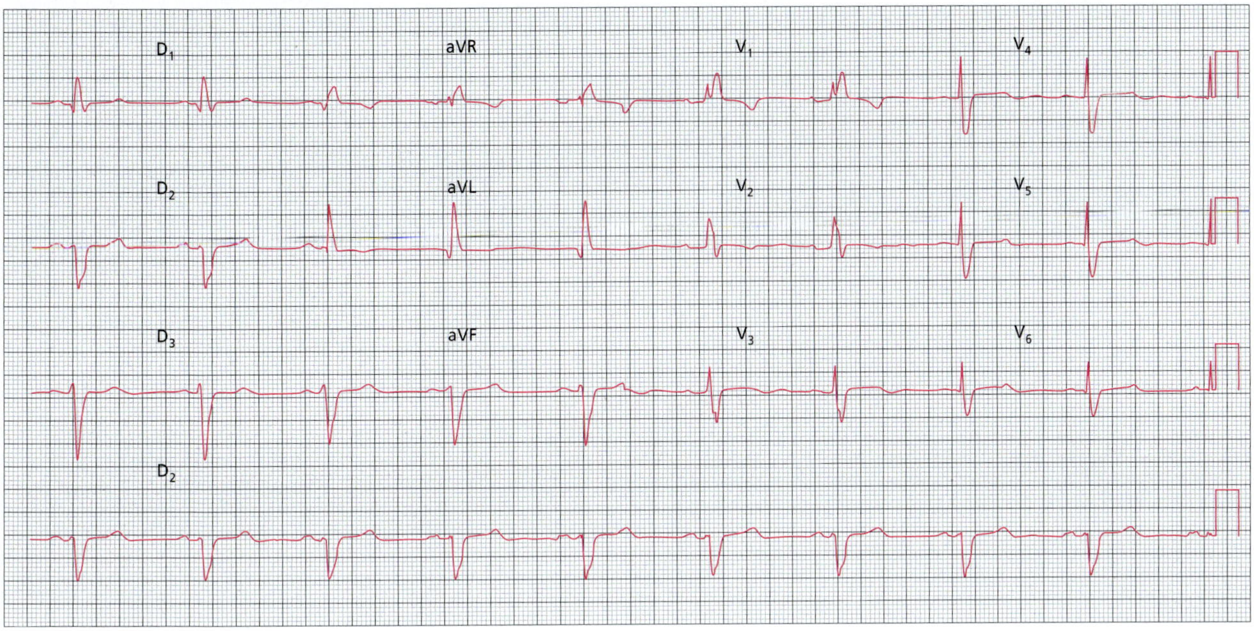

Laudo:____

____

____

Eletrocardiograma 28 – MBM – Paciente do sexo masculino, com 62 anos de idade, hipertenso e com história de cirurgia de revascularização miocárdica.

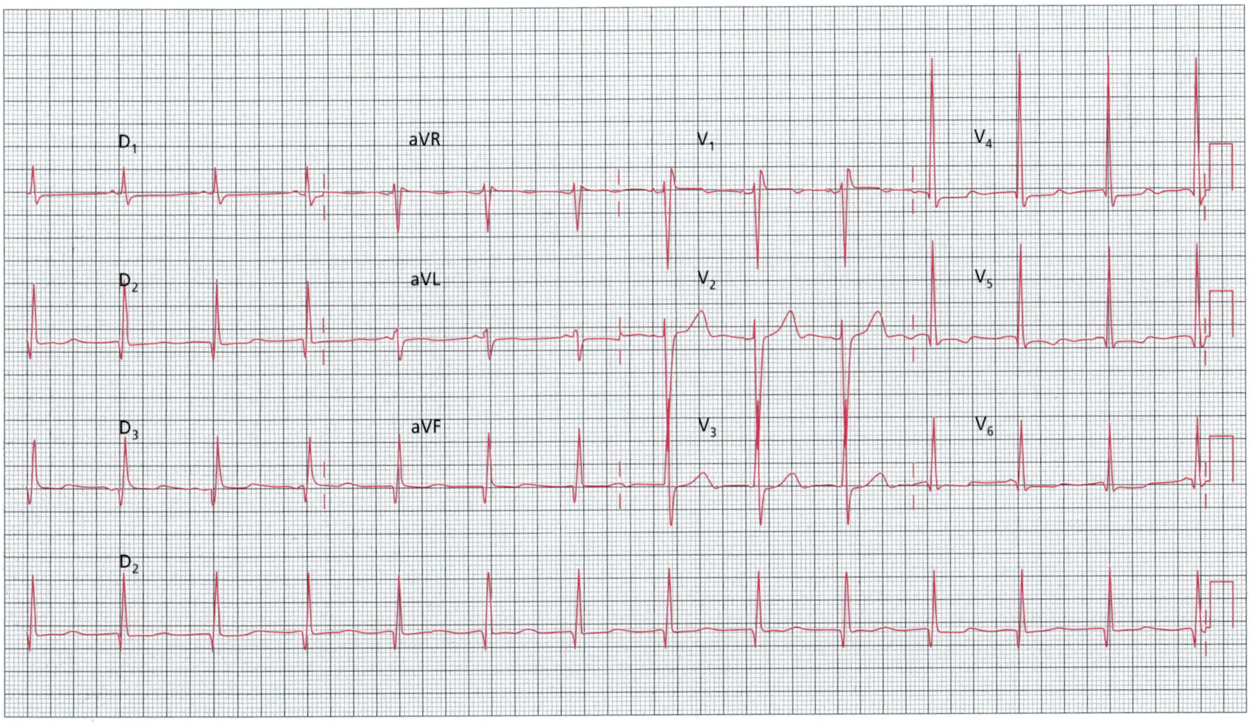

Laudo:____

____

____

978-85-7241-870-6

Eletrocardiograma 29 – HDR – Paciente do sexo masculino, com 85 anos de idade e história de internação por infarto agudo do miocárdio há muitos anos e cirurgia de revascularização miocárdica.

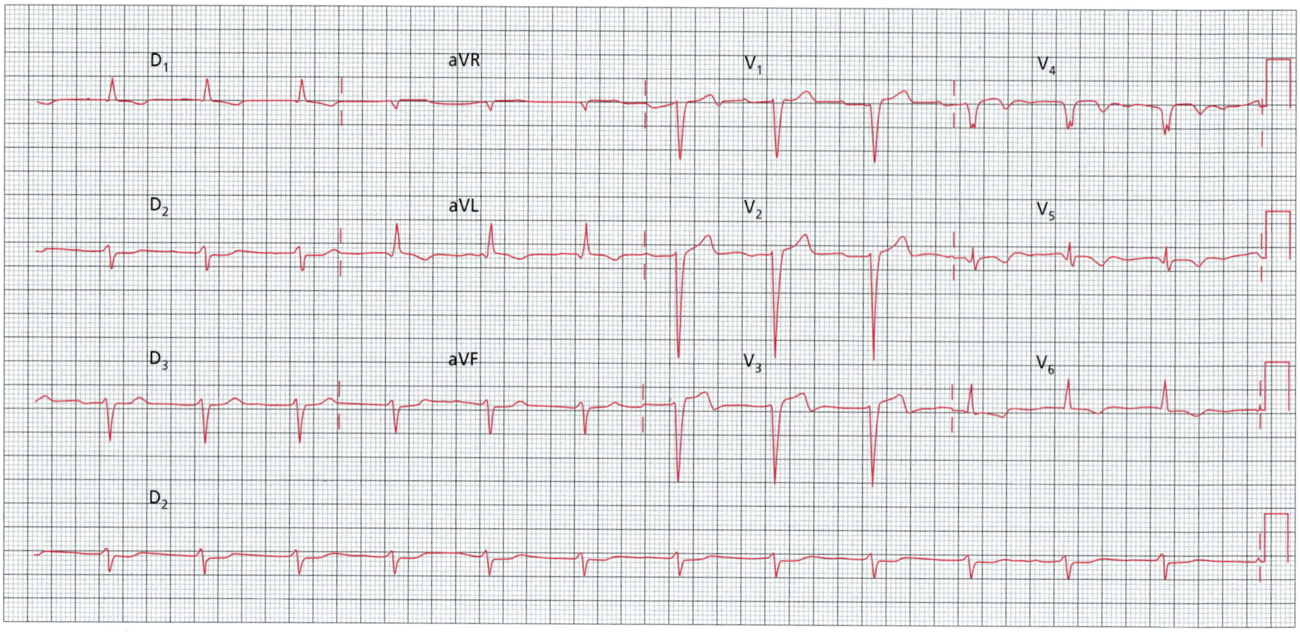

Laudo:____

978-85-7241-870-6

Eletrocardiograma 30 – SAO – Paciente do sexo masculino, com 33 anos de idade, procurou o cardiologista porque foi informado ser portador de arritmia cardíaca em exame periódico de saúde.

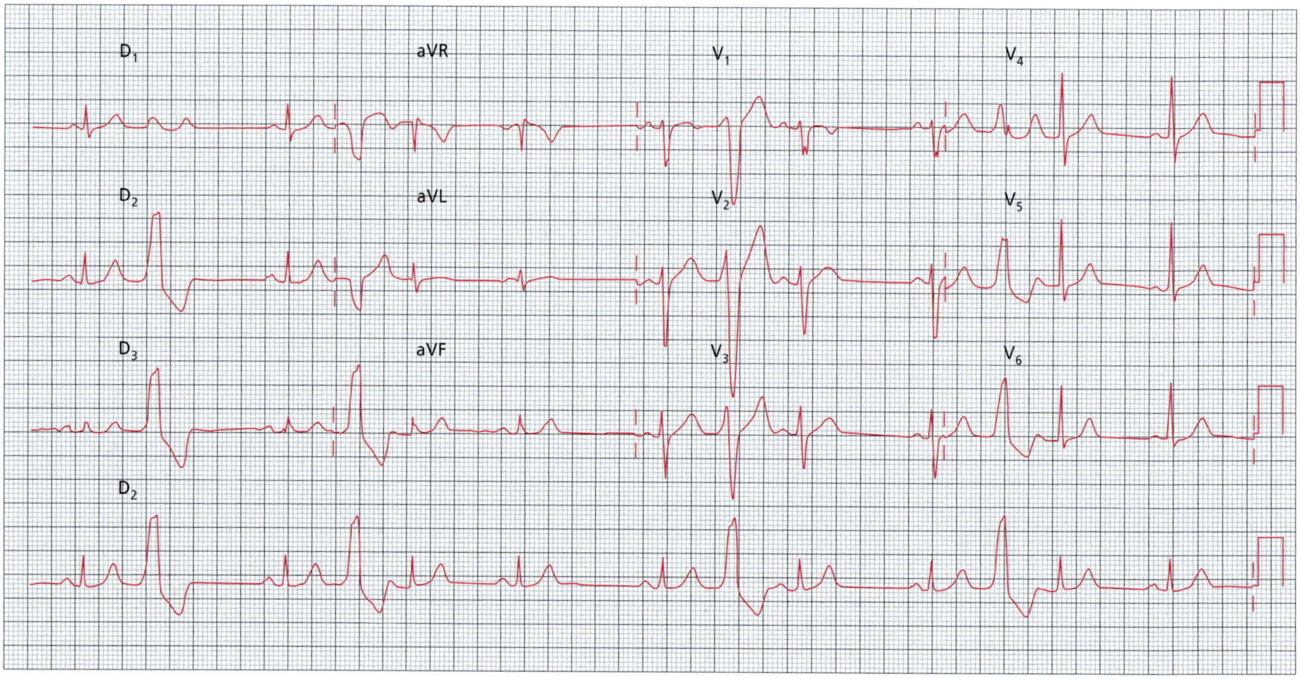

Laudo:____

Eletrocardiograma 31 – MJA – Paciente do sexo masculino, com 40 anos de idade, história de palpitações e dispneia.

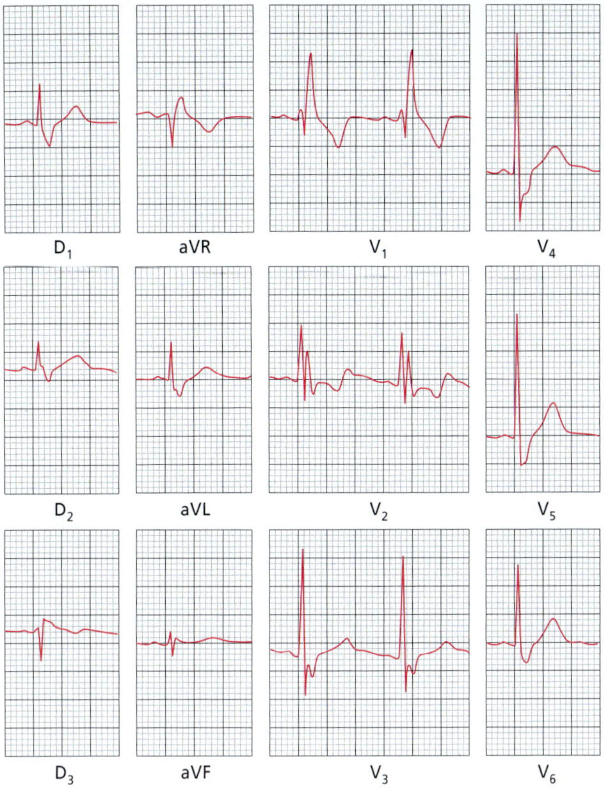

Laudo:____

____

____

Eletrocardiograma 32 – GCM – Paciente do sexo masculino, com 2 anos de idade, internado com insuficiência cardíaca congestiva.

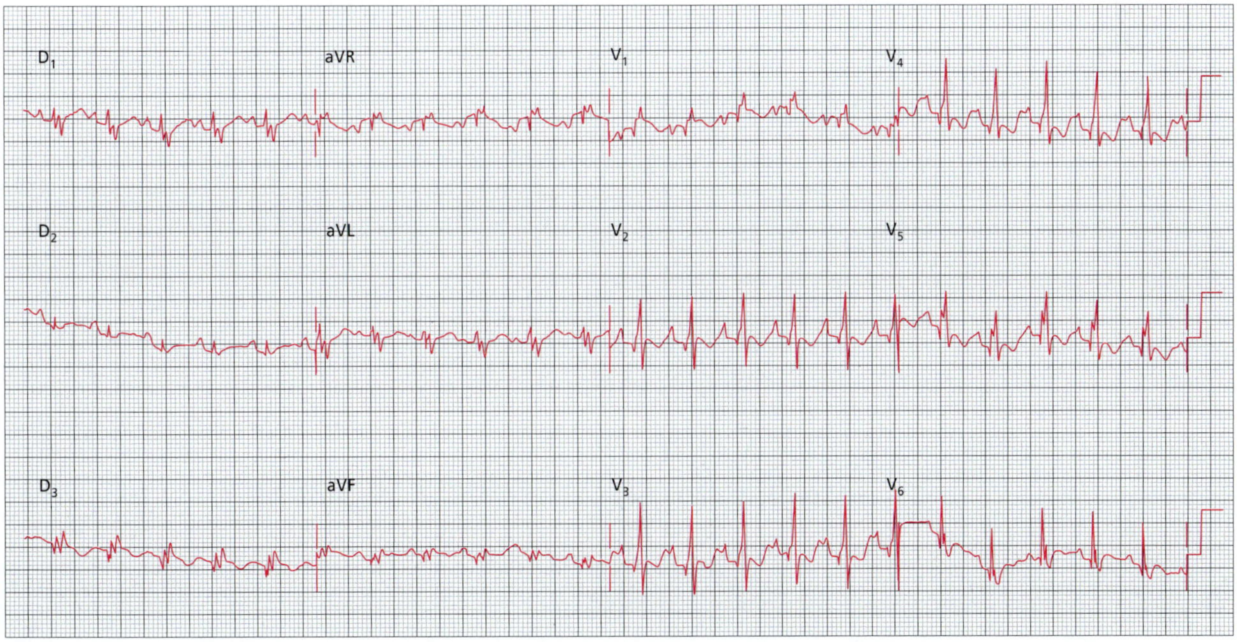

Laudo:____

____

____

978-85-7241-870-6

Eletrocardiograma 33 – MMG – Paciente do sexo masculino, com 48 anos de idade, história de intolerância a esforços físicos, além de episódios de palpitações.

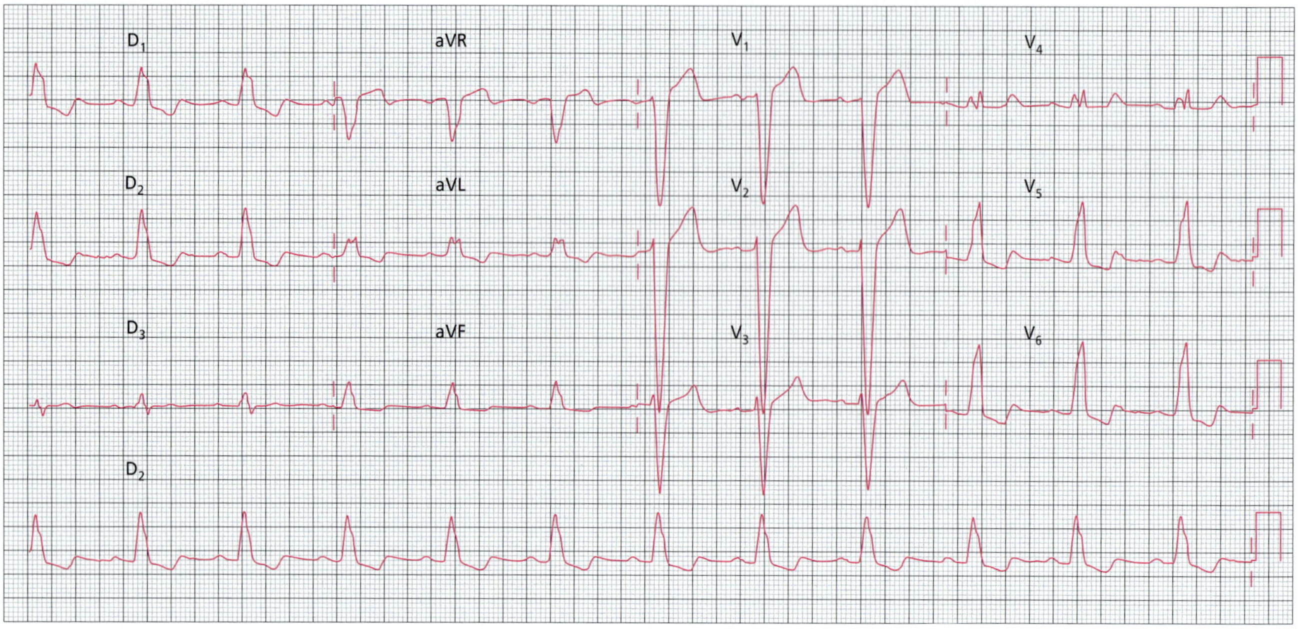

Laudo:____

____

____

978-85-7241-870-6

Eletrocardiograma 34 – ACG – Paciente do sexo feminino, com 25 anos de idade, história de dor torácica atípica.

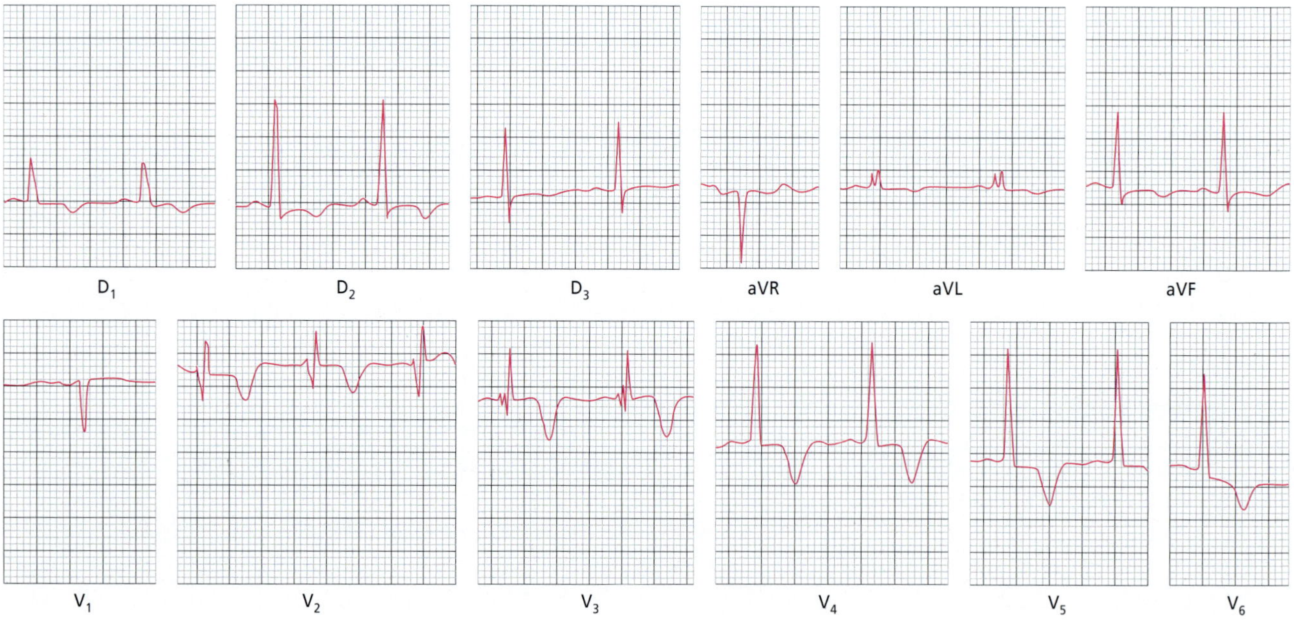

Laudo:____

____

____

Eletrocardiograma 35 – PLV – Paciente do sexo masculino, com 83 anos de idade, história de várias internações por descompensação da insuficiência cardíaca congestiva.

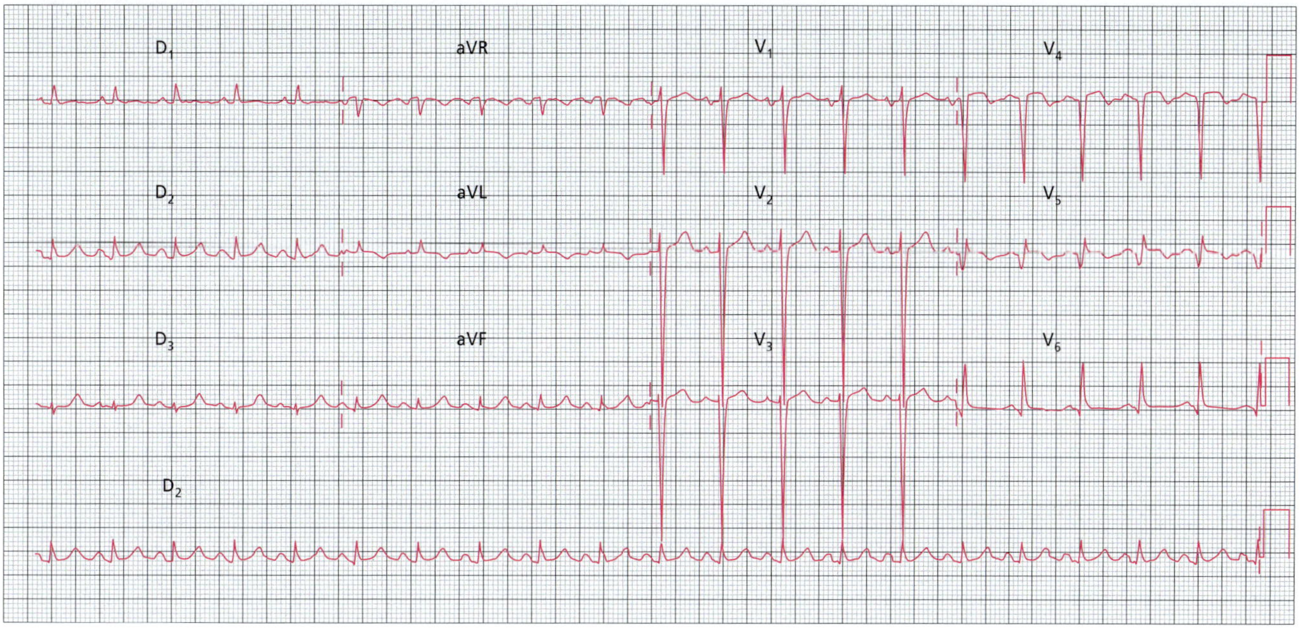

Laudo: ______________________________

____

____

Eletrocardiograma 36 – DB – Paciente do sexo masculino, com 43 anos de idade, assintomático. Encaminhado ao cardiologista devido ao eletrocardiograma alterado.

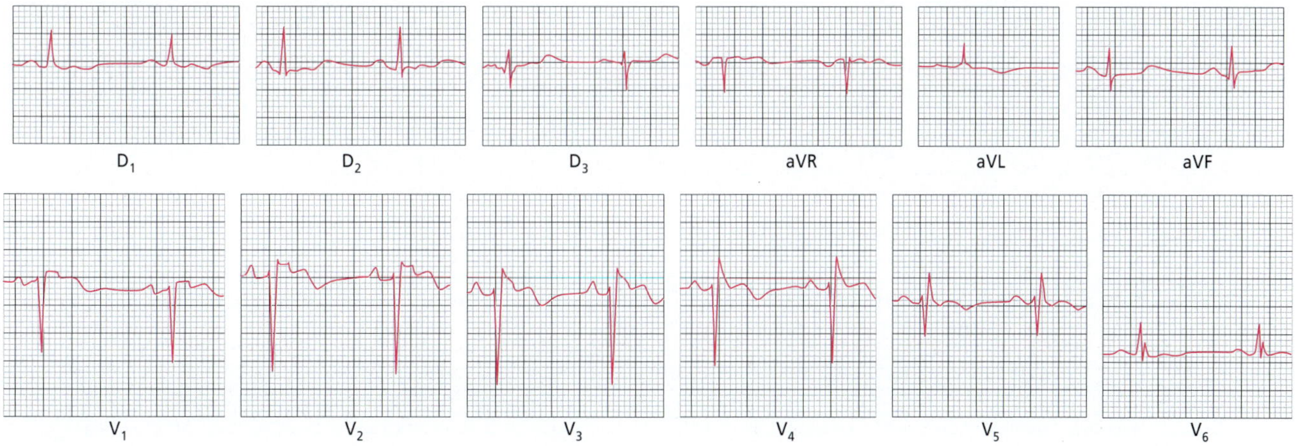

Laudo: ______________________________

____

____

978-85-7241-870-6

Eletrocardiograma 37 – ASN – Paciente do sexo masculino, com 30 anos de idade, internado na unidade de terapia intensiva com ferimento torácico por arma de fogo.

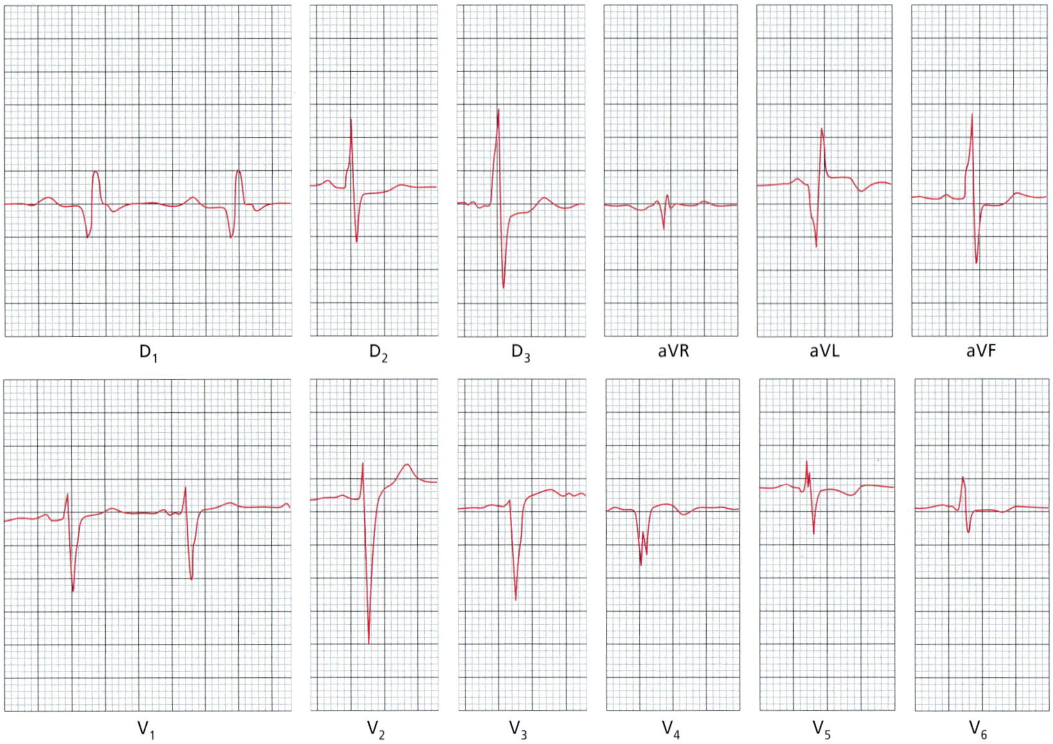

Laudo:____

978-85-7241-870-6

Eletrocardiograma 38 – DBO – Paciente do sexo feminino, com 27 anos de idade, história de palpitações.

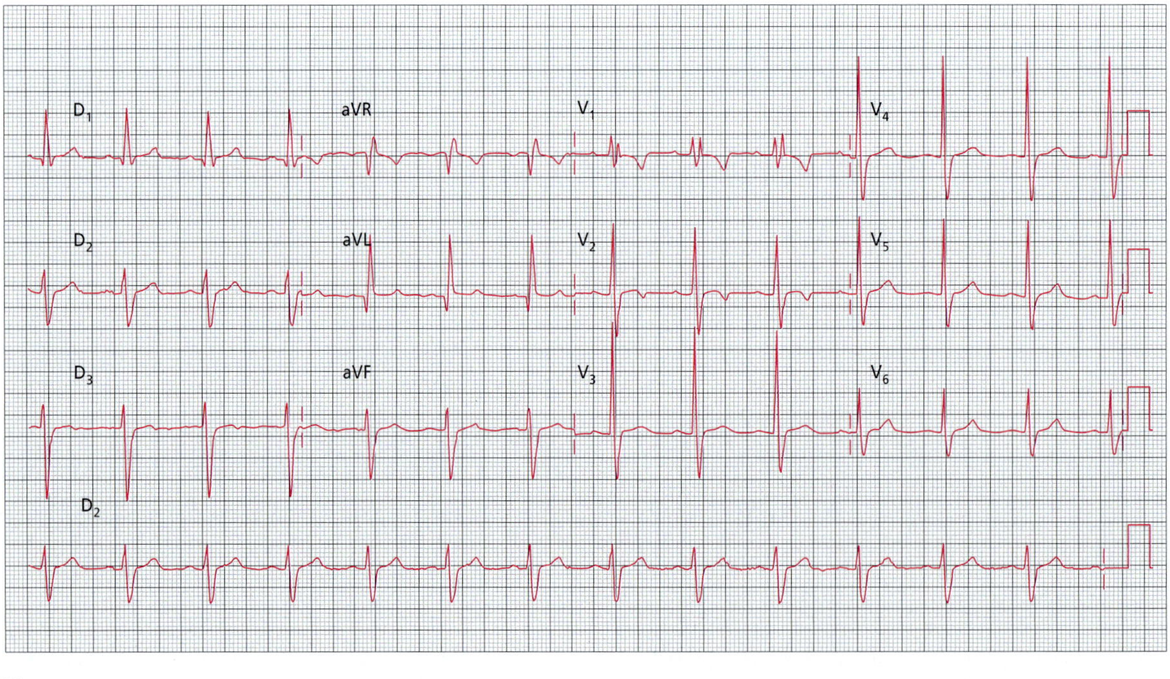

Laudo:____

Eletrocardiograma 39 – APO – Paciente do sexo masculino, com 82 anos de idade, internado na unidade de terapia intensiva com história de síncope.

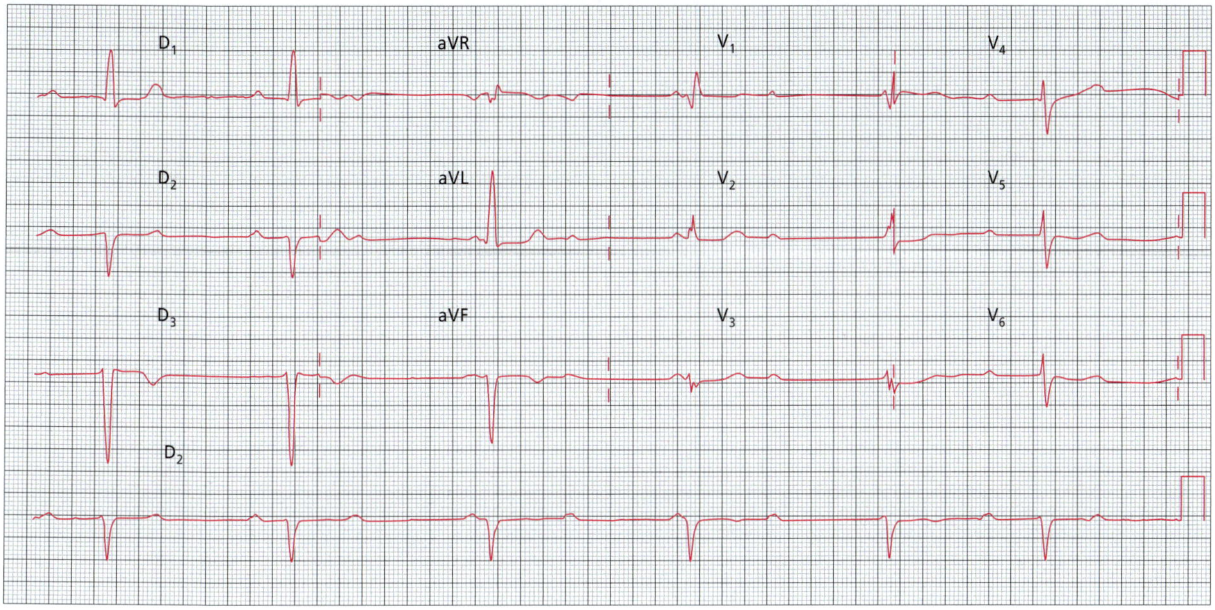

Laudo:____

____

____

Eletrocardiograma 40 – RJS – Paciente do sexo feminino, com 43 anos de idade, internada na unidade de terapia intensiva com diagnóstico de acidente vascular cerebral.

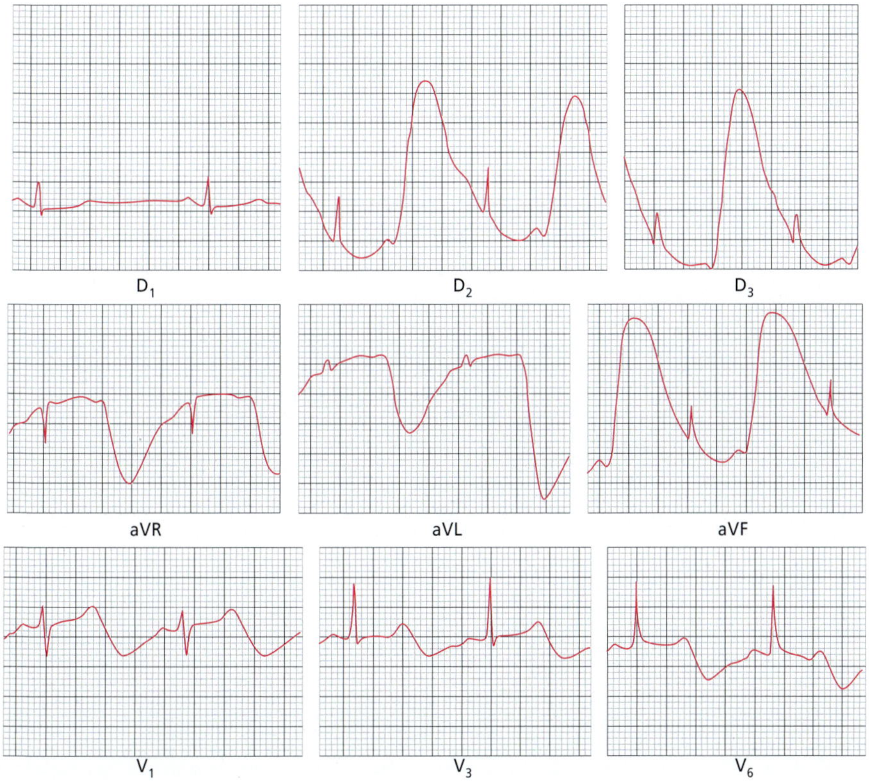

Laudo:____

____

____

978-85-7241-870-6

Eletrocardiograma 41 – LMS – Paciente do sexo feminino, com 29 anos de idade, encaminhada ao cardiologista com o diagnóstico eletrocardiográfico de "bloqueio incompleto do ramo direito".

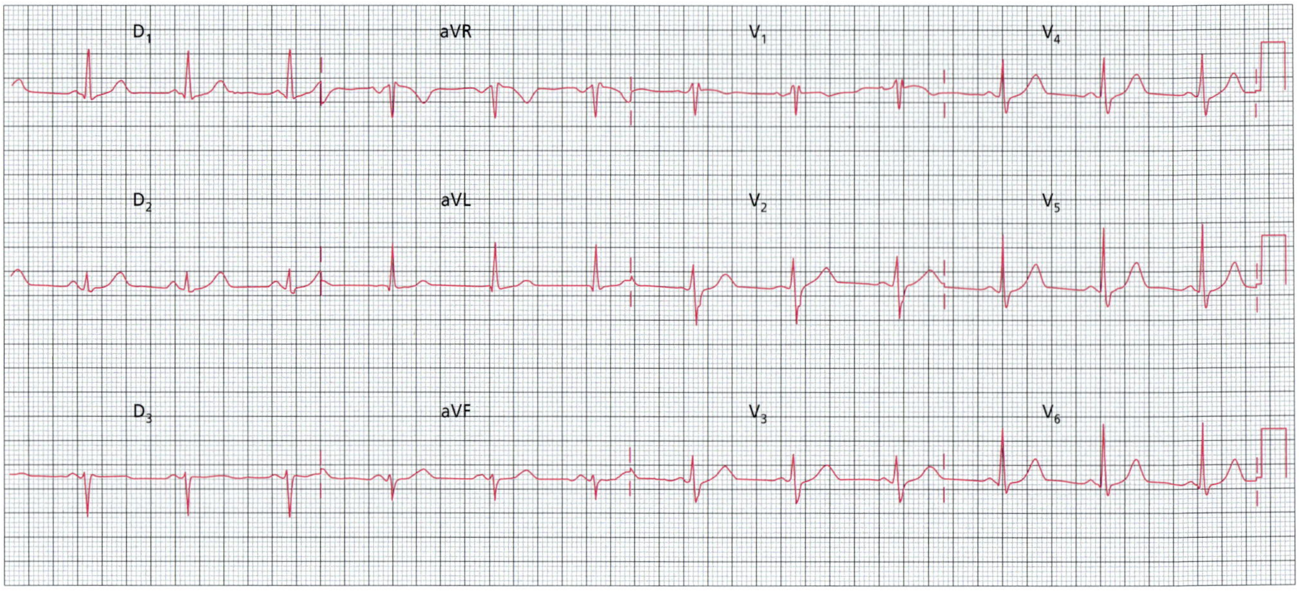

Laudo:____

978-85-7241-870-6

Eletrocardiograma 42 – VQG – Paciente do sexo masculino, com 46 anos de idade, assintomático e encaminhado ao cardiologista após exame periódico de saúde no exército.

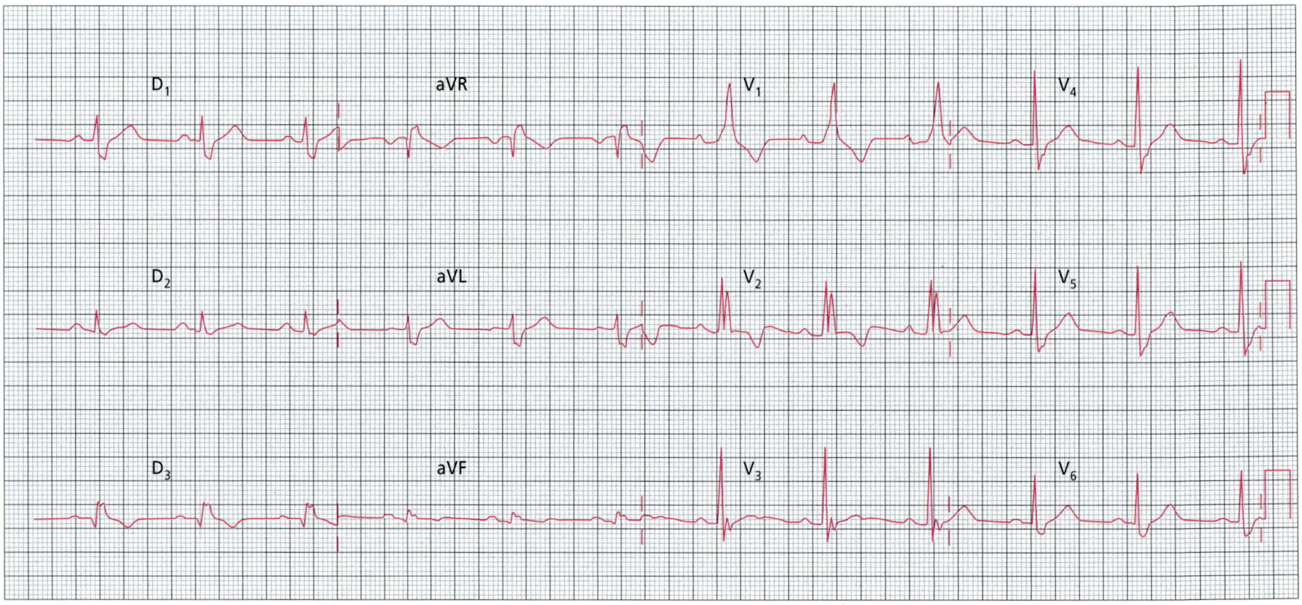

Laudo:____

Eletrocardiograma 43 – JBA – Paciente do sexo feminino, com 39 anos de idade, encaminhada ao cardiologista com hipótese diagnóstica de cardiopatia isquêmica.

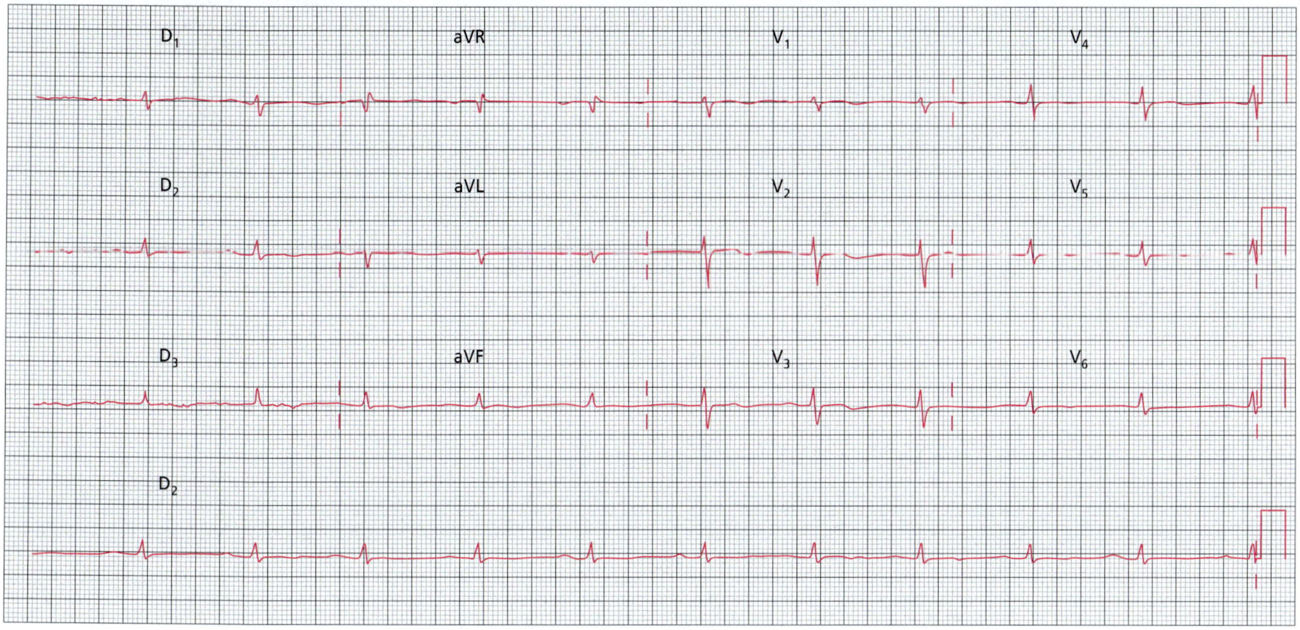

Laudo:____

Eletrocardiograma 44 – GSMS – Paciente do sexo masculino, com 15 anos de idade, encaminhado ao cardiologista em decorrência de episódio de síncope durante jogo de futebol.

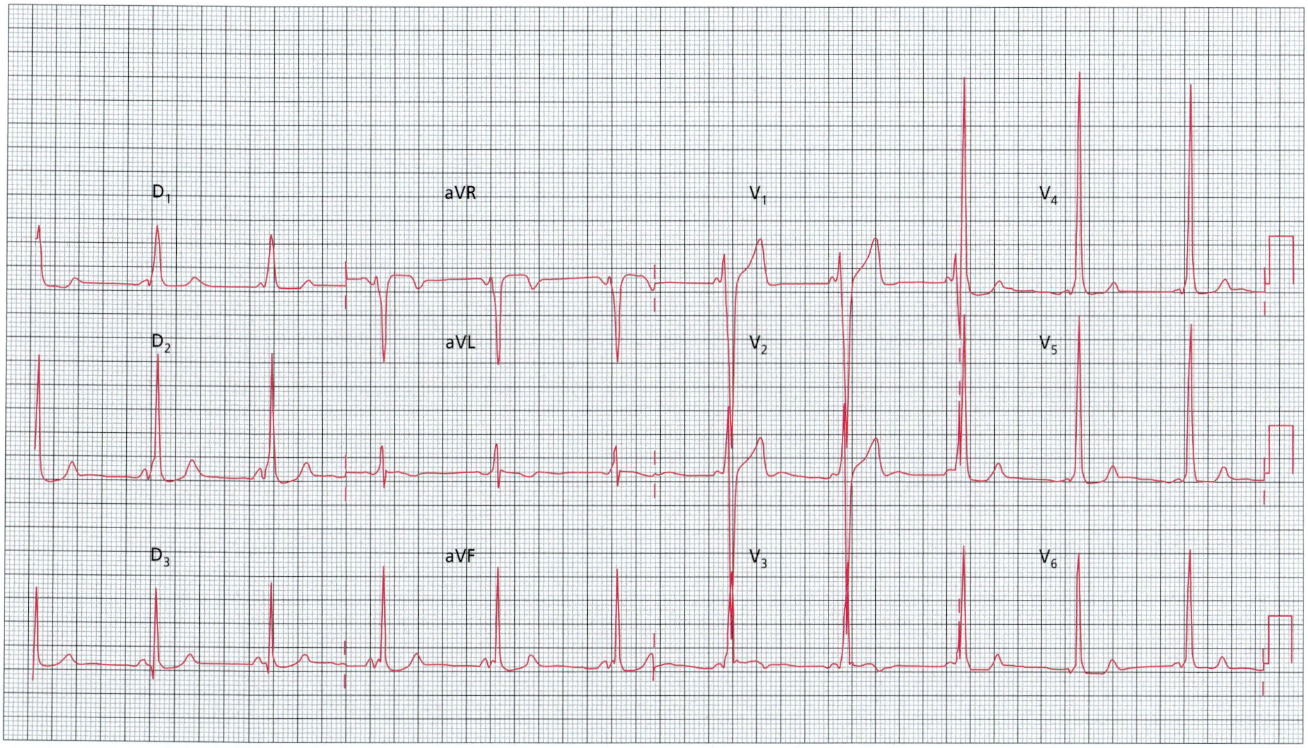

Laudo:____

978-85-7241-870-6

Eletrocardiograma 45 – WSC – Paciente do sexo masculino, com 54 anos de idade, procurou o cardiologista com dor precordial típica, náuseas e vômitos.

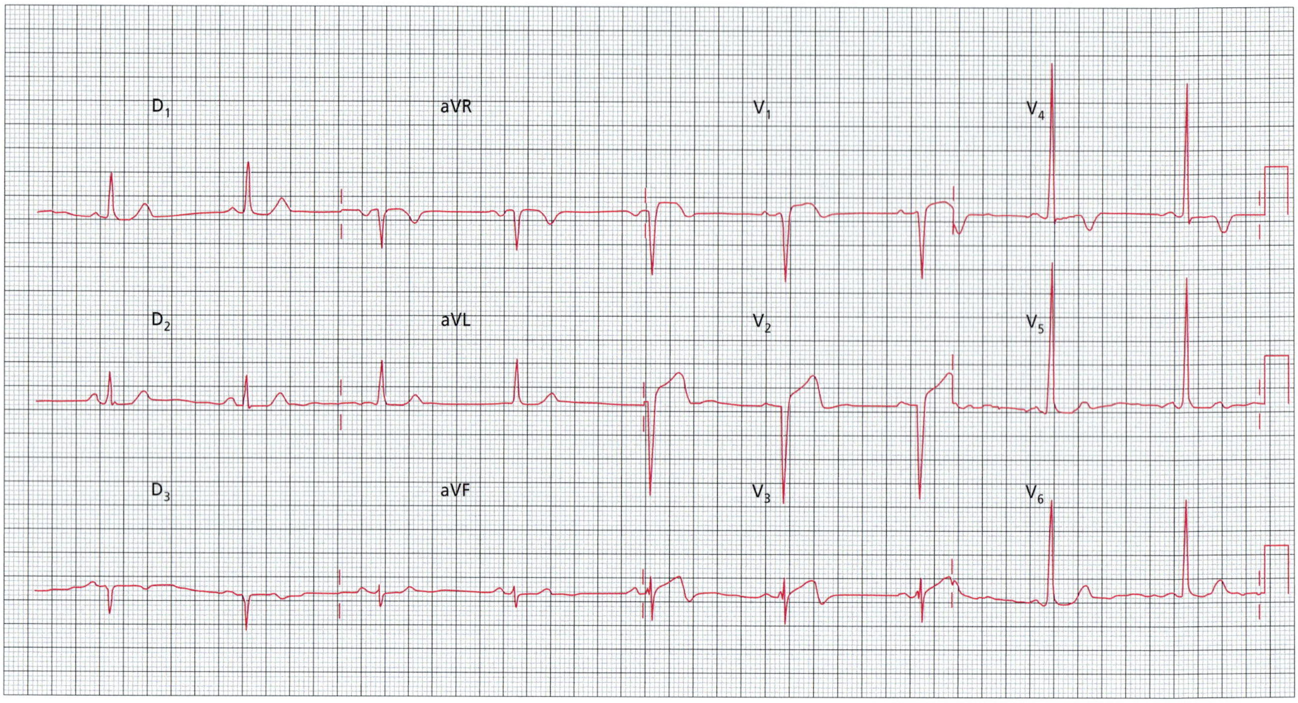

Laudo:____

978-85-7241-870-6

Eletrocardiograma 46 – JOF – Paciente do sexo feminino, com 20 anos de idade, internada com febre e dor torácica atípica.

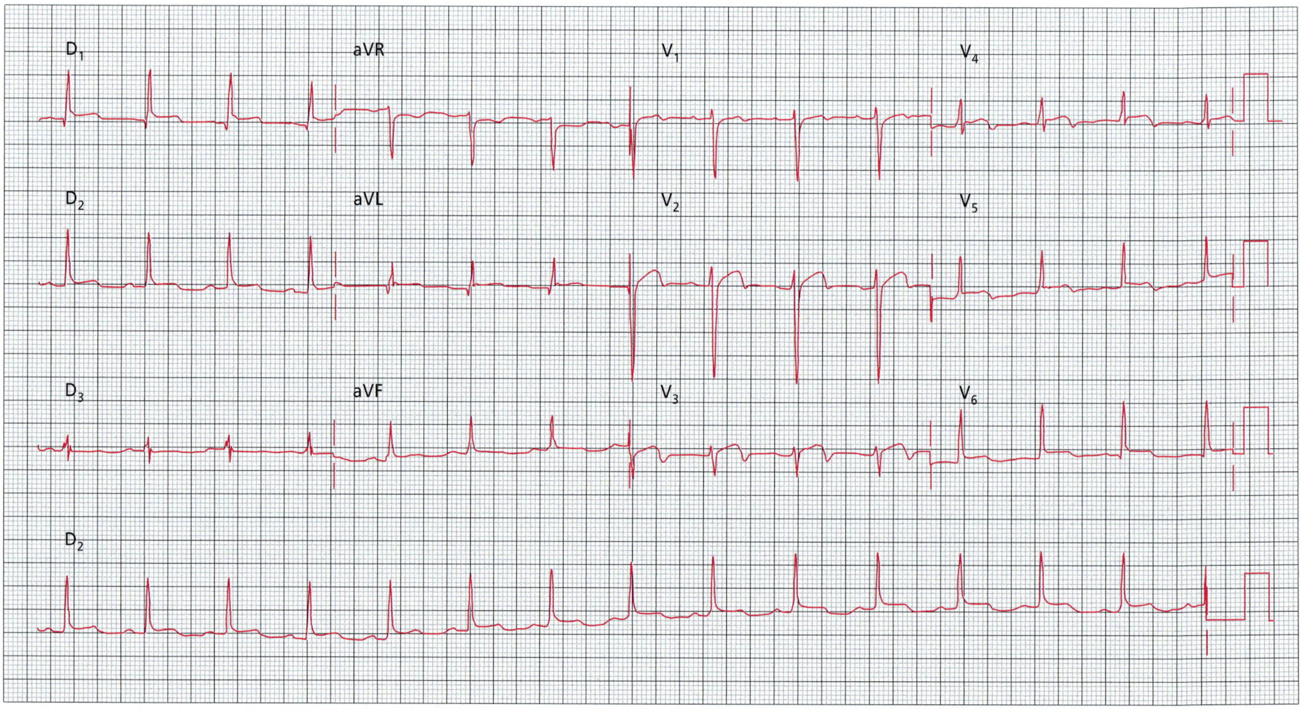

Laudo:____

Eletrocardiograma 47 – LS – Paciente do sexo masculino, com 73 anos de idade, encaminhado ao cardiologista em decorrência das queixas de palpitações e dispneia.

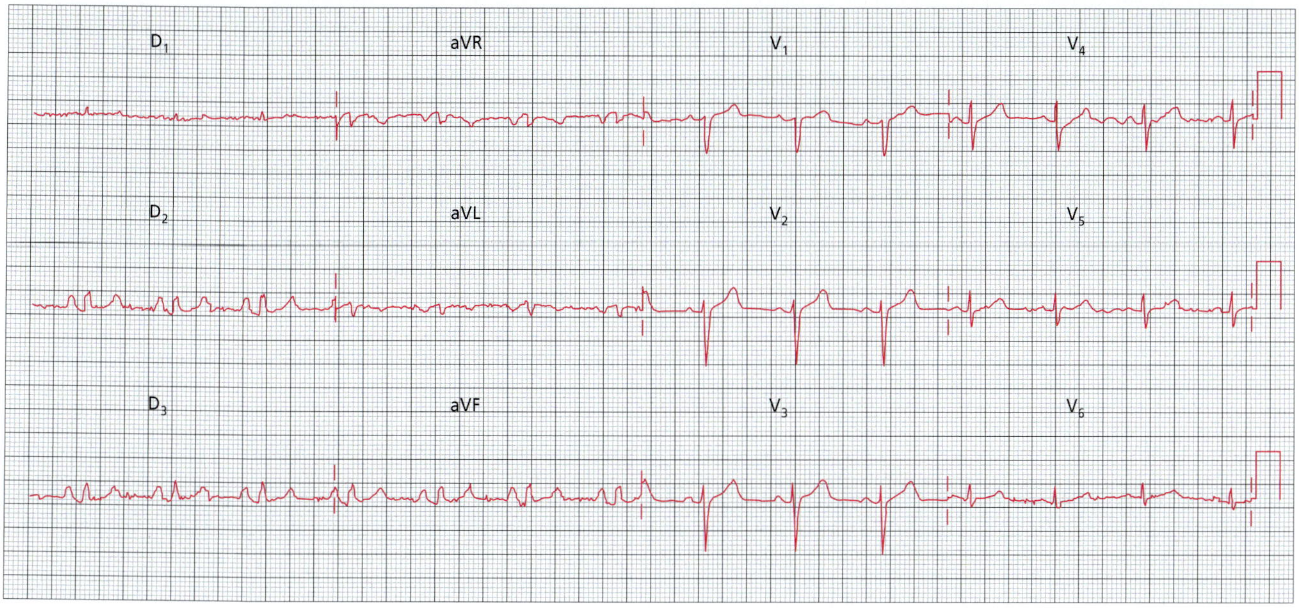

Laudo:____

Eletrocardiograma 48 – JAA – Paciente do sexo feminino, com 53 anos de idade, história de síncope.

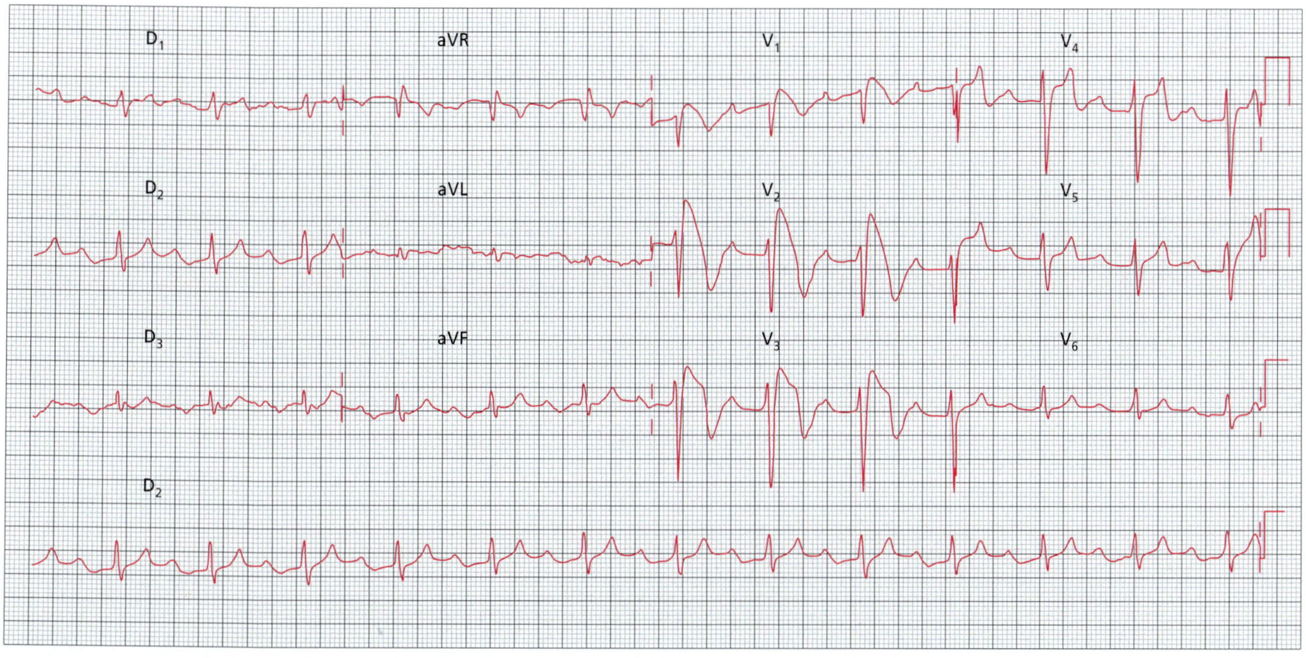

Laudo:____

978-85-7241-870-6

Eletrocardiograma 49 – JCS – Paciente do sexo feminino, com 65 anos de idade, portadora de hipertensão arterial leve.

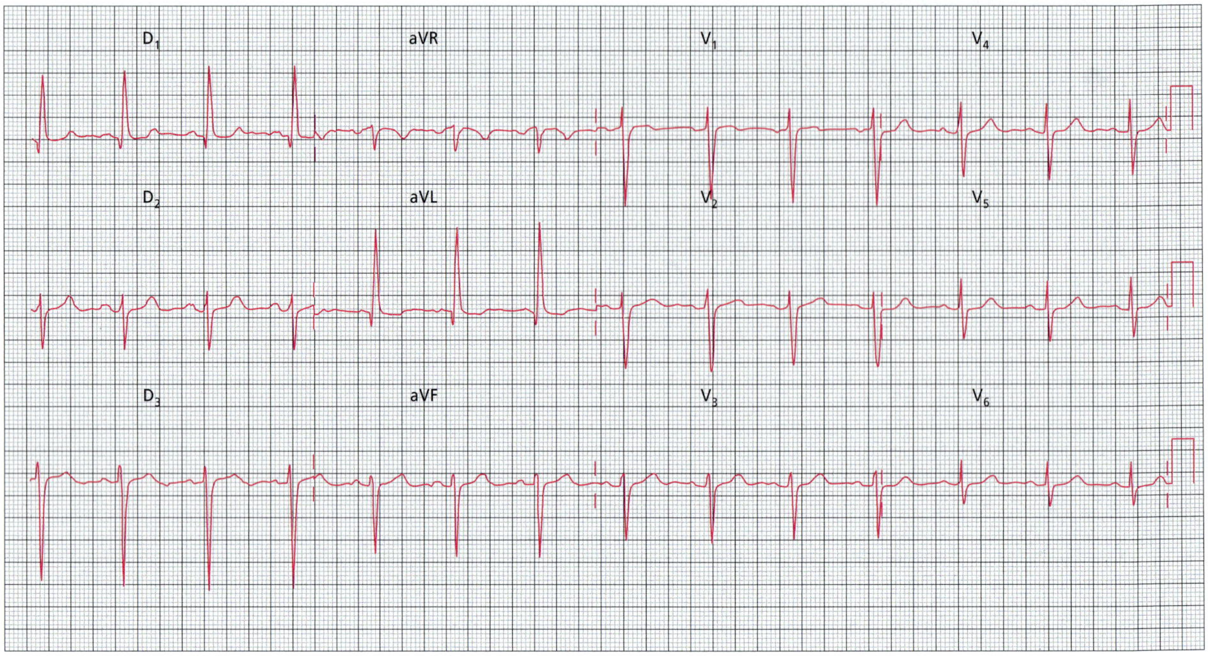

Laudo:____

978-85-7241-870-6

Eletrocardiograma 50 – CAN – Paciente do sexo masculino, com 74 anos de idade, encaminhado ao cardiologista com diagnóstico eletrocardiográfico de "bloqueio do ramo esquerdo".

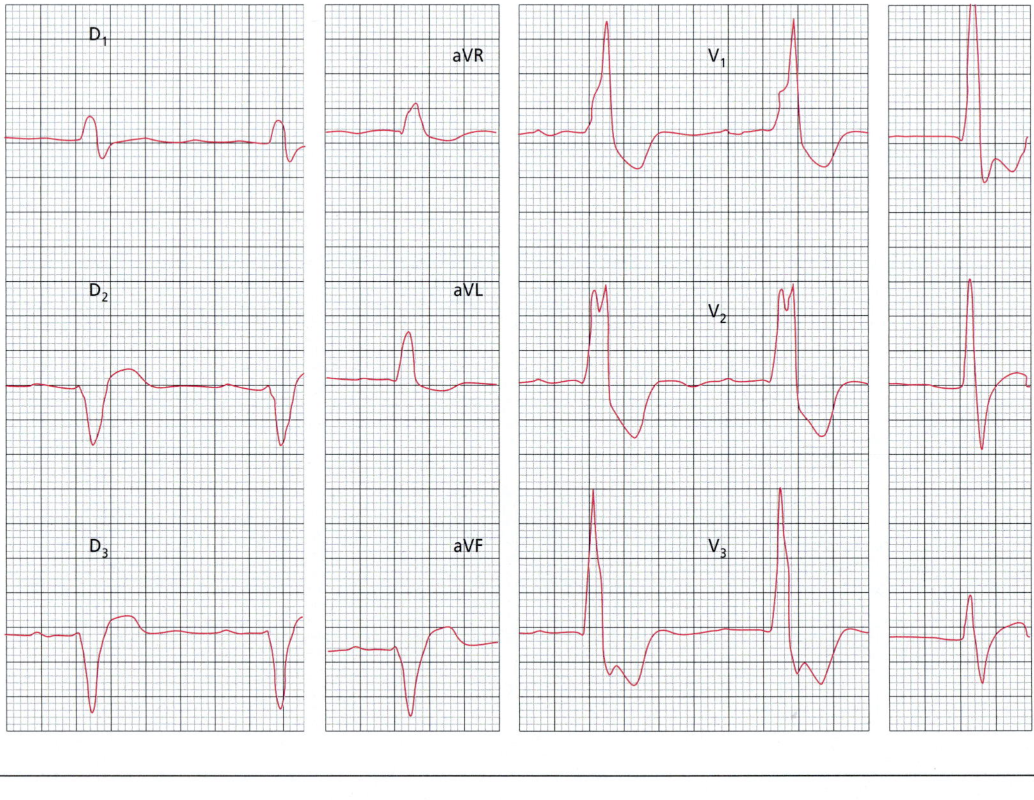

Laudo:____

Eletrocardiograma 51 – AP – Paciente do sexo masculino, com 56 anos de idade, internado com dor precordial de grande intensidade.

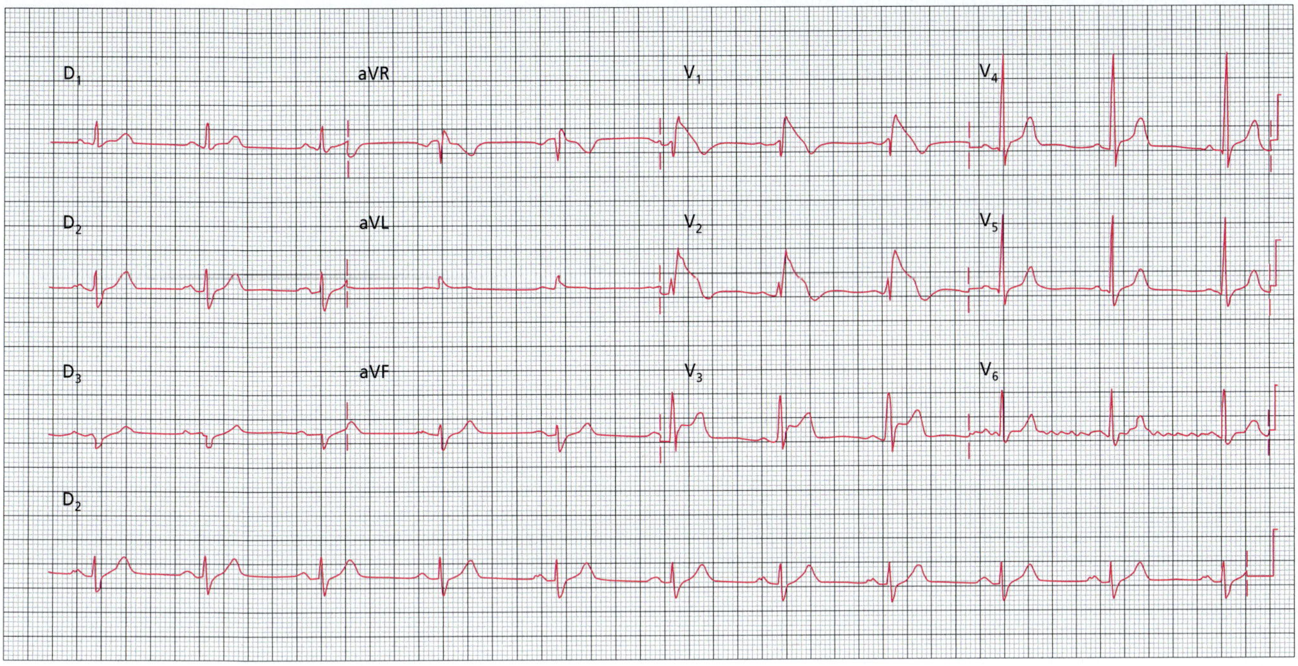

Laudo:____

____

____

Eletrocardiograma 52 – CAP – Paciente do sexo masculino, com 49 anos de idade, história de internação por infarto agudo do miocárdio secundário a espasmo coronariano.

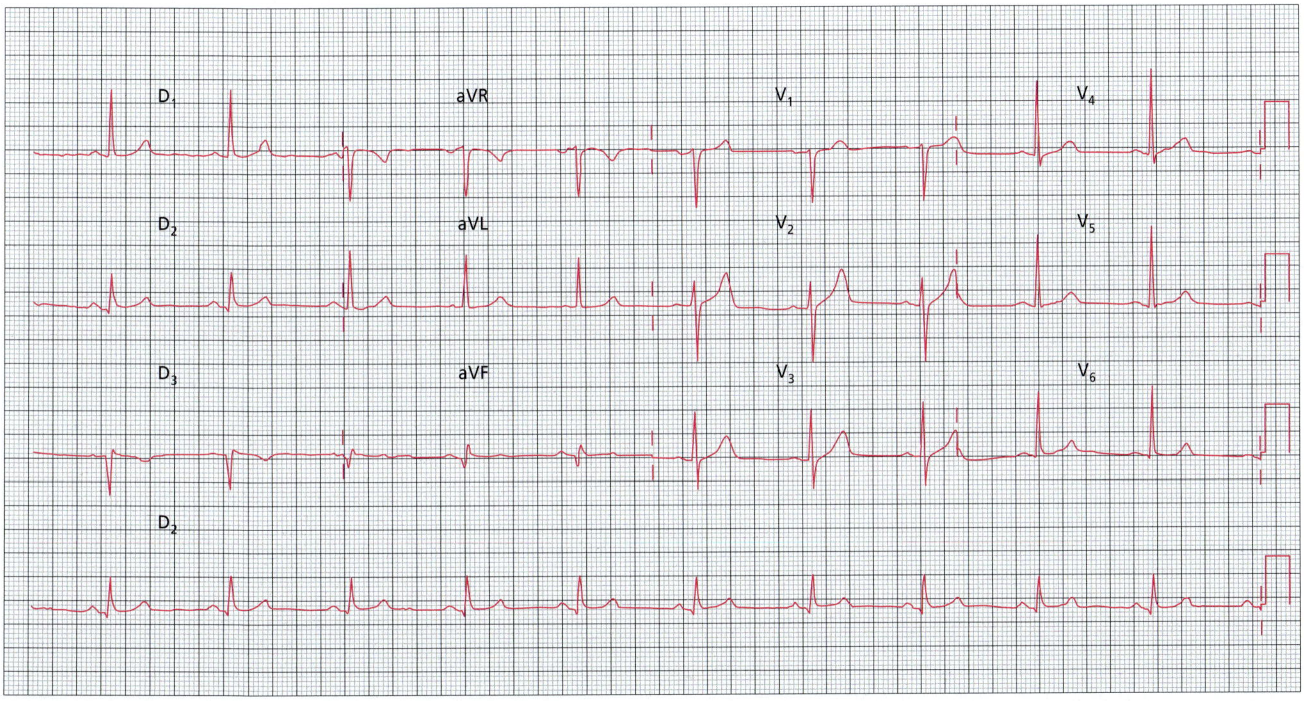

Laudo:____

____

____

978-85-7241-870-6

Eletrocardiograma 53 – MF – Paciente do sexo masculino, com 79 anos de idade, história de internações por infarto agudo do miocárdio e cirurgia de revascularização miocárdica.

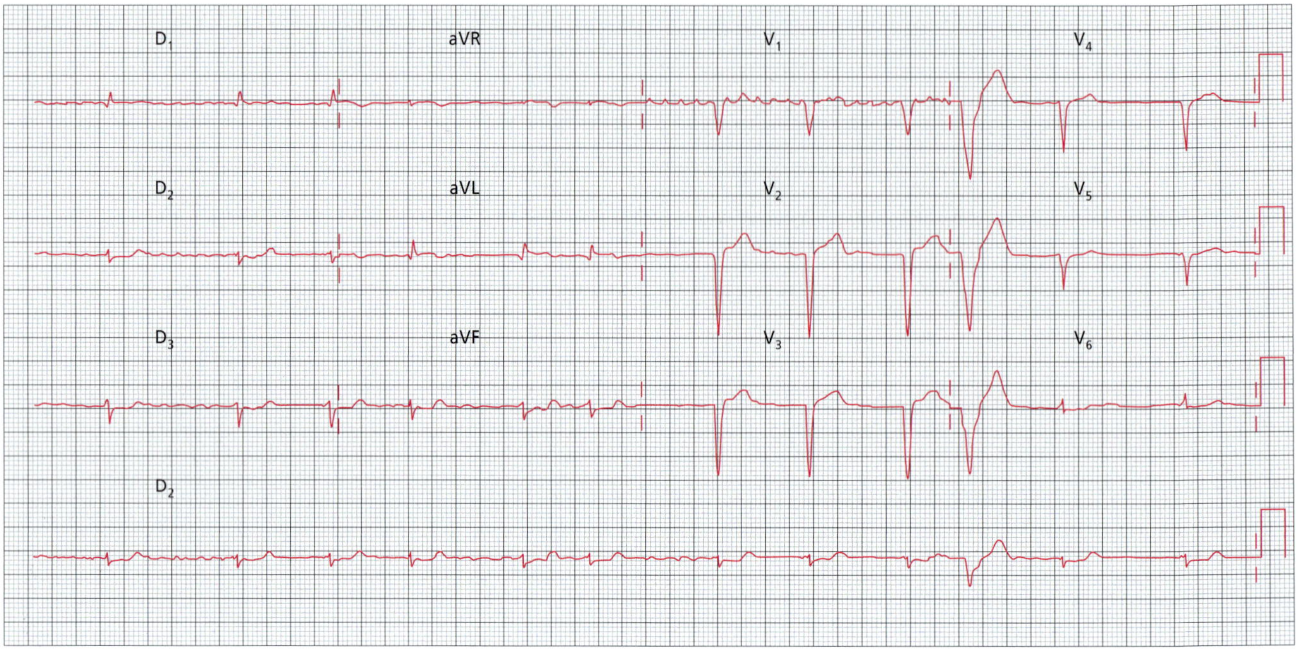

Laudo:

978-85-7241-870-6

Eletrocardiograma 54 – EMRM – Paciente do sexo masculino, com 26 anos de idade, encaminhado ao cardiologista em decorrência da queixa de palpitação.

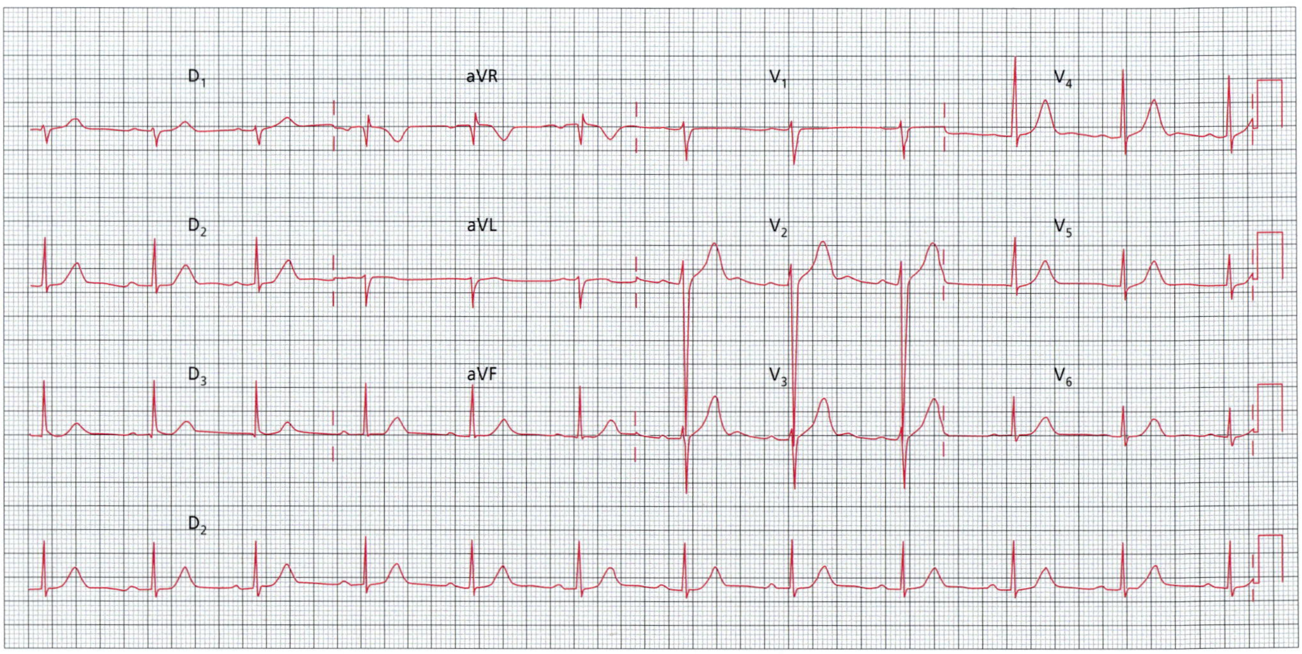

Laudo:

Eletrocardiograma 55 – EFS – Paciente do sexo masculino, com 34 anos de idade, encaminhado ao cardiologista em decorrência da queixa de tontura.

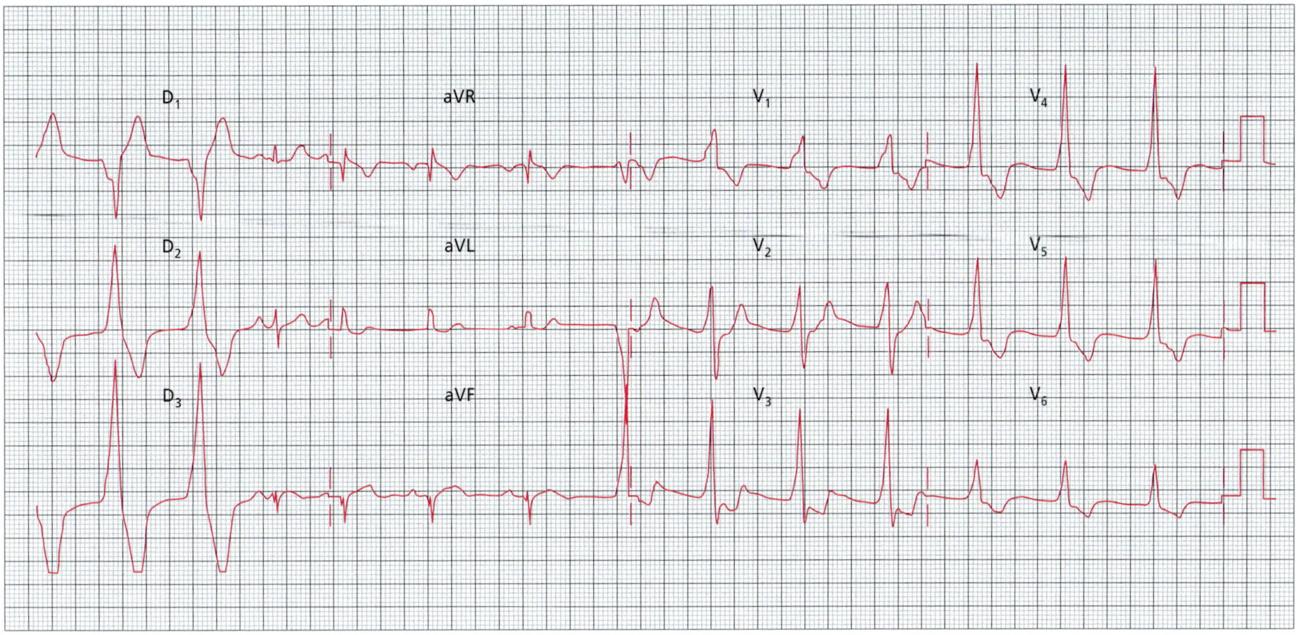

Laudo:____

Eletrocardiograma 56 – CCM – Paciente do sexo feminino, com 25 anos de idade, encaminhada ao cardiologista em decorrência do diagnóstico eletrocardiográfico de "bloqueio incompleto do ramo direito".

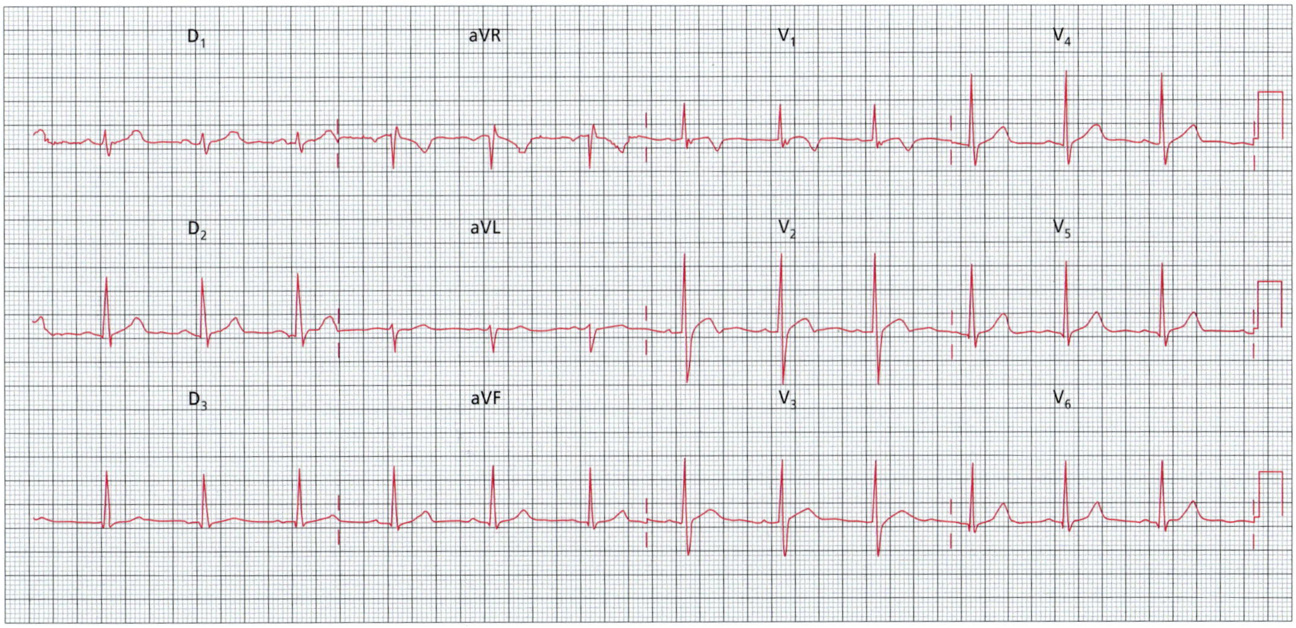

Laudo:____

978-85-7241-870-6

Eletrocardiograma 57 – ARY – Paciente do sexo feminino, com 25 anos de idade, portadora de lúpus eritematoso sistêmico, com comprometimento da função renal.

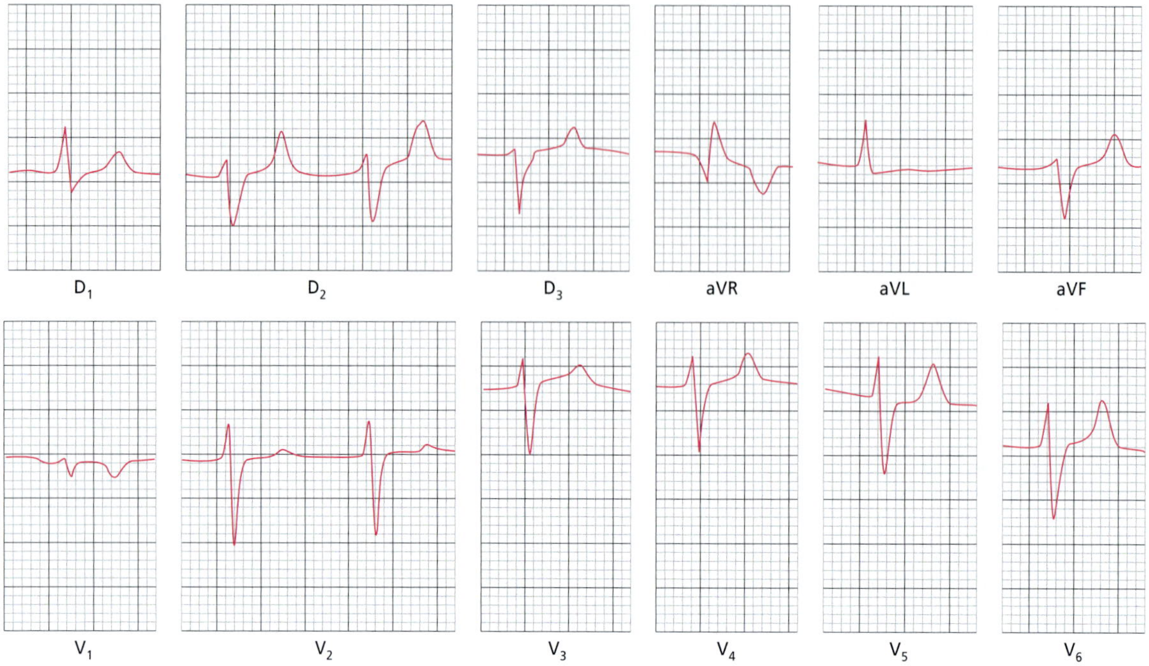

Laudo:____

978-85-7241-870-6

Eletrocardiograma 58 – RPO – Paciente do sexo masculino, com 36 anos de idade, encaminhado ao setor de emergência em decorrência das queixas de palpitações, acompanhadas, às vezes, de síncope.

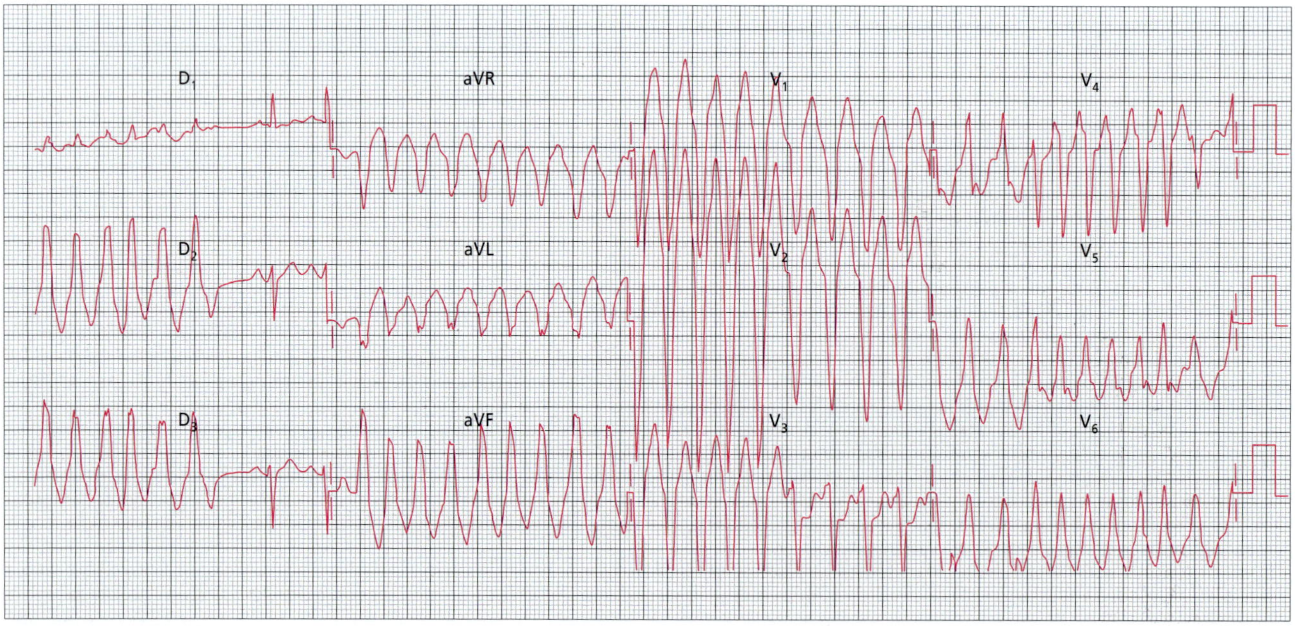

Laudo:____

Eletrocardiograma 59 – JM – Paciente do sexo masculino, com 66 anos de idade, encaminhado ao cardiologista com diagnóstico eletrocardiográfico de "sobrecarga ventricular esquerda".

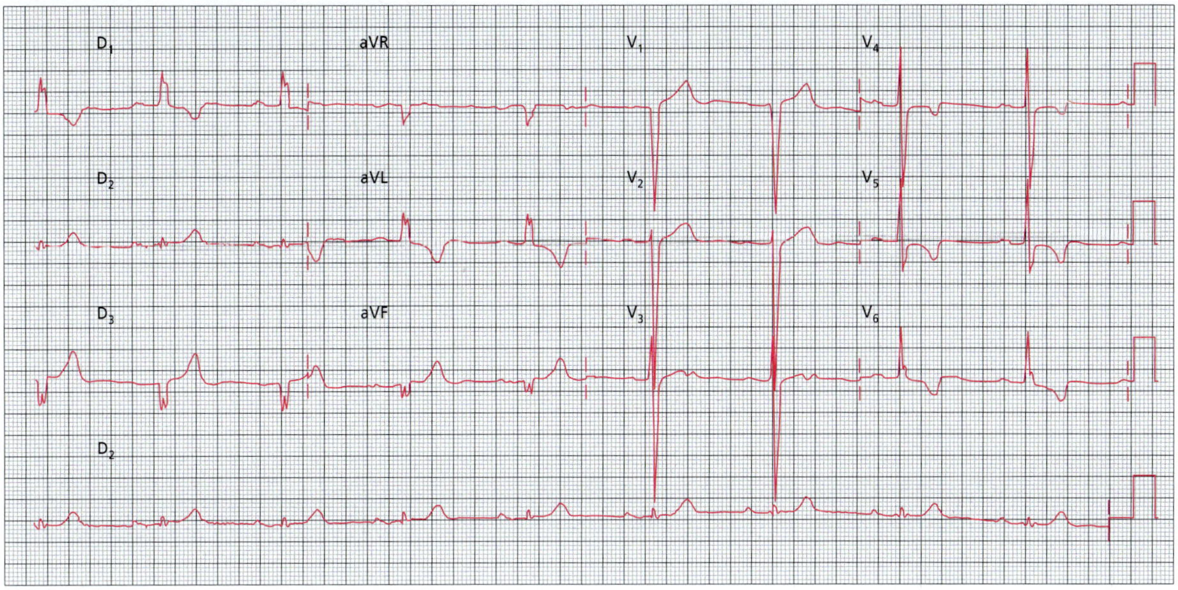

Laudo:____

Eletrocardiograma 60 – OS – Paciente do sexo masculino, com 59 anos de idade, hipertenso e diabético de longa evolução, internado na unidade de terapia intensiva em decorrência da insuficiência renal crônica.

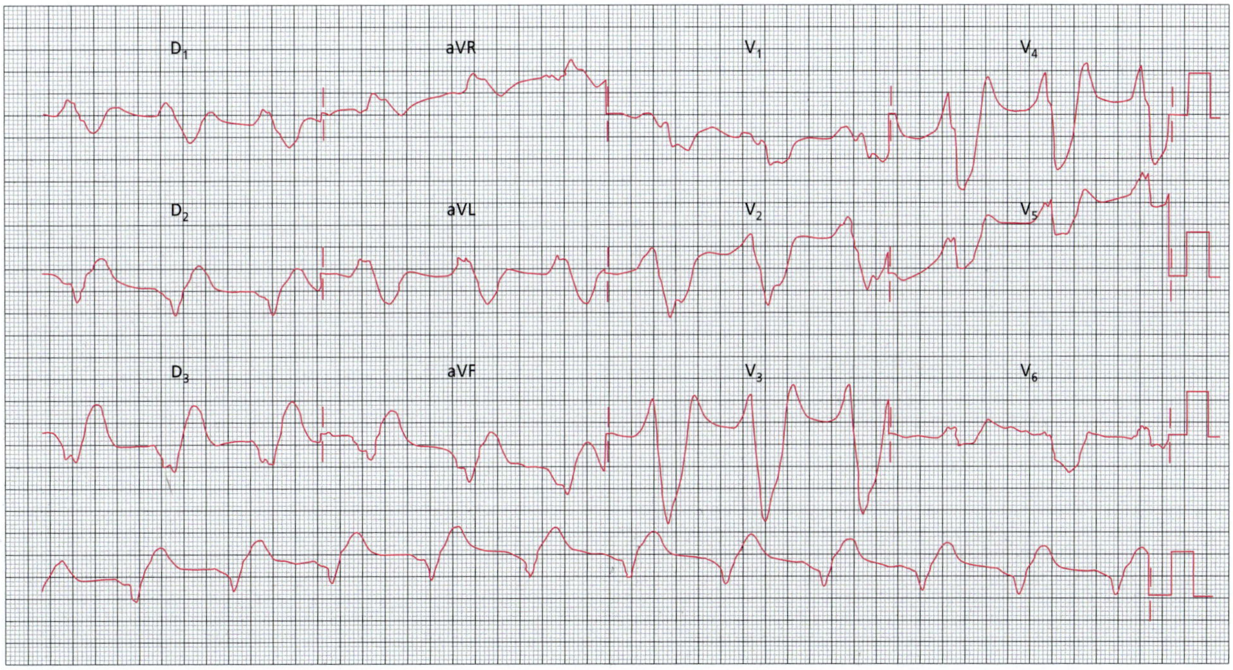

Laudo:____

978-85-7241-870-6

Eletrocardiograma 61 – RSS – Paciente do sexo feminino, com 45 anos de idade, referindo precordialgia. Traçado obtido com a paciente em repouso para a realização de cintilografia.

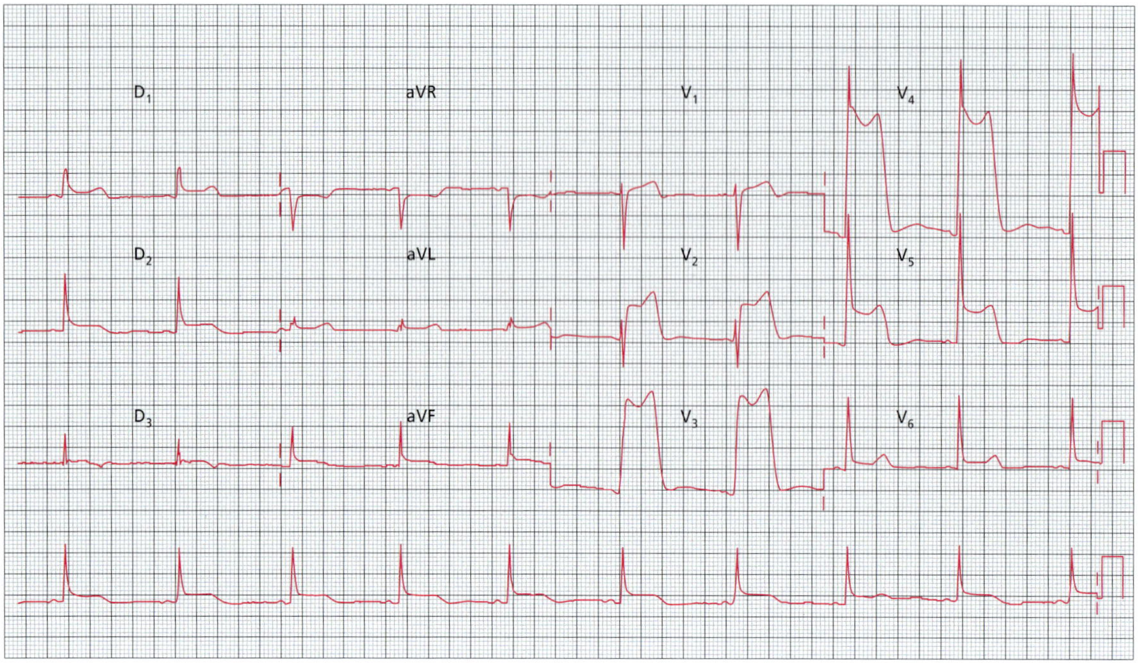

Laudo:____

978-85-7241-870-6

Eletrocardiograma 62 – A mesma paciente do traçado anterior, obtido após 5min.

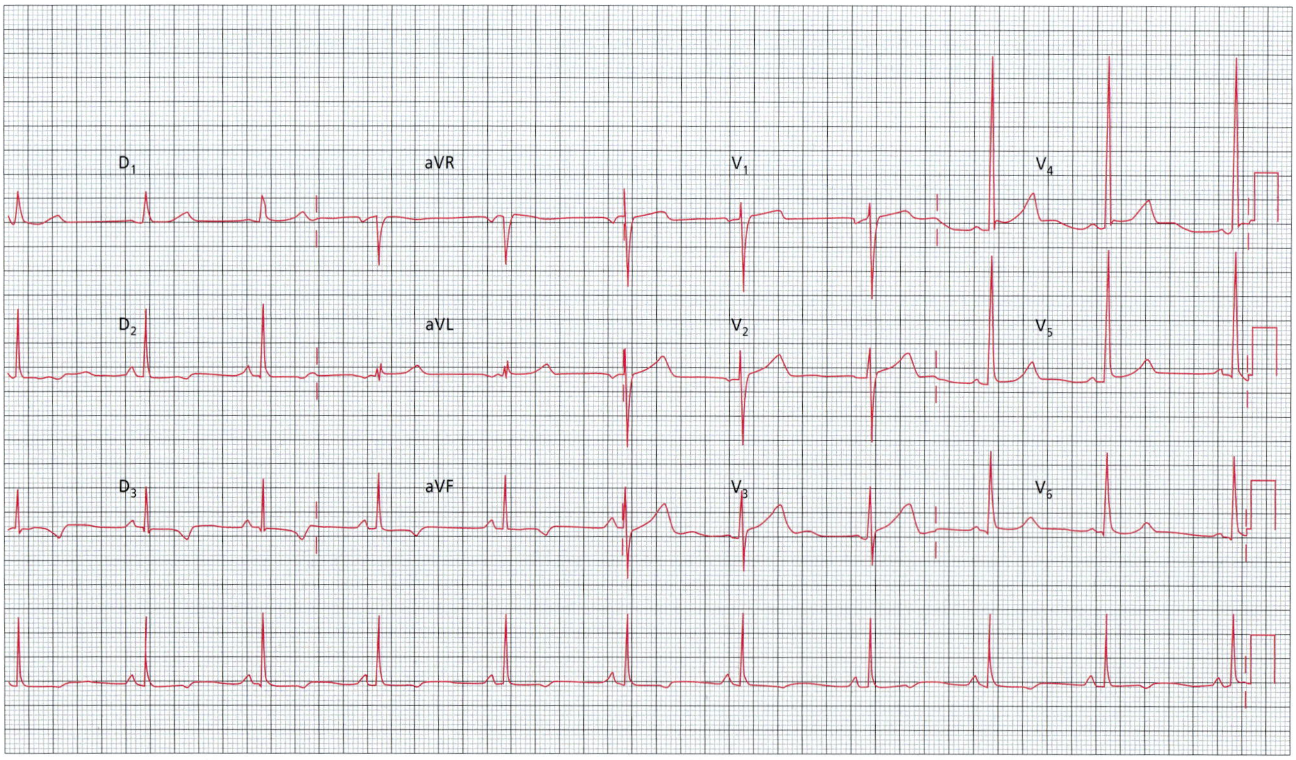

Laudo:____

Eletrocardiograma 63 – JVS – Paciente do sexo masculino, com 57 anos de idade, internado na unidade de terapia intensiva (UTI) com dor precordial típica.

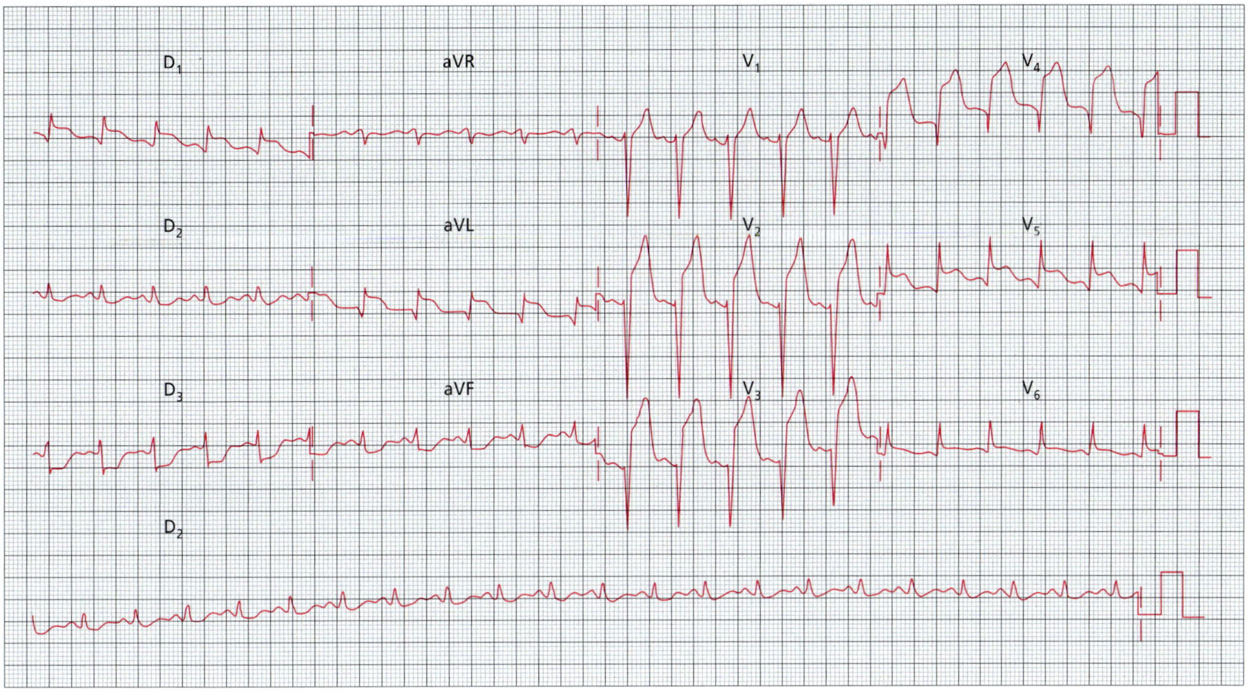

Laudo:____

Eletrocardiograma 64 – EO – Paciente do sexo masculino, com 57 anos de idade, internado em hospital geral com hemiplegia direita desproporcionada, crise hipertensiva e dor precordial típica.

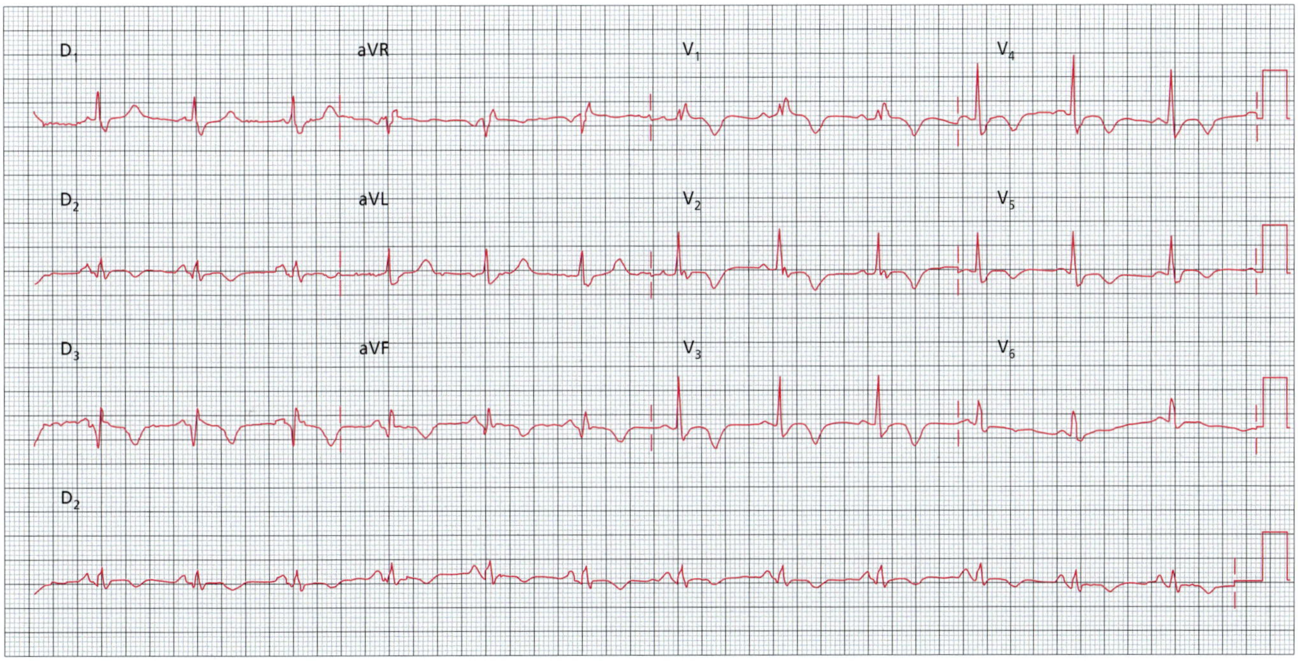

Laudo:____

978-85-7241-870-6

Eletrocardiograma 65 – TSM – Paciente do sexo feminino, com 61 anos de idade, internada com insuficiência cardíaca congestiva. História de internação pregressa por infarto do miocárdio.

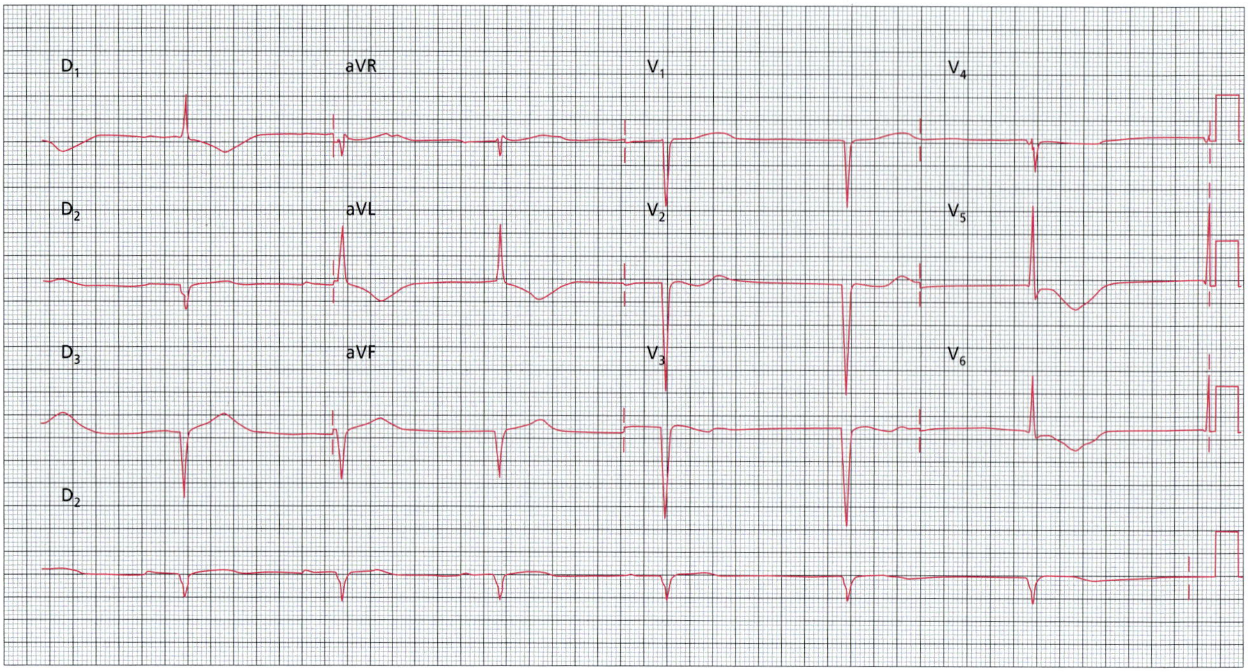

Laudo:____

978-85-7241-870-6

Eletrocardiograma 66 – CH – Paciente do sexo masculino, com 18 anos de idade, encaminhado ao cardiologista em virtude de eletrocardiograma "alterado".

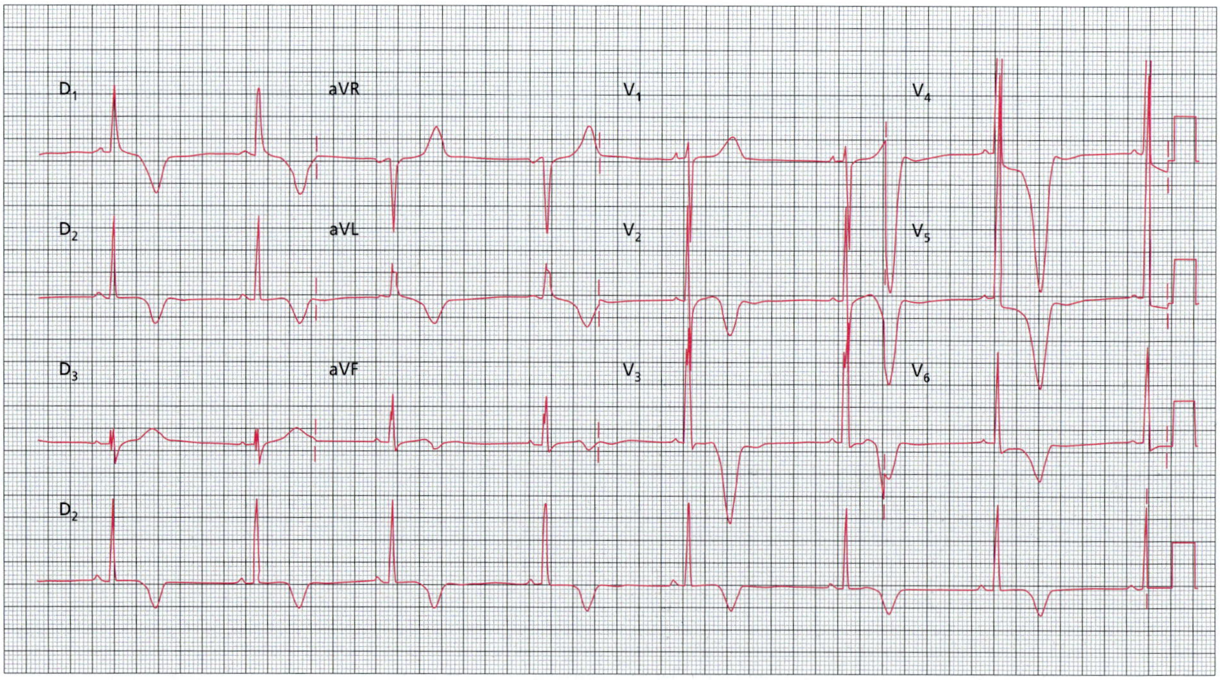

Laudo:____

Eletrocardiograma 67 – BMO – Paciente do sexo masculino, com 5 anos de idade, encaminhado ao cardiologista com diagnóstico eletrocardiográfico de sobrecarga ventricular direita.

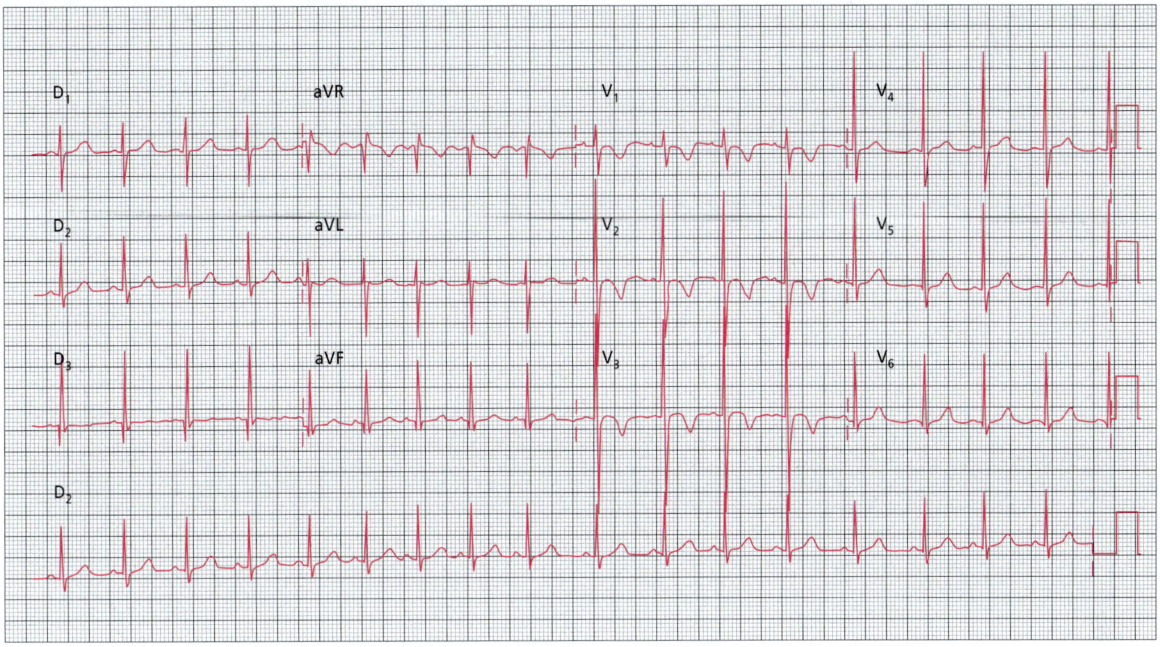

Laudo:____

Eletrocardiograma 68 – ASB – Paciente do sexo masculino, com 31 anos de idade, encaminhado ao setor de emergência com queixa de palpitação.

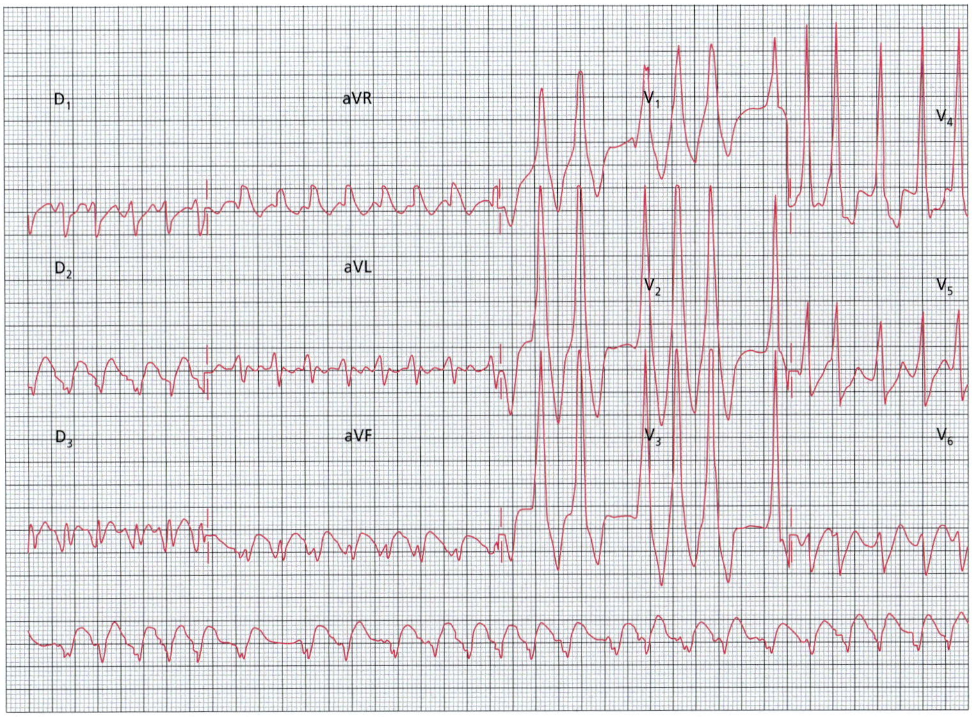

Laudo:____

978-85-7241-870-6

Eletrocardiograma 69 – Mesmo paciente do eletrocardiograma 68, 40min após tratamento adequado.

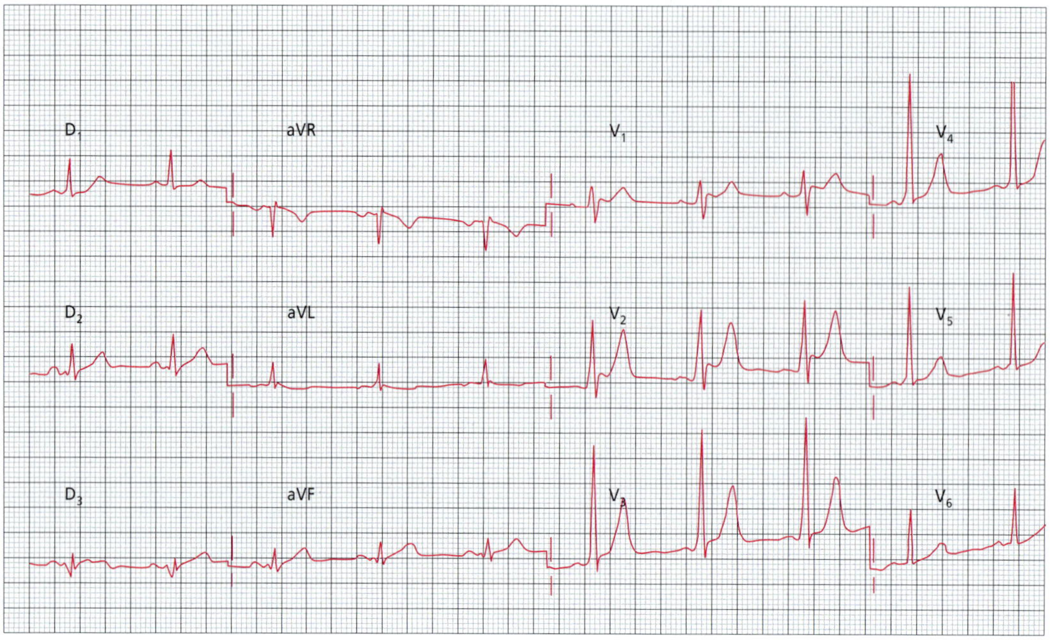

Laudo:____

978-85-7241-870-6

Eletrocardiograma 70 – SROG – Paciente do sexo masculino, com 33 anos de idade, encaminhado ao cardiologista em virtude de eletrocardiograma "alterado".

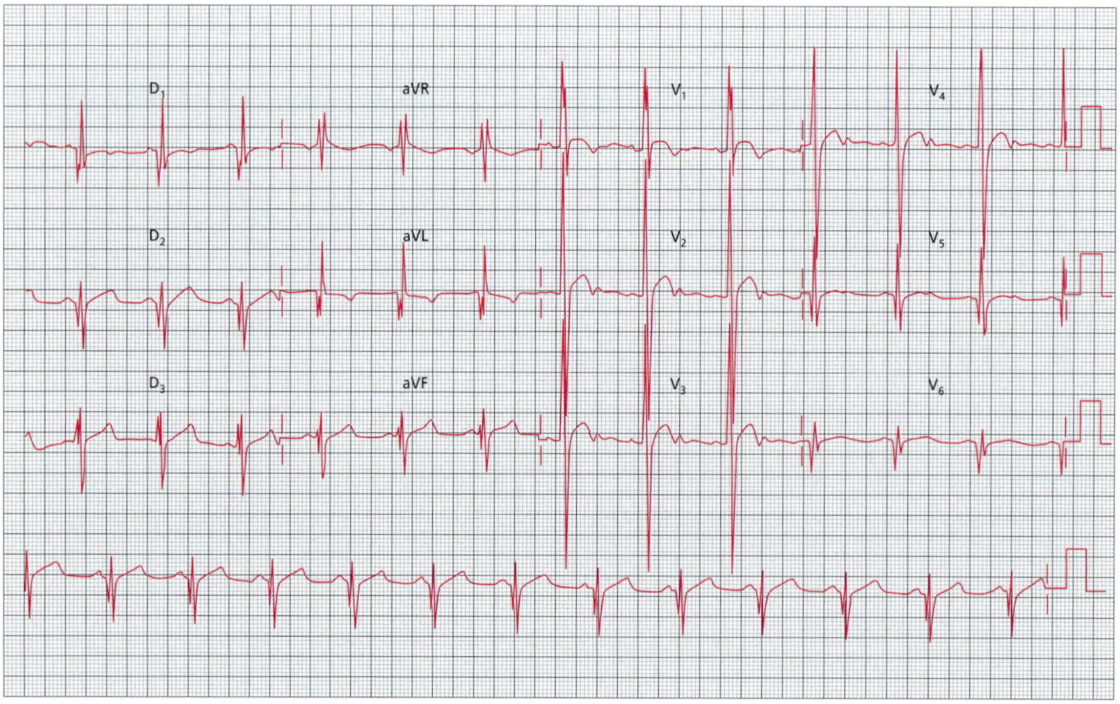

Laudo:____

Eletrocardiograma 71 – JS – Paciente do sexo masculino, com 68 anos de idade, internado na unidade de terapia intensiva com insuficiência cardíaca congestiva.

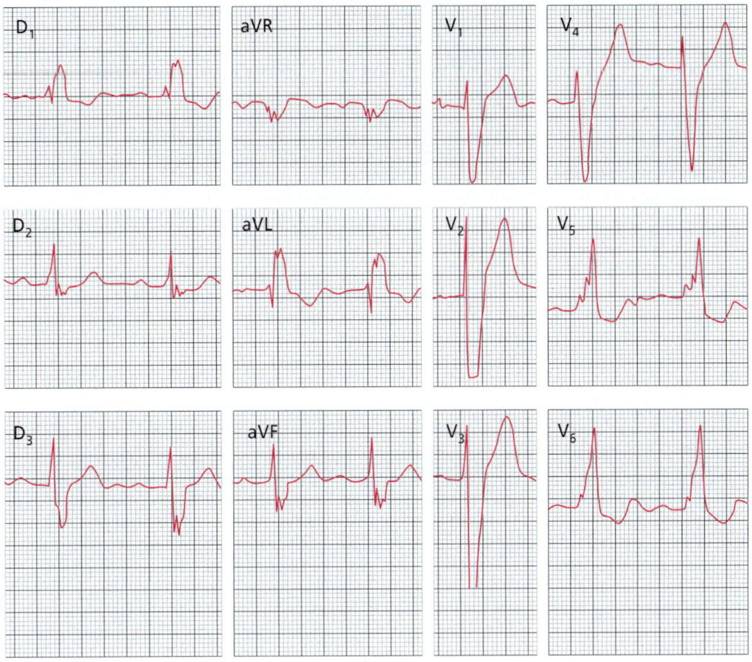

Laudo:____

Eletrocardiograma 72 – MRS – Paciente do sexo feminino, com 83 anos de idade, procurou o setor de emergência com queixa de palpitação de início súbito.

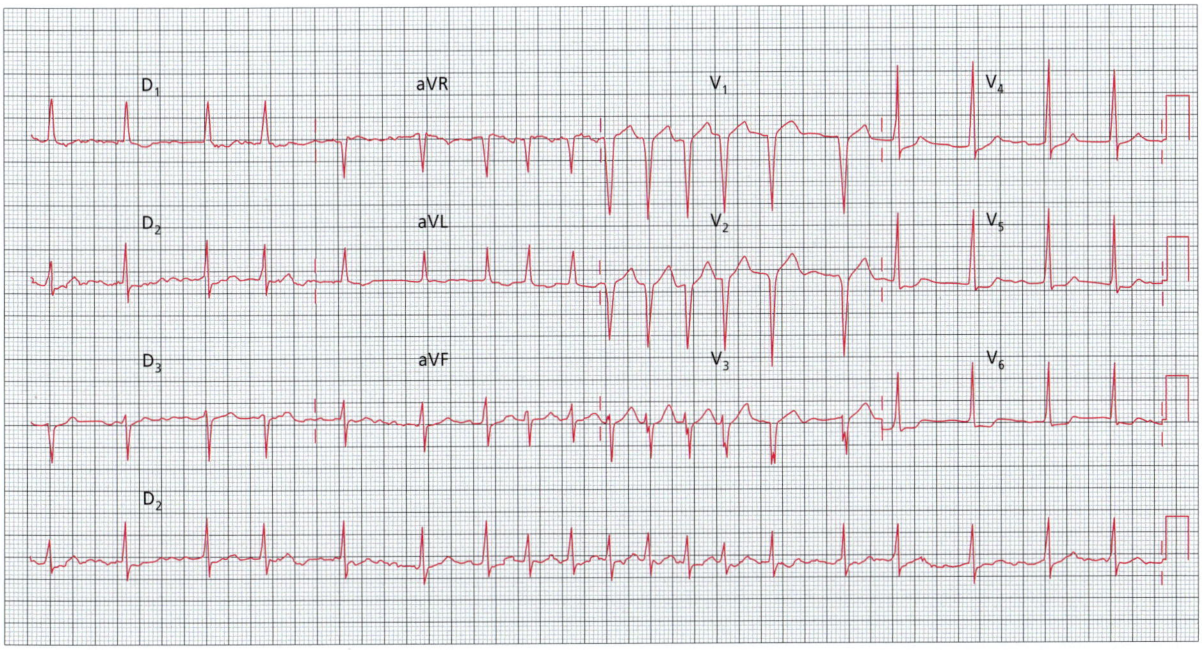

978-85-7241-870-6

Laudo:____

Eletrocardiograma 73 – CM – Paciente do sexo masculino, com 60 anos de idade, submetido à cirugica de revascularização miocárdica em virtude de obstrução crítica da artéria coronária descendente anterior esquerda.

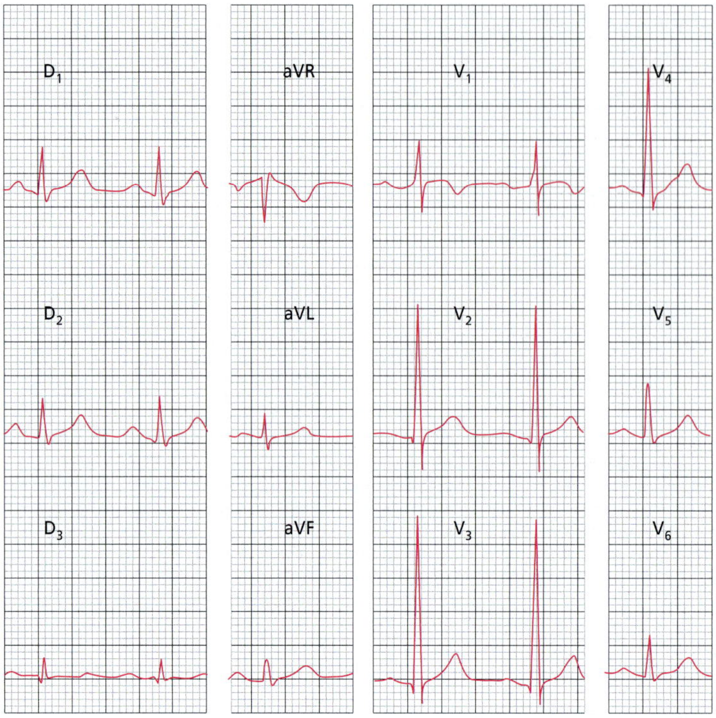

Laudo:____________________

978-85-7241-870-6

Eletrocardiograma 74 – LRJ – Paciente do sexo feminino, com 44 anos de idade, encaminhada ao cardiologista em decorrência de sorologia positiva para a doença de Chagas.

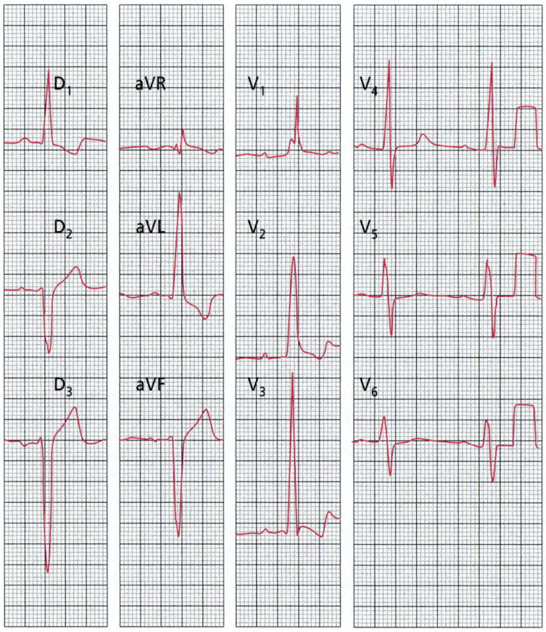

Laudo:____________________

Eletrocardiograma 75 – OFB – Paciente do sexo masculino, com 48 anos de idade, internado na unidade de terapia intensiva com dor precordial característica.

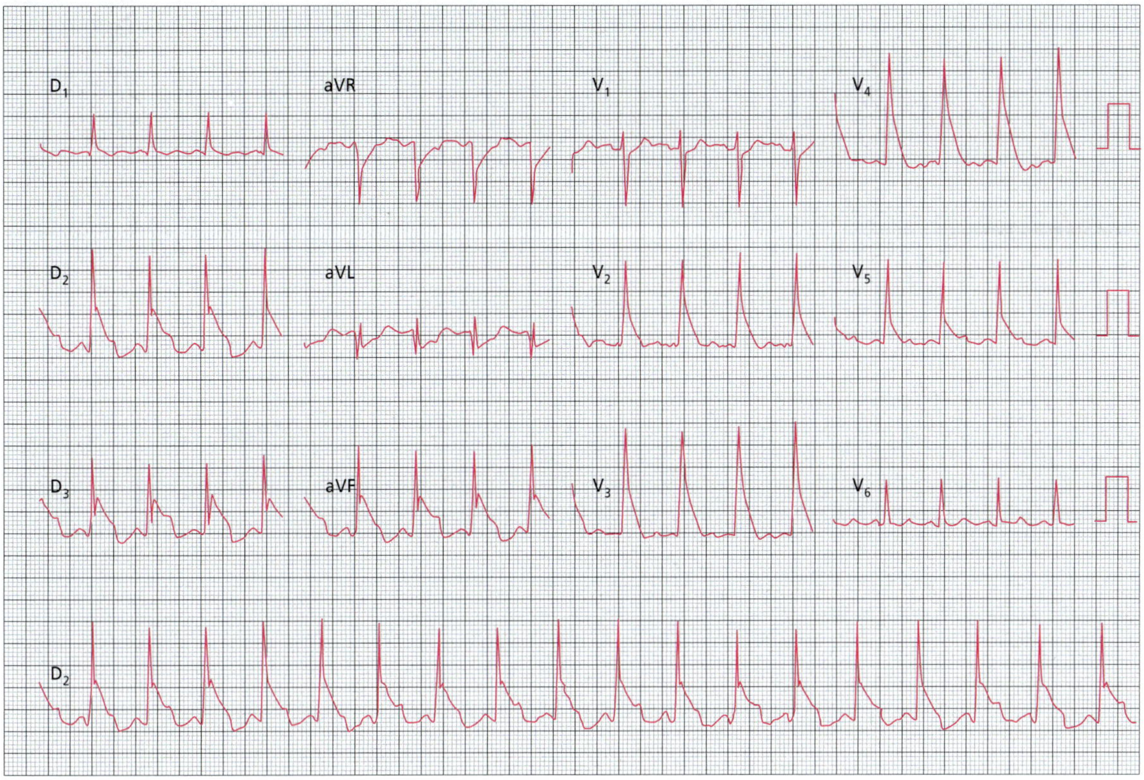

Laudo:____

Eletrocardiograma 76 – AR – Paciente do sexo masculino, com 70 anos de idade, internado na unidade de terapia intensiva com dor precordial característica.

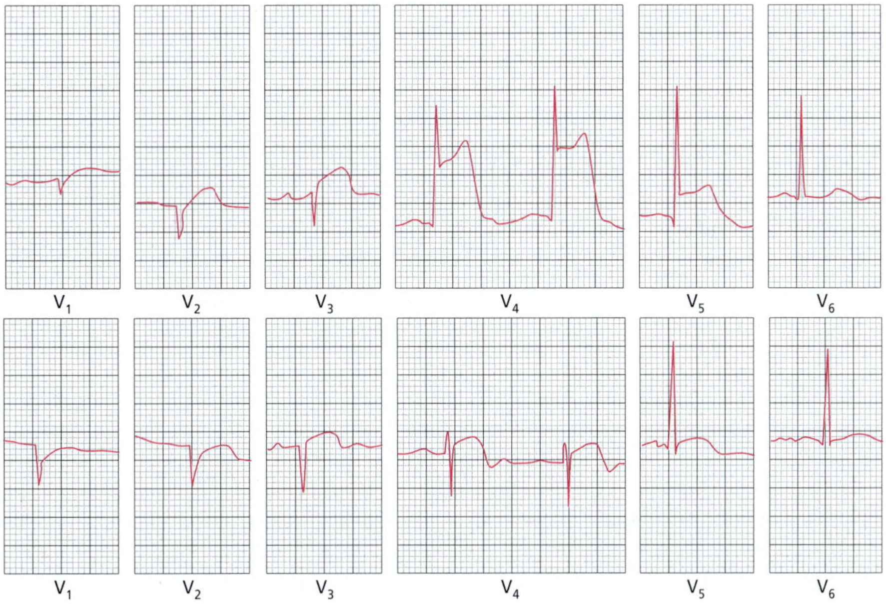

Laudo:____

978-85-7241-870-6

Eletrocardiograma 77 – IH – Paciente do sexo masculino, com 32 anos de idade, internado na unidade de terapia intensiva com diagnóstico de infarto agudo do miocárdio.

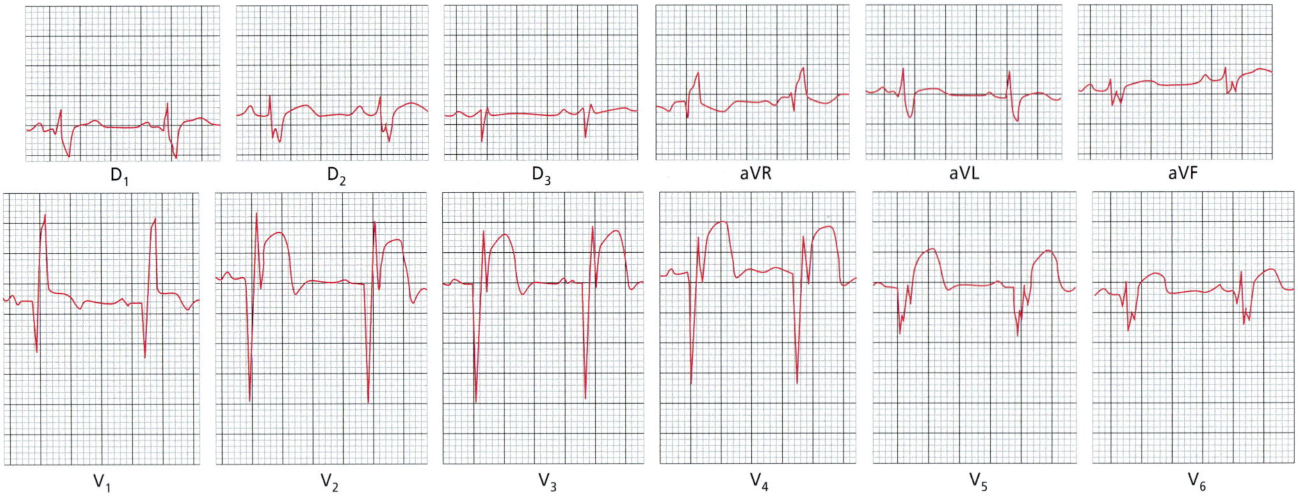

Laudo:____

978-85-7241-870-6

Eletrocardiograma 78 – EAG – Paciente do sexo masculino, com 79 anos de idade, internado na unidade de terapia intensiva com dor precordial característica.

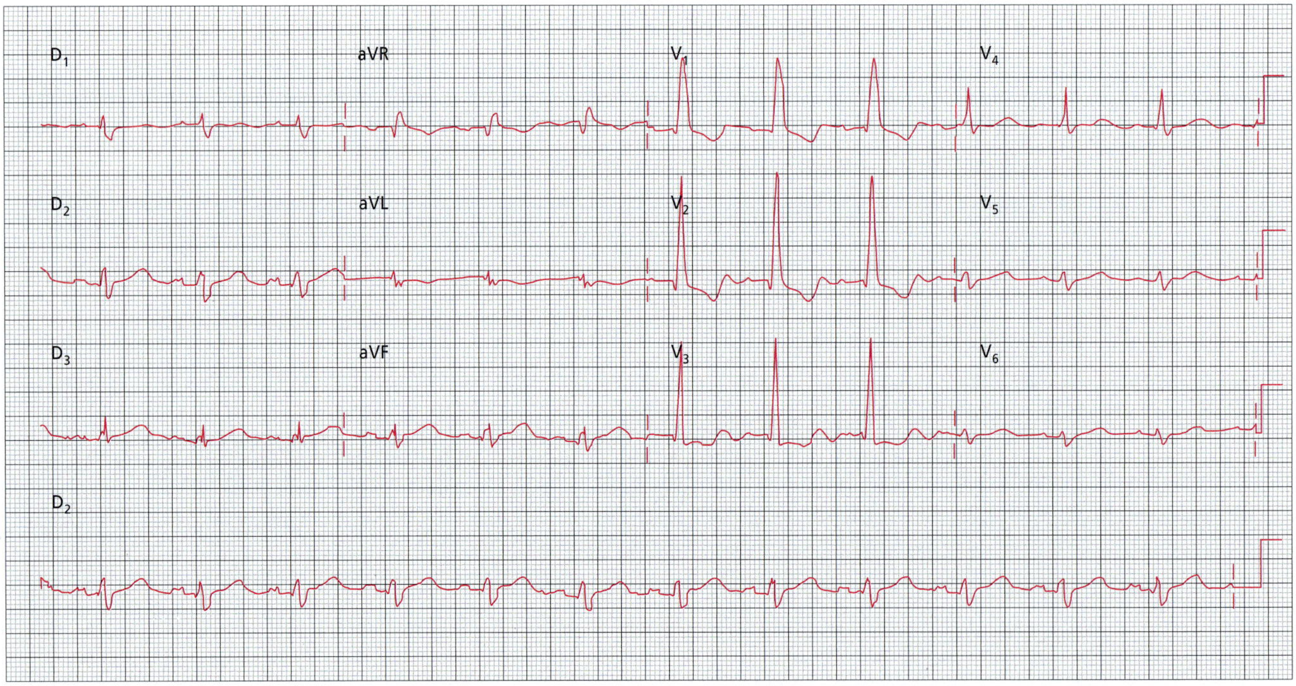

Laudo:____

Eletrocardiograma 79 – MJI – Paciente do sexo feminino, com 24 anos de idade, encaminhada ao cardiologista em decorrência do diagnóstico de cardiopatia congênita.

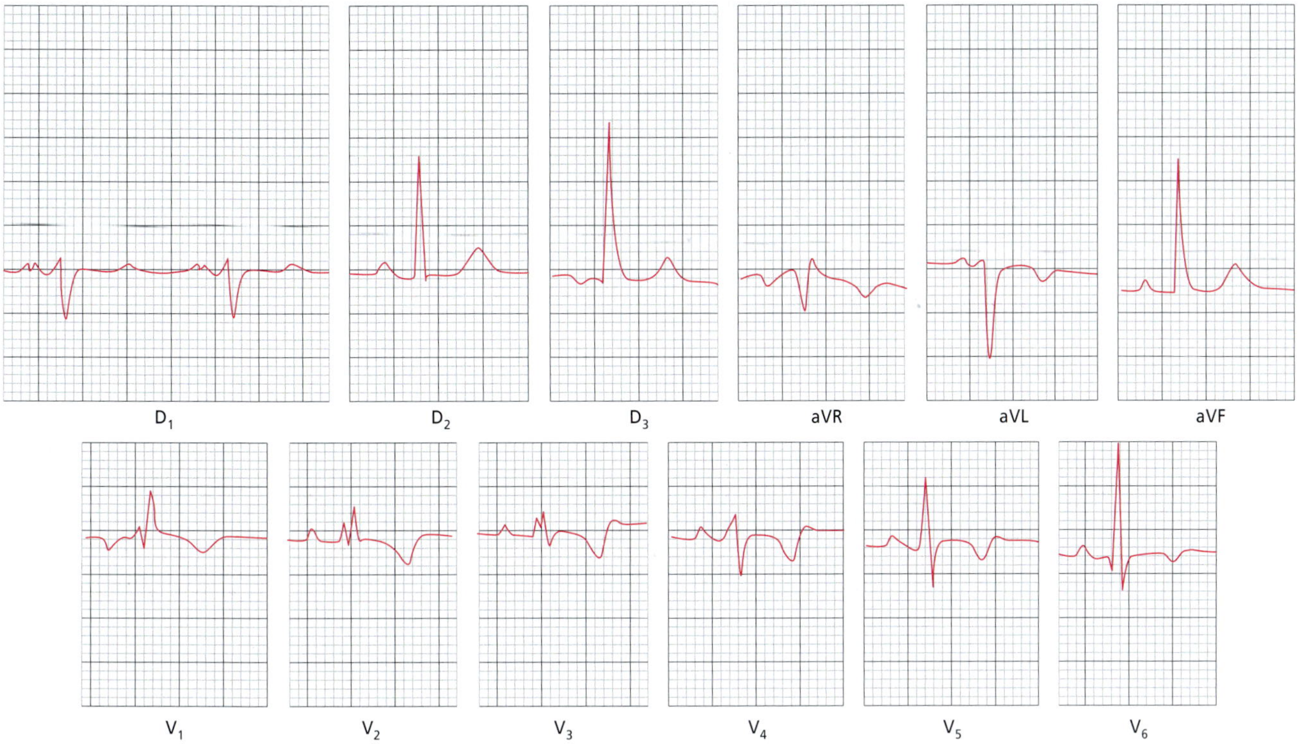

Laudo:____

Eletrocardiograma 80 – TH – Paciente do sexo masculino, com 45 anos de idade, submetido à imobilização do membro inferior, sem anticoagulação preventiva. Procurou o setor de emergência com palpitação e dispneia.

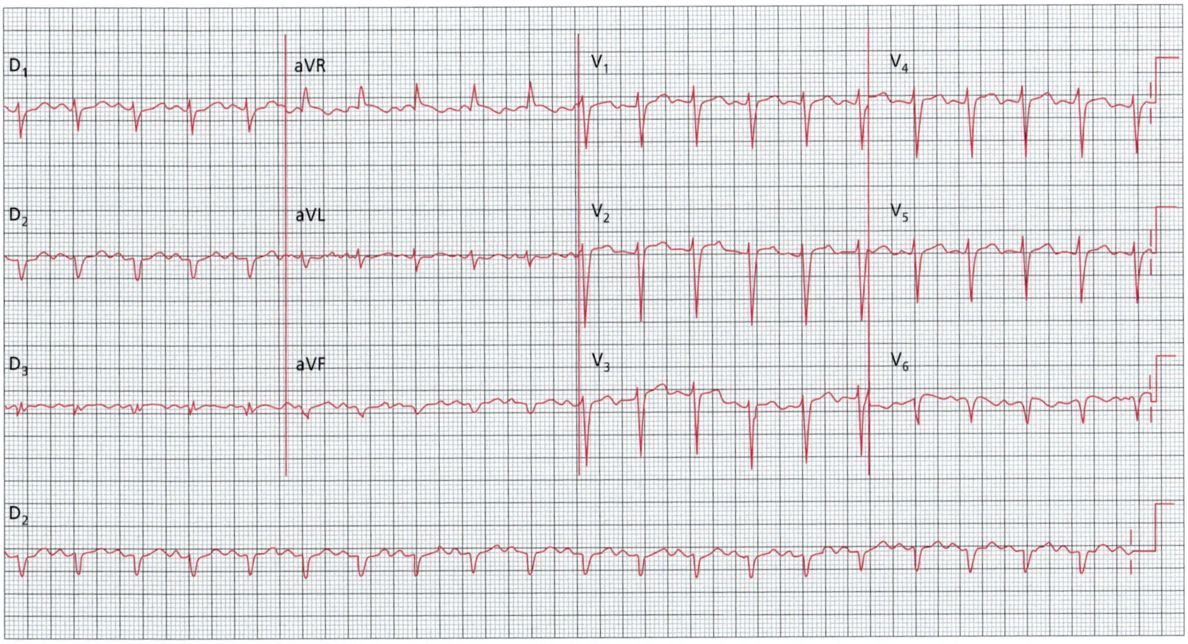

Laudo:____

978-85-7241-870-6

Apêndice 2 – Laudos dos Eletrocardiogramas

Eletrocardiograma 1 – Bradicardia sinusal (FC = 54bpm). Atraso final de condução. Dentro dos limites normais.

Eletrocardiograma 2 – Ritmo sinusal (FC = 76bpm). Sobrecarga atrial esquerda, associada à sobrecarga ventricular direita. Observe o extremo desvio do eixo do complexo QRS para a direita (paciente portadora de estenose mitral).

Eletrocardiograma 3 – Ritmo sinusal (FC = 85bpm). Dentro de limites normais (padrão do longilíneo).

Eletrocardiograma 4 – Ritmo sinusal (FC = 75bpm). Sobrecarga atrial esquerda, atraso de condução pelo ramo esquerdo do feixe de His (bloqueio do ramo esquerdo, área eletricamente inativa anterior extensa (perda de potencial elétrico em V_4, V_5 e V_6 e o registro de onda r proeminente em V_2) e extrassístoles ventriculares isoladas, aparentemente com morfologia única.

Eletrocardiograma 5 – Bradicardia sinusal (FC = 57bpm). Fenômeno de "repolarização precoce".

Eletrocardiograma 6 – Ritmo sinusal (FC = 61bpm). Sobrecarga de câmaras esquerdas (os critérios utilizados para a SVE envolvem a grande profundidade das ondas S em V_1 e V_2 e ampla duração do complexo QRS). Atraso de condução pelo ramo esquerdo do feixe de His de grau avançado (BRE).

Eletrocardiograma 7 – Ritmo de fibrilação atrial (FC ~ 100bpm). Sinais de ação digitálica. (Portadora de valvopatia mitral degenerativa e já utilizava digital.)

Eletrocardiograma 8 – Ritmo sinusal (FC = 92bpm). Atraso de condução pelo ramo esquerdo do feixe de His de grau avançado (BRE). R amplo em V_1 e V_2, ondas Q em aVL e segmento ST supradesnivelado de V_3 a V_5, representando área inativa anterior extensa (cardiopatia isquêmica).

Eletrocardiograma 9 – Ritmo sinusal (FC = 68bpm). Desvio do eixo do complexo QRS para a esquerda, onda R pura e ampla em V_5 e V_6 e alterações difusas da repolarização ventricular, sugerindo hipertrofia ventricular esquerda. Traçado compatível com cardiomiopatia hipertrófica, predominantemente do ápice do VE, descrita por Yamaguchi *et al*.

Eletrocardiograma 10 – Ritmo sinusal (FC = 70bpm). Atraso de condução pela divisão anterossuperior do feixe de His (bloqueio da divisão anterossuperior).

Eletrocardiograma 11 – Ritmo sinusal (FC = 62bpm). Atraso de condução pelo ramo direito do feixe de His de grau avançado, associado a bloqueio da divisão anterossuperior (bloqueio do ramo direito + BDASE) e área eletricamente inativa anterior extensa (cardiopatia isquêmica).

Eletrocardiograma 12 – Ritmo sinusal (FC = 84bpm). Atraso de condução pela divisão anterossuperior do ramo esquerdo do feixe de His (BDAS). Observe o desvio do eixo do complexo QRS para a esquerda (–45°) e a precocidade da onda R de aVL em relação à mesma onda de aVR.

Eletrocardiograma 13 – Ritmo sinusal (FC = 82bpm). Síndrome de Wolff-Parkinson-White. Observe o intervalo PR curto, ondas delta nítidas em D_1, D_2, aVL e em praticamente todas as derivações precordiais. Ondas R amplas de V_1 a V_3.

Eletrocardiograma 14 – Ritmo de fibrilação atrial, com alta resposta ventricular (FC ~130bpm). Discreto desvio do complexo QRS para a esquerda.

Eletrocardiograma 15 – Bradicardia sinusal (FC = 53bpm). Sobrecarga de câmaras esquerdas. Alterações secundárias da repolarização ventricular, compatível com hipertrofia ventricular esquerda.

Eletrocardiograma 16 – Ritmo sinusal (FC = 82bpm). Bloqueio atrioventricular de 1º grau, morfologia RS em D_2, D_3 e aVF, com duração de complexo QRS de 130ms. Ondas S prolongadas em V_5 e V_6 e alterações da repolarização ventricular. Essas características refletem a associação de atraso da condução pelas divisões anterossuperior e inferoposterior do ramo esquerdo do feixe de His (BDASE + BDPI). Entretanto, o laudo conciso de atraso de condução pelo ramo esquerdo do feixe de His (BRE) não é incorreto.

Eletrocardiograma 17 – Bradicardia sinusal (FC = 48bpm). Área eletricamente inativa anterior extensa e alterações da repolarização ventricular sugestivas de isquemia. Desvio do eixo do complexo QRS para a esquerda. Observe a nítida perda de potencial elétrico nas derivações precordiais (cardiopatia isquêmica).

Eletrocardiograma 18 – Ritmo sinusal (FC = 69bpm). Atraso de condução pelo ramo esquerdo do feixe de His de grau avançado, alteração primária da repolarização ventricular nas paredes inferior e lateral e área eletricamente inativa anterior extensa.

Eletrocardiograma 19 – Ritmo sinusal (FC = 81bpm). Alterações difusas da repolarização ventricular, com ondas T de polaridade invertida e profundas, porém mais intensas nas derivações precordiais. Observe a redução da amplitude da onda r em V_1 e V_2.

Eletrocardiograma 20 – Ritmo sinusal (FC = 68bpm). As mesmas alterações descritas para o traçado anterior, porém menos intensas.

Eletrocardiograma 21 – Ritmo sinusal (FC = 82bpm). Traçado dentro dos limites normais. A sequência de traçados sugere o diagnóstico de cardiomiopatia catecolaminérgica (Tako-Tsubo), confirmado por estudo hemodinâmico e ecocardiograma.

Eletrocardiograma 22 – Ritmo sinusal (FC = 70bpm). Traçado compatível com sobrecarga ventricular esquerda, porém a ampla voltagem das derivações precordiais esquerdas está relacionada à baixa estrutura e ao baixo peso do paciente, facilitando a captação dos potenciais elétricos na superfície torácica.

Eletrocardiograma 23 – Ritmo sinusal (FC = 93bpm). Complexos QRS de baixa voltagem (< 5mm) no plano frontal. Complexos QS em V_1 e V_2, acompanhados de supradesnível do segmento ST e onda T negativa. Esse padrão repete-se, com menor nitidez, em V_3 e V_4, mantendo a amplitude da onda R inicial. Infarto agudo do miocárdio septal e anterior.

978-85-7241-870-6

AV = atrioventricular; BDAME = bloqueio da divisão anteromedial esquerda; BDASE = bloqueio da divisão anterossuperior esquerda; BDPIE = bloqueio da divisão posteroinferior esquerda; BRD = bloqueio do ramo direito; BRE = bloqueio do ramo esquerdo; FC = frequência cardíaca; SAD = sobrecarga atrial direita; SAE = sobrecarga atrial esquerda; SVD = sobrecarga ventricular direita; SVE = sobrecarga ventricular esquerda; VD = ventrículo direito; VE = ventrículo esquerdo.

Eletrocardiograma 24 – Ritmo sinusal (FC = 87bpm). Traçado dentro de limites normais.

Eletrocardiograma 25 – Ritmo sinusal (FC = 81bpm). Traçado dentro de limites normais. A polaridade negativa da onda T em V_1 e V_2 e isoelétrica em V_3 é decorrente da manutenção do padrão infantil.

Eletrocardiograma 26 – Ritmo sinusal (FC = 74bpm). Atraso de condução pelo ramo direito do feixe de His associado ao atraso de condução pela divisão anterossuperior do ramo esquerdo. As ondas R puras de V_1 a V_3, acompanhadas de ondas T positivas, sugerem a concomitância de sobrecarga ventricular esquerda pela rotação anti-horária do coração no plano horizontal – paciente portador de valva aórtica bicúspide.

Eletrocardiograma 27 – Bradicardia sinusal (FC = 55bpm). Atraso de condução pelo ramo direito do feixe de His (BRD) de grau moderado, associado ao atraso de condução pela divisão anterossuperior (BDASE). Portadora de cardiopatia chagásica.

Eletrocardiograma 28 – Ritmo sinusal (FC = 78bpm). Sobrecarga ventricular esquerda, acompanhada de alterações secundárias da repolarização ventricular. Área eletricamente inativa em região inferior e posterior (o diagnóstico eletrocardiográfico de área eletricamente inativa posterior leva em consideração a existência dessa alteração na região inferior e o registro de onda r' em V_1).

Eletrocardiograma 29 – Ritmo sinusal (FC = 75bpm). Desvio do eixo do complexo QRS para a esquerda. Área eletricamente inativa anterior extensa. Observe a persistência do supradesnível do segmento ST em V_3 e V_4. (Portador de cardiopatia isquêmica – comprometimento triarterial e obstrução das pontes de safena.)

Eletrocardiograma 30 – Ritmo sinusal (FC = 67bpm). Extrassístoles ventriculares isoladas e interpoladas, aparentemente monomórficas. A morfologia de BRE das extrassístoles sugere que o foco de origem encontra-se na via de saída do ventrículo direito.

Eletrocardiograma 31 – Ritmo sinusal (FC = 84bpm). Atraso de condução pelo ramo direito do feixe de His (BRD) de grau avançado. Observe a inscrição polifásica do complexo QRS de D_2, D_3, aVF e V_2, associada ao registro de ondas S prolongadas em D_1, aVL e de V_4 a V_6. Paciente tem diagnóstico de cardiopatia chagásica.

978-85-7241-870-6

Eletrocardiograma 32 – Taquicardia sinusal (FC = 132bpm). Sobrecarga atrial direita, atraso de condução pelo ramo direito do feixe de His (BRD), com aspectos especiais, uma vez que o complexo QRS da maioria das derivações tem registro polifásico e compresso, especialmente no plano horizontal. A inversão da polaridade da onda T nas derivações precordiais sugere sobrecarga ventricular direita. Paciente portador de anomalia de Ebstein.

Eletrocardiograma 33 – Ritmo sinusal (FC = 69bpm). Atraso de condução pelo ramo esquerdo do feixe de His (BRE) de grau avançado Paciente portador de cardiomiopatia dilatada idiopática (fração de ejeção inferior a 30% pelo ecocardiograma).

Eletrocardiograma 34 – Ritmo sinusal (FC = 90bpm). Registro de complexo QRS polifásico em V_2 e V_3, acompanhado de inversão da polaridade da onda T. Nas outras derivações, observa-se apenas a alteração da repolarização. Paciente portadora de mixoma do septo interventricular.

Eletrocardiograma 35 – Taquicardia sinusal (FC = 120bpm). Complexos QRS de baixa voltagem no plano frontal em relação ao plano horizontal, que demonstra grande profundidade. Área eletricamente inativa anterior extensa. Paciente portador de cardiopatia isquêmica, com comprometimento triarterial e aneurisma do ventrículo esquerdo.

Eletrocardiograma 36 – Ritmo sinusal (FC = 75bpm). Complexo QRS das derivações do plano frontal aparentemente de curta duração. Em contrapartida, as derivações do plano horizontal revelam aumento da duração do complexo QRS à custa de onda terminal de grande duração e pequena amplitude (onda épsilon). Paciente portador de displasia/cardiomiopatia arritmogênica do ventrículo direito, confirmada pelo estudo necroscópico.

Eletrocardiograma 37 – Ritmo sinusal (FC = 98bpm). Área eletricamente inativa anterior e lateral, além de alterações da repolarização ventricular. O projétil da arma de fogo lesou a parede anterior e lateral do VE.

Eletrocardiograma 38 – Ritmo sinusal (FC = 80bpm). Atraso de condução pelo ramo direito do feixe de His (BRD) de grau moderado, associado ao atraso da condução pela divisão anterossuperior (BDASE). Portadora de cardiopatia chagásica.

Eletrocardiograma 39 – Bloqueio atrioventricular (BAV) de grau avançado (FC = 34bpm). Atraso de condução pelo ramo direito do feixe de His (BRD), associado ao atraso de condução pela divisão anterossuperior (BDASE). Paciente portador de diabetes, hipertensão arterial e insuficiência renal crônica.

Eletrocardiograma 40 – Ritmo sinusal (FC = 66bpm). Alterações da repolarização ventricular, caracterizadas pelo registro de ondas T "gigantes" (aumento expressivo da amplitude e da duração). Foram excluídas algumas derivações do plano horizontal. Paciente portadora de acidente vascular cerebral hemorrágico.

Eletrocardiograma 41 – Ritmo sinusal (FC = 70bpm). Desvio do eixo elétrico médio do complexo QRS para a esquerda. Registro de padrão rSr' do complexo QRS em V_1. Observe o registro de onda r' em aVR e onda s em V_5 e V_6. Traçado compatível com a normalidade (variação do normal). Exame ecocardiográfico da mesma data também com resultado normal.

Eletrocardiograma 42 – Ritmo sinusal (FC = 70bpm). Atraso de condução pelo ramo direito do feixe de His (BRD) de grau moderado. Esse indivíduo não é portador de cardiopatia estrutural, mesmo após extensas investigações clínica e laboratorial, envolvendo tomografia computadorizada do tórax, sistema Holter de 24h e ecocardiograma.

Eletrocardiograma 43 – Ritmo sinusal (FC = 63bpm). Complexos QRS de baixa voltagem em praticamente todas as derivações. Alterações difusas da repolarização ventricular. Portadora de hipotiroidismo.

Eletrocardiograma 44 – Ritmo sinusal (FC = 64bpm). Síndrome de Wolff-Parkinson-White. Observe o intervalo PR curto e o registro de onda delta facilmente identificável na maioria das derivações.

Eletrocardiograma 45 – Bradicardia sinusal (FC = 54bpm). Área eletricamente inativa septal e anterior. Observe o registro de corrente de lesão de V_1 a V_3. Infarto agudo do miocárdio.

Eletrocardiograma 46 – Ritmo sinusal (FC = 87bpm). Alterações difusas da repolarização ventricular e supradesnível do segmento ST. Portadora de pericardite aguda viral.

Eletrocardiograma 47 – Ritmo sinusal (FC = 82bpm). Sobrecarga atrial direita. Complexos de baixa voltagem em todas as derivações. Observe a amplitude da onda P em relação àquela do complexo QRS nas derivações inferiores – *P pulmonale*. Paciente é tabagista crônico e portador de doença pulmonar obstrutiva crônica.

978-85-7241-870-6

Eletrocardiograma 48 – Ritmo sinusal (FC = 80bpm). Supradesnível do segmento ST de V_1 a V_3, acompanhado de inversão da polaridade da onda T. Observe a convexidade superior do supradesnível de ST compatível com o padrão IA da síndrome de Brugada.

Eletrocardiograma 49 – Ritmo sinusal (FC = 80bpm). Atraso da condução pela divisão anterossuperior do ramo esquerdo do feixe de His (BDASE). Observe os outros fenômenos elétricos secundários a esse atraso da condução: desvio do eixo elétrico médio do complexo QRS para a esquerda (próximo de –60°), ondas S profundas em derivações inferiores, ondas Q em D_1 e aVL, baixa progressão da onda r de V_1 a V_3 e ondas S em V_5 e V_6.

Eletrocardiograma 50 – Bradicardia sinusal (FC = 52bpm). Bloqueio AV de 1º grau. Atraso da condução pelo ramo direito do feixe de His (BRD) de grau avançado, associado a atraso da condução pela divisão anterossuperior (BDASE) e anteromedial (bloqueio da divisão anteromedial. Observe a grande amplitude da onda R de V_1 a V_3, com diminuição progressiva de V_4 a V_6.

Eletrocardiograma 51 – Ritmo sinusal (FC = 70bpm). Supradesnível do segmento ST de V_1 a V_3, acompanhado de inversão da polaridade da onda T em V_1 e V_2. Observe a convexidade superior do supradesnível de ST compatível com o padrão IA da síndrome de Brugada.

Eletrocardiograma 52 – Ritmo sinusal (FC = 63bpm). Área eletricamente inativa em região inferior. Observe o registro de ondas Q nas derivações inferiores, com características de onda Q patológica.

Eletrocardiograma 53 – Ritmo de fibrilação atrial (FC ~ 80bpm). Extrassístole ventricular isolada. Diminuição difusa da amplitude dos complexos QRS. Área eletricamente inativa anterior extensa. Paciente portador de cardiopatia isquêmica, com comprometimento triarterial, e já submetido à cirurgia de revascularização miocárdica.

Eletrocardiograma 54 – Ritmo sinusal (FC = 67bpm). Traçado dentro de limites normais e característico do biótipo longilíneo. Observe que o eixo elétrico médio do complexo QRS encontra-se no limite superior, ou seja, +100°.

Eletrocardiograma 55 – O traçado revela ritmo idioventricular acelerado ou "taquicardia ventricular lenta", com FC = 80bpm. Observe que o traçado registra apenas um batimento sinusal (o terceiro complexo em D_1, D_2 e D_3).

Eletrocardiograma 56 – Ritmo sinusal (FC = 75bpm). Traçado dentro dos limites normais. Observe a o registro de onda R ampla em V_1 e V_2, secundárias ao que denominamos *atraso final de condução*, decorrente do desequilíbrio de forças elétricas entre o VD e o VE, uma vez que a porção inferior do VD apresenta atraso na condução do estímulo.

Eletrocardiograma 57 – Ritmo sinusal (FC = 90bpm). Desvio do eixo elétrico médio do complexo QRS para a esquerda. Alterações primárias da repolarização ventricular. Observe o aspecto "em tenda" da onda T, ou seja, a onda é pontiaguda e praticamente simétrica. Não há aumento expressivo da amplitude e da duração desse fenômeno elétrico. A paciente é portadora de lúpus eritematoso sistêmico e insuficiência renal crônica, com níveis séricos de potássio de 8mEq/L.

Eletrocardiograma 58 – Taquicardia ventricular sustentada (FC ~ 300bpm). Curto período de captura (D_1, D_2 e D_3). Observe que o traçado caracteriza-se por complexo QRS alargado e "fusiforme", com intervalos RR irregulares. Observe, ainda, o empastamento inicial da onda R, constituindo onda delta. O paciente é portador da síndrome de Wolff-Parkinson-White.

Eletrocardiograma 59 – Bradicardia sinusal (FC = 53bpm). Bloqueio AV de 1º grau. Ausência de onda "q" em D_1, aVL e V_5 a V_6. Em V_1, observa-se o registro de complexo QS. Onda T com polaridade invertida em D_1, aVL, e de V_4 a V_6, configurando alterações primárias da repolarização ventricular. Paciente submetido a estudo hemodinâmico que identificou a transposição corrigida dos grandes vasos da base.

Eletrocardiograma 60 – Ritmo sinoventricular (FC = 70bpm). Complexos QRS com duração extremamente aumentada e morfologia bizarra, mimetizando atraso da condução ventricular. Paciente portador de insuficiência renal crônica e níveis séricos de potássio em torno de 8,4mEq/L.

Eletrocardiograma 61 – Ritmo sinusal (frequência cardíaca = 58bpm). Registro de "corrente de lesão" em derivações precordiais. Observe o amplo supradesnível do segmento ST, acompanhado de aumento do tempo de ativação ventricular (fase 0 lenta).

Eletrocardiograma 62 – Ritmo sinusal. Traçado praticamente dentro de limites normais

Eletrocardiograma 63 – Taquicardia sinusal (FC = 130bpm). Infarto agudo do miocárdio das regiões septal, anterior e lateral. Observe o supradesnível do segmento ST, configurando nítida corrente de lesão, nas derivações D_1, aVL e de V_2 a V_5. O infradesnível das derivações D_3 e aVF sugerem alterações recíprocas ou também isquemia miocárdica.

Eletrocardiograma 64 – Ritmo sinusal (FC = 74bpm). Infarto agudo do miocárdio da região inferior em evolução, com alterações recíprocas ou também isquemia em região anterior. Atraso da condução pelo ramo direito do feixe de His de grau moderado (*BRD*). Observe o supradenível do segmento ST nas derivações inferiores (D_2, D_3 e aVF), de aproximadamente 1,5mm, configurando corrente de lesão, acompanhado da inversão da polaridade da onda T. Observe também a inversão da polaridade da onda T nas derivações precordiais, com leve supradesnível de ST em V_4 e V_5, com convexidade superior. Além disso, há aumento da duração do complexo QRS (130ms), com padrão rsr' em V_1 e Rsr's' em V_2 (BRD).

Eletrocardiograma 65 – Bradicardia sinusal (FC = 44bpm). Bloqueio AV de 1º grau. Área eletricamente inativa inferior e anterior. Prolongamento do intervalo QTc e alterações da repolarização ventricular características de ação digitálica. Observe o registro de complexos QS nas derivações inferiores e de V_1 a V_3, além de perda de potencial em V_4 (rS). Observe também o infradesnível do segmento ST, com inversão da polaridade da onda T (característico aspecto "em colher"), mais evidente em D_1, aVL, V_5 e V_6.

Eletrocardiograma 66 – Bradicardia sinusal (FC = 46bpm). Alteração da repolarização ventricular, caracterizada pela inscrição de onda T de polaridade invertida e grande profundidade, principalmente nas derivações precordiais esquerdas. Evidencia-se aumento da voltagem da onda R apenas nas derivações precordiais esquerdas. Diagnóstico confirmado pela ecocardiografia – cardiomiopatia hipertrófica.

Eletrocardiograma 67 – Ritmo sinusal (FC = 104bpm). O traçado eletrocardiográfico encontra-se dentro dos limites normais. Observe que o eixo elétrico médio do complexo QRS encontra-se no limite superior da normalidade (100°), porém as ondas R em V_1 e V_2 têm amplitude normal (dentro de 20mm). O traçado poderia ser confundido com atraso de condução pela divisão posteroinferior do ramo esquerdo do feixe de His (bloqueio da divisão posteroinferior esquerda). No entanto, as forças elétricas dirigidas para a esquerda e para a direita são bem menores que a onda R de D_3, sugerindo atraso de condução pela divisão superior do ramo direito do feixe de His (atraso final de condução).

Eletrocardiograma 68 – Fibrilação atrial (FC ~ 180bpm). Complexos QRS alargados e com morfologia bizarra (ver os comentários do próximo traçado).

Eletrocardiograma 69 – Traçado eletrocardiográfico do mesmo paciente do exercício nº 68, após cardioversão elétrica. Ritmo sinusal (FC = 62bpm). Síndrome de Wolff-Parkinson-White. Observe o PR curto e a onda delta orientada para a frente e para a esquerda, provocando o registro de onda R ampla em V_2 e V_3. No traçado anterior (68), observe a irregularidade da morfologia do complexo QRS e a onda delta com a mesma orientação do início desse complexo. Assim, pode-se inferir que a despolarização atrial, com frequência elevada (fibrilação arterial), é transmitida aos ventrículos pela via acessória.

Eletrocardiograma 70 – Ritmo sinusal (FC = 76bpm). Alterações da repolarização ventricular, mais nítidas nas derivações precordiais e em D_1 e aVL. Observe o registro de complexos QRS polifásicos em todas as derivações do plano frontal e ondas Q profundas em D_1, D_2 e aVL. Observe também a grande amplitude da onda R de V_1 a V_4. Paciente portador de cardiomiopatia hipertrófica apical e septal.

Eletrocardiograma 71 – Ritmo sinusal (FC = 75bpm). Atraso de condução pelo ramo esquerdo do feixe de His de grau avançado (BRE), com duração do complexo QRS de 320ms. A amplitude da onda R de V_1 e V_2 de 18mm sugere sobrecarga ventricular direita e explica os entalhes do início da inscrição da onda R em V_5 e V_6. Paciente portador de cardiomiopatia dilatada.

978-85-7241-870-6

Eletrocardiograma 72 – Fibrilação atrial (FC máxima de 124bpm). Sinais de ação digitálica. Observe a morfologia do segmento ST assemelhando-se ao aspecto clássico "em colher".

Eletrocardiograma 73 – Ritmo sinusal (FC = 72bpm). Atraso de condução pela divisão anteromedial do ramo esquerdo do feixe de His (BDAME). Observe a amplitude da onda R nas derivações precordiais direitas (V_1 a V_3), precedidas por onda "q" em V_2 e V_3. Atente também para a queda progressiva da amplitude da onda R a partir de V_4.

Eletrocardiograma 74 – Ritmo sinusal (FC = 62bpm). Atraso da condução pela divisão anterossuperior (BDASE) do ramo esquerdo do feixe de His, associado ao atraso da condução pela divisão anteromedial (BDAME) do mesmo ramo. Note o desvio significativo do eixo elétrico médio do complexo QRS para a esquerda (–70°) e para a frente, gerando onda R ampla em V_1 a V_3, com diminuição progressiva nas precordiais esquerdas. Não existem critérios para o diagnóstico eletrocardiográfico de BRD, uma vez que a onda S de V_5 e V_6 não é empastada, observando-se o mesmo em aVR.

Eletrocardiograma 75 – Ritmo sinusal (FC = 106bpm). Infarto agudo do miocárdio das regiões inferior e anterior extensa. Observe o nítido *bloqueio de lesão*, nas derivações inferiores e precordiais (V_2 a V_5). O bloqueio de lesão surge nos casos de comprometimento isquêmico do miocárdio de grande magnitude e extensão, porque envolve as fibras de Purkinje, que possuem a maior resistência à isquemia.

Eletrocardiograma 76 – Demonstram-se apenas as derivações precordiais (V_1 a V_6). Observe a corrente de lesão nas derivações precordiais intermediárias (V_2 a V_5), que regride com a segunda infusão de vasodilatador, associada à regressão da dor precordial. O paciente foi submetido à cinecoronariografia, que não revelou obstruções significativas das artérias coronárias, correspondendo, assim, à angina de Prinzmetal.

Eletrocardiograma 77 – Ritmo sinusal (FC = 78bpm). Atraso da condução pelo ramo direito do feixe de His (BRD) de grau moderado e infarto agudo do miocárdio da região anterior. Atente para a corrente de lesão em todas as derivações precordiais, porém mais nítida de V_2 a V_5.

Eletrocardiograma 78 – Ritmo sinusal (FC = 76bpm). Atraso da condução pelo ramo direito do feixe de His (BRD) de grau moderado, associado ao atraso da condução pela divisão anteromedial (BDAME) do ramo esquerdo do feixe de His. O diagnóstico eletrocardiográfico de BRD é estabelecido pela onda S empastada de D_1, D_2, V_5 e V_6 e onda R empastada em aVR. No entanto, a onda R ampla de V_1 a V_3, precedida por onda "q", corresponde ao BDAME (paciente portador de cardiopatia isquêmica).

Eletrocardiograma 79 – Ritmo sinusal (FC = 72bpm). Sobrecarga ventricular direita, com padrão diastólico (desvio do eixo elétrico médio do complexo QRS para a direita associado à morfologia polifásica do complexo QRS nas derivações precordiais direitas). Alterações da repolarização ventricular, mais nítidas nas derivações precordiais. (Paciente portadora de cardiopatia congênita – comunicação interatrial – associada à agenesia parcial do pericárdio.)

Eletrocardiograma 80 – Taquicardia sinusal (FC = 120bpm). Padrão $S_1Q_3T_3$. Desvio do eixo elétrico médio do complexo QRS para a direita. Alteração da repolarização ventricular de V_3 a V_6 – padrão *plus-minus* da onda T. (Paciente portador de tromboembolismo pulmonar.)

Bibliografia

BAYÉS DE LUNA, A.; FIOL-SALA, M. *Electrocardiography in Ischemic Heart Disease – Clinical and Imaging Correlations and Prognostic Implications*. Oxford: Blackwell/Futura, 2008.

CASTELLANOS, A.; INTERIAN JR., A.; MYERBURG, R. J. The resting electrocardiogram. In: FUSTER, V.; O'ROURKE, R. A.; WALSH, R. A.; POOLE-WILSON, P. (eds.). *Hurst's The Heart*. 12. ed. New York: McGraw-Hill, 2008. p. 294-323.

MACFARLANE, P. W.; LAWRIE, T. D. *Comprehensive Electrocardiology – Theory and Practice in Health and Disease*. Oxford: Pergamon Press, 1989. v. 1-3.

MIRVIS, D. M.; GOLDBERGER, A. L. Eletrocardiografia. In: BRAUNWALD, E.; ZIPES, D. P.; LIBBY, P. (eds.). *Tratado de Medicina Cardiovascular*. 6. ed. São Paulo: Roca, 2003. p. 87-134. Tradução de Paulo Moffa e Paulo Sanches.

MOFFA, P. J.; SANCHES, P. C. R. *Tranchesi – Eletrocardiograma Normal e Patológico*. São Paulo: Roca, 2001.

PASTORE, C. A.; GRUPI, C. J.; MOFFA, P. J. *Eletrocardiologia Atual*. 2. ed. São Paulo: Atheneu, 2008.

SGARBOSSA, E. B.; WAGNER, G. Electrocardiography. In: TOPOL, E. J. (ed.). *Textbook of Cardiovascular Medicine*. 3. ed. Philadelphia: Lippincott Willians & Wilkins, 2007. p. 977-1011.

SURAWICZ, B.; KNILANS, T. K. *Chou's – Electrocardiography in Clinical Practice*. Philadelphia: Saunders/ Elsevier, 2008.

978-85-7241-870-6

Índice Remissivo

978-85-7241-870-6

As letras *f* e *q* que se seguem aos números de páginas significam, respectivamente, *figura* e *quadro*.

D

E

978-85-7241-870-6

F

H

I

J

L

M

978-85-7241-870-6

N

O

P

Q

R

978-85-7241-870-6

S

T

V

Z

978-85-7241-870-6